全国高级卫生专业技术资格考试指导

口腔内科学

主　编　凌均棨

副主编　闫福华　程　斌　邹　静　台保军

人民卫生出版社

·北　京·

图书在版编目（CIP）数据

口腔内科学 / 凌均棨主编 . —北京：人民卫生出版社，2023.2

全国高级卫生专业技术资格考试指导

ISBN 978-7-117-29764-6

Ⅰ.①口… Ⅱ.①凌… Ⅲ.①口腔内科学 – 资格考试 – 自学参考资料 Ⅳ.①R781

中国国家版本馆 CIP 数据核字（2023）第 032143 号

| 人卫智网 | www.ipmph.com | 医学教育、学术、考试、健康，购书智慧智能综合服务平台 |
| 人卫官网 | www.pmph.com | 人卫官方资讯发布平台 |

全国高级卫生专业技术资格考试指导
口腔内科学
Quanguo Gaoji Weisheng Zhuanye Jishu Zige Kaoshi Zhidao
Kouqiang Neikexue

主　　编：凌均棨
出版发行：人民卫生出版社（中继线 010-59780011）
地　　址：北京市朝阳区潘家园南里 19 号
邮　　编：100021
E - mail：pmph @ pmph.com
购书热线：010-59787592　010-59787584　010-65264830
印　　刷：三河市宏达印刷有限公司（胜利）
经　　销：新华书店
开　　本：889×1194　1/16　印张：45　插页：2
字　　数：1394 千字
版　　次：2023 年 2 月第 1 版
印　　次：2023 年 4 月第 1 次印刷
标准书号：ISBN 978-7-117-29764-6
定　　价：299.00 元

打击盗版举报电话：010-59787491　E-mail: WQ @ pmph.com
质量问题联系电话：010-59787234　E-mail: zhiliang @ pmph.com
数字融合服务电话：4001118166　E-mail: zengzhi @ pmph.com

编　者

（以姓氏笔画为序）

王小竞	空军军医大学（第四军医大学）口腔医学院	宋光泰	武汉大学口腔医学院
韦　曦	中山大学光华口腔医学院	林正梅	中山大学光华口腔医学院
付　云	中山大学光华口腔医学院	林焕彩	中山大学光华口腔医学院
冯希平	上海交通大学医学院附属第九人民医院	周　刚	武汉大学口腔医学院
台保军	武汉大学口腔医学院	周红梅	四川大学华西口腔医学院
闫福华	南京大学医学院附属口腔医院	赵玉鸣	北京大学口腔医学院
孙　正	首都医科大学口腔医学院	荣文笙	北京大学口腔医学院
麦　穗	中山大学光华口腔医学院	夏文薇	上海交通大学医学院附属第九人民医院
吴亚菲	四川大学华西口腔医学院	凌均棨	中山大学光华口腔医学院
吴补领	南方医科大学口腔医学院	梁　敏	中山大学光华口腔医学院
邹　静	四川大学华西口腔医学院	程　斌	中山大学光华口腔医学院

编写秘书

张月娇	中山大学光华口腔医学院	黄丽佳	中山大学光华口腔医学院

序 一

"国以才立，政以才治，业以才兴。"人才是最活跃的先进生产力，是支撑发展的第一资源和核心要素。党的十九大报告把人才工作作为保证党和国家事业发展的重要举措，强调"人才是实现民族振兴、赢得国际竞争主动的战略资源"。卫生健康人才是国家人才队伍的重要组成部分，是推进健康中国建设的重要保障。

我国每年有数十万卫生专业技术人员需要晋升副高级和正高级职称，这部分专业技术人员是我国卫生健康事业发展的中坚力量，肩负承上启下的重任。为进一步深化卫生专业技术职称改革工作，不断完善职称聘任制，根据国家有关文件规定，我国卫生行业工作人员的高级专业技术资格采取考试和评审结合的办法取得。高级卫生专业技术资格考试有助于促进不同地区的同专业、同职称的医务人员职称与实践能力的同质化和均衡化，有助于推动提高专业技术人员的能力和水平。

为满足卫生行业专业技术人员应试需要，同时也为加强科学、客观、公正的社会化卫生人才评价体系建设，国家卫生健康委人才交流服务中心《中国卫生人才》杂志社与人民卫生出版社共同组织国内权威专家，编写了"全国高级卫生专业技术资格考试指导用书"。本套书的内容包括了卫生行业高年资专业技术人员应掌握的知识，反映了各学科国内外现状及发展趋势，不仅能帮助巩固和提高主治医师及以上职称专业技术人员综合分析疑难案例、开展先进技术应用与临床实践的能力，还可作为职称考试的参考依据之一。

相信本套书的出版不仅能帮助广大考生做好考前复习工作，还将凭借其不断更新的权威知识成为高年资专业技术人员的案头工具书，指导并提高其临床综合服务能力，推进我国卫生健康事业蓬勃发展。

国家卫生健康委人才交流服务中心

序 二

健康是每个国民的立身之本,也是一个国家的立国之基。人民健康是民族昌盛和国家富强的重要标志。习近平总书记在 2016 年全国卫生与健康大会上指出,健康是促进人的全面发展的必然要求,要把人民健康放在优先发展的战略地位,努力全方位全周期保障人民健康。健康中国建设离不开一支高素质、专业化的医药卫生人才队伍。2016 年 10 月中共中央、国务院印发《"健康中国 2030"规划纲要》,要求加强健康人力资源建设,推进健康中国建设,提高人民健康水平。

高层次卫生专业技术人才专业理论基础扎实、临床经验丰富,对医学发展和人类健康发挥了重要作用。根据《关于深化卫生事业单位人事制度改革的实施意见》《关于加强卫生专业技术职务评聘工作的通知》要求,高级专业技术资格采取考试与评审相结合的办法取得。国家卫生健康委人才交流服务中心组织开展高级卫生专业技术资格考试,全国每年考生有 25 万 ~30 万人。《医药卫生中长期人才发展规划(2011—2020 年)》中明确提出要改进卫生人才评价方式,对专业技术人员进行科学合理评价,使其更加符合高级卫生专业技术人才的工作特性和能力要求。

为探索建立适应行业特点的高级卫生人才评价模式,进一步推动高级卫生专业技术资格考试工作,帮助广大考生做好考前复习,国家卫生健康委人才交流服务中心《中国卫生人才》杂志社与人民卫生出版社共同组织行业权威专家编写出版了全国高级卫生专业技术资格考试指导及习题集丛书。丛书编委均为国内各学科的学术带头人、知名专家,以保证内容的权威性。考试指导的编写基于教材而又高于教材,保证本专业教材体系的连贯性、统一性和发展性;基于考试大纲而又高于考试大纲,内容既紧密结合临床工作实际,又体现专业的最新进展,保证内容的科学性和实用性;基于临床而又高于临床,凝聚了专家的临床思维和临床经验,有利于提升高级专业技术资格医师的临床诊疗水平和技能。

衷心希望本套丛书能够帮助我国广大医务工作者不断提升诊疗服务水平,增强人文素养,修炼过硬本领,进而推动我国高层次医学人才队伍建设,满足新时代、新形势下我国人民群众日益增长的健康服务需求,保障人民群众生命安全和健康权益,推进我国医药卫生事业改革与发展,为健康中国建设发挥更积极、更深远的作用。

中国工程院副院长

中国医学科学院北京协和医学院院校长

国家呼吸医学中心主任

人民卫生出版社有限公司

董事长、党委书记

出 版 说 明

根据《关于深化卫生事业单位人事制度改革的实施意见》(人发〔2000〕31号)、《关于加强卫生专业技术职务评聘工作的通知》(人发〔2000〕114号),高级卫生专业技术资格采取考试和评审结合的办法取得,国家卫生健康委人才交流服务中心组织开展高级卫生专业技术资格考试。目前高级卫生专业技术资格考试开考专业共计114个,全国每年参加考试人数近30万,并有逐年增长的趋势。

为进一步指导高级卫生人才评价工作,满足对医学创新理念、高精技术总结的需求,国家卫生健康委人才交流服务中心《中国卫生人才》杂志社与人民卫生出版社共同组织全国的权威专家,编写出版了本套"全国高级卫生专业技术资格考试指导用书"。本套指导用书在介绍基本理论知识和常用诊疗技术的基础上更注重常见病防治新方法、疑难病例综合分析、国内外学科前沿进展,不仅能指导拟晋升高级职称的应试者进行考前复习,还可以帮助医务工作者提高临床综合服务能力。

全国高级卫生专业技术资格考试指导用书由各专业知名专家编写,确保了内容的权威性、先进性、实用性和系统性。内容密切结合临床,既满足考生备考的需求,又能指导广大医务工作者提高临床思维能力和处理疑难病症的能力,以高质量的医疗服务助力健康中国建设。

考生在使用本套指导用书时如有任何问题和建议,欢迎将反馈意见发送至邮箱 zcks@pmph.com。

全国高级卫生专业技术资格考试用书

编 委 会

主任委员

王 辰

副主任委员（以姓氏笔画为序）

王 俊 卞修武 宁 光 孙 燕 李兰娟 邱贵兴 张 运 张英泽 陆 林 陈义汉
林东昕 胡盛寿 贾伟平 徐兵河 葛均波 韩雅玲 赫 捷

委 员（以姓氏笔画为序）

丁炎明 于学忠 马玉芬 王 前 王天有 王宁利 王伟林 王佐林 王拥军 王国平
王国林 王建六 王建业 厉有名 卢祖洵 申昆玲 付海鸿 兰 平 皮红英 吕传柱
朱华栋 刘士远 刘梅林 米卫东 江 涛 孙树椿 杜雪平 李建初 李真林 杨慧霞
来茂德 步 宏 吴欣娟 何成奇 余建明 余曙光 张 玉 张 罗 张 素 张学军
张建宁 张洪君 张琳琪 陈 敏 陈 瑜 陈江华 陈良安 陈旻湖 陈建军 陈德昌
岳寿伟 金征宇 周学东 周谋望 郑 磊 郑一宁 赵 平 赵 杰 赵明辉 赵晓东
赵家军 赵靖平 姜 梅 姜玉新 洪天配 贾建国 顾 新 翁习生 凌均棨 高剑波
郭传瑸 康 健 康 焰 蒋欣泉 韩 英 童荣生 童南伟 曾小峰 管向东 阚全程
薄海欣 霍 勇

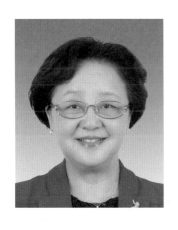

凌均榮

教授,主任医师,博士生导师。中山大学光华口腔医学院名誉院长、中山大学口腔医学研究所所长,国际牙医师学院院士,中华口腔医学会副会长、牙体牙髓病学专业委员会名誉主任委员、口腔医疗服务分会主任委员,广东省口腔医学会会长、口腔医学教育专业委员会名誉主委,广东省口腔医学重点实验室主任。

主要研究方向为龋病、牙髓病和根尖周病的病因与防治、牙体牙髓病的分子生物学和组织工程学研究。主持国家级、省部级科研项目23项。荣获国家级、省级教学成果奖和科学技术奖10余项,包括中华口腔医学会科技奖一等奖、广东省科学技术一等奖。发表论文420余篇,SCI收录100余篇。主编多部专著和教材,所负责的牙体牙髓病学课程获评国家精品课程。

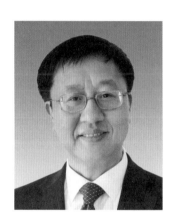

闫福华

教授,主任医师,博士生导师。南京大学医学院附属口腔医院副院长,中华口腔医学会牙周病学专业委员会候任主任委员,中国医师协会口腔医师分会副会长。从事口腔医学科、教、研工作30余年。主持完成省部级及以上科研项目15项,其中国家自然科学基金项目7项。荣获省级科学技术进步奖二等奖1项。发表论文200余篇,主编、参编专著20余部。

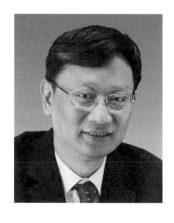

程斌

教授,主任医师,博士生导师。中山大学光华口腔医学院院长,国务院学位委员会学科评议组成员、教育部高等学校口腔医学专业教学指导委员会委员、中华口腔医学会口腔黏膜病学专业委员会副主任委员。从事口腔医学科、教、研工作30余年。荣获高等学校科学研究优秀成果奖(科学技术)二等奖、广东省教育教学成果奖一等奖、广东省科学技术奖二等奖。获第九届广东省高等学校教学名师奖、首届广东医师奖等,入选广东省医学领军人才,获"广东医院优秀院长"称号。主编、参编教材和专著6部。

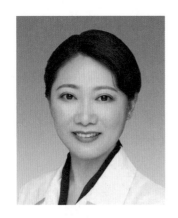

邹 静

教授,主任医师,博士生导师。四川大学华西口腔医学院儿童口腔医学教研室主任、四川大学华西口腔医院儿童口腔科主任,中华口腔医学会儿童口腔医学专业委员会主任委员、镇静镇痛专业委员会副主任委员,国际牙医师学院中国区院士。荣获得国家科学技术进步奖一等奖,中华医学科技奖二等奖。发表论文130余篇,其中SCI收录30余篇。主编、参编教材和专著20部。

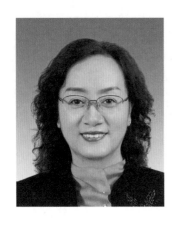

台保军

教授,主任医师,博士生导师。武汉大学口腔医学院、口腔预防医学学科首席专家,中华口腔医学会理事、口腔预防医学专业委员会主任委员,中华预防医学会口腔卫生保健专业委员会候任主任委员,中国牙病防治基金会副秘书长。从事口腔医学科、教、研工作30余年。主编、参编教材和专著近20部,发表论文近100篇。

前　言

科学技术发展日新月异,口腔内科学作为前沿学科之一,新技术、新方法、新理念不断更新,对本专业高级卫生人才评价提出了更高的要求。为进一步指导本专业高级卫生人才评价工作,促进高级卫生人才队伍建设,并满足本专业人才对本学科创新理念、高精技术知识的需求,国家卫生健康委人才交流服务中心与人民卫生出版社合作,组织全国知名口腔医学专家编写了《全国高级卫生专业技术资格考试指导 口腔内科学》及配套习题集。

考试指导《口腔内科学》内容包括牙体牙髓、牙周、口腔黏膜病、儿童口腔医学以及口腔预防医学五部分。编写过程中,我们根据国家对高级卫生专业技术资格人员专业素质的要求,严格按照考试大纲,参考国内外相关教材、文献和反映本学科发展的国际规范指南,系统介绍了口腔内科学的理论基础、临床治疗实践及国内外研究进展的前沿动态,全面反映了本学科的基本现状。本书不仅涵盖考试大纲要求掌握的知识点,而且力求提高医务人员临床诊疗、综合分析疑难病例及开展医疗先进技术的能力。此次编写同时也重点对医学新进展、新理念、新技术、新成果进行了梳理和总结。

《口腔内科学习题集》根据考试指导及考试大纲编写而成。模拟真实考试,每个章节配有单选题、多选题、共用题干单选题和案例分析题,希望考生通过习题巩固和加深对考试指导中相关内容的理解。书末附有正高级和副高级两套模拟试卷,方便考生考前综合自测。

参与编写的编委均为口腔内科领域知名专家及学科带头人,各位参编专家在繁忙的科、教、研工作之余,高质量、高效率地完成了两本书的编写工作,在此对他们的辛勤付出及严谨认真的工作态度表示衷心的感谢。同时,由于本书编写时间短、工作量大,难免存在不妥之处,恳请广大读者给予指正,将反馈意见发送至邮箱 kqnkxgjjc@163.com,以便再版时进一步完善。

2022 年 10 月

目　录

第一篇　牙　体　牙　髓

第二篇　牙　周

第三篇 口腔黏膜病

第四篇　儿童口腔医学

第五篇　口腔预防医学

第一章　绪　论

牙体牙髓病学是研究牙体硬组织和牙髓组织疾病的发病机制、病理变化、病理生理、临床表现、治疗及归转的一门学科。

本部分内容包括龋病学、牙体硬组织非龋性疾病和牙髓病学等三个方面，涉及疾病的病因、临床病理、症状、诊断、治疗和预防。这些疾病在口腔临床上较为常见，其发病率和就诊率非常高。口腔医生要认真学习和掌握疾病的基础理论、临床要点和操作规范。

一、牙体牙髓病学学科范畴

本章包括的内容主要有：龋病的概念和流行病学特征；龋病的病因和发展过程；龋病的临床特征和诊断；龋病的治疗，包括非手术治疗和手术治疗；牙体硬组织非龋性疾病，包括着色牙、牙发育异常、牙外伤、牙慢性损伤和牙本质过敏；牙髓及根尖周组织生理学特点；牙髓及根尖周病的病因和发病机制；牙髓及根尖周病检查和诊断方法；牙髓病的分类、临床表现和诊断；根尖周病的分类、临床表现和诊断；牙髓及根尖周病治疗概述；活髓保存治疗；感染牙髓的治疗方法；根管治疗术和根管治疗后疾病。

二、牙体牙髓病学发展简史

本书内容分布在龋病学（cariology）、牙体修复学（operative dentistry）、口腔医学（oral medicine）、牙髓病学（endodontics）等教科书、参考书及相关文献中。

龋病是人类最古老的疾病之一，其历史可追溯到百万年前。有文字以来即有关于龋病的记载。我国公元前 14 世纪的殷墟甲骨文中，已发现将龋病以象形文字的"虫"字和"齿"字合并组成"龋"字的记载，所以民间将龋病称为"虫牙"。公元前 3 世纪，我国最早的医学著作《内经》中记载有用针灸治疗牙痛的方法。

三国时代（公元 220—265 年）魏，嵇康著《养生论》中，有"齿晋而黄"的描述，意指在我国山西省出生的人牙呈黄色，这是我国较早的有关氟牙症的文字资料。

口腔医学中重大的发明创造也始于我国，如唐代的柳枝牙刷及在赤峰出土的辽代驸马墓中发现的植毛牙刷，均为世界首创。目前拥有的资料证实，我国使用植毛牙刷的时间为公元 9—11 世纪，而欧洲至 17 世纪才开始有植毛牙刷问世。

唐代苏恭《新修本草》（公元 655 年）中关于银膏补牙配方近似近代临床上曾广泛使用的银汞合金。

汉代张仲景（公元 2 世纪）所著《金匮要略》中有用雄黄治疗小儿龋齿痛的论述，雄黄含有砷剂，而欧洲用砷剂治疗牙髓炎时已是 19 世纪。

我国古代医学著作中有些口腔保健方法沿用至今，如鼓漱、叩齿、睡前刷牙等。

在我国口腔科的设置最早见诸宋代的口齿科。明代薛己出版了我国第一部口腔医学专著《口齿类要》。

国外古代的口腔医学从一些文明古国开始起步，如印度、希腊等国很早就有关口齿疾病的记载。16

世纪荷兰人发明了显微镜,首先在镜下看见的是口腔中的细菌,这项发明促进了医学和口腔医学的发展。

18世纪法国牙医师Fauchard对牙科学的发展作出了杰出贡献,他将牙科学知识系统化,并提出了分科的概念。在他的理论指导下,牙科学正式开始形成一门学科,上升为科学,一些国家将其称为牙科之父。

美国牙医师W.D.Miler(1889年)在德国工作期间对龋病、牙周病的细菌学病因进行了深入研究,他针对龋病病因提出的化学细菌学说至今仍有重要参考价值。

20世纪初,口腔医学教育体制正式建立并不断发展完善。

1949年后,我国口腔医学教育体系全盘借鉴苏联的学科系统,临床口腔专业课程分为口腔内科学、口腔外科学和口腔修复学三大学科。20世纪80年代后,我国大批口腔医学人才出国学习、进修,经过近10年的探索,结合我国实际情况,于1996年在武昌召开的全国规划教材会议上,正式将传统的口腔内科学分化为牙体牙髓病学、牙周病学、口腔黏膜病学三个学科。此前包含在口腔内科学中的儿童口腔医学和口腔预防医学已分出。至此,原口腔内科学涵盖的内容已实现了较为合理的分化,与国际口腔医学教育体系基本接轨。其内容更规范和系统,便于讲授和学习。

随着科学技术的不断发展,口腔科设备不断更新,经历了从脚机、电动机到涡轮牙钻机的过程。其他口腔科配套设备,如超声根管设备、激光治疗机等新手段也层出不穷。新材料的不断问世,使传统口腔医学治疗手段得到创新。这些材料使经典的备洞程序减少,效果更美观。口腔诊室的温馨布局减轻了患者手术的痛苦,使患者在舒适的环境下接受现代治疗。

科学技术的进步,促使新技术相继介入,如锥形束CT的推广使用,使口腔临床诊断水平大为提高,特别是对根折的诊断提供了客观依据。微创修复概念也在临床上越来越普及,延长了缺损修复后患牙的使用寿命。

随着研究的深入,对龋病病因学认识不断深化,防龋措施逐渐普及。从20世纪70年代开始,在人类历史上首次出现了部分地区龋病发病率下降的趋势。新的防龋手段如被动免疫及主动免疫疫苗的研制,带来预防控制龋病的希望。随着龋病发病率的下降,牙髓病也会逐渐减少。届时口腔的重点将转向牙畸形的矫治和先天性疾病的预防。

三、牙体牙髓病学新进展

(一)龋病病因学理论进展

龋病(dental caries or tooth decay)是在以细菌为主的多种因素影响下,牙体硬组织发生慢性进行性破坏的一种疾病。龋病是人类的常见病、多发病之一,在各种疾病的发病率中,龋病位居前列。就病因学角度而言,龋病可称为是牙体硬组织的细菌感染性疾病,致龋的多种因素主要包括细菌和牙菌斑、食物以及牙所处的环境等。目前,新的龋病生态病因学理论认为龋病的发生发展是微生物群落失衡的结果。四川大学提出龋病"核心微生物组"概念,即在龋病发生发展中起到关键作用的是一组微生物,而不再是传统研究中龋病的病因即为变形链球菌的感染,这将是未来龋病微生物因素研究的新方向。

(二)无痛技术

无痛技术是根管治疗成功的保证。最早使用的牙髓无痛术是失活法。在欧洲,从十九世纪中叶到二十世纪初,可卡因和普鲁卡因成功用于牙髓无痛治疗术。

1. 麻醉药物　目前常用的两类麻醉药物是酰胺类和酯类。酰胺类包括利多卡因、甲哌卡因、丙胺卡因、丁哌卡因、依替卡因和阿替卡因等。其中阿替卡因为新型的局部麻醉剂,与其他常用传统麻醉剂比较,其特点为过敏性低;对组织浸润性强,麻醉起效时间快,毒性低;麻醉时间适宜;对血压、心率影响小,麻醉效果稳定。基于这些优点,阿替卡因现已被广泛应用于牙髓治疗和根尖手术。酯类的毒性比酰胺类强,一般很少应用。

2. 麻醉技术　麻醉注射技术是影响麻醉效果的重要因素。为达到较好的麻醉和止血效果,应根据不同的牙髓病和根尖周病治疗适应证选择不同的局部麻醉方法。常用的局部麻醉方法有局部浸润麻醉、阻滞麻醉、牙周韧带内麻醉、牙髓内麻醉和骨内注射麻醉。注射器及注射针目前常用抽吸式金属注射器和一次性小直径无创注射针。

3. **计算机控制口腔局部麻醉仪** 计算机控制口腔局部麻醉仪可用于传导阻滞麻醉、局部浸润麻醉、牙周韧带内注射麻醉及特定部位注射麻醉等。该仪器具有慢流速匀速注射和自动回吸功能等技术特点，其快速产生的无痛麻醉效果可缓解患者的恐惧、疼痛和焦虑以及医生的压力。

（三）龋损管理龋坏组织去除的新理念

为解决龋病管理防治中龋病相关术语、去除龋坏组织等在不同国家、地区之间的差异，2015年2月来自全球12个国家的21位专家相聚比利时成立国际龋病共识协作组（International Caries Consensus Collaboration，ICCC），ICCC就龋病相关术语、去除龋坏组织两方面达成专家共识，并于2016年发表于国际牙科研究协会的会刊Adv Dent Res。

1. **去龋的指导原则** 基于专家的共识，去龋的指导原则有：①保留未矿化和可再矿化的组织；②修复材料与侧壁正常牙本质和洞缘正常釉质粘接，获得良好的封闭；③避免不适、疼痛和牙科恐惧症，应采取不会引起或减轻焦虑疼痛的方法，如非创伤性修复治疗（atraumatic restorative treatment，ART）、预成金属冠技术（Hall技术）；④保留牙髓活力，避免去除近髓牙本质以防止牙髓暴露，如果需要的话可考虑保留近髓处的软化牙本质，避免牙髓暴露，有助于延长牙的寿命、降低治疗费用；⑤最大程度延长修复体寿命，尽量去除软化牙本质，使修复体具有足够的体积和强度。

2. **龋坏牙本质的分类** 基于目前已有的临床证据，将剩余牙本质的硬度作为评价去龋深度和范围的标准。根据硬度，龋坏牙本质分为：软化牙本质（soft dentin）、皮革化牙本质（leathery dentin）、韧化牙本质（firm dentin）和硬化牙本质（hard dentin）。临床上通过使用牙科器械探查龋坏牙本质时所用的力度评估牙本质的硬度。①软化牙本质：手用器械加压时发生变形，使用尖锐挖器时用很小的力量即可刮除软化牙本质。②皮革化牙本质：手用器械加压时不变形，无须太大力量即可被去除。皮革化牙本质是软化牙本质和韧化牙本质的一种过渡，与韧化牙本质区别很小。一般出现在龋活跃性比较低或龋损已停止的龋洞内。③韧化牙本质：挖器刮除时有抵抗力，需要一定力量才能去除。④硬化牙本质：硬器械探查时需要加压，仅锋利器械或牙钻可以去除。探针加压划过牙本质时可听到刺耳的刮擦音。

3. **去除牙本质龋损的推荐方法** ICCC推荐使用选择性去龋（selective removal），即窝洞侧壁和髓壁采用不同的去龋标准。对于浅龋和中龋，推荐采用选择性去龋至韧化牙本质，即髓壁去龋至韧化牙本质，侧壁去龋至硬化牙本质，如果髓壁有皮革化牙本质，也应该予以保留。对于深龋，推荐以下两个方法：①选择性去龋至软化牙本质：髓壁保留进髓处软化牙本质，避免露髓，保留牙髓活力，侧壁牙本质去龋至硬化牙本质，确保永久修复体的严密封闭。该方法适用于影像学显示病损超过牙本质近髓1/3或1/4的深龋。②分步去龋法：顾名思义，该方法将去龋分两步进行。第一次治疗时，保留近髓软化牙本质，侧壁去龋至硬化牙本质，保证完全和持久的窝洞封闭。窝洞暂封6个月，最长封闭时间为12个月。第二次复诊时，去除充填材料，去除第一次残留的龋坏牙本质至皮革化牙本质，然后进行永久充填。

（四）现代根管治疗

1. **根管长度电测法** 根管长度电测法在理论和实践上取得了许多重大发展，由测绝对电阻值到测相对电阻值，由阻抗依赖型到频率依赖型，由单频到双频再到多频，电测仪测量的准确性大大提高。

2. **根管预备和充填** 根管预备是根管治疗的关键步骤之一。根管预备技术随着对根管系统和根管治疗目的的认识经历了不断改革和创新。传统观点认为根管预备的目的是根管清理和根管成形，而现代观点则认为根管预备的目的是根管成形和根管清理，即根管预备首先要达到根管成形的目的，将根管预备成管壁平滑，具有一定锥度，在根尖止点直径最小、在冠部根管口直径最大的连续锥形漏斗样形状，并保持根管解剖走向及根尖孔位置和大小不变，以利于根管充填的进行。目前比较通用的根管预备方法可以分为根向预备、逐步后退、根尖区拓宽以及混合技术。

19世纪初Hudson使用金充填根管，随后出现了用不同金属、氢氧化钙、石蜡和汞合金作为根充材料。Bowman首先在离体牙上用牙胶进行根充，Schilder介绍了三维充填概念，主张用热牙胶在根管内行垂直加压充填。此后，热牙胶和垂直加压充填技术在临床上的应用迅速发展，热牙胶注射充填技术、固核载体插入技术和机械产热充填法也相继在临床应用。

3. **微创牙髓治疗（minimally invasive endodontics，MIE）** 2013年，Gutmann首次提出微创牙髓治疗

的概念,即在牙髓根尖周病的诊疗过程最大限度地保存健康牙体组织,在阻止病变发生或中断已有病变发展的前提下,通过更好地保存牙体组织结构的完整性从而提高患牙的远期保存率。MIE 的理念须贯穿患牙诊疗的全过程,包括:①从准确诊断到活髓保存治疗计划的确定,包括不治疗的决策;②根据牙体解剖结构有目的性地尽可能保留颈周牙本质(peri-cervical dentin,PCD);③根管扩大和成形过程中尽可能少地去除牙体组织并尽量减少根管冲洗消毒药物对牙本质的伤害;④根管充填过程强调"无压力"和"一体化"牙根增强技术,避免垂直或侧方加压技术造成的牙根折裂;⑤强调以粘接修复为导向的牙髓治疗后冠部的良好封闭等。MIE 理念寻求在完善的牙髓治疗与保存更多牙体组织结构间达到一个最佳的平衡点,但其远期效果有待进一步的长期追踪研究。

(五)显微根管治疗和根管外科

口腔手术显微镜又称牙科手术显微镜(dental operating microscope,DOM)和根管显微镜,是一种为口腔临床治疗设计的特殊手术显微镜,它可为操作区域提供聚焦光源,利用放大和照明的特性为临床医生呈现清晰的视野,从而达到与内窥镜相似的视野可及性,使手术操作更加精细和完善,减少根管治疗和牙髓外科操作的不确定性与损伤,提高牙髓根尖周病治疗的疗效。

1. **显微根管治疗**   口腔手术显微镜的使用突破了传统治疗的视野局限性和感觉依赖性,让术者能够在视觉引导下清晰见到牙体和根管系统等结构的解剖细节,进行难度更大的操作,完成疑难病例的治疗。口腔手术显微镜可以使用在根管治疗的整个程序中,特别是在根管口的定位、钙化根管的疏通、变异根管的预备和充填、根管治疗失败后的再治疗、根管治疗并发症的预防和处理等方面,显微根管治疗较常规治疗技术更具优势。

2. **显微根管外科**   根尖手术是在保守治疗困难或者不可能采用常规根管治疗时选择的一种处理方法,是牙髓治疗的扩展。显微技术的出现,使我们能借助显微镜,对细小而复杂的结构进行外科操作,准确估计和去除病变组织而不损伤正常组织。与常规根管外科相比,显微根尖外科采用口腔手术显微镜对术区进行照明并提供低、中、高倍的放大,显著增进了术区的可视度,结合专用的显微外科器械,如微型口镜、根尖倒预备超声尖、显微压器等,可以去除更少的牙槽骨,在清晰展示牙根表面结构、裂纹、峡区、多根尖孔、C 形根管等复杂解剖区域的基础上,精确地进行根尖切除、倒预备和倒充填,从而提高了根尖手术的准确性和预见性,减小手术创伤,促进术后愈合。显微镜和根管内镜的使用,扩大了手术适应证的范围。根管外科包括根尖外科手术、髓腔修补术、牙根外科、外科引流和种植术。

口腔手术显微镜不仅在牙髓治疗中得到广泛应用,也越来越多应用在牙体疾病的诊断和治疗中,如窝沟点隙早期龋的诊断、龋病的微创治疗等。在口腔其他学科领域如提高牙周膜龈手术的精准性、修复体制作的精确度和密合性以及微创种植等方面的应用也具有明显的优势。

(凌均棨)

参 考 文 献

[1] Schwendicke F,Frencken JE,Bjorndal L,et al. Managing Carious Lesions:Consensus Recommendations on Carious Tissue Removal [J]. Advances in Dental Research,2016,28(2):58-67.

[2] Gutmann JL. Minimally invasive dentistry(Endodontics)[J]. J Conserv Dent,2013,16(4):282-283.

[3] Btirklein S,Schafer E. Minimally invasive endodontics [J]. Quintessence Int,2015,46(2):119-124.

第二章 龋 病

第一节 概 述

龋病(dental caries or tooth decay)发病率高,是人类的常见病、多发病之一,是以细菌为主的多因素影响下,牙体硬组织发生慢性进行性破坏的感染性疾病,致龋因素主要包括细菌和牙菌斑、食物以及口腔环境等。

一、龋病的临床特征

龋病的病理改变涉及牙釉质、牙本质和牙骨质等牙体硬组织,基本变化是微生物在牙面将蔗糖转化为酸,导致无机物脱矿和有机物分解。

龋病的临床特征是牙体硬组织在颜色、形态、质地等各方面发生变化。初期时牙龋坏部位的硬组织脱矿,微晶结构改变,透明度下降,致使釉质呈白垩色。继而牙病变部位有色素沉着,局部可呈黄褐色或棕褐色。随着无机成分脱矿、有机成分破坏分解的不断进行,釉质和牙本质疏松软化,最终发生牙体缺损,形成龋洞。龋洞一旦形成,则缺乏自身修复能力。

二、龋病学的研究内容

龋病学研究内容涉及龋病发生的多种因素。这些因素包括细菌及其所处的微环境即牙菌斑;宿主的抵抗力,包括牙结构及其所处的环境,如唾液的影响等;细菌代谢的底物,主要是蔗糖的摄入量和频率等。

随着生物化学、生理学、分子生物学研究领域的进展,新的技术和手段不断引入龋病学研究,如细菌的糖代谢,细菌附着的分子机制,细菌代谢产物对牙面的破坏作用;唾液生化变化及其对牙面的影响;运用分子生物学理论和技术对致龋菌重组,改变其遗传性状;利用免疫学方法及遗传工程技术制备防龋疫苗等。

三、流行病学特征

1. **患病率与发病率** 患病率(prevalence rate)即患龋率,表示病程长的慢性病(如龋病)存在或流行的频率。这一指标所表示的概念,是在调查或检查时点(point),一定人群中的患龋情况。

发病率(incidence rate)表示在某一特定观察期间内,可能发生某病(如龋病)的一定人群新发生龋病的频率。

2. **龋均** 龋均指每个患者所患龋齿的均数,包括口内正在发展的龋齿、已充填过的龋齿和因龋拔除的患牙。

龋失补指数(decayed-missing-filled,DMF),即龋齿数、因龋失牙数、因龋补牙数的总和,可分为DMFT指数和DMFS指数。DMFT指数反映患者口腔中罹患龋病的牙数,"T"为tooth的缩写。一组人群的DMFT指数是受检人群中平均每个个体罹患龋齿的牙数。DMFS指数中"S"代表受龋病累及的牙面数（surface）。DMFS 指数较 DMFT 指数更具敏感性，特别适用于在较短期间内观察龋病的预防效果。乳牙的龋病记录采用 dmf 指数，其内容和意义与 DMF 指数相同，可选用 dmft 或 dmfs。

3. 好发部位

（1）好发牙位：在恒牙列中，下颌第一磨牙患龋的频率最高，其次是下颌第二磨牙，以后依次是上颌第一磨牙、上颌第二磨牙、前磨牙、第三磨牙、上颌前牙。患龋率最低的是下颌前牙。

在乳牙列中，患龋率最高的牙是下颌第二乳磨牙，其次是上颌第二乳磨牙，以后依次是第一乳磨牙、乳上颌前牙、乳下颌前牙。

（2）好发牙面：龋损的好发牙面以𬌗面居首位，其次是邻面，再次是颊面。

4. 龋病流行情况　在龋病流行病学研究中，10~12 岁年龄组的资料能更客观地反映流行情况。20 世纪 70 年代以前，工业化程度高的国家龋病指数较高，DMFT 约为 4.5。DMFT 超过 5.6 的国家有新西兰、澳大利亚、巴西和阿根廷。美国、苏联、墨西哥的 DMFT 位于高（>4.5）至中度（2.7~4.4）之间。在中国、马来西亚及非洲国家，10~12 岁儿童的 DMFT 低于 2.6。从 80 年代开始，发展中国家出现龋病上升趋势。

2017 年发布的第四次全国口腔健康流行病学调查资料显示，3 岁、4 岁和 5 岁儿童乳牙龋病的患病率为 50.8%、63.6% 和 71.9%，龋均分别为 2.28、3.40 和 4.24，龋患情况与其 6 个月内喂养状况及饮食习惯有关。龋齿患病率在 12 岁、13 岁、14 岁和 15 岁人群分别为 38.5%、41.2%、43.3% 和 44.42%，且不同年龄组间有统计差异。平均 DMFT 值在上述 4 个年龄组里分别为 0.86±1.48、0.99±1.67、1.10±1.83 和 1.20±1.99。在青少年中，年龄是重要的龋病相关因素。按 DMFT≥1 的人占比计算，在 65~74 岁老年人中，龋齿患病率高达 98%，且龋齿充填率非常低，仅有 12.8%，DMFT 值与性别、甜食消费、教育水平、家庭收入水平、刷牙习惯、对口腔健康的态度和对相关知识的了解等多种因素相关。

第四次全国口腔健康流行病学调查显示，我国儿童患龋情况呈现上升趋势，12 岁儿童恒牙患龋率为 38.5%，比 10 年前上升了 7.8 个百分点，5 岁儿童乳牙患龋率为 71.9%，比 10 年前上升了 5.8 个百分点。根据世界卫生组织数据，全球 12 岁儿童平均龋齿数为 1.86 颗，其中美国为 1.2 颗，日本为 1.4 颗，韩国为 1.8 颗。本次调查发现，我国 12 岁儿童平均龋齿数为 0.86 颗，12 岁儿童龋坏主要集中在第一恒磨牙，提示宣传及推广窝沟封闭仍是今后预防龋齿的工作重点。65~74 岁老年人的龋均为 13.33，应加强中老年人的龋病防治。

5. 流行趋势　20 世纪 70 年代开始，一些发达国家的龋病流行情况出现了下降趋势。在 15 年的时间里，西方国家学龄儿童龋病发病率下降了 50%。美国氟化饮水，荷兰、丹麦、英国地区的居民饮用氟化水的比率不高，但采用了其他摄氟途径如含氟牙膏、氟化食盐、氟化牛奶等方式，使居民每日摄入的氟量增加，加之其他口腔预防保健措施的普及，达到了与美国同样的效果。

龋病流行模式的逆转表现在无龋个体增加，龋坏牙数减少，龋坏的牙面数减少，特别是平滑面患龋率下降等。

与西欧和北美龋病流行急剧下降的情况相反，一些发展中国家儿童患龋率正在迅速增加，龋病的防治任务非常艰巨。

第二节　龋病的病因及发病机制

龋病是一种多因素综合作用下的牙体硬组织慢性、进行性破坏的疾病，影响龋病发生发展的因素包括牙菌斑、饮食、宿主及其他因素等。

一、牙菌斑

牙萌出至口腔后，在很短时间内一些有机物沉积于牙面，这些后天获得的沉积物含有各种底物，如有机酸、细菌抗原、细胞毒性物质、水解酶等，可以导致龋病或牙周病。牙面有机沉积物（表 1-2-2-1）各有其功能或影响，其中最具有临床意义的是牙菌斑。

表 1-2-2-1　釉质表面的有机沉积物

来源	常用名
胚胎来源	
无细胞层	原发性釉护膜(primary enamel cuticle)
	Nasmyth 膜
有细胞层	残余釉上皮(reduced enamel epithelium)
萌出后获得性结构	
萌出后获得性膜	获得性膜(acquired pellicle)
食物碎片	食物碎片(food debris,materia alba)
稠密细菌层	牙菌斑(dental plaque)
钙化物质	牙结石(calculus,tartar)

牙菌斑是牙面菌斑的总称,根据所在部位分为龈上菌斑和龈下菌斑。龈上菌斑位于龈缘上方,在牙周组织相对正常的情况下,G⁺ 菌占 61.5%。龈下菌斑位于龈缘下方,以 G⁻ 菌为主,占 52.5%。

龈上菌斑是未矿化的细菌性沉淀物,牢固地黏附于牙面和修复体表面,由黏性基质和嵌入其中的细菌构成。基质主要成分是唾液糖蛋白和细菌的胞外聚合物。龈上菌斑长期聚集于牙面并可导致龋病和/或牙周病。

牙菌斑为细菌的微生态环境,细菌在这种环境中生长、发育、繁殖和衰亡,并进行复杂的代谢活动。菌斑稠密微生物层的微生物形态学分析表明:菌斑中 70% 的区域由微生物构成,细胞间物质仅占 30%,因此将牙菌斑描述为由大量微生物构成的细菌性胶冻(bacterial aspic)。

（一）牙菌斑的结构

牙菌斑的结构有明显的部位差异,平滑面菌斑和窝沟菌斑各具特征。

1. 平滑面菌斑　平滑面菌斑分为 3 层:菌斑-牙界面、中间层和菌斑表层。

（1）菌斑-牙界面:细菌位于获得性膜上方。获得性膜可以是完整的一层,并有相当厚度和连续性,细菌细胞呈扇贝状排列于获得性膜表面;也可为一菲薄不连续的电子稠密层,有些部位看不见获得性膜,微生物与釉质羟磷灰石晶体直接接触。釉质表面呈扇贝状外观,表明细菌对釉质呈活动性侵犯状态。

（2）中间层:中间层包括稠密微生物层(condensed microbial layer)和菌斑体部(body of the plaque)。在界面外方有稠密的球菌样微生物覆盖,又称稠密微生物层,该层为 3~20 个细胞深度不等。有时可见一些细菌细胞壁较厚,表明这些微生物繁殖率很低,但活性分裂细胞多见。有些微生物呈柱形外观,可能是由于侧向生长受限或营养供应不足,只能垂直生长所致。

稠密微生物层外方为菌斑体部,占菌斑的最大部分。由各种不同的微生物构成,通常呈丛状。有时丝状微生物排列呈栅栏状,垂直于牙面。

（3）菌斑表层:菌斑表层较其他部分更为松散,细胞间间隙较宽,表层微生物形态多样,包括球菌状、杆菌状、玉米棒或麦穗样等。麦穗样微生物以丝状菌为主干,其外方绕以大量球菌。对这种排列中的丝状菌进行鉴定,发现有马氏丝杆菌、核粒梭杆菌等;球菌中主要为血链球菌和轻链球菌。"玉米棒"的形成也证实了活体内细菌相互附着的关系,链球菌通过极化的纤毛附着至马氏丝杆菌。

牙菌斑中除了细胞成分外,还有细胞间基质。基质可以呈颗粒状、球状或纤维状,由蛋白质和细胞外多糖构成,在细菌附着过程中具有重要作用。在菌斑-牙界面,菌斑基质与获得性膜呈连接状态。

2. 窝沟菌斑　窝沟菌斑中滞留有微生物和食物分子,微生物种类较少;在均质性基质中以 G⁺ 球菌和短杆菌为主,偶见酵母菌;缺少栅栏状排列的中间层,分枝丝状菌罕见;在细菌细胞内及其周围可能发生矿化。

（二）牙菌斑的组成

菌斑由约 80% 水和 20% 固体物质组成。固体物质包括碳水化合物、蛋白质、脂肪以及无机成分,如钙、磷和氟等。蛋白质是其主要成分,占菌斑干重的 40%~50%,碳水化合物为 13%~18%,脂肪为 10%~14%。

1. 碳水化合物　在菌斑的水溶性抽提物中,葡萄糖是主要的碳水化合物成分。另外可检测出一定数量的阿拉伯糖(arabinose)、核糖(ribose)、半乳糖(galactose)和岩藻糖(fucose)。许多碳水化合物以胞外聚合物形式存在,如葡聚糖、果聚糖和杂多糖(heteropolysaccharides)。所有这些多糖均由菌斑微生物合成(表1-2-2-2)。

表1-2-2-2　形成胞外多糖的微生物

葡聚糖	果聚糖	杂多糖
血链球菌	黏性放线菌	黏性放线菌
变异链球菌	变异链球菌	布赫内乳杆菌
唾液链球菌	唾液链球菌	纤维乳杆菌
轻链球菌		干酪乳杆菌
干酪乳杆菌		
嗜酸乳杆菌		
奈瑟菌属		

葡聚糖和果聚糖为菌斑代谢的碳水化合物贮库,葡聚糖还具有促进细菌附着于牙面及细菌间选择性黏附的功能。除胞外聚合物外,菌斑碳水化合物也以细菌细胞壁肽聚糖(peptidoglycans)和细胞内糖原形式存在。在外源性可发酵碳水化合物缺乏时,微生物通过降解胞内多糖产酸。

2. 蛋白质　菌斑中的蛋白质来源于细菌、唾液和龈沟液。从菌斑中已鉴定出一些唾液蛋白质如淀粉酶、溶菌酶、IgM、IgA、IgG和清蛋白等。IgG、IgA和IgM主要来源于龈沟液。

菌斑中的细菌酶包括葡糖基转移酶、葡聚糖水解酶(glucanhydrolase)、透明质酸酶(hyaluronidase)、磷酸酶(phosphatase)和蛋白酶。

3. 无机成分　菌斑中无机成分的含量取决于菌斑的部位和年龄。菌斑中含有钙、磷酸盐和高浓度的氟,氟化物浓度为14~20mg/L,大大高于唾液中浓度0.01~0.05mg/L和饮水中浓度0~1mg/L,大多数氟化物与无机成分或细菌结合。细菌发酵碳水化合物时,菌斑pH下降,释放出游离的氟离子,阻止pH进一步下降和/或形成氟磷灰石,利于龋病停滞。

(三)牙菌斑的形成和发育

菌斑形成过程分为3个阶段:获得性膜形成和初期聚集、细菌迅速生长繁殖、菌斑成熟,这些阶段具有连续性。

牙菌斑首先是获得性膜形成,细菌黏附于获得性膜上形成牙菌斑。

1. 获得性膜

(1)形成过程:唾液蛋白或糖蛋白吸附至牙面形成生物膜(biofilm)称获得性膜(acquired pellicle)。获得性膜不仅形成于牙表面,也可在各种修复材料以及义齿上形成。

清洁并抛光牙面后,20分钟内牙表面即可由无结构物质形成拱形团块,厚度为5~20μm的获得性膜。1小时后,拱形沉积物数量增加,并开始互相融合;24小时后,散在沉积物完全融合,牙面被这些不定型物质全部覆盖。获得性膜的厚度个体差异很大,30~60μm不等。

牙面获得性膜分为两层:外层为表面膜,下方为表面下膜。表面下膜由树枝状突起构成,扩散至釉质晶体间隙,进入釉质深度为1~3μm。

(2)组成:获得性膜由蛋白质、碳水化合物和脂肪组成。

获得性膜中蛋白质的总体特征是有高含量的甘氨酸、丝氨酸和谷氨酸,占氨基酸总量的42%,其次为天冬氨酸、脯氨酸、丙氨酸、亮氨酸。从获得性膜中已鉴定出10余种不同类型的蛋白质,其比例取决于不同个体。典型的唾液蛋白质如淀粉酶、溶菌酶和IgA,在获得性膜和牙菌斑中均能恒定检出,清蛋白、IgG和IgM也经常被发现。

获得性膜组成成分与全唾液或唾液糖蛋白具有相似性,三者之间的相似性从某种程度上证实获得性膜是唾液蛋白质对牙选择性吸附的结果。

获得性膜的碳水化合物成分包括葡萄糖、半乳糖、葡糖胺、半乳糖胺、甘露糖和岩藻糖。脂肪含量约为 20%，其中糖脂占 13%，中性脂肪和磷脂共占 5%。

（3）功能：获得性膜的功能包括修复或保护釉质表面，为釉质提供有选择的渗透性，影响特异性口腔微生物对牙面的附着，作为菌斑微生物的底物和营养等。

2. 细菌附着 牙面获得性膜形成后，很快便有细菌附着。细菌附着至获得性膜的具体时间由数分钟至数小时不等。最初附着至牙面的细菌为球菌，主要是血链球菌。不同的菌种以不同的速率吸附至获得性膜上。细菌选择性吸附的部分原因是细菌表面成分中有与获得性膜互补的受体。

变异链球菌早期附着研究发现，变异链球菌的附着包括两个反应过程：初期细菌细胞壁蛋白与获得性膜的唾液糖蛋白之间产生微弱的吸附，此后葡聚糖同细胞表面受体以配位体形式结合。口腔链球菌的选择性附着开始是非特异性、低亲和力、迅速的结合反应，继而才是特异性、高亲和力、缓慢而强有力的附着于获得性膜。

在细菌附着至牙面过程中，唾液黏蛋白（mucin）也起到重要作用。唾液中有两种不同类型的黏蛋白，分别为 MG1 和 MG2。MG1 是构成获得性膜的主要成分。一方面，MG1 黏蛋白作为获得性膜的主体形式接受细菌的选择性附着；另一方面，它可以作为营养底物供细菌生长和分裂。唾液中的 MG2 黏蛋白能够结合至细菌表面的黏附素（adhesin）上，导致细菌凝聚，使细菌从口腔中清除。

牙面经清洁处理后 8 小时至 2 天内细菌迅速生长，细菌在获得性膜上牢固附着并进行繁殖，在局部聚集为若干层。约 2 天后菌斑开始成形，由于细菌团块是不稳定的实体，因此能连续无限制形成，在这一阶段，微生物总量仍然相对恒定，但其组成变得更为复杂。总的模式是早期以链球菌为主，继之有较多更为厌氧的细菌和丝状菌丛，特别是放线菌数量增加。早期菌斑中主要微生物是链球菌、奈瑟菌和放线菌，至第 9 天时链球菌仍然是主体，其次是放线菌，同时两种厌氧微生物韦永菌和梭状杆菌增加。接着各种 G⁻ 菌如类杆菌、梭状杆菌和密螺旋体增加，各种细胞类型形成具有高度特异性和有秩序的共集桥（coaggregation bridge）。

（四）微生物学

口腔中存在着天然菌群，种类繁多，已知有 700 多种。口腔各部位的微生物群体差异很大，牙面沟裂、牙邻面、口腔黏膜表面和牙龈沟均有不同的菌群分布，在口腔疾病发生发展过程中起到不同作用。临床观察证实，不是所有的牙面都易受到龋病损害，龋病的产生必须取决于一些重要条件，即牙表面比较隐蔽的部位、保持高密度的致龋菌、能使致龋菌持续发挥损害作用的因素。这一过程依靠牙菌斑介导和完成。

1. 微生物与龋病 为了阐明微生物的致龋机制，动物实验是重要的方法和手段。1946 年，青霉素被证实能抑制大鼠的龋病，这一发现是对龋病细菌学病因的重要支持。

Orland 等于 1954 年首次进行了龋病研究的悉生动物试验。研究表明，使用高碳水化合物饮食，无菌鼠不发生龋病。然而在同样饲养条件下，膳食饲料中加入细菌后，动物口腔产生了代谢单糖和双糖产酸的能力，并造成磨牙龋病损害。大量研究证实一些产酸的口腔细菌能导致无菌鼠发生龋病（表 1-2-2-3）。

表 1-2-2-3 口腔细菌与牙面各部位龋的关系

细菌	平滑面	窝沟	根面	细菌	平滑面	窝沟	根面
变异链球菌	+	+	+	黏性放线菌	−	+	+
唾液链球菌	+	+	+	内氏放线菌	−	+	+
米勒链球菌	+	+	−	伊氏放线菌	−	+	+
血链球菌	−	+	−	干酪乳杆菌	−	+	−
轻链球菌	−	+	−	嗜酸乳杆菌	−	+	−
消化链球菌	−	+	−				

无菌鼠实验证实：没有微生物存在就不会发生龋病；龋病损害只在饲以碳水化合物饮食的动物中发生；凡能造成龋病损害的微生物均能代谢蔗糖产酸；但不是所有产酸的微生物均能致龋。

大量的动物试验研究结果证实:动物口腔中具有天然菌群,外源性细菌很难定居;能诱发动物产生龋病的微生物主要是变异链球菌,但某些唾液链球菌、黏性放线菌、发酵乳杆菌和唾液乳杆菌、血链球菌也能诱导大鼠产生龋病;这些微生物均能产酸,并与口腔中其他的天然菌群竞争附着于牙面;各菌种诱导龋病形成的能力存在着差异。

大量多糖的研究提示人类牙菌斑中胞外多糖的合成,其中 α-1,3 链的不溶性葡聚糖又称变聚糖(mutan),在龋病发病过程中意义重大。龋活跃患者牙菌斑中分离出的不溶性葡聚糖较无龋患者显著增多。变异链球菌、血链球菌、轻链球菌、黏性放线菌和内氏放线菌等均能合成胞外不溶性葡聚糖。此外,上述细菌还能够合成细胞内多糖,细菌的比例与龋病发病呈正相关。当外源性糖原长期缺乏时,这类细菌能在牙菌斑内维持并继续产酸。

人类龋病微生物研究发现,产碱细菌可减轻牙菌斑中酸的有害影响。如牙菌斑中的韦永菌能利用其他细菌产生的乳酸,将其转变为丙酸或其他弱酸,导致酸分子总量降低,减少牙脱矿。

2. 菌斑微生物　龈上牙菌斑中 G⁺ 兼性厌氧菌占大多数,主要为链球菌属。最常见的是血链球菌,约占细菌总量的 10%。菌斑标本中均能发现黏性放线菌、内氏放线菌和衣氏放线菌,规律性分离到轻链球菌、变异链球菌、罗氏龋齿菌(*Rothia dentocariosa*)、消化链球菌和表皮葡萄球菌等 G⁺ 菌株,还有产碱韦永菌和口腔类杆菌等 G⁻ 菌。成熟牙菌斑菌种组成的百分比见表(表 1-2-2-4)。

表 1-2-2-4　成熟牙菌斑细菌比例

菌种	比例/%	菌种	比例/%
兼性厌氧链球菌	27	类杆菌	4
兼性类白喉杆菌	23	梭状菌	4
厌氧类白喉杆菌	18	奈瑟菌	3
胨链球菌	13	弧菌	2
韦永菌	6		

菌斑结构和微生物组成受局部微环境因素影响,平滑面和窝沟内菌斑的微生物组成不同。

3. 致龋微生物　牙菌斑中的微生物与龋病发病密切相关,随着龋病的发生,牙菌斑内细菌比例可不断发生变化,某些菌种数量增加时,另一些细菌数量可能减少(图 1-2-2-1)。

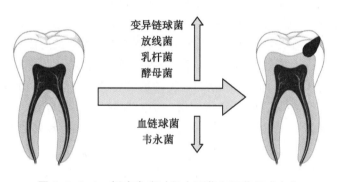

图 1-2-2-1　龋病发病过程中牙菌斑细菌组成变化

常见的致龋微生物包括链球菌属、乳杆菌属、放线菌属等。

(1) **链球菌属**:口腔中所有部位均能分离出链球菌,该菌群多数为 G⁺ 兼性厌氧菌。口腔天然菌群中链球菌所占比例很大,链球菌在口腔中各部位所分离的比例不同,在菌斑内占 28%,龈沟中为 29%,舌面占 45%,唾液中达 46%。

根据 Colman 和 Williams 的命名学标准,常见的口腔链球菌种及其生化反应见表(表 1-2-2-5)。

1) **血链球菌(*streptococcus sanguis*)**:血链球菌是最早在牙面定居的细菌之一,也是口腔中常分离到的链球菌种。血链球菌在动物模型中具有致龋性,但人类患龋者口腔中血链球菌的检出率并不高。

表 1-2-2-5　常见的口腔链球菌

菌种	酵解		水解精氨酸产氨	水解七叶树苷	V.P 试验	产生过氧化氢	由蔗糖产生多糖	
	甘露糖醇	山梨醇					菌落外观	化学性质
变异链球菌	+	+	−	+	+	−	硬	变聚糖/葡聚糖
血链球菌	−	−	+	+	−	+	硬	葡聚糖
轻链球菌	−	−	−	−	+/−	+	硬/软	葡聚糖
米勒链球菌	−	−	+	+	−		软	
唾液链球菌	−	−	−	+			黏液样	果聚糖

2）变异链球菌（*streptococcus mutans*）：该菌于 1924 年由 Clarke 首先描述为致龋菌。经反复研究证实，变异链球菌可以造成啮齿类动物和灵长类动物实验性龋，同时也有证据表明该菌与人类龋病密切相关。变异链球菌的致龋性主要取决于其产酸性和耐酸性。在菌斑中生存的变异链球菌可使局部 pH 下降至 5.5 以下，造成局部脱矿，龋病发生。

基于变异链球菌细菌壁抗原成分的差异，分为 8 种血清型亚种（a~h）。根据生化反应的生物分型方法，将变异链球菌分为 Ⅰ-Ⅴ 共 5 种生物型（表 1-2-2-6）。

表 1-2-2-6　变异链球菌组分类

变链菌	参考命名	血清型	生物型	G+C(mol×10^{-2})	宿主
S. cricetus	仓鼠链球菌	a	Ⅲ	43~44	仓鼠
S. rattus	鼠链球菌	b	Ⅱ	42~43	大鼠
S. mutans	变异链球菌	c,e,f	Ⅰ	36~38	人,猴
S. sobrinus	茸毛链球菌	d,g,h	Ⅳ	44~45	人,猴
S. ferus	野生鼠链球菌	c	—	44	野生鼠
S. macacae	猴链球菌	e	Ⅴ	35~36	猴

3）轻链球菌（*streptococcus mitis*）：轻链球菌可能是牙菌斑中最常分离到的细菌。轻链球菌能贮存多糖，这一特征使菌斑在缺乏碳水化合物的情况下继续产酸。但尚无报告证实轻链球菌与龋病呈正相关关系。

（2）乳杆菌属（*lactobacillus*）：乳杆菌属包括 G$^+$ 兼性厌氧和专性厌氧杆菌。分为两组：一为同源发酵菌种（homofermentative species），利用葡萄糖发酵后主要产生乳酸，比例超过 65%，这类乳杆菌主要为干酪乳杆菌（*L.casei*）和嗜酸乳杆菌（*L.acidophilus*），与龋病密切相关；另一类为异源发酵菌种（heterofermentative species），发酵后产生乳酸和较大量的乙酸、乙醇和 CO_2，该菌种主要为发酵乳杆菌（*L.fermentum*）。在唾液样本中最常分离到的菌种为嗜酸乳杆菌，在牙菌斑中最常见者为发酵乳杆菌。

某些乳杆菌在动物试验中具有致龋性，但次于变异链球菌，且仅能导致窝沟龋。乳杆菌对人类的致龋作用较弱，它更多地涉及牙本质龋，在龋病进展中作用较大。有研究认为，乳杆菌数量增加不是导致龋病开始的原因，而是龋病进展的结果。

（3）放线菌属：放线菌是一种 G$^+$ 不具动力、无芽孢形成的微生物，呈杆状或丝状，其长度有显著变化。丝状菌通常较长、较细并可能出现分枝。在口腔中发现的放线菌种可分为两类，一类为兼性厌氧菌，包括内氏放线菌（*A.naeslundii*）和黏性放线菌（*A.viscosus*），另一类为厌氧菌，包括依氏放线菌（*A.israelii*）、迈氏放线菌（*A.meyeri*）和溶牙放线菌（*A.odontolyticus*）。

所有的放线菌均能发酵葡萄糖产酸，主要产生乳酸，少量乙酸、琥珀酸以及痕量甲酸。在悉生动物试验中证实，接种黏性放线菌和内氏放线菌后，可在实验动物中造成根部龋、窝沟龋和牙周组织破坏。黏性放线菌具有 2 种血清型，内氏放线菌具有 4 种血清型。

4. 龋病进程中微生物组成的变化及影响　最初定植于清洁牙面的口腔微生物，主要是血链球菌、口腔链球菌和轻链球菌及其他种属细菌如放线菌,具有高度选择性。变异链球菌在最初定植的链球菌中仅占 2% 或更少。血链球菌、放线菌和草绿色链球菌常被称为"非变异链球菌性链球菌",以与变异链球菌相区别。早期定植的微生物群即使无变异链球菌和乳杆菌也可导致釉质溶解。釉质出现白垩色病损时,牙菌斑中的变异链球菌比例高于正常牙面。然而,非变异链球菌在白垩色病损中仍是主要微生物。在牙本质龋病损中,包括猖獗龋,变异链球菌大约占整个菌群的 30%,提示变异链球菌与龋病的进展密切相关。乳杆菌、普氏菌和双歧杆菌在龋病进展中也较常见。

牙菌斑微生物在菌斑形成和成熟过程中不断发生变化,从以非变异链球菌和放线菌为主,到以变异链球菌和产酸性非变异链球菌、乳杆菌和双歧杆菌为主。

(五)物质代谢

菌斑中的物质代谢包括糖代谢、蛋白质代谢和无机物代谢,其中最重要的是糖代谢。菌斑细菌致龋的基础是糖代谢。变异链球菌等致龋菌以糖作为能源,通过分解代谢和合成代谢两条途径致龋。

1. 糖的分解代谢　口腔及牙菌斑是口腔细菌生长代谢的外环境,饮食中的碳水化合物是其能量代谢的底物。细菌通过酶的作用如 α-淀粉酶、糖苷酶等切断多糖链上各单糖之间的糖苷键,将多糖转变为单糖,多糖降解成单糖或双糖后才能被菌体利用。此外,胞外蔗糖酶(又称转化酶,invertase)也可将胞外的蔗糖直接转化为葡萄糖和果糖,供细菌提取能源。

口腔细菌通过透性酶(permease)转运系统和磷酸转移酶(phosphotransferase,PTS)系统完成糖的主动转运过程,将糖由胞外转入胞内实现糖吸收。

口腔链球菌细胞内糖代谢途径包括有氧氧化和无氧酵解,两种途径有一共同过程是产生丙酮酸。在有氧的条件下,丙酮酸完全氧化生成 CO_2 和 H_2O,并产生大量能量。在无氧条件下,丙酮酸则通过酵解方式最终生成有机酸。牙菌斑中生成的有机酸可为乳酸、乙酸、甲酸、丙酸等,细菌种类不同,发酵的最终产物也不同。

2. 糖的合成代谢

(1) 胞内聚合物:口腔细菌通过分解代谢获得能量的同时,还可进行合成代谢,形成细胞内聚合物贮存能源。在外源性能源缺乏时,细胞内聚合物便发挥作用,维持细菌细胞生存。口腔细菌的胞内聚合物包括细胞内多糖(糖原)、聚-β 羟丁酸、聚磷酸盐等。胞内多糖是变异链球菌的毒力因素之一。缺乏胞内多糖的变异链球菌突变株在定菌鼠的沟裂及平滑面的致龋力明显减弱。

(2) 胞外聚合物:口腔细菌胞外聚合物主要是胞外多糖,包括葡聚糖、果聚糖和杂多糖。葡聚糖和果聚糖是由变异链球菌和其他少数口腔细菌结构酶(constitutive enzyme)如葡糖基转移酶(glucosyltransferase,GTF)和果糖基转移酶(fructosyltransferase,FTF),利用蔗糖合成的胞外多糖。

(六)致龋性

牙菌斑的致龋作用为:菌斑中的细菌代谢碳水化合物产酸,由于菌斑基质的屏障作用,使这些酸不易扩散而导致局部 pH 下降,造成牙体硬组织脱矿形成龋损。

1. 釉质溶解的化学反应过程　菌斑中的细菌产生的有机酸包括乳酸、乙酸、丙酸等,这些有机酸在菌斑内形成浓度梯度,导致氢离子和半解离的酸扩散至釉质表面,釉质表面出现一些直径为 $0.1\sim1\mu m$ 的微孔,称之为焦孔(focal holes)。釉质结构的病理通道表现为扩大的釉柱连接处和柱鞘,酸可以通过这些病理通道到达釉质晶体表面,并与蛋白质和脂质竞争晶体表面的活性部位,使晶体脱矿。

2. 细菌的作用　菌斑细菌的作用有两种理论,即非特异性菌斑学说和特异性菌斑学说。非特异性菌斑学说认为龋病不是由某些特异性致龋菌引起,而是由所有菌斑细菌产生的毒性物质所致。理由是菌斑中很多微生物均能产酸,能在菌斑中释放乳酸等有机酸和其他毒性产物。推测宿主有一个承受这些毒性产物的阈值或称临界值(threshold),若刺激在阈值以下则可被宿主的防御机制如唾液缓冲、免疫反应等抑制,不造成龋病。若刺激超过了宿主防御能力,则会导致龋病发生。与此理论相反,特异性菌斑学说认为只有特异性的致病菌才能引起龋病,特别是变异链球菌具有重要作用。变异链球菌组细菌能较恒定地引起鼠磨牙的点隙沟裂龋、平滑面龋和根面龋,放线菌主要引起根面龋,而血链球菌、唾液链球菌、乳杆菌、肠球菌等仅偶尔引起点隙沟裂龋。大量流行病学调查发现口腔中的变异链球菌组细菌与龋病发生关系密切。目前大多数学者认同特异性菌斑学说。

二、饮食

饮食对龋病产生不同的影响。营养素是人们从饮食中必须获取的物质,七大营养素包括:碳水化合物、蛋白质、脂类、维生素、无机盐、膳食纤维和水。

1. 碳水化合物

(1) 碳水化合物种类:碳水化合物是多羟基醛或多羟基酮及其缩聚物和某些衍生物的总称。由于大部分碳水化合物都能为人体提供可以直接使用的热量,人们每天摄入 50%~60% 的热量来自碳水化合物。碳水化合物即糖类,与龋病发生有着密切关系。碳水化合物可分为单糖、寡糖、多糖和糖衍生物。

变异链球菌通过 3 条途径代谢蔗糖:①将蔗糖转变为胞外多糖;②经糖酵解途径产生乳酸,并为细菌活动提供能量;③合成糖原作为胞内多糖贮藏。变异链球菌对蔗糖的代谢活动产生乳酸,可达到终末 pH 4.5 以下,只有变异链球菌和乳杆菌可以耐受。蔗糖的致龋作用主要通过一些细菌酶的代谢所致,其中 GTF 对蔗糖具有高度特异性。

(2) 碳水化合物的摄入量和摄入频率:碳水化合物的种类和生物性状影响其致龋力,摄入量和摄取频率也对龋病发病有重要作用。限制糖的摄取可以减少龋病的发生,进食频率能够促进龋病活跃性。高进食频率可恒定地为口腔微生物提供营养,并持续维持口腔内较低的 pH 值,使牙长时间处于脱矿状态。

2. 蛋白质　蛋白质对牙的影响,主要体现在牙萌出前的生长发育期。在此期间缺乏蛋白质可影响到牙的形态和萌出模式,使其对龋病的敏感性增加。动物实验表明蛋白质缺乏的大鼠,其子代牙釉质基质缺陷,萌出模式发生改变,抗龋能力下降,且再饲以富含蛋白质的食物也不能逆转。牙发育期蛋白质的缺乏也可造成唾液腺发育异常,使牙失去唾液的保护作用而易患龋。

3. 脂类　在动物的饮食中补充脂肪可减少龋病发生。中链脂肪酸及其盐类在低 pH 条件下具有抗龋性质,如壬酸。动物试验表明月桂酸、亚油酸与油酸能抑制牙面生物膜的形成,亚油酸和棕榈油酸能抑制变异链球菌产酸。在饲料中加入甘油月桂酸酯有明显抑制鼠患龋的作用。

4. 维生素　维生素是生物生长和代谢所必需的微量有机物。维生素 D 与体内钙化组织和器官的发育、代谢密切相关,缺乏维生素 D 会使牙钙化障碍。缺乏维生素 A 影响发育中釉质的角蛋白样物质的代谢,缺乏维生素 C 则影响牙本质中的胶原代谢。所有这些都会降低牙萌出后的抗龋性,但这些物质缺乏所造成的影响只在牙发育时期。动物实验表明:缺乏维生素 A 的田鼠患龋率比不缺乏维生素 A 者高 3 倍多,当维生素 A 缺乏时,田鼠唾液腺有萎缩性变化。

5. 无机盐

(1) 钙磷盐:无机盐即无机化合物中的盐类,又称矿物质。对骨和牙发育最重要的矿物质是磷与钙,它们是钙化组织的重要组成部分。磷酸盐可以缓冲菌斑内的 pH,促进牙面的再矿化,增强牙的抗龋能力,控制龋病。

(2) 氟:氟元素与龋病关系密切,其抗龋机制主要是在牙表面形成抗酸能力很强的氟磷灰石。局部用氟有助于釉质的再矿化,降低牙齿对致龋菌的敏感性,并干扰细菌代谢,从而抑制龋病。

(3) 其他无机物:钡、锶、钼等元素具有抗龋性,另外一些元素如硒、镁、铂等可促进龋病发生。

三、宿主

影响龋病发病的宿主因素主要包括牙和唾液。发育良好的牙,即使其他致龋因素很强也不会发病。唾液对维持口腔正常 pH,保持牙面完整性,促进已脱矿牙的再矿化等方面具有重要影响,唾液腺因各种因素遭到破坏后,容易发生慢性龋或急性龋(如放射性龋)。

(一) 牙

牙和牙弓形态影响龋病发病过程,没有或很少缺陷的牙,一般不发生龋病。牙对龋病的敏感性与窝沟深度呈正相关,后牙窝沟对龋病高度敏感。牙表面对龋的敏感性各不相同,某些表面易患龋,另一些表面则很少波及。凡有滞留区形成的部位易发生龋病损害。牙排列不整齐、拥挤和牙重叠均有助于龋病发生。牙的理化性质、钙化程度、微量元素含量等因素也影响龋病的发生发展。矿化良好的牙不易患龋。釉质中氟、锌含量较高时，患龋的概率较低。

釉质表面层较表面下层更具抗龋能力。初期龋损部位的釉质表层下已显著脱矿，而其表层仅轻度受累。理论上认为：在龋病发病过程中内层釉质脱矿的矿物质被转运至表层，一旦菌斑中的酸被唾液中的碱性缓冲体系中和，表层所处的液相环境中 pH 值上升，矿物质就会发生再矿化，故而表层显得相对完整。另外，由于表层釉质具有更多矿物质和有机物，水含量相对少，一些元素包括氟、氯、锌、铅和铁也多聚集在釉质表面，而其他成分如碳、镁则相对稀少，这些因素也增强了釉质表层的抗龋能力。釉质在人的一生中可不断发生变化，随着年龄增长，釉质密度和渗透性降低，氮和氟含量增加。这些变化是牙萌出后的“成熟”过程，随着时间推移，牙对龋病抵抗力增加，成年后龋病发病可处于相对稳定状态。此外，饮用氟化水使釉质表层的氟浓度增加，釉质抗酸能力亦随之增强。

（二）唾液

唾液是由口腔各类大小唾液腺分泌液、龈沟液、混悬的食物碎片、微生物和口腔上皮脱落细胞等所构成的混合性液体。唾液的理化性质以及成分存在个体差异，同一个体不同腺体的分泌液在质和量方面存在很大差别。唾液质量的改变、缓冲能力的大小以及抗菌系统的变化都与龋病发生有着密切关系。

1. 唾液流速　唾液通过清洁和缓冲起到抗龋作用，用“唾液清除率（salivary clearance）”或“口腔清除率（oral clearance capacity）”表示，唾液的流速越大，缓冲能力越强，清除效力越高。

唾液的流速和缓冲能力与龋敏感性呈负相关。老年人由于唾液腺细胞萎缩，唾液流量减少，缓冲能力下降，对牙釉质龋及根面龋易感性增加。由咀嚼口香糖引起的唾液流速增加能减少龋病的发生率。

2. 缓冲体系　唾液中存在各种缓冲体系使唾液 pH 值为中性，主要有重碳酸盐、磷酸盐和蛋白缓冲系统等 3 个缓冲系统，对 pH 变化产生不同的缓冲能力。重碳酸盐缓冲系统和磷酸缓冲系统的 pH 值分别为 6.1~6.3 和 6.8~7.0，在咀嚼和进食时唾液的缓冲能力主要依靠重碳酸盐缓冲系统，其缓冲能力占唾液缓冲能力的 64%~90%。在非刺激状态，唾液中重碳酸盐的浓度很低，唾液的缓冲力弱；若刺激唾液分泌，重碳酸盐的含量增多，唾液 pH 上升，当唾液流速增加到 1ml/min 时，重碳酸盐的浓度上升到 30~60mmol/L，有效地发挥缓冲作用。唾液中的重碳酸盐还可扩散入菌斑，中和细菌产生的酸。磷酸盐缓冲系统的作用原理相似于重碳酸盐缓冲系统，但与唾液分泌率的关系不明显。

唾液的缓冲能力明显受到性别、个体的健康状况、激素水平以及新陈代谢的影响，男性唾液的缓冲能力强于女性。妇女孕期唾液缓冲力下降，生产后又逐渐恢复，其变化与唾液的流速、流量无关。更年期妇女应用激素替代或口服小剂量避孕药可在一定程度上增加唾液缓冲能力。

3. 碳酸酐酶　碳酸酐酶（carbonic anhydrase，CA）通过催化可逆的二氧化碳水合反应参与维持人体各种组织液和体液 pH 的稳定，在哺乳动物的消化道鉴定出 11 种 CA 的同工酶，已证实其中两种参与唾液的生理活动，其中 CAVI 的浓度与 DMFT 值呈负相关，与唾液的流速、流量呈正相关。

4. 唾液有机成分　唾液主要成分是水，占 99%~99.5%，固体成分不足 0.7%，其中有机物为 0.3%~0.5%。唾液中的有机成分主要包括各种蛋白质、少量脂肪和痕量碳水化合物，唾液蛋白质与龋病发病有密切关系。

龋易感性人群唾液蛋白的种类和数量存在差异，不同个体甚至同一个体口腔的不同部位唾液蛋白也存在质和量的差异。唾液蛋白在口腔中可以合成、降解和相互结合，各种功能状态可影响口腔内细菌的定植，从而影响个体龋病的发生发展。

（1）唾液中黏附、凝集相关蛋白与龋易感性：细菌的黏附和凝聚的过程受唾液蛋白的影响，与黏附和凝集相关的蛋白主要有：凝集素、黏蛋白、α-淀粉酶、酸性富脯蛋白和唾液免疫球蛋白等。唾液相关蛋白参与获得性膜的形成，具有修复和保护釉质、降低釉质溶解度、降低细菌酸性产物的脱矿能力等作用，调节细菌与牙面附着和促进唾液中细菌凝聚，利于细菌排出口腔。唾液蛋白在调节细菌黏附和促进细菌凝聚的能力存在明显个体差异。

（2）唾液抗菌蛋白和多肽与龋易感性：唾液中的抗菌蛋白和多肽主要包括上皮来源的 α-防御素（human neutrophil peptides，HNPs）、β-防御素（human beta-defensins，HBDs）和人组织蛋白酶抑制素

(cathelicidins,hCAP-18,LL-37)等成分,以及唾液腺来源的富组蛋白(histidine-rich proteins,HRPs)、分泌型免疫球蛋白 A(sIgA)、黏蛋白(mucin)、溶菌酶(lysosome)、乳铁蛋白(lactoferrin,Lf)、过氧化物酶等。这些抗菌蛋白和多肽与口腔黏膜上皮、中性多核白细胞以及唾液共同维护口腔健康。

口腔溶菌酶来源于大小唾液腺、吞噬细胞和龈沟液,是一种水解酶,能水解细菌细胞壁肽聚糖中 N-乙酰胞壁酸与 N-乙酰葡糖胺之间的 β-1,4-糖苷键,使细胞膜变脆,易于破裂。

口腔乳铁蛋白是中性粒细胞和浆液性腺上皮细胞合成的一种与铁结合的糖蛋白,广泛存在于人外分泌液中。乳铁蛋白通过与细菌生长必需的铁离子形成螯合物抑制细菌生长,并能直接杀灭包括变异链球菌在内的部分细菌。

(3)脂类与龋易感性:在动物的致龋饮食中补充脂肪可减少龋病发生。中链脂肪酸(C_8~C_1)及其盐类在低 pH 条件下具有抗菌性质。

5. 唾液无机成分 唾液的无机成分仅占 0.2%,主要是钾、钠、钙、氯化物、重碳酸盐和无机磷酸盐。无机成分的存在使唾液能维持牙体组织的完整性,促进萌出后釉质成熟,富含钙和磷酸盐的环境可促进早期龋损害和脱矿釉质的再矿化。

(三)免疫

口腔免疫分为特异性免疫和非特异性免疫。特异性免疫包括体液免疫和细胞免疫。非特异性免疫除黏膜屏障外,还有唾液中的抗菌蛋白。

变异链球菌是龋病的主要致病菌,与人类龋病相关的细菌还有黏性放线菌和乳杆菌。由于致病菌明确,免疫防龋已成为可能。人类自身的免疫状态、人工主动免疫和被动免疫都将影响龋病的发生和发展。

1. 变异链球菌抗原 变异链球菌与黏附定植有关的抗原包括表面蛋白抗原 AgⅠ/Ⅱ(PAc)、葡糖基转移酶(glucosyltransferase,GTF)和葡聚糖结合蛋白(glucan-binding protein,GBP)等,是龋病的毒力因子,可作为制备防龋疫苗的重要候选抗原。

免疫防龋包括防龋疫苗和人工抗体。防龋疫苗通过黏膜免疫刺激共同黏膜免疫系统(common mucosal immune system,CMIS),使效应部位唾液腺分泌致龋菌特异性抗体分泌型 IgA(secretory IgA,sIgA),是致龋菌的有效抗体。常见的防龋疫苗包括:全菌细胞疫苗、纯抗原亚单位疫苗、基因工程疫苗(重组亚单位疫苗和重组载体疫苗)、多肽疫苗、核酸疫苗、转基因植物疫苗、抗独特型抗体疫苗等。人工抗体通过给予特异性抗体,作用于牙或口腔,阻止致龋菌黏附定植,达到预防龋病的目的。人工抗体包括:单克隆抗体、牛奶抗体、鸡卵黄抗体、转基因植物抗体等。

2. 人体抗龋免疫反应 人体自身的免疫状态对龋病发生有重要影响,通过人工免疫方法增强机体免疫防御能力亦可产生影响。

(1)唾液抗体:高龋人群全唾液中 IgA 浓度显著低于低龋或无龋人群。然而低龋患者唾液中抗变异链球菌 IgA 抗体水平并非稳定地升高,而是随着龋齿损害数量的增加而升高,因此认为 sIgA 水平仅能反映龋病的过程。

以编码 GTF 和 PAc 基因构建的 DNA 疫苗,经鼻腔或全身途径免疫后,实验动物唾液中特异性 sIgA 抗体升高,并能达到预防龋病的效果,但相关的临床研究效果尚待证实。

(2)血清抗体:与变异链球菌细胞、细胞壁、抗原Ⅰ/Ⅱ和 GTF 相关的血清抗体为 IgG、IgM 和 IgA。血清抗体的免疫学研究表明,无龋成人或经过治疗的龋病患者,其血清抗体水平与龋病指数呈负相关,而患龋者为正相关。龋病发生时血清 IgG 和 IgM 有轻度显著性增加。

3. 细胞免疫反应 变异链球菌可以刺激人类淋巴细胞增殖并释放细胞因子(cytokine),如巨噬细胞移动抑制因子(macrophage migration inhibition factor),提示细胞免疫在龋病过程中具有一定作用。

四、影响龋病发生和发展的其他因素

1. 年龄 龋病在儿童中非常流行,乳牙萌出后很快即可能患龋。许多因素导致变异链球菌在牙面聚集,导致龋病发生,因此儿童时期患龋率一直很高。

第一恒磨牙萌出后,由于有较深的窝沟等因素,患龋概率很高,在一些地区第一磨牙患龋率可达50%。10岁时第二磨牙开始患龋,11~15岁时龋活性急剧增加,DMF记录随年龄增加而上升,直到24岁时趋于稳定。

随着年龄增长,牙龈逐渐退缩,牙根面外露,菌斑易于聚集,常常造成根面龋,因此老年人龋病发病率上升。

2. **性别**　女性患龋率略高于男性。一般情况下,女性牙萌出时间早于男性,由于牙萌出较早,牙与口腔环境接触时间相对较长,感染龋病概率随之增加。

3. **种族**　龋病的种族差异是存在的,但不能排除环境因素,特别是饮食习惯的影响。与社会因素和文化因素相比较,种族差异仅属次要因素。

4. **家族与遗传**　龋病在同一家族中以类似的模式流行,然而很难区分造成这种相似模式的原因是遗传因素还是早期就具有相同的生活习惯,或对口腔保健持有相同的态度所致。

5. **地理因素**　流行病学研究已经证实,在国家与国家之间以及一个国家内的各不同地区之间,其龋病流行情况有很大差异,这反映出地理变化的影响。

五、龋病病因学说

考古学研究对龋病病因的认识可以追溯到史前时期,大量古代文献对龋病进行了描述,有些甚至涉及龋病病因。

人类最早有关龋病和牙痛的记载约在公元前五千年。从美索不达米亚区域发现的碑文中就有关于所谓"虫牙学说"(legend of the worm)的记载。在古老的东方医学中,"虫牙学说"一直占主导地位。中国和日本的古代医学书籍中也有类似的记录,在印度和埃及的早期历史书籍中认为蠕虫是牙痛的病因。

(一)内源性理论

1. **体液学说**　体液学说认为人体有4种基本液体,即血液、痰液、黑胆汁和黄胆汁。根据希腊古代名医和哲学家Galen的观点,认为"龋病是由于辛辣和腐蚀性液体的内部作用而发生"。1909年Guerini提出,龋病的治疗方法必须针对不同情况,通过全身和局部用药作用于这些有害液体,还要采用强壮剂(astringents)和滋补剂使牙本身结构增强。医学之父希波克拉底也赞成体液病理学说,同时认为牙周围碎片聚集及其腐蚀作用也是其发病原因。

2. **活体学说**　中世纪的许多希腊医生认为牙是人体的整体组成部分之一,其结构受到人体健康的影响。至18世纪末,对龋病病因的解释是:龋病和骨疡(gangrene)一样,由牙内部发生。这种理论的临床依据是:在某些牙上观察到了内吸收,在另一些牙上发现了潜行性龋洞,而在窝沟处仅能见到针头大小的入口,说明龋病是由内部开始。

(二)外源性学说

1. **化学(酸)学说**　在17和18世纪,由于化学的发展,一些学者认为牙破坏是由于口腔中形成的酸所致,并认为这些酸是无机酸,但酸的来源无法解释。当时的推测是蛋白质腐败后使胺含量增加,继之胺被氧化为硝酸。另一种说法是唾液中食物分解形成硫酸、硝酸和醋酸。

2. **寄生腐败学说**　1954年Dubos提出微生物的毒性对组织的破坏性影响,牙是被微生物所生成的化学物质所破坏的设想。1843年Erdl描述了从牙面附着的膜内发现丝状微生物。1847年Ficinus在釉护膜中也观察到了丝状微生物,他认为龋病的发生是由于微生物入侵并分解釉护膜和釉柱内物质,最终侵入牙本质所致。

(三)蛋白溶解学说

Gottlieb(1947)、Frisbie和Nuckolls(1947)、Pincus(1950)通过观察到牙表面覆盖物和窝沟中的物质是有机物质,釉质本身也含有少量有机物质,提出了蛋白溶解学说。描述了龋样损害是在轻度碱性条件下,通过蛋白溶解活动所造成。在这个过程中涉及釉质有机基质的溶解和液化。Gottlieb提出由于蛋白溶解作用,微生物通过釉质的有机途径侵入并起始龋病过程,此后无机盐由产酸菌溶解。Pincus也认为龋病的初期过程是牙面的一种含蛋白质的有机薄膜被溶解破坏。

（四）蛋白溶解-螯合学说

1955 年 Sehatz 等提出了蛋白质溶解-螯合学说,认为牙的有机成分首先由微生物降解,此后螯合过程使牙矿物质溶解。

蛋白溶解-螯合学说的理论是:细菌造成牙破坏首先从釉质中有机成分开始,破坏后的有机产物具有螯合特性,可溶解釉质中的矿物质,这样釉质中的有机成分和无机结构同时损坏。按照蛋白溶解-螯合学说,龋病是由早期附着于牙面的细菌和酶对釉质有机基质的蛋白溶解作用开始,而不是釉质初期的脱矿。该学说提出,通过蛋白溶解释放出各种螯合剂如氨基酸、聚磷酸盐和有机酸,继之螯合剂溶解晶体羟磷灰石,形成龋病损害。

（五）Miller 化学细菌学说

WD.Miller 首先将酸和细菌学说结合起来解释龋病。Miller 的化学细菌学说提出,口腔中的微生物,通过酶的分泌或自身代谢,降解能发酵的碳水化合物食物而产酸。酸使牙脱矿,釉质遭到破坏。釉质穿透之后,微生物沿牙本质小管进入,造成牙本质溶解,由于蛋白溶解酶的分泌,使牙本质有机基质溶解,最终使牙本质崩溃,形成洞腔。

（六）龋病病因四联因素理论

龋病是一种多因素性疾病,3 种相互作用的主要因素在疾病发生过程中起作用,这 3 种因素包括宿主、微生物和饮食,只有 3 种因素并存的前提下龋病才有可能发生,这便是三联因素理论。第 4 种因素即时间因素的加入使三联因素理论发展成为四联因素理论,即龋病发生要求有敏感的宿主、口腔致龋菌群的作用以及适宜的底物,而这些底物又必须在口腔滞留足够的时间。

1. **细菌** 细菌的存在是龋病发生的先决条件。龋病病因学研究证实,无菌饲养的动物不发生龋病;用抗生素饲养实验动物,可降低患龋率;未萌出的牙不发生龋病,而当这些牙暴露到口腔环境和菌群中则可发生龋病;口腔细菌能在离体条件下使釉质和牙本质脱矿,从而造成龋样损害。流行病学研究也证实,由龋损部位分离出来的某些微生物,接种于其他动物(鼠、猴子等),能使之产生龋病。

牙菌斑生物膜与龋病关系密切。电镜观察发现,在牙菌斑生物膜下方的釉质表面有许多由球菌产酸引起脱钙而形成的凹痕,龋病从牙菌斑下方开始发生。相反的实验提示,牙面上附着有大量菌斑并食入高糖饮食的大鼠,在其食物和饮水中加入葡聚糖酶,可显著地减少牙菌斑堆集,从而使患龋率下降。此外,通过食物和饮水连续地经口腔给予抗生素,也能使大白鼠牙面菌斑减少,患龋率降低,说明控制牙菌斑生物膜的形成可在一定程度上控制龋病。

2. **食物** 食糖消耗水平与龋病发病呈正相关关系。在致龋动物试验研究中发现必须饲以高糖饮食才能诱发动物龋病,表明食物尤其是蔗糖在龋病发病中具有重要地位。

3. **宿主** 宿主对龋病的敏感性涉及多方面因素如唾液的流速、流量、成分,牙的形态与结构,机体的全身状况等。机体的全身状况与龋病发病有一定关系,而全身状况又受到营养、内分泌、遗传、机体免疫状态和环境等因素的影响。龋病主要发生于牙结构和形态存在缺陷或不足,牙对龋病易感程度增高的情况下。

4. **时间** 龋病发病的每个过程都需要一定时间才能完成。从牙面上清除所有附着物到获得性膜开始附着,从获得性膜附着到菌斑形成,从细菌代谢碳水化合物产酸到釉质脱矿等过程均需要时间。时间因素还包括牙萌出之后的时间,碳水化合物滞留在牙面上的时间等。不论哪种情况,时间因素都和其他三大因素有联系。

（七）广义龋病生态学假说

龋病生态学假说认为,龋病发生并非少数几种致龋菌作用的结果,菌斑生物膜形成是一个细菌交替的动态过程,其综合影响最终导致龋病发生。龋病发生经历 3 个阶段:

1. **动态稳定阶段** 临床完整牙面上形成牙菌斑的很多微生物,能摄取糖类食物产酸,这些酸导致牙体硬组织脱矿。如果酸化过程为偶发且轻微,菌斑中的自稳机制可轻易修复,实现矿化平衡并朝矿物质净沉积的过程转化,有利于再矿化。这种动态环境将菌群带入一个稳定阶段,居于主导地位的是非变异链球菌群的各种链球菌和放线菌。

2. **产酸阶段** 当糖类被频繁摄入或者唾液分泌太少以至于无法中和产生的酸,菌斑中的 pH 就会降低,酸化环境变得更加严重和持续,使非变异链球菌群的产酸性和耐酸适应性增强。已证实血链球菌、口腔链球菌、戈登链球菌和轻唾链球菌暴露在酸性环境一段时间后,产酸能力会增加。

3. **耐酸阶段** 非变异链球菌能在酸性环境中增加自己的耐酸性和产酸性,并成为龈上菌斑中的优势,但变异链球菌和乳杆菌在极端的酸性条件下更有竞争力。在这些条件下,除了一些非变异链球菌和放线菌中的耐酸菌株外,一般的非变异链球菌和放线菌将被淘汰。这将产生一个明显的矿化物净减少和快速的病变进程。双歧杆菌具有产酸性和耐酸性,类似于乳杆菌,甚至超过变异链球菌,可增加其在菌群中的比例,加速龋病病变过程。

假说认为,龋病是一种内源性疾病,由于牙面生态系统中共生和寄生微生物,通过产酸和耐酸阶段的适应和选择而发生变化,在微生物的综合作用下开始龋病过程。

(八)龋病微生态失衡理论

龋病是发病率最高的口腔慢性感染性疾病,变异链球菌系列曾被认为是龋病的单一致病菌。然而,基于传统致病菌的防治手段未能有效降低龋病的发病率,人们逐渐认识到单一致病菌理论并不能全面反映疾病与微生物的关系。龋损部位的核酸研究揭示了口腔中存在极其多样化的生态系统,其中变异链球菌只是这个生态系统中很小的一部分。龋病相关微生物群落是指定植在口腔中的与龋病发生发展有关的、多种微生物有规律的组合,龋病生态病因学理论认为龋病的发生发展是微生物群落失衡的结果。龋病病因学的微生物研究逐步从传统致病菌理论过渡至微生态失衡理论。随着检测手段的不断发展,大量龋病微生物群落研究陆续开展,龋病"核心微生物组"的概念得以提出,即在龋病发生发展中起到关键作用的一组微生物,是未来龋病微生物因素研究的方向。将微生物组学研究与高通量测序的方法结合起来应用在龋病病因学的研究上,将进一步揭示龋病在微生物组学方面的病因,为龋病的预防、患龋风险评估甚至治疗开辟出新的道路。

第三节 龋病的病理变化、临床表现和诊断

一、龋病的病理变化

龋病是牙对牙菌斑生物膜及其代谢产物的动态反应结果。形态学上表现为初期超微结构水平的脱矿和再矿化以及晚期龋洞形成。观察龋病病变过程主要通过普通光镜、偏光显微镜、显微放射照相、扫描电镜、氩离子减薄技术、高分辨电镜、μ-CT 等。初期牙釉质龋的脱矿和再矿化主要表现为牙釉质内微孔的改变,偏光显微镜是有效的研究手段。人牙釉质由紧密排列的羟磷灰石晶体构成,其中含有一定数量的微孔,具有使平面偏光分解为两束光的特性。正常牙釉质呈负性内在双折射(negative intrinsic birefringence)。龋病过程中,矿物质移出形成溶解性间隙,牙釉质晶体破坏使组织中微孔容积增大,牙釉质的双折射由负性转变为正性。当使用不同折射指数的浸渍物浸渍这些微孔时,能产生另一种类型的双折射,这种类型的双折射称为"形成双折射"(form birefringence)。

二、龋病的病理分期

(一)牙釉质龋

1. **牙釉质龋分区** 牙釉质是人体最硬的矿化组织。龋病早期阶段,牙釉质的表面层损害极少,在表面层下方表现为脱矿。早期釉质龋可分为几个区,代表釉质内不同程度的病理变化过程。在水和奎宁等不同的介质中,光的折射不同。以奎宁作为浸液,偏光显微镜下观察釉质早期龋,可以看到暗带和透明带;用水作为浸液,则可以观察到表面带与体部。从釉质损害进展的前沿开始,分为 4 个区:

(1)透明带,是损害进展的前沿。

(2)暗带,位于透明带与损害体部之间。

（3）损害体部。

（4）相对完整的牙釉质表面层。

2. 龋病病理过程　龋病病损区呈现连续性改变,整个龋病的发生发展过程可分为以下 6 期:

（1）龋齿脱矿最早的表现是表层下出现透明带,此时临床和 X 线均不能发现。

（2）透明带扩大,部分区域有再矿化现象,其中心部出现暗带。

（3）随着脱矿病变的发展,暗带中心出现病损体部,病损体部相对透明,芮氏线、釉柱横纹明显,临床上表现为龋白斑。

（4）病损体部被食物、烟和细胞产物等外源性色素着色,临床上表现为棕色龋斑。

（5）龋病进展到釉牙本质界时,病损呈侧向扩展,发生潜行性破坏,临床上表现为蓝白色。侧向扩展与釉牙本质界有机成分多、含氟量低有关。

（6）牙齿表面的龋坏,龋洞形成。

（二）牙本质龋

牙髓组织和牙本质为一独立的生理性复合体,当龋损到达牙本质后会累及牙髓组织。龋损潜行性破坏牙釉质后,沿牙本质小管方向侵入牙本质,沿着釉牙本质界向侧方扩散,在牙本质中形成锥形损害,其基底在釉牙本质界处,尖指向牙髓。

牙本质龋早期阶段,成牙本质细胞层下方可见炎症细胞浸润,说明感染刺激已经到达成牙本质细胞。龋病损害的前沿脱矿,进而细菌侵入。牙髓和牙本质中的变化主要取决于损害进展速度、脱矿程度和侵入组织的细菌数量。牙本质龋损在光镜下可见坏死区、细菌侵犯区(感染层)、牙本质脱矿区、高度矿化区即硬化区以及修复性牙本质层等分区。

在活动性龋病损害时,坏死区由结构破坏的牙本质小管、混合性口腔微生物群以及被降解的无结构基质构成。坏死区下方为感染层,该层微生物已渗透至牙本质小管。靠近感染层的是脱矿区,该区矿物盐已被溶解,留下相对完整的牙本质小管。在脱矿区表层可发现少量细菌,深层的大部分组织无菌,由于其硬度的原因亦称为革样牙本质(leathery dentin)。牙本质龋的前沿有脱矿区,相对完整的硬化层的存在具有重要临床意义。

当牙本质深龋进展较慢时,在脱矿区的下方可形成一硬化层。可能是由于被晶体堵塞,该层的管腔比正常牙本质管腔狭小。硬化层的牙本质小管可因管内钙化而完全闭合,使该层的渗透性降低,矿化水平增高且超过正常牙本质。硬化层的下方,成牙本质细胞继续形成一层修复性牙本质,不仅增加牙本质的厚度,也使成牙本质细胞退到牙髓腔中远离损害区的部位。

（三）牙骨质龋

牙骨质的龋损过程与牙本质龋相同。临床上牙骨质龋呈浅碟形,常发生在牙龈严重退缩,根面自洁作用较差的部位。初期牙骨质龋的牙骨质中也发生表面下脱矿,伴有致密的矿化表面,表明这种再矿化类似于硬化牙本质的再矿化过程。

初期损害可见牙骨质中出现裂缝,有时表现为"分层损害"(delamination)。损害可能沿穿通纤维(perforating fibers)的走向进展,与牙根面垂直。混浊的外表面层覆盖着下方脱矿的牙骨质。

根部牙本质发生进行性损害时,牙本质小管被细菌感染,其主管和侧支均被累及,与冠部牙本质龋一样,有硬化性反应,矿物质晶体部分或全部封闭牙本质小管。

（四）脱矿和再矿化

在釉质表面有唾液蛋白质形成的获得性膜,细菌黏附至获得性膜上形成牙菌斑生物膜。在适宜的碳水化合物如蔗糖存在的条件下,菌斑微生物产生有机酸,包括乳酸、乙酸、丙酸等,这些酸汇集在菌斑与釉质交界面并产生一系列浓度梯度,导致氢离子和未解离的酸扩散至釉质表面,氢离子迅速与釉质反应,产生钙、磷酸盐并进一步促进溶解。而未解离的乙酸和乳酸则形成氢离子储库。

在酸的作用下,矿物质发生溶解,钙和磷酸盐等无机离子由牙中脱出称为脱矿。蛋白质、脂肪和水构成牙釉质扩散通道,在牙釉质脱矿和再矿化过程中,化学物质经该通道扩散。随着钙和磷酸盐向外扩散,牙釉质表层可出现再矿化,导致牙釉质外层似有完整外观,厚度约为 20~40μm,此处的矿物质含量高于损害体部。若菌斑微生物不断产酸,则牙釉质表面下脱矿仍继续进行,修复过程不能与之同步,脱矿大于再矿化,导致晶体结构广泛损伤、崩溃,龋洞形成。

龋损的形成不是一个简单的持续性脱矿过程,而是脱矿与再矿化的连续性动力学反应。下列因素有利于阻止龋病发展,促进再矿化过程:

1. 除去致龋底物,减少有机酸形成和酸向牙釉质扩散。通过减少碳水化合物的摄入频率也可避免或减少菌斑产酸,从而减轻脱矿程度。

2. 仔细刷牙,使牙表面不形成厚的菌斑,在菌斑液体-获得性膜-牙釉质界面维持钙和磷酸盐的一定浓度,有利于保护牙。

3. 牙发育和再矿化期间,经常规律性地使用含低水平氟的饮水、含氟牙膏和/或含氟漱口液,能增强唾液源性再矿化作用。

三、龋病的分类和临床表现

龋病是一种慢性破坏性疾病,并不累及所有牙面,对牙的不同解剖部位具有某种倾向性。龋病的临床损害模式,从动力学角度,可以根据龋病发病情况和进展速度分类;从形态学角度,可以根据损害的解剖部位分类;也可以按照病变程度进行分类。

（一）按发病情况和进展速度分类

1. 急性龋（acute caries）　多见于儿童或青年人。病变进展较快,病变组织颜色较浅,呈浅棕色,质地较软而且湿润,很容易用挖器剔除,又称湿性龋。急性龋因病变进展较快,牙髓组织容易受到感染,产生牙髓病变。

猖獗龋（rampant caries）是急性龋的一种类型,病程进展很快,多数牙在短期内同时患龋,常见于颌面及颈部接受放射治疗的患者,又称放射性龋。Sjögren综合征患者及一些有严重全身性疾病的患者,由于唾液分泌量减少或未注意口腔卫生,亦可能发生猖獗龋。

2. 慢性龋（chronic caries）　进展慢,龋坏组织染色深,呈黑褐色,病变组织较干硬,又称干性龋。一般龋病都属此种类型。

龋病发展到某一阶段时,由于病变环境发生变化,隐蔽部位变得开放,原有致病条件发生了改变,龋病不再继续进行,损害仍保持原状,这种特殊龋损害称为静止龋（arrested caries）,也是一种慢性龋。

3. 继发龋（secondary caries）　龋病治疗后,由于充填物边缘或窝洞周围牙体组织破裂,形成菌斑滞留区,或修复材料与牙体组织不密合,留有小的缝隙,这些都可能成为致病条件,产生龋病,称继发龋。

（二）按损害的解剖部位分类

1. 𬌗面（窝沟）龋和平滑面龋　根据牙面解剖形态可分位两种类型,Ⅰ型为窝沟龋,Ⅱ型为平滑面龋,包括邻面和近颈缘或近龈缘的牙面。

牙面窝沟是牙釉质的深通道,个体之间的形态差异很大,影响龋病发生。窝沟类型分类为:

（1）V型,顶部较宽,底部逐渐狭窄,占34%。

（2）U型,从顶到底部宽度几乎相同,约占14%。

（3）I型,狭窄的裂缝,占19%。

（4）IK型,狭窄的裂缝但底部有宽的间隙,占26%。

（5）其他类型占7%。

潜行性龋:牙釉质表面无明显破坏,窝沟龋损呈锥形,尖向牙釉质表面,底部朝牙本质,狭而深的窝沟处损害严重。

除窝沟外的牙面发生的龋病损害均为Ⅱ型,称平滑面龋。平滑面龋损可分为两个亚类:发生于近远中触点处的损害称邻面龋;发生于牙颊或舌面,靠近釉牙骨质界处为颈部龋。

2. 根面龋　在根部牙骨质发生的龋病损害称为根面龋,主要发生于牙龈退缩、根面外露的老年人牙列,最常发生于牙根的颊面和舌面。根面龋始于牙骨质或牙本质表面,这两种牙体组织的有机成分多于牙釉质,引起根面龋的菌群可能与牙釉质龋的菌群不同。

3. **线形釉质龋**(linear enamel caries) 线形牙釉质龋是一种非典型性龋病损害,主要发生于上颌前牙唇面的新生线处(neo-natal line),即新生带(neo-natal zone)。新生带代表出生前和出生后牙釉质的界限,是乳牙具有的组织学特征。乳上颌前牙釉质表面的新生带部位产生的龋病损害呈新月形,其继承恒牙对龋病的易感性也较强。

4. **隐匿性龋** 牙釉质脱矿常从其表面下层开始,在看似完整的牙釉质下方形成龋洞,因其具有隐匿性,临床检查常易漏诊。隐匿性龋好发于磨牙沟裂下方和邻面。仔细检查可发现病变区色泽较暗,有时用探针尖可以探入洞中。X 线照片可以确诊。

（三）按病变深度分类

该分类方法广泛适用于临床,根据病变深度可分为浅龋、中龋和深龋。

四、龋病的诊断

（一）诊断方法

1. **视诊** 观察牙面有无黑褐色改变和失去光泽的白垩色斑点,有无腔洞形成。当怀疑有邻面龋时,可从咬合面观察邻近的边缘嵴有无变暗的黑晕出现。视诊时,为避免覆盖唾液的折光现象,需要先清洁并吹干牙表面,在良好的光线下,观察白垩色斑的存在。为避免破坏表面再矿化层,尽量不用尖探针划探,防止破坏矿化层。

2. **探诊** 利用尖头探针探测龋损部位有无粗糙、钩拉或插入的感觉。探测洞底或牙颈部的龋洞是否变软、酸痛或过敏,有无剧烈探痛。还可探测龋洞部位、深度、大小、有无穿髓孔等。

邻面的早期龋损,探针不易进入,可用牙线自咬合面滑向牙间隙,然后自颈部拉出,检查牙线有无变毛或撕断的情况。

3. **温度刺激试验** 当龋洞深达牙本质时,患牙可能对冷、热或酸、甜刺激敏感甚至酸痛,医生可用冷热等刺激进行检查,亦可使用电活力测定。

4. **X 线检查** 邻面龋、继发龋或隐匿龋不易用探针查出,此时可用 X 线片进行检查。龋病在 X 线片上显示透射影像,X 线片可检查龋洞的深度及其与牙髓腔的关系。

5. **透照** 用光导纤维装置检查前牙邻面龋洞,可直接观察龋损部位和病变深度、范围。

6. **仪器诊断方法** 包括激光荧光龋检测仪、近红外光透照仪、定量光导荧光法和电阻法等。激光荧光龋检测仪是目前临床常用的早期龋诊断仪器,利用激发的荧光在正常和龋坏牙体组织的明显区别,诊断恒牙和乳牙的早期龋,特别是窝沟隐匿龋,通过激光照射牙面后产生不同程度的荧光,读取显示屏上的数字,从而判断龋病的进展。由于激光荧光诊断龋的特异度范围变化很大,可作为可疑龋的辅助诊断而非首选诊断。

视觉诊断及仪器检测有助于提高龋病临床诊断的准确性,但对于早期龋病的诊断,临床上仍存在争议,对于釉质表面的白斑病损,仅通过临床检查难以明确鉴别诊断早期龋病或釉质缺损;对于部分龋损,仅凭临床诊断难以鉴别病变处于活跃期还是静止期;对于龋病的记录,存在多个不同的记录方法及评价系统,如在龋病流行病学调查中广泛使用的世界卫生组织(WHO)诊断标准,以及在龋病临床研究中常用的国际龋病检测和评价系统(international caries diagnosis and assessment system,ICDAS)指数。WHO 的诊断标准仅纳入了病变已明显侵入牙本质层的龋损,而早期龋损则并未被纳入。为了更准确地记录龋病动态发展的各个阶段,制定建立了 ICDAS。ICDAS 指数的计分标准分为 6 级:0 级:健康牙;1 级:干燥后可见釉质改变;2 级:明显的釉质改变;3 级:局部釉质崩解(未暴露牙本质);4 级:下方的牙本质有深的阴影;5 级:明显龋洞伴有牙本质暴露;6 级:大面积龋坏。由于龋病临床诊断标准的不一致,导致龋病研究之间缺乏可比性,需要探索制定出一套适用于流行病学调查、临床研究及教学等方面的龋病定量测量和记录方法。

（二）龋病的诊断标准

临床上最常使用的诊断标准系按病变程度分类进行,现介绍如下:

1. **浅龋** 浅龋位于牙冠部,一般为牙釉质龋或早期牙釉质龋,发生于牙颈部则是牙骨质龋和/或牙本质龋。

位于牙冠的浅龋又可分为窝沟龋和平滑面龋。窝沟龋的早期表现为龋损部位色泽变黑,进一步仔细观察可发现黑色色素沉着区下方为龋白斑,呈白垩色改变。用探针检查时有粗糙感或能钩住探针尖端。

平滑牙面上的早期浅龋一般呈白垩色点或斑,随着时间延长和龋损继续发展,可变为黄褐色或褐色斑点。邻面的平滑面龋早期不易发现,用探针或牙线仔细检查,配合 X 线片可作出早期诊断。

浅龋位于牙釉质内,患者一般无主观症状,受外界的物理和化学刺激如冷、热、酸、甜刺激时亦无明显反应。早期诊断为浅龋时,可定期追踪复查,或借助于其他诊断手段如荧光显示法、显微放射摄影或氩离子激光照射法等辅助诊断。临床上常使用的 X 线片检查有利于发现位于隐蔽部位的龋损。

浅龋诊断应与牙釉质钙化不全、牙釉质发育不全和氟牙症相鉴别。

牙釉质钙化不全表现有白垩状损害,表面光洁,白垩状损害可出现在牙面任何部位,而浅龋有一定的好发部位。

牙釉质发育不全是牙发育过程中,成釉器的某一部分受到损害所致,可造成牙釉质表面不同程度的实质性缺陷,甚至牙冠缺损。发育不全的牙釉质变黄或变褐,但探诊时损害局部硬而光滑,病变牙呈萌出对称性,这些特征均有别于浅龋。

氟牙症又称斑釉症(mottled enamel),受损牙面呈白垩色至深褐色,患牙为对称性分布,地区流行情况是与浅龋相鉴别的重要参考因素。

2. 中龋　当龋病进展到牙本质时,由于牙本质中所含无机物较釉质少,有机物较多,牙本质小管有利于细菌入侵,龋病进展较快,容易形成龋洞。牙本质因脱矿而软化,随色素侵入而变色,呈黄褐或深褐色,同时出现主观症状。

中龋患牙对酸、甜敏感,过冷过热能产生酸痛感觉,冷刺激尤为显著,刺激去除后症状立即消失。龋洞中除有病变的牙本质外,还有食物残渣、细菌等。

由于个体反应的差异,有的患者可能完全没有主观症状。颈部牙本质龋因距牙髓较近症状会较为明显。中龋时牙髓组织受到激惹,可产生保护性反应,形成修复性牙本质,一定程度上阻止病变发展。

3. 深龋　龋病进展到牙本质深层时为深龋,临床上可见很深的龋洞,易于探查到。但位于邻面的深龋洞以及有些隐匿性龋洞,外观仅略有色泽改变,洞口很小,临床检查较难发现,应结合患者主观症状,仔细探查。必要时需除去无基釉质后再进行诊断。

若深龋洞洞口开放,则常有食物嵌入洞中,食物压迫使牙髓内部压力增加,产生疼痛。遇冷、热和化学刺激时,产生的疼痛较中龋时更加剧烈。

深龋时一般均能引起牙髓组织的修复性反应,包括修复性牙本质形成,轻度的慢性炎症反应,或血管扩张、成牙本质细胞层紊乱等。

根据患者主观症状、体征,结合 X 线片易于确诊,但应注意与可复性牙髓炎和慢性牙髓炎相鉴别。

第四节　龋病的治疗

龋病的治疗应遵循早诊断早治疗的原则,根据龋损的不同程度,采用不同的治疗方法。釉质早期龋未出现牙体组织缺损的可采用非手术治疗,一旦出现组织缺损,需采用修复治疗的方法。深龋接近牙髓组织时,首先判断牙髓的生活状态,采取保护性治疗措施,再进行修复治疗。

一、龋病的非手术治疗

龋病的非手术治疗(non-operative treatments):通过药物或再矿化等技术终止或消除龋病。

(一) 适应证

1. 釉质早期龋,未出现牙体组织缺损者。

2. 釉质早期龋,形成较浅的龋洞,损害表面不承受咀嚼压力,也不在邻面接触点内。

3. 静止龋,致龋的环境已经消失,如殆面的点隙内龋损害,由于殆面磨损,已将点隙磨掉;邻面龋由于邻牙已被拔除,龋损面容易清洁,不再有牙菌斑堆积。

4. 龋病实质性损害,牙齿形态的完整性被破坏,但在口腔内保留的时间不长,如将在一年内被恒牙替换的乳牙。

5. 龋病破坏明显,但患龋牙无功能,如正畸治疗必须拔除的牙,无咬合功能的第三磨牙。

（二）常用治疗方法

1. **药物治疗** 包括氟化物和硝酸银,常用的有 75% 氟化钠甘油糊剂、8% 氟化亚锡溶液、酸性磷酸氟化钠(APF)溶液、含氟凝胶(如 1.5% APF 凝胶)、含氟涂料及 10% 硝酸银和氨硝酸银。

2. **再矿化治疗** 采用人工方法使脱矿釉质或牙骨质再次矿化,恢复其硬度,终止或消除早期龋损。1912 年 Head 首先发现龋病病变中的再矿化,并证明这种再矿化是由于唾液的作用。同年,Pickerill 用硝酸银处理牙齿,发现刚萌出的牙容易被硝酸银浸入,而萌出已久牙则不易浸入。再矿化治疗在临床应用中已取得较好的疗效。

3. **预防性树脂充填术(preventive resin restoration)** 是处理局限于窝沟早期龋的有效防治方法,该方法仅去除窝沟处的病变釉质或牙本质,根据龋损的大小,采用酸蚀技术和树脂材料充填龋洞并在牙面上涂一层封闭剂,是一种窝沟封闭与窝沟龋充填相结合的预防性措施。

二、牙体修复治疗的生物学基础

牙主要由硬组织构成,一旦遭到破坏,无自身修复能力,必须借助人工方法恢复其固有形态和功能。牙具有感觉功能和代谢活动,充填治疗是在生活组织上实施的手术治疗,必须考虑牙及支持组织的特殊生物学特性。

（一）釉质

1. **理化特性** 成熟釉质属无细胞性,在牙体手术中的反应为非细胞反应,受牙本质生理活动的影响。釉质是人体最硬的组织,内含大量无机物。按重量比,成熟的釉质含有 95% 无机成分,4% 水和 1% 有机物。按体积比,釉质的无机物、水和有机成分则分别占 86%、12% 和 2%。釉质的无机物几乎全部由含钙、磷离子的磷灰石晶体和少量其他磷酸盐晶体等组成。切割釉质时产热多,必须用高速、锋利的器械钻磨,且用冷水冷却,否则产生的热会使牙体组织焦化并损伤牙髓。釉质的厚度在不同牙及不同牙面均有差别,后牙釉质较前牙厚。釉质厚度有助于确定窝洞的深度和预计酸蚀粘接的效果。

2. **组织结构** 釉质位于牙冠表面,内无循环系统,靠牙本质支持和获得营养。釉质一旦失去牙本质支持,则变得易脆和崩裂。釉质的基本结构是釉柱,釉柱的排列方向,特别是近牙齿表面的釉柱方向对制备洞形非常重要。为防止无基釉形成,必须了解牙面釉柱的排列方向。釉柱起自釉牙本质界贯穿釉质全层而到达牙齿表面,在较平坦的牙面,釉柱垂直于牙面;在殆面点隙裂沟处,釉柱从釉牙本质界向点隙裂沟底部聚合,呈人字形排列;在牙尖和轴角处,釉柱由釉牙本质界向表面呈放射状伸展。备洞时,洞侧壁的釉质壁必须与釉柱方向平行。

（二）牙髓牙本质复合体

1. **理化特性** 牙本质的羟磷灰石晶体较釉质小。有机物和水较釉质多,占牙本质重量的 30%。硬度是釉质的 1/5,外周牙本质较内层牙本质质硬。牙本质有一定弹性,为硬而脆的釉质提供了一个良好的缓冲,并有利于固位钉的固位。

2. **组织结构** 牙髓和牙本质在胚胎发生上联系紧密,对外界刺激的应答有互联效应,是一个生物整体,被称为牙髓牙本质复合体(pulpodentinal complex)。牙本质主要由牙本质小管构成,小管内有成牙本质细胞突和组织液。牙髓组织内有神经、血管和各种细胞,通过成牙本质细胞伸入牙本质小管的细胞突与牙本质连为一体。当釉质丧失,暴露的牙本质小管就成为牙髓与口腔环境间的通道。牙本质受到外界的任何刺激,无论是生理的或病理的,都能产生感觉,并引起牙髓相应的反应。牙本质的敏感性和其通透性密切相关。在接近釉牙本质界的外周牙本质,小管总面积占牙本质总面积的 4%,小管直径小($0.5 \sim 0.9 \mu m$),密度低($15\,000 \sim 20\,000/mm^2$)。小管间有大量分支,彼此高度交联。在接近牙髓端的内层牙本质与外周牙本质的结构十分不同,小管直径大(2.5~3.0μm),密度高(45 000~65 000/mm²),管间牙本质的面积仅为外周牙本质的 12%,小管所占面积达牙本质的 80%。外周和内层牙本质结构的差异决定了牙本质具有不同的通透性,内层牙本质小管的面积为外周牙本质小管面积 8 倍。越接近髓腔,单位面积的小管数越多,对外界刺激的反应也越强,更容易造成对牙髓的损伤。0.5mm 厚的牙本质可减少有毒物质对牙髓的影响达 75%,1mm 厚牙本质可减少 90%,2mm 厚牙本质则使牙髓的反应很小。

3. 增龄性改变   牙萌出后,随着年龄的增长以及外界因素刺激,引起牙的增龄性变化和牙髓修复性反应,牙本质和牙髓组织结构均发生不同程度的变化。年轻人牙本质小管粗大,通透性高,髓腔大,髓角高,神经和血管丰富,成纤维细胞数量多,牙髓活力强,修复能力强。随着年龄增长,牙本质小管钙化,通透性降低,髓腔变小,牙髓组织的纤维成分增多,牙髓活力降低,修复能力减弱,牙体手术时要考虑并关注这些变化。

4. 反应性改变

(1) 原发性牙本质和继发性牙本质:牙发育过程中所形成的牙本质为原发性牙本质,构成牙本质的主体。髓室的形态与牙的外形相似,在年轻恒牙的洞形预备中应考虑不同牙的髓角位置有所不同,如前磨牙的颊尖,磨牙的近颊尖髓角均较高,要注意避免穿髓。牙根发育完成后,牙本质仍持续缓慢形成,此时形成的牙本质为继发性牙本质,继发性牙本质的形成使髓室体积缩小。对来自𬌗面的中轻刺激产生反应,继发性牙本质多沉积在髓角、髓室顶、髓室底,所以随着年龄的增加,髓室的顶底径变得很小,临床应根据患牙的具体情况及洞形预备要求,了解髓室的大小和位置。另一种生理性或增龄性变化是牙本质小管壁的继续矿化,这种由成牙本质细胞突介导的矿化造成牙本质小管壁增厚,牙本质小管变窄。继发性发本质和管间牙本质的矿化是一种生理性过程,也可见于未萌出牙中。

(2) 修复性牙本质:由龋病造成的细菌侵入、钻针产生的热损伤以及牙本质因磨损暴露后受到机械、温度和化学的外界刺激,均能造成牙受累区域的成牙本质细胞破坏。在 3 周内,牙髓中的成纤维细胞或间充质细胞能转变为具有成牙本质细胞功能的细胞分泌基质,产生矿化作用,基质包括牙髓的细胞和血管成分,以及不规则的牙本质小管,这种在受损伤处相对的髓腔壁上形成的牙本质称为修复性牙本质。修复性牙本质形成的速度、厚度与外界刺激的强度和持续时间有关,通常修复性牙本质的厚度为 1.5μm/d,有时也可达 3.5μm/d。在损伤的 50 天后,可观察到 70μm 的修复性牙本质形成。由于修复性牙本质内牙本质小管少,明显弯曲,且与原有的牙本质小管不连续相通。因此,修复性牙本质能补偿外周牙本质受损造成的厚度丧失,阻挡外界刺激对牙髓的持续损害,保护牙髓。但如果损害没能停止或去除,细菌产物能扩散穿过约 0.5mm 的修复性牙本质,造成牙髓的严重炎症,导致牙髓坏死。

(3) 硬化性牙本质:牙本质在受到外界刺激后,还可以使牙本质小管内的成牙本质细胞突起发生变性,变性后经矿物盐沉着而矿化封闭牙本质小管,以阻止外界刺激传入牙髓,这部分牙本质称硬化性牙本质。硬化性牙本质在磨片上呈透明性,也称为透明牙本质。

(4) 死区:牙因磨损、酸蚀或龋病而使牙本质小管暴露时,小管内的成牙本质细胞突起逐渐变性、分解,小管内充满空气,在显微镜下观察呈黑色,称为死区。这种改变多见于狭窄的髓角,其近髓端常有修复性牙本质形成。

5. 临床意义   牙本质受到外界刺激(机械、温度或化学)时,可引起小管内的液体快速流动(4~6mm/s),导致成牙本质细胞突和细胞移位,激惹神经末梢,引起疼痛。当牙本质受到长期微弱的外界刺激时,在相应的牙髓端有修复性牙本质形成,是牙髓的保护屏障。若受到急性、强的刺激,则受刺激的成牙本质细胞可发生变性,小管内的细胞突退变,严重时可致成牙本质细胞死亡,造成牙髓发炎或牙髓坏死。窝洞制备过程中应避免对牙髓牙本质复合体造成过大刺激。

(三) 牙骨质

1. 理化特性   牙骨质含有 50%~55%(重量)的有机物和水,无机物约为重量的 45%~50%,其硬度较牙本质低。

2. 组织结构   釉质和牙骨质在牙颈部相连,形成釉质牙骨质界。10% 牙的颈部釉质与牙骨质不相接,为牙龈所覆盖,一旦牙龈萎缩,牙本质暴露在口腔环境中,对刺激敏感。由于牙骨质呈板层结构且矿化程度明显较釉质低,酸蚀粘接效果差。

（四）牙周组织

牙周组织是牙的支持组织,牙外形和咬合直接影响牙周组织的健康。任何不当充填治疗都会造成牙周组织损伤。

充填体的正常外形使食物有保护牙龈、按摩牙龈的作用,同时能防止牙菌斑积聚。不良外形对牙周组织可产生严重的影响,牙冠突度过小,食物可损伤牙龈;突度过大,牙齿的自洁作用差,易沉积菌斑。充填体悬突会压迫牙龈,引起牙周组织炎症或继发龋。

充填体正常咬合关系的恢复与牙周组织和颞下颌关节的健康密切相关。过高或过低的咬合都会破坏正常咬合关系,造成创伤或使对颌牙移位,由于咬合关系紊乱可进一步引起颞下颌关节疾病。

患牙与邻牙应恢复正常的接触关系,触点太紧会撕裂牙周膜,太松则造成食物嵌塞。接触区的大小、位置不当也可引起食物嵌塞和牙移位。

注意避免手术器械对牙周组织的直接损伤,钻针、成型片及手用器械等使用不当均会损伤牙龈组织。

三、牙体修复与材料选择的原则

牙一旦产生实质性缺损就不能复原,只能通过人工方法修复其固有形态和功能,即牙体修复。通过手术清除已经破坏和感染的牙体组织,将牙体制备成一定形状的窝洞,以便修复体能长期保持而不松动、脱落。选用适当的材料充填或选择嵌体、冠修复的方式恢复牙的形态与功能。

（一）基本原则

1. 牙体修复的基本原则

（1）去净龋坏组织,消除感染源,终止龋病过程,避免产生继发龋。

（2）牙体修复是一种生物性治疗技术,必须充分考虑牙体修复的生物学基础,严格遵守保存原则,以保护牙髓牙本质复合体为前提,在最大限度保留健康牙体组织情况下完成手术。

（3）采用生物力学和机械力学的基本原理预备窝洞,有适当的抗力形和固位形结构。

2. 充填材料选择的原则

（1）充填材料的性能要求

1）物理和机械性能:充填材料应具有足够的机械强度,包括抗压强度、抗张强度、抗弯强度和抗冲击强度,且耐磨。弹性模量大,受力后变形小。热膨胀系数与牙体组织相近。绝缘性好,不传导温度和电刺激。色泽与牙接近,抛光性好,X线阻射。

2）化学性能:充填材料必须有稳定的化学性能,在口腔内不溶解,不腐蚀,不变色,固化收缩小,对牙体组织有化学粘接性。充填后在适当的时间固化,固化前可塑性好,操作方便。

3）生物学性能:充填材料必须有良好的生物相容性,对机体无毒、安全。对牙髓、黏膜和牙龈无刺激性。必要时易于去除。价格便宜。

（2）充填材料的选择

1）牙的部位:前牙充填材料重点考虑美观,应选与牙颜色一致的牙色材料。后牙注重有足够的机械强度和耐磨性能,可选用后牙复合树脂。对龋易感患者,可选用含氟化物的防龋充填材料。

2）窝洞所在部位和承受的咬合力:后牙𬌗面洞和邻面洞承受咬合力大,可选用后牙复合树脂,前牙Ⅳ类洞应选用复合树脂。颈部Ⅴ类洞、后牙颊舌面点隙Ⅰ类洞不直接承受咀嚼压力,可选用玻璃离子粘固剂或复合树脂。

3）患者情况:根据患者健康状况、经济情况及对美观的要求,选用不同充填材料。

4）其他因素:考虑所充填的牙在口腔的存留时间,以及对颌牙已采用的充填材料种类,短时间保留的牙选用暂时性充填材料,有金属嵌体或冠修复的对颌牙,不选用银汞合金,防止不同金属充填体接触时产生电流刺激牙髓。

（二）窝洞的分类与结构

窝洞是指采用牙体外科手术的方法去除龋坏组织,并按要求备成的洞形。

1891 年,G.V.Black 对龋病病理学和临床治疗学进行系统的研究,根据龋洞的部位,提出龋洞的分类标准,为牙体修复学奠定了基础。随着技术和材料性能的不断改进,牙体修复的适应范围逐渐扩大,具体应用也日益广泛和完善。

1. 窝洞的分类

(1) Black 分类法:临床上广泛应用且得到国际公认,以龋病发生部位为基础,结合相应部位的牙结构、洞的设计和制备特点进行分类,共分 5 类,以数字命名。

Ⅰ类洞:发生于发育点隙裂沟的龋损所制备的窝洞。包括磨牙和前磨牙的𬌗面洞、上前牙腭面洞、下磨牙颊面𬌗 2/3 的颊面洞和颊𬌗面洞、上磨牙腭面𬌗 2/3 的腭面洞和腭𬌗面洞。

Ⅱ类洞:发生于后牙邻面龋损所制备的窝洞。包括磨牙和前磨牙的邻面洞、邻𬌗面洞、邻颊面洞、邻舌面洞和邻𬌗邻洞。

Ⅲ类洞:为前牙邻面未累及切角的龋损所制备的窝洞。包括切牙和尖牙的邻面洞、邻舌面和邻唇面洞。

Ⅳ类洞:为前牙邻面累及切角的龋损所制备的窝洞。包括切牙和尖牙的邻切洞。

Ⅴ类洞:所有牙的颊(唇)或舌面颈 1/3 处的龋损所制备的窝洞。

Black 分类法不能完全满足临床需要,有学者将前牙切嵴或后牙牙尖发生的龋损所制备的窝洞列为Ⅵ类洞。

(2) 按窝洞涉及的牙面数分类:分为单面洞、双面洞和复杂洞。仅限于 1 个牙面的洞称单面洞;包括 2 个牙面的洞称双面洞;包括 2 个以上牙面的洞称复杂洞。

2. 窝洞的结构　各类窝洞均由洞壁、洞角和洞缘组成。

(1) 洞壁:分为侧壁和髓壁,与牙长轴平行的髓壁又称轴壁。

(2) 洞角:分线角和点角,均以构成该角的洞壁联合命名。

(3) 洞缘:窝洞侧壁与牙面相交构成洞缘。

3. 抗力形(resistance form)　抗力形是使修复体和余留牙体组织获得足够的抗力,在承受正常咬合力时不折裂的形状。抗力形涉及修复体和牙体组织两方面,与充填体承受咬合力后应力的分布有关,尤其是应力集中的部位。抗力形制备应使应力均匀分布于修复体和余留牙,要考虑牙和修复体所承受力的大小而对抗力形提出不同的要求。主要抗力形结构有:

(1) 洞深:洞深是使修复体能承受正常咀嚼压力的最小厚度。一般洞深要求在釉牙本质界下 0.2~0.5mm,不同部位的窝洞要求的深度不同。𬌗面洞,洞深应为 1.5~2mm。邻面洞,洞深 1~1.5mm 即可。不同修复体要求的洞深也不一样,抗压强度小的材料要求洞的深度较抗压强度大的深。

(2) 盒状洞形:盒状洞形是最基本的抗力形,特征是底平,侧壁平直与洞底垂直,点、线角圆钝。盒状洞形使咬合力均匀分布,避免应力集中。

(3) 阶梯结构:双面洞的𬌗面洞底与邻面洞的轴壁应形成阶梯,轴髓线角应圆钝。邻面的龈壁应与牙长轴垂直,并要有一定深度,不得小于 1mm。

(4) 窝洞外形:窝洞外形呈圆缓曲线,避开承受咬合力的尖、嵴。

(5) 去除无基釉和避免形成无基釉:无基釉缺乏牙本质支持,在承受咬合力时易折裂。除前牙外,一般情况下都应去除所有无基釉。侧壁应与釉柱方向一致,防止形成无基釉。

(6) 薄壁弱尖的处理:薄壁弱尖是牙的脆弱部分,应酌情降低高度,减少𬌗力负担。如外形扩展超过颊舌尖间距的 1/2 则需降低牙尖高度,并作牙尖覆盖。

4. 固位形(retention form)　固位形是使修复体不致因受力而产生移位、脱落的洞形,必须具有三维的固位作用方能保持修复体的稳固。固位形与抗力形相互关联,固位形和抗力形的要求与窝洞类型、洞的深度、盒状洞形、牙承受咬合力的大小及充填体的种类有关,临床上应综合多个因素合理设计。主要固位形有:

(1) 侧壁固位:侧壁固位是各类窝洞最基本的固位形。要求窝洞有足够深度,呈底平壁直的盒状洞形。有一定深度的侧壁相互平行、与洞底垂直,并借助洞壁与充填材料间的摩擦力而产生固位作用,防止充填体沿洞底向侧方移位。

（2）倒凹固位：倒凹固位是一种机械固位,使充填体突入倒凹或固位沟内,防止充填体与洞底呈垂直方向的脱位。倒凹和固位沟不宜做太深,以避免切割过多的牙本质,一般以 0.2mm 深为宜。侧壁固位良好的窝洞,其深度大于宽度的洞可不做倒凹;𬌗面Ⅰ类洞,也不做倒凹。

（3）鸠尾固位：鸠尾固位是一种机械固位,多用于双面洞。后牙邻𬌗面洞在𬌗面作鸠尾,前牙邻面洞在舌面做鸠尾,防止修复体从与洞底呈水平方向脱位。

鸠尾制备原则：①鸠尾大小与邻面缺损大小相匹配;②鸠尾要有一定深度,特别在峡部,以获得足够抗力;③预备鸠尾应顺𬌗面的窝洞扩展,避开牙尖、嵴和髓角;④鸠尾峡的宽度一般在后牙为所在颊舌尖间距的 1/4~1/3,前牙为邻面洞舌方宽度 1/3~1/2;⑤鸠尾峡的位置应在轴髓线角的内侧,𬌗面洞底的𬌗方。

（4）梯形固位：梯形固位用于双面洞,防止修复体垂直方向的脱位。

四、深龋的治疗

（一）治疗原则

1. 终止龋病发展　终止龋病发展,促进牙髓的防御性反应。去净龋坏组织,消除感染源是终止龋病发展的关键步骤。原则上应去净龋坏组织,避免穿通牙髓。

2. 保护牙髓　术中必须保护牙髓,减少对牙髓的刺激。

3. 正确判断牙髓状况　影响牙髓反应的因素很多,与牙本质厚度、病变进程、细菌种类和数量及致病性、牙本质钙化程度、牙髓细胞和微循环状况、患者年龄等有关。临床上可通过询问病史,了解患牙有无自发痛、激发痛、刺激去除后有无延缓痛,结合视、探、叩诊等临床检查,必要时作牙髓温度测试、电测试及 X 线检查,正确判断牙髓状况,制定治疗方案。

（二）治疗方法

1. 垫底充填

（1）适应证：适用于无自发痛、激发痛不严重、刺激去除后无延缓痛、能去净龋坏牙本质、牙髓基本正常的患牙。

（2）窝洞预备要点

1）扩开洞口,去除洞缘的无基釉和龋坏组织暴露龋损。

2）用挖器或球钻仔细去除深层龋坏组织。

3）侧壁钻磨平直,不平的洞底可用垫底材料垫平。如需做倒凹固位形,应在垫底之后。

4）若患牙承受较大咬合力,适当降低咬合,磨低脆弱的牙尖和嵴。

（3）充填治疗

1）垫底：既往认为应该进行垫底的患牙,可改用流动树脂进行封闭;若深龋极近髓,可使用生物陶瓷类材料（MTA 等）垫底,相当于间接盖髓,然后流动树脂进行封闭。

2）充填：选用适宜的材料充填,恢复牙的外形和功能。

2. 安抚治疗

（1）适应证：无自发痛,但有明显激发痛的深龋患牙,备洞过程中敏感。

（2）治疗方法

1）安抚观察：清洁窝洞,放置丁香油酚棉球,用氧化锌丁香油酚粘固剂封洞,观察 1~2 周。

2）充填：复诊时,如无症状,牙髓活力正常,无叩痛。则取出棉球,作双层垫底永久充填。或作间接盖髓术。如有症状,应进一步作牙髓治疗。

如果软化牙本质可去净,可直接用氧化锌丁香油酚粘固剂封洞观察。第二次复诊时,如无症状,牙髓活力正常。可在隔湿情况下去除部分粘固剂,留一薄层作垫底,流动树脂封闭,复合树脂永久充填。

3. 间接盖髓术

（1）概念：间接盖髓术（indirect pulp capping,IPC）是指用具有消炎和促进牙髓牙本质修复反应的盖髓制剂覆盖于洞底,促进软化牙本质再矿化和修复性牙本质形成,保存全部生活牙髓的方法。常用的盖髓剂有氢氧化钙制剂。

(2) 适应证:用于软化牙本质不能一次去净,牙髓-牙本质反应能力下降,无明显主观症状的深龋。

(三)深龋去腐新进展

1. 龋坏牙本质的分类   2015 年国际龋病共识协作组(International Caries Consensus Collaboration, ICCC)将剩余牙本质的硬度作为评价去龋深度和范围的标准。根据硬度,龋坏牙本质分为:软化牙本质(soft dentin)、皮革化牙本质(leathery dentin)、韧化牙本质(firm dentin)和硬化牙本质(hard dentin)。临床上通过使用牙科器械探查龋坏牙本质时所用的力度评估牙本质的硬度。

(1) 软化牙本质:软化牙本质在手用器械加压时发生变形,使用尖锐挖器时用很小的力量即可刮除。

(2) 皮革化牙本质:皮革化牙本质在手用器械加压时不变形,无须太大力量即可被去除。皮革化牙本质是软化牙本质和韧化牙本质的一种过渡,与韧化牙本质区别很小。一般出现在龋活跃性比较低或龋损已停止的龋洞内。

(3) 韧化牙本质:挖器刮除时有抵抗力,需要一定力量才能去除。

(4) 硬化牙本质:硬器械探查时需要加压,仅锋利器械或牙钻可以去除。探针加压划过牙本质时可听到刺耳的刮擦音。

2. 去腐方法   推荐使用选择性去龋(selective removal),即窝洞侧壁和髓壁采用不同的去龋标准。

(1) 选择性去龋至软化牙本质:髓壁保留近髓处软化牙本质,避免暴露牙髓,保留牙髓活力,侧壁牙本质去龋至硬化牙本质,确保永久修复体的严密封闭。该方法适用于影像学显示病损超过牙本质近髓 1/3 或 1/4 的深龋。

(2) 分步去龋法:第一次治疗,保留近髓软化牙本质,侧壁去龋至硬化牙本质,保证完全和持久的窝洞封闭。窝洞暂封 6 个月,最长封闭时间为 12 个月。第二次治疗,去除充填材料,去除第一次残留的龋坏牙本质至皮革化牙本质,然后进行永久充填。

五、根面龋的治疗

根面龋是指因牙龈退缩导致牙根暴露而发生在牙根面的龋病。

(一)临床特点

1. 好发部位   常发生在牙龈退缩的牙根面,也可由楔状缺损继续发展而来。

2. 临床特征   根面龋多为浅而广泛的龋损,深度为 0.5~1mm 时不影响牙髓,疼痛反应较轻,患者可无自觉症状。病变深入接近牙髓时,对酸、甜、冷、热刺激产生激发痛。

根面龋早期进展缓慢,病变较浅,牙骨质表层下无机物脱矿,有机物分解,牙骨质结构和完整性遭到破坏,呈浅棕色或褐色边界不清晰的浅碟状。龋损进一步沿颈缘根面呈环形扩散,并向根尖方向发展,严重者破坏牙本质深层,在咬合压力下可使牙折断。

(二)治疗原则

可采用保守治疗和充填治疗两种方法。

1. 保守治疗

(1) 适应证:根龋的深度限于牙骨质或牙本质浅层,呈平坦而浅的龋洞。龋坏部位易于清洁或自洁。龋洞洞壁质地较硬,颜色较深,呈慢性或静止状态。

(2) 治疗方法:用器械去除菌斑及软垢,砂石尖磨光,75% 氟化钠甘油糊剂、8% 氟化亚锡、酸性磷酸氟化钠溶液、含氟凝胶及含氟涂料等药物处理患处。

注意不能使用硝酸银药物,该药对口腔软组织有较强的腐蚀性并使牙变黑。

2. 充填治疗   根面龋治疗原则与龋病治疗原则相同,但应注意以下几点:

(1) 去除龋坏组织,消除细菌感染:根部牙骨质和牙本质均较薄,去净龋坏组织消除细菌感染,注意保护牙髓。使用慢速球钻沿洞壁轻而间断地钻磨,避免产热对牙髓造成激惹。可使用挖器去除软化牙本质。

(2) 制备洞形:根面龋重点在制备固位形。

当龋病沿根面环形发展形成环状龋时,去除龋坏组织充填修复后,应做全冠修复。如果根面组织破坏较多,虽无明显的牙髓炎症状,也应做根管治疗,根管桩固位充填修复以增加牙体的抗力。

根面龋发展至龈下,牙龈组织会有不同程度的炎症。为改善牙龈组织的炎症,可先用器械或刮匙做根面洁治和刮治,并去除龋坏区软化牙本质,清洗干燥根面后用氧化锌丁香油粘固粉封闭,1周后再进行下一步的治疗。

(3)窝洞垫底:若选用对牙髓无刺激的充填材料如玻璃离子体粘固剂,可不垫底。用复合树脂充填时,垫底材料可选择氢氧化钙、玻璃离子或生物陶瓷类材料。

(4)窝洞充填

1)严密隔湿。

2)使用复合树脂材料充填时,要注意分层充填、层层压紧,避免微渗漏。双面洞时应使用成形片或楔子,保证材料与根部贴合,避免形成悬突。

(凌均棨)

参 考 文 献

[1]樊明文.牙体牙髓病学[M].4版.北京:人民卫生出版社,2012:52-68.

[2]Du MQ,Li Z,Jiang H,et al. Dental Caries Status and its Associated Factors among 3-to 5-year-old Children in China:A National Survey[J]. Chin J Dent Res,2018,21(3):167-179.

[3]Quan JK,Wang XZ,Sun XY,et al. Permanent Teeth Caries Status of 12-to 15-year-olds in China:Findings from the 4th National Oral Health Survey[J]. Chin J Dent Res,2018,21(3):181-193.

[4]Gao YB,Hu T,Zhou XD,et al. Dental Caries in Chinese Elderly People:Findings from the 4th National Oral Health Survey[J]. Chin J Dent Res,2018,21(3):213-220.

[5]Schwendicke F,Frencken JE,Bjorndal L,et al. Managing Carious Lesions:Consensus Recommendations on Carious Tissue Removal[J]. Advances in Dental Research,2016,28(2):58-67.

[6]Suschak JJ,Williams JA,Schmaljohn CS. Advancements in DNA Vaccine Vectors,Non-Mechanical Delivery Methods,and Molecular Adjuvants to Increase Immunogenicity[J]. Hum Vaccin Immunother,2017,13(12):2837-2848.

[7]Patel M. Dental Caries Vaccine:Are We There Yet?[J]Lett Appl Microbio,2020,70(1):2-12.

第三章　牙体硬组织非龋性疾病

牙体硬组织非龋性疾病包括：牙发育异常、牙外伤、牙慢性损伤和牙本质过敏症。牙发育异常分为牙结构异常、牙形态异常、牙数目异常和牙萌出异常。其中牙形态异常、牙数目异常、牙萌出异常及釉质发育不全详见儿童口腔医学部分。本章主要介绍牙结构异常、牙外伤、牙慢性损伤和牙本质过敏症。以下将详细阐述各个疾病的病因、临床表现和治疗原则等。

第一节　牙结构异常

一、牙本质发育不全

牙本质发育不全（dentinogenesis imperfecta）是一种牙本质发育异常的常染色体显性遗传疾病。

【分类】

Ⅰ型牙本质发育不全：牙本质发育不全伴有骨骼发育不全。

Ⅱ型牙本质发育不全：又称为遗传性乳光牙本质（hereditary opalescent dentin）。单独发生不伴有骨骼发育不全的表现。

Ⅲ型牙本质发育不全：牙齿变化特征为空壳状牙和多发性露髓。牙本质菲薄，牙根发育不足，髓室和根管宽大，当牙本质外露迅速磨损之后髓室极易暴露。X线片显示在釉质和牙骨质下方有一层很薄的牙本质，宛如空壳，故名壳状牙（shell tooth）。但患牙的形态、颜色和牙本质发育不全与Ⅰ、Ⅱ型相似。

本节仅讨论牙本质发育不全Ⅱ型：即遗传性乳光牙本质。因具有遗传性，牙外观有一种特殊的半透明乳光色而得名。

【病因】

本病属于常染色体显性遗传病，可在一家族中连续出现几代，亦可隔代遗传。男、女患病率均等，乳、恒牙均可受累。位于4q21区域染色体长臂的 DSPP（dentin sialophosphoprotein，牙本质涎磷蛋白）的突变是遗传性乳光牙本质的致病原因。

【病理变化】

釉质结构基本正常，釉牙本质界失去小弧形的排列而呈直线相交，有的虽呈小弧形曲线，但界面凹凸较正常牙为浅。牙本质形成较紊乱，牙本质小管排列不规则，管径较大，数目较少，有的区域甚至完全没有小管，并可见未钙化的基质区域。由于不断较快地形成牙本质，成牙本质细胞蜕变消失，有的细胞被包埋于基质。遗传性乳光牙磨片内，髓腔也由于被不断形成的牙本质充满而消失。

【临床表现】

牙冠呈微黄色半透明，光照下呈现乳光。釉质易从牙本质表面分离脱落使牙本质暴露，从而发生严重的咀嚼磨损。在乳牙列，全部牙冠可被磨损至龈缘，造成咀嚼、美观和语言等功能障碍。严重磨损导致低位咬合时，还可继发颞下颌关节功能紊乱等疾病。X线片可见牙根短，牙萌出后不久，髓室和根管完全闭锁。

【治疗原则】

消除口腔内感染,保护剩余牙体组织,恢复牙齿的咀嚼功能和美学形态,同时维持咬合垂直距离。由于乳牙列常有严重咀嚼磨损,故需用覆盖面和切缘的殆垫预防和处理。在恒牙列,为防止过度的磨损,可用烤瓷冠,也可用殆垫修复。

二、先天性梅毒牙

先天性梅毒牙(congenital syphilitic teeth)是在胚胎发育后期和出生后第一年内,牙胚受梅毒螺旋体侵害而造成的牙釉质和牙本质发育不全。

【发病机制】

在牙胚形态发生期,母体的梅毒螺旋体致胎儿发生梅毒性炎症。由于炎症细胞浸润,导致成釉细胞受害,部分釉质的沉积停止。又由于牙本质的矿化障碍,前期牙本质明显增多,因而牙本质塌陷,形成半月形损害。梅毒牙多见于11、16、21、26、31、32、36、41、42、46,少见于乳牙列。

【病理变化】

显微镜下可见发育期牙胚周围有螺旋体,牙乳头和牙囊有炎症。梅毒牙的病理改变是:釉质明显缺少或完全缺失,牙本质生长线明显,球间牙本质增多,前期牙本质明显增宽,牙颈部可见含细胞牙本质和骨样牙本质。

【临床表现】

1. **半月形切牙**　亦称哈钦森牙(Hutchinson teeth)。先天性梅毒患者有3项特征:①间质性角膜炎;②中耳炎或耳聋;③半月形切牙。这种切牙的切缘比牙颈部狭窄,切缘中央有半月形缺陷,切牙之间有较大空隙。

2. **桑葚状磨牙**(mulberry molars)　第一恒磨牙的牙尖皱缩,表面粗糙,釉质呈多个不规则的小结节和坑窝凹陷,散在于近殆面处,故有桑葚状之称;牙尖向中央凑拢,牙横径最大处是在牙颈部。

3. **蕾状磨牙**(Pflüger teeth,moon teeth)　牙尖处横径缩窄,殆面收缩,颈部为全牙横径最大处。第一磨牙虽不似桑葚状,但牙尖向中央凑拢,致使面收缩,有如花蕾,因而得名。Moon则称此类牙为圆屋顶式牙,这也是先天性梅毒牙特征之一。X线片示先天性梅毒牙的第一磨牙牙根较短。

另外,牙萌出过早或过迟;先天性无牙畸形;由口角向颊部的放射状瘢痕;前额隆突而鼻梁塌陷等都可用作辅助诊断的标志,更有力的证据应是血清学检查。

【防治原则】

在妊娠早期治疗梅毒,是预防先天性梅毒的有效方法。若在妊娠后4个月内用抗生素行抗梅毒治疗,95%的婴儿可免得先天性梅毒。这样也就可以防止梅毒牙的发生。对梅毒牙可用修复学方法或光固化复合树脂修复。

三、氟牙症

氟牙症(dental fluorosis)又称氟斑牙或斑釉(mottled enamel),具有地区性分布特点,为慢性氟中毒早期最常见且突出的症状。氟中毒除了影响牙齿外,严重者同时患氟骨症,应引起高度重视。

【病因】

主要是儿童在牙齿发育期间摄入过量的氟,过量的氟可能会通过减少釉质蛋白分泌,干扰成釉细胞的调节机制,以及影响釉质基质蛋白的降解,从而影响釉质的发育。

食物中氟化物的吸收,取决于食物中无机氟化物的溶解度以及钙的含量。如果加入钙的化合物,则氟的吸收就显著减少。另外,能否发生氟牙症还取决于氟进入人体的时机。过多的氟只有在牙发育矿化期进入机体,才能发生氟牙症。

我国现行水质标准氟浓度为0.5~1ppm。

【发病机制和病理】

1. **发病机制**　碱性磷酸酶可以水解多种磷酸酯,在骨、牙代谢中提供无机磷,作为骨盐形成的原料。当氟浓度过高时,可抑制碱性磷酸酶的活性,从而造成釉质发育不良、矿化不全和骨质变脆等骨骼疾患。

2. **病理**　表现为柱间质矿化不良和釉柱的过度矿化。这种情况在表层的釉质更显著,表层釉质含氟量是深层釉质的 10 倍左右。由于氟牙症表层釉质呈多孔性,易于吸附外来色素(如锰、铁化合物)而产生氟斑。重型氟牙症的微孔量可达 10%~25%,位于釉柱间,并沿横纹分布。如果这种多孔性所占的体积大,釉质表面就会塌陷,形成窝状釉质发育不全。

【临床表现】

1. 氟牙症临床表现的特点在同一时期萌出牙的釉质上有白垩色到褐色的斑块,严重者还并发釉质的实质缺损。临床上常按其程度而分为白垩型(轻度)、着色型(中度)和缺损型(重度)3 种类型。

2. 多见于恒牙,发生在乳牙者甚少,程度亦较轻。这是由于乳牙的发育分别在胚胎期和婴儿期,而胎盘对氟有一定的屏障作用。但如氟摄入量过多,超过胎盘筛除功能的限度时,也能不规则地表现在乳牙上。

3. 对摩擦的耐受性差,但对酸蚀的抵抗力强。

4. 严重的慢性氟中毒患者,可有骨骼的增殖性变化,骨膜、韧带等均可钙化,从而产生腰、腿和全身关节症状。急性中毒症状为恶心、呕吐、腹泻等。由于血钙与氟结合,形成不溶性的氟化钙,可引起肌痉挛、虚脱和呼吸困难,甚至死亡。

【鉴别诊断】

本病主要应与釉质发育不全相鉴别。

1. 釉质发育不全白垩色斑的边界比较明确,而且其纹线与釉质的生长发育线相平行吻合;氟牙症为长期性的损伤,故其斑块呈散在的云雾状,边界不明确,并与生长发育线不相吻合。

2. 釉质发育不全可发生在单个牙或一组牙;而氟牙症发生在多数牙,尤以上颌前牙为多见。

3. 氟牙症患者有在高氟区的生活史。

【防治原则】

依据氟牙症的严重程度可选择不同治疗。轻度者可不做治疗;中度者可采用釉质微磨除法和漂白脱色法;重度者可采用树脂、贴面或全冠修复等。

最理想的预防方法是选择新的含氟量适宜的水源,或分别应用活性矾土(Al_2O_3)或活性炭去除水源中过量的氟,但后者费用昂贵,难以推广。因此最根本的预防措施是改良水源,提高饮水质量和治理环境。

四、四环素牙

四环素牙(tetracycline pigmentation tooth)是指在儿童牙齿发育期间服用了四环素类药物而引起的牙齿内源性变色现象。

【发病机制】

四环素分子具有螯合性质,可与牙体硬组织形成稳固的四环素正磷酸盐复合物。该物质既能抑制矿化,也能使牙着色。接触四环素药物的年龄和时间长短影响四环素牙的染色程度,四环素在牙本质内结合部位的深浅也影响牙本质着色的程度。牙着色程度与四环素的种类、剂量和给药次数有关。一般认为,缩水四环素、地美环素、盐酸四环素引起的着色比土霉素、金霉素明显。在恒牙,着色程度与服用四环素的疗程长短呈正比关系,但是短期内的大剂量服用比长期给服相等总剂量的作用更大。

由于釉质和牙本质同时形成在同一基底膜的相对侧,所以同一次的剂量能在两种组织中形成黄色层;但在牙本质中的沉积比在釉质中高 4 倍,而且在釉质中仅为弥散性的非带状色素。在牙着色的同时,还有骨组织的着色,但是后者可随骨组织的生理代谢活动而使着色逐渐去除,然而牙的着色却是永久的。此外,四环素还可在母体通过胎盘引起乳牙着色。

四环素对牙的影响主要是着色,有时也合并釉质发育不全。四环素分子有螯合性质,可与牙组织形成稳固的四环素正磷酸盐复合物,此物质能抑制矿化的两个相,即核化和晶体的生长。

【临床表现】

四环素牙呈广泛弥散而非斑块状的变色,色泽呈均匀的浅褐色、浅灰色、深褐色、灰褐色至黑色等。变色牙的部位和程度取决于服用四环素时牙齿发育所处的阶段。四环素牙引起牙齿着色和釉质发育不全,都只在牙齿发育期才能显现出来。一般来说,在 6~7 岁后再给药,不致引起令人注目的牙齿着色。

根据四环素牙形成阶段、着色程度和范围,四环素牙可以分为以下四个阶段:

1. **第一阶段(轻度四环素着色)**　整个牙面呈现黄色或灰色,且分布均匀,没有带状着色。
2. **第二阶段(中度四环素着色)**　牙着色的颜色由棕黄色至黑灰色。
3. **第三阶段(重度四环素着色)**　牙表面可见到明显的带状着色,颜色呈黄-灰色或黑色。
4. **第四阶段(极重度四环素着色)**　牙表面着色深,严重者可呈灰褐色,任何漂白治疗均无效。

【防治原则】

为防止四环素牙的发生,妊娠和哺乳的妇女以及 8 岁以下的小儿不宜使用四环素类药物。

四环素牙的治疗方法甚多,例如漂白、牙冠修复和贴面修复等。

五、牙根发育不良

牙根发育不良(hypoplasia of tooth root,HRT)又称短根异常(short root anomaly,SRA)是指牙根部生理性发育障碍的疾病,是一类先天性发育异常疾病,表现为牙根短小、牙根缺如,严重者造成牙齿过早脱落。

【病因】

牙根发育不良的病因尚不明确,可能与以下因素有关。

1. 遗传性因素　碱性磷酸酶(ALP)缺乏。
2. 全身性疾病　Stevens-Johnson 综合征、侏儒症、先天性角化不良症、甲状旁腺功能减退、先天性肾病等。
3. 放射治疗和化学治疗等医源性因素。

【临床表现】

多累及双侧上颌切牙及上、下颌前磨牙。女性多见。牙齿变化主要表现在牙根部,牙冠部基本正常,乳牙、恒牙均可累及,但在乳牙的牙根病损更为严重。口腔检查和 X 线检查:有的牙齿松动,松动度不一,有的牙齿已脱落缺失,无牙龈炎和牙周袋,松动明显的患牙有的龈缘出现轻度肿胀充血现象。全口曲面断层片显示上、下颌骨发育不如同龄儿童,牙槽骨骨质稀疏;多数乳、恒牙牙冠矿化均匀,层次清楚,但有的髓腔大,牙根短、管壁薄;有的应萌出的牙齿亦未见发育的牙根;有的牙冠组织结构不清、髓室模糊、牙根短小甚至无牙根。

【诊断和鉴别诊断】

1. 萌出不久的,或出于牙根稳定期的乳牙渐渐松动、脱落。
2. 松动的乳牙无明显牙龈炎和牙周炎。
3. 过早脱落的牙齿牙根短小或无牙根。
4. X 线片显示患牙的继承恒牙胚牙冠尚未发育完成或仅有牙尖的影响。
5. 低磷酸酯酶血症者,血清 ALP 持续降低。其他先天性发育异常疾病或综合征者可伴其他组织、器官的发育缺陷征象。

【治疗原则】

为了恢复咀嚼功能,促进颌面骨骼肌肉的发育,牙齿脱落后可做活动义齿修复,修复体需随患儿的年龄增长和牙颌系统的发育不断更换。

六、萌出前牙冠内病损

萌出前牙冠内病损(pre-eruptive intracoronal lesion)是未萌(或部分萌出)的恒牙牙冠部的缺陷,X 线片上显示,牙冠部牙本质内邻近釉牙本质界的透射影。

【病因】

病因尚不清楚,可能与邻牙易位、萌出过程中受到挤压、乳牙慢性根尖周炎、牙本质发育不全、釉基质未矿化和吸收、原发性外吸收等有关。目前较广泛被接受的理论是牙本质吸收学说,因为组织学上发现病损内有多核巨细胞、破骨细胞和吸收陷窝。

【临床表现】

通常无症状,在 X 线片上偶然发现。表现为未萌或部分萌出的恒牙牙冠部牙本质内邻近釉牙本质界的透射区。

【诊断】

通过摄取 X 线片确诊。

【治疗原则】

早期发现并在累及牙髓前,早期干预非常重要。在儿童应拍摄全口曲面断层片,仔细观察未萌的恒牙是否存在该病损。治疗的原则与龋齿的治疗相似。

第二节　牙　外　伤

牙外伤多由外力所致,也可称为牙的急性损伤,包括牙周膜的损伤、牙体硬组织的损伤、牙脱位和牙折等。这些损伤既可单独发生,亦可同时出现。对牙外伤患者,首先应注意查明有无颌骨或身体其他部位的损伤,在受外力打击或车祸等,尤其要注意排除脑部的损伤情况,现将常见的牙急性损伤分述如下。

一、牙震荡

牙震荡(concussion of the teeth)是牙周膜的轻度损伤,通常不伴牙体组织的缺损。

【病因】

由于较轻外力,如在进食时骤然咀嚼硬物所致,也可遭受轻微的外力碰撞所致。

【临床表现】

外伤后患牙有伸长不适感,轻微松动和叩痛,龈缘还可有少量出血,说明牙周膜有损伤。若做牙髓活力测试,其反应不一。通常受伤后无反应,而在数周或数月后反应开始恢复。3 个月后仍有反应的牙髓,则大多数能继续保持活力。伤后一开始牙髓活力测试有反应的患牙,若后来转变成无反应,则表示牙髓已发生坏死,同时牙可变色。

【治疗】

1~2 周内应使患牙休息。必要时降低咬合以减轻患牙的𬌗力负担。松动的患牙应固定。受伤后 1、3、6、12 个月应定期复查。观察一年后,若牙冠不变色,牙髓活力测试正常,可不进行处理;若有牙髓坏死迹象时,应进一步作根管治疗术。在年轻恒牙,其活力可在受伤 1 年后才丧失。

二、牙脱位

牙受外力作用而脱离牙槽窝者称为牙脱位(dislocation of the teeth)。由于外力的大小和方向不同,牙脱位的表现和程度不一,轻者偏离移位,称为不全脱位,重者可完全离体,称为全脱位。

【病因】

碰撞是引起牙脱位的最常见原因。在个别情况下,由于器械使用不当,拔牙时亦可发生邻牙脱位。

【临床表现】

根据外力方向,可有牙脱出、向根尖方向嵌入或唇(舌)向移位等情况。牙部分脱位常有疼痛、松动和移位等表现,同时因患牙伸长而出现咬合障碍。X 线片示牙根尖与牙槽窝的间隙明显增宽。牙向深部嵌入者,则临床牙冠变短,其𬌗面或切缘低于正常。牙完全脱位者,则可见牙完全离体或仅有少许软组织相连,牙槽窝内空虚。牙脱位不论是部分还是完全性者,均常伴有牙龈撕裂和牙槽突骨折。

牙脱位后,可以发生各种并发症:

1. **牙髓坏死**　其发生率占牙脱位的 52%,占嵌入性脱位的 96%。发育成熟的牙与年轻恒牙相比,前者更易发生牙髓坏死。

2. **牙髓腔变窄或消失**　发生率占牙脱位的 20%~25%。牙髓腔内钙化组织加速形成,是轻度牙脱位的反应,严重的牙脱位常导致牙髓坏死。牙根未完全形成的牙受伤后,牙髓常能保持活力,但也更易发生牙髓腔变窄或闭塞。嵌入性脱位牙,其牙髓坏死的发生率很高,故很少出现牙髓腔闭塞。

3. **牙根外吸收**　有人认为坏死牙髓的存在能促使牙根的吸收。牙根吸收最早在受伤 2 个月后发生。约有 2% 病例并发牙内吸收。

4. **边缘性牙槽突吸收**　嵌入性和拾向性脱位牙特别易丧失边缘牙槽突。

【治疗】

保存患牙是治疗牙脱位应遵循的原则。

1. **部分脱位牙**　应在局麻下复位,再结扎固定 4 周。术后 3、6 和 12 个月进行复查,若发现牙髓已坏死,应及时作根管治疗。

2. **嵌入性牙脱位**　应根据挫入的程度、患者年龄和牙齿发育的程度区别对待:

(1) 根尖发育完全的嵌入性牙脱位:挫入较少时,可以观察其再萌出,如果没有再萌出迹象,应在发生牙齿固连前,采用正畸牵引的方法,使该牙复位;对于挫入较多的牙(2/3 以上),可用拔牙钳即刻钳出挫入的牙齿,复位固定,或者进行部分复位后粘接托槽,采用正畸牵引的方法,复位患牙。

(2) 年轻恒牙嵌入性脱位:不宜将牙拉出复位,应观察牙齿自行再萌出。一般可观察 2~3 周,挫入的牙齿应有再萌出的迹象,整个再萌出过程时间较长,一般为 6 个月,但存在很大变异,可 2~14 个月不等。对严重挫入的牙齿(如:牙冠挫入 2/3 以上),观察 4 周左右,仍然没有再萌出迹象,牙齿生理动度降低,应及时采取正畸牵引的方法,拉出该牙。

3. **完全脱位牙**　在 0.5 小时内进行再植,90% 患牙可避免牙根吸收。因此,牙脱位后,应立即将牙放入原位,如牙已落地污染,应就地用生理盐水或无菌水冲洗,然后放入原位。如果不能即刻复位,可将患牙置于患者的舌下或口腔前庭处,也可放在盛有牛奶、生理盐水或自来水的杯子内,切忌干藏,并尽快到医院就诊。

对完全脱位牙,还应根据患者年龄、离体时间的长短,作出具体的处理方案:

(1) 根尖发育完成的脱位牙:若就诊迅速或复位及时,应在术后 3~4 周再作根管治疗术。因为这类牙再植后,牙髓自发血运重建可能性极小,导致牙髓坏死,进而引起炎症性的牙根吸收或根尖周病变。如果再植前作根管治疗术,延长了体外时间,将导致牙根吸收。一般人牙再植后 3~4 周,松动度减少,而炎症性吸收又正好于此时开始。所以再植后 3~4 周作根管治疗是最佳时期。

如果脱位在 2 小时以后再就诊者,牙髓和牙周膜内细胞已坏死,需在体外完成根管治疗术,并经根面和牙槽窝刮治后,将患牙植入固定。

(2) 年轻恒牙完全脱位:若就诊迅速或自行复位及时者,牙髓常能继续生存,不要贸然拔髓,一般疗效是良好的。牙髓血管的再生主要由新形成的血管从宽阔的根端长入髓腔,也有与原来的血管发生吻合,说明这类牙再植后,有相当强的修复力。

当然,若就诊不及时或拖延复位时间,则只能在体外完成根管治疗术,搔刮根面和牙槽窝后再植,预后是欠佳的。

【牙再植后的愈合方式】

1. **牙周膜愈合**　即牙与牙槽之间形成正常牙周膜愈合。这种机会极少,仅限于牙脱位离体时间较短,牙周膜尚存活,而且又无感染者。

2. **骨性粘连**　牙根的牙骨质和牙本质被吸收并由骨质所代替,发生置换性吸收,从而使牙根与牙槽骨紧密相连。临床表现为牙松动度减少,X 线片示无牙周间隙。这种置换性吸收发生在受伤后 6~8 周,可以是暂时性,能自然停止,也可以呈进行性,直至牙脱落。这个过程可持续数年或数十年。

3. **炎症性吸收**　在被吸收的牙根面与牙槽骨之间有炎症性肉芽组织,其中有淋巴细胞、浆细胞和分叶粒细胞。再植前牙干燥或坏死牙髓的存在,都是炎症性吸收的原因。炎症性吸收在受伤后1~4个月即可由X线片显示,表现为广泛的骨透射区和牙根面吸收。如系牙髓坏死引起,及时采取根管治疗术,常能使吸收停止。

三、牙折

【病因】

外力直接撞击,是牙折的常见原因。也可因咀嚼时咬到砂石、碎骨等硬物而发生。

【临床表现】

按牙的解剖部位可分为冠折、根折和冠根联合折三型。就其损伤与牙髓的关系而言,牙折又可分为露髓和未露髓两大类。

1. **冠折**(crown fracture)　前牙可分为横折和斜折,后牙可分为斜折和纵折。

2. **根折**(root fracture)　外伤性根折多见于牙根完全形成的成熟恒牙,因为年轻恒牙的支持组织不如根形成后牢固,在外伤时常常被撕脱或脱位,一般不致引起根折。引起根折的外力多为直接打击和面部着地时的撞击。根折按其部位可分为颈1/3、根中1/3和根尖1/3。最常见者为根尖1/3。其折裂线与牙长轴垂直或有一定斜度,外伤性纵折很少见。X线片检查是诊断根折的重要依据,但不能显示全部根折病例。摄片时中心射线必须与折裂线一致或平行时,方能在X线片上显示折裂线,如果中心射线的角度大于正、负15°~20°时,很难观察到折裂线,在此种情况下,CBCT有助于根折的诊断。X线片和CBCT不仅有助于根折的诊断,而且也便于复查时比较。

一些患者就诊时,牙髓活力测试无反应,但6~8周后可出现反应。据推测,无活力反应是牙髓在外伤时血管和神经受损伤所引起的"休克"所致,随其"休克"的逐渐恢复而再出现活力反应。

根折恒牙的牙髓坏死率为20%~24%,而无根折外伤恒牙的牙髓坏死率为38%~59%,其差别可能是因为根折断端的间隙,利于牙髓炎症引流的缘故。根折后是否发生牙髓坏死,主要取决于所受创伤的严重程度,断端的错位情况和冠侧段的动度等因素。根折时可有牙松动、叩痛,如冠端移位可有龈沟出血,根部黏膜触痛等。有的根折早期无明显症状,数日或数周后才逐渐出现症状,这是由于水肿和咬合使根折断端分离所致。

3. **冠根联合折**　冠根联合折占牙外伤总数的小部分,以斜行冠根折多见,牙髓常暴露。

【治疗】

1. **冠折**　缺损少,牙本质未暴露的冠折,可将锐缘磨光。牙本质已暴露,并有轻度敏感者,可行脱敏治疗。敏感较重者,用临时塑料冠,内衬氧化锌丁香油糊剂粘固,待有足够修复性牙本质形成后(6~8周),再用复合树脂修复牙冠形态,此时须用氢氧化钙制剂垫底,以免对牙髓产生刺激。牙髓已暴露的前牙,对牙根发育完成者应用牙髓摘除术;对年轻恒牙应根据牙髓暴露多少和污染程度做活髓切断术,以利于牙根的继续发育。活髓保存治疗的外伤牙,术后有并发髓腔和根管闭塞的可能,故在日后复查中要注意髓腔钙变的现象,及时做根管治疗,为永久修复做准备。

应该特别指出,凡仍有活力的牙髓,应在治疗后1、3、6个月及以后几年中,每半年复查1次,以判明牙髓的活力状况。牙的永久性修复都应在受伤后6~8周进行。

2. **根折**　根折的治疗应减少冠端移位并使其固定不动。应尽快复位移位的断冠,借助X线片判断复位效果,弹性夹板固定后观察牙髓状态。一般认为根折越靠近根尖预后越好。当根折限于牙槽内时,对预后是很有利的,但折裂累及龈沟或发生龈下折时,常使治疗复杂而且预后亦差。

对根尖1/3折断,在许多情况下只上夹板固定,无须牙髓治疗,就可能出现修复并维持牙髓活力,那种认为根折牙应进行预防性牙髓治疗的观点是不正确的。因为根折后立即进行根管治疗常常有可能把根管糊剂压入断端之间,反而影响其修复。但当牙髓有坏死时,则应迅速进行根管治疗术。

对根中1/3折断可用夹板固定,如牙冠端有错位时,在固定前应复位。复位固定后,每月应复查1次,检查固定是否松脱。复查时,若牙髓有炎症或坏死趋势,则应作根管治疗术。若此时断端尚未完全愈合,根管治疗时可在根管内放入合金根管固位桩或纤维桩,做根内固定,增加根折牙齿的牢固度。

颈侧 1/3 折断并与龈沟相交通时,将不会出现自行修复。如折断线在龈下 1~4mm,断根不短于同名牙的冠长,牙周情况良好者可选用:①切龈术;②正畸牵引术;③牙槽内牙根移位术。

根折(指根尖及根中 1/3)的转归有 4 种形式:

(1) 两断端由钙化组织联合,与骨损伤的愈合很相似。硬组织是由中胚叶组织分化出的成牙骨质细胞所形成的。在活髓牙的髓腔侧有不规则牙本质形成;

(2) 结缔组织将各段分开,断面上有牙骨质生长,但不出现联合;

(3) 未联合的各段由结缔组织和骨桥分开;

(4) 断端由慢性炎症组织分开,根端多为活髓,冠侧段牙髓常坏死。这种形式实际上不是修复和愈合的表现。

3. **冠根联合折** 凡可作根管治疗,又具备桩核冠修复适应证的后牙冠根折,均应尽可能保留。对前牙的冠根折,可参考与口腔相通的牙颈部根折的治疗原则处理。

第三节 牙慢性损伤

一、磨损

单纯机械摩擦作用而造成的牙体硬组织慢性磨耗称为磨损(abrasion)。如果磨损是在正常咀嚼过程中造成的,这种生理性磨损称为咀嚼磨损。其他不是由于正常咀嚼过程所致的牙磨损,为一种病理现象,统称为非咀嚼磨损。

【临床表现】

1. **咀嚼磨损** 亦称磨耗(attrition),一般发生在𬌗面或切缘,但在牙列紊乱时,亦可发生在其他牙面。由于乳牙的存留时间比恒牙短,因此其咀嚼磨损的程度不如恒牙。咀嚼时由于每个牙均有轻微的动度,相邻牙的接触点互相摩擦,也会发生磨损,使原来的点状接触成为面状接触,很容易导致食物嵌塞、邻面龋以及牙周疾病。

磨损的程度取决于牙的硬度、食物的硬度、咀嚼习惯和咀嚼肌的张力等。磨损程度与患者年龄、食物的摩擦力和咀嚼力成正比,而与牙的硬度成反比。

2. **非咀嚼磨损** 由于异常的机械摩擦作用所造成的牙硬组织损耗,是一种病理现象。不良的习惯和某些职业是造成这类磨损的原因。磨牙症也会导致严重的磨损。

【病理变化】

在牙本质暴露部分形成死区或透明层,髓腔内相当于牙本质露出的部分形成修复性牙本质,牙髓发生营养不良性变化。修复性牙本质形成的量取决于暴露牙本质的面积、时间和牙髓的反应。随着修复性牙本质的形成,牙髓腔的体积可逐渐缩小。

【生理意义】

均匀适宜的磨损对牙周组织的健康有重要意义。例如:由于牙尖被磨损,减少了咀嚼时来自侧方的压力,保持冠根长度的协调,避免由于杠杆作用而使牙周组织负担过重。

【并发症】

1. **牙本质过敏症** 这种酸痛的症状有时可以在几个月内逐渐减轻而消失,有时可持续更长的时间而不见好转。敏感的程度常因人而异,一般说来磨损的过程愈快,暴露面积愈大,则酸痛越明显。

2. **食物嵌塞** 磨损后,平面代替了正常凸面,从而增加了牙尖向对颌牙间隙楔入食物的作用。因磨损牙冠变短以及邻面磨损都可引起食物嵌塞,并促使牙周病和邻面龋的发生。

3. **牙髓和根尖周病** 系由于过度磨损使髓腔暴露所致。

4. **颞颌关节功能紊乱综合征** 严重的𬌗面磨损可导致颌间垂直距离过短,从而引起颞颌关节病损。

5. **咬𬌗创伤** 不均匀的磨损能遗留高陡牙尖,从而造成咬𬌗创伤。

6. **创伤性溃疡** 不均匀磨损遗留的过锐牙尖和边缘能刺激颊、舌黏膜,可引起局部溃疡。

【治疗】

1. 生理性磨损,若无症状无须处理。

2. 去除和改正引起病理性磨损的原因。

3. 有牙本质过敏症时,应作脱敏处理。

4. 对不均匀的磨损需作适当的调殆,磨除尖锐牙尖和边缘。

5. 有牙髓和根尖周病时,按常规进行牙髓病、根尖周病治疗。

6. 有食物嵌塞者,应恢复正常的接触关系和重建殆面溢出沟。磨损过重且有颞颌关节综合征时,应做殆垫或修复治疗,以恢复颌间垂直距离。

二、磨牙症

睡眠时有习惯性磨牙或白昼也有无意识地磨牙习惯者,称为磨牙症(bruxism)。磨牙症是咀嚼系统的一种功能异常运动。上下颌牙接触时间长,用力大,对牙体、牙周、颞颌关节、咀嚼肌等组织均可引起损害。

【病因】

1. **心理因素**　情绪紧张是磨牙症最常见的病因。

2. **殆不协调**　正中关系与正中殆之间的早接触是最常见的磨牙症始动因素,平衡侧接触则为另一始动因素。

3. **全身因素**　寄生虫,血压改变,遗传因素,缺钙以及与胃肠功能紊乱等。

4. **职业**　如运动员常有磨牙症,要求精确性很高的工作如钟表工等。

【临床表现】

磨牙症可分为3型:①磨牙型,常在夜间入睡之后磨牙,又称夜磨牙;②紧咬型,常在白天注意力集中时不自觉地将牙咬紧,但没有上下磨动的现象;③混合型,兼有夜磨牙和白昼紧咬牙的现象。

睡眠时患者作典型的磨牙或紧咬牙动作,并可伴有嘎嘎响声。当磨损超出生理运动范围时,则磨损面较大,全口牙的磨损均严重,前牙又更明显。磨损导致牙冠变短,有的仅为正常牙冠长度的1/2。此时可出现牙本质过敏症、牙髓病、根尖周病以及牙折等。由于牙周组织蒙受异常殆力,常引起殆创伤而出现牙松动,食物嵌塞。此外,磨牙症还可引起颌骨或咀嚼肌的疼痛或疲劳感,下颌运动受限,颞颌关节弹响等症状。

【治疗】

1. 去除致病因素　特别是消除心理因素和局部因素,以减少紧张情绪。施行自我暗示,以进行放松肌肉的锻炼。

2. 殆板的应用　其目的有三:隔断殆干扰始动因素;降低颌骨肌张力和肌电活动;保护牙免受磨损。目的不同,殆板的设计也不尽一样。

3. 调磨咬合　戴用殆板显效之后,可以检查咬合,分次调磨。

4. 修复治疗　为磨牙症者做修复时,不仅要使殆关系良好,而且要达到理想殆,使正中殆与正中关系一致,前伸和侧向殆有平衡接触。

5. 肌电反馈治疗　对磨牙症患者应分两期训练,第一期通过肌电反馈学会松弛肌肉。第二期用听觉反馈,在一级睡眠期间可告诫磨牙症的发生。

6. 治疗因过度磨损所引起的各种并发症。

三、楔状缺损

楔状缺损(wedge-shaped defect)是牙唇、颊侧颈部硬组织发生缓慢消耗所致的缺损,由于这种缺损常呈楔形因而得名。

【病因】

1. **刷牙**　刷牙曾被认为是发生楔状缺损的主要原因。横刷法刷牙可作为单一因素,导致牙颈部缺损。

2. **牙颈部的结构**　牙颈部釉牙骨质界处的结构比较薄弱,易被磨去,有利于缺损的发生。

3. 酸的作用　龈沟内的酸性渗出物与缺损有关。

4. 牙体组织的疲劳　颊侧牙颈部,是殆力应力集中区。长期的咀嚼殆力,使牙体组织疲劳,于应力集中区出现破坏。

【临床表现】

1. 典型楔状缺损,由两个平面相交而成,有的由三个平面组成。缺损边缘整齐,表面坚硬光滑,一般均为牙组织本色,有时可有程度不等的着色。

2. 根据缺损程度,可分浅形、深形和穿髓形三型。浅形和深形可无症状,也可发生牙本质过敏症。深度和症状不一定成正比关系,与个体差异有关。穿髓时可出现牙髓病、根尖周病症状,甚至发生牙横折。

3. 好发于前磨牙,尤其是第一前磨牙,位于牙弓弧度最突出处,刷牙时受力大,次数多,一般有牙龈退缩。

4. 随年龄增长,楔状缺损有增加的趋势,年龄愈大,楔状缺损愈严重。

【治疗和预防】

1. 首先应改正刷牙方法,避免横刷,并选用较软的牙刷和磨料较细的牙膏。

2. 组织缺损少,且无牙本质过敏症者,不需作特别处理。

3. 有牙本质过敏症者,应用脱敏疗法。

4. 缺损较大者可用充填法,用玻璃离子体粘固剂或复合树脂充填,洞深或有敏感症状者,充填前应先垫底。

5. 有牙髓感染或根尖周病时,可作牙髓病治疗或根管治疗术。

6. 如缺损已导致牙横折,可根据病情和条件,行根管治疗术后,予以桩核冠修复。无保留价值者则拔除。

四、酸蚀症

酸蚀症(erosion)是指在没有细菌参与的情况下,由化学因素引起的牙体硬组织慢性、不可逆性破坏的疾病。以前是制酸工人和常接触酸人员的一种职业病。由于生活水平的提高,当前引起酸蚀症的主要原因为饮食结构的变化。

【病因】

酸蚀症病因尚未明确,是多种因素相互影响、相互作用的结果。来自体内、体外的酸作用于易感的牙齿是引起酸蚀症的基本原因,生活方式、口腔卫生习惯及唾液的缓冲能力下降等均是影响因素。

【临床表现】

最初往往仅有感觉过敏,以后逐渐产生实质缺损。多发生在前牙唇面,其严重程度与酸性饮食的摄入时间、频率及方式密切相关。许多患者往往因前牙美观问题就诊。酸蚀症牙齿的完整性遭到破坏,牙本质外露产生敏感症状,严重者累及牙髓健康。目前尚无国际统一的酸蚀症诊断标准,国内一般使用 van Rijikom 改良标准应用于临床和流行病学调查(表 1-3-3-1)。

表 1-3-3-1　van Rijikom 改良标准

评分	标准
0	牙齿无外形缺损,表面光滑,呈丝绸样光泽
1	牙面发育性横纹丧失,表面光滑,呈熔融状,但无明显实质性缺损
2	明显的釉质丧失,未及牙本质,病损宽度明显大于深度
3	釉质和牙本质均受累,牙本质受累面积小于牙齿表面积的 1/2;唇腭面见局限性碟状缺损;切缘变薄呈槽状缺损;面的牙尖和窝沟见杯口状或弹坑状病损,直径≥1mm;有时可见银汞充填物高于周围牙表面,呈银汞充填物高于周围牙表面,呈银汞岛样
4	釉质和牙本质受累,牙本质受累面积大于牙齿表面积的 1/2;各牙面表现同 3 级,但范围扩大,面有时可见大面积病损,周围牙釉质边缘凸起,呈领圈状
5	釉质、牙本质、牙髓均受累

【预防和治疗】

1. 职业暴露引起的酸蚀症应改善劳动条件,消除和减少空气中的酸雾。积极治疗相关疾病如反流性食管炎,减少碳酸饮料的摄入等。

2. 个人防护　摄入酸性饮食后漱口,咀嚼无糖口香糖等方法促进唾液分泌,用有再矿化作用的牙膏刷牙等。

3. 对症治疗　牙本质敏感者可用局部用药物脱敏处理。

4. 缺损严重者可根据情况采用充填法、修复法处理。垂直丧失过大时可用全瓷冠咬合重建。并发牙髓病变者,应先作牙髓病治疗,然后再作充填或修复处理。

五、牙隐裂

牙隐裂(cracked tooth)又称不全牙裂或牙微裂。指牙冠表面的非生理性细小裂纹,常不易被发现。牙隐裂的裂纹常渗入到牙本质结构,是引起牙痛的原因之一。隐裂牙发生于上颌磨牙最多,其次是下颌磨牙和上颌前磨牙。

【病因】

1. 牙结构的薄弱环节是隐裂牙发生的易感因素。这些薄弱环节不仅本身抗裂强度低,而且是牙承受正常𬌗力时,应力集中的部位。

2. 牙尖斜度愈大,所产生的水平分力愈大,隐裂发生的机会也愈多。

3. 创伤性𬌗力,当病理性磨损出现高陡牙尖时,牙尖斜度也明显增大。正常咬合时所产生的水平分力也增加,形成创伤性𬌗力。

【临床表现】

隐裂位置皆与𬌗面某些窝沟的位置重叠并向一侧或两侧边缘嵴伸延。上颌磨牙隐裂常与𬌗面近中舌沟重叠,下颌磨牙隐裂线常与𬌗面近远中发育沟重叠,并越过边缘嵴到达邻面。但亦有与𬌗面颊舌沟重叠的颊舌隐裂,前磨牙隐裂常呈近远中向。

表浅的隐裂常无明显症状,较深时则遇冷热刺激敏感,或有咬合不适感。深的隐裂因已达牙本质深层,多有慢性牙髓炎症状,有时也可急性发作,并出现定点性咀嚼剧痛。凡出现上述症状而未能发现患牙有深的龋洞或深的牙周袋,牙面上探不到过敏点时,应考虑牙隐裂存在的可能性。一般可用尖锐的探针检查,如隐裂不明显,可涂以碘酊,使渗入隐裂染色而将其显示清楚。有时将探针置于裂隙处加压,可有疼痛感。沿裂隙磨除,可见裂纹已达牙本质深层。将棉花签置于可疑牙的牙尖上,嘱患者咬合,如出现短暂的撕裂样疼痛,则可能该牙已有隐裂。

【治疗】

1. 调𬌗　排除𬌗干扰,减低牙尖斜度以减小劈裂力量。患牙的𬌗调整需多次复诊分期进行,当调𬌗与保存生活牙髓发生矛盾时,可以酌情处理牙髓后再调𬌗。同时应均衡全口𬌗力负担,治疗和/或拔除全口其他患牙,修复缺失牙。

2. 隐裂牙的处理　隐裂仅达釉牙本质界,着色浅而无继发龋损者,可采用复合树脂进行修复,有继发龋或裂纹着色深,已达牙本质浅层、中层者,沿裂纹备洞,氢氧化钙糊剂覆盖,玻璃离子粘固剂暂封,2周后无症状则换光固化复合树脂。较深的裂纹或已有牙髓病变者,在牙髓治疗的同时大量调整牙尖斜面,彻底去除患牙承受的致裂力量和治疗后及时用全冠修复是至关重要的。在牙髓病治疗过程中,𬌗面备洞后,裂纹对𬌗力的耐受降低,尽管在治疗时已降低咬合,然而在疗程中由于咀嚼等原因,极易发生牙体自裂纹处劈裂开。因此牙髓病治疗开始时可做带环粘上以保护牙冠,牙髓病治疗完毕应及时冠修复。

六、牙根纵裂

牙根纵裂(vertical root fracture)是指发生在沿牙根长轴方向的完全或不完全的纵裂,未波及牙冠。方向通常为颊舌向。牙根纵裂通常先从根管内部产生,扩展至牙根外表面。由于肉眼不能发现,临床表现不典型,诊断比较困难。国外文献报道的牙根纵裂多为继发于牙髓治疗或修复治疗后的患牙。国内有文献报道患有重度牙周炎伴咬合创伤的患牙,易发生牙根纵裂。随着根管治疗术在国内的普及,继发于根管治疗的牙根纵裂逐渐受到关注。

【病因】

1. **𬌗创伤**　慢性持续性的创伤𬌗力,对本病发生起着重要作用。在全口牙中,以承受𬌗力最大的第一磨牙发生率最高,其中下颌第一磨牙又高于上颌第一磨牙。侧方𬌗创伤,牙尖高耸,磨耗不均,根分叉暴露皆与患牙承受𬌗力过大有关。

2. **发育缺陷**　磨牙近中根发生牙根纵裂的比例明显超过其他牙根,分析与近中根在解剖结构方面的弱点有关。牙根近远中径缩窄、峡部的存在,都可能会影响牙根的抗折性。Pilo通过内部破裂压力法测试根管充填后的前磨牙牙根的抗折性能,发现抗折性与根管近远中壁的厚度呈正相关,与颊舌侧壁的厚度无关。

3. **根管治疗**　继发性牙根纵裂内因是牙本质脱水,失去弹性,牙变脆,致使牙抗折力降低。其外因则主要是医源性因素,且这些危险因素与根管治疗每一步相关。根管预备器械,尤其是机用镍钛机械,会降低牙根的抗折性。根管冲洗药物、过大的侧方充填压力,也会降低牙根的机械性能。体外实验也表明侧向加压充填法较单尖法充填引起的牙根纵裂概率更高,且根管再治疗会大大增加牙根纵裂的发生率。当使用侧向加压充填法充填时,根管超充的牙根纵裂发生率远大于恰充及欠充的牙根。

4. **桩道预备**　根管充填完成后,不合适的桩是造成牙根纵裂的又一因素,锥形桩比平行桩更易引起牙根纵裂,其原因是前者在就位,粘固,特别是受力时产生应力集中,后者产生的应力分布比较均匀。Cooney指出:锥形桩不仅使固位能力降低,而且在近根尖处产生楔力更明显。此外,桩的直径愈大,产生应力愈大,致根纵折的可能性增加。

【临床表现】

1. 活髓牙的牙根纵裂早期有冷热刺激痛,咀嚼痛,晚期出现自发痛,咀嚼痛,有叩痛和松动,并有牙龈反复肿胀。牙冠表面磨耗严重,绝大多数有牙周袋和牙槽骨破坏,牙周袋较深,甚至达根尖,容易探及,也有不少患牙的牙周袋窄而深,位于牙根裂缝相应的部位,须仔细检查才能发现。

2. 继发性于根管治疗的牙根纵裂无牙髓症状,早期也无牙周袋或牙槽骨的破坏,随着病程延长,感染通过根裂损伤牙周组织可使牙周病变加重,骨质吸收。患者表现为牙周反复肿胀或脓肿,窦道形成,检查可发现窄而深的牙周袋,探诊深度通常大于5mm。

【影像学表现】

X线检查对诊断牙根纵裂有重要意义。活髓牙的牙根纵裂X线片显示管腔的下段、中下段甚至全长增宽,边缘整齐。这种根管腔影像的变化,不论其长度如何,均通过根尖孔,且在根尖处变宽。根裂方向与根管长轴一致。晚期可见折裂片分离。源于牙周病者,X线片上可见牙槽骨角形吸收,而继发于根管治疗后者,早期无明显的牙槽骨破坏,晚期则可见明显的牙槽骨吸收。牙根周围形成J形或光环状的根尖透射影。

对于活髓牙牙根纵裂的诊断必须谨慎,X线片有时可见根管自根中或根尖1/3处管腔异常变宽,根尖孔呈喇叭口状,如果进行根管充填后摄X线,可见糊剂从纵裂处溢出,此时诊断为牙根纵裂把握较大。

近年来,提供三维的视野的锥形束CT(cone beam computed tomography,CBCT),逐步应用于牙根纵裂的诊断。但系统性分析表明,相对常规二维X线片,CBCT在诊断牙根纵裂方面并没有优越性。CBCT的精确度受视野、分辨率、根管充填物、金属桩等的影响。值得注意的是,牙周手术探查或外科拔除是确诊牙根纵裂的主要手段。

【治疗原则】

1. 对于松动明显,牙周袋宽而深或单根牙根管治疗后发生的牙根纵裂,保守治疗无效,均应拔除。

2. 对于牙周病损局限于裂缝处且牙稳固的磨牙,可在根管治疗后行牙半切除术或截根术。

3. 对于根尖部不完全纵裂,可通过显微根尖手术截除根尖,并进行倒预备和倒充填。也有病例报道对牙根纵裂患牙进行意向性再植,体外充填裂缝后重新植入牙槽窝,但疗效不确定。

七、牙颈部外吸收

牙颈部外吸收通常发生在受累牙的牙颈部区域,初始累及牙周膜、牙槽骨及牙本质。到晚期可能会累及牙髓组织。由于诊断不明确,无统一治疗标准,相关文献报道较少。近年来随着影像学和组织病理学的发展,牙颈部外吸收逐渐受到关注。

【病因】

病因不明。推测可能与牙周膜和牙骨质的损伤,导致了组织吸收的持续进展有关。其可能的病因有:牙外伤史、正畸治疗、免疫因素等,但仍需要进一步研究证实。

【组织病理】

牙颈部外吸收是一个复杂的、逐步进展的过程,它由三个主要阶段构成:吸收初始期,吸收进展期,修复重建期。同一病损的不同区域可能同时发生吸收和修复。对牙颈部外吸收病理生理学的深入了解,能更好地预防和治疗该疾病。

【临床表现】

最常见的受累牙是上颌中切牙,其次是上颌尖牙、上颌第一磨牙和下颌第一磨牙。由于病损的位置和进展程度不一,导致牙颈部外吸收的临床表现差异很大。早期在临床检查和 X 线检查时偶然发现,有牙龈炎症和出血的症状。晚期出现牙髓受累甚至根尖周炎症状。目前尚缺乏牙颈部外吸收特有的相关临床表现。

牙颈部外吸收通常需要与颈部龋相鉴别。

另外,高度血管化的牙颈部外吸收病损可能表现为粉红色点,与晚期牙内吸收相似。

【影像学表现】

牙颈部外吸收缺乏特异性的 X 线表现。病损可能表现为 X 线透射影(吸收期)或 X 线阻射影(修复期),或根据病损的阶段两者都有。平行投照技术可以用于鉴别牙颈部外吸收和牙内吸收,并确定临床探诊无法确认的病损区的位置。然而,根尖片由于其二维的局限性,易导致误诊。当诊断不明、或拟对牙颈部外吸收进行治疗时,建议使用 CBCT。CBCT 能明确病损的位置和破坏程度,达到较好的治疗效果。

【分型】

1999 年 Heithersay 根据病损的大小和位置将牙颈部外吸收分成四类。由于其分类基于二维的 X 线片,仅能识别位于近远中方向的病损,而无法描述位于颊舌侧的病损,因此它的分类尚不够精确。CBCT 已成为诊断和治疗牙颈部外吸收的重要依据,有必要对病损进行三维方向的分类。Patel 2018 牙颈部外吸收分型基于 CBCT 影像的三维分型,以更好地指导临床治疗(表 1-3-3-2)。

表 1-3-3-2   Patel 2018 分类

垂直向位置	环颈扩展程度	与根管接近程度
1:釉牙本质界水平或牙槽嵴顶上方	A:≤90°	d:病损局限于牙本质
2:扩展至牙根冠 1/3 或牙槽嵴顶下方	B:>90° to ≤180°	p:可能累及牙髓
3:扩展至牙根中 1/3	C:>180° to ≤270°	
4:扩展至牙根尖 1/3	D:>270°	

(根据 Patel 2018 分类,1Ad 是指吸收部位垂直向位于釉牙本质界水平或牙槽嵴顶上方,环颈部扩展≤90°,且病损局限于牙本质。如果吸收部位扩展至牙根中 1/3,环颈部扩展>90° to ≤180°,病损累及牙髓,分型为 2Bp)。

Heithersay 分类如下:

Ⅰ类,累及牙颈部牙本质小而浅的病损;

Ⅱ类,靠近冠髓部明确的病损,但很少或根本没有累及牙本质;

Ⅲ类,病变深入到牙根的冠三分之一;

Ⅳ类,病变超过牙根的冠三分之一。

【治疗】

治疗的目标为保存受累牙的功能,恢复美学形态。

治疗关键在于去除吸收区组织,封闭缺损口,防止复发。

治疗方法主要基于病损是否可及以及可修复性。在活髓牙的牙颈部外吸收病损中,通常存在一个或多个与外界相通的入口。对这类病损可在外部直接修复,即翻瓣刮除病损后修复。对于沿根管水平向和垂直向扩展的病损,入口一般较小,需行根管治疗后内部修复。对于不同分类的治疗选择如下:

1. **外部修复缺损区±根管治疗**　翻瓣后刮除吸收区,在外部用复合树脂或玻璃离子直接修复。适用于 Patel 分型 1Ad,2Ad,2Bd。在牙髓累及时,可行盖髓术或根管治疗,如 Patel 分型 1Ap,2Ap,2Bp。

2. **内部修复+根管治疗**　根管治疗后,刮除吸收区并用复合树脂或玻璃离子在内部直接修复。如 Patel 分型 2Cp,2Dp,3Cp,3Dp。

3. **意向性再植**　对治疗无法触及的缺损,进行根管治疗后拔除体外修复,再植入。如 Patel 分型 3Ad,3Bd。

4. **定期复查**　对于无法治疗的缺损,需定期复查。如 Patel 分型 2-4Dd,2-4Dp。

5. **拔牙**　治疗无法触及,或病损太大无法修复。

【预后】

治疗可触及的病损,通过保守治疗有较好的预后。术者应告知患者治疗结果的不可预测性。关于病损的大小和阶段(吸收期和修复期)对治疗结果的影响,还需要进一步的研究。

第四节　牙本质过敏症

牙本质过敏症(dentine hypersensitivity)又称过敏性牙本质(hypersensitive dentine),是牙在受到生理性范围内的外界刺激,如温度(冷、热)、化学物质(酸、甜)以及机械作用(摩擦或咬硬物)等所引起的酸痛症状。其特点为发作迅速、疼痛尖锐、时间短暂,一般可累及几个牙或全口牙,以磨牙和前磨牙为多见。牙本质过敏不是一种独立的疾病,而是各种牙体疾病共有的症状,发病的高峰年龄在 40 岁左右。

【病因】

凡能使釉质完整性受到破坏,牙本质暴露的各种牙体疾病,如磨耗、楔状缺损、牙折、龋病以及牙周萎缩致牙颈部暴露等均可发生牙本质过敏症。但并不是所有牙本质暴露的牙都出现症状,通常与牙本质暴露的时间、修复性牙本质形成的快慢有关。

【发病机制】

牙本质过敏症的发病机制尚不十分清楚,目前有以下 3 种学说。

1. **神经学说**　认为牙本质中存在着牙髓神经末梢,故感觉可由牙本质表层传至牙髓。但从形态学和功能方面的观察,目前尚未取得一致的见解。不少学者认为:在牙髓的成牙本质细胞层内的无髓鞘神经,仅有一部分进入前期牙本质和牙本质的内层,且限于内 1/3 层,而其外 2/3 并未见神经结构。许多实验结果也不支持"神经对各种刺激的反应是直接的"观点。氯化钾、组织胺、乙酰胆碱等作用于表浅牙本质并不产生疼痛,局麻药作用于牙本质表面也不能减轻牙本质的敏感性。

2. **牙本质纤维传导学说**　认为成牙本质细胞的原浆突中含有乙酰胆碱酶,它在受刺激后能引起神经传导,产生疼痛。持反对意见者认为,实验性干扰人成牙本质细胞,未降低牙本质敏感性,说明成牙本质细胞并不具有感觉器的特性,可能在牙本质过敏中仅起被动作用。

3. **流体动力学理论**　认为作用于牙本质的外部刺激引起了牙本质小管内容物向内或向外流动,位于牙本质小管的轴突末端中的受体将牙本质小管中的流体运动转换成电信号,向外的液体运动(负压)比向内的运动产生更强的神经反应。这种异常的流动被传递到牙髓,从而引起牙髓神经纤维的兴奋,产生痛觉。成牙本质细胞下层、成牙本质细胞层和牙本质内层小管内的神经纤维对液体的流动或突然的压力变化均非常敏感,这也是发生牙本质过敏的原因。在电镜下,成牙本质细胞突只占管腔的 1/4,其余 3/4 均为液体充满。牙本质小管液像玻璃毛细管中的液体一样,任何轻微的移位都会引起它们的流动。成千根小管内的液体同时快速移位,可导致小管内容物的相应移动,以及导致相邻处牙髓组织的明显移动。施加在暴露的牙本质上的流体动力刺激(例如,热、冷、吹风)可激活 Aδ 纤维;若施加足够长的热量使牙本质牙髓边界温度升高(缓慢加热至 43.8℃),则纤维也可能会做出反应。同时,小管内液体的移动还可引起成牙本质细胞的伴随移动,刺激与之相接触的神经纤维,引发神经冲动而产生痛觉。

此外,由于牙本质小管内液体的膨胀系数与牙本质小管壁的系数相差甚大,温度刺激可使小管内液体膨胀或收缩,从而导致液体发生相对移位,也可诱发疼痛,这就是临床上牙本质过敏时冷热甜酸刺激诱发疼痛的原因。

【临床表现和诊断】

牙本质过敏症的主要表现为刺激痛,当刷牙,吃硬物,酸、甜、冷、热等刺激时均可发生酸痛,尤其对机械刺激最敏感。

检测牙本质过敏症的手段有下列 3 种:

1. **探诊**　探诊是临床检查牙敏感症最常用的方法之一。最简单的探诊方法是用尖探针轻轻划过牙的敏感部位,将患者的主观反应分成 4 级,0°:无不适;1°:轻微不适或疼痛;2°:中度痛;3°:重度疼痛且持续。为了定量测量的目的,学者们采用了各种更为复杂的探诊手段。Smith 等发明了一种探诊装置,该装置有一可弯曲的 15mm 长不锈钢丝接触牙面,可沿牙面曲度划动,用螺旋钮调节钢丝尖端接近和远离牙面,从而改变探诊压力,直到患者感到疼痛,此时力值定为敏感阈值。为了保证每次测定位置的重复性,可用牙科材料将该装置固定在几个邻牙上。另外一种探针是手持式的,它的尖探针与压力应变片相联结,并通过显示器来反应探诊的力量。这种探针很容易用来探诊牙的敏感面,在探诊过程中力量可连续地逐渐增加,直到有疼痛感觉,该值定为患牙的敏感阈值。当力量达到 80g 时仍无反应,该牙被认为不敏感。

2. **温度试验**　简单的温度测定方法是通过牙科椅的三用气枪将室温的空气吹向敏感牙面,该方法在临床上很常用。空气刺激方法目前已被标准化,气温为 18~21℃,气压为 60kpa,刺激时间为 1 秒。检查时用手指或棉卷隔离邻牙,患者的反应分成 4 级。接触式金属探头温度测定仪的探头温度可在 12~82℃ 之间变动,由探头内的热敏电偶测定并显示。检测初始温度为 37.5℃,作冷测时,温度每次降低 1℃,直到患者感觉不适,热测法与冷测法相似,温度从 37.5℃ 按 1℃ 阶梯逐渐增加,用温度的高低来判断牙的敏感程度。

3. **主观评价**　在临床上,学者们也常用患者的主观评价方法来判断牙的敏感程度包括疼痛 3 级评判法(Verbal rating scale,VRS)和数字化疼痛评判法(Visual analogue scale,VAS)。VRS 系患者将其日常生活中对冷空气、冷热酸甜食物、刷牙等刺激的敏感进行综合和评价,每次复诊时均采用问卷方式,好转定为(-1),无改变为(0),加重为(+1)。3 级评判法所提供的描述词语有时不足以反映患者的真实感受。VAS 是用一条 10cm 长的直线,一端标有"无不适或无疼痛",另一端标有"严重不适或剧烈疼痛",要求患者在直线上作一标记来代表当时的牙敏感程度。只要适当地向患者解释,VAS 法很容易被掌握和使用。学者们认为用 VAS 比 VRS 重复性更好,能连续地评价疼痛的程度,而且又能满足对敏感刺激不同感受的评价,因此,更适于测定牙的敏感性。

牙本质过敏症可能只对一种刺激敏感,也可能对多种刺激敏感,因此,多数学者认为在临床研究过程中要使用多种手段来测定,其中至少有一种可定量的试验。

【治疗】

流体力学理论提出了两种治疗牙本质过敏症的基本方法,即通过封闭牙本质小管以限制流体运动或通过牙本质小管将脱敏药物中的钾离子扩散到牙本质小管,以降低牙内神经的兴奋性,并防止神经对牙本质小管内刺激诱发的液体运动的任何反应。临床上多采用药物脱敏、激光脱敏、充填治疗等方式。

(夏文薇)

参 考 文 献

[1] 樊明文 . 牙体牙髓病学[M]. 4 版 . 北京:人民卫生出版社,2012.

[2] 顾长明,杨家瑞 . 口腔内科学[M]. 3 版 . 北京:人民卫生出版社,2015.

［3］Dds PN,Dds TJ. Oral Functional Behaviors and Tooth Factors Associated with Cracked teeth in Asymptomatic Patients［J］. Journal of Endodontics,2021,47(9):1383-1390.

［4］Zhao X,Zanetti F,Wang L,et al. Effects of different discoloration challenges and whitening treatments on dental hard tissues and composite resin restorations［J］. Journal of Dentistry,2019,89:103182-103182.

［5］Donovan T,C Nguyen-Ngoc,Alraheam I A,et al. Contemporary diagnosis and management of dental erosion［J］. Journal of Esthetic and Restorative Dentistry,2021,33(1):78-87.

［6］Diangelis AJ,Andreasen JO,Ebeleseder KA,et al. Guidelines for the Management of Traumatic Dental Injuries:1. Fractures and Luxations of Permanent Teeth［J］. Pediatric Dentistry,2017,39(6):401-411.

［7］Muriel DM,Fournier BP,Berdal A . Isolated dentinogenesis imperfecta and dentin dysplasia:revision of the classification［J］. European Journal of Human Genetics Ejhg,2015,23(4):445.

［8］Pilo R,Metzger Z,Brosh T. Effect of root morphology on the susceptibility of endodontically treated teeth to vertical root fracture:An ex-vivo model［J］. J Mech Behav Biomed Mater,2017,69:267-274.

［9］Capar ID,Saygili G,Ergun H,et al. Effects of root canal preparation,various filling techniques and retreatment after filling on vertical root fracture and crack formation［J］. Dent Traumatol,2015,31(4):302-307.

［10］Liao WC,Tsai YL,Wang CY,et al. Clinical and Radiographic Characteristics of Vertical Root Fractures in Endodontically and Nonendodontically Treated Teeth［J］. J Endod,2017,43(5):687-693.

［11］PradeepKumar AR,Shemesh H,Jothilatha S,et al. Diagnosis of Vertical Root Fractures in Restored Endodontically Treated Teeth:A Time-dependent Retrospective Cohort Study［J］. J Endod,2016,42(8):1175-1180.

［12］Brady E,Mannocci F,Brown J,et al. A comparison of cone beam computed tomography and periapical radiography for the detection of vertical root fractures in nonendodontically treated teeth［J］.Int Endod J,2014,47(8):735-746.

［13］Patel S,Lambrechts P,Shemesh H,et al. European Society of Endodontology position statement:External Cervical Resorption ［J］. Int Endod J,2018,51(12):1323-1326.

［14］Patel S,Foschi F,Mannocci F,et al. External cervical resorption:a three-dimensional classification［J］. Int Endod J,2018, 51(2):206-214.

［15］Neville B,Damm DD,Allen C,et al.Oral and Maxillofacial Pathology［M］.4th ed. Philadelphia:Saunders.2016.

第四章　牙髓病和根尖周病

第一节　牙髓及根尖周组织生理学特点

一、牙髓的功能

牙髓具有 4 种基本功能：①成牙本质细胞形成牙本质；②血管系统向牙髓牙本质复合体提供营养成分；③感觉神经纤维传导痛觉；④成牙本质细胞及结缔组织成分对外界刺激的保护性反应。

（一）形成功能

牙髓在整个生命过程中，能不断形成牙本质，但形成牙本质的速率和形式有所不同。

原发性牙本质（primary dentin）：在牙萌出之前形成。由于此时成牙本质细胞的排列不拥挤，牙也还未开始行使功能，故原发性牙本质呈管状且排列有规律。

继发性牙本质（secondary dentin）：在牙萌出之后形成，也呈规则的管状，且牙本质小管与原发性牙本质中的小管相延续。随着成牙本质细胞分泌基质和逐渐后退，它们变得拥挤且排列紊乱，此时形成继发性牙本质呈波纹状，且形成的速度相对缓慢。

第三期牙本质（tertiary dentin）：又被称为修复性牙本质（reparative dentin）、刺激性牙本质（irritation dentin）或不规则牙本质（irregular dentin）等。当牙髓受到外界异常刺激如龋病、磨损、酸蚀症和备洞等，牙髓组织受诱发形成第三期牙本质，以保护牙髓免遭不良刺激。目前认为，第三期牙本质的分类为：①反应性牙本质（reactionary dentin）：由原来的成牙本质细胞形成，其形成的速率较快，牙本质小管与继发性牙本质中的小管相延续；②修复性牙本质：由新分化的成牙本质细胞样细胞形成，其牙本质小管形态不规则，数目较少甚至缺乏，也不与继发性牙本质中的小管相延续。若修复性牙本质的形成速度过快，基质中含有细胞或组织，形成类似骨组织样外观，称为骨样牙本质（osteodentin）。

（二）营养功能

牙髓通过向成牙本质细胞和细胞突提供氧、营养物质以及牙本质液来保持牙本质的活力。牙髓丰富的周边毛细血管网是牙髓行使营养功能的基础。牙髓的血液来源于上、下牙槽动脉。炎症时，淋巴管可移走过多的组织液、蛋白成分、细胞碎片和细菌等，有降低组织压、缓解早期炎症反应的功能。牙本质液来源于组织液，其组成与血浆成分相似，对维持牙本质的生理功能具有重要意义。

（三）感觉功能

牙髓丰富的神经分布是其行使感觉功能的基础。由于牙髓内仅有伤害感受器或称疼痛感受器，当它们受到各种外界刺激如机械、温度或化学刺激时，其冲动传递到中枢都表现为痛觉，因此，牙髓的感觉功能是产生痛觉。

（四）防御功能

牙髓在受到一定的外界刺激或损伤时，其内的神经、血管以及牙髓牙本质复合体会出现相应的反应，发挥防御功能。牙髓的防御功能包括疼痛、第三期牙本质形成和炎症反应等。

二、牙髓增龄性变化

牙髓增龄性变化是指随着年龄的增加,牙髓发生的一些生理性变化。各种不良刺激可加速牙髓的这些变化,主要表现为体积变化、结构变化和功能变化。

(一)体积变化

成牙本质细胞具有不断形成继发性牙本质的功能,所以随着年龄的增长,髓腔周围的牙本质会不断增多,牙髓体积不断缩小,髓室由大变小,髓角变低或消失,根管由粗变细,根管走向复杂化,根尖孔变窄。因此,在进行牙髓治疗时,需要拍 X 线片以了解髓腔的大小和位置,以及根管的粗细和走向,以利操作,避免髓底或髓腔侧壁的穿孔。

严重的磨损或龋病可诱导牙髓形成修复性牙本质,加速牙髓增龄性变化,使髓腔变小,甚至闭塞。

(二)结构变化

1. 牙髓内成纤维细胞逐渐变小,数目逐渐减少。

2. 成牙本质细胞从高柱状变为立方状或扁平状,在磨牙髓室底处甚至消失。

3. 牙髓基质因逐渐失去水分而变得更黏稠。虽然胶原纤维的形成随细胞成分的减少而逐渐减少,但由于成熟的胶原纤维不能从牙髓中清除,因此,胶原纤维在牙髓内的堆积可使牙髓出现纤维变性。

4. 在衰老的牙髓中,神经、血管数目的明显减少,可导致牙髓营养不良性钙化的发生,包括弥散性钙化和髓石。牙创伤和盖髓术常可诱发和加速牙髓组织的钙化,使年轻恒牙的髓腔也会出现钙化性闭塞,增加其根管治疗的难度。

(三)功能变化

随着牙髓中细胞成分的减少,牙髓的各种功能会逐渐降低。

1. 根尖孔的变窄和血管数目的减少可造成牙髓血流的减少,使牙髓中的细胞缺乏足够的营养物质和氧,从而使牙髓的防御和修复方面功能降低甚至丧失。

2. 神经纤维数目的减少,导致了牙髓对外界刺激的敏感性降低。

此外,大量继发性和修复性牙本质的形成,也使牙本质通透性下降,从而使牙髓暴露机会减少。但一旦牙髓受损,因其修复能力降低,所以痊愈是不可能实现的。

三、根尖周组织生理学特点

根尖周组织是指根尖部的牙周组织,包括牙骨质、牙周膜和牙槽骨,其组织生理学特点与牙髓有着明显的不同。

(一)牙骨质

牙根冠方 2/3 的牙骨质为薄的板层状结构,根尖 1/3 的牙骨质为较厚的不规则的板层状,多为细胞性牙骨质。

1. 牙骨质的功能

(1)牙骨质的主要功能是为牙周膜附着于牙齿和牙槽骨提供中介,牙周韧带借助牙骨质附着于牙根,并使牙齿固定在牙槽窝内。

(2)牙骨质具有不断新生的特点,具有修复和补偿功能。根尖部牙骨质不断生长,以补偿牙冠的磨损;牙髓病和根尖周病治疗后,牙骨质能新生并覆盖根尖孔,重新建立牙体与牙周的连接关系。

(3)牙骨质持续新生以适应牙周韧带的不断改建和附着。

2. 临床意义

(1)根尖部牙骨质的不断沉积使牙根不断增长,根尖孔逐渐缩小。根尖孔过度的缩小将影响血流进入牙髓,诱发牙髓的退行性或增龄性变化。虽然牙根的长度在不断增加,但如果以牙本质牙骨质界为测量标准,根管工作长度却在不断减少。

(2)根管预备的深度应止于牙本质牙骨质界,通常距根尖孔约 0.5~1mm,在老年患牙该值大于 1mm。在根管治疗中,组织学根尖孔可协助根管预备器械在根尖的定位,同时可预防根充材料超出根尖孔。

（3）牙骨质可修复因炎症导致的牙根病理性吸收，也可修复因牙移位导致的牙根生理性吸收，在对后者的修复过程中，可使根尖孔开口更偏向侧方。另外，在根尖诱导形成术后，牙骨质在根端硬组织屏障形成中亦具有重要作用。

（二）牙周膜

根尖周牙周膜主要有 4 种功能：

1. 形成根尖部的牙骨质和牙槽骨，并能吸收和重建牙骨质和牙槽骨。

2. 承受咀嚼力和缓冲外来的力量，以免牙槽骨直接受力。

3. 维持牙槽骨的代谢活力。

4. 对外来刺激产生相应的组织学反应。

（三）牙槽骨

牙槽骨由固有牙槽骨和支持骨组成，固有牙槽骨为薄层致密骨，构成牙槽窝的内壁，它在 X 线片上呈围绕牙根的连续阻射白线，又称为硬骨板。

固有牙槽骨上有许多小孔，它们是血管、神经进出的通道，这些小孔使固有牙槽骨呈筛状外观，因此又被称为筛状板。因为固有牙槽骨的筛状特点，由根尖周炎压力引发的疼痛远没有牙髓炎疼痛那么剧烈。

持续性根尖周炎症可导致根尖周硬骨板的吸收，在 X 线片上可表现为阻射白线的模糊、中断甚至消失。研究表明，硬骨板矿物质被吸收 30%~50% 时，在 X 线片上才能显示出来，因此，早期根尖周病损不一定能被 X 线片检出。

第二节   牙髓病和根尖周病的病因及发病机制

一、微生物因素

牙髓病和根尖周病的常见类型均由细菌感染所致。1890 年，Miller 首次证实了在人坏死牙髓组织中有细菌的存在。此后，许多研究亦相继证实了细菌与牙髓病和根尖周病的密切关系。目前认为，根管和根尖周的感染是以厌氧菌为主的混合感染，厌氧菌在牙髓病和根尖周病的发生和发展中具有重要作用。

（一）感染途径

1. 牙本质小管。

2. 牙髓暴露。

3. 牙周袋途径。

4. 血源感染。

（二）致病机制

组织病变及组织损伤的程度，与细菌的毒力和数量、宿主的防御能力有关。细菌及其毒性产物可直接毒害组织细胞，或者引发非特异性炎症反应和特异性免疫反应间接导致组织损伤。

1. 致病物质   荚膜、纤毛、胞外小泡、内毒素、酶、代谢产物等。

2. 宿主对细菌的反应

（1）炎症反应：牙髓在受到细菌感染时，受损的细胞可释放大量的炎症介质，引起血管扩张、通透性增加，趋化中性粒细胞进入受损部位，中性粒细胞在杀灭细菌时所释放的溶酶体也导致了牙髓组织的变性或坏死。牙髓炎中增多的多种炎症介质在牙髓炎的病理生理过程中具有重要意义。

（2）免疫反应：侵入牙髓组织的细菌及其产物可作为抗原物质诱发机体的特异性免疫反应。免疫反应在杀灭细菌的同时，也可引起或加重炎症反应，导致组织损伤。此外，许多根管治疗药物也具有抗原特性，可引起变态反应。

二、物理因素

（一）创伤

1. **急性创伤**　交通事故、运动竞技、暴力斗殴或咀嚼时突然咬到硬物等；医疗工作中的意外事故，如牙列矫正治疗时加力过猛使牙移动过快，拔牙时误伤邻牙，刮治深牙周袋时累及根尖部血管等均可导致急性牙外伤。

2. **慢性创伤**　创伤性咬合、磨牙症、窝洞充填物或冠等修复体过高都可引起慢性的咬合创伤，从而影响牙髓的血供，导致牙髓变性或坏死。

（二）温度

过高的温度刺激或温度骤然改变，会引起牙髓充血，甚至转化为牙髓炎。临床上异常的温度刺激主要与牙体预备产热、充填材料和抛光产热有关。

（三）电流

相邻或对颌牙上用了两种不同的金属修复体。其咬合时可产生电流，通过唾液传导刺激牙髓，长时间后也可引起牙髓病变；使用牙髓电活力测验器或进行离子导入治疗牙本质敏感症时，操作不当，使用过大的电流刺激了牙髓；行电外科手术时，若不慎接触了银汞合金充填体，有可能导致牙髓的坏死。

（四）激光

不同种类的激光，对牙髓组织可造成不同程度的损伤。

红宝石激光对牙髓最具破坏性，可以造成牙髓充血、成牙本质细胞局限性坏死，甚至牙髓的凝固性坏死。Nd 激光对牙髓的危害程度低于红宝石激光。CO_2 激光功能较低，对牙髓的危害最小。选择适当的能量和照射时间及配合使用水汽喷雾有助于减少激光对牙髓的破坏。

三、化学因素

（一）充填材料

充填材料具有一定的毒性作用，窝洞充填后可能会引起轻度的牙髓炎症反应。

1. 直接用磷酸锌粘固剂作窝洞充填，可引起下方牙髓中度甚至重度的炎症反应。磷酸锌粘固剂在凝固之前所释放的游离酸，被认为是引起牙髓炎症或充填后即刻痛的直接原因。

2. 用可塑性材料如复合树脂和自凝塑料充填窝洞时，若未采取垫底等保护措施，这些材料中的单体及树脂颗粒可穿过牙本质小管进入牙髓，降低牙髓的修复反应，甚至引起牙髓的变性或坏死。

（二）酸蚀剂和粘接剂

1. **酸蚀剂**　酸处理牙本质是否会导致牙髓反应与酸的强度、酸蚀的时间和剩余牙本质的厚度等因素相关。如对深洞作了酸蚀处理，会导致暂时的酸痛症状，甚至导致牙髓的损伤，而用酸短时间处理牙本质，一般不会引起牙髓的炎症反应，也不影响牙髓的修复功能。对深洞应先行氢氧化钙制剂垫底，以避免酸对牙髓的刺激。

2. **粘接剂**　随着粘接剂成分的不断改进，其细胞毒性作用不断减少，一般对牙髓仅有温和、短暂的刺激作用和极低的术后过敏，基本不引起牙髓的炎症反应。

（三）药物

1. **消毒药物**　消毒力强的药物其渗透作用也较强，可导致牙髓严重的病变。做窝洞消毒要使用刺激性较小的药物如乙醇、氟化钠等。

2. **根管治疗药物**　在牙髓病或根尖周病治疗过程中，若使用药物不当，药物会成为一种化学刺激，引发药物性或化学性根尖周炎。如在露髓处封亚砷酸时间过长或亚砷酸用于年轻恒牙，可引起药物性根尖周炎。又如在根管内放置腐蚀性药物如酚类和醛类制剂过多，也可引起药物性根尖周炎。

第三节　牙髓病和根尖周病的病史采集及临床检查方法

一、病史采集

病史采集(history-taking)在医患沟通交流的过程中完成,它是牙髓病和根尖周病诊断的重要步骤,提供了做出疾病诊断和制定治疗计划的基本资料,主要针对患者的主诉、现病史和全身病史三部分。

(一) 主诉

主诉(chief complaint)通常是用患者自己的语言来描述患者迫切要求解决的口腔问题,也常常是患者最痛苦的问题。主诉应简明扼要,包括患病的部位、主要症状和持续时间三要素。

(二) 现病史

现病史(present dental illness)的询问应围绕主诉的内容展开,它是主诉的拓展,反映了病情的严重程度和发展变化过程,包括主要症状、体征,发病时间,严重程度,诱发、加重或缓解病情的因素,以及是否做过治疗及其效果如何。

1. **疼痛史**　牙髓病和根尖周病患者多以疼痛为主诉就诊,因此医师可根据患牙疼痛史来协助诊断,其问诊内容主要从以下几个方面着手:

(1) 疼痛的部位:部位是问诊疼痛首先要确定的问题。急性根尖周炎患者能清晰的定位疼痛的部位或患牙;急性牙髓炎的患者,其疼痛会放射到相邻的牙齿,上颌患牙可能以下颌牙痛而前来就诊,剧烈的疼痛甚至可以放射到整个面部,患者往往不能准确定位患牙所在,此时医师应仔细询问疼痛史,结合临床检查判断患牙的真正所在。

(2) 疼痛的发作方式和频率:主要询问疼痛发作时是否存在诱因以及疼痛发作的频率。疼痛发作方式主要有自发痛和激发痛。疼痛频率主要用来区分持续性疼痛和间歇性疼痛。急性牙髓炎有显著的自发痛和间歇性疼痛的特点,同时,骤然的温度变化可激发较长时间的疼痛,患者常可说出疼痛的明显诱因。急性根尖周炎除了有自发和持续性疼痛外,也可因咬合、咀嚼而诱发明显的疼痛。若进食硬物时定点性咀嚼剧痛提示牙隐裂的存在,在临床检查时可配合咬诊再现这种疼痛特点。此外,进食前有无疼痛加重可作为牙髓炎和涎石症的一个鉴别要点。

(3) 疼痛的程度和性质:一般急性牙髓炎可引起跳痛、锐痛、灼痛或难以忍受的剧痛;急性根尖周炎常被描述为持续性剧痛、肿痛或跳痛;而慢性炎症时,常为钝痛、胀痛、隐痛或仅为不适感等。

(4) 疼痛发作时间:询问患者在什么状态下疼痛和发生疼痛的时间。急性牙髓炎常有夜间疼痛发作或加重的特点,在炎症早期疼痛持续时间较短,而缓解时间较长,一天发作 2~3 次,每次持续数分钟;到炎症晚期则疼痛持续时间延长,缓解时间明显缩短。

(5) 加重或减轻疼痛的因素:询问各种可能导致疼痛加重或减轻的因素。温度刺激加重疼痛是牙髓炎的疼痛特点之一,但冷刺激有时可缓解牙髓化脓或部分坏死时的疼痛。急性根尖周炎初期紧咬牙可以缓解疼痛。食物的性质有时会引发牙髓疼痛,比如咬硬物时定点性咀嚼痛提示牙隐裂的存在。

2. **伴随症状**　疼痛史虽是牙髓病和根尖周病患者主诉的主要内容,但对伴随症状的采集也是现病史的重要方面。在鉴别诊断中,伴随症状可以为医师提供一定的参考。如急性根尖周炎发作可表现为局部红肿,脓肿形成可表现为波动感,并发间隙感染时还会伴随相应的感染症状,有时候还会出现头痛、发热等全身症状。有无牙齿长期松动史,口臭等病史也可作为根尖周脓肿和牙周炎脓肿的鉴别点。

3. **治疗史及效果**　在为患者做出疾病诊断和治疗计划前,一定要确保详细了解过患者的治疗史,了解牙痛是否接受过治疗以及治疗效果如何。若患牙接受过牙髓治疗而效果不佳,则要考虑牙髓治疗方法不当和误治的可能性;询问患者是否服用止痛药及其效果,在止痛药无效时,避免再开同样的药物。

(三) 全身病史

全身健康状况不仅影响牙髓病和根尖周病的发生、发展及预后,在医师拟定治疗计划时,还有助于判断是否需要在临床检查或治疗前进行会诊。全身病史包括系统病史、传染病史、药物过敏史和精神心理病史等方面。

二、临床检查方法

牙髓病和根尖周病的临床检查包括口腔检查和针对牙髓病、根尖周病的选择性检查。选择性检查主要帮助诊断患牙的牙髓状态,在疾病的诊断治疗中起了不可或缺的作用。适当地运用选择性检查,可以起到协助诊断、指导治疗计划的制定、预防疾病恶化、观察预后的作用。

(一) 牙髓活力测验

牙髓状态对牙髓病和根尖周病的诊断非常重要。临床上经常需要通过牙髓活力测验(pulp test)来判断牙髓的状态。临床上常用的牙髓活力测验有温度测验法、牙髓电活力测验法和试验性备洞等。但是牙髓活力测验所提供的信息都存在一定的局限性,必须结合临床其他检查才能做出正确的诊断。

1. **温度测验**　牙髓温度测验(thermal test)是根据患牙对冷或热刺激的反应来判断牙髓状态的一种诊断方法。其原理是突然、明显的温度变化可以诱发牙髓一定程度的反应或疼痛。正常牙髓对温度刺激具有一定的耐受阈,对20~50℃的水无明显不适反应,以低于10℃为冷刺激,高于60℃为热刺激。

温度测验可分为冷诊法和热诊法。其操作前的准备工作主要包括:①首先要向患者说明测验的目的和可能出现的感觉,并请患者在有感觉时举手示意。一旦患者举手,医师应迅速移开刺激源。②在测验可疑患牙前,应先测验对照牙。选择对照牙的顺序为:首选对侧正常同名牙,其次为对颌同名牙,最后为与可疑牙处在同一象限内的健康邻牙。③测验开始前应将待测牙所在的区域隔湿,放置吸唾器,并用棉球擦干牙面。

(1) 冷诊法(cold test):冷诊法是根据患者对牙齿遇冷刺激的反应来判断牙髓状态的牙髓活力测验法。

1) 材料:冰棒、冷水、干冰或者其他化学制冷剂如四氟乙烷等。

2) 方法:临床最常用的是冰棒法,测验时将小冰棒置于被测牙齿的唇(颊)或舌(腭)侧釉质完整的中1/3处,放置时间一般不超过5秒,观察患者的反应。冰棒法测验时,要避免融化的冰水接触牙龈而导致假阳性反应。另外,同侧多个可疑患牙测验时,应注意从最后面的牙齿开始,依次向前检查,以免冰水干扰对患牙的判断。

简易的冷水法为直接向牙冠表面喷射冷水,该方法应注意按先下牙后上牙,先后牙再前牙的顺序测验,尽可能避免因水的流动而出现的假阳性反应。由于冷水法可靠性较差,一般不推荐使用。

干冰或者氟甲烷喷射的棉签比冰棒和冷水更可靠,因为这种方法不会影响邻牙,并且可以较好地再现症状。Rickoff等人发现干冰作用于牙齿长达5分钟之久都不会危害牙髓。

(2) 热诊法(heat test):热诊法是通过患者对牙齿遇热刺激的反应来判断牙髓状态的牙髓活力测验法。

1) 材料:热诊法可选用的刺激物有加热的牙胶棒、热水、电子加热器等。对已作金属全冠的患牙,也可采用橡皮轮打磨生热作牙髓测验。

2) 方法:临床上最常用的热诊法是牙胶棒加热法。其操作步骤如下:为避免牙胶粘于牙面应使牙面保持湿润,将牙胶棒的一端于酒精灯上烤软,但不使其冒烟燃烧(温度为65~70℃),立即将牙胶棒加热的一端置于被测牙的唇(颊)或舌(腭)面的中1/3处,观察患者的反应。电子加热器因可以准确控制其工作尖的温度,与传统的牙胶加热法相比使用更加方便,结果更加可靠。

热诊使用热水能模拟临床表现,也能更有效地透过烤瓷熔附金属冠,检测时用橡皮障隔离牙齿,以便热水仅仅流到可疑患牙上。

无论哪种热诊方法,在牙面上停留的时间都不应超过5秒,以免造成牙髓损伤。若热诊时引起患牙剧烈疼痛,医师应立即给予冷刺激以缓解患者的症状。

(3) 牙髓温度测验结果的表示方法和临床意义:温度测试结果是被测牙与患者正常对照牙比较的结果,因而不能采用(+)、(−)表示,具体表示方法如下。

1) 正常:被测牙与正常对照牙的反应程度相同,表示牙髓正常。

2) 敏感:被测牙与正常对照牙相比,出现一过性疼痛反应,但刺激去除后疼痛立即消失,如患牙无自发痛病史,则表明牙髓可能处于充血状态,这种症状也称为一过性敏感。温度刺激引发明显疼痛,刺激去除后仍持续一段时间,表明被测牙髓处于不可复性的炎症状态。温度测验时引起剧烈疼痛,甚至出现放射性痛,表示被测牙的牙髓炎症处于急性期。如果被测牙对热刺激极敏感,而冷刺激反而缓解疼痛,则牙髓炎症可能处于急性化脓期。

3）迟钝:被测牙以同样程度的温度刺激,但反应比正常对照牙要慢,且轻微得多。这种现象称之为牙髓反应迟钝。牙髓有慢性炎症、牙髓变性或牙髓部分坏死时均可表现为牙髓反应迟钝。被测牙在温度刺激去除数分钟后出现较重的疼痛反应,并持续一段时间,这种症状称之为迟缓性疼痛,表示被测牙牙髓可能为慢性炎症或牙髓大部分已坏死。

4）无反应:被测牙对温度刺激不产生反应,表示牙髓可能坏死或牙髓变性。但下列情况应结合其他检查排除假阴性反应,例如:牙髓过度钙化、根尖孔未完全形成、近期受过外伤的患牙、患者在检查前使用了止痛药或麻醉药等,有可能导致温度测验时患牙牙髓无反应。

2. 牙髓电活力测验   牙髓电活力测验(electric pulp test)是通过牙髓电活力测验仪来检测牙髓神经成分对电刺激的反应,主要用于判断牙髓"生"或"死"的状态。

（1）操作方法:牙髓电活力测验仪的种类较多,使用前应仔细阅读产品说明书,熟悉仪器的性能及其具体操作方法。

1）测验前应先向患者说明测验的目的,以消除患者不必要的紧张,并取得患者的合作,同时嘱咐患者当出现"麻刺感"时,即抬手示意。

2）在测验患牙之前,需先测验正常对照牙,以求得相对正常反应值作为对照。

3）隔湿待测验牙,放置吸唾器,吹干牙面。若牙颈部有结石存在,须洁治干净。

4）将牙髓电活力测验仪的测验探头上涂一层导电剂(例如牙膏)或在牙面上放置蘸有生理盐水的小滤纸片作为电流导体。

5）将探头放在牙面的适当位置,一般认为探头应放在牙唇(颊)面中 1/3 处,也有学者主张探头放在颈 1/3 处,因该处釉质较薄,更接近牙本质,但探头不能接触牙龈,以免出现假阳性结果。

6）调节测验仪上的电流强度,从"0"开始,缓慢增大,直到患者有反应时移开探头,并记录引起反应的刻度值。一般可重复 2 次,取平均值。若 2 次所得值相差较大,则需测第 3 次,然后取其中 2 次相近值的均数。

（2）临床意义:若被测牙牙髓存在反应,表示牙髓还有活力;若被测牙无反应,说明牙髓已坏死。因此,牙髓电活力测验主要用于判断牙髓是死髓还是活髓,但不能作为诊断的唯一依据,牙髓电活力测验存在假阳性或假阴性反应的可能。多根牙可能需要把电极放在牙冠的多个位点来测试。可能会出现在磨牙的两个部位为阴性反应,而在另一个部位则是正常范围内的阳性结果,这可能表明两个根管内的牙髓已坏死,而仍有一个根管牙髓存在活力。

（3）引起假阳性反应的原因

1）探头或电极接触了大面积的金属修复体或牙龈,使电流流向了牙周组织。

2）未充分隔湿或干燥被测牙,以致电流泄露至牙周组织。

3）液化性坏死的牙髓有可能传导电流至根尖周组织,当电流调节到最大刻度时,患者可能会有轻微反应。

4）患者过度紧张和焦虑,以致在探头刚接触牙面或被问及感受时即示意有反应。

（4）引起假阴性反应的原因

1）患者事先用过镇痛剂、麻醉剂或酒精饮料等,使之不能正常地感知电刺激。

2）探头或电极未能有效地接触牙面,妨碍了电流传导至牙髓。

3）根尖尚未发育完全的新萌出牙,其牙髓通常对电刺激无反应。

4）根管内过度钙化的牙,其牙髓对电刺激通常无反应,常见于一些老年人患牙。

5）刚受过外伤的患牙可对电刺激无反应。

（5）禁忌证:牙髓电活力测验仪可干扰心脏起搏器的工作,故该项测验禁用于心脏安装有起搏器的患者。

3. **试验性备洞** 试验性备洞(test cavity)是指用牙科车针磨除牙本质来判断牙髓活力的方法。具体操作是在未麻醉条件下,用牙科车针缓慢向牙髓方向磨除釉质和牙本质,若患者感到尖锐的酸痛,则表明牙髓有活力。钻磨时最好不用冷却水,以增加对牙髓的热刺激。

试验性备洞是判断牙髓活力最可靠的检查方法。但由于会造成完好牙体组织或修复体的破坏,该测验只有在其他方法不能判定牙髓活力或不能实施时才考虑使用,例如患牙有金属烤瓷全冠或X线检查发现可能受到邻近根尖周病变累及的可疑患牙。

4. **选择性麻醉** 选择性麻醉(anesthetic test 或 selective anesthesia)是通过局部麻醉的方法来判定引起疼痛的患牙。当其他诊断方法对两颗可疑患牙不能做出最后鉴别,且两颗牙分别位于上、下颌或该两颗牙均在上颌但不相邻时,采用选择性麻醉可确诊患牙。

(1) 如果两颗可疑痛源牙分别位于上、下颌,正确的方法是对上颌牙进行有效的局部麻醉(包括腭侧麻醉),若疼痛消失,则该上颌牙为痛源牙;若疼痛仍存在,则表明下颌可疑牙为痛源牙。选择麻醉上颌牙的原因是在上颌通常能获得较深的麻醉,而下牙槽神经阻滞麻醉失败的可能性经常存在,一旦后者失败,就会导致上颌牙的误诊和误治。

(2) 如果两颗可疑牙均在上颌,应对位置相对靠前的牙行局部麻醉,其原因是支配后牙腭根的神经由后向前走。

(二) 影像学检查

影像学检查包括拍摄X线片和锥形束CT检查。影像学检查在牙髓病和根尖周病的诊断和治疗中具有十分重要的意义,它可提供一般检查方法所不能提供的信息,如髓腔形态、根尖周病变范围以及根管治疗情况等。

1. **X线片检查** X线片检查作为牙髓病和根尖周病基本的检查手段,已经被广泛使用。常用的是根尖片,咬合翼片可用于检查邻面龋、继发龋和充填体邻面悬突。

2. **锥形束CT检查** 锥形束CT(cone beam computer tomography,CBCT)自1996年首次应用以来,经过近20年的发展,已成为一种较为成熟的口腔颌面部检查手段。它是指放射线束呈锥形发出,通过围绕患者头部旋转360°获得扫描视野内原始图像,进行轴位、矢状位及冠状位的观察及三维重建的数字容积体层摄影(digital computer tomography)。根据CBCT扫描视野的大小,可分为大视野和小视野两种模式。大视野CBCT可以观察全部颌面部骨骼结构,小视野CBCT扫描与根尖片的高度及宽度相似。由于患者所受到的有效放射剂量与扫描视野的大小成正比,牙髓病和根尖周病大多数涉及范围较小,因此一般较多采用小视野CBCT检查。

3. **手术显微镜检查** 口腔科手术显微镜(dental operating microscope)自20世纪90年代开始应用于牙髓病诊断和治疗。手术显微镜具有良好的放大和照明功能,在光源能够到达的部位,医师能清晰观察微小的结构变化。

手术显微镜在诊断方面主要用于:①早期龋损的检查;②充填体、修复体边缘密合情况的检查;③穿髓孔的检查;④髓腔形态的检查;⑤根管穿孔的检查;⑥隐裂或牙折的检查;⑦根管内折断器械的检查;⑧根尖孔破坏的确认。

第四节 牙 髓 病

一、分类

(一) 组织病理学分类

在组织病理学上,一般将牙髓状态分为正常牙髓和病变牙髓两种。对于病变牙髓一直沿用如下分类:

1. **牙髓充血**

(1) 生理性牙髓充血。

(2) 病理性牙髓充血。

2. **急性牙髓炎**

（1）急性浆液性牙髓炎

1）急性局部性浆液性牙髓炎。

2）急性全部性浆液性牙髓炎。

（2）急性化脓性牙髓炎

1）急性局部性化脓性牙髓炎。

2）急性全部性化脓性牙髓炎。

3. **慢性牙髓炎**

（1）慢性闭锁性牙髓炎。

（2）慢性溃疡性牙髓炎。

（3）慢性增生性牙髓炎。

4. **牙髓坏死与坏疽**

5. **牙髓变性**

（1）成牙本质细胞空泡性变。

（2）牙髓纤维性变。

（3）牙髓网状萎缩。

（4）牙髓钙化。

6. **牙内吸收**。

（二）临床分类

根据牙髓病的临床表现和治疗预后对其进行的分类如下：

1. **可复性牙髓炎**

2. **不可复性牙髓炎**

（1）急性牙髓炎（包括慢性牙髓炎急性发作）。

（2）慢性牙髓炎（包括残髓炎）。

（3）逆行性牙髓炎。

3. **牙髓坏死**

4. **牙髓钙化**

（1）髓石。

（2）弥漫性钙化。

5. **牙内吸收**

（三）转归

牙髓的炎症病变过程随着外界刺激物及机体抵抗力的变化，有 3 种趋向：

1. 当外界刺激因素被消除后，牙髓的炎症受到控制，机体修复能力得以充分发挥，牙髓组织逐渐恢复正常（多见于患者身体健康，患牙根尖孔粗大，牙髓炎症轻微）。

2. 当外界刺激长期存在，但刺激强度较弱，或牙髓炎症渗出物得到某种程度的引流时，牙髓呈现慢性炎症病变，或表现为局限性化脓灶。

3. 外界刺激较强或持续存在，牙髓病变局部严重缺氧、化脓、坏死，炎症进一步发展导致全部牙髓组织失去生活能力。

二、牙髓病的临床诊断程序

在牙髓病的临床诊断中，正确诊断牙髓炎并确定患牙是诊断的重点。临床诊断过程包括：收集所有信息如症状、体征和病史；结合临床检查和测试的结果判断病因及确定患牙。在临床上要准确诊断牙髓病并确定患牙，遵循"诊断三部曲"的步骤，可减少误诊率，制定正确的治疗方案。牙髓炎"诊断三部曲"主要包括：

1. 了解患者的主诉症状,获取初步印象。通过询问病史,了解疼痛的部位(定位或放散)、性质(锐痛、钝痛、隐痛、跳痛、灼烧痛、肿痛)、严重程度、疼痛的时间,诱发、加重或缓解疼痛的因素等。根据患者诉说的疼痛特点,初步判断是否为牙髓炎引起的疼痛。

2. 排查病因,寻找可疑患牙。一是检查是否有龋齿,包括近髓或已达牙髓的深龋洞(注意龋病好发且较隐蔽的牙面);二是查看是由有近髓的非龋牙体硬组织疾患;三是检查有无深牙周袋存在;四是询问和检查有无治疗过的牙齿,从患者所诉治疗的时间和治疗术中、后的感受,分析既往的检查、治疗操作是否构成对牙髓的损害。

3. 确定患牙并验证牙髓炎的诊断。包括牙髓温度测试和牙髓电活力测试。

(1) 牙髓活力温度测试:必须以患者自身的正常牙作对照。所选对照牙应当是没有病损或充填物的活髓牙的唇、颊面或后牙的舌面。牙髓温度测验结果分为4个级别详见本章第三节。

(2) 牙髓电活力测试:通过牙髓电活力测试器来检测牙髓神经成分对电刺激的反应,有助于判断牙髓的活力状态。必须与患者自身的对照牙进行比较。在相同的电流输出档位下,测试牙与对照牙的电测值之差大于10时,表示测试牙的牙髓活力与正常牙有差异。如电测值到达最大时测试牙无反应,表示牙髓已无活力。

三、各型牙髓病的临床表现及诊断要点

(一) 可复性牙髓炎

可复性牙髓炎(reversible pulpitis)是牙髓组织以血管扩张充血为主要病理表现的初期炎症表现。若能彻底去除病原刺激因素,同时给予适当的治疗,患牙牙髓可以恢复正常。

1. 症状

(1) 受冷、热、酸、甜刺激时,立即出现瞬间的疼痛反应,对冷刺激更敏感;刺激一旦去除,疼痛消失。

(2) 没有自发性疼痛。

2. 检查

(1) 患牙常见有接近髓腔的牙体硬组织病损,如深龋、深楔状缺损,深牙周袋,咬合创伤。

(2) 患牙对温度测验,尤其是冷测表现为一过性敏感,且反应迅速。去除刺激后,数秒缓解。

(3) 叩诊反应同正常对照牙,即叩痛(−)。

3. 诊断和鉴别诊断

(1) 诊断依据

1) 主诉对温度刺激一过性敏感,但无自发痛的病史。

2) 可找到能引起牙髓病变的牙体病损或牙周组织损害的原因。

3) 患牙对冷测的反应阈值降低,表现为一过性敏感。

(2) 鉴别诊断

1) 深龋:当冷、热刺激进入深龋洞内才出现疼痛反应,刺激去除后症状不持续。当深龋与可复性牙髓炎难以区别时,可先按可复性牙髓炎的治疗进行安抚处理。

2) 不可复性牙髓炎:一般有自发痛病史;有温度刺激引起的疼痛反应程度重,持续时间长,有时可出现轻度叩痛。在临床上,若可复性牙髓炎与无典型自发痛症状的慢性牙髓炎难以区分时,可采用诊断性治疗的方法,用氧化锌丁香油酚粘固剂进行安抚治疗,在观察期内视其是否出现自发痛症状明确诊断。

3) 牙本质过敏症:对探、触等机械刺激和酸、甜等化学刺激更敏感。

(二) 不可复性牙髓炎

不可复性牙髓炎(irreversible pulpitis)是病变较为严重的牙髓炎症,可发生于牙髓的某一局部,也可涉及整个牙髓,甚至在炎症的中心部位已发生了程度不同的化脓或坏死。此类牙髓炎症自然发展的最终结局均为全部牙髓的坏死,几乎没有恢复正常的可能,临床治疗上只能选择摘除牙髓以去除病变的方法。包括急性牙髓炎、慢性牙髓炎、残髓炎、逆行性牙髓炎。

1. 急性牙髓炎　急性牙髓炎(acute pulpitis)的临床特点是发病急,疼痛剧烈。病因包括慢性牙髓炎

急性发作,牙髓受到急性的物理损伤、化学刺激以及感染。

(1) 症状

1) 自发性阵发性的剧烈疼痛:初期持续时间短,晚期持续时间长。炎症牙髓出现化脓时,患者可主诉有搏动性跳痛。

2) 夜间痛,或夜间疼痛较白天剧烈。

3) 温度刺激加剧疼痛:若患牙正处于疼痛发作期内,温度刺激可使疼痛更为加剧。如果牙髓已有化脓或部分坏死,患牙可表现为所谓的"热痛冷缓解"。

4) 疼痛不能自行定位:疼痛呈放射性或牵涉性,常常是沿三叉神经第二支或第三支分布区域放射至患牙同侧的上、下颌牙或头、颞、面部,但这种放射痛不会发生到患牙的对侧区域。

(2) 检查

1) 患牙可查及接近髓腔的深龋或其他牙体硬组织疾患,或有深的牙周袋。

2) 探诊可引起剧烈疼痛,可探及微小穿髓孔,并可见有少量脓血自穿髓孔流出。

3) 温度测验时,患牙敏感,刺激去除后,疼痛症状持续一段时间。当患牙对热测更为敏感时,表明牙髓已出现化脓或部分坏死。

4) 早期叩诊无明显不适,当炎症的外围区已波及根尖部的牙周膜,可出现垂直方向的叩诊不适。

(3) 诊断和鉴别诊断

1) 诊断依据:①典型的疼痛症状。②患牙肯定可找到有引起牙髓病变的牙体损害或其他病因。③牙髓温度测验结果可帮助定位患牙,对患牙的确定是诊断急性牙髓炎的关键。

2) 鉴别诊断:①三叉神经痛(trigeminal neuralgia):表现为突然发作的电击样或针刺样剧痛,有疼痛"扳机点",发作时间短,较少在夜间发作,冷热温度刺激也不引发疼痛。②龈乳头炎:剧烈的自发性疼痛,持续性胀痛,对疼痛可定位,龈乳头有充血、水肿现象,触痛明显。患处两邻牙间可见食物嵌塞的痕迹或是食物嵌塞史。对冷热刺激有敏感反应,但一般不会出现激发痛。③急性上颌窦炎(maxillary sinusitis):持续性胀痛,上颌的前磨牙和磨牙同时受累而导致两三颗牙均有叩痛,但未查及可引起牙髓炎的牙体组织与疾病。同时可伴有头痛、鼻塞、浓涕等上呼吸道感染的症状,以及在跑、跳、蹲等体位变化时,牙痛症状加重。检查上颌窦前壁可有压痛现象。

2. 慢性牙髓炎

慢性牙髓炎(chronic pulpitis)是临床上最为常见的一型牙髓炎,有时临床症状很不典型,容易误诊而延误治疗。

(1) 症状

1) 无剧烈的自发性疼痛,但有时可出现不甚明显的阵发性隐痛或每日出现定时钝痛。

2) 患者可诉有长期的冷、热刺激痛病史等,对温度刺激引起的疼痛反应会持续较长时间。

(2) 检查

1) 炎症常波及全部牙髓及根尖部的牙周膜,使患牙常表现为咬合不适或轻度的叩痛

2) 一般可定位患牙。

(3) 分型

1) 慢性闭锁性牙髓炎(chronic closed pulpitis):①无明显的自发痛,有长期的冷热刺激痛病史。②可查及深龋洞、冠部充填体或其他近髓的牙体硬组织缺损。洞内探诊感觉迟钝。③去净腐质后无肉眼可见的露髓孔。④患牙对温度测试反应为迟缓性痛;轻度叩痛或叩痛不敏感。

2) 慢性溃疡型牙髓炎(chronic ulcerative pulpitis):①食物嵌入洞内即出现剧烈的疼痛。当冷热刺激激惹患牙时,会产生剧痛。②查及深龋洞或近髓的牙体损害。患牙大量软垢、牙石堆积、洞内食物残渣嵌入。③去净腐质、可见有穿髓孔,深探剧痛并有少量暗色液体流出。④温度测试敏感。仅有极轻微的叩诊不适。

3) 慢性增生型牙髓炎(chronic hyperplastic pulpitis):①无明显的自发痛,患者可诉每进食时患牙疼痛或有进食出血现象,长期不敢用患侧咀嚼食物。②患牙大而深的龋洞中有红色、"蘑菇"形状的肉芽组织,

又称作"牙髓息肉"(pulp polyp),可充满整个洞内并达咬合面,探之无痛但极易出血。常可见患牙及其邻牙有牙石堆积。

(4) 诊断和鉴别诊断

1) 诊断依据:①可以定位患牙,长期冷、热刺激痛病史和/或自发痛史。②肯定可查到引起牙髓炎的牙体硬组织疾患或其他原因。③患牙对温度测验有异常表现。④叩诊反应可作为很重要的参考指标。

2) 鉴别诊断:①深龋:刺激去除后症状立即消失;对叩诊的反应与正常对照牙相同。②可复性牙髓炎:患牙对温度测验,尤其是冷测表现为一过性敏感,且反应迅速,去除刺激后,数秒缓解;叩诊反应同正常对照牙,即叩痛(-)。③干槽症:近期有拔牙史,牙槽窝空虚,骨面暴露,出现臭味。可有温度刺激敏感及叩痛,但无明确的牙髓疾患指征。

3. 残髓炎 残髓炎(residual pulpitis)属于慢性不可复性牙髓炎,发生在经牙髓治疗后的患牙,由于残留了少量炎症根髓或多根牙遗漏了未作处理的根管,因而命名为残髓炎。

(1) 症状

1) 自发性钝痛、放散性痛、温度刺激痛。

2) 咬合不适或轻微咬合痛。

3) 均有牙髓治疗病史。

(2) 检查

1) 牙冠可见牙髓治疗后的充填体或暂封材料。

2) 对患牙施以强冷、强热刺激进行温度刺激,反应可为迟缓性痛或仅诉有感觉。

3) 叩诊轻度疼痛(-)或不适感(±)。

4) 去除患牙充填物,用根管器械探查病患根管至深部时有感觉或疼痛。

(3) 诊断

1) 有牙髓治疗史。

2) 有牙髓炎症表现。

3) 强温度刺激患牙有迟缓性疼痛以及叩诊疼痛。

4) 探查根管有疼痛即可确诊。

4. 逆行性牙髓炎 逆行性牙髓炎(retrograde pulpitis)的感染来源是深牙周袋中的细菌可通过根尖孔或侧支根管进入牙髓,引发牙髓感染。这种由牙周途径导致的牙髓感染成为逆行性感染,所引起的牙髓炎称为逆行性牙髓炎。

(1) 症状

1) 急性牙髓炎症状(自发痛、阵发痛、冷热刺激痛、放散痛、夜间痛)。

2) 慢性牙髓炎症状(冷热刺激敏感或激发痛,不典型的自发钝痛或胀痛)。

3) 有长时间的牙周炎病史,可诉有口臭、牙松动、咬合无力或咬合疼痛等不适症状。

(2) 检查

1) 患者有深达根尖区的牙周袋或较为严重的根分叉病变。牙龈水肿、充血,牙周袋溢脓,牙有不同程度的松动。

2) 无引发牙髓炎的深龋或其他牙体硬组织疾病。

3) 对多根患牙的牙冠不同部位进行温度测试,其反应可不同。

4) 对叩诊的反应为轻度疼痛(+)~中度疼痛(++),叩诊呈浊音。

5) X线片显示患牙有广泛的牙周组织破坏或根分叉病变。

(3) 诊断

1) 患牙有长期牙周炎病史。

2) 近期出现牙髓炎症状。

3) 患牙未查出引发牙髓病变的牙体硬组织疾病。

4) 患牙有严重的牙周炎表现。

（三）牙髓坏死

牙髓坏死(pulp necrosis)常由各种类型的牙髓炎发展而来,也可因外伤打击、正畸治疗所施加的过度创伤力、修复治疗对牙体组织进行预备时的过度手术切割产热以及使用某些修复材料(硅酸盐粘固剂、复合树脂)所致的化学刺激和微渗漏引起牙髓组织发生严重营养不良及退行性变性时,血液供应不足,最终发展为牙髓坏死。如不及时治疗,病变可向根尖周组织发展,导致根尖周炎。

1. 症状

(1) 患牙一般没有自觉症状,也可见有以牙冠变色为主诉前来就诊。

(2) 可有自发痛史、外伤史、正畸治疗史或充填、修复史。

2. 检查

(1) 牙冠可存在深龋洞或其他牙体硬组织疾患,或是有充填体、深牙周袋等。也可见完整牙冠者。

(2) 牙冠变色,呈暗红色或灰黄色,失去光泽。

(3) 牙髓活力测验无反应。

(4) 叩诊同正常对照牙或不适感。

(5) 牙龈无根尖来源的瘘管。

(6) X线片显示患牙根尖周影像无明显异常。

3. 诊断和鉴别诊断

(1) 诊断依据

1) 无自觉症状。

2) 牙冠变色、牙髓活力测验结果和X线片的表现。

3) 牙冠完整情况和病史可作为参考。

(2) 鉴别诊断:慢性根尖周炎通过拍摄X线片,若发现有根尖周骨质影像密度减低或根周膜影像模糊、增宽,即可做出鉴别诊断。

（四）牙髓钙化

牙髓钙化(pulp calcification)当牙髓的血液循环发生障碍,会造成牙髓组织营养不良,出现细胞变性,钙盐沉积,形成微小或大块的钙化物质。有两种形式:①髓石(pulp stone)游离于牙髓组织或附着髓腔壁;②弥漫性钙化,整个髓腔闭锁,由于外伤或氢氧化钙盖髓治疗或活髓切断术后。

1. 症状

(1) 一般不引起临床症状。

(2) 个别情况出现与体位有关的自发痛,也可沿三叉神经分布区放散,一般与温度刺激无关。

2. 检查

(1) 患牙对牙髓温度测验的反应可异常,表现为迟钝或敏感。

(2) X线片显示髓腔内有阻射的钙化物(髓石)或呈弥漫性阻射影像而致使原髓腔处的透射区消失。

3. 诊断与鉴别诊断

(1) 诊断依据

1) X线片检查结果作为重要的诊断依据。

2) 需排除由其他原因引起的自发性放散痛的疾病,并经过牙髓治疗后疼痛症状得以消除,方能确诊。

3) 询问病史有外伤或氢氧化钙治疗史者可作为参考。

(2) 鉴别诊断

三叉神经痛:有扳机点;X线片检查结果可作为鉴别参考;经诊断性治疗(牙髓治疗)后,视疼痛是否消失得以鉴别。

（五）牙内吸收

牙内吸收(internal resorption)是指正常的牙髓组织肉芽性变,分化出的破牙本质细胞从髓腔内部吸收牙体硬组织,致髓腔壁变薄,严重者可造成病理性牙折。多发生于乳牙。见于受过外伤的牙,再植牙及做过活髓切断术或盖髓术的牙。

1. 症状

（1）一般无自觉症状，多于 X 线片检查时发现。

（2）少数病例可出现自发性阵发痛、放散痛和温度刺激痛和牙髓炎症状。

2. 检查

（1）发生在髓室时，肉芽组织的颜色可透过已被吸收成很薄的牙体硬组织层而使牙冠呈现为粉红色。发生在根管内时，牙冠颜色没有改变。

（2）患牙对牙髓测验的反应可正常，也可表现为迟钝。

（3）叩诊检查同正常对照牙或出现不适感。

（4）X 线片显示髓腔内有局限性不规则的膨大透射影区域，严重者可见内吸收处的髓腔壁被穿通，甚至出现牙根折断线。

3. 诊断

（1）X 线片的表现为主要依据。

（2）病史和临床表现作为参考。

四、非牙源性牙痛的鉴别诊断思路

国际疼痛研究学会（international association for the study of pain，IASP）在疼痛病症分类学中的定义为：有潜在或实际的组织损伤或类似的损伤引起的一种不愉快的感觉或情感体验。诊断疼痛的关键首先是要排除器质性病变。

临床工作中面对牙痛的患者，首先要做的是判断疼痛的来源。除了考虑牙髓炎，在与疼痛牙邻近组织的疾病相鉴别外，还需了解下列系统源性疼痛疾病的特征性临床表现，以提供鉴别诊断的思路。

（一）口腔颌面部疾病

1. 颞下颌关节疾病 颞下颌关节疾病（temporomandibular joint articular disorders）颞下颌关节持续疼痛，疼痛部位深在，定位不清，疼痛时常发作，出现牵涉痛，可伴有耳朵疼痛和张口受限。颌面部肌肉痉挛导致肌筋膜疼痛，扪压肌肉或关节可引起或加重疼痛。疼痛持续时间一般超过半年。影像学检查有助于诊断。

2. 涎腺疾病 涎腺疾病（salivary gland disorders）发生于涎腺的多种疾病，包括导管堵塞、炎症和感染都会引起疼痛和压痛的症状。咀嚼食物时，尤其是刚进食时，诱发或加重疼痛，还可出现肿胀、发热和张口痛。通过扪诊、唾液流量检查和影像学检查可明确诊断。

（二）远隔器官疾病来源的牵涉痛

远隔器官疾病来源的牵涉痛（referred pain from remote pathologic sites）是指能引起颌面部牵涉痛的远隔脏器疾病报道较多的有心绞痛、甲状腺炎、颈动脉痛以及颈椎疾病。其中，因主诉牙痛而被确诊为心绞痛（angina pectoris）或被误诊的病例最令人关注。下面重点介绍心绞痛。

1. 症状 左胸部沉重感、紧迫感、左前胸闷痛，常放散到左肩胛或左臂，另有 18% 的患者牵涉至左侧下颌或牙齿，出现后牙区牙髓炎样疼痛。

2. 诊断 接诊时，应详细了解患者的身体状况和既往病史，以及与心脏病有关的危险因素，如血压、吸烟、肥胖、缺乏锻炼等。在排除牙齿本身疾病后，应及时将患者转诊至内科进行检查和诊断，以免延误病情。

（三）神经性疼痛

神经性疼痛（neuropathic pains）是由周围神经组织结构病变或异常导致的疾病。病因包括遗传代谢紊乱（如卟啉病、糖尿病）、机械创伤（如压迫、外伤、手术）、中毒反应、感染或炎症（如疱疹、肝炎、麻风）等因素特征性表现是单侧剧烈的烧灼痛、撕裂痛或电击痛。根据疼痛的发作模式，分为发作性神经痛和持续性神经痛两类。发作性神经痛最为常见的是三叉神经痛，Eagle 综合征；持续性神经痛主要为疱疹后神经痛和创伤后神经痛。下面将重点介绍 Eagle 综合征和疱疹后神经痛。

1. Eagle 综合征（Eagle's syndrome）

（1）症状：当吞咽、转头、大张口，甚至说话时，咽喉部、舌后部出现中~重度的疼痛，也有后牙区疼痛的表现，常伴有吞咽困难、耳痛、眩晕性头痛。

（2）病因：茎突舌骨韧带钙化，过长的骨突在下颌运动过程中压迫舌咽神经。

（3）检查：用手指扪压患侧的扁桃腺隐窝可产生典型的疼痛。

2. 疱疹后神经痛（postherpetic neuralgia，PHN）

（1）症状

1）受累神经支配区域出现疱疹之前有不适感或痒感，也有难以忍受的持续性跳痛表现。

2）当疱疹病毒感染三叉神经第二支或第三支时，可出现一个象限内的多颗牙疼痛，症状与牙髓炎相似。在感染潜伏期中，难以鉴别；当皮肤或口腔黏膜出现疱疹后，诊断容易。

3）当疱疹急性发作消退后疼痛不缓解或 1~2 个月后再度出现，又称为疱疹后神经痛。表现为深部钝痛或锐利痛，也可出现感觉异常或皮肤过敏。

（2）病因：疱疹病毒感染。

（3）诊断：结合带状疱疹急性发作病史和患区遗留的瘢痕不难作出。

（四）血管神经性痛

血管神经痛（neurovascular pains）是通常以非器质性病变为主的一组疼痛性疾病，可能与颅内、外血流变化或缺氧有关。疼痛较深在，呈搏动样、重击样或烧灼样，偶有尖锐痛，多为单侧发作，有缓解期。其中常见的可引起牙痛症状的血管神经性痛为丛集性头痛和偏头痛。

（五）非典型性面痛

当患者颌面部出现超过 6 个月的持续性疼痛，且定位差，症状表述不清，解剖分布不明确，又查不出器质性病变，各种治疗无效，临床上不能确诊时，可能被冠以"非典型性面痛（atypical facial pains）"的诊断。此类疼痛性质不明，发生于口腔的主要有非典型性压痛和灼口综合征两种。

（六）Munchausen 综合征

Munchausen 综合征（Munchausen syndrome）是一种心理疾病，患者期待接受不必要的医药措施，部分患者有药物依赖倾向。

面对牙痛患者，临床医师应建立正确的诊断思路。收集完整的疼痛史，如疼痛位置、性质、时间特点、相关症状、间歇性疼痛诱发因素、加重因素、缓解因素、疼痛强度，治疗史和牙科病史，家族史，社会因素，进行系统回顾，并结合检查对可能涉及的疾病进行排除，从最常见的疾病和局部可疑患牙入手，逐步扩大范围，直至罕见的、远隔器官的病症。

首先从牙源性痛的角度，尤其从牙髓源性角度考虑。对于非牙源性痛，若在临床上盲目开始不可逆的侵入性牙髓治疗，会给患者造成新的损害和更大的痛苦。因此一定要正确运用检查手段，综合分析所有的临床信息，最终做出正确的诊断。

第五节　根尖周病

一、急性根尖周炎

急性根尖周炎（acute apical periodontitis）是从根尖部牙周膜出现浆液性炎症到根尖周组织形成化脓性炎症的一系列反应过程，是一个病变程度由轻到重、病变范围由小到大的连续过程。急性根尖周炎的进展为一连续过程，由浆液期逐步发展为化脓期中的根尖周脓肿、骨膜下脓肿及黏膜下脓肿。由于炎症侵犯组织的范围不同，上述四个阶段的临床表现各有特点，因此应急处理方法也不尽相同。

（一）急性浆液性根尖周炎

1. 临床病理　主要病理表现为根尖部牙周膜内血管扩张、充血，渗出物以血浆为主，局部组织呈现水肿，随即有多形核白细胞浸润。渗出的血浆不仅可以稀释毒素，其所含的抗体还可参与消除抗原物质。

此刻的根尖部牙骨质及其周围的牙槽骨尚无明显变化。

2. 临床症状

(1) 主要为患牙咬合痛。

(2) 临床上患牙可由初期只有不适、发木、浮出、发胀，到咬合时患牙与对颌牙早接触。有时患者可诉有咬紧患牙反而稍感舒服的症状。

(3) 当病变继续发展，患牙浮出和伸长的感觉逐渐加重，出现自发性、持续性的钝痛，咬合时不仅不能缓解症状，反而导致更为剧烈的疼痛。

(4) 患者能够明确指出患牙，疼痛范围局限于患牙根部，不引起放散。

3. 检查

(1) 患牙可见龋坏、充填体或其他牙体硬组织疾患，或可查到深牙周袋。

(2) 牙冠变色。牙髓活力测验无反应，但乳牙或年轻恒牙对活力测验可有反应，甚至出现疼痛。

(3) 叩痛(+)~(++)，扣压患牙根尖部位出现不适或疼痛。牙龈尚无明显异常。

(4) 患牙可有Ⅰ°松动。

(5) X线检查根尖周组织影像无明显异常表现。

4. 诊断

(1) 患牙典型的咬合疼痛症状。

(2) 对叩诊和扪诊的反应。

(3) 对牙髓活力测验的反应并结合患者的年龄，患牙所具有的牙髓病史、外伤史以及不完善的牙髓治疗史均可作为参考。

(二) 急性化脓性根尖周炎

1. 临床病理 根尖周组织的浆液性炎症继续发展，则发生化脓性变化。此阶段白细胞，尤其是多形核白细胞浸润增多，根尖周膜中的炎症细胞被细菌及其产生的毒素破坏致死，细胞溶解、液化并积聚形成脓液，分解、坏死的白细胞释放出组织水解酶，致使牙周韧带破坏。脓液最初只局限在根尖孔附近的牙周膜内，炎症细胞浸润主要在根尖孔附近的牙槽骨骨髓腔中。积聚在根尖附近的脓液主要依靠以下3种方式排出：

(1) 通过骨髓腔突破骨膜、黏膜或皮肤向外排脓：炎症细胞自根尖附近的牙槽骨骨髓腔迅速在牙槽骨内蔓延，脓肿穿过骨松质到达骨外板，再通过骨皮质上的营养孔到达骨膜下。由于骨膜坚韧、致密，不易穿破，脓液在此处积聚，造成局部压力增高。当骨膜下的脓液积聚达到相当的压力时，骨膜破裂，脓液流注于黏膜下或皮肤下，构成黏膜下脓肿或皮下脓肿。最后，脓肿破溃，脓液排出，急性炎症缓解，转为慢性炎症。

此种排脓方式常见有4种排脓途径：①穿通骨壁突破黏膜；②穿通骨壁突破皮肤；③突破上颌窦壁；④突破鼻底黏膜。

(2) 通过根尖孔经根管从冠部缺损处排脓：当患牙的根尖孔粗大、根管通畅、冠部缺损呈开放状态时可进行此方式进行排脓。这种排脓方式对根尖周组织的破坏最小。

(3) 通过牙周膜从龈沟或牙周袋排脓：若患牙同时患有牙周炎的情况，因根尖部的脓灶与牙周袋底接近，脓液易从该薄弱的牙周膜结缔组织处突破而向牙周袋内排放，形成牙周窦道，此种情况通常预后较差。乳牙发生根尖周脓肿时，由于儿童的牙周膜组织疏松，根尖部的脓液可顺牙周间隙扩散，从龈沟排出。

2. 临床表现 急性化脓性根尖周炎的发展分为3个阶段：根尖周脓肿阶段，骨膜下脓肿阶段，黏膜下脓肿阶段。

(1) 根尖周脓肿

1) 症状：患牙出现自发痛、剧烈持续的跳痛，以至咬合时首先接触患牙并引起剧痛，患者因而不敢对合。

2) 检查：①患牙叩痛(++)~(+++)，松动Ⅱ°~Ⅲ°。②根尖部牙龈潮红，但尚无明显肿胀，扪诊感轻微疼痛。③相应的下颌下淋巴结或颏下淋巴结可有肿大及压痛。

(2) 骨膜下脓肿

1) 症状:患牙的持续性、搏动性跳痛更加剧烈,因骨膜坚韧、致密,脓液集聚于骨膜下所产生的压力很大,病程至此,疼痛达到最高峰,病期多已三五日,患者感到极端痛苦。患牙更觉浮起、松动,即使是不经意地轻触患牙,亦感觉疼痛难忍。患者常诉有因疼痛逐日加剧而影响睡眠和进食,还可伴有体温升高,身体乏力等全身症状。

2) 检查:①患者有痛苦面容,精神疲惫,体温可有升高,约 38℃。末梢血象白细胞增多,计数多在 1.0 万~1.2 万/μl。患牙所属区域的淋巴结可出现肿大和扪痛。②患牙叩痛(+++),松动Ⅲ°,牙龈红肿,移行沟变平,有明显的压痛,扪诊深部有波动感。③严重的病例可在相应的颌面部出现蜂窝织炎,表现为软组织肿胀、压痛,致使面容改变。

3. 黏膜下脓肿

(1) 症状:由于黏膜下组织较疏松,脓液到达黏膜下时,压力已大为降低,自发性肿痛及咬合痛也随之减轻。全身症状缓解。

(2) 检查

1) 患牙叩痛(+)~(++),松动Ⅰ°。

2) 根尖区黏膜的肿胀已局限,呈半球形隆起,扪诊时,波动感明显,脓肿较表浅而易破溃。

(3) 诊断和鉴别诊断

1) 诊断依据:主要由患牙所表现出来的典型的临床症状及体征,疼痛及红肿的程度来分辨患牙所处的炎症阶段。

2) 鉴别诊断:

① 急性根尖周炎各阶段的鉴别(表 1-4-5-1)。

表 1-4-5-1　急性根尖周炎各发展阶段的临床表现

症状和体征	浆液期	根尖周肿胀期	骨膜下脓肿期	黏膜下脓肿期
疼痛	咬合痛	持续跳痛	极剧烈胀跳痛	咬合痛缓解
叩痛	(+)~(++)	(++)~(+++)	最剧烈(+++)	(++)~(+)
扪诊	不适	疼痛	剧烈疼痛+深波动感	轻痛+浅波动感
根尖区牙龈	无变化/潮红	小范围红肿	红肿明显,广泛	肿胀明显,局限
全身症状	无	无/轻	可有发热、乏力,血象升高	消退

② 急性根尖周炎与慢性根尖周炎急性发作的鉴别:急性根尖周炎可以直接继发于牙髓病,即原发性急性根尖周炎;也可由慢性根尖周炎转化而来,又称为慢性根尖周炎急性发作或继发性急性根尖周炎。二者之间的区别在于 X 线片上所显示的影像不同:急性根尖周炎时,X 线片上看不出根尖部有明显改变;而慢性根尖周炎急性发作时,则从 X 线片上可见根尖部有不同程度的牙槽骨破坏所形成的透影区。

③ 急性根尖周炎脓肿与急性牙周脓肿的鉴别(表 1-4-5-2)。

表 1-4-5-2　急性根尖周脓肿与急性牙周脓肿的鉴别要点

鉴别点	急性根尖周脓肿	急性牙周脓肿
感染来源	感染根管	牙周袋
病史	较长期牙体缺损史 牙痛史 牙髓治疗史	长期牙周炎病史
牙体情况	深龋洞 近髓的非龋疾患 修复体	一般无深及牙髓的牙体疾患
牙髓活力	多无	多有

续表

鉴别点	急性根尖周脓肿	急性牙周脓肿
牙周袋	无	深,迂回曲折
脓肿部位	靠近根尖部 中心位于龈颊沟附近	较近牙龈缘
脓肿范围	较弥散	局限于牙周袋壁
疼痛程度	重	相对较轻
牙松动度	相对轻,病愈后牙恢复稳固	明显,消肿后仍很松动
叩痛	很重	相对较轻
X线片表现	无明显异常表现,若患牙为慢性根尖周炎急性发作,根尖周牙槽骨显现透射影像	牙槽骨嵴破坏,可有骨下袋
病程	相对较长,脓液自根尖周向外排出的时间需五六天	相对较短,一般三四天可自溃

二、慢性根尖周炎

慢性根尖周炎(chronic apical periodontitis)是指因根管内长期存在感染及病源刺激物而导致的根尖周围组织慢性炎症反应,表现为炎症性肉芽组织的形成和牙槽骨的破坏。

(一) 临床病理

1. **根尖周肉芽肿的形成机制** 根尖部的牙周膜因受根管内病源刺激物的作用而发生慢性炎症性变化,其正常的组织结构被破坏,代之以炎症肉芽组织。在炎症肉芽组织的周围有破骨细胞分化出来,造成邻近的牙槽骨和牙骨质吸收破坏,骨质破坏的区域仍由炎症肉芽组织所取代。

2. **脓肿的形成机制** 随着病变的进展,炎症肉芽组织的体积不断增大,血运难以抵达肉芽肿的中心部,病变中央的组织细胞发生坏死、液化,形成脓液并潴留于根尖部的脓腔内,成为慢性根尖周脓肿。

3. **囊肿的形成机制** 关于囊壁形成的确切机制尚不清楚,目前主要有两个理论:"分解理论"与"脓腔理论"。前者认为正常牙齿的牙周膜内遗留有牙根发育期间的 Hertwing 上皮根鞘细胞,在牙根表面平行排列,呈静止状态,又称 Malassez 上皮剩余。当根尖周围组织形成炎症肉芽组织时,遗留下来的这些上皮细胞在慢性炎症的长期刺激下,可增殖为上皮团块或上皮条索。较大的上皮团中心由于缺乏营养,上皮细胞发生退行性变,甚至坏死、液化,形成小囊腔,腔壁表面由复层鳞状上皮细胞衬里,完整或不连续,形成囊壁。随着囊腔中渗透压的增高,周围的组织液逐渐渗入,成为囊液,小囊腔逐渐扩大或相互融合形成根尖周囊肿。"脓腔理论"认为根尖周肉芽肿先形成脓肿,脓腔的表面就像身体其他部位的软组织创口一样,修复过程均有周缘的上皮细胞增生、爬入,逐渐将伤口表面覆盖而成。当牙周膜内的上皮剩余细胞增殖、铺满根尖周脓肿的脓腔表面时,就形成了囊腔。

4. **根尖周致密性骨炎的形成机制** 当根尖周组织在受到长期轻微、缓和的刺激,而患者的机体抵抗力又很强时,根尖部的牙槽骨并不发生吸收破坏,反而表现为骨质的增殖,形成围绕根尖周围的一团致密骨,其骨小梁结构比周围骨组织更为致密。这种情况实际上是一种防御性反应,因在增生的骨小梁间有少量慢性炎症细胞分布,故称为根尖致密性骨炎。

(二) 临床症状

一般无明显的自觉症状,有的患牙可在咀嚼时有不适感,也有因主诉牙龈起脓包而就诊者。在临床上多可追问出患牙有牙髓病史、反复肿痛史或牙髓治疗史。

(三) 检查

1. 患牙可查及深龋洞或充填体,以及其他牙体硬组织疾患。

2. 牙冠变色,失去光泽。深洞内探诊无反应,牙髓活力测验无反应。

3. 患牙对叩诊的反应无明显异常或仅有不适感,一般不松动。

4. 有窦型慢性根尖周炎者可查及窦道开口。

5. 根尖周囊肿的大小不定,可由豌豆大到鸡蛋大。

6. X 线检查显示出患牙根尖区骨质变化的影像。

（四）诊断

1. 患牙 X 线片上根尖区骨质破坏的影像是确诊的关键依据。

2. 患牙牙髓活力测验结果并结合患牙年龄应作为重要的参考。

3. 病史及患牙牙冠情况也可作为辅助诊断指标。

第六节　牙髓病和根尖周病治疗及应急处理

一、治疗原则和治疗计划

（一）治疗原则

牙髓病和根尖周病的治疗原则是保存具有正常生理功能的牙髓以及保存患牙。

1. **保存活髓**　牙髓组织具有形成牙本质和营养硬组织的功能，对外来刺激能产生一系列防御反应，对牙髓病变还处于早期阶段的恒牙和根尖孔尚未形成的年轻恒牙，应注意保存活髓，维护牙髓的功能。

2. **保存患牙**　由于牙髓的增龄性变化和血液循环的特殊性，其修复再生能力有限，牙髓炎症不易治愈。对患有牙髓病而不能保存活髓的牙，应去除病变牙髓，保存患牙，以维持牙列完整，维护咀嚼功能。失去活髓后，牙体硬组织的营养代谢仅由牙周组织供给，牙体硬组织变脆并容易折裂。因此，还应选用不同类型的冠部修复体保护牙体硬组织。

（二）治疗计划

治疗计划是为了消除和控制致病因素、治愈疾病、修复缺损牙体组织、恢复牙齿功能而设计的治疗方案和程序。治疗计划的制定应根据患牙病变的程度、位置、与邻近解剖结构的关系，患者的全身健康状况、依从性和就诊时机，以及医护人员的经验、医疗设备和器械等。

1. **治疗程序**　牙髓病和根尖周病的治疗首先应缓解疼痛并去除感染物，控制患牙的急性症状后，再进行全面检查和治疗，一般包括急症期、控制期、治疗期和维护期。

（1）急症期：急症期应在充分掌握患者全身状况和病史的前提下，尽快解决患牙急性牙髓疼痛或根尖周疼痛，待急症控制后方可转入下一阶段治疗。

（2）控制期：控制期即通过牙体牙髓治疗、牙周治疗及拔牙等消除病因，终止疾病的进展。治疗内容包括：①控制牙髓根尖周病疾病进展；②控制或去除潜在的致病因素；③去除影响疾病预后的不良因素；④实施口腔疾病预防策略。

（3）治疗期：治疗期即通过牙体修复治疗、牙髓治疗、牙周治疗及口外治疗等，治疗牙髓根尖周病变，恢复咀嚼功能。

（4）维护期：维护期治疗主要是通过定期复查，观察病变愈合情况，必要时及时调整治疗计划。同时，加强患者口腔健康指导。

2. **术前谈话**　治疗前，医生和患者需进行良好而有效的交流，医护人员应向患者介绍病情，说明治疗方法，并可提供牙髓治疗有关的读物及画册帮助解释治疗过程，让患者了解治疗的程序、预后和其他相关情况，从而避免患者在治疗中出现紧张、恐惧或不合作等不良情绪，减轻担忧和误解，使患者同意治疗计划并积极配合医护人员。

成年患者或患儿家长可能在了解病情及治疗计划后同意或放弃治疗。患者对治疗的认可必须建立在知情的基础上，尽量避免因未告知治疗的难度和风险而发生医患纠纷。

术前谈话要告知患者：

（1）牙髓治疗通常成功率较高，但也存在失败的可能性，其预后与患者的个体差异有关。

（2）术后可能出现短暂不适或轻度疼痛，偶有剧痛。必要时可服用消炎、止痛药物缓解症状。

（3）保存活髓治疗后，如出现自发痛、夜间痛等急性牙髓炎症状应立即复诊，以调整治疗计划及治疗方法。

二、病例选择

治疗牙髓病和根尖周病前,应全面分析病例,了解患者及患牙的状态,明确治疗的必要性和可行性,选择有效的治疗方法。

(一) 患者状态

1. 生理状态

(1) 年龄:牙髓治疗适用于任何年龄的患者,但在治疗中不同年龄段可能存在不同的治疗难点。对于幼儿患者应注意控制他们的拒绝行为,以配合治疗。老年患者的主要难点在于根管口隐蔽、根管钙化和组织修复功能较差等。

(2) 健康状况:牙髓治疗没有绝对的全身禁忌证,但健康状况与牙髓治疗相互影响,因此要详细询问系统病史,根据具体情况制定治疗计划。

2. 心理状态

(1) 恐惧或焦虑患者在牙髓治疗过程中有可能表现出行为异常,对这类患者要及早发现并加以控制,以免耽误治疗。

恐惧和焦虑的控制主要包括非药物控制和药物控制两种方法。具体如下:①给予患者同情心;②建立医患间有效而良好的交流;③改善就诊环境;④减少候诊时间;⑤合理安排首诊复诊时间;⑥药物控制等。

(2) 心理性疼痛患者常主诉牙及颌面部疼痛,临床检查无口腔器质性病变。医生既要注意避免受患者或其家属的影响,将心理性疼痛诊断为器质性病变进行治疗,又要注意勿擅用精神治疗药物。

(二) 患牙状态

治疗前充分了解患牙位置、牙的根管形态、治疗的可操作性、换牙的可修复性、既往治疗情况及保留价值。

三、术前感染控制

无菌指不含活菌的状态,是灭菌的结果。在牙髓治疗过程中病原微生物可能通过不同途径引起感染,因此,治疗时应遵循无菌操作原则,建立防护措施以利于获得良好的治疗效果。

(一) 术区隔离

牙位于口腔唾液环境中,术区的隔离可采用棉卷隔离唾液或安置橡皮障等方法,吸唾器一般与棉卷隔湿或橡皮障联合使用。关于术区隔离具体的介绍详见本篇第六章。

(二) 器械的清洗、消毒和灭菌

所有口腔治疗器械使用后必须进行清洁消毒和灭菌处理方可用于其他患者。

(三) 基本防护

临床诊室环境中存在许多潜在的感染源。医务人员的手、头发、工作服、治疗器械和设备、手机的气雾等都可能成为传播感染源的媒介,因此应按预防标准进行个人防护,防止发生院内感染。

四、疼痛的控制

牙髓组织富含神经纤维,对刺激反应敏感。在牙髓治疗的过程中,各种操作均可能引起疼痛,使患者难以忍受以致惧怕接受治疗。因此,应该施行无痛技术,使牙髓病和根尖周病的治疗在无痛或减少疼痛的情况下进行。

(一) 局部麻醉

1. 表面麻醉　表面麻醉适用于黏膜表浅麻醉,常用于局麻前对进针部位黏膜组织的麻醉和阻止患者的恶心反射。操作时应先隔离唾液,用小棉球蘸取药液或将药液喷涂于欲麻醉部位,3~5分钟后将药液拭去,漱口。

2. 局部浸润麻醉　局部浸润麻醉又称骨膜上浸润麻醉,是将麻醉剂注射到根尖部的骨膜上,通过麻醉剂的渗透作用使患牙在牙髓治疗时无痛。由于麻醉剂不能渗透密质骨,故骨膜上浸润麻醉仅适用于上下颌前牙、上颌前磨牙和乳牙。牙髓治疗前,于患牙根尖部骨膜上注射0.6~0.9ml麻醉剂,约3~4分钟后起效。当患牙处于急性炎症期时,骨膜上浸润麻醉效果一般不佳,需采用其他麻醉方法。

3. **阻滞麻醉**　阻滞麻醉是将局麻药物注射到神经干或其主要分支附近,以阻断神经末梢传入的刺激,是在组织的神经分布区域产生麻醉效果。上颌磨牙常用上牙槽后神经阻滞麻醉,进针点为上颌第二磨牙远中颊侧口腔前庭沟,下颌磨牙及局部浸润麻醉未能显效的下颌前牙常用下牙槽神经阻滞麻醉,进针点为张大口时,上下颌牙槽突相距的中点线与翼下颌皱襞外侧3~4mm的交点。

4. **牙周韧带内注射**　牙周韧带内注射适用于牙周组织的麻醉和牙髓麻醉不全时的补充麻醉,某些特殊病例如血友病患者也常作牙周韧带内注射。严重牙周疾患的患牙不宜使用该法。操作中首先严格消毒龈沟或牙周袋,将麻醉针头斜面背向牙根刺入牙周间隙缓缓加压。若注射时无阻力感,药液可能漏入龈沟,应改变位置再次注射,但每个牙根重复注射的次数不应超过2次。由于麻醉剂不能渗过牙槽间隔,对多根牙每一牙根都应作上述注射,一般每个牙根可注入麻醉剂0.2ml,不超过0.4ml。

5. **牙髓内注射**　牙髓内注射是将麻醉剂直接注入牙髓组织,多用于浸润麻醉和阻滞麻醉效果不佳的病例,或作为牙周韧带内注射的追加麻醉。操作时先在髓腔的露髓处滴少许麻药,待表面麻醉后将注射针从穿髓孔处插入髓腔,边进入边注射麻药,麻醉冠髓至根髓。由于注射时需要一定的压力,故穿髓孔不能太大,以免麻醉剂外溢,必要时可用牙胶填塞穿髓孔。

6. **骨内注射和中隔内注射骨内注射**　骨内注射和中隔内注射骨内注射是将麻醉剂直接注入根尖骨质的方法。首先作浸润麻醉使牙根尖部软组织和骨麻醉,然后在骨膜上作1~3mm切口,用球钻在骨皮质上钻洞直至松质骨,将针头刺入患牙远中牙槽中隔,缓缓加压,使麻醉剂进入松质骨,一般约注射0.3~0.5ml麻醉剂。

(二)失活法

失活法是用化学药物制剂封于牙髓创面,使牙髓组织坏死失去活力的方法。失活法用于去髓治疗麻醉效果不佳或对麻醉剂过敏的患者。

1. **失活剂**　使牙髓失活的药物称作失活剂,多为剧毒药物,常用金属砷、三氧化二砷、多聚甲醛等。目前临床上常用的多聚甲醛失活剂主要成分为多聚甲醛、适量的表面麻醉剂(如可卡因、丁卡因等)和氮酮等,作用于牙髓可使血管壁平滑肌麻痹,血管扩张,形成血栓,引起血运障碍而使牙髓坏死。其凝固蛋白的作用,能使坏死牙髓组织无菌性干化,作用缓慢,安全性较高,封药时间为2周左右。

2. **操作步骤**　若牙髓已暴露,可将失活剂直接放在暴露的牙髓表面,并暂封窝洞。需保证失活剂不渗透至窝洞以外,保证封闭材料不脱离,同时要求患者按期复诊。对于未露髓或穿髓孔较小的病例,应在局麻下开髓,引流充分后将失活剂轻放牙髓表面,并在其上放一小棉球,并暂封窝洞。

(三)应急处理

门诊病例中约90%的牙髓病和根尖周病患者需要即刻减轻疼痛,应急处理是初次治疗中需采取的重要措施。

1. **开髓引流**　急性牙髓炎应急处理的目的是引流炎症渗出物和缓解因之而形成的髓腔高压,以减轻剧痛。在局麻下摘除牙髓,去除全部或大部分牙髓后放置一无菌小棉球后暂封髓腔,患牙的疼痛随即缓解。对于单根牙,拔髓后可以进行根管预备再暂封。

急性根尖周炎的应急处理是在局麻下开通髓腔,穿通根尖孔,建立引流通道,使根尖渗出物及脓液通过根管得到引流,以缓解根尖部的压力,解除疼痛。应急处理时应注意:①局部浸润麻醉要避开肿胀部位,否则将引起疼痛和感染扩散,麻醉效果较差,以行阻滞麻醉为佳;②正确开髓并尽量减少钻磨震动,可用手或印模材料固定患牙减轻疼痛;③初步清理扩大根管,使用过氧化氢溶液和次氯酸钠交替冲洗,所产生的气泡可带走堵塞根管的分泌物;④可在髓室内置一无菌棉球开放髓腔,待急性炎症消退后再作常规治疗。一般在开放引流1~2天后复诊。

2. **切开排脓**　急性根尖周炎至骨膜下或黏膜下脓肿期应在局部麻醉或表面麻醉下切开排脓。黏膜下脓肿切排的时机是在急性炎症的第4~5天,局部有较为明确的波动感。不易判断时,可行穿刺检查,如果回抽有脓,即刻切开。脓肿位置较深,可适当加大切口,放置橡皮引流条,每天更换1次,直至无脓时抽出。通常髓腔开放与切开排脓可同时进行,也可以先予髓腔开放,待脓肿成熟后再切开。把握切开时机非常重要,切开过早给患者增加痛苦,达不到引流目的;过迟会延误病情,造成病变范围扩大,引起全身反应。

3. **去除刺激**　对于根管外伤和化学药物刺激引起的根尖周炎,应去除刺激物,反复冲洗根管,重新封药,或封无菌棉捻,避免再感染。若由根管充填引起,应检查根管充填情况。如根管超充可去除根充物,封药安抚,缓解后再行充填。

4. **调𬌗磨改**　由外伤引起的急性根尖周炎,应调𬌗磨改使患牙咬合降低、功能减轻,得以休息,必要时局部封闭或理疗。通过磨改,牙髓及根尖周症状有可能消除。死髓牙治疗也应常规调𬌗磨改,以缓解症状及减少牙纵折的发生。

5. **消炎止痛**　一般可采用口服或注射的途径给予抗生素类药物或止痛药物,也可以局部封闭、理疗及针灸止痛。局部可使用清热、解毒、消肿、止痛类的中草药,以促进症状的消退。口服镇痛药对牙髓炎和根尖周炎有一定镇痛效果,但在剧烈疼痛的急性牙髓炎和急性根尖脓肿,只有局麻下开髓引流或切开排脓才能有效地止痛。镇痛剂可以局部使用,如将浸有丁香油酚镇痛剂的小棉球放在引起牙髓炎的深龋洞中。

（林正梅）

参 考 文 献

［1］周学东. 牙体牙髓病学［M］. 5版. 北京:人民卫生出版社,2020.

［2］王晓燕,岳林. 牙体牙髓病学［M］. 3版. 北京:北京大学医学出版社,2022.

［3］孟焕新. 临床牙周病学［M］. 2版. 北京:北京大学医学出版社,2014.

［4］万学红. 诊断学［M］. 9版. 北京:人民卫生出版社,2008.

［5］岳林. 根尖周炎临床诊断和预后与组织病理学表现的相关性(一)［J］. 中华口腔医学杂志,2010,45(3):177-181.

［6］岳林. 根尖周炎临床诊断和预后与组织病理学表现的相关性(二)［J］. 中华口腔医学杂志,2010,45(4):245-248.

［7］Ilan Rotstein,John I. Ingle. Ingle 牙髓病学［M］. 7版. 北京:人民卫生出版社,2019.

［8］Louis H. Berman,Kenneth M. Hargreaves,editors. Cohen's Pathways of the Pulp［M］. 11th ed. St Louis:Mosby,2015.

［9］K. Hargreaves,H. Goodis,F. Tay. Seltzer and Bender's dental pulp［M］. 2rd ed. UK:Quintessence,2012.

［10］Ingle JI,Bakland LK,Baumagartner JC,et al. Endodontics［M］. 6th ed. Hamilton:BC Decker,2008.

［11］Patel S,Brown J,Pimentel T,et al. Cone beam computed tomography in Endodontics-a review of the literature［J］. Int Endod J,2019,52(8):1138-1152.

［12］Selter S. Classification of pulpal pathosis［J］. Oral Surg Oral Med Oral Pathol,1972,34(2):269-287.

［13］Bender IB. Pulpal pain diagnosis［J］. J Endod,2000,26(3):175-179.

［14］Baad-Hansen L. Atypical odontalgia-pathophysiology and clinical management［J］. J Oral Rehabil,2008,35(1):1-11.

［15］Nemes J,Duhaj S,Nyárasdy I. Changes in the therapy of pulpal diseases and periapical lesions according to the articles published in the journal FogorvosiSzemle during the past 100 years(1908-2008)［J］. FogorvSz,2008:101(4):127-136.

［16］Wang Y,Li C,Yuan H,et al. Rubber dam isolation for restorative treatment in dental patients［J］. Cochrane Database Syst Rev,2016,9(9):CD009858.

［17］DeAngelis AF,Barrowman RA,Harrod R,et al. Review article:Maxillofacial emergencies:oral pain and odontogenic infections［J］. Emerg Med Australas,2014,26(4):336-342.

［18］Prasanna N,Subbarao CV,Gutmann JL. The efficacy of preoperative oral medication of lornoxicam and diclofenac potassium on the success of inferior alveolar nerve block in patients with irreversible pulpitis:a double-blind,randomised controlled clinical trial［J］. Int Endod J,2011:44(4):330-336.

第五章 口腔检查

一、检查前准备

正确的治疗方案来自正确的诊断,而正确的诊断离不开全面细致的口腔检查。口腔疾病和全身疾患有着紧密的联系,因此口腔检查不仅需要关注牙体牙髓、牙周、口腔黏膜以及颌面部情况,检查者还应该具有整体观念,不能忽略患者全身的相关情况,必要时需请相关专业人员会诊。

1. **环境的准备** 诊室是口腔检查的主要环境。诊室的布置既要符合消毒管理要求,又要方便工作,还要让患者感到舒适、有安全感。保证空间整洁和宽敞,设备和器械摆放有序。

2. **医生的准备** 建立良好的医患关系是口腔检查和治疗中最重要的。一位态度和蔼,衣着整洁,举止规范、戴帽子和口罩的医生会在患者心目中树立起值得信任的第一印象,在检查和治疗过程中往往能够配合。在对患者进行检查前,需先进行手部的消毒:剪短指甲,肥皂洗手,清水冲洗后戴一次性医用手套。

3. **检查器械的准备**

(1) 椅位的检查和调节:椅位的检查和调节是口腔检查的第一步,要使患者和医生都感到舒适。一般来说,患者的头、颈和背部应在一条直线上,检查下颌牙时,椅背应稍向后仰,使下颌牙齿的平面与地面基本平行;检查上颌牙时,椅背应后仰得更多一些,使患者的咬合平面与地面成45°角。灯光要照射在患者口腔拟查的部位,以避免因强光照射患者眼睛引起的不适。检查过程中,医生要注意保持较舒展的坐姿,不能直视的部位要尽量使用口镜。减少过度和长时间的弯腰、低头和抬头仰视等动作,这不仅有助于保持医生的良好形象,在减轻疲劳,减少颈椎、腰椎病发生率等方面也具有重要意义。

(2) 口腔检查器械:口腔检查除了常规的望、闻、问之外,还需要特殊的口腔检查器械,才能对口腔内的软硬组织进行详细系统的检查。口腔检查的常用器械有口镜、探针、镊子。除此之外,根据检查目的的不同可辅以其他器械,如牙周探针等。所有这些器械都要经过严格的消毒方可使用。

1) 口镜:口镜有平面和凹面两种,前者影像真实,后者有放大作用,应根据需要选用。口镜的作用是:牵拉颊部和推压舌体以便于直接观察欲查部位;通过镜像可对上颌牙等难于直视部位进行观察;还可用于聚集光线,增加欲检查部位的可视度。

2) 镊子:镊子的主要作用是夹持物品,如夹运各种敷料、小器械、异物;也可夹持牙齿检查其松动度;还可将镊子反过来敲击牙齿以检查其叩痛的情况。

3) 探针:探针的端部尖锐,两头的弯曲形态不同,一端呈半圆形,另一端呈三弯形。探针的作用是通过检查者探诊时的手感检查牙齿各面的点、隙、裂、沟和龋洞等缺陷,结合患者的感觉发现牙齿表面敏感的范围和程度,粗略探测牙周袋深度。牙周病患牙的检查有时需要专门的牙周探针,有刻度,钝头,能准确测量牙周袋深度并能避免刺伤袋底。

二、一般检查

(一) 操作前准备

1. 准备所需要的物品。

2. 操作前进行充分的沟通,向患者或其家属解释说明检查的目的、意义、简要的操作方法、优点、不良反应,取得患者及其家属配合。

3. 使用免洗手消毒液洗手,戴口罩、帽子和手套。

(二) 操作步骤

1. **问诊**　问诊是医生与患者或有关人员交谈以了解疾病的发生、发展和诊疗情况的过程。问诊内容包括主诉、现病史、既往史和系统回顾,怀疑有遗传倾向的疾病还应了解家族史。

(1) 主诉:主诉是患者感受最明显的症状和体征,也是本次就诊的主要原因。主诉的记录通常仅为一句话,应包含症状、部位和患病时间等要素。如"上颌后牙冷热激发痛一周"。

(2) 现病史:现病史是病史中的主体部分,是疾病的发生、发展过程。基本内容包括发病情况和患病时间,主要症状和诱因,症状加重或缓解的原因,病情的发展和演变,诊治经过和效果等。牙体牙髓病科患者多见的症状是疼痛,疼痛的主观感受对诊断非常重要,故应仔细询问。

(3) 既往史:既往史是患者过往的患病情况,如外伤及手术史,过敏史等。

(4) 系统回顾:有些口腔疾病与全身情况有关,如一些血液病、内分泌疾病和维生素缺乏患者可能因牙龈出血等症状最初是到口腔科就诊的,故相关的全身系统性疾病情况也应询问。

(5) 家族史:患者既往某些疾病,家族情况等与现患疾病可能有关时,应对家族史进行询问并记录。

2. **视诊**　视诊是医生用眼睛对患者全身和局部情况进行观察、判断的方法,视诊的内容如下:

(1) 全身情况:通过望诊对患者的全身状况进行初步了解,例如患者的精神状态、营养和发育状况等,一些疾病会出现特殊的面容或表情特征,医生应对其有初步的了解。

(2) 颌面部:首先观察面部是否左右对称,有无肿胀、肿物和畸形;患者的面容是否为急性疼痛面容;皮肤的颜色及光滑度如何,有无瘢痕和窦道;如要检查面神经的功能,可观察其鼻唇沟是否变浅或消失,做闭眼、吹口哨等运动时面部双侧的运动是否协调,有无口角歪斜等。

(3) 牙和牙列:重点是检查主诉牙,同时兼顾其他牙齿,检查中要注意以下变化,包括:

1) 颜色和透明度:牙齿在颜色和透明度上的某些改变常能为诊断提供线索,如龋齿呈白垩或棕褐色,死髓牙呈暗灰色,四环素变色牙呈暗黄或灰棕色,氟牙症患牙有白垩色或黄褐色斑纹等。

2) 形状:前磨牙的畸形中央尖、上颌切牙的畸形舌侧窝、畸形舌侧沟、融合牙、双生牙、结合牙、先天性梅毒牙等,这些牙因先天缺陷容易导致牙齿硬组织破坏,进而导致牙髓炎等。另外还有过大、过小牙和锥形牙等牙齿形态异常。

3) 排列和接触关系:有无错位、倾斜、扭转、深覆盖、深覆𬌗、开𬌗、反𬌗牙列紊乱情况。

4) 缺损:应与探诊结合进行,对于龋洞、楔状缺损和外伤性缺损都要注意其大小和深浅,深者要特别注意是否露髓。牙冠破坏1/2以上者称为残冠,牙冠全部或接近全部丧失则称为残根。有保留价值的残冠、残根原则上应尽量保留。

(4) 牙龈和牙周组织:正常牙龈呈粉红色,表面有点彩。炎症时局部肿胀、点彩消失,因充血或淤血可出现鲜红或暗红色,还可因血液病使牙龈出现苍白、渗血、水肿、糜烂等,必要时应作血液检查以确诊;牙间乳头有无肿胀充血、萎缩或增生、坏死等;有无牙周袋,累及范围和深度如何,袋内分泌物情况等。

(5) 口腔黏膜:口腔黏膜指覆盖在唇、舌、腭、咽等部位的表层组织。检查中要注意以下变化:

1) 色泽:炎症时黏膜充血、发红,扁平苔藓时还有糜烂和白色网状纹,白斑时有各种类型的白色斑片。

2) 溃疡:复发性口疮、口腔黏膜结核和癌症等均可表现为溃疡。应仔细检查。除了对溃疡的外形、有无分泌物、有无对应的局部刺激物等进行望诊外,需结合问诊了解持续时间和复发情况;结合触诊等了解质地是否坚硬,有无周围浸润等。

3）肿胀和肿物：结合其他检查，确定附近有无牙源性损害，有无压痛，是否活动，边界是否清楚；肿物的活动情况等。

另外，舌背有无裂纹，舌乳头的分布和变化，舌的运动情况等也要注意。

3. 探诊　利用探测器械(探针)进行检查的方法称为探诊。

(1) 牙齿：主要用于对龋洞的探诊，以确定部位、范围、深浅、有无探痛等。对于活髓牙，深龋探诊时动作一定要轻，以免碰到穿髓点引起剧痛。邻面和龈下的探诊要避免遗漏。探诊还包括牙齿的敏感范围、敏感程度的确定，充填物边缘是否密合，有无继发龋等。

(2) 牙周：探测牙龈表面的质感是松软还是坚实，检测牙周袋的深浅，牙龈和牙齿的附着关系，了解牙周袋深度和附着情况等。

(3) 窦道：窦道多见于牙龈，偶见于皮肤。窦道的存在提示有慢性根尖周炎患牙，但其位置不一定与患牙相对应，可将圆头探针插入窦道并缓慢推进以探明窦道来源。

4. 叩诊　叩诊是用口镜或镊子末端叩击牙齿，根据患者的反应和叩击声音确定患牙的方法。

(1) 选择对照：健康的对侧同名牙和邻牙是最好的阴性对照。叩诊应从健康牙开始，逐渐过渡到可疑牙。牙齿对叩诊的反应一般分为5级，记录为：(−)、(±)、(+)、(++)、(+++)，分别代表"无、可疑、轻度、中度、重度"叩痛；

(2) 叩击方向：垂直叩诊主要是检查根尖部有无炎症，水平叩诊主要是检查牙齿周围组织有无炎症。

5. 触诊　触诊是用手指或器械在病变部位进行触摸或按压，凭检查者和被检查者的感觉对病变的硬度、范围、形状、活动度等进行判断的方法。口内检查应戴手套或指套。

(1) 颌面部：医师用手指触压颌面部病变范围、硬度、触痛否、波动感、压痛和动度等。

(2) 淋巴结：与口腔疾病关系密切的有颌下、颏下、颈部淋巴结。检查时可让患者放松，头部略朝下并偏向检查者，检查者一手固定患者头部，另一手触诊相关部位的淋巴结。病变时，淋巴结的大小、数目、硬度、压痛和粘连情况等方面会有变化，对其进行触诊有助于诊断。炎症时，相关区域淋巴结肿大，压痛，质地无显著变化。肿瘤转移时，淋巴结肿大、质硬、无触痛，多与周围组织粘连。结核性淋巴肿大多见于颈部，可成串，互相粘连，易破溃。

(3) 颞下颌关节：检查者面对患者，以双手示指和中指腹面贴于患者的耳屏前，嘱其做开闭口动作，继而做侧方运动，观察两侧运动是否对称协调；感觉关节运动中有无轨迹异常，有无杂音；张口度的检查是颞下颌关节检查的重要内容。张口度的确定是以大张口时，上下中切牙切缘间能放入自己横指(通常是示指、中指和无名指)的数目为根据的(表1-5-1-1)。

表1-5-1-1　张口受限程度的检查记录方法和临床意义

能放入的手指数	检查记录	临床意义
3	正常	张口不受限(张口度正常)
2	Ⅰ°受限	轻度张口受限
1	Ⅱ°受限	中度张口受限
1以下	Ⅲ°受限	重度张口受限

(4) 牙周组织：检查者的手指尖放在牙颈和牙龈交界处，令患者作咬合动作，手感振动较大时提示存在创伤。

(5) 根尖周组织：用手指尖或镊子夹一棉球轻压根尖部，根据是否有压痛、波动感或脓性分泌物溢出等来判定根尖周围组织的炎症情况。

6. 嗅诊　嗅诊是通过气味的鉴别进行诊断的方法。一般在问诊过程中已同步完成。凡口腔卫生很差，有暴露的坏死牙髓，坏死性龈口炎等可有明显的口臭甚至腐败性恶臭。

7. 松动度检查　用镊子夹住牙冠或镊子闭合置于𬌗面中央后进行摇动可检查牙齿是否松动。而牙齿松动的程度，有根据松动幅度和松动方向两种评价依据，均分为3级(表1-5-1-2)。

表 1-5-1-2　牙齿松动度检查的依据和分级

依据	Ⅰ度	Ⅱ度	Ⅲ度
松动幅度	1mm⁻	1~2mm	2mm⁺
松动方向	唇(颊)舌向	唇(颊)舌向	唇(颊)舌向
		近、远中向	近、远中向
			殆根向

8. **咬诊**　咬诊是检查牙齿有无咬合痛和有无早接触点的诊断方法。通过空咬或咬棉签、棉球等实物时出现疼痛的情况判断有无根尖周病、牙周病、牙隐裂和牙齿感觉过敏等。也可将咬合纸或蜡片置于拟查牙齿的殆面,嘱其做各种咬合动作,根据留在牙面上色迹的深浅或蜡片的厚薄,确定早接触点。还可以通过特殊的咬诊工具对出现咬合痛的部位进行定位。

9. **冷热诊**　冷热诊是通过观察牙齿对不同温度的反应以对牙髓状态进行判断的方法。原理是:正常牙髓对温度有一定的耐受范围(20~50℃);牙髓发炎时,疼痛阈值降低,感觉敏感;牙髓变性时阈值提高,感觉迟钝;牙髓坏死时无感觉。

低于10℃者可用于冷诊,冷刺激源有:冷水、无水乙醇、氯乙烷、冰条或冰棒、干冰、二氧化碳喷瓶等;临床最常用的是冰棒法,方法为剪取直径 4~5mm,长 5~6cm 的一端封闭的塑料软管,小管内注满水后冷冻成冰棒,测验时将小冰棒置于被测牙齿的唇(颊)或舌(腭)侧釉质完整的中 1/3 处,放置时间一般不超过 5 秒,观察患者的反应。冰棒法测验时,建议配以橡皮障,避免融化的冰水接触牙龈或邻牙而导致假阳性反应。另外,同侧多个可疑患牙测验时,应注意从最后面的牙齿开始,依次向前检查,以免冰水干扰对患牙的判断。

简易的冷水法为直接向牙冠表面喷射冷水,该方法应注意按先下牙后上牙,先后牙再前牙的顺序测验,尽可能避免因水的流动而出现的假阳性反应。由于冷水法可靠性较差,一般不推荐使用。

干冰或者氟甲烷喷射的棉签比冰棒和冷水更可靠,因为这种方法不会影响邻牙,并且可以较好地再现症状。

高于60℃者可用于热诊,热刺激源有:加热的牙胶、金属等。临床上最常用的热诊法是牙胶棒加热法。其操作步骤如下:为避免牙胶粘于牙面应使牙面保持湿润,将牙胶棒的一端在酒精灯上烤软,但不使其冒烟燃烧(温度为 65~70℃),立即将牙胶棒加热的一端置于被测牙的唇(颊)或舌(腭)面的中 1/3 处,观察患者的反应。电子加热器因可以准确控制其工作尖的温度,与传统的牙胶加热法相比使用更加方便,结果更加可靠。

(三) 注意事项

1. 进行牙周探诊时要注意

(1) 支点要稳:尽可能靠近牙面,以免器械失控而刺伤牙周组织。

(2) 角度正确:探诊时探针应与牙齿长轴方向一致。

(3) 力量适中:掌握力度的目的是既可发现病变又不引起伤痛。

(4) 面面俱到:按一定的顺序,如按牙的近中、中、远中进行牙周探诊并做记录,以免漏诊。

2. 叩诊注意力度适中　以健康的同名牙或邻牙叩诊不痛的最大力度为上限。对于急性尖周炎的患牙叩诊力度更要小,以免增加患者的痛苦。

3. 冷热诊可用专用仪器,但不论什么方法,都要避免强烈刺激给增加患者痛苦。

4. 为了提高可信度,通常会同时进行冷测和电测试。

三、特殊检查

(一) 适应证

1. 冷测在临床上被广泛应用,尤其是在被测牙已行冠修复的情况下,而热测常用于患者主诉对热刺激敏感的情况下。

2. 染色法适用于确定牙齿是否有折裂。

3. 诊断性备洞一般在其他测试无法判断时采用。

4. 局部麻醉法适用于牙齿症状难以定位或无法区分上下颌时。

5. 激光多普勒可应用于测试外伤牙、外科手术后牙齿牙髓以及正畸、备牙、牙齿漂白等治疗前后牙髓血流量的改变，非牙髓来源的根尖周稀疏区的辅助诊断，以及测试牙周翻瓣术后血流恢复等。

（二）禁忌证

牙髓电活力测试禁用于安装有心脏起搏器的患者。

（三）操作前准备

1. 准备所需要的物品。

2. 操作前进行充分的沟通，向患者或其家属解释说明特殊检查的目的意义、简要的操作方法、优点、不良反应，取得患者及其家属配合。

3. 使用免洗手消毒液洗手，戴口罩、帽子和手套。

（四）操作步骤

1. **牙髓电活力测验法**　牙髓电活力测验法是通过观察牙齿对不同强度电流的耐受程度对牙髓状态进行判断的方法，其原理与冷热诊相似，不同的只是刺激源。电测仪经不断改进，体积变小，重量变轻，使用更加方便，现在的产品外观如一支钢笔。测验前应先向患者说明测验的目的，以消除患者不必要的紧张，并取得患者的合作，同时嘱咐患者当出现"麻刺感"时，即抬手示意。在测验患牙之前，需先测验正常对照牙，以求得相对正常反应值作为对照，使用时隔湿待测验牙，将检查头置于待测牙面的适当位置，调整刻度从"0"开始缓慢增大，同时观察患者的反应，感觉疼痛时离开牙面，读取数字，一般重复两次后取平均值。

2. **激光龋齿探测**　近年，新的基于激光荧光效应的龋齿检测技术出现，可在牙齿脱矿时期早期诊断龋齿。基于激光荧光效应的龋齿检测技术主要有两种：①单纯激光荧光系统；②复合相机和激光荧光系统。

目前出现的一种利用激光激发荧光诊断龋齿的仪器，即激光龋齿探测仪，是德国 KaVo 公司于 1998 年生产的，可以通过客观数值反映龋损的程度，因此激光龋齿探测仪反映龋病发展各阶段的分界值即 DD 界值是它诊断龋病的关键。

激光龋齿探仪的其中一种 A 型探头末端较尖，能对牙面的窝沟进行点探测，且能将龋损程度数值化，尤其对早期殆面龋探测更精确，有助于诊断无洞形龋，而单凭传统的探视诊很难诊断出。

3. **染色法**　在用棉签涂抹亚甲基蓝染料在牙齿表面上时，染料将渗入裂纹区域。过量的染料可以用 70% 异丙醇除去，染料将指示出裂纹的可能位置。

4. **诊断性备洞**　临床上有时难以对牙髓的状况进行准确的判定，这时可通过诊断性备洞来检查，如果患牙牙髓未坏死，当磨到牙本质层时，患牙即会有感觉，这时可结合其他检查结果进行下一步的治疗；反之，则说明患牙牙髓坏死。

5. **局部麻醉法**　局部麻醉法是通过麻醉排查的方式从易混淆区域中确定疼痛部位的方法。如牙髓炎患者的疼痛牙齿分不清或检查结果和患者的叙述出现矛盾时，用局部麻醉药(2% 普鲁卡因或利多卡因等)将三叉神经中的某一支麻醉后再行检查，有助于确定疼痛牙齿。

6. **穿刺检查**　穿刺检查是用注射器刺入肿胀物抽出其中的液体等内容物进行检查的方法。对颌面部肿胀的诊断有帮助。穿刺检查一般是在局麻和常规消毒处理后进行，抽取物要进行肉眼和显微镜检查。

（1）肉眼观察：通过颜色和性状的观察，初步确定是脓液、囊液还是血液等。

（2）显微镜检查：不同液体在镜下有不同特点，脓液主要为中性白细胞，慢性炎症时多为淋巴细胞，囊液内可见胆固醇结晶和少量炎细胞，血液主要是红细胞。

7. **血流测试方法**　临床上现有的血流测试方法有牙冠表面温度测试、激光多普勒血流测试、血氧饱和度测试等。相对于感觉测试的方法，血流测试方法所得到的信息均为客观数据，不需要患者的主观感觉。

（1）激光多普勒血流测试：激光多普勒是一种对牙髓血流无创测试的技术，激光多普勒血流仪可发射红外线激光，激光束击中移动的红细胞以及周围组织后有部分光被吸收，使击中血细胞的激光波长发生了改变(即多普勒频移)，而击中静止组织的激光波长无改变。然后通过感应器，将这些信息记录并且转换为电信号进行分析，最终得到血流的信息。

（2）超声多普勒血流测试：其主要通过超声探头所发射的超声波被患牙牙髓中的红细胞接收，然后红细胞会作为波源反射超声波，并由超声探头接收反射的超声波，最后根据多普勒的效应公式计算即可得出患牙牙髓中血液的流速和流量。

（3）血氧饱和度测试：在测试牙髓血氧饱和度时，血氧测定仪发射出波长 660nm 的可见红光和 940nm 的红外光照射到血管床上，含氧血红蛋白与缺氧血红蛋白吸收不同比例的红光及红外光，所以可通过测定其穿透组织后的红光与红外光量来判定牙髓的血氧饱和度。血氧测定仪无配套的专用于牙髓活力测试的探头，导致其仅能应用于前牙。

（五）注意事项

1. 牙髓电活力测试的结果判读时需注意假阳性和假阴性的排除，并需结合其他感觉测试结果，分析得出牙髓状况的判定。

2. 有的电测仪使用时有其他要求，如戴口内挂钩，仪器检查头和牙面间要放导电介质等，还可能有一些特殊提醒，如安装有心脏起搏器、全冠修复牙等属禁忌证等，用前应仔细阅读说明书。

3. 虽然激光龋齿检测对早期龋的探测精确性更高，但由于探视诊对龋损的诊断特异度较高，目前仍是最基本的龋病检查方法。

4. 染色法仅能确定牙齿折裂的存在，但不能确定折裂的深度。

5. 局部麻醉法可较好地将上下颌牙的疼痛区分开来，但对于下颌同颌牙则区分度较差。

6. 激光多普勒被认为是除了对牙髓直接进行组织学检验外最可靠的判断牙髓状态的测试方法；但其也存在一些局限性，如成本相对较高，检测时需要使用固定设备，在变色牙冠使用时会影响红外射线的偏移，周围组织的血流可能对结果产生影响等问题。

7. 因为超声的物理特性，若在使用超声多普勒血流仪测量时，稍改变测试探头的放置角度，则测试结果会有较大的变化。由于牙体解剖形态存在个体差异，往往难以确定探头合适的放置角度，因此其精准度大打折扣。

8. 血氧饱和度测试必须基于正常动脉血流，炎症状态、低血容量、外周血管收缩等情况均会影响其测试结果。此外，牙髓钙化也会导致假阴性结果产生。

四、X 线检查

（一）原理

X 线检查是利用 X 线穿过不同密度物体后剩余量的差异能够在胶片上表现出来的原理，以显示机体内部结构的方法。虽然清晰度有限，但形态学信息完整，已成为重要的辅助检查手段，应用越来越广泛。正常的牙体组织在 X 线片上表现为 X 线阻射的牙釉质、牙本质包绕 X 线透射的牙髓组织，根尖周膜为 X 线透射区，根尖周的牙槽骨表现为密度低于牙齿硬组织的 X 线阻射区。通常牙体牙髓的病变表现为 X 线片上密度的改变。

（二）适应证

1. 诊断方面

（1）牙体牙髓：临床检查难以发现的龋齿，如邻面龋、龈下龋、隐匿性龋、充填物底壁和边缘的继发龋等，有时可用于龋病的流行病学调查；牙体发育畸形，如畸形舌侧窝、畸形中央尖等；牙根情况，如牙根的内吸收和外吸收、根部折断、牙根发育不全、根部牙骨质增生等；髓室和根管情况，如髓腔钙化、髓石、根管的数目、弯曲和粗细、走行等。

（2）根尖周病：各种根尖周病，如根尖周肉芽肿、脓肿、囊肿以及致密性骨炎等。

（3）牙周病：牙槽骨吸收、破坏的程度和类型。

（4）颌面外科疾病：阻生牙、埋伏牙、先天性缺牙、恒牙萌出状态等；颌骨炎症、囊肿、肿瘤等。

2. 治疗方面

（1）治疗前：手术难度的估计，欲做根管治疗的牙是否根管钙化，欲拔牙是否有骨粘连等

（2）治疗中：判断治疗的质量，牙根是否拔净，根管充填物是否到位和致密等

（3）疗效追踪：根管治疗术 1 年后，根尖周破坏区域是否愈合等。

（三）禁忌证

对于可能已经怀孕的女性患者，除非临床上强有力的指征，应当避免进行 X 线检查。

（四）操作前准备

检查前进行充分的沟通，向患者或其家属解释说明 X 线检查的目的、意义、优点，取得患者及其家属同意及配合。

（五）操作指导

根据牙体牙髓病检查范围，X 线检查通常可分为根尖片、咬翼片和曲面体层片以及锥形束 CT。

1. 根尖片　根尖片分为平行投照和分角线技术，可了解牙体、牙周、牙髓组织及根尖周组织的病变情况，具有放射剂量小，空间分辨率高达 $40\mu m$，操作简单等优点，是龋病治疗和根管治疗中最常用到的 X 线检查。在牙体牙髓病的治疗中，根尖片通常用于龋病的诊断、根管治疗的全过程。

2. 全口牙位曲面体层 X 线片　曲面体层摄影是利用体层摄影和狭缝摄影原理，一次曝光可获得上、下颌牙列影像，可同时了解多个牙位的病变情况。可用于观察牙槽嵴的吸收状况、龋病、牙根形成等情况，在患者口内多个患牙情况下，全口牙位曲面体层 X 线片较拍摄全口根尖片可显著减少患者接受的放射剂量。同时，曲面体层片还有助于了解颌骨内的病变情况。

3. 锥形束 CT　锥形束 CT（cone-beam CT，CBCT）在 2000 年左右开始用于口腔临床，采用锥形 X 射线束和二维探测器取代传统的扇形束和一维探测器，扫描时锥形 X 射线束只需围绕患者一周，即可获得三维重建所需的数据。CBCT 的有效放射剂量大小与曲面体层摄影类似，与锥体束大小成正比，远远小于医用 CT。在牙体牙髓病的治疗中，CBCT 可用于牙体、根管系统、牙根、根尖周等组织结构的检查，由于其解决了结构重叠和清晰度的问题，在常规 X 线检查提供信息有限的情况下，可以作为进一步检查的手段选择。

根据视野（field of view，FOV）的不同，可将 CBCT 分为大、中和有限的体积单位。FOV 的大小描述了 CBCT 机器的扫描体积。对于大多数牙体牙髓治疗，有限 FOV 的 CBCT 是首要选择，因为其对于患者的辐射量较少，有较高的空间分辨率并且需要检查的区域较小。

以下情况推荐有限视野的 CBCT（limited FOV CBCT）作为首选的影像学诊断方法：

（1）有矛盾的或非特异性临床体征或症状的患者。

（2）曾经接受过牙髓治疗的牙齿。

（3）可能有额外根管或疑似解剖形态复杂的患牙（如下颌前牙）的初次就诊。

（4）钙化根管的确定和定位。

（5）临床检查和二维口腔内 X 线片在根管纵裂的检查中没有定论。

（6）评估牙髓治疗失败的患牙的情况，进一步制定未来的治疗计划。

（7）牙髓治疗并发症的非手术治疗。

（8）根尖手术的术前检查，评估根管口位置、邻近解剖结构的邻近性。

（9）局限性牙槽骨骨折、根管折裂、牙脱位等外伤不伴其他更严重的颌面损伤时。

（10）种植体的植入。

（六）注意事项

1. X 线片是三维物体的平面投影，存在影像重叠，变形失真，根尖周骨质吸收破坏到一定程度才能在根尖片上反映出来，因此必须结合临床检查方能得出准确的判断。

2. 曲面体层片的清晰度不如根尖片，在需要了解特定牙的牙体、根尖周情况时，还需要补充根尖片。

3. CBCT 比口内 X 线片有更大的辐射剂量，医生需要权衡长期的总辐射量，选择对患者影响最小的模式。

五、实验室检查

（一）适应证

1. **血常规检查** 在牙体牙髓患者的诊治中,有时需要通过血常规检查了解患者的基本状态,初步排除血液系统疾病,以进行下一步的治疗;急性根尖周炎并发间隙感染,患者全身症状明显时。

2. **细菌学检查** 感染时需要给予临床用药指导。

3. **细胞学检查** 主要用于缺乏症状、取材困难的颌面部上皮来源的癌瘤;非上皮来源的肿瘤如肉瘤等,因细胞不脱落而不能应用。

4. **活体组织检查**

(1) 判断口腔肿瘤性质、浸润情况。

(2) 判断口腔黏膜病是否为癌前病变,有无恶变倾向。

(3) 确定是否为特殊感染,如梅毒、结核等。

(4) 术后标本的检查:有些肿块切除后,还需要对切除物进行活检,为的是进一步明确诊断,以确定下一步的治疗方案。

（二）操作前准备

1. 准备所需要的物品。

2. 操作前进行充分的沟通,向患者或其家属解释说明检查的目的意义、简要的操作方法、优点、不良反应,取得患者及其家属配合。

3. 使用免洗手消毒液洗手,戴口罩、帽子和手套。

（三）操作步骤

1. **血常规检查** 了解血液中红细胞、白细胞、血小板计数及其形态的检查,是最基本的检查手段。

2. **细菌学检查** 包括涂片、细菌培养、药敏实验等。

3. **细胞学检查** 细胞学检查即脱落细胞学检查,是根据细胞形态学改变特征判断机体病理变化的一种方法。肿瘤细胞容易脱落,在显微镜下观察脱落细胞的形态有利于早期诊断。

取材方法:从病变表面刮下少许组织,往复或转圈法涂片,干燥后甲醇(乙醚甲醇比为1:1)固定,苏木精-伊红染色后,即可用显微镜观察有无形态异常的肿瘤细胞。

4. **活体组织检查** 术前准备、所用器械和术后处理等同外科小手术。取材部位要有代表性,术中要减少出血和造成新的创伤。病变小、有蒂和包膜完整的良性肿瘤应全部切除;而溃疡和疑为恶性肿瘤者,活检时应避开中央已坏死的组织,切取边缘部,病变复杂者,可多点取材。

（四）注意事项

1. 血常规检查结果的判读是与参考正常值比较得出,需要对非疾病因素对结果的影响加以考虑。

2. 细胞学检查与活检相比,操作简单、安全、无痛苦、经济,能在短时间内初步确定肿块是良性还是恶性,且可多次进行;但取材范围很局限,不能准确反映肿瘤的类型、恶化程度、与邻近组织的关系等,假阴性率较高。因而,细胞学检查不能取代活检,只能作为活检的补充

3. 活检结果与临床印象不符时,应综合多种因素,谨慎作出判断。

六、病历记录

病历是检查、诊断和治疗过程的客观记录,又是分析、研究疾病规律的原始资料,某些情况下,还是重要的法律依据。故应认真、严肃地对待。病历记录字迹要清晰,禁止涂改、伪造。

1. **记录内容**

(1) 一般资料:口腔病历的一般资料记录在封面或首页上,项目与全身性疾病的病历要求相同。如姓名、性别、年龄、民族、药物过敏史等。还有些信息如身份证号码和联系方式等是疗效复查、资料保存和查询所需要的。所有项目都应认真工整填写,不要漏填。以下内容在本章开头多已述及,在此只作扼要讲解。

(2) 主诉:以患者的口吻,一句话的形式描述出本次就诊的主要原因。通常是患者对所患疾病的症状、

部位和罹患时间的描述,避免使用专业术语进行主诉的记录。

(3) 现病史:与主诉有关的疾病历史。牙体牙髓科患者通常以牙痛就诊,要注意对现病史的记录,例如刺激痛、自发痛、牵涉痛等,客观详细的现病史可以对诊断有很好的提示作用。尤其要注意先有一段较长时期的刺激性疼痛经历,有时长期存在慢性钝痛,然后突然发生剧烈疼痛的典型牙痛病史。

(4) 既往史:在口腔科特别要注意记录药物过敏史、出血和止血情况。没有特别时,此项也可省略。

(5) 口腔检查:在全面检查的基础上,重点作与主诉相关的体征检查。遇到牙痛为主诉,而检查无阳性发现者,要仔细检查是否有牙齿面隐裂、后牙远中邻面龋、折断的畸形中央尖、龈下深龋等易忽略的情况,还要想到眼、耳、鼻等邻近器官病变的可能性,并作相应的检查。牙周、黏膜、牙列及颌面部阳性所见均应做一般记录。

(6) 诊断:以主诉相关疾病为第一诊断,其他诊断根据严重程度顺序排列。

(7) 治疗计划:与诊断的顺序相对应,制定治疗计划的原则是按轻重缓急分步实施,先解决主诉问题,再解决其他问题;先解决疼痛问题,再解决功能和美观问题等。这样可以使患者一步一步地达到全面、最佳的治疗效果。

(8) 知情同意书:在拟定了治疗计划后,需要对患者进行详细的讲解,使患者充分了解所患疾病以及可行的治疗方案,并根据自身情况加以选择。在实施治疗前需要患者签署知情同意书,同意医生对其所患疾病进行治疗,这也是保障患者权益的保证。

(9) 治疗过程记录:牙体疾病应写明患牙牙位及龋洞、缺损或开髓的部位,主诉牙处理中关键步骤及其所见。如龋洞去腐后的情况,达牙本质层的深度,有无露髓,敏感程度,所用充填材料和所做的治疗。

牙髓疾病应记录开髓时情况,是否麻醉,有无出血,出血量及颜色,拔髓时牙髓的外观,根管数目及通畅程度。根管治疗时,还应记录各根管预备情况(第一支锉及最后一支锉的型号)以及工作长度(以 mm 为单位),所封药物及根充材料以及充填后 X 线片的表现。

复诊病历应记录上次治疗后至复诊时的症状变化和治疗反应,本次治疗前检查情况,进一步治疗的内容以及下次就诊计划。

每一次的治疗记录都可能成为今后有用的参考依据,故每次治疗完成后都应记录日期、检查情况、治疗项目和治疗效果、医嘱等,并有记录者签名,医生应签全名,实习或进修医生还应请指导教师签名。

如果用到药物,则药名、剂量、用法和效果、副作用等都要详细记载;如果做了化验,应当将化验的项目以及重要结果记录下来。

2. **牙位记录**　口腔病历书写和口头描述中,常涉及牙齿的位置,即牙位。理想的牙位表示方法应具备简明易学,明确无歧义,输入计算机容易等优点。迄今为止,牙位的记录方式有多种,各有优缺点。最常用的有以下 3 种:

(1) 符号法:符号法也称 Palmer 符号法。是目前包括我国在内的许多国家临床上常用的方法。特点是有一个符号"十",水平线将上、下颌牙齿分开,垂直线将左右侧的牙分开,两条线交叉表示出上下左右四个象限,在相应的象限中填上数字或字母,即表示牙位。数字 1~8 依次表示恒中切牙到第三恒磨牙,罗马字母 I~V 或英文字母 A-E 依次表示乳中切牙到第二乳磨牙。全部牙式的表达方法如下:

1) 恒牙

8 7 6 5 4 3 2 1	1 2 3 4 5 6 7 8
8 7 6 5 4 3 2 1	1 2 3 4 5 6 7 8

2) 乳牙

V IV III II I	I II III IV V
V IV III II I	I II III IV V

E D C B A	A B C D E
E D C B A	A B C D E

表示某个牙位时,需先写出符号"+",相应的位置写一个数字或字母即可,如右下第一恒磨牙为

$\dfrac{\quad}{6\ |\quad}$,左上第二乳磨牙为 $\dfrac{\ \ |\ \text{V}}{\quad}$ 或 $\dfrac{\ \ |\ \text{E}}{\quad}$。

3) 优缺点:优点是有象形文字的功用,一目了然,读者一望便知牙齿的具体位置,同名牙的相似性表现得很好,数字和字母数目少(8 个数字,5 个字母),容易掌握;缺点是任何一个牙的记录都需要一个"+"符号,打字和排版不方便。

(2) 通用法:通用法目前在美国等国的应用较普遍。其特点是:恒牙从右上第三磨牙起顺时针方向旋转至右下第三磨牙止,分别用阿拉伯数字 1~32 表示;乳牙从右上第二磨牙起顺时针方向旋转至右下第二磨牙止,分别用英文大写字母 A-T 表示。借用符号法的"+"字,全部牙位可作如下示意:

1) 恒牙

1	2	3	4	5	6	7	8	9	10	11	12	13	14	15	16
32	31	30	29	28	27	26	25	24	23	22	21	20	19	18	17

2) 乳牙

A	B	C	D	E	F	G	H	I	J
T	S	R	Q	P	O	N	M	L	K

3) 优缺点:优点不需要一个"+"符号,这给打字和排版带来方便。每个数字和字母只表示一个牙位,不会混淆。任何部位的牙齿只需写出或念出一个数字或英文字母即可,如右下第一恒磨牙为"30",左上第二乳磨牙为"J";缺点是没有象形文字的功用,同名牙的相似性没有表现出来,数字和字母量多(数字 32 个,字母 20 个),较难掌握,这在去除了上式中本没有的"+"符号便能显现出来。

(3) FDI 法:由国际牙科联盟(Federation Dentaire International,FDI)1970 年编制,后得到国际标准化组织(International Standards Organization,ISO)的认可。特点是不论恒牙乳牙,一律用两位阿拉伯数字表示,十位数表示象限,上右、上左、下左和下右四个象限,顺时针方向旋转,在恒牙分别用 1、2、3、4 表示;在乳牙表示为 5、6、7、8;个位数表示牙齿。1~8 依次表示恒牙的中切牙到第三磨牙;1~5 依次表示乳牙的中切牙到第二磨牙。借用符号法的"十"字,全部牙位可作如下示意:

1) 恒牙

18	17	16	15	14	13	12	11	21	22	23	24	25	26	27	28
48	47	46	45	44	43	42	41	31	32	33	34	35	36	37	38

2) 乳牙

55	54	53	52	51	61	62	63	64	65
85	84	83	82	81	71	72	73	74	75

3) 优缺点:优点也是去掉了"+"符号,打字和排版方便;只用 8 个阿拉伯数字,使恒牙、乳牙,4 个象限,不同牙齿的 52 种情况都得到体现,简单,规律性强;同名牙的相似性得到很好体现,如"14、24、34"和"44",个位数相同,都表示第一前磨牙,十位数不同,分别表示右上、左上、右下和左下 4 个象限。缺点是直观性比符号法稍差。

FDI/ISO 法兼有前面两种方法的优点,是迄今为止最完善的牙位记录方法,建议推广。

应用中要注意的是:表示象限和牙的两个数字要分别读。如表示右下第一恒磨牙的"46"要读成"4、6";表示左上第二乳磨牙的"65"要读成"6、5"。

（麦　穗）

参 考 文 献

[1] 樊明文.牙体牙髓病学[M].北京:人民卫生出版社,2012.
[2] 胡静.激光荧光龋齿诊断技术研究进展[J].医学理论与实践.2017,30(4),498-499.

［3］黄定明,傅裕杰,谭学莲,牙髓活力状态的临床判断之惑及解决之道［J］.牙体牙髓牙周病学杂志,2017,27(8):431-436,458.

［4］渠薇,李刚,马绪臣.锥形束CT在牙体牙髓病诊治中的研究进展［J］.中华口腔医学研究杂志,2014,8(02):161-166.

［5］王建祥,邓家栋临床血液学［M］.2版.上海科学技术出版社,2020.

［6］Hargreaves KM,Louis H. Berman. Cohen's pathways of the pulp［M］. 11th ed. St Louis:Mosby,2016.

第六章 术区隔离

窝洞预备好后,应将准备充填的牙齿与口腔环境隔离开来,防止唾液、龈沟液、血液进入窝洞,影响充填材料与洞壁的结合。条件允许的情况下,整个窝洞制备过程应将术区隔离,这样视野更清楚,手术不会受唾液等其他因素的干扰。1864 年,美国口腔医师 Sanford Christie Barnum 发明了橡皮障隔离技术,橡皮障具有隔离唾液、防止交叉感染、保护口腔软组织、确保手术安全以及提高术者工作效率等优点,在口腔医师尤其是牙体牙髓专科医师治疗过程中得以广泛应用,并逐渐成为牙髓及根尖周病非手术治疗的临床操作规范。

第一节 术区隔离的方法

术区隔离常用的方法有以下几种:

1. **棉卷隔离** 用消毒棉卷隔离患牙。将棉卷置于患牙颊(唇)侧前庭处和舌侧口底,吸去术区附近的唾液,从而达到隔湿目的。如将棉卷置于唾液导管开口处,能有效地隔湿。下颌舌侧的棉卷不易固定,可加用棉卷压器。棉卷压器有前牙、右后牙和左后牙 3 种类型,根据患牙位置选择使用。该方法简便易行,不需特殊设备,是常用的一种隔离方法。但隔湿维持时间短,需随时更换棉卷。

2. **吸唾器** 利用水流和抽气产生的负压,吸出口腔内的唾液。将吸唾管置于患者口底,注意切勿紧贴黏膜,以避免损伤黏膜和封闭唾液导管口。口腔综合治疗机都有吸唾器装置。吸唾器与棉卷隔离配合使用。

3. **橡皮障隔离** 橡皮障隔离是用一块橡皮膜,经打孔后套在牙上,利用橡皮布的弹性紧箍牙颈部作为屏障,使牙齿与口腔完全隔离开来。橡皮障隔离一般需在四手操作下进行,操作较费时,但此法具有较多的优点。橡皮障将术区与口腔完全分隔开来,不仅使术区不被唾液污染,而且不受口腔湿气的影响。同时,可防止手术过程中对牙龈、口腔黏膜和舌的损伤,避免手术器械、切削的牙体组织碎屑及修复材料等吞入或吸入食管、气管,确保手术安全。此外,避免医师手接触患者的唾液,减少医源性交叉感染,特别是防止乙型肝炎和艾滋病毒的传播。

4. **唾液隔离器(Isolite)** Dr. Thomas R. Hirs 为解决口内操作时由灯光形成的阴影而发明了此装置,它同时具有口内照明和类似橡皮障的隔离唾液的功能,由于其价格昂贵,在国内的使用尚被限制。

5. **选择性辅助隔离法**

(1)排龈线:接近龈缘和深达龈下的牙颈部龋损,龈沟液的溢出会干扰手术操作。此时可用探针或其他器械的薄而钝的边缘,将浸有非腐蚀性收敛剂的排龈线嵌入龈沟内。通过温和的物理和化学作用,几分钟内即可以迅速使龈缘向侧方和根方退缩,龈沟开放,龈沟液减少,从而使术区干燥,视野清楚,便于手术操作。根据龈沟的宽窄和手术范围选择排龈线的直径和长度。注意排龈线的直径以不使牙龈受压过度而缺血变白为度。如使用排龈线不能使术区充分暴露,应行小的翻瓣术(miniflap)。

(2)开口器(mouth prop):一些后牙的牙体修复较为费时,可用开口器维持恒定的张口度,减轻患者的疲劳,同时也方便了术者的操作。

(3) 药物:必要时可用药物,如阿托品使唾液分泌减少。此方法一般不常用。

第二节　橡皮障隔离术

橡皮障系统组成主要有橡皮障布、橡皮障支架、橡皮障打孔器、橡皮障夹钳、橡皮障夹。其他辅助器械材料:牙线、橡皮障固定楔线、橡皮障封闭剂、牙龈润滑剂、剪刀、光固化灯、水门汀充填器等。

1. **橡皮障布**　橡皮障布由乳胶材料或非乳胶材料制成。厚度具有多种规格,分为薄型(0.12~0.17mm)、中型(0.17~0.22mm)、厚型(0.22~0.27mm)、超厚型(0.27~0.33mm)和特厚型(0.33~0.38mm)等,牙髓病治疗多选择不易扯裂的中型或厚型。颜色丰富,有黑、绿、黄、灰、蓝等各种颜色,深色橡皮障可以增加手术视野的对比度,浅色橡皮障的半透明性便于放置 X 线胶片于橡皮障下。三维立体橡皮障布具有更好的操作性能及隔离牙齿的效果。

2. **橡皮障打孔器**　橡皮障打孔器即用于给橡皮障打孔,以便橡皮布套住拟隔离的牙。有单一孔径和多孔径打孔器,后者可针对各个牙位,通过旋转踮盘,分别打出 0.5、1.0、1.5、2.0 及 2.5mm 共 5 种直径的孔,多孔径打孔器临床更常用。

3. **橡皮障支架**　橡皮障支架用于限制和固定橡皮障布,由塑料或金属制成,有多种形状和规格,以"U 型"和"环形"多见,支架主干上有多个小钉突,用以挂住展开的橡皮布。

4. **橡皮障夹**　橡皮障夹用于固定套在牙上的橡皮布。由弓和夹臂构成,两夹臂由拱起的弓连接。夹臂向外伸展的两个部分为翼,较窄的为前翼,较宽的为中央翼,用以撑开隔离牙邻近的软组织,更好地暴露术区;也有无翼的橡皮障夹,安装方法不同于有翼的夹子。夹臂上的孔用以安放橡皮障夹钳。两夹臂内侧的边称为喙,是卡抱牙颈部的主要部位。喙上有尖角用于固位。喙的角度、长短及尖角数目有所不同,通常用的夹子是水平喙。但当患牙临床冠较短或为残冠、残根时,水平喙夹子不能夹住牙齿,这种情况可选用弯曲喙夹子,它可根向伸入龈缘下夹住牙面。还有锯齿样喙、两臂喙长不一致的夹子,用于隔离牙不规则情况时增强对牙面的贴合度和固位。按照适用的牙位,橡皮障夹分为前牙夹、前磨牙夹和磨牙夹 3 种。前牙夹有两个弓,形似蝴蝶,又称蝴蝶夹;磨牙夹和前磨牙夹形状相似,长喙夹固定磨牙,短喙夹固定前磨牙。安放橡皮障夹时夹的弓部应不阻挡术区视野及操作。目前橡皮障夹尚无国际统一编号,各产品有其自行的编号体系,刻在弓上。

5. **橡皮障夹钳**　橡皮障夹钳可安装、拆卸橡皮障。由柄、喙和中央定位器组成。将喙部插入橡皮障夹臂上的孔中,用以撑开夹子;手柄中部的定位装置用以保持橡皮障夹某种撑开度的状态,以利握持和安装,方便术者和助手间传递。

6. **橡皮障封闭剂**　常用的封闭剂材料有牙龈保护剂、水门汀、牙周塞治剂或橡胶印模材料等。

7. **橡皮障隔离术的应用**

(1) 适应证

1) 窝洞直接充填修复。

2) 牙髓病及根尖周病非手术治疗,包括根管治疗、直接盖髓术、间接盖髓术、牙髓切断术、根尖诱导成形术、牙髓血运重建术等。

3) 根管治疗后桩冠修复。

4) 牙漂白术。

5) 窝沟封闭。

6) 口腔正畸托槽粘接与拆除。

7) 全瓷修复体口内粘接。

(2) 禁忌证:对橡皮障布、橡皮障夹等材料过敏者慎用。

(3) 操作前准备

1) 准备所需要的物品。

2) 术前进行充分的沟通,向患者或其家属解释说明橡皮障隔离术的目的意义、简要的操作方法、优点、不良反应,取得患者及其家属配合,签署相关的治疗知情同意书。

3) 去除术区牙位的大块牙石;拟夹持牙位牙体大范围缺损部位应先行用玻璃离子水门汀或复合树脂制作假壁;在自然光下比色;局部麻醉。

(4) 操作步骤

1) 选择橡皮布:安放橡皮障时常规将橡皮障暗面朝向术者,以减少炫光,减轻术者视觉疲劳。橡皮布的面积大小要能完全盖住口腔,上缘不要盖住鼻孔,下缘达颏下部。

2) 打孔:根据所需隔离的牙位,确定打孔的位置。首先标出垂直中线和水平线,将橡皮障分为 4 个象限,列出常规上下颌牙弓位,确定患牙所在位置并作记号,留出足够边缘。患牙越位于远中,小孔越靠近橡皮障水平线。打孔要求边缘整齐,大小合适。

① 打孔的范围:上颌牙约在橡皮布上缘以下 2.5cm,由正中按牙位向下向外略成弧形。下颌牙约在橡皮布下缘以上 5cm,由正中按牙位向上向外略成弧形。

② 打孔的大小:打孔器工作端转盘上的孔直径由 0.5~2mm 不等,应按牙齿大小选择打孔的大小。

③ 孔间距离:取决于牙间隙的宽窄,一般间隔约 2~3mm 为宜。

④ 打孔的数目:按牙位、治疗的牙数和龋坏的部位决定打孔的数目。如治疗咬合面洞打一个孔;治疗 Ⅱ 类洞或两个患牙要打 2~3 个孔;治疗两个以上患牙,则要比治疗牙数多打 1~2 个孔;前牙易滑脱,有时治疗一个牙需打 3 个孔。

3) 涂润滑剂:将橡皮布对着牙齿的一面在打孔区周围涂上一层润滑剂,同时在患者的口角处也涂上润滑剂。

4) 安装橡皮障:学习以下两种方法。

① 橡皮布优先(rubber first):双手撑开橡皮布,按打孔部位套入牙齿并推向牙颈部,邻面不易滑入时,可用牙线帮助橡皮布通过接触点;若有两个以上的牙和孔,应从远中向近中一一套入。然后选择合适的橡皮障夹,并用橡皮障夹钳将橡皮障夹固定到牙颈部。注意不要伤及牙龈,应将夹的体部远离术区。最后用橡皮障支架将橡皮布游离部分在口外撑开即可。

② 翼法:将已打好孔的橡皮布,先将孔撑开套在合适的橡皮障夹上,露出橡皮障夹体部;然后用橡皮障夹钳撑开橡皮障夹,连同橡皮布一起固定在牙颈部上,再将孔周的橡皮障从橡皮障夹上拉下套入牙颈部;最后用橡皮障支架将橡皮布游离部分在口外撑开即可。

5) 拆卸橡皮障:治疗完毕后,如果是单个牙齿,则先用橡皮障夹钳取下橡皮障夹,然后将橡皮障支架和橡皮布一并取出即可。如果是多个牙齿或邻面洞,则需用剪刀剪除牙间的橡皮布,再除去橡皮障夹,将支架和橡皮布一并取出。

8. 注意事项

(1) 局部麻醉:安装橡皮障后,因橡皮障夹的持续夹持力可使隔离牙感到压迫不适,如患者不能耐受,可给予局部浸润麻醉缓解症状。若患牙治疗本身需在无痛措施下进行,局部麻醉应在安装橡皮障之前完成。

(2) 比色:建议在安装橡皮障前于自然光下完成。

(3) 确认牙位:完成橡皮障安装后及治疗操作前务必再次检查确认牙位是否正确,避免出现治错牙齿。

(4) 观察橡皮障是否影响患者呼吸:若布的上缘遮挡患者鼻部,可将布上缘放松、折叠翻卷或剪成豁口。对于全身状况较差的患者如部分老年患者及精神病患者,要密切关注其全身状况变化及反应,注意部分患者不宜安装橡皮障。

(5) 防止面部刺激性接触性皮炎及过敏反应:若患者面部皮肤因接触橡皮布而产生不适或过敏,应在布与皮肤间垫层纸巾或其他隔离用品,严重者应予拆除橡皮障。

(6) 防止橡皮障渗漏:橡皮障安装后,橡皮布的孔缘有时不能紧密贴合所有牙面,唾液或治疗中发生的液体可从缝隙渗漏进入术区或口腔,可用闭水试验检测,即在隔离牙处注水检查布下方和口腔中是否有从牙颈部漏出的水。若发现橡皮障存在渗漏,可采用以下措施进行补救:①如发现小缝隙或闭水试验漏水,可在橡皮布孔缘牙面处涂放、固定封闭剂。②橡皮布孔缘有局部挂在橡皮障夹的喙部,需略松开橡皮障夹,用水门汀充填器将橡皮布推下,使之弹回牙颈部,再小心将橡皮障夹夹于布的冠方。③牙体大范围缺损部位应先行用玻璃离子水门汀或复合树脂制作假壁。

(7)放置咬合垫:橡皮障安装后,患者需要保持张口接受治疗。为减轻患者张口的疲劳,可于非治疗侧后牙区放置咬合垫,支撑咬合。

(8)放置吸引器:治疗过程中患者不能起身吐出口腔中的唾液,可在患者口角橡皮布下方放置弱吸引器吸唾。

(林正梅)

参 考 文 献

[1] 周学东.牙体牙髓病学[M].5版.北京:人民卫生出版社,2020.

[2] 冯琳,岳林.橡皮障隔离技术的临床应用[J].中华口腔医学杂志,2019,54(7):498-502.

[3] Ahmad IA. Rubber dam usage for endodontic treatment:a review. Int Endod J,2009,42(11):963-72.

[4] Heymann HO,Swift EJ,Ritter AV. Sturdevant's Art and Science of Operative Dentistry [M]. 6th ed. St. Louis:Mosby,2012.

第七章　龋病的非手术治疗

龋病的非手术治疗(non-operative treatments):一种龋病的保守治疗方法,通过采用药物或再矿化等技术终止或消除龋病。方法包括:化学药物治疗、再矿化疗法、预防性树脂充填技术(预防性树脂充填技术是窝沟龋的有效防治方法,适应证与治疗方法详见第五篇第九章,本章不单独设节)以及浸润治疗。其适应范围有限,主要适用于:

1. 釉质早期龋,未出现牙体组织缺损者。

2. 釉质早期龋,形成较浅的龋洞,损害表面不承受咀嚼压力,也不在邻面触点内。

3. 静止龋,致龋的环境已经消失,如𬌗面的点隙内的龋损害,由于𬌗面磨损,已将点隙磨掉;邻面龋由于邻接牙已被拔除,龋损面容易清洁,不再有牙菌斑堆积。

4. 龋病已经造成实质性损害,牙齿形态的完整性被破坏,但在口腔内保留的时间不长,如将在一年内被恒牙替换的乳牙。

5. 龋病破坏明显,但患龋牙属于无功能的牙,如正畸治疗必须拔除的牙,无咬合功能的第三磨牙。

第一节　化学药物治疗

一、常用药物

1. **氟化物**　常用的有 75% 氟化钠甘油糊剂、8% 氟化亚锡溶液、酸性磷酸氟化钠(APF)溶液、含氟凝胶(如 1.5% APF 凝胶)及含氟涂料等。

氟化物对软组织无腐蚀性,不使牙变色,安全有效,前后牙均可使用。

氟化物的作用主要在于:①降低釉质的脱矿和促进釉质的再矿化;②氟对微生物的作用。

2. **硝酸银**　常用制剂有 10% 硝酸银和氨硝酸银。硝酸银对软组织具有较强的腐蚀性,也可造成牙齿变色,只用于乳牙和后牙,不用于牙颈部龋。

二、适应证

1. 釉质早期龋,位于平滑面尚未形成龋洞者。

2. 乳前牙邻面浅龋和乳磨牙𬌗面广泛性浅龋,1 年内将被恒牙替换。

3. 静止龋,龋损面容易清洁,不再有牙菌斑堆积。

三、治疗方法

1. **去净龋损腐质**　用石尖或球钻磨除牙齿表面浅龋,暴露病变部位;调磨薄壁弱尖,避免牙折的发生及锐尖对软组织的刺激,消除食物滞留的环境。

2. **清洁牙面**　用橡皮杯等清除牙面菌斑。

3. **术区隔湿**   隔离唾液,干燥患区牙面。

4. **涂布药物**

(1) 氟化物:将氟化物涂于患区,用橡皮杯或棉球反复涂擦牙面 1~2 分钟。如用涂料则不必反复涂擦。

(2) 硝酸银:用棉球蘸药液涂布患区,热空气吹干后,再涂还原剂,如此重复几次,直至出现黑色或灰白色沉淀。

四、注意事项

1. 专业用氟化物浓度较高,不可让患者吞食。

2. 硝酸银有高度腐蚀性,使用时应严密隔湿,避免与软组织接触。

3. 治疗后半个小时内避免进食或漱口。

第二节   再矿化疗法

再矿化疗法(remineralizative therapy)是在药物治疗的基础上发展起来的一种治疗早期龋的方法,即采用人工方法使脱矿釉质或牙骨质再次矿化,恢复其硬度,终止或消除早期龋损。

人们很早就注意到了龋病过程中的再矿化现象。1912 年 Head 首先发现龋病病变中的再矿化,并证明这种再矿化是由于唾液的作用。同年,Pickerill 用硝酸银处理牙齿,发现刚萌出的牙齿容易被硝酸银浸入,而萌出已久者则不易浸入。

再矿化治疗已受到国内外同行的认可,并在临床应用中取得了较好的疗效。

再矿化液的组成:再矿化液的配方较多,主要为含有不同比例的钙、磷和氟。为加强再矿化液的稳定性,常在再矿化中加入钠和氯。酸性环境可减弱矿化液对釉质的再矿化作用,再矿化液的 pH 一般为 7。

一、适应证

1. 光滑面早期龋,白垩斑或褐斑。

2. 龋易感者可作预防用   如进行头颈部放疗的患者,在放疗前、中、后再矿化治疗,可预防放射龋;佩戴固定矫治器的正畸患者,在矫正前、中、后进行再矿化治疗,可有效地预防龋齿的发生。

3. 急性龋、猖獗龋充填修复治疗时的辅助药物。

二、治疗方法

1. **含漱**   适用于全口多个牙齿再矿化的家庭治疗。正规细致的刷牙后,使用再矿化液含漱,每次含漱 2~3 口,每口含 3~5 分钟,每日 3 次。建议在餐后进行,含漱后 2 小时内不要进食。

2. **局部应用**   适用于个别牙齿的再矿化。用橡皮杯等清除牙面菌斑、隔湿、干燥患区牙面,将浸有再矿化液的棉球置于患处,每次放置几分钟,反复 3~4 次。

第三节   浸 润 治 疗

浸润治疗(resin infiltration)是近年来逐渐形成和完善的用于治疗早期龋的微侵入性治疗方法。

一、原理

具有低黏度、高渗透系数的树脂材料渗透到脱矿的釉质所产生的孔隙中,光固化后起到填充封闭脱矿釉质的作用,防止外界的致龋因素对牙齿的进一步作用。龋损区的致龋微生物由于缺乏代谢底物而受到抑制,从而防止龋病进一步发展,同时还可以提高脱矿牙齿表面的物理性能。树脂渗入脱矿孔隙固化后,由于折光系数的改变,能大大改善患牙的美观性,特别适用于前牙唇面早期龋的白垩色改变。由于临床应用时间较短,其长期疗效仍需进一步观察。

用于浸润治疗的渗透树脂由酸蚀剂(15% HCl)、干燥剂(乙醇)和浸润树脂三部分组成,对于光滑面和邻面分别有不同的专用装置。

二、适应证

1. 唇颊面釉质龋的微创治疗,如去除托槽后因龋齿造成的白斑。
2. 早期邻面龋,殆翼片显示龋损深度局限在牙本质外 1/3 层以内。

三、禁忌证

1. 存在釉质缺陷。
2. 殆翼片显示邻面龋损深度超过牙本质外 1/3,达到牙本质中 1/3 或内 1/3。
3. 对材料成分存在过敏或接触过敏者。

四、操作步骤

1. 清洁牙面　用橡皮杯或小毛刷蘸适量摩擦剂或牙膏清洁患牙和邻牙。
2. 术区隔湿　上橡皮障,隔离唾液,干燥患区牙面。
3. 患牙隔离　对于邻面早期龋的患牙,需用楔子将患牙和邻牙分离以利于操作。
4. 酸蚀　用专用装置在患龋牙面涂布酸蚀剂,静置 120 秒。
5. 冲洗和干燥　高压水冲洗 30 秒,用洁净空气吹干。涂布干燥剂 30 秒,再用洁净空气吹干。治疗前牙白垩斑时,若用干燥剂润湿牙面后仍呈白垩外观,需重复酸蚀 1~2 次。
6. 涂布浸润树脂　用专用装置涂布浸润树脂,等待 3 分钟。用棉卷或牙线去除表面多余材料。
7. 光固化至少 40 秒,注意邻面龋需从不同角度光照。
8. 再次涂布浸润树脂　用专用装置涂布浸润树脂,等待 1 分钟,去除表面多余材料。
9. 光固化至少 40 秒。
10. 检查和抛光　用探针仔细探查,必要时可用橡皮杯或邻面抛光条进行表面抛光。

五、注意事项

1. 酸蚀剂的使用注意事项
(1) 具有腐蚀危险,避免与口腔软组织、眼睛或皮肤接触,若不慎发生了接触应立即用足够的水清洗,必要时就医。
(2) 酸蚀剂仅限于在需要治疗的表面使用,避免酸蚀剂触及牙龈和邻牙。
(3) 酸蚀剂仅用于釉质表面,不可用于暴露的牙本质或牙颈部龋。
2. 干燥剂(乙醇)和浸润树脂触及眼睛应立即用大量的水冲洗,必要时就医;若触及皮肤,应用水和香皂彻底清洗接触部位。
3. 在口内使用时仅使用带原装注射头的原装注射器;注射器头使用过后丢弃,重新装上注射器封盖。
4. 操作过程的使用注意事项
(1) 使用橡皮障时需注意不得使用热塑性橡胶材料的橡皮障。
(2) 酸蚀时,表面脱矿形成的白垩斑已有一段时间,如正畸患者去除托槽后的 2 个月内未及时治疗白斑,应进行两次酸蚀处理,如果在干燥剂涂布处理后白斑依旧可见,建议进行第 3 次酸蚀。
(3) 酸蚀剂进行处理总计不得超过 3 次,每次 2 分钟。
(4) 做进一步处理之前酸蚀部位不得被触碰或受到唾液及潮湿的污染,万一在干燥后受到污染,必须重洗酸蚀大概 10 秒,然后用干燥剂干燥。
(5) 对于局部龋齿造成的白斑应将酸蚀范围扩大到龋齿部位周边的 2mm 处。
(6) 涂布浸润树脂时,不能直接在手术灯下进行,否则可能导致树脂提早固化。

（7）光固化灯需采用450nm的光源，光功率至少达到800mW/cm²，光源尽量靠近材料。

（吴补领）

参 考 文 献

［1］周学东 . 牙体牙髓病学［M］. 5版 . 北京：人民卫生出版社，2020.

［2］Schwendicke F，Splieth C，Breschi L，et al. When to intervene in the caries process? An expert Delphi consensus statement［J］. Clinical Oral Investigations，2019，23：3691-3703.

［3］LIANG Yue，DENG Zilong，DAI Xingzhu，et al. Micro-invasive interventions for managing non-cavitated proximal caries of different depths：a systematic review and meta-analysis［J］. Clinical Oral Investigations，2018，22：2675-2684.

第八章 牙体缺损的复合树脂直接修复术

牙齿硬组织是高度矿化的组织,一旦发生缺损,目前的技术水平无法使其自行修复。龋病具有进展快速的特点,如不及时去除病损组织,将导致更多的牙体组织受累,甚至危及牙髓,引起牙髓炎症,进一步发展为根尖周病变。外伤、发育异常引起的牙体缺损对于美观和功能亦有较大影响。随着粘接技术和树脂材料的发展,复合树脂直接粘接修复术被广泛应用于牙体缺损的修复治疗中,显著提高了牙体治疗的质量并扩大了修复范围,逐步替代了传统的银汞合金修复术。

第一节 牙体修复的基本原则和步骤

复合树脂直接粘接牙体修复技术,是将复合树脂材料,通过粘接的方式与牙体组织结合,从而恢复患牙的正常形态、功能和美观,保持牙齿的生理完整性及其与相邻软、硬组织协调性的技术,广泛应用于龋病和各种原因导致的牙体硬组织缺损修复。

一、适应证

1. 前牙因龋或非龋性牙体疾病所致的牙体组织缺损(Ⅲ、Ⅳ、Ⅴ类洞),缺损面积小于临床牙冠1/2者。
2. 前牙色泽异常(四环素牙、氟斑牙、无髓变色牙等)的直接贴面修复。
3. 前牙形态异常(畸形牙、扭转牙等)的改形修复。
4. 前牙小间隙关闭。
5. 后牙Ⅴ类洞、Ⅰ类洞的充填修复。
6. 前磨牙Ⅱ类洞及磨牙Ⅱ类窄洞的充填修复。
7. 临床堆塑桩核,作为全冠的基底修复体。
8. 替换原有的金属修复体。

二、禁忌证

应用复合树脂修复的禁忌证与隔离、咬合等因素有关。
1. 无法有效隔离患牙。
2. 当修复体须承担患牙全部咬合力时(如𬌗面大面积缺损、牙尖缺失等)。
3. 重度磨损或磨牙症患者。
4. 洞缘延伸至根面较深,不能使用排龈法或冠延长术使其暴露者。

在复合树脂直接粘接修复过程中,应重视适应证的选择和规范的操作。依据《复合树脂直接粘接牙体修复技术指南》《复合树脂直接粘接修复中光固化灯使用及操作规范的专家共识》和《复合树脂直接粘接修复操作规范的专家共识》等临床指导文献,总结牙体修复的基本原则和操作步骤如下。

三、基本原则

牙体充填修复的重要前提是通过手术清除已经病变的牙体组织,以进行牙体预备和充填,恢复牙体的功能和美观并延长留存时间。在活髓牙上进行牙体修复操作时,应特别注意牙体和牙周组织的生物学特性,尽可能保留健康的牙体组织,保护牙髓牙本质复合体和牙周组织。在临床治疗过程中,应着重注意以下原则:

(一) 生物学原则

1. 停止病变进展　去净龋坏组织,消除感染源,终止龋病过程是牙体充填修复的根本目标。可通过硬度、着色判断龋坏组织范围。临床上脱矿层仅开始脱矿,硬度和健康牙本质差异不大。细菌侵入层存在无机物脱矿,质地明显变软。细菌侵入往往在着色过程之后,所以对于颜色较健康牙本质深,但质地较硬的牙本质应予以保留。急性龋进展较快、着色浅,临床难以判断,可通过染色剂辅助检查。

2. 保护健康组织　牙体修复是一种生物性治疗技术,须充分考虑其生物学基础,严格遵守保存原则。对于健康的牙体组织,随着粘接材料和充填材料性能的改善,传统牙体预备要求的抗力形和固位形不再必要,使直接充填修复保留健康牙体组织的可能性增大。建议在最大限度保留健康牙体组织,窝洞做最小程度扩展的情况下完成手术。

对于牙髓牙本质复合体,任何操作均有可能造成刺激甚至损害。最常见的刺激为热和化学刺激。应注意:①间断操作,使用锐利器械;②勿向髓腔加压,特别在制备深窝洞时;③清楚了解髓腔解剖结构和增龄变化,防止意外穿髓;④牙本质表面处理时注意酸蚀剂、预处理剂、充填材料等对牙髓有刺激性的化学物质,均有可能通过牙本质小管作用于牙髓,引起牙髓反应。

对于牙周组织,器械操作可能会造成其直接损伤,通常这种损伤可以自行愈合,但应注意邻间隙的重度牙周膜撕裂会导致不可逆的损伤。在保证腐质去除干净的前提下尽量使窝洞边缘位于龈上,减少牙体切削量并避免对牙周组织的刺激。应用排龈线、电刀切除过长牙龈有助于术中保护牙龈。唇、颊、舌面修复体轴面突度应适宜,保持食物按摩作用,同时注意避免受力过大导致的牙龈损伤。邻面修复体邻接关系的恢复应防止食物嵌塞。

此外,应注意患者全身情况。对于某些慢性病患者或儿童动作应快速轻柔,注意安抚患者情绪,避免紧张引起的意外事件发生。

(二) 生物力学原则

1. 充填修复治疗前的咬合检查　注意检查患者有无咬合异常,同时观察患者咬合接触部位。注意在治疗前对咬合异常问题进行咬合调整等处理,在治疗中尽量避免破坏患者正中𬌗和侧方𬌗的咬合运动方式。

2. 牙体预备时的生物力学考虑　随着粘接材料的发展,现临床上对于固位形预备的要求已越来越小,更多关注保存原则。修复后牙体的抗力取决于修复体以及剩余牙体组织的抗力。在保证完全去除腐质的前提下,减少牙本质的磨除量并去除无基釉,可提高直接充填粘接修复后的牙体抗力。

3. 修复材料的生物力学考虑　修复材料应具有一定机械性能,能保证患牙行使功能的同时不危害相邻组织,与口颌系统生理状态相匹配,并能够耐受口腔内各种物理、化学等老化因素的作用。

4. 充填修复后的咬合调整　修复后咬合变化可令牙周膜产生反应性变化,长期的咬合不适会造成牙周损伤,术后应仔细调整咬合。

(三) 美学原则

1. 对称原则　人面部结构特征基本呈中线对称,牙列中线通过两中切牙之间,与水平面垂直,并且与面部中线一致,在充填修复中应参照同名对照牙恢复患牙特征。当患牙与同名对照牙不同时,如间隙过大或过小、龈缘过高或过低,无法完全按照对照牙进行修复时,可以利用一些视错觉技巧,使患牙与对照牙"看上去"一致。

2. 协调原则

(1) 邻牙与对颌牙:通常牙齿应与同名对照牙大小一致,与邻牙或对颌牙大小呈一定的比例。

（2）上下唇缘和龈缘：在露齿笑时，上唇缘与龈缘线相移行并略高，露出整个前牙牙面会增加美感。美学修复时应注意避免低笑线或高笑线的发生。

（3）面型与肤色：牙体形态的选择应与患者面型和与肤色相适应。人类面型与中切牙形态主要分为方圆形、卵圆形和尖圆形。当患者侧貌较凸时或较直时，应相应调整牙唇面突度与面型达到协调。肤色黑的患者，会使牙色显得较浅较亮，肤色白的患者则使同样的牙色显得黄而暗，在选色时应加以注意。

（4）年龄：在修复过程中要考虑到牙齿磨耗、形态、色泽等增龄性变化，以及面部软组织变化。牙齿的特点还要和患者的生理、心理年龄相吻合，也要考虑部分患者希望通过牙齿外形使自己看上去更年轻的诉求。

（5）性别：男性的前牙切缘连线平直，中切牙多为方形，切角明显而尖锐。女性前牙切缘连线略为圆曲形，切角圆滑。

（6）个性化：主要体现在牙齿生长发育的个性化特征以及患者的个性化性格。

四、牙体修复的步骤

（一）修复前准备

1. 对患牙有诊断并已完成全口检查和治疗方案制定，完成口腔卫生指导和牙面清洁。牙龈出血等基本问题得到改善和控制。患者对治疗方案无异议并知情同意。

2. 检查复合树脂是否有损坏或过期。确认光固化灯定期质量检测光强、输出功率合格，光固化灯处于工作手册所示的正确工作模式，光谱范围与所用复合树脂相匹配。清洁、检查光固化灯的光导头，使用一次性防护膜。根据复合树脂制造商要求和复合树脂颜色设定正确的光照时间。

3. 树脂选择

（1）色彩：应在去净腐质、牙面清洁和湿润、自然光源下及橡皮障隔湿前进行比色。根据牙体色彩以及与树脂匹配的比色板选择颜色合适的复合树脂。

（2）树脂类型：根据牙齿部位、功能需求以及缺损洞形选择合适的树脂类型。前牙修复应更多考虑色彩分布，交替使用不同色调的材料。后牙对结构强度和耐磨性的要求更高，多种类型的材料混合应用可获得更佳的临床效果。

（3）牙色矫正：对严重变色牙，可以选择树脂遮色剂矫正牙齿底色。对由于牙髓坏死造成的牙齿变色，可以通过内漂白技术矫正牙齿的基本色彩，再行修复。

（二）牙体预备

1. **咬合检查**　确定病损和牙体预备范围。

2. **保护性措施**　应避免误伤，所用钻针和设备处于正常状态，降温措施有效，减少和避免切割过程对正常牙体牙髓和牙周组织的损伤。

3. **无痛预备**　活髓牙或患者有需求时，应采用局部麻醉，降低患者的疼痛与焦虑程度，保证治疗顺利。使用锋利器械高速、间断地切割牙本质可减轻对牙髓的刺激。利用特殊的化学药剂，如甘氨酸溶液可使软化牙本质中的胶原溶解，更容易被去除，此方法不产热、对牙髓刺激小，无痛，但对质地相对坚硬的慢性龋去龋效果较差。

4. **去净病损牙体组织**

（1）目的：遗留龋坏感染的牙体组织可使病变继续扩展，还会对牙髓形成持续感染，因此需去除病变组织，特别是位于釉牙本质界部位的腐质。

（2）范围：为保证粘接强度，避免微渗漏，洞缘 1mm 范围内应该是健康正常的牙体组织。

（3）牙髓保护：对于近髓的龋损，为防止露髓，可以采取分期去腐的办法，也可以尝试保留少量软化牙本质，通过间接盖髓剂使之再矿化。如有此类情形，需在病历上记录，并安排复诊，观察临床变化。若复诊时发现临床病变扩大，则应采取相应措施。

（4）固位形和抗力形：应进行适当的牙体预备以保证固位和抗力，重点考虑以下情况：①粘接修复通过粘接剂可以获得主要的固位力,增加粘接面积可以增加固位力;②辅助机械固位形有助于增加固位力,临床上需要平衡切割和保留正常组织对于固位力的得失;③在承受咬合的部位需适当增加复合树脂的厚度,防止材料折断;④对缺少牙本质支持但不承担咬合力的牙釉质,可以予以保留;⑤对根管治疗后的后牙,应采用覆盖牙尖的修复方法。

5. 预防性扩展　一方面,通过改进口腔保健、应用氟化物、微创技术和定期检查预防处理等措施,减少和避免为预防龋齿磨除正常牙组织。另一方面,现有复合树脂材料多数不具有抗龋性,必须采取有效的控制龋的措施,才能减少继发龋的发生。

(三) 术野隔离

复合树脂粘接修复时需要干燥的环境,唾液、血液、水分对粘接界面的污染可导致粘接失败,进而导致继发龋。树脂修复时,需要对术野进行有效的隔离。推荐使用橡皮障隔离术,替代的隔湿法包括棉卷、吸唾器、挡舌板,还可用排龈线推开牙龈,暴露洞缘并控制龈沟液的污染。

橡皮障隔离的优点:①保持手术区清洁干燥,防止唾液污染;②保持口腔呈开口状,隔离或收缩牙龈组织、舌、唇和颊部,有利于临床操作;③防止操作过程对患者口腔的无意伤害,保护患者,保护医师。

牙体修复时橡皮障隔离范围要求至少隔离暴露三个牙。①手术区为前牙舌面时,隔离范围为第一前磨牙到对侧第一前磨牙;②手术区为尖牙时,隔离范围为第一磨牙到对侧侧切牙;③手术区为后牙时,隔离范围应到对侧侧切牙;④手术区为前磨牙时,隔离范围远中包括两个邻牙,近中延伸到对侧侧切牙;⑤手术区为磨牙时,隔离范围远中尽可能远,近中到对侧侧切牙。

(四) 放置成形片

牙齿邻面的缺损累及接触区时,为保证外形和接触点的恢复,避免术后食物嵌塞,需在修复时使用成形片、楔子和夹子。当无法暴露术区或控制龈壁污染时,应在牙冠延长术后行牙体修复。后牙复合树脂充填时,推荐使用分段式成形片、楔子和分牙固定夹。楔子和分牙固定夹可使成形片与牙齿紧密贴合,使固化后的修复体与邻牙接触紧密。前牙复合树脂修复,可采用透明聚酯薄膜作为成形片,用楔子楔紧、辅助成形。成形片的作用包括:①有助于材料的充填;②恢复邻面接触,形成正常轮廓;③减少材料用量从而减少材料修整时间;④有助于隔离窝洞,保证粘接效果。

(五) 护髓

对于活髓牙,除了备洞时的保护措施外,粘接充填前应采取以下护髓措施。如果采用全酸蚀粘接技术,对于预备后近髓的窝洞(<1mm),应使用氢氧化钙盖髓剂间接盖髓,以促进第三期牙本质形成,并以玻璃离子体封闭盖髓区,防止酸蚀剂溶解氢氧化钙。但氢氧化钙制剂与牙体组织和树脂之间不能形成有效粘接,应尽可能减少这些制剂的覆盖面积。自酸蚀粘接剂对牙髓几乎没有刺激,可以直接应用于未露髓的牙本质层。

(六) 粘接

1. 粘接的主要步骤包括

(1) 牙齿表层脱矿以改变玷污层性状和增加粘接面积。

(2) 预处理以保证树脂粘接剂的渗透。

(3) 涂粘接剂使之与脱矿后的牙体组织浸润固化形成混合层。不同的粘接系统,完成上述过程的方法不同,临床上应遵循产品说明书规定的步骤使用。

2. 粘接系统　包括全酸蚀(即酸蚀-冲洗)和自酸蚀两个系统,可根据缺损部位和范围,单独或联合应用。未切割的釉质应采用磷酸酸蚀,但活髓牙牙本质近髓部分不适宜采用磷酸酸蚀。近年来出现的通用型粘接剂既可用于全酸蚀粘接技术,也可用于自酸蚀粘接技术。

3. 全酸蚀粘接的技术要点

(1) 酸蚀:脱矿并去除玷污层。一般采用15%~37%的磷酸进行酸蚀,根据牙体组织的不同情况酸蚀15~60秒,对牙本质的酸蚀时间须略短。

(2) 冲洗、吹干:水冲洗以充分去除酸蚀剂,气枪吹干以去除多余的水分,保持粘接面一定湿润度,即"湿粘接"技术,利于处理液和粘接剂的渗入。若过度吹干可导致牙本质脱水,增加术后敏感。

（3）预处理与粘接：经典的三步法全酸蚀技术分三步，首先是磷酸酸蚀，使牙齿脱矿；然后是冲洗吹干后涂预处理液，预处理液可以改变酸蚀后牙体组织的亲水特征，有利于树脂粘接剂的渗入；第三步是涂粘接剂，粘接剂扩散渗透至牙体组织，形成混合层。二步法全酸酸蚀技术即第一步磷酸酸蚀，冲洗吹干；第二步涂粘接剂（含处理液和粘接剂），固化后放置树脂。

（4）光固化：操作应有支点，确定光导棒对准且顶端覆盖所有需要光照的区域，光导面与照射面的夹角应尽可能小，保证足够的光照时间和可靠的光照角度。

4. 自酸蚀粘接的技术要点

（1）牙面准备：去腐、备洞、冲洗清洁后隔湿。

（2）酸蚀、预处理和粘接：二步法自酸蚀粘接剂的第一步是将酸蚀和预处理剂放在一起先行涂布，目的是获得疏水的表层。吹干去除多余的水分并将改性后的玷污层分散。第二步是涂粘接剂。一步法自酸蚀粘接剂是将酸蚀剂、预处理剂和粘接剂混装在一起，一个步骤完成粘接，对材料和使用技术的要求更高。

（3）光固化。

5. 选择性酸蚀 自酸蚀对未切割过的牙釉质粘接效果差，当釉质是主要的被粘接介质时，应选择全酸蚀。对于活髓牙，牙釉质部分用全酸蚀技术，牙本质部分用自酸蚀技术，可以获得较好的临床效果。

（七）树脂充填

1. 单次放置树脂的量 光固化的深度一般在 2mm，不宜超过 3mm，因此单次填入的复合树脂材料厚度应在此范围。尽量取整块树脂，轻轻填压使之与洞面贴合。

2. 材料搭配 对于较深的后牙窝洞，推荐使用不同树脂混合搭配，如在近髓的部分使用含有玻璃离子成分的流动树脂，在相当于牙本质的部分使用抗折性能好的牙本质树脂，而承担咬合部位的外层 1mm可使用耐磨性好的后牙树脂。对于前牙窝洞的修复，应考虑牙本质与牙釉质色度的区别，考虑牙齿切端向牙颈部色彩的过渡，以及修复体与剩余牙体组织之间的色彩衔接。

3. 放置方法 根据牙齿的解剖外形和咬合情况堆放树脂，以避免固化后过多的调磨。保证承担咀嚼压力的面树脂深度在 1mm 上，以免折断。由于各种光固化复合树脂性质不同，在放置手法上稍有不同。

（1）分层斜向充填：可塑性复合树脂使用分层斜向充填可以降低聚合时产生的收缩。在操作时应注意第一层树脂材料为水平充填，厚度约为 1mm，之后每一层充填方向均为斜向，厚度不超过 2mm。分层斜向粘接修复技术适合类Ⅰ洞和Ⅱ类洞邻面洞的修复。

（2）注射充填：由于流体树脂具有一定的流动性，因此可直接采用注射的方式注入窝洞内，充填时每层树脂的厚度不超过 2mm，充填后应进行塑形并去除多余树脂，随后光照固化完成充填。二代流体树脂填料含量较高，适合Ⅰ类洞的窝沟龋。

（3）大块充填：大块树脂临床上可以一次充填 4mm，适用于深窝洞的充填，可减少医师的操作时间。大块充填复合树脂分为高黏度和低黏度两种，高黏度型可直接充填，低黏度型在充填后，表面需要覆盖至少 2mm 的混合填料复合树脂。

4. 光固化 将光导头对准充填体位置，保证光源的可靠性，光照灯表面应尽可能接近被照材料，保证照射到所有材料，不留死角。初步固化后，取下成形片在颊舌方向补充照射，以防止遗漏固化不良的部分。确定光导棒顶端覆盖所有需要光照的区域，光导面与照射面的夹角应尽可能小；顶端尽可能靠近充填体，如果距离≥5mm 则需增加照射时间，必要时可从不同角度增加照射。舌侧充填体光固化灯应尽量置于舌侧照射。避免长时间光照，如需长时间光照，应配合气枪降温或每照射 10~20 秒停顿 2 秒。尽量减少对牙龈和软组织的热损伤。

5. 定期检查和维护光固化灯 应定期检查光固化灯的能量，保持光导棒的清洁。

（八）修形与抛光

1. 解剖外形的形成 用金刚砂车针去除多余的飞边及面，修整唇颊舌腭面纹理，精细恢复牙齿的解剖形态，包括尖、窝、外形凸度、外展隙的恢复。在一些车针难以进入的区域使用抛光碟。

2. 调磨多余的材料 堆积成形并固化后，根据咬合状况进一步调磨防止多余材料对牙体及牙周组织的不良影响。

3. 对颌牙的处理　对于对颌过长的牙尖可结合实际情况做适当调磨,以恢复咬合的平衡。调磨对颌牙应告知患者,并获取其同意。

4. 调磨顺序　调磨量较多时,可先采用较粗的金刚砂车针,当接近预设的调磨量时,应逐级选用细砂针,以加快调磨速度,增加准确度。

5. 抛光　经过修形和调磨后,需要进一步使用抛光碟、抛光杯和抛光膏抛光,邻面可以用抛光条。抛光步骤分为初抛光和精细抛光,前者的目的是消除表面划痕,进一步提高光泽度。抛光时方向尽量为同一方向,低速、间歇操作。首先,使用含氧化铝颗粒的硅橡胶磨头抛光,降低表面粗糙度。接着,使用含碳化硅和金刚砂颗粒的硅橡胶磨头,结合含碳化硅颗粒的抛光刷抛光,使表面粗糙度≤0.2μm。应特别注意修复体靠近牙龈部分的抛光。抛光可以在修复当日完成,也可以在下次就诊时完成。

（九）术后医嘱

1. 前牙避免直接切割坚硬食物,后牙避免咬食过硬食品。

2. 有疼痛症状及时就诊。

3. 坚持良好的口腔卫生习惯,预防龋齿和牙周病。

4. 坚持年度口腔检查,包括对树脂修复体的检查。

第二节　牙色修复材料

在过去的百年中,银汞合金一直作为主要的牙体修复材料,其临床效果得到广泛认同。但近年来,随着新型材料的出现以及联合国《水俣公约》的签订,银汞合金在临床上已鲜有应用。近年来,牙色修复材料、粘接材料的出现给予临床牙体修复更多选择。牙色修复材料具有较好的物理性能、生物相容性,颜色与牙体组织相近,且可与牙体组织形成粘接力,不再依赖洞形固位,大大减少了牙体预备量。因此,在临床得到广泛应用。

现代牙色修复材料主要包括复合树脂、玻璃离子粘固剂和复合体。复合树脂（composite resins）是一种由有机树脂基质和经过表面处理的无机填料以及引发体系组合而成的材料,是目前应用最广的牙色修复材料。1962年Brown研制的树脂单体双酚A甲基丙烯酸缩水甘油酯（Bis-GMA）奠定了复合树脂和美学修复的基石。

玻璃离子粘固剂（glass ionomer cement,GIC）是由Wilson和Kent于1972年在聚羧酸锌粘固剂的基础上研发的一种材料,可应用于修复体的粘接固位、衬洞垫底和直接充填修复。目前将作为直接修复材料用的玻璃离子粘固剂简称为玻璃离子体。

复合体（compomer）是20世纪90年代早期研发的一种复合材料,正式名称应为聚酸改性复合树脂,是复合树脂和玻璃离子体的组合词,兼具复合树脂的美观与玻璃离子体的释氟性质。

一、复合树脂

（一）组成

1. 树脂基质　复合树脂的主要聚合成分。主要作用是将复合树脂的各组成成分结合在一起,赋予其可塑性、固化特性和强度。树脂基质由含两个或两个以上的甲基丙烯酸酯官能团的单体构成。最常用的树脂基质包括双酚A双甲基丙烯酸缩水甘油酯（Bis-GMA）、氨基甲酸酯双甲基丙烯酸酯 UDMA 等单体。外加一部分稀释单体以调整糊剂物理性能,如三乙二醇二甲基丙烯酸酯（TEGDMA）。

2. 无机填料　决定复合树脂物理性能的关键成分。填料表面积越大,物理性能越好。小颗粒填料有更高的比表面积,更易获得较好性能。常见填料包括石英、无定形二氧化硅、含钡、锶、锆的玻璃粉粒和陶瓷粉粒等。以颗粒大小分为三个类型:大颗粒型、小颗粒型、微颗粒型。目前随着技术发展,填料已进入纳米粒径时代,纳米树脂较常规填料树脂耐磨性有明显提升。

3. 硅偶联剂　包被于无机填料表面,使无机填料和有机基质能够形成强共价结合。

4. **引发体系**　分为光敏引发体系和氧化还原引发体系。引发剂分解产生自由基,接着与单体反应形成单体自由基。单体自由基进一步与单体结合,形成新的、更长的单体自由基。

（二）固化反应

1. **机制**　复合树脂在被光照时,光敏剂被特定波长光激活,随之叔氨被激活并将其转化为自由基。常见光敏剂包括樟脑醌（CQ）、TPO 等。每个自由基激活 50 个单体,进而引发链式反应形成长链,链与链间发生交联反应,最终形成三维结构。

2. **影响因素**　影响复合树脂固化的因素很多,包括光源、临床操作和修复因素等。不同光敏剂的吸光谱各不相同,如 TPO 在 350~430nm 波长处吸光系数最大,CQ 在 468nm 波长处吸光系数最大。对于光固化灯的选择需注意与所用光固化复合树脂相匹配。较深龋洞底部由于距离光源较远,应注意适当延长光照时间,减少每次充填厚度。常见的光固化设备采用 420~480nm 蓝光,固化时间约 20~30 秒,固化深度 2~5mm。

除以上因素外,氧分子的存在也会使复合树脂固化受阻。聚合反应依赖自由基启动的链反应,氧气会结合自由基将反应终止。所以,粘接剂固化时表层受氧气干扰往往不能完全固化,形成含有较多单体的黏稠氧阻聚层,若不加注意,可能导致不良粘接。然而,粘接表层的黏稠单体可以穿过界面与下一层充填体相互渗透,增大接触面积,有利于充填体结合。因此,临床上可避免过固化,在氧阻聚层中残留部分引发剂,在分层充填时氧阻聚层将有助于不同树脂层之间的结合。

（三）性能特点

1. **理想的复合树脂**　应具备以下性能①粘接性好;②颜色还原良好;③生物相容性好;④易于操作;⑤可长期维持牙体的形态与功能。复合树脂材料的性能与填料/基质的比例以及填料类型密切相关,填料比例越高,稀释单体越少,性能表现越好,但流动性越低。

2. **聚合收缩**　聚合收缩指复合树脂在聚合过程中,由于单体分子互相结合形成长链导致的材料体积缩小。聚合收缩是导致复合树脂修复失败的主要原因。影响复合树脂聚合收缩的因素主要包括复合树脂的成分、窝洞形态和临床操作等。

3. **洞形因素（configuration factor）**　洞形因素即 C 因素,是指充填窝洞的树脂产生粘接的面与未粘接的面之比。该比例越高,聚合收缩应力越大。临床上常采用分层充填和分层固化的方法减少聚合收缩应力。

（四）材料种类

1. 根据填料的粒度不同,可分为超微填料型复合树脂,混合填料型复合树脂以及纳米填料型复合树脂。

（1）超微填料型复合树脂:粒度 0.01~0.1μm,填料比例占 20%~50%,聚合收缩较小,力学性能与小颗粒填料复合树脂相当。具有优异的抛光性能和表面光滑性能,耐磨性好。适用于以下几种情况:①Ⅲ、Ⅳ、Ⅴ类洞（非应力承受区）;②贴面、瓷及复合树脂修复体的修补;③关闭牙间隙;④后牙修复时,用于充填物表层（1mm）覆盖,缺损主体用混合填料复合树脂或可压实复合树脂充填;⑤制作牙周夹板;⑥直接贴面修复

（2）混合填料复合树脂:将大颗粒和小颗粒填料混合在一起,粒径 0.4~4μm,填料比例占 50%~85%,这种复合树脂具有比较优良的力学性能,抛光性能虽不如超微填料树脂好,但优于小颗粒填料复合树脂。该材料综合性能较好,可兼顾前牙和后牙,用于前牙时抛光性能不如超微填料复合树脂。适用于牙齿非承担𬌗力部位的缺损修复,如Ⅲ类洞、Ⅴ类洞等。

（3）纳米填料型复合树脂:2000 年后出现的新型复合树脂,纳米填料一般由单分散纳米粒子和纳米粒子团簇构成,前者约为 5~75nm,后者约 0.6~1.4μm。纳米填料型复合树脂具有很高的填料比例,保持较好的物理机械性能同时兼顾了表面抛光性能,纳米填料加入树脂基质中,可以很好地降低聚合收缩度,而且抛光性能好。适用于前牙及后牙中小缺损。

2. 根据填料/基质比例和操作性能,可分为通用型复合树脂,流动型复合树脂以及可压型复合树脂。

（1）通用型复合树脂:填料质量比约 60%~65%,具有较平衡的物理性能和操作性能,对于前牙和后牙

的充填修复均适用。

（2）流动型复合树脂：填料质量比约 40%~60%，可通过注射头将材料注射到牙齿的窝洞内，更易于成形。其弹性模量与牙颈部组织相似，在颈部非磨损区应用效果较好，常用在垫底、衬垫、窝沟封闭等情况，还可用于充填修复体边缘和微隙的修补。近年出现的新一代流动型复合树脂将传统流动型树脂纳米填料表面改性，使其不易发生凝聚效应。这一改进使新一代流动型树脂填料含量可达 80% 以上，达到了传统纳米混合型复合树脂的填料含量水平。填料含量增加意味着其机械性能更佳，黏度更高，聚合收缩更小，已经可以满足常规直接充填的材料需求。在改进光引发体系后，更有可一次充填深度达 4mm 的大块充填流动型树脂出现。

（3）可压型复合树脂：填料质量比约 70%~87%，流动性较低，操作性能较好，但色度和抛光性较差。常用于后牙的充填，故也可称为后牙树脂。

3. 根据固化方式，可分为光固化复合树脂，化学固化复合树脂以及双重固化复合树脂。

（1）光固化复合树脂：包含光引发体系，光敏剂可以吸收光能启动聚合反应，使复合树脂固化。

（2）化学固化型复合树脂：通过氧化还原体系形成自由基，启动聚合反应。

（3）双固化型复合树脂：同时包括了光引发体系以及氧化还原体系，可在无光照的条件下引发聚合反应。

4. 根据使用牙位可分为前牙型，后牙型和通用型。前牙型复合树脂常为超微填料型或纳米填料型复合树脂，色泽和抛光性较好。前牙型复合树脂颜色较多，可通过自然分层充填模拟前牙的牙釉质、牙本质的颜色和光学性能。后牙型机械强度较高，耐磨性好，填料含量较高，还具有不粘器械，容易填放和成形的特征，利于恢复邻面接触。通用型则具有较均衡的性能，对前牙和后牙的充填需要均可满足。

5. 大块树脂（bulk-fill resin-based composite）　是一种在传统复合树脂材料基础上改进无机填料的类型、尺寸、树脂基质的种类、新增光引发剂等而合成的新型树脂。其较传统树脂增加光透过率或增加能量转化率，可以实现一次 4mm 的固化深度，将临床操作步骤大大简化。大块树脂具有较低含量、较大尺寸的无机填料，这有助于减小无机填料和有机基质之间的接触面积，增加透光率。其中的光引发剂则采用了苯甲酰锗衍生物，对于穿透能力更强的蓝光吸收效果更佳。有机基质方面，其低聚体中含有一种光敏基团，在吸收光能裂解后可以产生自由基，进一步提高单体转化率。此外，基质中还含有聚氨酯二甲基丙烯酸酯，可以通过减缓固化速度来减少聚合收缩。大块充填流动型复合树脂包含低黏度型和高黏度型。低黏度型大块充填流动型复合树脂硬度较低，适用于牙本质层的修复，表面需要覆盖常规复合树脂。高黏度型大块充填流动形树脂机械强度高、聚合收缩可控，可完成直接大块充填。

6. 美学树脂　是一种利用仿生理念，模拟天然牙解剖层次来进行分层修复，以恢复牙齿天然美学外观的复合树脂。近年来，复合树脂美学分层修复已成为前牙保守治疗的常用临床方法。通过构建牙本质、牙釉质和交界层的不同颜色特征，个性化模拟天然牙的明度、色度以及乳光效果。在操作中，通过低透明度的牙本质树脂模拟患牙颜色，根据年龄特征及邻牙条件选择釉质的透明度，通过各层树脂不同的充填厚度模拟天然牙颈缘到切端的颜色变化。同时，还有遮色树脂、乳光色树脂、染色树脂等可以选择，用来体现个性化的美学效果，对于有局部乳白色光晕、釉质浑浊斑等牙齿特征的患者，较单色树脂有更和谐、逼真的修复效果。个性化导板也是前牙美学修复过程中常见的辅助工具。个性化导板包含完整腭侧及切缘形态，有助于精确把控修复后牙体轮廓与邻牙、牙龈及唇部的整体美学关系。间接导板常通过印模灌制石膏复制的口内模型，在模型上用蜡或普通树脂恢复理想的牙齿形态后翻印取得。

二、玻璃离子体

（一）适应证

1. 根面龋的修复。

2. 后牙邻面洞等不承担咀嚼力的缺损。

3. 无须考虑美观因素的Ⅲ类洞、Ⅴ类洞以及乳牙的缺损修复。

（二）组成

传统型玻璃离子由粉和液组成，粉剂为可溶于酸的铝硅酸盐玻璃，液剂为多元酸。单粉型玻璃离子水门汀由传统玻璃离子粉剂加入真空干燥的丙烯酸共聚物粉末组成，蒸馏水调和即可应用。树脂改良型玻璃离子体中加入聚丙烯酸甲酯树脂及树脂填料，改善材料性能。

（三）固化反应

玻璃离子体主要通过酸碱反应固化。在酸碱反应中，Al^{3+}、Ca^{2+}等金属离子从硅酸铝玻璃中释放出来，与聚烯烃酸反应形成不溶性的聚烯烃酸盐，玻璃离子水门汀固化。玻璃颗粒周围形成硅凝胶层。氟离子可通过离子交换，从固化的玻璃离子体中缓慢释放。

（四）性能特点

玻璃离子水门汀所含羧酸除了可和牙齿中的钙离子结合，还可以与牙本质胶原中的羧基、氨基发生反应，形成化学结合，具有较好的粘接性。它对牙髓刺激小，生物相容性好，但在固化初期 pH 较低对牙髓有一定刺激，剩余牙本质少于 0.5mm 时需要利用盖髓剂保护牙髓。此外，玻璃离子体还具有良好的生物相容性、耐溶解性和释氟性。但其物理机械性能较差、弹性模量较低、脆性大、抗张和抗压强度均小于复合树脂，美观性不及复合树脂。

（五）分类和应用

玻璃离子体按组成成分不同分为传统型和改良型。按固化机制不同分为化学固化型和光固化型。其按发展历程共经历四代。

1. **第一代传统型**　由铝硅酸盐玻璃与聚丙烯酸反应固化，其机械强度低，脆性大，不耐磨，现已较少使用。

2. **第二代金属改良型**　在传统型中加入了衣康酸、马来酸等与聚丙烯酸发生共聚作用，同时引入了银-锡合金、银-钯合金等微粒，显著提高了玻璃离子的机械性能，但粘接性能和美观性均较差。

3. **第三代光固化型**　在液剂中引入甲基丙烯酸酯 β 羟乙酯（HEMA）及樟脑醌（CQ）等光引发剂。延长操作时间，缩短固化时间，临床操作性大大提高。该型玻璃离子保持了玻璃离子释氟再摄氟的特性，弹性模量与牙本质匹配，但机械性能和美学性能低于复合树脂。此型玻璃离子常用于衬洞和垫底。

4. **第四代树脂改良型玻璃离子**　又称玻璃复合体，将甲基丙烯酸甲酯树脂引入玻璃离子，保持传统玻璃离子释氟性、粘接性等优点的同时，使其耐磨性、强度、韧性和美观性均有较大提高。具有复合树脂的光固化、玻璃离子的酸碱反应和自身固化的多种固化方式，其机械性能和美学性能与混合填料型复合树脂相当，常用于微创治疗和冠修复的粘接材料。

玻璃离子体尽管能够与牙体硬组织形成化学粘接力，但粘接强度和机械性能仍低于树脂修复系统。因此玻璃离子体只有在牙本质粘接剂难以发挥作用的情况下使用才具有优势。

三、复合体

（一）适应证

1. 牙颈部缺损，包括根面龋和非龋性颈部缺损，如楔状缺损。

2. Ⅲ类洞。

3. 乳牙修复。

4. 暂时性Ⅰ类和Ⅱ类洞修复。

5. 与复合树脂联合应用于三明治修复技术（sandwich technique）。

（二）组成

复合体是一种多酸改性的复合树脂，组成与复合树脂相似，主要由树脂基质、无机填料和引发体系等组成。另外，复合体中还加入了带有 2 个羧基基团的二甲基丙烯酸酯单体，这是一种酸性亲水性功能性单体，其羧基可被多价金属阳离子所交联，还可以与碱性的玻璃离子粉发生酸碱反应。

(三)固化反应

复合体的固化过程分2个阶段。初期,材料首先通过自由基引发二甲基丙烯酸酯上的双键交联。随后,材料在口腔环境中缓慢吸收水分,引发功能单体酸性基团与玻璃填料之间的酸碱反应。交联分子上的羧基与水反应解离出羧酸根,同时玻璃粉释放出 Ca^{2+}、Al^{3+}、F^- 等离子,Ca^{2+}、Al^{3+} 与羧酸根通过离子键、配位键结合使交联分子交联固化,而 F^- 从材料中缓慢释放出来。复合体固化方式主要包括光固化型和双固化型。

(四)性能特点

复合体的粘接性低于玻璃离子体,临床操作中一般不与牙体组织直接粘接,须与粘接剂联合应用。

复合体的力学性能介于复合树脂与玻璃离子体之间。由于复合体填料粒度较大,其耐磨性和抛光后的光洁度不如混合型复合树脂,颜色稳定性和抗边缘着色能力也较复合树脂差。但由于复合体吸水性较强,吸水后的体积膨胀可部分抵消材料聚合引起的体积收缩,这使得复合体的边缘密合性优于复合树脂。另外,复合体具有玻璃离子生物相容性好的优点,对牙髓刺激性较小,具有长期释氟性,但释氟量较玻璃离子体少。

复合体对水分不如传统玻璃离子敏感,可以在固化后直接抛光。在临床操作中不严格要求隔湿,牙体酸蚀后被水或唾液污染仍有与传统复合树脂相似的抗剪切强度,但酸蚀后干燥可降低粘接强度,所以在使用复合体时应避免过度干燥。

第三节 牙体粘接材料与技术原理

粘接(adhesion)是指两个同种或异种固体物质,与介于两者表面间的第三种物质作用而产生牢固结合的现象。粘接剂是介导两种固体表面结合的媒介物。

一、牙体粘接的发展过程

牙科粘接技术经历了几十年的发展,到如今可以获得临床满意的粘接强度,得益于一系列突破性的理论成果。1955 年,Bonocoure 发现酸蚀釉质后可以增强修复材料与釉质的结合强度,从此开创了现代口腔牙体组织的粘接技术。1979 年,Fusayama 等提出全酸蚀理论,一种酸蚀剂可同时处理釉质和牙本质。1982 年,Nakabayaki 等提出混合层的概念。1984 年,Brannstrom 等探讨了窝洞制备后形成的玷污层和污染栓对粘接效果的影响。1992 年,Kanca 等提出牙本质湿粘接概念,认为粘接过程中牙本质表面须保持湿润状态。

按照材料技术的引入顺序,粘接剂的发展过程主要包括:粘接性单体的开发、酸处理的引入、光固化技术的引入、预处理剂的引入、自酸蚀预处理剂的开发和一步法材料的开发。根据不同的处理方法和操作步骤,目前学界将粘接剂共分为八代(表 1-8-3-1)。

表 1-8-3-1   第一代到第八代粘接系统

粘接系统	时间	主要成分	粘接强度	特点
第一代	20 世纪 50~60 年代	酸蚀剂、二甲基丙烯酸磷酸甘油酯(MMA)	1~3MPa	分两步完成 无填料液态树脂 不具有粘接性能
第二代	20 世纪 70 年代	双酚 A 甲基丙烯酸缩水甘油酯(Bis-GMA) 甲基丙烯酸-β-羟基乙酯(HEMA)	4~6MPa	分两步完成 首次采用粘接性单体 粘接力弱
第三代	20 世纪 80 年代	4-甲基丙烯酰氧乙基偏苯三酸酐(4-META),联苯二甲基丙烯酸(BPDM)等	8~15MPa	分四步完成 增加亲水性树脂单体 引入底漆,软化玷污层 易因玷污层薄弱发生内部破坏 粘接效果弱

续表

粘接系统	时间	主要成分	粘接强度	特点
第四代	20世纪90年代初期	处理剂：酸蚀剂（磷酸）、螯合剂（EDTA） 预处理剂：联二苯二甲基丙烯酸树脂（BPDM）、双甲基丙烯酸二缩三乙二醇酯（TEGDMA）等 粘接剂：β-羟乙基甲基丙烯酸脂（HEMA）等	17~25MPa	全酸蚀系统，分三步完成 形成混合层 较高的微拉伸粘接强度 较好的边缘封闭性 技术敏感性高
第五代	20世纪90年代中期	酸蚀剂、单瓶粘接剂	20~24MPa	全酸蚀系统 两步完成 处理剂与粘接剂混合 形成混合层 粘接效果好
第六代	20世纪90年代末期	自酸蚀底漆、粘接剂	18~23MPa	自酸蚀系统 分两步完成 结合酸蚀与预处理步骤 改性玷污层 粘接效果好
第七代	21世纪10年代初	一瓶装粘接剂	18~25MPa	自酸蚀系统 一步完成 引入酸性功能单体 粘接效果好
第八代	2010年前后	一瓶装粘接剂基础上加入硅烷偶联剂、10-甲基丙烯酰氧癸二氢磷酸酯（10-MDP）	16~25MPa	通用型粘接系统 可用于全酸蚀技术或自酸蚀技术 可用于间接修复体表面处理

1. **第一、二代粘接系统**　第一、二代粘接剂侧重于促进粘接剂与牙本质内的钙离子、氨基、羟基等活性基团的化学结合，但这种化学结合稳定性差，遇水易降解，粘接力较弱，无法抵抗材料聚合收缩，临床粘接效果很差。

2. **第三代粘接系统**　第三代粘接系统最主要的改进是酸蚀牙本质和引进了含有磷酸酯的预处理剂（primer），改性或去除玷污层，使树脂单体能渗入其中。临床上需要牙釉质酸蚀、牙本质酸蚀、预处理剂处理和粘接四步操作。此类粘接剂渗透深度较浅，与玷污层下方的牙本质层缺乏有效粘接，临床效果不明确。

3. **第四代粘接系统**　全酸蚀理论、混合层和牙本质湿粘接概念的提出，催生了第四代粘接系统。其由酸蚀剂、预处理剂和粘接剂组成，临床上依次应用三种试剂，可实现良好的粘接力和边缘密闭性。

4. **第五代粘接系统**　第五代粘接系统将预处理剂和粘接剂合为一瓶，即"单瓶"粘接剂，一定程度上简化了临床操作，但仍需要用单独的酸蚀剂酸蚀后再涂布粘接剂，其粘接机制与第四代相同。

5. **第六代粘接系统**　基于自酸蚀粘接理论，将酸蚀和预处理剂合为一步，无须单独的酸蚀和冲洗步骤，大大简化了临床操作。此类粘接系统所包含的酸性单体成分能溶解玷污层并使下层表浅牙本质脱矿，溶解改性的玷污层与渗入的树脂单体形成混合层。

6. **第七代粘接系统**　将酸蚀剂、预处理剂、粘接剂混合于一个瓶内，实现了真正的"一步法"，具有可靠的临床粘接效果，但是稳定性较差和保质期短是其面临的问题。

7. **第八代粘接系统**　新一代粘接系统在第七代基础上，引入了硅烷偶联剂与10-甲基丙烯酰氧葵基二羟基磷酸酯（MDP）功能性单体。MDP由亲水的磷酸基团、疏水的甲基丙烯酸酯端和中间的长碳链组成。这使其不仅具有传统粘接树脂单体的功能，还与金属、氧化锆等材料具有很强的亲和力，能与二氧化锆以化学键结合(Zr-O-P),可用于陶瓷、氧化锆等各类修复体的表面处理。

二、牙釉质粘接

牙釉质粘接系统由釉质酸蚀剂和釉质粘接剂构成。这里主要介绍酸蚀机制。

牙釉质表面酸蚀是树脂修复前的重要步骤,其机制是通过对排列不均匀的釉柱进行脱矿,形成三维微孔结构。但对于晶体排列均匀的无釉柱釉质,酸蚀形成的表面也较均匀,粗糙度变化不明显。因此对于乳牙,进行酸蚀处理应适当延长时间以清除无釉柱釉质。

酸蚀的作用包括:①溶解釉质表面羟磷灰石,增大表面自由能和可湿性,以利粘接剂渗入;②牙釉质本身没有极性,酸蚀处理后的脱钙表面可形成具有极性的羟基膜和酰胺基膜,这些极性基团可以与树脂粘接剂成分的羟基(—OH)或羧基(—COOH)等极性基团形成氢键引力或静电引力,从而提高粘接强度;③增加釉质表面的粗糙度及粘接面积。

牙釉质结构水分含量较低,酸蚀牙釉质所形成的微孔可使具有流动性的粘接剂单体有效渗入,低粘度的粘接树脂通过毛细作用渗入微孔,聚合形成树脂突。树脂突有两种形式,形成于釉柱间的称为大树脂突,形成于釉柱末端羟基磷灰石晶体溶解后的微空隙的称为微树脂突,微树脂突相互交联形成的网状结构是产生微机械固位的主要因素。另外,粘接剂中的粘接性单体能与釉质中的 Ca^{2+} 形成较强的分子间作用力。

由于釉柱体部与其边缘处羟基磷灰石晶体排列方式、间隙和间质含量不同,所以在弱酸作用下脱矿程度不同。酸蚀剂溶解大约 $10\mu m$ 釉柱表层后,进一步溶解釉柱体部和边缘,形成深浅不一、深约 $20\mu m$ 的三维微孔结构。酸处理使釉质表面自由能升高,流体树脂更易进入微孔结构,形成树脂突,加强机械固位。牙釉质横断面与纵断面和树脂的粘接力也不相同,有研究表明,横断面牙釉质与树脂的粘接力可达 $19\sim20MPa$,而纵断面的粘接力仅为 $11MPa$。

三、牙本质粘接

(一)牙本质粘接系统

牙本质粘接较釉质粘接困难,因为牙本质中有更多的有机物和水分。牙本质粘接成功的关键在于混合层的形成。混合层是通过酸蚀或调节剂去除或改性牙本质表面的玷污层和牙本质小管口的玷污栓,使牙本质脱矿而形成三维的胶原网,再由含功能单体的树脂渗入而形成。以下对两种混合层形成机制进行介绍。

1. 酸蚀-冲洗粘接系统   由酸蚀剂、预处理剂和粘接树脂 3 部分组成。酸蚀剂多为 10%~37% 的磷酸凝胶。预处理剂的主要成分为含有亲水、疏水基团的酯类功能单体。酸蚀-冲洗粘接系统溶剂通常为丙酮、乙醇或水。丙酮同时具有疏水性和亲水性,具有驱水剂的功能,但使塌陷胶原复原的能力较差,应用时需要多层涂布。乙醇使胶原蛋白基质中的胶原纤维恢复原状的能力更强,因此在"湿粘接"中,乙醇为溶剂的粘接剂相对丙酮更适合相对干燥的牙本质胶原,但其挥发需要较长时间,反复涂擦可以加速挥发。粘接树脂多为填料含量较少的低粘度树脂。第五代两步法全酸蚀粘接系统将传统独立包装的预处理剂和粘接剂合为一瓶,这导致粘接剂的亲水性变得更强,与前几代粘接剂相比,随着时间流逝会吸附更多水分子,使粘接持久性相对受限。

2. 自酸蚀粘接系统   由预处理剂和粘接树脂两部分组成。预处理剂的主要成分为酸性功能单体、双性功能单体和溶剂。自酸蚀粘接剂功能主要基于酸性功能单体,这一类单体的基本组成结构为"甲基丙烯酸甲酯聚合基团-疏水性基团-亲水性基团",其中甲基丙烯酸甲酯聚合基团主要与复合树脂或粘接树脂结合,而亲水基团则与牙面、瓷、金属等发生化学或物理结合,从而实现稳定的粘接。这些粘接单体具有一定酸性,可以达到牙本质脱矿的目的,而其酸性主要由亲水性基团决定。根据亲水性基团的种类,粘接单体可以分为含有磷酸基(P-OH)的磷酸酯类和含有羧基(—COOH)的聚羧酸酯类。根据预处理剂酸性强弱的不同,可将自酸蚀粘接系统分为强酸型(pH≤1)、中酸型(pH=1~2)和弱酸型(pH≥2)三种类型。自酸蚀体系的 pH 越低,越能溶解掉玷污层及牙本质层绝大部分的羟基磷灰石,形成一个较厚的完全脱矿层,产生深层裸露胶原纤维的薄弱层;粘接界面过多的水溶性磷酸钙会滞留于混合层和薄弱层内,也可能导致界面的老化加速和粘接强度降低。自酸蚀系统减少操作步骤的同时,缩短了临床操作时间、降低了技术敏感性并实现了更全面的牙本质小管封闭,有效缓解了患者的术后敏感现象,在临床治疗中应用广泛。

3. 酸蚀-冲洗技术和自酸蚀技术的特点(表1-8-3-2)。

表1-8-3-2　酸蚀-冲洗技术和自酸蚀技术的特点比较

粘接技术	酸蚀-冲洗技术	自酸蚀技术
酸蚀剂强度	较强的无机酸	较弱的有机酸
酸蚀终止方式	冲洗终止酸蚀过程	自行终止酸蚀过程
玷污层的处理	清除玷污层	溶解或改性玷污层

酸蚀-冲洗类的酸蚀效果强,但操作步骤多,技术敏感性高,且偶发牙本质敏感症状。自酸蚀类操作步骤少,较易掌握,但酸蚀作用弱。在临床上,对于涉及釉质较多的窝洞,应首选酸蚀-冲洗类粘接系统。对于涉及牙本质较多的窝洞,则两种类型粘接剂均可使用。

(二)牙本质粘接机制

1. **酸蚀-冲洗粘接系统**

(1)酸蚀-冲洗作用:酸蚀可以去除玷污层和牙本质小管内的玷污栓,使表层牙本质完全脱矿,打开牙本质小管顶端微孔,增加牙本质小管管径及表面积,提高牙本质渗透性。同时暴露管间牙本质中的胶原纤维,有利于粘接剂中的树脂渗入到牙本质胶原纤维网和牙本质小管内,形成混合层和树脂突,形成较强的粘接力,封闭牙本质小管,降低牙本质渗透性,阻止细菌及其产物沿牙本质小管进入牙髓,减小牙髓刺激反应。清除表面矿物质会降低牙本质表面自由能,使其易与亲水单体的界面接触。需注意的是,牙本质为"可变基质",即位置、生理反应、龋病影响都会引起牙本质结构的改变,导致不可预测的粘接强度,例如深层牙本质的管间牙本质面积较小,全酸蚀粘接系统对深部牙本质粘接效果欠佳。早期学界普遍认为酸蚀刺激会导致牙髓炎症,然而Fusayama等人的研究表明,导致牙髓炎的因素不是酸处理,而是粘接界面的细菌和微渗漏。

(2)预处理剂的作用:预处理剂中的亲水性单体可渗入胶原纤维间和牙本质小管内,包裹酸蚀暴露的胶原纤维,促进牙本质与粘接树脂的粘接。同时,单体溶于乙醇、丙酮等溶剂也依赖亲水单体。疏水性基团可与粘接树脂发生粘接,溶剂在挥发时带走水分,使牙本质表面由亲水性转为疏水性,利于疏水性粘接树脂渗入。

(3)混合层的作用:混合层是粘接树脂和牙本质间的过渡结构,由粘接树脂-牙本质胶原组成,厚约$5\sim8\mu m$,其中数量众多的微树脂突是微机械固位的基础,亦是影响粘接强度的主要因素。预处理剂或粘接剂的完全渗透对于形成混合层来说至关重要。临床上彻底吹干挥发溶剂之后,如观察到预处理剂或粘接剂表面光滑,则确认为渗透完全。

2. **自酸蚀粘接系统**　自酸蚀粘接系统的粘接力来源于微机械固位和化学粘接力。自酸蚀粘接的酸蚀和预处理过程同时发生,当预处理剂涂布于牙本质表面后,酸性单体溶解部分玷污层或使其改性,牙本质脱矿。在酸性单体逐渐渗入的过程中,牙本质基质中钙离子与其发生化学结合,酸性单体pH逐渐升高至中性,脱矿过程即终止。与此同时,含有双性基团的单体渗入牙本质小管和胶原纤维网孔隙中,亲水性基团与胶原纤维结合。吹干使溶剂和水分挥发后,涂布粘接树脂,后者与预处理剂中的疏水基团发生聚合,形成混合层和树脂突,产生机械固位。自酸蚀粘接系统的牙本质脱矿深度和粘接树脂的渗入深度较为一致,降低薄弱层的产生,且残余的玷污层参与形成混合层可封闭牙本质小管,有效降低术后敏感症状的发生。但由于酸性单体脱矿能力有限,自酸蚀粘接系统对牙釉质粘接能力较弱。

3. **选择性酸蚀技术**　全酸蚀粘接系统粘接效果好,但技术敏感性高,牙髓刺激性较强;自酸蚀粘接系统临床操作简便,牙髓刺激性小,但牙釉质粘接效果欠佳。为了克服自酸蚀粘接剂pH较高,对釉质粘接效果欠佳的问题,有学者建议可利用35%磷酸仅选择性酸蚀牙釉质部分,实现釉质表面粗糙化,提高釉质粘接强度,同时避免强酸处理深部牙本质造成的牙髓刺激。在酸蚀冲洗后的窝洞表面全面涂布自酸蚀粘接系统,完成对牙釉质和牙本质的粘接。体外实验显示,选择性酸蚀粘接样本即刻与疲劳处理后的抗剪切强度均强于单独自酸蚀粘接,稍弱于全酸蚀粘接。多项临床研究表明,选择性酸蚀后应用自酸蚀粘接系统较直接应用自酸蚀粘接系统的充填体,在三年内即可表现出更低的边缘变色发生率和更好的边缘密合性。

临床上,常用35%磷酸酸蚀洞缘釉质15秒,冲洗吸干后,牙釉质和牙本质均涂布自酸蚀粘接剂20秒,轻吹,光照固化10秒。酸蚀和涂布粘接剂具体操作方法应以所选产品临床指导为准。第八代通用型粘接剂出现后,选择性酸蚀技术得到更为广泛的应用。

第四节　后牙复合树脂直接修复

后牙是行使咀嚼功能的主要部位,牙体缺损修复过程应以恢复功能为主,尤其应注意邻接关系和边缘密合性,防止食物嵌塞或继发龋的产生。

一、适应证

1. 绝大部分的前磨牙和第一磨牙。
2. 小到中等大小的缺损。
3. 咬合接触区域不全位于缺损处。
4. 咬合接触不紧。
5. 患牙能被有效隔湿。
6. 可作为冠修复的基牙。
7. 意向性修复。

二、禁忌证

1. 术区不能被有效隔离。
2. 全部咬合接触区域位于缺损处。
3. 全口咬合过紧。
4. 延伸到根面的修复体。
5. 对树脂材料过敏者。

三、Ⅰ类洞直接修复的临床技术

1. **准备过程**　注意检查患牙咬合情况,标记咬合接触点。
2. **牙体预备**　对于小到中等的缺损,可采用改良型预备,无须预备典型的抗力形;当缺损较大或修复体须承受较大咬合力时,预备时需要采用传统型或斜面型以增加抗折性。

(1) 传统型预备:适用于较大窝洞,预备时牙钻与牙长轴平行,从𬌗面远中向近中移动,注意颊舌向的预备尽量保守,尽量保留牙尖和边缘嵴,前磨牙边缘嵴应保留1.6mm,磨牙边缘嵴保留2mm。

(2) 斜面型预备:在Ⅰ类洞累及颊舌面沟时,应在颊舌面预备45°洞缘斜面。由于斜面处较薄的充填体薄弱易断裂,故𬌗面一般不提倡预备洞缘斜面。

(3) 改良型预备:适用于较小的缺损,改良型Ⅰ类洞没有特殊的形状,窝洞呈匙状,通常用小号球钻预备。洞底预备为去净腐质时的自然形态即可,无须磨平。洞内壁的线角尽量圆钝,以利于复合树脂充填压实。

后牙由于长期循环加载咀嚼力,易导致粘接界面的破坏。在窝洞制备过程中,树脂可通过粘接固位,对洞形固位要求不高,可设计咬合接触点落在充填体上,必要时可通过适当增加洞壁外展角度实现。这样的设计可避免咬合接触点落在剩余牙体组织上导致的过大粘接界面拉应力作用。即便在长期使用情况下,无法避免地出现粘接界面断裂时,亦可将粘接剂-牙本质界面的断裂转化为粘接剂-复合树脂界面的破坏,保护剩余牙体组织。此外,若修复体承受咀嚼负荷过大,复合树脂也较牙体组织耐磨性差,随着树脂磨耗,咀嚼应力将逐渐减小。

3. **粘接** 可采用酸蚀-冲洗或自酸蚀技术,具体步骤详见本章第二节,同时应参照粘接材料的使用指南。

4. **树脂填充和固化**

(1) 分层充填技术:传统复合树脂具有较大的聚合收缩性。Ⅰ类洞具有较大的C因素值,在充填修复过程中更易产生聚合收缩应力。聚合收缩力传导到洞壁对黏结界面形成拉应力,破坏牙本质-树脂的黏结密合性,产生一系列的修复后临床问题,如边缘染色、充填物断裂、脱落、继发龋等。在临床操作中注意采用分层充填和分层固化的方法,可保证材料固化完全,并减少材料的聚合收缩,获得可靠的临床效果。由于光波传入传统树脂最大深度约为2.5mm,因此操作时第一层树脂的充填厚度应控制在约1mm,光照固化20~40秒,以后每层充填厚度为1~2mm。

(2) 大块充填技术:临床上可以一次充填4mm深的大块树脂,洞深>4mm的龋损仍需要分层充填。光固化灯垂直树脂表面照射,角度偏斜可能导致光照深度不能达到理想深度,导致底部复合树脂固化不全。

(3) 分尖充填技术:分尖充填技术通过连续的堆筑技术恢复咬𬌗面形态,使用特殊的塑型工具用于修复体的塑型,每个牙尖使用单个树脂层重建解剖形态,最后用染色剂对窝沟部分进行染色处理,恢复天然牙的外观,明显改善传统充填的美观性问题。该技术与前牙复合树脂美学修复采用了同样的分层修复理念,利用不同类型的树脂模拟牙齿不同结构层次的光学特征,以达到理想的美学效果。牙体形态的恢复需要依赖医生手工雕刻,需要医生熟练掌握窝沟点隙结构形态。在充填过程中可单独堆塑各个牙尖,也可应用低黏度型大块树脂恢复各个牙尖的牙本质层,再用纳米树脂堆塑釉质区域,模拟周围牙体组织的天然色彩。对于较深大的窝洞,应以天然分层为基础,用斜向分层充填的方法恢复患牙各解剖结构。通过调整各牙尖嵴的大小、突度,形成自然的窝沟,低黏度型大块树脂可以防止分尖堆塑过程造成的窝沟处气泡产生,并保证堆塑后边缘密合性。分尖堆塑技术敏感性高,操作时间长,临床上亦出现了树脂印章法以恢复𬌗面窝沟形态。在治疗前利用咬痕材料恢复𬌗面自然咬合关系,再制备树脂印章。分尖堆塑牙本质层后,利用印章成形釉质层树脂。

5. **修形和抛光** Ⅰ类洞的修形主要在于去除𬌗干扰,应在修复后仔细检查前伸及侧方𬌗情况。分尖充填的患牙堆塑成型后尽量减少调改量,可用钨钢车针修整边缘,抛光刷完成精细抛光。

四、Ⅱ类洞直接修复的临床技术

1. **准备过程** 注意检查咬合关系。

2. **牙体预备** 预备前同样须注意患牙的咬合情况。与传统银汞合金修复的牙体预备比较,Ⅱ类洞粘接修复有以下不同:①窝洞较浅,依靠粘接力固位,不要求固位形,预备过程中去净腐质即可;②窝洞外形较窄,注意避免充填材料与对颌牙接触,减少材料磨损;③窝洞线角圆滑,减少锐线角导致的应力集中;④不须预防性扩展,邻面龋不必拓展至𬌗面。

洞形的设计主要有传统型和改良型两种预备方式。

(1) 传统型预备:与银汞合金修复的Ⅱ类洞预备方法基本相同,不需辅助固位形,扩展时更加保守。

(2) 改良型预备:适用于较小的窝洞,去净龋坏组织即可,没有特定外形。改良型预备有两种特殊方法。盒状预备:龋损仅累及邻面未累及𬌗面,通过小球钻沿边缘嵴向龈方预备,深度在釉牙本质界内0.2mm。槽状预备:小球钻通过颊舌侧水平进入以去除龋坏组织,可以保留边缘嵴。颊舌侧入路的选择应以龋洞的颊舌偏向为依据,尽量减少对健康牙体组织的破坏。

3. **成形片放置** 应首选片段式金属成形片系统。如果Ⅱ类洞为近远中邻𬌗面洞,也可使用Tofflemire圈形金属成形片系统。

4. **粘接** 临床操作应按照所选用粘接剂的使用指南进行。

5. **树脂填充和固化** 临床常见的Ⅱ类洞具有缺损深度大,临接关系破坏等特点。因此,成形片和楔子在此类患牙充填修复中具有不可替代的作用。采用分层斜向填充、分层光照固化以控制复合树脂的聚合收缩,避免龈壁继发龋的形成,保证修复体存留率。

用流动型大块树脂恢复邻面壁,可以避免分层充填法材料、器械污染,操作时间长,易产生气泡等导致充填后并发症的风险因素。固态的大块复合树脂黏度会在声波的作用下下降,具有较好的流动性,即使邻面龈壁较深,也能借助材料的流动性与窝洞边缘贴合,密闭性良好。声波的能量同时能减小聚合收缩应力,使充填体具有更好的边缘密合性。恢复邻面壁后即可以分尖充填法对𬌗面形态进行恢复。

6. 修形和抛光　Ⅱ类洞充填后,颊舌侧可能有多余材料溢出,需用刀片或金刚砂车针去除。𬌗面修形与Ⅱ类洞方法相同。

五、Ⅱ类洞玻璃离子体加复合树脂三明治修复技术

当后牙邻面龋损累及根面时,窝洞边缘位于釉牙骨质界下,因缺乏釉质,复合树脂粘接修复效果不佳。玻璃离子体加复合树脂三明治修复技术利用玻璃离子体修复Ⅱ类洞根面部分,然后用复合树脂修复邻𬌗面的其他部分。该技术适用于位于根面部分的Ⅱ类洞。

利用玻璃离子体封闭龈壁的优点包括:①玻璃离子体能直接与牙本质和复合树脂粘接,可更好地贴合无釉质结构的龈壁,有效封闭颈部边缘;②能够释放氟离子以预防继发龋的产生;③具有与牙本质接近的弹性模量进而缓冲由复合树脂聚合产生的收缩应力。

第五节　前牙复合树脂直接修复

前牙的正常形态和排列是人类整体美观的重要组成部分,当前牙因龋、外伤、发育异常等原因出现牙体缺损时,进行牙体修复以恢复美观和功能显得至关重要。

牙冠、贴面等间接修复方法在临床很常见,但它们存在磨除牙体组织过多的问题。复合树脂直接修复可以保留更多牙体组织,且作为可逆性的修复方式,必要时可以去除原修复体,恢复到治疗前状态,重新修复或者改用间接修复方式弥补。

一、适应证

1. Ⅲ、Ⅳ类缺损。
2. 前牙的Ⅳ类缺损。
3. 前牙区的着色牙。
4. 形状异常的前牙。
5. 关闭牙间隙。

二、禁忌证

1. 患牙无法进行有效隔湿。
2. 缺损延伸至根面。

三、Ⅲ类洞直接修复的临床技术

Ⅲ类洞属前牙邻面窝洞,复合树脂直接充填修复是其主要临床修复方法,主要依靠洞形固位。其难点在于树脂与牙体组织之间粘接面积较小,且边缘多位于咬合接触区,易发生充填体脱落。因此,合理的预备洞形和规范的操作步骤尤为重要。

1. 准备过程　制定治疗方案,咬合检查,比色,上橡皮障等步骤详见本章第一节。如缺损累及全部邻面接触区,可预先放置楔子。

2. Ⅲ类洞的预备　Ⅲ类洞牙体预备时优先选择由舌侧进入,在去净腐质的前提下避免破坏唇面、邻面和切缘形态,保持前牙美观。如龋损波及唇面则从唇侧进入,以保留舌侧边缘嵴,加强剩余牙体抗力。

对排列不规则的牙应遵循操作方便、破坏牙体组织少的原则寻找入路。

（1）传统型预备：仅适合于累及前牙邻面、根面的修复，特别是病损局限于根面时。

（2）斜面型预备：在洞缘釉质层内预备圆凹斜面，具有增大粘接面积、颜色过渡自然、作为预防性扩展降低继发龋风险等优势。传统洞缘斜面为45°～70°角，宽0.5～1.0mm的短斜面，可明显改善粘接效果。但由于窝洞外缘终止线不明确，充填过程中易超填产生飞边，且充填体边缘较薄，抗折性欠佳，因此在不易清洁或直接受力区应避免使用传统型短斜面。圆凹型斜面用杵状金刚砂车针预备，使洞缘与充填体呈90°角邻接关系，可保证充填体边缘抗力形，增大粘接面积。该预备方式适用于：①替换前牙邻面已有银汞合金修复体或其他修复体；②邻面龋损较大须增加固位形及抗力形。注意若窝洞唇侧边缘累及根面，则根面部分不需要预备边缘斜面。如果窝洞较大，需要辅助固位，可在龈轴线角处预备固位沟。

前牙Ⅲ类洞的传统型和斜面型预备分为两个阶段。①开始阶段：建立外形和轴面深度。预备面积大小取决于龋损或不良修复体的范围。②完成阶段：去龋、垫底、制备固位形、制备斜面、清洁。

（3）改良型预备：适用于邻面中小范围的病损。随着复合树脂材料的进步，新产品的机械性能、美观效果在较小的窝洞充填修复中不需要特殊外形、深度、洞壁或辅助固位，可满足患者日常使用条件。因此，此种预备方式提倡尽量保守地去净腐质。对于较大的窝洞，尽量保守地预备外形，避免累及邻面接触点、唇面或龈区。预备后的洞形呈碟状，洞深限于去腐后的自然洞底。

3. Ⅲ类洞的修复

（1）上成形片：使用易弯曲的透明聚酯成形片。邻面窝洞的龈缘需要使用楔子。

（2）粘接：可选用酸蚀-冲洗或自酸蚀粘接系统，亦可联合使用。

（3）复合树脂充填、固化：充填时以食指压住成形片舌侧部分，拇指将成形片唇侧部分压向邻牙，形成开口以便材料进入。用充填器械导入材料后光固化，移开食指，再次光固化舌侧。两个相邻窝洞时，优先修复较小的或进入较困难的窝洞，修形后再上成形片修复第二个窝洞。

4. 修形和抛光　去除悬突及多余材料，邻面接触区用牙线清理，去除滞留粘接剂及残留树脂。修整唇面，用磨石创建微纹理，多刃火焰状钨钢车针调整发育沟形态。抛光过程中要对唇、舌外展隙、唇舌面及邻面进行全面的精修。

5. 咬合检查　调整咬合高点，达到正中𬌗、侧方及前伸𬌗平衡，确认修复体腭侧边缘不位于咬合接触区。

四、Ⅳ类洞直接修复的临床技术

1. 准备过程　与Ⅲ类洞基本相同，但Ⅳ类洞累及切角，需确定恢复边缘，咬合检查尤为重要。

在树脂的选择上，常用方案包括单色复合树脂修复和复合树脂分层修复。部分患牙的切1/3透明度较低，饱和度较高，且患者对美观要求不高，单色复合树脂直接充填即可满足此类患者需求。复合树脂分层修复可以很好地恢复天然牙由颈部到切缘因釉质厚度逐渐变厚形成的渐变色。以牙本质色复合树脂修复牙本质部位缺损，釉质色复合树脂修复釉质部位缺损，透明复合树脂修复前牙切缘部位，适用于对前牙美观要求高或有局部乳白色光晕、釉质浑浊斑等患牙特征的患者。

比色应在自然光下进行，牙面呈湿润状态，比色板距眼睛30cm，尽可能贴近比色区，在5秒内完成选色。选色时注意色相、亮度、饱和度以及口周组织对视觉效果的影响。

2. Ⅳ类洞的预备

（1）斜面型预备：适用于较大的前牙邻面Ⅳ类洞。

（2）改良型预备：适用于小或中等大小的Ⅳ类洞。

外伤性牙折的患者只需要预备斜面，不需要更多扩展。

窝洞腭侧边缘应注意避开咬合接触区，以避免过重的咬合负荷影响修复体使用寿命。

3. Ⅳ类洞的修复

（1）个性化导板的制作：由于Ⅳ类洞累及切角，导板技术的应用有助于简化临床操作过程，获得更理想的美学效果。常见个性化导板按制作方式的不同分为两类：

1）直接导板修复技术：在不涂布粘接剂的预备牙体上先堆塑树脂，获得满意外形后光照固化，然后在腭侧取硅橡胶印模作为导板。

2）间接导板修复技术：牙体预备后取模、灌模，在石膏模上用蜡修复缺损，获得满意外形后取硅橡胶阴模作为腭侧导板。

无论使用哪种制作方法，都应注意导板要包含完整的腭侧及切缘形态，导板龈侧边界要覆盖缺损龈壁边缘。

（2）粘接：可选用酸蚀-冲洗或自酸蚀粘接系统，亦可联合使用。

（3）硅橡胶导板就位：硅橡胶导板就位后应稳定无翘动，与缺损洞缘连接平滑无台阶。

（4）直接充填修复：流动釉质树脂利用导板恢复薄层腭侧牙釉质壁及部分邻面壁，固化 10 秒后移去导板，再光固化 10 秒。按生长叶的形态，以小于 2mm 斜形分层树脂充填手法分层雕刻堆塑牙本质树脂。注意在牙颈部区和切缘应分别体现高纯度的牙本质色和牙釉质色。较大的窝洞可先在洞底用流动树脂制作小于 0.2mm 厚的洞衬层。邻面修整自切端向龈端进行，防止龈端接触面产生微隙。唇面修复时，在牙体中部预留 1.5mm 厚的牙釉质色树脂充填空间，中部往颈部方向预留的厚度递减，往切端和近远中侧预留的厚度递增。放置树脂时，由颈端开始向切端放置更便于手工雕塑切牙外形。最后对唇面的美学特征进行恢复。关闭前牙间隙者，注意保持中线不偏，同时保证龈乳头侧的修复体边缘自然，避免黑三角，可两边同时修复。

4. 修形和抛光　牙体渐变色的恢复主要通过控制牙本质色树脂和牙釉质色树脂厚度实现，为了精确控制牙釉质色树脂层厚度，应尽量通过手工雕塑一次成形，仅对树脂修复表面进行精加工及抛光，尽量避免抛光导致修复体与正常牙体组织产生色差。邻面接触区使用抛光条，可以有效去除多余的树脂和粘接剂，恢复正常的邻接关系。

5. 咬合检查　调改腭侧咬合高点，确认修复体边缘不位于咬合接触区。

五、V类洞直接修复的临床技术

1. 准备过程　预备之前需要进行比色和患牙隔湿。由于窝洞边缘常靠近牙龈，建议常规使用排龈线。

2. 材料的选择　由于前牙、前磨牙的颊面修复对美观要求较高，临床可用复合树脂作为修复材料。对龋活跃性强的患者，尤其是累及根面龋损，可使用玻璃离子体进行修复。老年人由于增龄性改变出现口腔唾液分泌减少，并且常伴牙龈萎缩、牙根暴露、根面龋和非龋性颈部缺损等累及根面的非龋性颈部缺损，此时应首选玻璃离子体材料。

在复合树脂类型的选择上仍存在争议。研究表明，流体树脂与传统膏体纳米复合树脂在三年成功率上没有显著差距。流动树脂较膏体树脂操作性更强，临床上更不易出现边缘密合性差等问题，可以相对提高修复效果。流动型大块树脂使 V 类洞直接充填修复效果更佳，操作难度进一步降低。

3. 牙体预备

（1）改良型预备：适用于小到中等的、完全位于釉质内的 V 类洞缺损。

（2）斜面型预备：适用于替换已有 V 类洞银汞合金修复体或面积较大的根面龋损，在传统型预备的基础上须于釉质洞缘预备斜面，有助于预防边缘变色、变形的发生。

（3）传统型预备：仅适用于当龋损或缺损完全位于根面而未累及釉质的 V 类洞，洞缘应呈直角，轴壁深度约 0.75mm 且呈一定弧度。

4. V类洞的复树脂修复

（1）粘接：可采用酸蚀-冲洗粘接系统或自酸蚀粘接系统。研究表明，在颈部进行釉质选择性酸蚀可明显降低修复体边缘三年内变色或欠密合的发生率。

（2）充填和固化：对于较深的窝洞应分层充填及固化。应用流动型树脂充填更方便省时，充填体与周围牙体组织结合紧密，过渡自然，颜色协调。

（3）修形和抛光：注意不要损伤牙龈。对存在咬合因素的患者，降低患牙咬合或调改对殆牙接触点可以明显降低牙颈部充填治疗并发症的发生率。

5. V类洞的玻璃离子体修复 由于良好的临床操作性和释氟性,适用于老年患者和龋活跃性较强的根面龋。临床操作步骤与复合树脂充填修复类似,应按照产品操作说明进行。

六、树脂贴面修复技术

树脂贴面修复包括直接树脂贴面和间接树脂贴面。其中,间接树脂贴面与瓷贴面具有相似的操作步骤,属于口腔修复学技术范畴,需要临床医生和技工的配合完成。直接树脂贴面是在临床通过直接粘接和复合树脂堆塑,一次性完成的贴面修复。优势包括牙体预备量较小、就诊次数少、费用相对较低等。主要适用于前牙牙体组织缺损面积接近临床牙冠 1/2,色泽异常和形态异常的修正改形。

树脂贴面修复主要包括以下步骤:

1. 准备过程 预备之前需要进行比色和患牙隔湿。树脂贴面的比色依赖"自然分层"的概念,通过分层堆塑达到模仿牙齿天然外观的目的。注意需要根据患者年龄、邻牙颜色、面色及患者要求综合考虑,在自然光下进行比色。

2. 牙体预备 对于牙体缺损或牙列不齐的患者,可根据治疗需要,在进行美学分析和设计的基础上,进行传统贴面、微创贴面或无预备贴面的牙体预备。必要时可制作硅橡胶导板,检测修复空间,指导牙体预备。对于着色牙,以磨除着色釉质为主,深度约 0.3~0.5mm。

3. 牙面粘接 树脂贴面牙体预备需尽量局限于釉质层内,所以在粘接前需要用 35% 磷酸酸蚀牙面 15~30 秒。酸蚀时间过短会影响釉质粘接表面的形成,时间过长则会形成难溶物,影响粘接效果。按照产品说明涂布粘接剂,并进行光固化。

4. 复合树脂修复与修形抛光 取适当复合树脂,用手指或雕塑刀成形,复合树脂边界不应超过切缘以及龈缘。在堆塑过程中需要注意恢复患牙自然解剖形态并保持整体观念,在长度、宽度、突度等方面与其他牙齿保持和谐统一,必要时可参照对侧牙进行堆塑。最后进行树脂修复表面的精加工及抛光。

第六节 临床评价标准

一、临床研究设计的基本要求

临床科研包括收集资料、整理资料和统计分析。设计时应明确以下内容:研究目的、研究方法、研究对象的纳入与排除标准、研究样本大小、如何进行资料收集和整理分析、科研资金的来源等。临床科研设计大致分为描述性研究和分析性研究,自始至终应贯穿对照、随机和盲法的原则,避免患者和医生的期望偏倚,同时科学地收集、整理、分析数据,并最终做出合理的结论。

二、直接评定方法

直接评定方法多为描述性评价方法。描述性评价方法是指在充足光源下,检查者使用口镜和探针对患者口内充填体进行检查,依据评价标准对充填修复体作出评价。熟记修复体评价方法不仅可以用于充填治疗后的即刻检查以及长期复查,更有助于指导临床研究的开展。修复体的描述性评价方法的制定经历了不断发展的过程。

USPHS/Ryge 评价标准:在 1971 年,Cvar 和 Ryge 首次提出修复体的临床评价标准,包括颜色匹配、窝洞边缘着色、解剖外形、边缘适应性和龋五个指标。1981 年 Ryge 对该标准进行修订,并被美国卫生署采纳,即 USPHS/Ryge 评价标准。增加了咬合、术后敏感、修复体折裂与固位等共 10 个指标,每个项目根据严重情况不同分为若干等级。

改良 USPHS/Ryge 评价标准:随着修复材料、粘接材料以及临床技术的不断进步,USPHS/Ryge 评价标准灵敏性降低。所以在当时的临床研究中,研究者常根据需要对原标准进行改良。但由于改良标准无法统一,导致研究之间的可比性大大降低。

FDI 标准：2007 年由 Hickel 提出修复体临床评价标准。该标准从美学、功能、生物学 3 个方面，每个方面下细分亚组，对修复体折裂与固位、表面光泽度、边缘适应性、继发龋及术后敏感等 16 项指标进行评价。每项指标可根据不同严重程度分为 1~5 分，分数越高表示修复体质量评价越差。各亚组最高分数决定三个方面各自的分数，修复体最终分数则由三方面中分数最高者决定。FDI 标准的提出对于临床实验的实施具有重要指导意义，下面将详述 FDI 标准对修复体的具体评价指标。

（一）美学指标

1. 修复体表面光泽度　临床主要通过与邻近釉质对比进行判断。详细的检测需要借助轮廓测量仪、光学传感器等设备。更新的标准新增了对修复体表面的微小空隙的评估。

2. 修复体表面及边缘着色　修复体表面的着色常常是由于抛光不完善导致的色素堆积。修复体边缘着色的原因较复杂，常由粘接系统或临床操作引起。临床上可根据着色范围和干预效果进行评价。

3. 修复体颜色匹配程度与通透性　修复体颜色与其大小及所在部位有关，包括牙体轴向的颜色变化和内外不同层次间的色彩差异。临床应对其明度、饱和度、色调、透明度等色彩匹配度和临床干预措施效果等方面进行综合评价。

4. 美学解剖形态　美学指标对于前牙以及前磨牙累及颊面、近中面的窝洞的修复体尤为重要，因为其关乎患者笑容美学。本指标只评价美学因素，因此边缘悬突损伤牙周组织等解剖因素不归于此类。

（二）功能指标

1. 折裂与固位　修复体折裂与固位是评价修复体质量最直观的评价指标。评价过程中应记录修复体裂纹或折裂出现的位置、性质等特点。出现在修复体边缘的折裂应与修复体悬突鉴别，后者属于修复体边缘适应性的评价内容。

2. 边缘适应性　台阶、间隙大小、边缘不规则程度、着色线等评价指标应在此考虑。边缘适应性是决定修复体长期修复效果的重要指标，完善的边缘接触对于预防继发龋，保护牙体与牙周组织具有重要意义。

3. 𬌗面形态及磨损　磨损的评价应以釉质作为参照。修复体表面的磨损常不均匀，评价时不应只选取特定位点评价。修复材料在𬌗面的老化造成修复体𬌗面形态改变，在边缘的老化造成修复体边缘的密合性改变，两者的具体表现不同，需要分别进行评价。

4. 邻面解剖　需要关注邻面形态和邻面接触两方面。邻面形态包括外展隙、凸度和接触点位置等。邻面接触以 25μm 宽度的牙线恰好或略有阻力通过为宜，如果牙线可轻松通过，需要更换 50μm 或 100μm 宽度金属片进行检查。对于会造成食物嵌塞或检查间隙大于 100μm 的修复体，需要考虑更换。

5. 影像学检查　影像学检查主要关注修复体与牙体之间过度是否协调，有助于研究者观察位于龈下或牙槽嵴水平的修复体悬突、台阶、间隙及继发龋等。值得注意的是，当粘接剂层有一定厚度时，其阻射性降低，此时应与修复体边缘龋坏鉴别。

6. 患者满意度　患者对修复体的自我评价是重要的主观评价指标。临床上常用视觉模拟评分法（visual analogue scale，VAS），让患者根据自己对修复体的美观、咀嚼舒适度、疼痛、是否方便清洁、是否牙龈出血等方面的真实主观感觉以 0~10 打分。

（三）生物学指标

1. 术后敏感及牙髓活力　术后即刻及每次随访均应记录术后敏感的疼痛类型、持续时间、强度及诱因等。对于临床出现术后敏感，临床检查仅一过性刺激，无主观不适的患者，无须更换修复体。对于不适持续存在的患者，需要进行临床干预。仅不适持续存在但较轻微，临床检查无明显异常的患者，可采取干预措施但无须更换修复体。对于有牙髓炎症状的患者，需要进行根管治疗后再行修复治疗。

2. 继发龋、酸蚀症及磨耗　继发龋是修复体临床失败的主要原因之一。继发龋、酸蚀症及磨耗发生时，可导致牙本质暴露甚至修复体脱落。对于仅出现脱矿而无龋洞形成的患牙，可进行再矿化治疗。而对于出现龋洞的患牙，可视龋损大小和操作难度，选择局部修补或更换修复体。

3. 牙齿完整性（釉质裂纹、牙折）　可以保留较多牙体组织是充填修复的一大优势，但充填体周围釉质可能由于缺乏牙本质支持而出现裂纹。对于裂纹宽度大于 250μm 或者牙本质暴露，甚至出现牙体组织折裂的患牙,需要替换修复体。

4. **牙周健康**　主要评价修复体导致的牙垢堆积、牙龈炎、牙周袋情况。在进行牙周检查时应以修复后即刻作为基线,并与邻牙进行比较。当出血指数高于对照牙或邻牙1级以上,或探针深度比对照牙多1mm以上时,需考虑更换修复体。

5. **周围黏膜组织健康**　修复体表面粗糙、边缘锐利、设计不当等均可对其周围黏膜和软组织造成影响。少数患者亦可能对修复体材料产生过敏反应。对于出现过敏反应、苔藓样改变、毒性反应的患者,需拆除修复体后观察症状是否消退,必要时予以相应的干预措施。

6. **口腔与全身健康**　评价过程中了解患者系统病史、药物过敏史、精神病史等既往史。若修复体造成口腔扁平苔藓、接触性口炎等疾病,则认为修复失败,需替换修复体。

三、间接评定方法

间接评定方法指通过一定的媒介物将口内充填修复体信息转移至体外,在体外对充填修复体进行评价,该方法可将充填修复体的信息作为永久记录保存。

1. **照片评价法**　指把待评价的充填修复体在固定条件下拍成照片或幻灯片,与标准片对比进行疗效评定分级。使用此方法必须保证照相技术标准化,拍殆面、唇面和舌面均需采用固定角度。牙齿和充填修复体要保持干燥。照片法无法检查充填修复体龈下边缘和邻面区域,不容易检查出菌斑和小面积龋坏,且评价充填修复体磨耗时,照片法的有效性和灵敏性低于模型法。

2. **模型评价法**　使用模型评价法须事先取出充填修复体的阴模,再灌注入造石膏得到充填修复体模型,然后对模型进行观察或测量。该方法多用于评价充填修复体磨耗情况。

模型评价法中使用的标准对比模型通常为Leinfelder模型和Moffa-Lugassy模型。Leinfelder模型中,五个模型殆面平均磨耗量分别为100μm、200μm、300μm、400μm和500μm。Moffa-Lugassy模型共有18个柱状模型,磨耗范围为0~1 000μm。Vivadent将Moffa-Lugassy的柱状模型改为牙齿殆面形态,更利于精确评价充填修复体磨耗。使用模型法需要对检查者进行评价一致性训练。

3. **其他方法**　根据不同研究目的,还可使用其他评价方法,例如用色度仪测量复合树脂充填修复体颜色的改变,用牙髓活力计评价牙髓状态。另外,采用联合研究方法,如描述性方法、照片法和模型法的结合使用,对充填修复体进行全面综合评价,可提高评价方法的客观性、灵敏性、重现性和有效性。

四、疗效评价

有关复合树脂充填修复体的临床研究,近年来多集中于后牙充填修复治疗。研究显示,磨牙充填年失败率约为前磨牙的2.8倍。从缺损洞形来看,Ⅱ类洞充填修复年失败率约为Ⅰ类洞失败率的2.8倍。若缺损累及3个或以上牙面,充填修复失败率是只累及一个牙面缺损的3.3倍。

多项观察时间大于10年的研究显示,复合树脂充填修复体的年失败率约为0~3%,中位存留时间为10~13年,且研究中所观察修复体大多仍处于边缘密合性良好的情况,随着随访时间延长,未来修复体平均存留时间会更高。当代复合树脂材料性能及粘接技术已与20年前不可同日而语,但当前的材料缺乏长期观察数据支持。可以预见的是,现今临床常用充填修复材料的研究数据非常值得期待。在多项研究进行的不同品牌、不同填料含量的研究中,大多未发现树脂差异导致的充填失败率差异。但超过20年的随访数据显示,在5~12年期间,不同复合树脂产品的充填修复效果没有显著差异,但观察期超过12年后,可在体内观察到体外实验所得到的差异性结果。因此,尽管短期内不会见到修复效果的差异,我们仍应遵从体外研究结论,注意每一步临床操作的细节,不可妄图快捷方便而忽略关键步骤。近年来的研究表明,继发龋、充填修复体折裂、变色和边缘不密合成为影响复合树脂充填修复体的主要原因。国内外专家对复合树脂直接充填修复病例观察研究,年失败率均相对较低。临床操作中如发现失败率过高,应提高警惕,仔细思考操作步骤是否规范。研究表明,玻璃离子水门汀充填修复体与银汞合金或复合树脂充填修复体相比,继发龋发生率降低。Ⅴ类洞玻璃离子水门汀充填修复体的3.5年固位率达93%~100%,在非创伤性修复治疗和保守洞形充填修复治疗中,高强度玻璃离子水门汀充填修复体的2年保存率达

90%~99%,且充填体磨耗程度也在临床可接受范围之内。

第七节　牙体直接修复治疗的并发症及处理原则

牙体缺损充填修复的操作过程中由于偶然因素或者操作不当会出现意外情况,导致并发症,造成治疗失败。认识到各种意外的可能原因和处理原则,对于减少和应对并发症发生十分必要。

一、意外穿髓

(一)原因

1. 对髓腔解剖不熟悉　操作中应熟知每个牙髓腔解剖形态。后牙髓角为意外穿髓最常见的位点,了解髓角位置和高度对于去除腐质、防止意外穿髓具有重要意义。

2. 解剖结构变异　有的患牙髓角较高,可拍摄 X 线片辅助了解髓腔解剖情况。

3. 操作不当　与洞底平齐的水平向牙尖扩展可造成髓角穿通。深部龋坏组织应用挖匙挖除或低速涡轮机去除,忌用高速涡轮机。深窝洞预备洞形时洞底不能磨平,应用垫底垫平。

(二)处理

一般意外穿髓的患牙为正常牙髓,可视患牙及患者年龄等条件,通过不同方式进行处理。

1. 年轻恒牙　具有较丰富的血运,有利于诱导牙本质桥的形成,故常以直接盖髓术处理。用接近体温的生理盐水冲洗,充分止血,隔湿,用消毒棉球擦拭干窝洞,生物材料行直接盖髓术。

2. 成年人　根据穿髓孔大小进行区别处理,较小的穿髓孔可行直接盖髓术(小于 1mm 直径)。前牙较大的穿髓孔行牙髓摘除,后牙可视情况行活髓切断,择期进行根管治疗。

3. 老年人　牙髓活力较差,可直接行牙髓摘除。

二、充填后疼痛

(一)牙髓性疼痛

1. 激发痛

(1)原因:牙髓对于温度刺激十分敏感,修复过程中的温度变化,如磨除病损组织或树脂固化时产热,垫底材料化学刺激,牙钻磨除产生的负压,牙本质小管的不完全封闭,微渗漏等因素均可激惹牙髓,导致充填后牙齿一过性冷热刺激疼痛。临床检查修复体完好,叩诊无不适。

(2)处理:处理前应分析疼痛原因,温度刺激导致的疼痛可观察,如不自行缓解可去除充填物行安抚治疗。垫底材料导致的化学刺激可去除充填物,更换垫底材料。边缘微渗漏引起的冷热敏感同时对高渗刺激也表现敏感,而咬合正常,可酸蚀釉质边缘,涂布粘接剂固化即可。

2. 自发痛

(1)原因:充填后出现尖锐的阵发性、自发性疼痛,无法定位患牙,温度刺激可诱发或加重疼痛,这种情况应考虑为牙髓炎。近期疼痛常由于错误判断牙髓条件,或者小穿髓孔未发现而导致。远期疼痛则因为各种刺激因素持续时间过长未予处理,或残留病灶牙本质进展累及牙髓。

(2)处理:根据患者年龄和牙髓情况选择适当的牙髓治疗方法。

(二)牙周性疼痛

1. 咬合痛

(1)原因:表现为咬物痛,与温度刺激无关。多因为咬合高点导致。

(2)处理:确定早接触部位,磨除高点。

2. 自发痛

(1)原因:持续性自发痛,可定位,与温度无关,咀嚼加重疼痛。可能由于酸蚀剂、操作器械等损伤牙周组织、或充填体边缘悬突,或邻面接触点恢复过凸或过凹。

(2)处理:明确疼痛原因,去除诱因,局部冲洗、碘甘油上药。

三、充填物折断或脱落

（一）原因

1. **窝洞制备缺陷**　使充填体过薄或过窄,粘接面积不足,未增加机械固位洞形等。

2. **充填材料调制不当**　如比例不当、受到污染等原因。

3. **充填或修复方法不当**　充填过程未隔湿,充填压力过小,材料内部气泡;酸蚀不充分,粘接剂使用不恰当等。

4. **咬合关系异常**　修形时未能有效消除咬合力集中点,形成咬合干扰。

（二）处理

应仔细检查,正确分析原因,对症修整窝洞,严格各种材料的操作规程。

四、牙齿折裂

（一）原因

牙体缺损治疗后出现牙体折裂主要是由于剩余牙体抗力不足引起。

未降低咬合保护薄壁弱尖、点线角锐利出现应力集中、未去除无基釉、侧向运动受力过大、存在咬合高点、死髓牙误诊为活髓牙等。

（二）处理

部分折裂患者可去除部分或全部充填物后,修整洞形,重新充填。患牙条件差者可行固定修复,发生纵裂的患牙应拔除。

五、继发龋

发生于原有充填治疗后患牙洞缘、洞底或颈部等部位的龋。

（一）原因

1. 充填前龋坏未去净。

2. 洞缘未在自洁区,特别是隐蔽部位的洞缘易菌斑滞留。

3. 操作不规范,材料受到唾液、血液污染,未有效隔湿等导致充填物与牙体不密合。

4. 边缘不密合,无基釉或修复体边缘折断,材料本身的聚合收缩等。

（二）处理

去除充填物,清除腐质,修整洞形,重新充填。

（麦　穗）

参 考 文 献

[1] 樊明文. 牙体牙髓病学[M]. 4版. 北京:人民卫生出版社,2012.

[2] 高学军,岳林. 牙体牙髓病学[M]. 2版. 北京:北京大学医学出版社,2013.

[3] 徐欣,周学东. 龋病病因学研究与临床诊疗新进展[J]. 中华口腔医学杂志,2021,56(1):3-9.

[4] 姜婷. 实用口腔粘接修复技术图谱[M]. 北京:人民卫生出版社,2019.

[5] 中华口腔医学会牙体牙髓病学专业委员会. 复合树脂直接粘接牙体修复技术指南[J]. 中华口腔医学杂志,2014,49(5):275-278.

[6] 陈智. 牙修复体的临床评价标准[J]. 中华口腔医学杂志,2019,54(9):612-617.

[7] 梁景平. 复合树脂直接粘接修复操作规范的专家共识[J]. 中华口腔医学杂志,2019,54(9):618-622.

[8] 董雯,复合树脂美学修复临床设计与操作要点[J]. 中国实用口腔科杂志,2012,05(1):22-30.

[9] Hargreaves KM,Louis H. Berman. Cohen's pathways of the pulp [M]. 11th ed,Mosby,2016.

[10] Cardenas AM,Siqueira F,Hass V,et al. Effect of MDP-containing Silane and Adhesive Used Alone or in Combination on the Long-term Bond Strength and Chemical Interaction with Lithium Disilicate Ceramics [J]. J Adhes Dent,2017,19(3):203-212.

[11] Ikemura K,Endo T. A review of our development of dental adhesives—effects of radical polymerization initiators and adhesive

monomers on adhesion [J]. Dent Mater J,2010,29(2):109-121.

[12] Perdigão J. Current perspectives on dental adhesion:(1)Dentin adhesion-not there yet [J]. Jpn Dent Sci Rev,2020,56(1): 190-207.

[13] Borgia E,Baron R. Quality and Survival of Direct Light-Activated Composite Resin Restorations in Posterior Teeth:A 5-to 20-Year Retrospective Longitudinal Study [J]. J Prosthodont,2019,28(1):e195-e203.

[14] Opdam NJ,van de Sande FH,Cenci MS,et. al. Longevity of posterior composite restorations:a systematic review and meta-analysis [J]. J Dent Res,2014,93(10):943-949.

[15] Szesz A,Parreiras S,Martini E. et al. Effect of flowable composites on the clinical performance of non-carious cervical lesions: A systematic review and meta-analysis [J]. J Dent,2017,65:11-21.

第九章　牙体硬组织非龋性疾病的治疗

对于轻、中度着色牙的治疗,漂白法应为首选方法。磨除、酸蚀涂层法可用于无实质性缺损的氟牙症。而对于有实质性缺损的牙发育和结构异常、着色牙等,可采用复合树脂修复或烤瓷冠修复。牙本质过敏通常是各种牙体疾病共有的症状,首先应予以药物治疗为主的脱敏治疗,然后排查可能的致病因素。以下详细介绍漂白法和脱敏治疗。

第一节　漂白治疗术

着色牙的漂白治疗主要用于牙冠比较完整的轻、中度氟斑牙,四环素牙,变色无髓牙。漂白治疗的方法主要分为外漂白和内漂白两种。外漂白方法根据是在口腔诊室内完成还是在家中自行完成又可分为诊室内漂白治疗和家庭漂白治疗。目前最常用的漂白剂为过氧化氢,其他还有过氧化脲、过硼酸钠等。

过氧化氢是一种强氧化剂,着色牙漂白时最常用的剂量为 30% 过氧化氢。过氧化氢可将具有不饱和双键碳环结构的色素分子分解为具有饱和碳键的亲水性无色素碳结构,从而实现有效增白。在该步骤上的进一步降解可以使有机基质完全分解,并释放出二氧化碳和水。漂白治疗的成功很大程度上取决于牙变色的程度、着色原因以及色素进入牙组织中时间的长短。过氧化氢不仅对釉质产生作用,而且对牙本质、牙骨质也会产生作用,甚至对牙髓组织造成损害。

过氧化脲的漂白作用是利用它逐渐分解生成过氧化氢来实现的。过氧化脲分解后可生成过氧化氢、脲、二氧化碳、氨等。

一、诊室内漂白术

诊室内漂白术(in-office vital bleaching technique)指在口腔诊室由口腔专业人员完成的牙齿美白治疗,所用美白制剂的有效成分为过氧化物以及其他可以改变或还原牙齿色泽的成分,治疗中可以合并使用光照等物理方法辅助治疗。使用药物大多为强氧化剂,如:30% 过氧化氢、10%~15% 过氧化脲等药物,置于牙冠表面进行漂白。在放置药物的同时还可辅助激光照射、红外线照射等方法增加脱色效果。

(一)适应证

适用于要求在短时间内获得美白效果的患者,以及不能配戴或不愿配戴个别托盘的患者。为保障安全,美白治疗操作的全过程均应由口腔专业人员完成。由于诊室内漂白使用的药物由釉质表面向牙本质渗入,因此,药物的漂白作用是由外向内逐步深入,越到牙本质深层效果越不明显。对于重度的四环素牙等疗效就相对较差。一般适用于完整的氟斑牙,轻、中度四环素牙,外染色牙和其他原因引起的轻、中度变色牙,而且主要是活髓牙。

(二)操作步骤

1. 记录治疗前的牙齿色彩信息　记录比色结果,拍摄照片。

2. 在治疗前应去除牙表面附着的菌斑及色素,然后用小刷子蘸不含氟的漂白粉清洁牙面,冲洗后隔湿,上橡皮障。

3. 在牙表面放置含过氧化氢漂白液的纱布或凝胶。

4. 使用漂白灯或激光、红外线等加热装置照射,注意温度不要过高,以免引起组织损伤。

5. 治疗结束后,冲洗牙面,移去橡皮障及凡士林/牙龈保护剂。

6. 询问患者是否有牙敏感症状或其他不适,给予适当处理。必要时使用脱敏剂。

7. 术后医嘱   告知注意事项。

8. 记录治疗后牙齿色彩信息   记录比色结果,拍摄数码照片。

9. 治疗时间一般为每周 1 次,每次约 30~45 分钟,根据治疗效果持续 2~6 次。

二、家庭漂白术

家庭漂白术(in-home bleaching)又称夜间漂白技术(nightguard vital technique)或托盘漂白术(matrix bleaching),即在口腔专业人员的指导下,患者在家中自行配戴装有化学美白制剂的个别托盘进行美白治疗的方法。该技术采用托盘和 10%~15% 过氧化脲进行治疗。它不仅大大缩短了患者的就诊时间和次数,而且可对全口牙同时进行漂白。

(一) 适应证

适用于有条件、有能力在专业人员指导下自行在家中进行美白治疗操作的患者。对于外源性着色、内源性着色或增龄所致的颜色改变效果较好,对于氟斑牙也有不同程度的漂白效果,但对于四环素牙,尤其是中、重度四环素着色牙效果稍差。

(二) 操作步骤

1. 藻酸盐印模材料取模,灌制石膏模型。

2. 在石膏模型上加工、修整托盘,托盘达龈下 0.5mm 处。

3. 经医生指导,在托盘内加入漂白凝胶,戴上后去除多余漂白剂。

4. 治疗期间勿饮水及漱口,睡觉前戴入,第二天晨取出,再用清水漱口。若在白天使用,平均每 1.5~2 小时更换 1 次漂白剂,但每天使用不超过 12 小时。

5. 2~6 周为一疗程。

6. 若有问题及不良反应出现,及时向医生汇报。

家庭漂白技术治疗的效果与漂白的时间和剂量有关,取决于每日戴托盘的时间长短、天数、患者本身的条件及内部颜色对漂白剂的敏感性等因素。根据目前的临床治疗效果分析,没有一种漂白术对于所有情况都有效,尤其是四环素着色牙的治疗,因此诊室内漂白术和家庭漂白术联合应用可能比单独使用一种方法效果更佳。

(三) 不良反应

1. **牙齿敏感**   在诊室美白治疗的中后期和家庭美白治疗的早期,可能出现轻到中度的牙齿敏感症状。处置:美白治疗期间及治疗后 24 小时避免进食过冷及过热食品。必要时可在美白治疗术后应用牙本质脱敏剂。

2. **牙龈及软组织不适感**   美白制剂对牙龈和软组织有轻微刺激作用,可产生术中或术后不适症状。处置:术中症状明显时,应检查并去除牙龈上附着的美白制剂,彻底清洁口腔,必要时停止使用;术中与术后的轻微不适一般无须处理,症状可在数日内消失。

3. **牙龈边缘泛白**   为暂时性的,无须特殊处理,一般在数日内自行恢复。

(四) 疗效维护

1. **巩固治疗**   根据患者的口腔卫生状况以及饮食习惯,美白治疗可间隔 1~2 年重复进行。

2. **常规维护**   保持良好的口腔卫生与饮食习惯:避免食用或使用可导致牙齿着色的食物、药物和其他含色素物质。定期进行牙齿洁治与抛光等辅助维护措施。

三、无髓牙漂白术

无髓牙漂白术(non-vital bleaching technique)最早出现于1884年,又称内漂白术或诊间漂白术(walking bleach technique)。主要是将漂白剂置于打开的牙髓腔内进行漂白治疗的一种方法,常用漂白剂有过氧化氢、过氧化脲等。

1. **适应证** 主要是完成根管治疗术后的着色牙。

2. **操作步骤** 漂白时,首先去除根管充填材料至根管口下2~3mm处,以光固化玻璃离子粘固剂封闭根管。把蘸有漂白药物的棉球封于髓腔内,隔2~3天复诊,4~7次为一疗程。漂白结束后,冲洗髓腔,然后用复合树脂充填窝洞。

3. **并发症** 无髓牙漂白术的主要并发症为牙的再着色和牙颈部外吸收。

4. **预后及处理** 经随访发现:内漂白的远期效果与近期效果存在差别,1~5年后明显再着色的发生率为3%~7%,大约45%~60%的牙有染色,牙颈部外吸收发生率约为6.9%。牙颈部外吸收发生的确切机制尚不清楚,大多数学者认为与漂白剂渗出有关。过氧化氢可能通过牙本质小管进入牙颈部牙周膜,使之防御功能减弱,细菌在暴露的牙本质小管中繁殖,引起周围组织感染,继发牙颈部硬组织吸收,如果漂白后发生牙外吸收,只能拔除。

第二节 脱敏治疗

牙本质敏感的治疗主要通过阻塞牙本质小管,抑制牙本质小管内液体的流动,或通过降低牙本质感觉神经纤维的活动阻止痛觉传导至中枢神经。治疗牙本质敏感的关键首先应考虑去除危险因素,其次,使用个性化的治疗措施阻断牙本质敏感的病理生理学因素。

牙本质敏感的治疗分为家庭护理和专业干预。

一、家庭护理

家庭护理主要是使用抗敏感牙膏或漱口水。使用抗敏感牙膏刷牙是缓解牙本质敏感的首选方法,患者每天使用两次,使用时间持续4~8周,能在很大程度上缓解牙本质敏感。以手指涂布抗敏感牙膏于患牙处也有效。如果患者不能使用牙膏,可使用含抗敏感成分的漱口水,但目前关于漱口水缓解牙本质敏感的证据等级不高。抗敏感牙膏中有效的抗敏感成分包括:①钾盐产品,含钾离子包括硝酸钾、氯化钾、草酸钾等钾盐的牙膏;②氟化亚锡,含氟化亚锡的牙膏能有效缓解牙本质敏感;③钙复合物,含有精氨酸重碳酸盐-碳酸钙复合物等钙复合物的牙膏;④生物活性玻璃,含磷硅酸钠钙的牙膏;⑤乙酸锶,含乙酸锶的牙膏能有效缓解牙本质敏感。锶对牙本质过敏的作用被认为是通过钙化锶磷灰石的形式,阻塞了张开的牙本质小管。

二、专业干预

如家庭护理2~4周症状未缓解,可以进行专业干预。

1. **局部药物脱敏治疗** 与家庭护理产品活性成分相近的脱敏剂含钾盐的溶液及凝胶制剂,氟化物包括氟化钠、氟化亚锡、氟化硅和氟化氨银等。氟离子能减少牙本质小管的直径,从而减少液压传导。0.76%单氟磷酸钠凝胶(pH=6)可保持有效氟浓度,在目前氟化物中效果最佳。

2. **树脂及粘接剂** 通过树脂和粘接剂阻塞牙本质小管,缓解牙本质敏感。树脂类脱敏剂主要由甲基丙烯酸羟(基)乙基酯(HEMA)和GA构成,也有的由二、三甲基丙烯酸甲基和二季戊四醇—五异丁烯酸磷酸单酯构成。其主要作用机制是使牙本质小管内蛋白质沉淀,阻塞牙本质小管,从而减少牙本质小管通透性而起到脱敏作用。使用时可先用橡皮轮等去除表面食物残渣等,以清洁水冲洗过敏区后隔湿,有条件最好上橡皮障,轻轻吹干,用蘸有脱敏剂的小毛刷涂擦脱敏区,等候30秒,然后用气枪吹干至表面液体较干为止。最后以大量流水冲洗,如果疗效不够显著,可反复多次进行,也有些使用光固化灯进行照射。

3. 其他产品　生物玻璃和硅酸盐水门汀。

4. 激光治疗　激光的热效应可作用于牙本质小管,可在瞬间使暴露的小管热凝封闭,从而达到脱敏治愈的目的。GaAIAs 激光、Nd:YAG 激光、Er:YAG 激光等能有效缓解牙本质敏感。单独使用激光可阻塞牙本质小管从而降低牙本质敏感,与氟化钠或粘接剂等其他脱敏剂联合使用可以增强脱敏效果。

5. 其他治疗　当上述治疗 2~4 周症状尚未缓解,可考虑采用树脂充填、牙髓治疗或冠修复等方法消除症状。同时开展牙本质敏感预防的定期复查。

(夏文薇)

参 考 文 献

［1］樊明文 . 牙体牙髓病学［M］. 4 版 . 北京:人民卫生出版社,2012.

［2］边专 . 口腔生物学［M］. 5 版 . 北京:人民卫生出版社,2012.

［3］中华口腔医学会"非侵入性牙齿美白治疗指南"编写组 . 非侵入性牙齿美白治疗指南(讨论稿)［J］. 中华口腔医学杂志,2012,47(6):321-323.

［4］中华口腔医学会口腔预防医学专业委员会牙本质敏感专家组 . 牙本质敏感的诊断和防治指南(2019 修订版)［J］. 中华口腔医学杂志,2019,54(4):223-227.

［5］Nicola X,West,Joon,et al. Management of dentine hypersensitivity:efficacy of professionally and self-administered agents［J］. Journal of clinical periodontology,2015,42(16):S256-302.

［6］Wilson DE,Berry TG,Elashvili A. A conservative treatment option for tetracycline staining［J］. Dent Today,2011,30(9):136,138-139.

［7］Liu X X,Tenenbaum H C,Wilder R S,et al. Pathogenesis,diagnosis and management of dentin hypersensitivity:an evidence-based overview for dental practitioners［J］. BMC Oral Health,2020,20(1):220.

第十章 活髓保存术

牙髓疾病的治疗主要依据临床表现和临床诊断选择不同的处理方法,如果牙髓病变是局限或可逆的,可选择以保存活髓为目的的治疗方法:盖髓术和牙髓切断术。

第一节 盖 髓 术

盖髓术(pulp capping)是活髓保存的重要方法,即在接近牙髓的牙本质表面或已暴露的牙髓创面上,覆盖能使牙髓组织恢复的制剂,以保护牙髓,消除病变。盖髓术可分为直接盖髓术(direct pulp capping)与间接盖髓术(indirect pulp capping)。

盖髓剂应具备的性质:①能促进牙髓组织修复再生,诱导修复性牙本质形成。②对牙髓组织具有较好的生物相容性。③有较强的杀菌或抑菌作用。④有较强的渗透作用。⑤有消炎作用。⑥药效稳定持久。⑦便于操作。

随着口腔材料学的发展,盖髓材料不断更新,包括氢氧化钙、无机三氧化物聚合物(mineral trioxide aggregate,MTA)、Biodentine、iRoot BP plus、骨形成蛋白等生物材料,以及抗炎剂、防腐剂、抗生素、酶类、牙本质粘接剂、玻璃离子等。这里介绍几种常用的盖髓剂。

一、盖髓剂

(一)氢氧化钙

氢氧化钙是目前临床应用最广泛的直接和间接盖髓材料。氢氧化钙制剂类型较多,如 Dycal、Life 及 Nu-Cap 等,呈碱性,pH 值 9~12,可中和炎症所产生的酸性产物,有利于消除炎症和减轻疼痛。氢氧化钙抗菌作用仅对牙髓表面的细菌有效,对存在于牙髓组织中的细菌作用较弱。

1. 氢氧化钙盖髓的可能机制

(1)氢氧化钙直接接触牙髓后,表层牙髓组织发生凝固性坏死,坏死下方则出现炎症反应,诱导牙髓细胞分化为成牙本质样细胞并分泌牙本质基质。

(2)高浓度氢氧根离子可维持牙髓组织碱性环境,增强碱性磷酸酶活性。

(3)钙离子可增强焦磷酸酶活性,分解矿化抑制剂,从而维持矿化过程的进行。

(4)钙离子抑制副交感神经,降低血管通透性,导致牙髓组织发生营养不良性钙化。

(5)氢氧化钙可溶解牙本质基质,释放其中的生长因子,从而调控牙髓细胞成牙本质向分化,形成修复性牙本质。

2. 氢氧化钙盖髓的缺点

(1)不能与牙本质紧密连接,易导致微渗漏。

(2)物理特性不稳定。

(3)盖髓后牙髓表面出现炎症和坏死。

（4）盖髓后易导致髓腔及根管闭锁,增加根管治疗难度。

（5）压缩强度不足,在充填物下方形成裂隙,继发充填物或牙体折裂。

（二）无机三氧化物聚合物

MTA 是 1993 年由 Lee 首次报道的一种牙髓治疗材料,1998 年获美国 FDA 许可应用于临床。MTA 是由多种亲水氧化矿物质混合形成的灰色粉末状制剂,主要成分为硅酸三钙、硅酸二钙、铝酸三钙、铝酸四钙以及少量三氧化二铋等,在潮湿环境下发生水合作用,硬固后形成坚硬的屏障。临床上,MTA 不仅可用于直接盖髓术和活髓切断术,还广泛用于髓室底穿孔修补、根管侧穿修补、根尖诱导成形和根尖倒充填等,具有良好的临床疗效。MTA 的特点如下:

1. 强碱性和抗菌性　粉状 MTA 和蒸馏水以一定比例混合后,初期为碱性凝胶,pH 值 10.2,3 小时后固化(在口腔等湿润环境下,MTA 固化时间延长至 4 小时),pH 值升至 12.5,强碱性,可持续 24 小时以上。MTA 的强碱性产生一定的抗菌效能,对少数兼性厌氧菌有效。

2. 封闭性　盖髓材料微渗漏导致的牙髓组织炎症是盖髓术成败的重要影响因素。MTA 固化时微膨胀,且不受血液潮湿环境的影响,封闭性能优于银汞合金。

3. 生物活性　MTA 盖髓初期可形成不规则晶体沉积,为牙髓细胞生长和增殖提供活性底物,诱导牙髓细胞极化和分泌矿化基质,增强碱性磷酸酶活性,促进生长因子和白介素等炎性因子释放,形成修复性牙本质。

4. 生物相容性　MTA 主要成分为钙和磷,与牙体硬组织的主要成分一致,具有良好的生物相容性。

5. X 线阻射性　三氧化二铋成分使得 MTA 具有 X 线阻射性能。

与氢氧化钙相比,MTA 盖髓效果更佳,导致的牙髓炎症反应更轻,产生的牙本质桥厚度更均一。但 MTA 为水粉混合物,操作技术敏感性高,固化时间较长,含三氧化二铋、铁、镁等金属元素,可能导致牙冠变色。

（三）Biodentine

Biodentine 是一种以钙硅为基础成分的新材料,被称为"牙本质替代物"。该材料基于 MTA 制作工艺并在物理性能、操作性能等方面进行了改进。Biodentine 是粉末胶囊剂型,使用时粉液比 1∶1,即 1 管粉(0.7g)配 1 管液。粉剂的主要成分有硅酸三钙、硅酸二钙、碳酸钙、氧化钙、氧化铁、氧化锆等,因液剂中含有氯化钙,可减少固化时间,其初始固化时间是 9~12 分钟,终固化时间是 45 分钟。优点:具有良好的生物相容性,固化时间较 MTA 有很大改善。缺点:Biodentine 是粉末胶囊剂型,使用时粉液比 1∶1,临床治疗中若不能一次用完会造成浪费;若取出粉液自行调拌,可能因粉液比不当而影响固化时间。

（四）iRoot BP Plus

iRoot BP Plus 是一类不收缩、不溶解、不含铝的纳米生物陶瓷材料。主要成分是磷酸二氢钙、硅酸钙、氧化钽、氧化锆,初始 pH 为 12.4~12.8,在固化过程中不断释放出 OH^-,使周围 pH 值升高,对根管中常见的粪肠球菌、白假丝酵母菌产生较强的抑制作用。且其作为一种预先混合型生物陶瓷材料,使用时无须调拌,更易于操作。研究表明,iRoot BP Plus 在封闭性、粘接性、生物组织相容性、促进生物矿化、诱导牙本质分化及在直接盖髓中促使钙化桥形成等性能上与 MTA 效果相近甚至更优,且较 MTA,有就诊次数较少、操作简便、不使牙变色等优点。

（五）生物盖髓剂

骨形成蛋白(bone morphology protein,BMP)是存在于骨组织和牙本质中的成骨诱导因子,参与牙本质形成。BMP 可诱导牙髓组织中的未分化间充质细胞极化为成牙本质细胞,促进骨样或管状牙本质形成。BMP 在体内吸收较快,需与羟基磷灰石或磷酸三钙等生物陶瓷材料复合应用。

转化生长因子(transforming growth forming factors,TGF)可促进牙髓细胞、成骨细胞、软骨细胞等增殖分化,TGF-β 与 BMP 的复合应用在诱导牙本质桥形成过程中优于单独使用。

异体陶瓷化骨粉采用异体管状骨制备而成,组成成分为正常人体骨组织无机成分,无排斥反应、牙本质桥形成早,可用于直接盖髓。

二、直接盖髓术

直接盖髓术是将具有治疗作用的药物覆盖于牙髓暴露处,防止或消除感染,保护已暴露牙髓组织并促进自身修复以保存活髓的方法。多用于外伤性及机械性露髓。

直接盖髓术起源于1883年,高粱糖浆混合物应用于盖髓治疗。1930年,Hermann首次利用氢氧化钙盖髓,获得成功。

（一）原理

牙髓暴露多发生于牙外伤或深龋治疗时的意外穿髓,伴热损伤、压力升高、牙髓出血等病理过程。直接盖髓后,露髓孔处常形成血凝块,牙髓组织充血并出现暂时性炎症反应,随后血凝块机化,成牙本质细胞样细胞形成修复性牙本质,封闭穿髓孔。

（二）适应证

1. 机械性或外伤性露髓的年轻恒牙。

2. 机械性或外伤性露髓的成熟恒牙,穿髓孔直径不超过0.5mm。

（三）非适应证

1. 龋源性露髓的乳牙。

2. 不可复性牙髓炎或根尖周炎患牙。

3. 松动牙。

4. 穿髓孔较大、出血严重的患牙。

（四）操作步骤

1. **制备洞形**　局部麻醉患牙,橡皮障隔湿,制备洞形,适当扩大穿髓孔。

2. **放置盖髓剂**　温生理盐水冲洗窝洞,消毒棉球拭干,覆盖直接盖髓剂,玻璃离子水门汀封闭窝洞。操作过程中应尽可能避免血凝块形成。

3. **随访观察**　①直接盖髓术后1~2周,若患牙无临床症状且牙髓活力正常,复合树脂永久充填;②若患牙仍对温度刺激敏感,可继续观察或更换盖髓剂后暂封观察1~2周,待症状消失后行永久充填;③若直接盖髓后出现自发痛、夜间痛等不可复性牙髓炎症状,应改行根管治疗。

（五）疗效

直接盖髓术后,应定期复查,每半年复查1次,至少复查2年。复查内容包括临床症状、临床检查、牙髓活力测试及X线片检查。如发现异常,应立即行根管治疗术。

直接盖髓术成功标准:

1. 患牙行直接盖髓术2年后,无自觉症状,检查无阳性体征,牙髓活力正常,患牙恢复咀嚼功能。

2. X线片显示盖髓处有新生钙化牙本质形成,根尖未发育完全的牙继续发育。

牙本质桥形成与否不能作为直接盖髓术成功的标志。

（六）预后

直接盖髓术后,牙髓组织可出现以下几种预后:

1. **机械性、外伤性露髓患牙**　因盖髓术前牙髓无明显感染,愈合效果好。直接盖髓术后2月,修复性牙本质形成并封闭穿髓孔,下方牙髓组织正常无炎症反应。

2. **可复性牙髓炎患牙**　直接盖髓后有修复性牙本质形成,牙髓组织呈慢性炎症状态,但患者无自觉症状,牙髓活力正常,X线片显示根尖周正常,治疗成功。

3. **深龋露髓患牙**　直接盖髓术后,牙髓组织内残留的毒性产物引起慢性炎症反应,出现疼痛等症状,或因循环障碍导致牙髓钙化或牙内吸收,治疗失败。

（七）转归

直接盖髓术成功率与适应证、盖髓剂的选择、操作时对牙髓的创伤和污染程度、牙髓修复能力等因素密切相关。

1. **年龄**　直接盖髓术的成功率随年龄增大而减小。根尖尚未发育完全、血供充分的年轻恒牙预后较好,成熟恒牙则预后较差。因此,对老年人患牙盖髓应慎重。

2. 牙髓暴露类型   机械性或外伤性露髓的患牙炎症多局限在距牙髓表面 2mm 范围内,其直接盖髓预后优于龋源性露髓。

3. 牙髓暴露范围   牙髓暴露范围越小,感染的牙髓组织越少,预后越好。

4. 牙髓暴露位置   若露髓点位于轴壁,直接盖髓后形成的钙化桥可阻断冠部牙髓的血供,导致牙髓脓肿或坏死,预后差,应行活髓切断术。

5. 牙髓暴露时间   露髓时间越短,预后越好。牙髓刚暴露于唾液时,具有一定的防御能力,暴露时间延长,细菌感染引起牙髓炎的可能性越大。

6. 边缘微渗漏   修复体边缘微渗漏可导致牙髓炎症持续存在,影响盖髓术后牙本质修复,导致牙髓坏死。

7. 全身因素   肝疾患、糖尿病、血液病等系统疾病、长期使用激素或抗代谢药物均可干扰牙髓组织修复,不宜行直接盖髓治疗。

(八)进展

基于传统操作理念和技术流程的临床研究显示,以氢氧化钙为盖髓剂对龋源性露髓的成熟恒牙行直接盖髓,术后 10 年成功率仅为 13%~59%,牙髓坏死是治疗失败的主要原因。因此,直接盖髓术长期以来不适用于成熟恒牙的龋源性露髓。近年来,直接盖髓术用于治疗露髓的成熟恒牙引起关注。由于新型生物活性盖髓材料的应用使成熟恒牙直接盖髓术的治疗成功率显著提高,促使学者们开始重新审视直接盖髓术的适用范围。2019 年 1 月,欧洲牙髓病学会(European Society of Endodontology,ESE)发表指南指出,直接盖髓术适用于外伤或医源性露髓且牙髓健康、因龋露髓(伴或不伴可复性牙髓炎)的成熟恒牙。在符合病例选择标准和患者充分知情的前提下,利用生物活性材料进行直接盖髓可作为成熟恒牙机械性或龋源性露髓的一种治疗方法。2019 年中华口腔医学杂志的专论《直接盖髓术的现代理念与临床进展》,对直接盖髓术的临床使用范围,预后的影响因素、临床治疗流程与操作规范等进行了总结归纳。然而,目前尚缺乏客观判断牙髓病理状态的有效手段,临床上还不能准确辨识患牙的牙髓损失情况是否能恢复,成熟恒牙的治疗适应证仍有待探索,故以新型生物活性材料作为盖髓剂的疗效尚需大量、长期的临床实践及研究进行验证。

三、间接盖髓术

间接盖髓术是将盖髓剂覆盖于近髓的牙本质表面,以保存牙髓活力的方法。主要用于无牙髓炎临床表现的深龋患牙,成功率 74%~99%。间接盖髓术起源于 1728 年,Pierre Fauchard 认为,为避免牙髓暴露,深龋中的龋坏组织无须完全去净。1866 年,Atkinson 提出在保留软化牙本质的同时,应使用消毒药物覆盖,即间接盖髓。

(一)原理

牙髓对龋病具有一定的防御和修复能力,典型的牙本质龋包括以下三层结构:

1. 坏死牙本质层   软化,着色,大量细菌感染,对器械切割无疼痛反应。

2. 软化牙本质层   软化,着色,少量细菌侵入,对器械切割有疼痛反应,可发生再矿化。

3. 硬化牙本质层   质硬,可着色,几乎无细菌侵入,对器械切割有疼痛反应。该层牙本质小管部分或全部被磷灰石和白磷钙石晶体等矿物质阻塞,通透性降低,对牙髓具有保护作用。

间接盖髓术在去除感染牙本质的基础上,为避免牙髓暴露,保留细菌侵入较少的软化牙本质层,通过盖髓剂覆盖,隔离细菌生长底物,减少软化及硬化牙本质层中的细菌及其对牙髓的刺激。间接盖髓可促进脱矿牙本质的再矿化,诱导成牙本质细胞样细胞分化并形成修复性牙本质。

(二)适应证

1. 深龋、外伤等造成近髓的患牙。

2. 深龋引起的可复性牙髓炎,牙髓活力正常,X 线片显示根尖周组织健康的恒牙。

3. 无明显自发痛,去净腐质后未见穿髓,难以判断为慢性牙髓炎或可复性牙髓炎时,可采用间接盖髓术作为诊断性治疗。

（三）禁忌证

不可复性牙髓炎或牙髓坏死。

（四）操作步骤

1. **去龋** 局部麻醉患牙,橡皮障隔离,尽可能去净龋坏组织或仅保留少许近髓软龋,避免穿髓。

2. **放置盖髓剂** 温生理盐水冲洗窝洞,消毒棉球拭干,放置盖髓剂,玻璃离子水门汀暂封窝洞,或直接于近髓处放置玻璃离子水门汀封闭窝洞。

3. **充填** ①观察1~2周,若患牙无任何症状且牙髓活力正常,可直接垫底充填;②对保留少许软龋的窝洞,可在6~8周后去净软龋,垫底充填;③若患牙经盖髓治疗后对温度刺激仍敏感,可更换盖髓剂,症状消失后再行永久充填。

（五）疗效

间接盖髓术后需半年复查1次,至少复查2年。根据临床表现、牙髓活力测试及X线检查等综合判断疗效,如有异常应立即行根管治疗术。

间接盖髓术治疗成功标准:

1. 患牙行间接盖髓术2年后,无自觉症状或阳性体征,牙髓活力正常,患牙恢复咀嚼功能。

2. X线片显示盖髓处有修复性牙本质形成,根尖未发育完全的牙根继续发育。

（六）预后和转归

间接盖髓术后,病理检查可发现四层典型结构:脱矿牙本质层、不规则的修复性牙本质层、规则的管状牙本质层及正常牙髓。牙本质结构可分为三种:①细胞纤维性牙本质:术后2个月形成;②球形牙本质:术后3个月形成;③矿化均匀的管状牙本质。

第二节 牙髓切断术

牙髓切断术(pulpotomy)是指切除局部的炎症牙髓组织,盖髓剂覆盖于牙髓断面,以保留正常根髓并维持其无炎症状态的方法。

1872年,Witzel等学者使用甲酚碘仿糊剂行牙髓切断术,1930年,氢氧化钙牙髓切断术获得成功,成功率达70%以上。近年来随着新型生物活性盖髓材料的应用,牙髓切断术的治疗成功率显著提高。

一、原理

牙根的发育包括根尖和侧方牙本质的发育。当牙根未完全发育时,可保留根部牙髓,促进牙根发育。牙根未完全发育的患牙,应准确判断牙髓炎症范围,确定切除深度,切除冠部炎症牙髓,以盖髓剂覆盖健康牙髓断面,诱导修复性牙本质形成,维持根髓正常的状态和功能。

二、适应证

龋源性、外伤性或机械性露髓的年轻恒牙,均可行牙髓切断术,待牙根发育完成后再改行根管治疗术。如牙髓切断术失败,可行根尖诱导成形术或根尖外科手术。

三、盖髓剂

应用于活髓切断术的临床盖髓剂种类较多,包括氢氧化钙制剂及MTA等生物活性类材料。

1. **氢氧化钙** 临床成功率31%~100%。氢氧化钙能水解细菌细胞壁脂多糖,具有杀灭细菌、灭活内毒素、中和细菌酸性产物、为组织提供碱性环境、诱导钙化桥形成等作用。但氢氧化钙难以控制切髓断面出血、易导致根管钙化或牙内吸收。

2. **MTA** 用于活髓切断术的牙髓反应与直接盖髓术相似,能保持牙髓正常结构,促进牙髓断面修复性牙本质形成,疗效优于氢氧化钙。此外,MTA良好的封闭性能可明显减少冠方微渗漏,提高牙髓切断术的远期疗效。

3. 新型材料　近年来,多种生物活性材料被研发并逐步应用于临床,在牙髓切断治疗中的应用指征同 MTA。此类材料包括生物活性牙本质替代材料 Biodentine、富含钙的水门汀(calcium enriched mixture,CEM)、iRoot BP Plus/Endo Sequence Root Repair Material Putty、BioAggregate、Endo-CPM、EndoSeal MTA、MTABio、MTAPlus、OrthoMTA、Tech Biosealer、TheraCal LC 等。

四、切髓方法

牙髓切断术的切髓部位对手术预后无明显影响,常位于牙颈部,遵循完全切除炎症牙髓的原则。根据切髓方法不同,可分为以下几种,其中机械切髓法最为常用。

1. 机械切髓法　用挖匙或金刚砂球钻切髓,牙髓损伤较小。

2. 化学切髓法　将次氯酸钠置于暴露区止血,溶解修整牙髓断面,常与机械切髓法联用,对牙髓愈合和牙本质桥形成无明显影响。

3. 高频电刀切髓法　高频电刀切髓可减少牙髓断面的损伤及出血,防止感染。

4. 超声波切髓法　超声挖器切髓,止血能力好,根髓损伤最小。

5. 激光切髓法　二氧化碳激光是乳牙牙髓切断术的替代性切髓手段。

五、操作步骤

1. 隔湿患牙　局部麻醉患牙,橡皮障隔湿,严格遵循无菌操作原则,保持术区、术者及器械无菌,防止牙髓组织再感染。

2. 去除龋坏组织　消毒窝洞,去净龋坏组织,制备洞形,低浓度次氯酸钠溶液冲洗。

3. 开髓　揭髓室顶,注意开髓器械应严格消毒,车针不可进入太深。

4. 切除冠髓　用锐利挖匙或球钻将冠髓从根管口处切断,去净髓室内细小牙髓组织,使牙髓在根管口处呈一整齐的断面。生理盐水冲洗,去除组织碎屑。

5. 压迫止血　牙髓断面若出血较多,可用小棉球蘸少许生理盐水或 0.1% 肾上腺素,置根管口压迫止血。勿使用干棉球直接压迫,以免干棉球与血凝块粘接,当去除干棉球时引起再出血。出血难以控制时,应确认创面是否遗留冠髓组织,可再切除一部分根髓。避免使用气枪,造成组织脱水和损伤。

6. 放置盖髓剂　将 MTA 等盖髓剂覆盖于牙髓断面上,厚度约 1mm,注意不要将盖髓剂压入牙髓组织以致治疗失败。

7. 暂封或永久充填　盖髓术后可立即行永久充填或以玻璃离子水门汀暂封。观察 1~2 周,若患牙无临床症状,去除暂封剂,复合树脂永久充填。

六、疗效

牙髓切断术后 1~2 天,可出现短暂不适。4~8 周后开始复查,每半年一次,至少复查 2 年。复查内容包括临床症状、体征、牙髓活力测试及 X 线片检查。若牙髓切断术后出现不可复性牙髓炎表现,应立即行根尖诱导成形术或根尖外科手术。

牙髓切断术成功标准:

1. 牙髓切断术后 2 年,患牙无自觉症状或阳性体征,牙髓活力测试正常。

2. X 线片显示牙髓断面有修复性牙本质形成,根尖继续发育,无牙内吸收和根尖周病变。

牙髓切断术后根髓会发生进行性钙化,待牙根发育完成后,应行根管治疗。亦有学者认为,如果病例选择适当,操作过程规范,牙髓切断术后不一定发生牙髓钙化,因此不必常规进行牙髓摘除术。

根管钙化、内吸收和牙髓坏死是牙髓切断术的潜在并发症,要求患者在术后 2~4 年内定期复查。

七、预后

牙髓切断术的预后受患者年龄、牙髓炎症范围、盖髓剂等因素影响。

1. **年龄**　间接盖髓术的成功率随年龄增大而减小。根尖尚未发育完全、血供充足的年轻恒牙预后较好。

2. **牙髓炎症范围**　牙髓炎症局限在冠髓的年轻恒牙,预后较好。

3. **盖髓剂**　MTA、iRoot BP等生物陶瓷类材料的成功率显著高于氢氧化钙类盖髓剂。

4. **血凝块**　血凝块妨碍盖髓剂与牙髓的有效接触、提供细菌生长底物、加剧氢氧化钙等盖髓剂的炎症反应,影响患牙预后。临床上,若牙髓组织过度出血、止血困难,或牙髓暴露部位苍白发黄、无出血和渗出,常提示牙髓组织炎症较重,预后不佳,不宜行牙髓切断术。

5. **其他**　治疗操作对牙髓创面的影响、修复体微渗漏、机体全身状况如营养不良或系统性疾病等,均对预后有一定影响。

牙髓切断术后,牙髓断面发生急性炎症反应或表层坏死,可出现以下三种组织学变化:①断面处形成规则的牙本质桥,封闭根管口,根髓活力正常。②断面处形成不规则钙化物,预备窝洞时牙本质碎屑被压到根髓断面,成为钙化中心,形成不规则钙化物。③断面处有部分牙本质桥形成,根髓已发展为慢性炎症,或发生内吸收。

八、并发症

1. **根髓感染**　未严格执行无菌操作,唾液或器械污染牙髓创面,根髓感染,出现急性或慢性炎症,甚至引起牙髓坏死,导致急、慢性根尖周炎,这种情况下应改行根管治疗术。

2. **髓室穿孔**　髓腔解剖形态不熟悉易造成髓室穿孔。穿孔后,髓室内异常出血,通过探查穿孔位置可以确诊。穿孔常使用MTA修补,若穿孔太大难以修复,可考虑拔除患牙。

（凌均棨）

参 考 文 献

[1] 樊明文.牙体牙髓病学[M].4版.北京:人民卫生出版社,2012.

[2] 韦曦,凌均棨.直接盖髓术的现代理念与临床进展[J].中华口腔医学杂志,2019,54(9):577-583.

[3] Hargreaves KM,Berman LH. Cohen's Pathways of the Pulp [M]. 11th ed. Amsterdam:Elsevier Inc,2016.

[4] Ribeiro DA. Do endodontic compounds induce genetic damage? A comprehensive review [J]. Oral Surg Oral Med Oral Pathol Oral Radiol Endod,2008,105(2):251-256.

[5] Torabinejad M,Parirokh M. Mineral Trioxide Aggregate:A Comprehensive Literature Review—Part Ⅱ:Leakage and Biocompatibility Investigations [J]. Journal of Endodontics,2010,36(2):190-202.

[6] Roberts HW,Toth JM,Berzins DW,et al. Mineral trioxide aggregate material use in endodontic treatment:a review of the literature [J]. Dent Mater,2008,24(2):149-164.

[7] Duncan HF,Galler KM,Tomson PL,et al. European Society of Endodontology position statement:Management of deep caries and the exposed pulp [J]. Int Endod J,2019,52(7):923-934.

第十一章　根尖诱导成形术、根尖屏障术与牙髓血运重建术

牙根未发育完成的患牙是临床治疗上的一个难点,这主要是由于牙髓坏死失去了成牙本质样细胞的分化,呈喇叭口样的根尖可能不再继续发育;同时,由于根端呈喇叭口状,常规的根管治疗难以达到根端密合的要求。过去,根尖诱导成形术(apexification)常用来控制此类患牙的根尖炎症并促进牙根发育,近年来,随着生物活性材料和口腔手术显微镜的普及,根尖屏障术(apical barrier technique)和牙髓血运重建术(revascularization)成为科学研究和临床应用的热点。

第一节　根尖诱导成形术

根尖诱导成形术(apexification)是指牙根完全形成之前发生牙髓严重病变或根尖周炎症的年轻恒牙,在消除感染或治愈根尖周炎的基础上,用药物充填根管,诱导根尖部的牙髓和/或根尖周组织形成硬组织,使牙根继续发育和根尖孔缩小或封闭的治疗方法。

一、适应证

1. 牙髓病变已波及根髓的年轻恒牙。
2. 牙髓全部坏死或并发根尖周炎症的年轻恒牙。

二、诱导剂

氢氧化钙及其制剂是首选的诱导剂。氢氧化钙具有强碱性,可抑制细菌生长,中和炎症反应的酸性产物,促进碱性磷酸酶活性和根尖周结缔组织细胞的分化,使根管侧壁沉积类牙骨质和类骨质,以延长牙根,封闭根尖孔。

三、操作步骤

根尖诱导成形术遵循根管治疗术的基本原则,在根管预备、根管消毒和根管充填的步骤中加强了根管消毒,并且增加了药物诱导环节。治疗全过程分为两个阶段,第一阶段消除感染和根尖周病变,诱导牙根继续发育,持续约6个月至2年,具体时间与牙根原有长度、根尖孔形态、根尖周炎症的程度以及患者的机体状况等相关。第二阶段进行根管永久充填,使根尖孔封闭。其具体操作步骤如下:

1. **橡皮障隔湿**　遵循无菌操作原则,使用橡皮障隔湿患牙。

2. **根管预备**　常规备洞开髓,确定根管长度,清理根管,使用1%~2.5%次氯酸钠溶液结合超声反复冲洗,感染严重的根管可用5.25%次氯酸钠,彻底去除根管内感染组织,注意保护根尖部残存的生活牙髓及牙乳头等组织。急性根尖周炎患牙,应先建立有效的引流,待急性炎症消退后再进行封药及后续治疗。

3. **根管消毒**　吸干根管,封入消毒力强、刺激性小的药物如氢氧化钙,玻璃离子水门汀严密充填窝

洞。定期换药,直至无渗出或无症状。

4. **药物诱导**　取出根管内封药,将根管内植入可诱导根尖形成的药物,如氢氧化钙制剂,逐层填入,填满根管,将其接触根尖部组织。拍 X 线片确定充填效果。

5. **暂时充填**　使用玻璃离子水门汀严密充填窝洞,防止微渗漏。

6. **随访观察**　治疗后每 3~6 个月复查一次,至根尖形成或根端闭合。复查时需注意有无临床症状,如疼痛、肿胀、瘘管、叩痛,牙齿松动及能否行使功能等。拍 X 线片观察根尖周情况,如发现根尖处糊剂吸收、牙根未继续发育,应及时更换糊剂,直至牙根延长、根尖封闭或根尖处形成钙化屏障。

7. **根管充填**　当患牙无临床症状,包括患牙无明显松动,牙龈窦道闭合,根管内药物干燥,根管内探查根尖端有钙化物沉积,X 线片显示根尖周病变愈合、牙根继续发育时,可行常规根管充填并随访观察。

四、疗效和预后

根尖诱导术虽可恢复牙齿的部分功能,但治疗周期较长,就诊次数较多,根尖孔常不能完全形成,长期使用氢氧化钙也可导致牙根变脆发生折裂或根尖外吸收,且对根尖病变时间较长,病变范围较大的患牙疗效较差,目前已不推荐为年轻恒牙牙髓损伤后的首选治疗方案。

第二节　根尖屏障术

根尖屏障术(apical barrier technique)是指将钙硅基水门汀(Calcium silicate based cements,CSCs)如无机三氧化物聚合物 MTA、biodentine、iroot BP plus 等置入根尖部位,待其硬固后形成根尖止点,达到根尖封闭的效果。

一、适应证

根尖屏障术适用于牙髓坏死或伴有根尖周炎,根尖孔未发育完全的恒牙,经过长期的根尖诱导仍未能形成根尖屏障的恒牙。

二、操作步骤

1. **橡皮障隔湿**　遵循无菌操作原则,使用橡皮障隔湿患牙。

2. **清理根管**　常规备洞开髓,清理根管,测量工作长度并拍试尖片确认。由于患牙根管壁较薄,避免过度机械预备。

3. **根管化学预备**　采用次氯酸钠或过氧化氢溶液结合超声技术冲洗根管。对有根尖周病变的患牙,可利用氢氧化钙糊剂对根管进行药物消毒,控制根尖周炎症。

4. **根尖屏障制备**　彻底去除根管内氢氧化钙,干燥根管。在手术显微镜下以专用输送器将新鲜调制或膏状的钙硅基水门汀置于根尖部,垂直加压器适当加压,直至将根尖段 4~5mm 填充密实,用纸尖或小毛刷清理根管壁中上段多余的材料。置湿棉球于根管中上段,为材料硬固提供湿润的环境,勿将小棉球与屏障材料接触。暂封开髓孔,拍 X 线片确认屏障材料在根尖区的位置及充填质量。

5. **根管充填与患牙修复**　根管充填前,应使用根管锉探查屏障材料是否硬固,若尚未硬固,需再次清理根管,重新置入。若材料已完全硬固,形成良好的根尖止点,采用热牙胶垂直加压技术严密充填根管中上段。对于未发育成熟的牙根,亦可考虑采用复合树脂、树脂改性玻璃离子水门汀等充填根管,或使用具导光性能的根管桩、石英纤维桩和玻璃纤维桩进行修复,有助于增强患牙的抗折能力。

6. **定期随访**　治疗后每 3~6 个月复查一次。复查时注意有无临床症状、牙折等,拍 X 线片观察根尖周情况。

三、疗效和预后

根尖屏障术治疗仅需 1~2 次复诊,具有就诊次数少,封闭效果好等优点。根尖屏障术后 1 年以上的成功率高达 90%~100/%。钙硅基水门汀具有良好的封闭性能,根尖屏障术后绝大部分患牙形成良好的根尖封闭,原有根尖周病变缩小或消失。同时,钙硅基水门汀具有诱导根尖硬组织形成的作用,部分病例中可观察到根尖孔因形成钙化屏障而闭合。由于此类患牙根管壁薄,牙根长度短,牙折的风险较大。建议根尖屏障术后采用纤维桩结合复合树脂直接充填根管,以增强牙根抗折能力降低牙折的发生率。

第三节　牙髓血运重建术

牙髓血运重建术(pulp revascularization)于 2001 年由 Iwaya 首次提出,指通过有效的根管消毒、再生支架的建立及完整的冠方封闭等,利用根管内血凝块为牙髓干细胞、牙乳头间充质干细胞和牙周韧带干细胞等的增殖和分化提供良好的微环境,诱导干细胞分化为成牙本质细胞和成骨细胞等,从而促使牙根继续发育的治疗方法。牙髓血运重建术能促进年轻恒牙的牙根继续形成和根尖周病变的愈合,是治疗年轻恒牙牙髓坏死的新方法。口腔医学杂志述评《牙髓血运重建术治疗进展》及中华口腔医学杂志专论《牙髓再生治疗的临床操作管理及疗效评价》等文章对牙髓血运重建的研究进展、临床考量等进行了详细的阐述。

一、适应证

牙髓血运重建术适应证广泛,具体标准尚未制定。目前认为牙髓感染或坏死的年轻恒牙,均可行牙髓血运重建术。牙髓血运重建术对严重的根尖周炎患牙也具有较为理想的治疗效果。以下情况应慎重选择:①存在心理健康问题的患者,对患有牙科恐惧症或过度焦虑者;②多次就诊不便、就诊时间有限的患者。

二、操作步骤

1. **根管化学预备**　橡皮障隔离患牙,常规开髓,去除坏死牙髓,使用大量次氯酸钠溶液和/或过氧化氢溶液彻底冲洗根管。尽量避免机械预备根管。

2. **根管消毒**　干燥根管,根管内封入环丙沙星、甲硝唑和氨苄青霉素(或米诺环素)三联抗菌糊剂,放置微湿棉球,玻璃离子封闭冠方,观察 3 周。或封入氢氧化钙糊剂进行根管消毒,疗效相当,但封药时间不推荐超过 1 个月。

3. **制备根管内血凝块**　若复诊时患牙无脓性渗出或仅有少量出血,即可使用次氯酸钠溶液冲洗取出糊剂,局部注射不含血管收缩剂(肾上腺素)的局部麻醉剂,在口腔手术显微镜下使用光滑髓针或扩大针轻柔刺穿牙髓及根尖周组织,引导根管内出血达釉质牙骨质界下 2~3mm 水平,等待 15 分钟至血凝块形成。

4. **冠方封闭**　在血凝块其表面依次覆盖 MTA 或其他生物活性材料、微湿棉球及玻璃离子水门汀。拍 X 线片明确根尖封闭情况。一周后复诊,去除湿棉球及玻璃离子水门汀,探诊确定封闭材料硬化,永久充填患牙。

5. **定期随访**　一般术后 3 个月、6 个月、12 个月以及之后 5 年每年追踪复查一次。随访追踪包括临床和影像学检查。

三、疗效和预后

牙髓血运重建术除减小根尖周病变、促进牙根继续发育外,还具有局部恢复牙髓电活力的作用。与根尖诱导成形术相比,其治疗后的患牙牙根延长、根管壁增厚、患牙远期根折的风险降低、操作方便、治疗周期短,具有广泛的应用前景。牙髓再生治疗作为新技术,尽管具备一定优势,但仍存在不确定性。理想的效果是临床症状消失,牙根继续发育成熟,牙髓再生成功。较差的结果可能出现牙齿疼痛加重、根管感染持续、根尖周病变经久不愈、牙根未继续发育。如牙根无法继续发育完成者,可根据患牙情况选用根尖诱导成形术、根尖屏障技术或拔除。

(凌均棨)

参 考 文 献

［1］樊明文.牙体牙髓病学［M］.4版.北京：人民卫生出版社，2012.

［2］凌均棨，林家成.牙髓血运重建术治疗进展［J］.口腔医学，2019，39（10）：865-872.

［3］黄定明，杨懋彬，周学东.牙髓再生治疗的临床操作管理及疗效评价［J］.中华口腔医学杂志，2019，54（9）：584-590.

［4］Hargreaves KM，Berman LH. Cohen's Pathways of the Pulp［M］. 11th ed. Amsterdam：Elsevier Inc，2016.

［5］Reynolds K，Johnson JD，Cohenca N. Pulp revascularization of necrotic bilateral bicuspids using a modified novel technique to eliminate potential coronal discolouration：a case report［J］. Int Endod J，2009，42（1）：84-92.

［6］Neha K，Kansal R，Garg P，et al. Management of immature teeth by dentin-pulp regeneration：a recent approach［J］.Med Oral Patol Oral Cir Bucal，2011，16（7）：e997-1004.

［7］Kim SG，Malek M，Sigurdsson A，et al. Regenerative endodontics：a comprehensive review［J］. Int Endod J，2018，51（12）：1367-1388.

［8］Galler KM，Krastl G，Simon S，et al. European Society of Endodontology position statement：revitalization procedures［J］. Int Endod J，2016，49（8）：717-723.

［9］Lin JC，Zeng Q，Wei X，et al. Regenerative endodontics versus apexification in immature permanent teeth with apical periodontitis：A prospective randomized controlled study［J］. J Endod，2017，43（11）：1821-1827.

第十二章 根管治疗术

根管治疗术(root canal therapy,RCT)是目前治疗牙髓病和根尖周病最常用、最有效的方法,它采用专用的器械和方法对根管进行清理成形(根管预备),有效的药物对根管进行消毒灭菌(根管消毒),最后严密充填根管(根管充填)并行冠方修复,从而达到控制感染、修复缺损,促进根尖周病变愈合或防止根尖周病变发生的目的。

目前所记载的最早的"根管治疗"雏形来自Joseph Zias在《美国牙科协会杂志》(Journal of the American Dental Association)的报道,对一例公元前200年的古希腊时代(the Hellenistic period)的头颅进行放射线检查时,发现其右上颌侧切牙根管内植入有一根2.5mm的青铜丝。在中国,公元200年前后由张仲景所著的《金匮要略》中,有用"雄黄"(含砷剂)治疗牙痛的记载。

根管治疗术的发展变化始终以"彻底清除感染源"为思想核心,从19世纪开始,其操作体系逐渐形成了鲜明的技术特点。20世纪40年代,被誉为"牙髓病学之父"的美国牙髓病学家Louis I. Grossman在总结前人牙髓治疗临床实践经验的基础上,提出了一整套根管治疗的理论和操作体系,并主编出版了第一本根管治疗专著Root Canal Therapy,在不断丰富和完善根管治疗术的过程中,特别强调了彻底清除根管内感染源的重要性,并将这一理念贯穿于临床治疗的各个步骤。在中国,史俊南教授于1958年主编出版我国第一部牙髓病学专著——《牙髓学》。在经历了器械的非标准化时期、器械标准化时期以及器械、操作方法变革、更新和成熟阶段,逐步形成了根管预备、消毒和充填的一套较完整的方法体系。目前关于根管治疗的开展已制定相关技术规范或指南,具备专用仪器设备及材料,临床评价方法客观,这些进展为临床疗效提供了有效保证。

从20世纪80年代至今,新材料、新器械、新技术的发展变革,如口腔手术显微镜、根尖定位仪、数字化牙片技术、超声预备及冲洗技术、牙科锥形束CT、新型镍钛合金预备器械以及生物陶瓷材料等的问世,使根管治疗术不断向微创化、精细化、可视化、数字化发展,越来越多的患牙得以长期存留,牙髓病和根尖周病的诊治已发展成为一门重要的口腔医学分支学科——牙髓病学(Endodontology)。

第一节 根管治疗的原理与操作原则

一、原理

根管治疗是通过机械清创和化学消毒的方法预备根管,将髓腔内的病原刺激物(包括已发生不可复性损害的牙髓组织、细菌及其产物、感染的牙本质层等)全部清除,经过对根管的清理、成形,必要的根管消毒,以及严密的充填,达到消除感染源,堵塞、封闭根管空腔,消除细菌的生存空间,防止再感染的目的。在这个过程中,不仅要防止原有感染的扩散和发展,也要防止新感染的引入。经过根管治疗的无髓牙可依靠牙周组织供给营养,牙周膜中的营养物质经渗透进入牙骨质和牙本质。无髓牙虽然失去了来自牙髓的营养源,但是在无感染的情况下,依靠与牙周膜的有机联系,仍能长期存留于颌骨内。患牙经过治疗得以保存,行使咀嚼功能,维护牙列的完整性和咀嚼器官的功能。因此,根管治疗术的原理就是控制感染、促进愈合,前者是前提,后者是疗效是否成功的关键。

二、根管内的感染特点及治疗原则

1. 根管内感染的特点 口腔环境中寄居着大量的微生物,菌群的组成受到口腔环境中唾液、pH 以及饮食等因素的影响,具有较大的个体差异和波动。当龋、非龋或牙周病等原因导致牙本质小管暴露时,这些直径大多<$1\mu m$ 的细菌就能轻易地通过直径为 $1\sim4\mu m$ 的牙本质小管,定植于根管系统,进而引发牙髓病和根尖周病。为了达到彻底清除根管系统内感染源的目的,需熟悉根管内感染的特点,如根管内感染的微生物种类繁多且特殊,其生存方式多以生物膜形式存在,生存位置较为隐匿等。

(1) 根管系统内感染微生物的种类:牙髓感染中的细菌主要是专性厌氧菌,生长于低氧化还原电势,以及缺乏超氧化物歧化酶和过氧化氢酶的乏氧环境中。微厌氧菌可以生活在有氧环境中,但主要通过无氧代谢途径获得能量。兼性厌氧菌可以在有氧或无氧环境中生存,通常拥有超氧化物歧化酶和过氧化氢酶。专性需氧菌需要在有氧环境中生长,并且拥有超氧化物歧化酶和过氧化氢酶。

研究显示,根管内感染的初始阶段兼性厌氧菌占主导地位,随着时间的推移,兼性厌氧菌逐渐被专性厌氧菌所取代,大约 3 年以后,可培养的 98% 的细菌均为专性厌氧菌。因此,感染根管中细菌的种类处于动态变化之中。

通常一个感染根管中能分离培养出 $3\sim10$ 种细菌,其中以革兰阴性的专性厌氧菌为主,伴有一些兼性厌氧菌如链球菌、乳酸菌、放线菌等。然而,感染根管中的细菌种类存在着个体差异,甚至同一患者的不同牙中也存在差异,有学者认为这可能与症状、体征,以及治疗史的长短有关。

(2) 根管系统内微生物的生存方式:在感染根管内,细菌主要是以浮游态和生物膜状态两种形式存在。根管系统内的浮游细菌可引起急性感染,但容易被清除,而附着在根管壁上的细菌生物膜因能够抵抗宿主的免疫攻击而得以长期存在,并与根尖周组织保持紧密的接触,导致感染的持续,最终引起慢性根尖周炎。此外,细菌生物膜在根管治疗过程中能够抵抗根管冲洗液的作用,不易被机械和化学预备清除。生物膜在长期刺激产生炎症反应的同时,还可释放浮游态细菌,导致慢性炎症的急性发作。

在生物膜中,细菌成分约占膜体积的 15%,它们有规律地分布于胞外基质中,由水分子通道隔开,类似栅栏状结构,厚度可达300多层。其中已检测有类杆菌、梭杆菌、普氏菌、卟啉菌、密螺旋体、消化链球菌、真菌、放线菌和链球菌,专性厌氧菌占多数,G^+ 和 G^- 菌数量相当。根管治疗失败后,生物膜中检出的细菌种类和数量减少,主要为 G^+ 菌,且兼性厌氧菌和专性厌氧菌分布相当。导致根管治疗失败的生物膜中,粪肠球菌和白色链球菌较为常见。

研究发现,未经治疗的感染根管中存在多菌落生物膜,生物膜中各种细菌发挥特定的作用以保证其生态系统的稳定,对抗菌药物的抵抗力明显高于浮游细菌。有报道表明,生物膜细菌的抗药力是其浮游状态下的 $2\sim1\,000$ 倍。因此,根管治疗往往需要采用多种方法、多种药物联合使用,以达到尽可能地清除根管内感染的目的。

(3) 根管系统内微生物的生存位置:常规根管预备后,根管内大部分部位的细菌可被清除,但是由于根管系统的复杂性,在器械和药物不容易到达的部位仍可能残留生物膜,这些部位包括管间交通支、副根管、根管侧支、根尖分歧、根尖分叉,以及牙本质小管等。因此,需要利用流动性好的液体和渗透性好的药物通过根管冲洗和根管封药进一步清除这些特殊部位的细菌感染,并加以严密充填。

2. 感染根管的类型及治疗原则

(1) 活髓患牙:牙髓已遭受不可复性损伤,但是根管深部尚未感染或者感染轻微,称为非感染根管。对此类患牙进行的根管治疗又称为牙髓摘除术(pulpectomy)。治疗操作时,要严格遵守无菌原则,全程应用橡皮障,严格消毒器械和材料,同时注意操作手法,避免医源性将感染带入根管深部。在良好的局麻效果下摘除牙髓、一次性完成根管治疗,有利于最大程度地防止冠渗漏和感染的扩散。

(2) 死髓患牙(牙髓坏死或根尖周病患牙):牙髓组织坏死,根管严重感染,牙髓腔内除含有坏死感染的残留牙髓组织,还有大量的细菌及其毒性产物,故称为感染根管。牙髓腔中的一部分细菌很可能以生物膜的形式存在,致病能力增强,因此不仅要加强根管清创,还要通过封药来进一步清除残余的感染。临床上应慎用髓腔开放,避免导致根管深部菌群改变,使根管内细菌感染复杂化,定植的细菌毒力增强并更具致病性和抗药性,增加治疗难度。

(3) 再治疗患牙:需要再治疗的患牙多数因为感染控制不足,可能存在解剖上的特殊性、诊断的不确定性、操作缺陷或微渗漏等问题,经治根管内的细菌感染往往比初次治疗根管的情况复杂,分析明确既往根管治疗失败的原因,才能制定有效的处理策略。对感染难以控制的此类患牙,必要时可进行根管内细菌培养和药敏试验,确定敏感药物。如果非手术治疗效果仍不佳,则需要考虑根管外科手术。

三、操作原则

根管治疗包括根管预备、根管消毒和根管充填三大步骤。现代根管治疗术将根管清理、成形、消毒相互交织,通过机械预备和化学冲洗清除根管系统中的细菌及病变组织;通过严密充填根管以及冠部封闭来消除微渗漏,防止再感染。完善的根管预备和根管充填是有效控制感染的保障,而根管根尖部的感染控制水平是根管治疗成功的技术关键。根管治疗各步骤相互关联,前一个步骤不合格会影响到下一个步骤的完成质量,最终降低根管治疗的成功率。在根管治疗中,还要注意保持根管原有走向和弯曲,尽量减少牙体组织的破坏。根管治疗的操作原则主要包括彻底清除根管内感染、严密充填修复防止再感染、尽可能保存健康牙体组织三个方面。

1. 彻底清除根管内的感染

(1) 根管系统解剖的复杂性增加了根管清创和封闭的难度

1) 根管数目的多样性:在人类牙列中,不少牙位的牙根形态呈扁圆形或"8"字形,颊舌方向多为长径,这种情况下,牙根颊舌向常有一扁形根管或一个以上的根管,多个根管间可能存在融合和分叉。Weine 根据单个牙根内根管口和根尖孔的数目,将根管形态分为 4 型,即 1-1 型、2-1 型、1-2 型、2-2 型。Vertucci 在 Weine 分型的基础上,将根管形态的变化也考虑在内,根据透明标本法观察到更多复杂的根管类型,把根管形态分为 8 型,从而增加了 1-2-1、2-1-2、1-2-1-2 及 3-3 型。

根管形态与牙根形态密切相关,某些类型的牙根变异具有鲜明的种族特点。例如上颌第一前磨牙双根的发生率在东亚人群中约为 20%~30%,而其他人群中则可高达 60%。下颌第一前磨牙近中根面可出现一条深 V 形根面沟,还可出现 2 个或 2 个以上牙根,该牙根变异被称为 Tomes 根,其与 C 形根管以及舌侧额外根管的发生密切相关。Tomes 根的发生率在中国人约为 15%。下颌第一恒磨牙远舌根的发生率在包括中国人在内的东北亚人群中较高,可达 20% 以上。下颌第二磨牙近远中根可在颊侧融合而形成 C 形根,其可含一个完全或不完全的 C 形根管。下颌第二磨牙 C 形根管的发生率在东亚人群中可高达 44.5%。

牙根的变异增加了根管治疗的难度。若治疗中忽略额外根管的存在,其内的感染未能有效清除,容易导致治疗的失败;根管融合及分叉处根管的走向、截面形态、直径发生显著的改变,并在特定部位产生急弯,会使根管预备时难以彻底清理根管系统,而且容易导致各种根管不良形态的发生和器械分离等并发症;预备 C 形根管时,容易留下未预备的区域,并在根面沟危险区出现侧穿。因此,临床医师在进行根管治疗时,头脑中应有患牙髓腔形态的三维图像,尽量避免并发症的发生。

2) 根管形态的多样性:几乎所有的根管都存在一定程度的弯曲,弯曲根管是根管预备的一个难点。由于根管器械的回弹性,在弯曲根管中存在伸直趋势,各个接触区的应力分布并不均匀,根管预备中易出现台阶、根尖孔拉开、工作长度丧失、根管拉直、侧穿等一系列根管不良形态或并发症,以及根管某些部位过度切削而另一些部位预备不足的现象。其严重程度与根管的弯曲程度和弯曲部位密切相关。

常用的根管弯曲度的测量方法主要有三种。Schneider 法(1971 年)最为常用,该法将根管弯曲的起始点与根尖孔作一连线,它与根管长轴的夹角为测量角,进而按弯曲角度的大小将根管分为 3 类:直根管($<5°$)、中度弯曲根管($>10°$,$<20°$)和重度弯曲根管($>20°$)。1982 年,Weine 提出将根管弯曲冠方切线与根方切线的夹角视为测量角。Pruett 等提出双参数测量法,认为需要同时测量根管弯曲角度和半径这两个参数才能更加准确地描述根管弯曲。弯曲根管由于冠部牙本质的阻挡,给工作长度的确定与维持,以及初尖锉的确定带来挑战。因此,对于弯曲根管的预备,可适度敞开冠方,减小根管的弯曲度,尽可能取得进入根尖的通路。此外,镍钛器械在弯曲根管中更易发生旋转疲劳,应注意避免器械分离。

根管截面形态多变,存在圆形、卵圆形、长卵圆形、扁形、不规则形等形态。Wu 等根据根管横截面长短径的比值,将根管形态分为圆形或轻度卵圆形根管(≤2)、长卵圆形根管(>2),以及扁根管(>4)。在确定初尖锉时,锉号大小由根管狭窄的最短径决定,这将导致最长径方位的预备不足。预备卵圆形根管时,若以最长径为基础,器械圆周旋转会削弱近、远中根管壁,甚至导致侧穿,因此,需要用根管冲洗来弥补根管机械预备的局限性,超声以及激光能促进化学冲洗的效果。此外,为了获得环周根管预备效果,操作者需采用侧刷的手法。

侧副根管包括根管侧支、根尖分歧、根尖分叉、根分叉区副根管以及管间吻合等结构。它广泛分布于人类恒牙中,可出现在任何牙位和任何牙根,其发生率在复杂型根管中高于 1-1 型根管。侧副根管是根管系统与牙周组织间感染相互扩散的通道,由于其解剖的特殊性,在根管预备时切削器械难以进入,成为机械清创的盲区,导致这些部位感染滞留。在临床上,可通过次氯酸钠溶液冲洗结合超声、激光等方法来获得对侧副根管的良好清理效果。

(2) 综合运用多种方法,尽可能达到彻底清创的效果

1) 机械预备:机械预备的目的是清理和成形根管,其中根管成形有两方面的意义:一方面,在根尖狭窄的牙本质形成一个底托状结构,即根尖止点,同时保持根尖狭窄原有的解剖形态和位置,将所有操作限制在根尖狭窄以内的根管空间,并且在对根管进行加压充填时,能够增加根管内压,使根管充填材料在根管内压紧充实,限制超填,避免对根尖周组织造成的刺激;另一方面,将不规则的根管内壁切削形成平滑流畅的连续锥形,并创造足够的空间,以利于化学冲洗剂和根管根尖部感染物的排出,以及根管的严密充填。

工作长度(working length, WL)是牙体上预先确定的参照点到根尖狭窄处即牙本质牙骨质交界处的距离。临床所有操作都必须在确定与维持工作长度的基础上进行,工作长度丧失或根管预备超出根尖狭窄都将影响根管治疗的效果。感染根管的清创不仅要求去除根管内容物,还要清除根管壁和牙本质小管中的感染物质,通常需要机械切割和化学冲洗、消毒共同完成。机械切割主要针对含有细菌及其毒素的根管壁,而与化学消毒相结合能将根管中的细菌数减少 100~1 000 倍。

2) 化学冲洗:由于根管系统的复杂性,单纯机械预备,无论是传统的不锈钢器械,还是镍钛器械,均无法彻底清除感染,未预备到的根管壁面积将近 50%。因此,化学冲洗是消除根管内感染不可或缺的重要步骤。

理想的根管冲洗剂应具备有效杀灭细菌、溶解坏死组织、润滑根管、去除玷污层的能力,并且对健康组织不产生刺激。目前,国际上广泛使用的根管冲洗剂是 0.5%~5.25% 次氯酸钠溶液(NaClO),它具有较强的抑菌杀菌以及溶解有机坏死物的能力,能杀死生物膜及牙本质小管中的细菌,且很少引起致敏反应,与氢氧化钙糊剂相比,其灭活内毒素的能力较小。由于次氯酸钠溶液不能溶解牙本质碎屑等无机组织,因此建议与金属螯合剂乙二胺四乙酸(17% EDTA)联合使用,以清除根管壁的玷污层,使牙本质小管开放,并破坏细菌生物膜对根管壁的附着。随着浓度和作用时间增加,次氯酸钠的抑菌杀菌作用和溶解坏死组织的能力增强,但组织刺激性和细胞毒性也增加,并且会降低牙本质弹性模量,临床使用时必须使用橡皮障隔离患牙,并防止冲洗液超出根尖孔。用于临床的有效冲洗液还有 2% 氯己定溶液。研究表明,使用由多西环素、枸橼酸和聚山梨醇酯-80 组成的 MTAD(a mixture of tetracycline isomer, an acid, and a detergent)作为终末根管冲洗,可以有效地去除根管机械预备过程中在根管壁形成的玷污层。此外,有学者研发出一种由乙二胺四乙酸(EDTA)、氯己定和表面活性剂组成的根管冲洗剂 QMix,其具有良好的生物相容性,不仅能够有效去除玷污层,且抗菌作用持久。

由于根管根尖区空间非常狭小,化学冲洗剂与细菌及坏死组织相互作用后很快失去活性,因此在机械预备的过程中需要频繁使用大量的冲洗剂进行根管冲洗,让新鲜的冲洗剂充分发挥其抑菌杀菌效能。造成清洁盲区的原因往往不是由于冲洗剂浓度过低,而是由于冲洗剂未能进入、接触狭小区域的根管壁。近年来,超声和激光技术被应用于根管冲洗,提高根管内化学冲洗剂的消毒活性,加速化学反应进程,并

使冲洗液进入根管的隐匿区域。

3）根管消毒：现代根管治疗术并不强调根管内封药，而是提倡在有效控制根管内感染的前提下一次完成根管治疗。活髓患牙一般不需根管封药，根管预备和根管充填可以一次完成。死髓患牙的根管壁牙本质小管深处通常已有细菌侵入，当机械预备和化学冲洗难以达到彻底清创效果时，有必要考虑在根管中封入有效的抑菌药物，以进一步减少根管和牙本质小管内的细菌数量。感染根管如能做到高质量的清创，也可一次完成治疗；但若存在严重的肿痛症状或活动性渗出，需经根管封药减缓症状后再行根管充填。

根管所封药物必须具备确定的抑菌杀菌效果，否则，在封药期间，根管预备后残留在根管内的细菌以及通过微渗漏进入根管的口腔细菌可以大量繁殖，根管内的细菌数量甚至可超过封药前的水平。目前提倡使用杀菌力强的糊剂，如氢氧化钙糊剂进行根管封药。药物需与作用部位接触并以物理屏障的方式密封髓腔，以消除根管内残余感染和防止微渗漏。樟脑酚（CP）、甲醛甲酚（FC）这类药物挥发性强，有效作用时间短，毒副反应较大，不推荐使用。

2. 严密充填根管并修复缺损，防止微渗漏发生　根管治疗是一个系统工程，其质量控制的主要指标就是两端封闭的严密程度，所谓"两端"，指的是根方和冠方末端，即根尖孔和冠部入口。

在根方封闭方面，根管充填是直接关系到根管治疗成功与否的关键步骤，其最终目标是以生物相容性良好的材料严密充填根管，封埋根管内微量的残余病原刺激物，封闭根尖孔。根管充填材料必须对根管及根管系统不规则空腔具有良好的适合性；理论上，根充材料应该占据根管内所有的空间，其目的是消除根管系统的渗漏途径，防止细菌再度进入并感染已完成预备的清洁根管；防止根管内的残余细菌及其代谢产物穿过根尖孔进入根尖周组织；防止根尖周组织的组织液渗入根管内未充填严密的空隙，为根管内残余细菌的生长繁殖提供养料。

在冠方封闭方面，根管充填后应尽快对患牙进行牙冠修复。若设计桩核冠修复，因根尖区根管侧支较多，根管充填难以完全封闭，从防止渗漏的角度要求至少保留 5mm 的根充物，以确保根尖的封闭质量；并且桩的末端应与剩余根充物之间紧密接触，以保持根管系统封闭的完整性。如果在根管治疗后数周内不能对患牙施行牙冠修复，应予以过渡性充填或直接粘接修复。临床上遇到牙冠的既往修复体已脱落，髓腔长期开放，根充物裸露于在口腔环境中，但患牙无症状，检查也无阳性体征，X 线片显示无根尖周阴影的情况时，仍需重新进行根管治疗后再行冠部的永久修复。

3. 坚持保存原则　恰当的根管预备宽度应是在尽可能保存健康牙体组织的前提下，达到最佳的根管清理和成形效果，而不能为了片面地追求清创的彻底性，而忽略了在控制感染和维持功能之间应当寻求的的平衡，过多地切割牙体组织。

临床操作时，首先应确定根管根尖部的工作宽度（working width，WW），包括两个指标，即初始工作宽度（initial working width，IWW）和终末工作宽度（final working width，FWW）。初始工作宽度是指预备前根管根尖部横截面尺寸，用于确定根管壁的切削基线，通过选定初尖锉（initial apical file，IAF）号数来估计根尖狭窄的大小。终末工作宽度是指预备后根管根尖部的横截面尺寸，指示根尖区牙本质的切削量，常采用 Grossman 标准，以大于初尖锉 3 号的 ISO 标准器械——主尖锉（master apical file，MAF）来反映。

然而，近年来学者们对这一标准存在异议。理由之一是用初尖锉来衡量根尖狭窄的宽度有时并不可靠。临床确定初尖锉受根管形态、长度、弯曲度、锥度、根管内容物、冠端牙本质的阻挡以及所用器械类型等因素的影响，所测得的初尖锉一般小于实际的号数。理由之二是大量临床和实验研究证实，在初尖锉基础上扩展 3 个锉号后仍不能彻底清理根管。理由之三是根管系统解剖复杂，单纯依靠机械预备无法彻底清理根管，特别是卵圆形或带状根管。因此一些学者建议，根尖预备应当保守，以减少根尖偏移等不良形态的发生，保存更多的牙体组织，可以通过增强化学冲洗、消毒的效果，弥补根管根尖部切削的不足。有学者报道了非器械根管预备技术（non-instrumentation technique，NIT），该方法利用负压的原理使次氯酸钠溶液吸入根管，甚至细小的副根管和根管侧支，溶解其中的有机物质，并随着次氯酸钠溶液的不断交换更新充分地冲洗根管，而达到清洁、预备根管的目的，但是有研究显示 NIT 预备的根管可能残留较多牙髓组织，导致其无法真正达到临床要求。近年来，Sonendo（美国）推出 GentleWave 多声波超洁净系统，该系统推荐根管预备至 15#04,然后利用工作尖震荡根管冲洗液,通过产生空穴效应使冲洗液进入整个根管系统,达到清理和消毒的目的,旨在最终实现微创根管预备。

根管治疗的最终目的是保存患牙,如果在机械预备过程中过多地切削牙体组织,将削弱患牙的抗力和咀嚼时所能承受的功能负荷,缩短患牙的使用寿命。临床根管预备时,一般需要遵循 3 个原则:①尽量清创,理论上应全部清除感染根管中细菌进入牙本质小管的厚度层;②适当成形,使根管形成冠根向由大到小、平滑、连续的锥度形态,不要过分扩大;③最大保存,保证根管壁有一定的厚度,使之具有安全的强度。临床操作中应找到三者在每一患牙的个性化最佳平衡点。

第二节　根管治疗的适应证、疗效与预后

一、适应证

根管治疗的病例选择需要综合考虑患者的生理和心理状况、患牙的牙体和牙周情况等因素,全面分析并判断治疗的难易度。

根管治疗术适用于有足够牙周支持组织并需要保存患牙的下述病症:

1. 不可复性牙髓炎。
2. 根尖周炎。
3. 牙髓坏死。
4. 牙内吸收。
5. 牙根已发育完成的移植牙、再植牙。
6. 某些非龋性牙体硬组织疾病,如:①重度釉质发育不全、氟斑牙、四环素牙等发育异常患牙需行全冠或桩核冠修复者;②重度磨损患牙出现严重的牙本质敏感症状且行脱敏治疗无效者;③隐裂牙需行全冠保护者;④牙根纵裂需行截根手术,患牙需保留的未纵裂根管。
7. 因义齿修复或颌面外科治疗需要的牙。

二、非适应证

1. 牙周和/或牙体严重缺损而无法保存的患牙。
2. 严重的全身系统性疾病患者,一般情况差,无法耐受治疗过程。
3. 张口受限,无法实施操作。

三、疗效和预后

纵观根管治疗术发展的历史,由于各位学者对于疗效评定的标准、观察的时间、选择的病例数等不同,根管治疗的成功率一般在 80% 以上。目前的普遍共识是,根管治疗术的效果良好,而且随着技术的发展、评估方法的科学化,其成功率显著提高。

1. **疗效评定的内容**　疗效评定应符合全面性、相关性及客观性的标准。全面性是指评定的内容应周密完整,既有主观指标,又有客观指标;既有形态学指标,又有功能性指标。相关性是指所用指标与根尖周病变有本质联系,如叩痛的有无与根尖周病变程度密切相关。客观性是指不存在争议的客观事实。为了保证疗效评价的准确性,疗效评定标准必须至少包括症状、临床检查和 X 线片表现。

关于疗效评估观察时间,世界卫生组织(WHO)建议观察期为术后 2 年。1 年以内的疗效为初步观察,2~3 年或更长时间的观察比较准确。

(1) 症状

1) 病史和治疗史。

2) 疼痛情况:性质、时间、范围和程度,诱发因素及缓解因素。

3) 肿胀情况:有无肿胀史、化脓史。

4）功能情况:咀嚼功能是否良好。

（2）体征

1）牙体情况:牙冠修复合适、完整与否。

2）牙周情况:软组织颜色及结构、肿胀、牙周袋、窦道、松动度、有无触痛、有无叩痛。

（3）影像学检查(X线片表现)

1）根管:充填是否严密、恰填;有无侧穿或器械分离等。

2）根尖:根尖有无外吸收。

3）根尖周围:根尖周骨密度稀疏区的大小、形态、密度;牙周膜间隙、骨板、牙槽骨的情况。

2. 疗效标准　疗效标准应在全面检查评估的基础上遵循简单易掌握、重复性好的原则,具体如下:

（1）成功:无症状和体征、有完整的咬合关系且咬合功能正常、X线片显示根充严密恰填、根尖周透射区消失、牙周膜间隙正常、硬板完整;或无症状和体征,咬合功能良好,X线片显示根尖周透射区缩小,密度增加。

（2）失败:无症状和体征、咬合有轻度不适,X线片显示根尖周透射区变化不大;或有较明显症状和体征,不能行使正常咀嚼功能、X线片显示根尖周透射区变大或原来根尖周无异常牙出现透射区。

3. 组织愈合形式　根尖周愈合情况取决于三个因素,即感染控制的效果、根尖周病变的程度和机体的防御修复能力。根尖肉芽肿和脓肿经根管治疗后最早在术后6个月左右即可愈合,有的则需1年以上,而有些病例在治疗后8~9年稀疏区才完全消失。根尖囊肿经根管治疗及手术摘除后,1年左右可逐渐愈合。根尖周病变的愈合有5种基本形式:

（1）新生牙骨质或骨样组织封闭根尖孔:X线片可见到根尖周稀疏区消失,牙周膜间隙和硬骨板恢复正常。

（2）根尖孔处形成瘢痕组织:X线片可见根尖周骨密度稀疏区缩小,而牙周膜间隙较宽,硬骨板不完整。

（3）由健康的纤维结缔组织或骨髓状的疏松结缔组织充满根尖区。

（4）根管超填的患牙有纤维组织囊包围。

（5）牙槽骨增生与根尖部相连形成骨性愈合。

第三节　髓腔应用解剖与开髓

一、原理

髓腔是位于牙齿中央、由牙体组织包绕的腔隙,其间充满牙髓组织,主要由两部分构成,即髓室和根管,亦统称为根管系统(root canal system)。根管系统结构非常复杂,加之牙的增龄性改变以及某些病理因素的影响,除了根管的固有形态之外,不同年龄、不同情况下的根管形态亦各具特点。熟练掌握根管系统的解剖结构是根管治疗成功的先决条件,包括每个牙根管的数目、长度、弯曲方向及程度、侧副根管及根尖形态等。

髓腔通路预备(access cavity preparation)是根管治疗的起始步骤,也是影响根管治疗效果的重要环节。髓腔通路预备的目的是:①去净龋坏组织,尽量保留健康的牙体硬组织;②揭除髓室顶,去除髓室内的牙髓组织;③确定根管口(root canal orifice)的位置和数量;④建立器械进入根管的直线通路。

二、解剖特点

1. 恒牙根管形态特点

（1）上颌中切牙:单根管,根管的方向与牙根相一致,根管直,呈锥形,唇腭径宽,髓室与根管无明显界限,一般在10岁时根尖形成,从横断面看,根管在牙颈部类似三角形,向根尖孔方向逐渐变圆。根管多在根尖1/3偏向唇侧或远中,此区约24%有侧支根管,切端到根尖的长度平均约为22.5mm,冠根比例为1∶1.25。

(2) 上颌侧切牙:结构似上颌中切牙,根管直径较中切牙小,平均长度 22mm,冠根比例为 1∶1.47,根尖 1/3 稍偏向远中,26% 有侧支根管,一般在 11 岁时根尖形成。

上颌尖牙:粗大的单根管,根管唇腭径较近远中径宽,其截面呈椭圆形,平均长度 26.5mm,是牙列中最长的牙,冠根比例为 1∶1.82,30% 有侧支根管,多在 13~15 岁时根尖形成。

(3) 上颌第一前磨牙:根管变异较复杂,87% 为双根管,其次为单根管,另有 2.4% 为三根管,根尖 1/3 常有弯曲,49.5% 有侧支根管,平均长度为 20.6mm,冠根比例为 1∶1.51,一般在 12~13 岁时根尖形成。

(4) 上颌第二前磨牙:单根管约占 75%,根尖 1/3 多在远中弯曲,也可向颊侧弯曲,髓腔在颈线平面(冠与牙根交界处呈一弧形曲线,称为牙颈,又称颈缘或颈线)处呈椭圆形,侧支根管发生率为 59.5%,平均长度 21.5mm,冠根比例为 1∶1.86,一般在 12~14 岁时根尖形成。

(5) 上颌第一磨牙:常见 3~4 个根管,即 2~3 个颊根管、1 个腭根管,其中腭根管最长,两个颊根管口彼此约成 45° 角,近颊根管口位于髓室底的最颊侧,弯曲且较细、多变异,近颊出现 2 个根管的比例约为 60%。侧支根管发生率为 45%,根分叉处副根管的发生率为 18%,平均长度 20.8mm,颊根管较腭根管短约 2~3mm,冠根比例为 1∶1.71,一般在 9~10 岁时根尖形成。

(6) 上颌第二磨牙:与上颌第一磨牙相似,多为三根管,较直、细,有时颊根可发生融合,偶尔可见双腭根管。平均长度为 20.2mm,冠根比例为 1∶1.80,一般在 14~16 岁时根尖形成。

(7) 下颌切牙:下颌中、侧切牙形态相似,下颌中切牙在牙列中体积最小,髓室近远中径宽,根管则是唇舌径宽,以单根管为主,亦有双根管,20% 有侧支根管。下颌中切牙平均长度为 20.5mm,冠根比例为 1∶1.34;侧切牙平均长度为 21mm,冠根比例为 1∶1.32,下颌切牙一般在 9~10 岁时根尖形成。

(8) 下颌尖牙:下颌尖牙与上颌尖牙相似,但稍短,一般为单根管,偶尔出现双根管,30% 有侧支根管,平均牙长为 25.5mm,冠根比例为 1∶1.48,一般在 13 岁时根尖形成。

(9) 下颌第一前磨牙:多为单根管,少数有双根管,髓室与根管的分界不清,根管口大且呈椭圆形,根管近远中径窄,牙冠向舌侧倾斜,进入根管的方向与牙长轴一致,平均牙长为 21.6mm,冠根比例为 1∶1.79,侧支根管发生率为 44.3%,一般在 12~13 岁根尖形成。

(10) 下颌第二前磨牙:多为单根管,根管在颈平面呈椭圆形,逐渐向根尖变细,平均牙长为 22.3mm,冠根比例为 1∶1.83,一般在 13~14 岁根尖形成。

(11) 下颌第一磨牙:通常有 3 个根管,即近中 2 个根管,远中 1 个根管,远中根管粗大呈椭圆形,远中有时亦可出现 2 个根管,近远中根管以近颊根弯曲较明显。平均牙长为 21mm,冠根比例为 1∶1.72。侧支根管发生率为 30% 左右,一般在 9~10 岁时根尖形成。

(12) 下颌第二磨牙:与下颌第一磨牙相似,但牙冠较短,牙根较长,通常由 3 个根管即近中 2 个、远中 1 个,有时近远中根在颊侧融合,根管也在颊侧连通,出现 2 个甚至 1 个根管,根管断面呈 C 形,中国人约 31.5% 的牙根融合成 C 形牙根和根管,平均牙长为 19.8mm,冠根比例为 1∶1.86,一般在 14~15 岁时根尖形成。

2. 牙根发生的特点 牙根在釉质及冠部牙本质形成之后开始发生,其中上皮根鞘对牙根大小和形态的正常发育具有重要的影响。若上皮根鞘的连续性受到破坏,或根分叉处上皮隔的舌侧突起融合不全,或上皮根鞘围绕血管生长,则不能诱导分化成牙本质细胞,该处牙本质缺损致牙髓和牙周膜直接相通,就会形成侧副根管、根尖分歧和管间交通支。侧支根管(lateral canal)是与主根管接近垂直的分支根管,直达牙根表面,见于根尖 1/3 以上的牙根,多见于后牙,偶见于前牙。副根管(accessory canal)是发自髓室底至根分叉处的细小分支,多与主根管平行排列,多见于磨牙。根尖分歧(apical ramification)是根尖 1/3 部分从主根管发出的分支根管,多见于前磨牙以及磨牙。侧副根管、根尖分歧可能会成为牙髓病与牙周病相互影响的通道,增加根管治疗的复杂性,在根管治疗中能否有效充填或者封闭这些通道,是影响根管治疗成功率的因素之一。

牙刚萌出时牙本质尚未完全形成,髓腔大,根尖孔敞开。在牙萌出后牙根继续发育,需 3~5 年时间根尖才能完全形成。异常情况下,牙根及根尖可能停止发育,形成短根或喇叭口根尖,以至于临床治疗时器械、药物或材料容易穿出根尖孔,对根尖周组织造成刺激,引起炎症等不良反应。

牙本质在一生中不断形成,随着年龄的增长,髓腔内壁有继发性牙本质沉积,使髓腔的体积逐渐减小,根管变细,根尖孔变小,有的会部分或者全部钙化阻塞。髓腔的增龄性变化给根管预备带来一定的难度,临床上须仔细处理。

3. **根尖解剖特点** 根尖周组织是指位于牙根尖部从牙本质牙骨质交界处至解剖性根尖孔的组织结构,包括根尖周牙周膜、牙槽骨和牙骨质等。

根尖孔(apical foramen)是根管在牙根表面的开口,一个牙根不一定只有一个主根尖孔,研究显示,根尖孔不在根尖顶的比例为53.59%。因此,由X线片来观察根管预备和充填情况时,不能都以根尖为标准,即牙的实际长度不一定等于牙的工作长度。在形态上,主根尖孔有87.48%为圆或椭圆形,扁及不规则形状占12.52%。

4. **根尖牙本质-牙骨质界的位置及意义** 除解剖根尖孔之外,根管在接近根尖处有一个狭窄的部位,即牙本质牙骨质界(cemento-dentinal junction,CEJ),也就是生理根尖孔,它距离解剖根尖孔约0.5~1mm。这个部位就是髓腔预备的终止点,也是根管充填的终止点,也称为根尖基点(apical seat)、或根尖止点(apical stop)。根管预备以此为终点,可避免伤及根尖孔处的牙周膜,牙周膜发挥新生牙骨质的生理功能,达到封闭根尖孔的效果。进行根管充填时,由于根尖基点狭窄的解剖结构,能够承接根管内压,使根管充填材料紧密地封闭根尖孔,避免超填。

根尖牙骨质在正常情况下,一般不会发生吸收的现象,牙骨质总量随着年龄的增长逐渐增多。有损伤时牙骨质会出现凹陷性吸收,较严重的吸收可深达牙本质,极少数情况甚至发生较严重的牙根吸收。通常情况下,吸收与修复并存,新生牙骨质与原吸收表面呈现再生线。较大范围的吸收不能被完全修复,这使得牙槽骨能长入吸收后所遗留的凹窝内。有一类异常的修复现象为牙骨性粘连,牙骨质与牙槽骨融合在一起,其间缺乏牙周膜,见于慢性炎症、外伤、再植牙和颌骨内埋伏的牙。

三、操作前准备

1. **术前评估** 髓腔预备的形态取决于患牙的解剖形态,因此,在术前应充分了解患牙的髓腔位置,结合临床检查和X线片明确患牙髓腔的解剖特点,包括牙的外形、髓室的位置、与咬合面的距离、髓室钙化程度,牙根和根管的数目、长度、弯曲方向及程度,根管口与髓腔的关系等。

由于X线片仅能从颊舌向进行投照,易造成颊舌根管影像的重叠,导致单张根尖X线片难以充分显现根管的三维形态。因此,治疗前以不同水平投照角度拍摄2张或以上的根尖X线片,并加以比较,可增加评估的准确性。研究表明,当水平投照角度为20°~40°时,上颌前磨牙和下颌第一前磨牙的根管形态均能在X线片上得到较好地反映;而下颌第二前磨牙的根管形态,仅在水平投照角为40°时才能提供必要的信息。锥形束CT(cone beam computed tomography,CBCT)作为一种三维影像学技术,能准确扫描并重现髓腔的立体形态,并可从冠状位、矢状位和轴位多角度分析髓腔的特点,使术者对患牙解剖有更全面的认识和更完善的治疗前评估,目前在诊断和治疗中的应用日渐广泛。

2. **器械准备** 髓腔预备器械包括开髓器械和根管探查器械。

(1)开髓器械:主要包括高速和低速手机、各种不同材质与型号的裂钻和球钻。一般情况下应以裂钻穿通釉质和牙本质而进入髓腔,然后用球钻沿穿髓孔揭除髓室顶。开髓车针(Endo Access Bur)是尖端具有切割功能的金刚砂钻,主要用于已行全瓷或烤瓷冠修复牙的开髓,可以降低崩瓷和瓷层微裂纹产生的概率。Endo-Z钻或Diamendo钻的尖端圆钝而不具有切割功能,可用于穿髓后揭除髓室顶和成形开髓孔,尤其对于后牙,其临床操作安全性高,不易破坏髓室底。

(2)根管探查器械:主要有根管探针DG16,两端呈不同角度的直工作头,尖端较普通探针更尖而细,便于查找根管口。

四、操作步骤

1. **去除腐质、充填体和修复体** 良好的髓腔入口有利于根管的定位、成形、清理和充填。研究表明,对保留原有充填体或修复体的患牙进行治疗,将降低操作者对隐裂、龋坏或边缘渗漏等的发现率。因此,在器械进入根管系统前,应去尽龋坏组织、不良充填体或修复体。去尽腐质能使根管内感染的风险最小化;去除充填物可降低治疗过程中冠部微渗漏的机会,且避免充填碎屑进入髓腔;拆除修复体有利于暴露患牙的真实形态,保证正确的髓腔入路。然而,当患牙原为Ⅱ类洞充填修复且缺损到龈下时,去除原充填物会增加橡皮障的安放难度,此时若原有充填物完好,可暂时保留邻面的充填物至根管治疗结束后再予去除。

2. 设计外形、进入髓腔　正确开髓的基本要求是使根管器械能尽可能地循直线方向进入根管。通常同类牙的开髓部位和方法相似。

上颌前牙应在舌窝近舌隆凸处开髓,洞形略呈三角的圆形,底向切缘、顶朝牙颈部。上颌前磨牙在𬌗面开髓,洞形呈椭圆形,颊舌径大于近远中径。上颌磨牙开髓的正确位置就颊舌径而言,应选择在中央窝偏腭侧约1mm处;就近远中径而言,应选择在近舌尖、远颊尖连线与远舌沟相交点的近中约2mm处,洞的外形宜呈圆三角形,底在颊侧,尖在腭侧。下颌前牙在舌窝开髓,洞形为唇舌径长、近远中径短的椭圆形,较上前牙要小,因出现双根管时第二个根管多数位于髓腔舌侧,应注意彻底去除舌侧髓顶。下颌前磨牙在𬌗面开髓,呈卵圆形,颊舌径大于近远中径。下颌磨牙开髓的正确位置应选择在中央窝偏颊侧约1mm处,就近远中径而言,应选择在近远中径中点偏近中,近中壁和远中壁均应斜向近中,洞形呈方形,基本在牙冠面的近中区内。对于髓腔明显钙化的患牙,在车针进入牙本质层后可略向髓腔最后钙化的部位倾斜,如上颌磨牙的腭根管口、下颌磨牙的远中根管口,以避免对髓室底的切割,甚至底穿。

3. 揭除髓顶,修整洞形　开髓的基本原则是完全揭去髓室顶,暴露根管口,取得进入根管的直线入口,且大小适宜。开髓时避免切割过多牙体硬组织,易致牙体折裂或充填体脱落;洞口也不宜太小,否则妨碍操作,不易清理髓腔,影响治疗效果。当根管出现变异时,可对开髓洞形作适当改良,如上颌第一磨牙常规开髓洞形呈圆三角形,当有MB2存在时,为了充分暴露根管口,可将开洞口改为斜方形,并将近中壁的牙本质悬突去除,以提高MB2的识别率。

开髓后应将洞壁修整光滑,使之与根管壁连成一线,无凹凸不平,尤其应注意不能使髓室壁形成台阶。同时还应去除在髓腔预备过程中形成的薄壁弱尖,避免在治疗期间出现牙折。

4. 探查根管口　单根管牙的髓室与根管之间无明显界限,除髓腔钙化的病例外,器械都易于进入根管。多根管牙在良好的开髓基础上,可以在根管口定位法则的指导下,借助DG16对根管口进行探查。根管口定位法则主要是:

(1) 根管口对称法则:根管口对称分布于通过髓室底近、远中中点的连线两侧,上颌磨牙除外。

(2) 根管口分布法则:髓室底与髓室壁相比颜色较暗,根管口位于髓室底与髓室壁结合的交角处;根管口位于牙根发育融合线的止点。C形根管不具有上述特点。多根管牙在开髓后,有的因髓石或第三期牙本质(tertiary dentine)的沉积,根管口不易辨识。必须特别注意的是,在髓室极其狭小时,有可能将露髓点误认为根管口,或反之将根管口误认为露髓点。

口腔手术显微镜下进行开髓是提高临床安全性和有效性的重要手段。对于髓腔钙化严重的患牙,可在髓室内注入次氯酸钠溶液,然后显微镜下观察产生气泡的位置即根管口的所在。根管口的寻找还可辅以透照法或染色法,后者是在髓室底先涂布碘酊,然后用乙醇洗去,再寻找染色较深之点来明确根管口。使用光导纤维束透照时,光源的顶端应与牙颈部成直角,减弱周围光线,牙髓腔将会呈现出微橙红色,而根管口呈现为黑点。

第四节　根管预备

根管预备(root canal preparation)包括根管清理和成形,目的是消除根管内感染物质,为严密消毒和封闭根管提供良好的通道。

根管清理(cleaning)是在根管预备过程中,采用机械和化学的方法去除根管内感染物质的步骤。

根管成形(shaping)是采用机械的方法将根管制备成有利于冲洗、封药和充填的形态。

一、常用器械

根管预备器械按功能分为：①拔髓器械；②根管切削器械；③根管长度测定器械；④根管冲洗器械。

1. 拔髓器械　拔髓器械主要是倒钩髓针（barbed broach），也称拔髓针，表面有细长尖锐的倒刺，具有一定的锥度，主要用于拔除根管内牙髓或取出根管内的棉捻或纸捻。短柄的拔髓针专用于后牙的拔髓。拔髓针受压扭曲或过度旋转时易于折断，使用时应动作轻柔。

2. 根管切削器械　根管切削器械由柄部、颈部和刃部组成，用于切削牙体组织并成形根管。根管切削器械的材质有不锈钢和镍钛合金，后者具有较好的弹性，能更好地遵循根管原有形态，降低根管偏移的发生。

(1) 手用不锈钢器械：主要含 K 型和 H 型器械以及它们的改良产品。

1) 器械的标准化：1958 年 Ingle 提出根管治疗中应用具有统一标准的根管器械的必要性。随后经过不断改进，制定了相关的标准化文件——ISO（International Standards Organization）标准，其规定如下：①器械编号：每一器械的标准化号码以器械尖端直径（D_1mm）乘以 100 计算；10~60 号，每号器械的 D_1 较前一号增加 0.05mm，60 号以上增加 0.1mm；②刃部：每一器械刃部的长度，即刃部尖端到刃部末端的距离，为 16mm；刃部尖端的角度为 75°；③器械的长度：有 21、25、28 和 31mm 4 种，但刃部长度不变；④锥度：所有器械刃部的锥度为 0.02；⑤柄部颜色：15~40 号按三暖色（白、黄、红）及三冷色（蓝、绿、黑）顺序作颜色标志；45~80 号、90~140 号为另外两组，分别重复上述 6 种颜色标志；10 号为紫色，10 号以前另加两个号码，分别为 6 号（粉红）和 8 号（灰色）。

2) ISO 标准器械

A. K 型器械：使用最广泛的根管切削器械，截面为方形或三角形，主要用于穿透、扩大根管。根据螺纹的疏密和功用的不同可将 K 型器械分为 K 型扩孔钻和 K 型扩孔锉。

① K 型扩孔钻（K-type reamer）：简称扩孔钻，刃部螺纹较稀疏，螺旋密度为 0.5~1 圈/mm，螺旋角 10°~30°，有利于往复旋转时切削根管壁。顺时针转动有穿透和切割根管壁的效果。旋转角度一般为 1/4~1/2 圈。逆向转动时可将糊剂类充填材料送入根尖区。

② K 型扩孔锉（K-type file）：简称 K 锉，其螺纹较密，螺旋密度为 1.5~2.5 圈/mm，螺旋角 25°~40°，有利于进行提拉切割根管壁，主要用于去除根管壁牙本质和钙化物。

B. H 型器械：主要指 H 锉（Hedstroem file），其横截面呈逗点状，刃部锋利，切削能力强，但抗折能力较差，不建议预弯，以提拉方式切割根管壁，主要适用于根管中上段较直部分的预备。

3) 非 ISO 标准器械：传统 ISO 标准的 K 型和 H 型器械存在一定的局限性，因此学者们针对器械的尖端、锥度、横截面、材质或制作工艺等方面进行改进，生产出一系列非 ISO 标准手用根管锉，主要有：①K-flex 锉：与 K 锉相似，横截面为菱形，两个锐角使切刃更锋利，两个钝角增加器械的柔韧性和排屑空间；锉的刃部呈高低相间排列，可容纳并移去更多的碎屑，因而在切削效率、柔韧性和清理效果方面较 K 锉更佳；②Triple-Flex 锉：横截面为三角形，与 K 锉相比具有更好的柔韧性和切削效果，适合弯曲根管的预备；③Flex-O 锉：横截面为三角形，非切削尖端，与 K 锉相比具有较好的切削和清理效果，其柔韧性和安全尖端更有利于弯曲根管的预备；④Flex-R 锉：因 Roane 最早提出此设计而得名，器械尖部为光滑的抛物线形，横截面为三角形，螺旋槽由机械磨削而成，螺旋角为 30°~40°；Flex-R 锉与普通 K 锉的切削效率相比无明显差异，但能更好地定位于根管内，适合于弯曲根管的预备；⑤C+锉：刃部尖段的锥度较 K 锉大，中上段的锥度较 K 锉小；这种设计可增加器械尖部的硬度，有利于钙化和细小根管的疏通；⑥Profinder 锉：由 10、13 和 17 号 3 支不锈钢器械组成，10 号锉刃部尖段 4mm 的锥度为 0.02，中上段锥度为 0.015；13 号刃部尖段 4mm 的锥度为 0.017 5，中上段锥度为 0.015；17 号刃部尖段 4mm 的锥度为 0.015，中上段锥度为 0.01。器械锥度的减小有利于细小根管的探查和疏通。

(2) 机用不锈钢器械：目前临床上常用的主要有 G 钻、长颈球钻和 P 钻等。

1) G 钻（Gates-Glidden bur）：杆部细长，光滑无锥度，尖端呈火焰状的头部，刃部短，顶端有安全头设计。器械分为 1~6 号，对应刃部直径为 0.5~1.5mm，最易折断处为杆部，一旦折断易于取出。可用于根管口的敞开,逐号使用,因切削能力强,使用时切忌过度切削根管口牙本质。

2) 长颈球钻(long neck round bur,LN):尖端为球形,类似普通球钻,但较小。LN常结合口腔手术显微镜使用,可达髓底及根管口且不阻碍视线,用于定位变异和钙化的根管口。

3) P钻(Peeso reamer):刃部锐利,尖端亦有安全头,但易导致根管侧穿。P钻主要用于桩腔预备。

(3) 镍钛合金器械:自1988年Walia报道使用镍钛合金制造根管预备手用器械以来,镍钛合金器械(简称镍钛器械),尤其是机用镍钛器械已广泛应用于临床。按照其使用方法可分为手用器械和机用器械。

1) 手用镍钛器械:包括手用镍钛K锉类和手用镍钛H锉类,设计上类似于相应的不锈钢器械,但柔韧性明显优于前者。

2) 机用镍钛器械:与手用不锈钢器械相比,机用镍钛器械的主要优点有:①提高根管预备效率,减少术者疲劳;②具有超弹性和极佳的柔韧性,减少偏移和台阶的形成;③预备后的根管更为洁净;④更有利于根管成形;⑤提高临床疗效。机用镍钛器械通常需要与有恒定转速并能控制扭力的马达配合使用,以防器械折断。

经典的机用镍钛器械有:

A. ProFile器械:该器械有4种不同类型:①根管口成形器(orifice shaper,OS):锥度为0.05~0.08,共有6个号(20~80号),长度为19mm,柄部有3个色环,主要用于冠部的预备;②ProFile.06:锥度为0.06,共有6个号(15~40号),长度有21和25mm,柄部有2个色环,主要用于根管中部的预备,在轻度弯曲或较粗的根管亦可预备根尖部;③ProFile.04:锥度为0.04,共有9个号(15~90号),长度有21、25和31mm,柄部有1个色环,主要用于根尖部的预备;④ProFile.02:锥度为0.02,共6支,主要用于根尖部的预备。

ProFile刃部横断面为3个对称的U形,该凹槽有利于排除根管内的牙本质碎屑;切缘以3个辐射状平坦区(radial land)接触根管壁,可防止器械嵌入根管壁;器械尖端圆钝无切削力,具有引导作用。

B. ProTaper器械:包括3支成形锉(shaping files)SX、S1、S2和3支完成锉(finishing files)F1、F2、F3。SX锉柄部无色环,主要用于根管口的敞开和成形;S1、S2柄部分别有紫色和白色环,用于根管口及根管中上段的初步成形;完成锉F1、F2和F3柄部分别有黄色、红色和蓝色环,尖端直径分别为0.20、0.25和0.30mm,尖段锥度分别为0.07、0.08和0.09,用于根管中下段的清理成形。

ProTaper的刃部为变锥度设计,使刃部弹性增加,减少操作步骤,成形效果好。横断面为凸三角形,切削效率较高;成形锉具有部分切割能力的引导性尖端,既增加了切削效率,又降低引起根管偏移的概率;完成锉尖端3mm呈大锥度设计,使根管尖部得以较好清理。

C. K3器械:锥度0.02~0.12,每一锥度有不同的长度。0.08、0.10、0.12锥度的尖端直径为0.25mm,主要用于根管中上段的预备;0.02、0.04、0.06锥度的尖端直径均有不同大小的设计,主要用于根管中下段的预备。

K3的刃部为不对称的三凹槽横断面;轻度的正角切刃,提高切削效率;螺距从尖端向柄部逐渐增加,以减少器械螺旋嵌入根管壁的可能性,增加尖端的抵抗力和排屑能力;柄较短,便于操作;锉尖为安全尖端设计,减少根尖偏移。

D. Mtwo器械:有4种不同的锥度(0.04到0.07),可分为:①基本器械:由常用的4支器械组成,分别为10号0.04锥度、15号0.05锥度、20号0.06锥度和25号0.06锥度,可用于大多数根管的预备;②辅助器械:由4支器械组成,分别为30号0.05锥度、35号0.04锥度、40号0.04锥度和25号0.07锥度;前3支在根管尖端直径大于0.25mm时使用,最后1支可满足热牙胶根管充填的基本成形要求;③补充器械:分别为35号0.06锥度和40号0.06锥度,可用于根尖直径较大的病例。

Mtwo横断面为具有2个切刃的斜体S形,使器械有较好的柔韧性和较强的排屑能力;轻度的正角切刃,切削效率较高。小号器械(10号0.04锥度和15号0.05锥度)的刃部为单一的螺距和螺旋角,便于器械深入根管;较大器械的刃部螺距和螺旋角从尖端向柄部逐渐增加,使切削效率和排除碎屑的能力得以提高,并减少器械螺旋嵌入根管壁的可能性。尖端无切削力,具有引导作用。

E. TF器械:TF器械采用了扭转成形、表面去氧化、三角形横断面、变化的螺纹间距、安全锉尖等改良设计,抗疲劳性能和柔韧度更强,不易器械分离,扭转应力更小。与前面的各种镍钛器械相比,TF 能更有效地均匀切割根管内壁牙本质、避免根管壁薄弱部位形成,减少根尖偏移发生,同时完成根管预备所需器械数少,明显提高根管预备的效率。目前常用 5 种不同的锥度,从 0.04 到 0.12,其尖端直径均为 0.25mm 即 25 号。

F. Reciproc 器械:热处理工艺可改变镍钛合金的晶体构成,进而改善镍钛器械的成形能力、切削能力、抗循环疲劳能力及抗腐蚀能力等。Reciproc 器械由热处理后形成的 M-wire 合金制成,其横截面呈"S"形,器械尖端为无切割功能的安全引导尖。采用"平衡力"原理设计的 Reciproc 在逆时针方向旋转 150° 时切割根管壁,而在顺时针方向旋转 30° 时释放扭转压力并有效排除碎屑,单支锉即可完成根管预备,使其操作更加简便。该系统由 3 支锉组成:R25/08、R40/06、R50/05。

G. HyFlex CM 器械:由热处理后形成的 CM-wire 合金制成。具有极佳的柔韧性,室温下可任意改变形状,变形后的器械还可以经过高温灭菌恢复原始形态,其抗折性也较传统镍钛器械显著提高。这些特征使 HyFlex CM 器械进行根管预备时引发偏移、台阶或器械分离等并发症的概率明显下降。该系统 0.04 锥度具有 9 个不同的尖端型号,即 15~60 号;0.06 锥度具有 5 个不同的尖端型号,即 20~40 号;0.08 锥度为 25 号尖端型号。

3. 根管长度测定器械

(1)根尖定位仪(apex locator):进行根管长度测定的电子仪器,准确性较高。临床常用的型号如 Root ZX、Propex Ⅱ、Diagnostic 和 Raypex5/6 等。Root ZX 是基于计算两种交流信号在根管内的电阻比值的第三代测量仪,而后四者是基于计算多种交流信号在根管内的电阻比值的第四代产品。

(2)根管长度测量尺:由塑料或金属制作,可测定根管预备器械尖端到橡皮止动片的长度。

4. 根管冲洗器械

(1)冲洗用注射器:临床上常使用带有侧方开口的 27 号或 30 号冲洗针头的注射器插入根管进行冲洗,这种专用冲洗针头既能有效避免将冲洗液冲出根尖孔,又便于冲洗液在根管内的回流,使冲洗更为安全有效。

(2)超声治疗仪:冲洗效果相比注射器冲洗法更佳。配有多种工作尖,可分别用于根管冲洗、根管预备、去除根管内异物以及牙周洁治等。

(3)激光治疗仪:利用激光能量传播到溶液中产生空穴效应,可对复杂根管系统进行有效荡洗。目前常用的激光为 Nd:YAG(掺钕钇铝石榴石)激光和 Er:YAG(掺铒钇铝石榴石)激光。

二、根管清理

根管清理包括去除根管内容物和冲洗洁净两个步骤。

1. 去除根管内容物　成形前的根管内充满牙髓组织、细菌及其代谢产物,必须选择合适的器械予以去除,对于生活牙髓,可利用拔髓针完整取出。若牙髓组织坏死,可选用小号根管锉并配合冲洗清除。

2. 冲洗洁净　由于机械预备不能完全清理整个根管系统,细菌常存留于牙本质小管及侧副根管等部分。根管冲洗对根管系统的清理和消毒起着重要作用,是根管预备过程中不可或缺的部分。

(1)冲洗目的:①对整个根管系统进行消毒灭菌;②去除牙本质碎屑、微生物及其代谢产物;③溶解残余的牙髓组织;④去除玷污层;⑤润滑管壁并有利于根管成形和减少器械分离于根管内的概率。

(2)冲洗药物

1)理想的冲洗药物应具有以下性质:①抗菌、杀菌作用;②溶解坏死牙髓组织;③促进根管系统的清理;④对根尖周组织无毒性。

2)目前最常用的根管冲洗药物是 0.5%~5.25% 次氯酸钠、17% 乙二胺四乙酸(ethylene diamine tetraacetic acid,EDTA)、2% 氯己定。

A. 次氯酸钠:目前最常用的根管冲洗剂,其浓度越高,溶解组织的能力越强,但对组织的刺激性也越大。常用浓度为 5.25%,为减少刺激作用,也可稀释为较低浓度使用。应用次氯酸钠冲洗时须使用橡皮障,防止液体患者口腔刺激黏膜。可与 17% EDTA 或 2% 氯己定交替使用。

B. EDTA:强效螯合剂,可润滑根管壁和去除玷污层。常用浓度为17%,与次氯酸钠交替使用时不仅能够去除玷污层,还有助于促进具抗菌作用的次氯酸钠穿透到感染牙本质层。次氯酸钠与EDTA直接混合会产生白色沉淀,因此二者联合应用时可间隔使用生理盐水冲洗。

C. 氯己定:主要广谱抗菌剂,有较强的杀菌抑菌作用,能有效抑制对氢氧化钙耐药的菌株如粪肠球菌的活性。2%氯己定可与次氯酸钠联合应用。次氯酸钠与氯己定直接混合会产生橙色沉淀,因此二者联合应用时可间隔使用生理盐水冲洗。

(3) 冲洗方法:包括注射器冲洗法、超声冲洗法和激光冲洗法,前两者最为常用。

1) 注射器冲洗法:选用27号或30号冲洗针头的注射器,冲洗时注意针头必须宽松地置于根管内,切忌将针头卡紧并加压推注,否则会影响冲洗药物回流导致将根管内残留物质和冲洗液推出根尖孔。侧方开口的专用冲洗针头冲洗效果更佳。

2) 超声冲洗法:超声治疗仪的高频震荡,产生了声流效应、空穴效应、化学效应和热效应,并使根管内的冲洗液活化,联合机械冲洗作用和冲洗液本身的杀菌效果,使根管内的细菌得以杀灭,有机物得到清除。超声冲洗可在根管预备后进行,多选用小号超声工作尖,其在根管内的长度应小于工作长度1~2mm,并避免与根管壁直接接触。此外,冲洗过程中,超声功率不宜过大。

根管超声冲洗与注射器法比较,具有以下优点:①增强冲洗剂去除根管内碎屑的能力;②促进冲洗剂溶解有机物和灭菌的能力;③改善狭窄和复杂根管的冲洗效果;④较少冲洗剂、感染物质及牙本质碎屑超出根尖孔,降低由此引起的疼痛和肿胀。

3) 激光冲洗法:利用激光引发光声流(PIPS),光导纤维只需置于髓室内的液体中,就能够活化冲洗剂、有效清除玷污层及碎屑、杀灭微生物,具有良好的临床应用价值。此外,由于PIPS使用激光能量低,且其不与牙体组织直接接触,有效避免了对牙体及周围组织的损伤。

目前,临床中常使用次氯酸钠、EDTA、生理盐水及蒸馏水配合超声或激光冲洗。

(4) 影响根管冲洗效果的因素:①药物种类:临床上联合应用次氯酸钠及EDTA或氯己定冲洗液清理效果更佳;②冲洗液量:同一种液体,量越大效果越好,超声冲洗的液体量多为20~50ml;③冲洗方法:采用超声及激光冲洗方法较传统注射器冲洗更加有效;④根管系统:较粗较直的根管比细小弯曲根管更容易冲洗干净;⑤病变情况:对牙根发育不全的根管,在根管预备过程中宜采用侧方开口冲洗针头,配合大量低浓度次氯酸钠缓缓轻柔地冲洗,以减少对根尖周干细胞的毒性作用,避免影响牙根的继续发育;⑥根管内玷污层:根管内玷污层是指贴附在根管壁上的由坏死组织、细菌、扩锉下的牙本质碎屑混合组成的涂层,厚度在2~5μm,它的存在妨碍了根管充填材料的密封和感染的控制;用EDTA液与次氯酸钠冲洗根管,可将玷污层内的有机与无机成分完全去除。

(5) 注意事项:①疼痛:次氯酸钠与3%过氧化氢液对尖周组织有轻度刺激,冲洗后要吸干,防止刺激根尖周组织而致痛;②气肿:过氧化氢液通过根尖孔可引发皮下气肿。冲洗根管时,应注意不要卡紧和加压推注;③针头误吞:冲洗根管时针头若因压力过大而脱落,可能会不慎被吞入食管或气管;橡皮障的使用可有效避免针头误吞;④次氯酸钠溢出:次氯酸钠对组织的细胞毒性会引发严重的炎症反应,造成细胞的严重损坏;因此用次氯酸钠冲洗时应上橡皮障,配合使用侧方开口冲洗针头,冲洗力度要轻柔,不要将针头卡入根管内,避免将其推出根尖孔。

三、根管成形

1. 根管预备的目标、原则与标准

(1) 美国学者Schilder提出根管预备需达到五个目标:①完善根清理管系统的所有部分;②形成自根尖孔至根管口的连续锥形的管状结构;③预备后的根管应保持根管的原始形态;④保持根尖狭窄区的原始位置;⑤适应根管的自然弯曲,避免根尖堵塞和过度预备。

(2) 根管预备的基本原则:①根尖区预备前一定要有准确的工作长度;②根管预备时需保持根管湿润;③预备过程中每退出或换用一次器械需用根管冲洗液冲洗根管,防止碎屑阻塞;④根管锉不可跳号使用;⑤预备弯曲根管,根管锉应预弯;⑥为便于根管充填,根尖最小扩大为25号;⑦主尖锉一般比初尖锉

大 2~3 号。

(3) 根管预备的质控标准：①选择的侧压器能自如地到达距工作长度 1~2mm 处；②主牙胶尖易于进入到根管的尖部；③尽可能保持根尖狭窄区的原始位置和大小；④根尖狭窄区有明显的根尖止点；⑤根管壁光滑无台阶；⑥预备后的根管形态为冠方大根方小的连续锥形、无偏移。

2. **基本概念**

(1) 根管疏通：根管预备之初，采用 8 号或 10 号 K 锉，尖端 2~3mm 预弯后探查和疏通根管，了解根管的通畅性、弯曲情况以及根尖孔的大小，此即根管疏通。

(2) 通畅锉(patency file)：在根管预备中更换器械时，用较小的锉略超出根尖孔，清除根管尖部的牙本质碎屑，有助于维持工作长度，该锉称为通畅锉。

(3) 初尖锉(initial apical file)和主尖锉(master apical file)：到达根管工作长度并与根管壁有摩擦感的第一根锉为初尖锉，其尖部的直径代表牙本质牙骨质界处根管的大小。完成根尖预备所用的最大号锉为主尖锉，通常比初尖锉大 2~3 号，至少为 25 号锉。

(4) 回锉(recapitulation)：根管预备过程中，换锉之前采用小一号的锉再次到达工作长度，该动作称为回锉，其目的是带出根尖处的碎屑并维持工作长度。根尖部预备时可使用初尖锉或前一号锉回锉，预备根管冠方 2/3 时可用主尖锉回锉。

(5) 工作长度(determining working length)：根管的工作长度是指从牙冠部参照点到根尖牙本质牙骨质界的距离。牙本质牙骨质界通常位于根管最狭窄处，此处是根管预备的终止点，又称根尖止点，通常距根尖 1mm 左右。确定工作长度的方法主要有 X 线片法和电测法。

3. **根管预备技术** 根管预备技术分为手用器械预备法和机用器械预备法。根管预备过程可分解为冠部入口预备、根管入口(冠 2/3、根管中上段)预备和根尖区(根尖 1/3)预备。

(1) 工作长度的确定：疏通根管后，首先要确定根管的工作长度。测量根管长度有以下方法：

1) X 线片法：①首先确定待测牙的冠部参照点，通常是切缘、洞缘或牙尖，要求该点在根管治疗过程中稳定无变化，且预备器械杆部的橡皮片能与之接触；②在术前 X 线片上量出患牙长度，在此基础上减去 1mm 作为初始长度，按参照点以初始长度插入 15 号锉，拍 X 线片；③在 X 线片上量出锉尖与根尖的距离，若该距离为 1mm，则锉尖至橡皮片间的长度为工作长度；若该距离距根尖 2mm，则把初始长度加 1mm 即为工作长度，反之一样。若该距离大于 3mm，则需重拍 X 线片。

注意事项：采用平行投照技术拍 X 线片较分角技术准确；对于根管重叠的病例，可将球管向左或向右偏 20° 以分开重叠根管；而对根管较多的牙，应拍摄多张 X 线片，以避免相互干扰。此外，X 线片法对根尖孔不在根尖的牙欠准确。

2) 电测法：椅旁最常用的方法。测量时一个电极(唇钩)挂于口角处，另一电极(夹持器)与根管锉(一般用 15 号 K 锉)相连，锉杆上的橡皮片与参照点接触，当锉尖达到根管最狭窄处时，根尖定位仪即可提示到达根管工作长度。电测法与 X 线片法相比，具有简便、快捷、准确、减少 X 射线等优点，联合使用更加准确。

(2) 手用器械预备法：手用器械预备法是最基础的预备技术。

1) 标准技术(standardized technique)：自根管器械标准化后的首个根管预备方法。要求器械从小到大逐号依次使用，每根器械均达到工作长度，建议至少预备至 40 号标准器械。此技术适应于直或较直的根管，不宜在弯曲根管中使用。

2) 逐步后退技术(step-back technique)：先用小号器械预备根尖，逐渐用较大的器械向冠方后退预备，其目的是避免标准技术在弯曲根管中产生的预备并发症，并预备出较大的锥度。逐步后退技术适用于轻中度的弯曲根管，其主要操作步骤如下：①确定工作长度：小号器械探查和疏通根管后，确定根管工作长度；②根尖预备：预弯初尖锉并蘸 EDTA 后，轻旋插入根管至工作长度，进行根管扩大，直到器械无阻力进入根管达工作长度。然后换大一号器械进行预备，至少预备到 25 号主尖锉或比初尖锉大 2~3 号；每换一根锉均进行根管冲洗和回锉；③后退预备：主尖锉预备完成后，可通过每增大一号锉、进入工作长度减少 1mm 的方法进行逐步后退式预备；一般后退 2~4 根锉，每换一根锉用主尖锉回锉和冲洗；④根管中上段敞开：顺序使用 1~3 号 G 钻，预备根管的中上部，每换用大一号 G 钻时，操作长度减少 2mm，并用主尖锉回锉和冲洗;使用 G 钻应避免用力加压,防止过度切削;⑤根管壁修整:将主尖锉插入根管达工作长度,使用锉法按顺时针方向切削整个根管壁,消除根管壁上可能存在的细小阶梯,使根管壁光滑、根管呈连续的锥形。

逐步后退技术的主要优点:简化了根尖预备的难度,不易损伤根尖周组织;减少了弯曲根管中可能出现的台阶和根管偏移;根管预备成锥形,便于根管的充填。其主要缺点:器械与根管接触面积较大,预备根管时耗时费力;根尖预备先于冠方阻力的去除,较为耗时费力;根尖区易产生碎屑堆积,并易将碎屑推出根尖孔,引起术后不适;工作长度在弯曲根管预备中可能发生变化。

3) 根向预备技术(crown-down technique):1980 年,Marshall 和 Pappin 提出根向预备技术,采用由大号逐渐向小号器械的冠根向预备方式来完成根管预备。基本步骤如下:①根管入口长度(radicular access length,RAL)确定及预备:首先用 35 号锉无根向压力探查根管至遇阻力处,若长度大于或等于 16mm,则该长度为 RAL;当 35 号锉探查的长度小于 16mm 时,若阻力是根管弯曲处,该长度即是 RAL;若阻力由根管狭窄造成,则需按根尖区扩大根管的方式扩大根管,直到 35 号锉达到 16mm 或到根管弯曲处即 RAL,随后用 2 号和 3 号 G 钻完成根管入口的预备;②临时工作长度(provisional working length,PWL)确定及预备:参照 X 线片确定距根尖 3mm 的长度为 PWL;预备时用 30 号锉不加力顺时针旋转两圈扩锉根管,接着用 25 或更小号锉按同样方式根向深入,直至达到 PWL;③实际工作长度(true working length,TWL)确定及预备:将达到 PWL 的锉插入 PWL,拍 X 线片确定 TWL(X 线片上距根尖 1mm);若该锉距根尖等于或小于 3mm,用小一号锉顺时针旋转两圈扩锉根管,再换更小一号锉按同样方式根向深入,直至达到 TWL;从上一步骤 30 号锉预备开始到本步骤达到 TWL 为一个预备程序,然后依次用 35、40 或更大号锉号开始重复该预备程序,直到 25 号锉达到 TWL 或根尖预备达到预期号数。

4) 逐步深入技术(step-down technique):1982 年,Goerig 提出逐步深入技术,这是对逐步后退技术的一种改良,适用于弯曲根管。该技术是在完成冠部入口预备后,先通过手用锉和 G 钻完成根管入口的制备,去除冠方阻碍,然后行根尖区的预备。其基本步骤如下:①根管入口预备:在髓腔直线入口预备完成后,用 15~25 号 H 锉依次进入根管至遇到阻力处或 16~18mm 左右,H 锉作提拉动作扩大根管;然后用 2 号 G 钻进入根管 14~16mm 左右,最后用 3 号 G 钻进入根管至 11~13mm 左右;使用 G 钻时只能轻微加压,且做提拉运动时要远离根分叉方向,即向弯曲外侧壁用力。根管较粗大时,可用 4 号 G 钻进一步敞开根管口;②根尖区预备:用 10 号和 15 号 K 锉通畅根管并确定工作长度后进行根尖区预备,具体方法同逐步后退技术,包括根尖预备和逐步后退预备,最后用主尖锉修整根管壁。

该技术同根向技术一样,在根尖区预备之前已将根管入口敞开,相对逐步后退技术有以下优点:①提供的直线通路可减小根管的弯曲度,有利于防止预备并发症的产生;②去除大量存在于根管中上段的微生物,减少将其带入根尖区的可能性;③便于根管冲洗的进行,且较多的冲洗液可被容纳于根管内;④测量的工作长度更加准确;⑤器械易于进入根尖区,并可增加根尖区预备的手感和效率。

(3) 机用器械预备技术及注意事项

1) ProFile、K3 和 TF 器械:ProFile 可采用不同的方式进行根管预备,一般推荐使用根向技术。采用相同技术原理的还有 K3 和 TF 等器械,使用 ProFile 进行根管预备的程序如下:

① 根管入口疏通:根据 X 线片预估工作长度,用 10 号、15 号 K 锉疏通根管至距粗估工作长度 3~4mm 处,再用 20 号 K 锉或 H 锉扩大根管上部。

② 根管入口预备:顺序使用 3 号、2 号的 OS 器械预备根管冠部,然后使用 0.06 锥度 25 号、20 号器械预备根管中部,至距预估工作长度 3~4mm 处。

③ 确定工作长度:用 10 号、15 号 K 锉疏通根管至根尖狭窄处,确定精确工作长度。

④ 根尖区预备:用 0.04 锥度 25 号、20 号器械向下预备至工作长度。可再由小号器械逐渐扩大到主尖锉,均要达到工作长度。

⑤ 根管壁修整:使用 20 号 0.06 器械修整根管壁。

2) ProTaper 和 Mtwo 器械:ProTaper 采用的预备方式与 ProFile 不同,即不是传统意义上的根向技术,其基本操作程序如下:

① 根管入口疏通:根据 X 线片预估工作长度,用 10 号、15 号 K 锉疏通根管至距预估长度 3~4mm 处。

② 根管入口预备:用 S1、SX 敞开根管中上段,距预估工作长度 3~4mm 处,SX 进入的深度不得超过 S1。

③ 确定工作长度:用 10 号、15 号 K 锉疏通根管至根尖狭窄处,确定准确的工作长度。

④ 根尖初预备:用 S1、S2 依次达到工作长度,进行根尖初预备。

⑤ 预备完成:依次用 F1、F2、F3 到达工作长度,完成根管预备;对于细小弯曲根管,可仅预备到 F1 或 F2。

3) 镍钛器械可因扭转和弯曲疲劳因素发生分离,使用注意事项如下:

① 建立根管通路:在使用镍钛器械进行根管预备之前,需先用手用不锈钢器械疏通根管,确定根管通畅,且具有再现性。有学者建议至少疏通至 15 号锉,以减少小号镍钛器械扭转分离的可能性。

② 掌握预备技术:医生应熟练掌握相关镍钛器械的性能和使用方法,减少并发症的发生。

③ 正确选择适应证:钙化根管、台阶根管不宜选用镍钛器械;对Ⅱ型、Ⅳ型等形态复杂的根管应谨慎选用镍钛器械;根尖急弯、下颌第三磨牙等复杂病例,根尖数毫米区的预备必要时可用手用器械代替机用器械。

④ 制备直线通路:冠部入口和根管入口的制备应符合要求,以保证镍钛器械可尽量循直线方向进入根管和根尖区,减少冠部阻力和器械所承受的应力。

⑤ 控制扭力和转速:选用扭力控制马达和与之相匹配的减速手机,遵循厂家推荐的扭矩和转速。

⑥ 轻柔操作:使用机用器械时,建议保持较轻的接触,勿向器械尖端加压和施力。

⑦ 保持转动和移动:所有镍钛机用器械均应在转动状态下进出根管,以减少扭转分离的发生。镍钛器械在根管中应保持上下移动,避免器械在根管弯曲处出现应力集中,以减少疲劳分离的发生。

⑧ 控制器械工作时间:每支器械在每一根管内的工作时间不超过 5 秒钟,器械到达工作长度后立即退出,以降低器械疲劳分离的风险。

⑨ 根管冲洗和润滑:镍钛器械切割效率较高,操作时易产生大量的牙本质碎屑,造成根管的阻塞。临床上每换一支器械需冲洗疏通根管,并配合使用根管润滑剂,可降低器械分离的风险。

⑩ 随时检查器械:每次使用前后均应清洁和仔细检查器械,一旦发现变形即应丢弃。

⑪ 控制器械使用次数:通常建议镍钛机用器械预备 10~15 个根管后即丢弃,有的器械为单次使用。治疗根管重度弯曲的病例时,建议使用新器械且预备一次后即应丢弃。

⑫ 采用混合技术:目前许多学者倡导采用混合技术即采用两种或以上的预备技术或镍钛器械体系进行根管预备,如敞开根管入口可用 ProFile OS、ProTaper SX 或其他根管口成形器械,预备根尖区可选用 TF、K3、Mtwo 等器械。

第五节　根 管 消 毒

根管系统的复杂性决定根管消毒的必要性。对于感染根管,经过机械预备和化学药物冲洗后,其内的细菌、坏死牙髓组织和根管内壁的感染物仍难以彻底清理干净。根管消毒(intracanal antisepsis)可进一步控制微生物和毒素,预防根管再感染,降低根尖周组织炎症反应。

在根管预备过程中,超声和化学药物的应用本身就是根管消毒的手段。在根管预备后,根管消毒的方法还有激光、微波、超声和药物消毒等,其中药物消毒最为常用,即根管封药(intracanal medication)或诊间封药(interappointment dressing)。

一、药物消毒

1. **根管内消毒药物的性能要求**　性能要求:①具有较强的杀菌和中和毒素的作用;②渗透能力强;③持续消毒作用,一般要求药效维持在 24 小时以上;④对根尖周组织无刺激和损害;⑤不造成牙齿变色;⑥储存和使用方便。

2. **常用的根管消毒药物**　目前国内外广泛使用的根管消毒药物是氢氧化钙和氯己定。过去常用于临床的根管消毒药物是醛酚类制剂,如甲醛甲酚(formcresol,FC)、樟脑对氯酚(camphorated parachlorophenol, CMCP)和樟脑苯酚(camphorated phenol,CP)等,由于细胞毒性、作用时间等原因已不再用于根管消毒。

（1）氢氧化钙

1）作用及机制:氢氧化钙因在水中释放氢氧根离子、产生强碱性环境而具有很强的抗菌活性。通过对细菌的细胞膜损伤、蛋白质变性和DNA损伤等途径破坏细菌细胞,在感染根管内达到抑菌杀菌的目的。强碱性环境还能灭活残留于根管壁的细菌内毒素,并通过中和炎症过程产生的酸性物质,上调碱性磷酸酶活性、促进矿化组织的形成,从而有利于根尖周组织的修复。

2）剂型及临床应用:临床上氢氧化钙糊剂最为常用,使用前即时调拌,用螺旋输送器或小号手用锉将其送入并布满整个根管。成品的氢氧化钙糊剂多为可注射的单剂型,操作时直接将氢氧化钙糊剂注入根管内。

氢氧化钙封药时间至少1周,才能充分发挥其抗菌作用。糊剂的去除可采用根管冲洗的方式。若根管内氢氧化钙较致密或根管细小导致糊剂难以取出时,为避免残留糊剂对根管充填的影响,应采用超声或激光冲洗的方式将其去除。

（2）氯己定

1）作用及机制:氯己定为广谱抗菌剂,对 G^+ 菌有较强的抗菌作用,对部分 G^- 菌和真菌亦有效。它不仅在感染根管内能达到与氢氧化钙相似的抗菌能力,还对某些氢氧化钙不敏感的微生物如粪肠球菌产生抗菌效果。此外,氯己定可吸附于牙本质表面,持续发挥抗菌作用,阻止细菌在牙本质上的定植。

2）剂型及临床应用:氯己定用于根管内封药时常为凝胶剂型,主要有葡萄糖酸氯己定凝胶和醋酸氯己定凝胶两种,也有成品的氯己定药尖。临床上可将氯己定凝胶与氢氧化钙糊剂等比混合使用,达到联合用药的效果。其置入、取出的方式和封药时间同氢氧化钙制剂。

3. 窝洞暂封　将消毒药物置入根管后,需暂时封闭髓腔入口及窝洞,防止唾液、微生物和食物残渣进入髓腔,并充分发挥药物的消毒作用。暂封的质量关乎根管治疗的效果,它与诸多因素有关,如暂封材料的成分及性能、窝洞的类型、暂封时间的长短、医生的操作技术等。

常用的暂封材料主要为各种类型的粘固剂,如氧化锌丁香酚(zinc oxide-eugenol,ZOE)和玻璃离子,还有成品的暂封材料如 Cavit 和 Coltosol F 等。为防止冠方微渗漏,暂封材料的厚度应不小于3.5mm。暂封材料可用超声洁牙工作尖或车针去除。

二、激光消毒

据报道临床常用的根管冲洗液渗透深度均不超过 $160\mu m$,难以去除隐匿于根管内壁深层的感染细菌。研究显示 Nd:YAG 激光产生光热效应,细菌附着基质吸收激光产生热量,局部温度迅速升高,改变细菌微环境,可杀灭定居于牙本质深层超过 $1\,000\mu m$ 的细菌。临床上激光消毒操作方便,进行 Nd:YAG 激光根管消毒前,首先将光纤工作长度调整至较根管工作长度短 1~1.5mm,用无菌纸尖吸干根管内多余水分,将光纤深入根管内。在激光照射的同时将光纤以 2mm/s 的速度沿根管侧壁旋转画圈拉出,每个根管重复 3~4 次。

第六节　根管充填

根管系统经过预备和消毒后,仍可能残留少量的病原体。口腔中的细菌及其营养物质可通过开髓口进入根管,根尖周组织中的病原体和组织液也可经根尖孔及副孔进入根管,导致再感染。及时利用充填材料严密封闭根管系统,以隔绝根管和口腔及根尖周组织的交通,是防止根管再感染,促进根尖周病变愈合的有效手段,此即为根管充填。

一、根管充填基本原则

1. 根管充填的成功首先取决于根管预备的质量,预备后的根管应形成坚实的根充挡和合适的锥度。

2. 根管充填材料以牙胶尖作主体,并辅以封闭剂。

3. 牙胶尖或牙胶需要加压充填,以获取良好的三维充填效果。

二、根管充填材料

1. 根管充填材料的性能要求　理想的根管充填材料应包括:①持续抗菌作用;②与根管壁密合;③充填根管后不收缩;④促进根尖周病变的愈合;⑤易于消毒、使用和去除;⑥不造成牙变色;⑦X 线阻射;⑧对机体无害。

2. 根管充填材料的种类和特点　临床上常用的根管充填材料是牙胶尖和根管封闭剂。

(1) 牙胶尖(gutta-percha point):牙胶尖由 19%~22% 牙胶、59%~75% 氧化锌及少量蜡、颜料、抗氧化剂和重金属磷酸盐组成,是目前使用最为普遍的充填材料。用于根管充填的牙胶尖分为标准尖和非标准尖两类。标准牙胶尖与 ISO 根管锉的大小和锥度一致,从 ISO 15 号到 140 号,锥度为 2%,尖部圆钝;非标准牙胶尖的锥度较标准牙胶尖大,如 4%、6% 或呈变锥度设计以匹配相应的镍钛机动预备器械。

牙胶尖受热时软化,易溶于氯仿、乙醚和丙酮,微溶于桉油醇。对于根尖区形态特殊的根管,根管充填时可通过化学溶剂软化牙胶尖进行塑形以获取与根管的良好适应性。牙胶尖毒性小,少有致敏作用,超出根尖孔时有较好的组织耐受性。牙胶尖保存过久,会因氧化而变脆,容易折断,不利于临床操作。使用前可将牙胶尖置 2.5%~5% NaOCl 溶液中浸泡消毒 1 分钟。

(2) 根管封闭剂(sealer):使用根管封闭剂的目的:①充填牙胶尖之间、牙胶尖与根管壁之间的空隙;②充填侧副根管和不规则的根管区域;③垂直加压时,作为牙胶尖的润滑剂帮助牙胶尖就位;④增加充填材料与牙本质之间的黏附力。

理想的根管封闭剂应具备以下性质:①颗粒细,易于调和,具有黏性,密封性好;②抑菌性;③对根尖周组织无刺激性;④硬固缓慢,无收缩;⑤X 线阻射;⑥不造成牙齿染色,不溶于组织液;⑦不引起根尖周组织的免疫反应,无致癌性;⑧溶于有机溶剂,可自根管取出。

根据主要成分的不同,可将根管封闭剂分为六类:

1) 氧化锌丁香油类:氧化锌丁香油类根管封闭剂由粉剂和液剂组成。粉剂主要成分是氧化锌,液剂主要是丁香油。该类封闭剂的优点:①具有一定的稠度,能充填牙胶尖与根管壁之间的空隙;②较好的封闭性能,无明显收缩性;③材料硬固后对根尖周组织的刺激性较小;④具有抗菌性。缺点主要是有溶解性,与组织液接触后逐渐溶解,并释放丁香油和氧化锌,有一定的致炎性。

2) 树脂类:常见的树脂类封闭剂有 AH26 和 AH Plus,是以双酚环氧树脂为基质的封闭剂,与引发剂混合时缓慢固化。其特点是硬固后体积稳定,溶解性低,封闭性好,有抗菌性,与牙本质有粘接性且 X 线阻射性强。如进入组织,最初可引起严重的炎症反应,数周内逐渐消退,其后有较好的组织耐受性。AH26 的主要缺点是调制时释放甲醛并会使牙体染色。AH Plus 固化时不释放甲醛,降低了材料的细胞毒性,其溶解性也仅为 AH26 的一半。

3) 硅酮类:硅酮类也称硅树脂类,RoekoSeal 是该类封闭剂的代表,主要成分为硅氧烷聚合时有轻微的体积膨胀、不溶解、不吸收,因此具有较好的封闭性;与牙本质无化学粘接,易取出,便于再治疗。GuttaFlow 是一种常温可流动牙胶根管封闭剂,由硅树脂根管封闭剂(RoekoSeal)和直径约 $30\mu m$ 的牙胶粉末组成,使用时将二者(约各占 50%)混合,用充填枪注入根管后加入主牙胶尖即可。GuttaFlow 根管封闭剂的流动性好,对侧支根管、峡部等的充填效果较好,常温下即可进行,不需专用加热设备,且避免了牙周膜热损伤的风险。

4) 氢氧化钙类:氢氧化钙类根管封闭剂主要含氢氧化钙制剂,主要产品有 Vitapex、Sealapex 和 Apexit 等。该类封闭剂可在根管内缓慢释放,形成碱性环境,导致细菌细胞膜损伤、蛋白质变性和 DNA 损伤,同时还能中和残留于根管壁的细菌毒性产物。具有较好的抗菌效果,可诱导硬组织形成,促进根尖周组织愈合,但溶解性较大,主要用于根尖未发育完成的年轻恒牙的根尖诱导。

5) 玻璃离子类:玻璃离子水门汀(GIC)作为根管倒充填材料时渗透最小,根尖封闭性显著优于其他封闭剂,代表产品是 Ketac-Endo。其良好的封闭性主要基于以下三点:与牙本质壁产生化学结合;聚合后结构致密;体积变化小,溶解度低。但硬固后的玻璃离子根管封闭剂在根管再治疗时难以去除。

6) 生物陶瓷类:生物陶瓷材料是一种新型的根管封闭剂和根管修补材料,主要有 iRoot SP、iRoot BP Plus 和 ERRM 等。iRoot SP 由硅酸钙、氧化锆、氧化钽、一价磷酸钙和填料组成,主要用于根管封闭和侧穿修补。其性能与无机三氧化聚合体(MTA)相似,具有良好的 X 线阻射性、生物相容性、封闭能力和生物活性、抗菌性,但比 MTA 具有更好的操作性、更短的凝固时间。

三、根管充填质量评价

理想的根管充填应符合下列标准:①充填物与根管壁紧密贴合,严密封闭整个根管系统;②充填物内部致密,无空隙;③充填物末端达牙骨质-牙本质界;④最小限度地使用根管封闭剂;⑤X 线片表现为充填物到达牙骨质-牙本质界,无明显的超填和欠填。

X 线片显示充填物到达距根尖 0.5~2mm 为恰填,不足或充填物不致密为欠填(underfilling),超出者为超填(overfilling)。欠填和超填都是不合格的根管充填,削弱根管治疗的成功率,超填还可能引起术后不适和疼痛。根管充填不致密表现为 X 线片所见充填物稀疏、根充物内部或根充物与根管壁之间有空隙。

四、适应证

当患牙满足下列条件时可进行根管充填:

1. 已经过严格的根管预备和消毒:根管被制备成良好的形态且根管内的感染物质已被彻底清理是根管充填的基本条件。

2. 患牙无疼痛或其他不适。

3. 暂封材料完整　暂封材料的破损或移位常常意味着根管再次受到污染。

4. 根管无异味、无明显渗出物　干燥的根管有利于根管充填材料与根管壁的紧密粘接。

5. 严格隔湿术区　严格隔湿能减少口腔微生物进入根管,对于成功的根管治疗非常重要。

五、禁忌证

1. 患牙未经过严格的根管预备和消毒。

2. 患牙有明显叩痛或其他不适　叩痛及不适通常提示炎症或感染的存在。在炎症或感染未控制时进行充填,可导致术后症状加重,增加治疗失败的风险。

3. 根管异味、渗出明显　根管内存在渗出物,提示根尖周组织处于急性炎症期或有根尖囊肿。根管内异味或恶臭提示根管或根尖周处于较严重的感染状态。

4. 窦道的存在并非根管充填的绝对禁忌证。在初诊时通过根管预备和消毒处理,大多数窦道可愈合,此时可以完成根管充填。若窦道仍未完全愈合,但患牙符合适应证条件,仍可进行根管充填,充填后窦道通常会愈合。

六、操作前准备

1. 准备根管充填所需材料及器械。

2. 严格隔湿患牙,清洁、干燥根管。

七、操作步骤

常用的根管充填方法是侧方加压充填法和垂直加压充填法。

1. **侧方加压充填法**(lateral condensation technique)　是将与主尖锉大小一致的主牙胶尖放入根管内,用侧方加压器加压,然后插入副尖,如此反复直至根管严密充填的方法。侧方加压充填法是最基本的根管充填技术,适用于大多数根管的充填。具体步骤如下:

(1) 选择主牙胶尖:根据根管操作长度和主尖锉的大小选择合适的标准主牙胶尖。主牙胶尖应与主尖锉大小一致,在根管内能到达工作长度或稍短 0.5mm。在牙胶尖上根据根管工作长度进行标记,置于根管内试合。如果牙胶尖能到达工作长度或稍短 0.5mm,回拉时略有阻力,意味着主牙胶尖合适;X 线片检查可见主牙胶尖与根管壁在根尖 1/3 紧密贴合无弯曲、根管冠 2/3 有间隙存在。

如果超过标记长度,则表示所选主牙胶尖过小,可另行选用或将牙胶尖尖端剪去一段再试合。如果未达标记长度或 X 线片显示主牙胶尖过短,则可能与下列因素有关:①根管工作长度测量不准,需重新测定工作长度并按此长度重新预备根管;②选择的主牙胶尖太大,需另行选择;③根管未预备成连续锥形或根管内径过小,应重新预备根管;④根管根尖区形成台阶或被牙本质碎屑堵塞,应重新疏通并预备根管;⑤根管系统存在颊舌向的弯曲,应预弯牙胶尖后试尖,或再次进行根管修形使之成为连续锥形。如果主牙胶尖可到达工作长度,取出时也略有阻力,但 X 线片显示主牙胶尖在根尖 1/3 未与根管壁紧密贴合、而在根管冠 2/3 无间隙,表示牙胶尖不适合或根管在冠 2/3 未达到预备要求。

主牙胶尖选择和修整完成后,用 75% 酒精或 2.5%~5% NaCl 溶液消毒、干燥备用。

(2) 根管准备:纸尖干燥根管,或将 95% 酒精或 99% 异丙醇留置于根管内 2~3 分钟,然后用纸尖吸干。

(3) 选择侧方加压器:选择与主尖锉匹配的侧方加压器,要求所选侧方加压器应较宽松地到达距根管工作长度 1~2mm 内,并与根管壁留有一定空间,侧方加压器不应超出根尖狭窄部。如遇弯曲根管,可预弯不锈钢侧方加压器或选用镍钛合金侧方加压器。

(4) 放置根管封闭剂:可用扩孔钻、螺旋充填器、主牙胶尖或超声器械将根管封闭剂送入根管内。涂布糊剂时一次不宜带入过多,以免在根管内形成气泡,同时过多的糊剂也不利于根管的致密充填。

(5) 放置主牙胶尖:将已选好的主牙胶尖蘸少许根管封闭剂插入根管。插入主牙胶尖时动作需缓慢,便于根管内封闭剂均匀分布、减少被主牙胶尖带入根管的气泡和将根管封闭剂推出根尖孔。

(6) 加压主牙胶尖:主牙胶尖就位后,将选好的侧方加压器沿主牙胶尖与根管壁间的空隙缓缓插入根管内直至距工作长度 2mm 内。侧方加压器插至预定深度后旋转 180°,对主牙胶尖进行侧向和垂直向加压,在主牙胶尖侧方留出空间。弯曲根管内的旋转角度可适当减小。如果侧方加压器能插入至工作长度全长,则要注意主牙胶尖的根尖段是否不合适。

(7) 放置副尖:副尖的大小应与侧方加压器大小一致或小一号。先在副尖的尖端涂布少量根管封闭剂,再插入根管至侧方加压器的深度。再次用侧方加压器压紧并补充副尖,如此反复操作直至根管紧密填塞。如副尖不能到达先前侧方加压器的深度应考虑以下情况:①根管预备不足导致锥度太小,或副尖的直径太大;②侧方加压器太小,对主尖加压不够,没有为副尖创造足够的空间;③侧方加压时主尖位置被移动;④副尖的尖端弯曲打卷;⑤封闭剂硬固,阻止副尖就位。副尖不能到达先前侧方加压器的深度会在根管内产生空隙,使充填质量下降,应仔细检查上述可能原因并排除。

(8) 完成根管充填:当侧方加压器只能插入根管口下 2~3mm 时,用烧热的挖匙或其他携热器械从根管口处切断牙胶尖同时软化冠部的牙胶,垂直加压器加压冠方牙胶,至此根管充填完毕。用酒精棉球将残留于髓室内的封闭剂和牙胶清除,暂封拍术后 X 线片。

侧方加压充填法的优点是容易掌握,操作简单。缺点是:牙胶尖之间糊剂量较多并可能有空隙;对不规则的根管形态、内吸收和重度弯曲的根管充填不充分;侧方加压用力过大可能导致根折。

2. 垂直加压充填法(vertical condensation technique) 垂直加压充填法是 Schilder 首先提出的一种充填方法,其特点是加热根管中的根充材料使其软化,进而通过向根尖方向垂直加压,促使充填材料更为致密地充填根管各解剖区域,达到严密封闭根管的效果。具体步骤如下:

(1) 选择主牙胶尖:根据根管的形态和长度选择大锥度的非标准牙胶尖为主牙胶尖,做好长度标记后插入根管拍 X 线片检查。如果主牙胶尖距操作长度 0.5mm,回拉有阻力,主牙胶尖锥度与根管基本一致,主牙胶尖在根尖区与根管壁紧密接触,可进行下一步骤操作。如主牙胶尖短于或超过工作长度,则应仔细辨别原因并加以修正。

(2) 根管准备:在根管充填前需对根管进行消毒干燥,常用消毒剂为 2.5%~5% NaCl 溶液,常用纸尖干燥根管。

(3) 选择加压器:一个特定根管的根充至少需要 3 种直径的垂直加压器,即小号、中号及大号垂直加压器。要求垂直加压器既能在根管内无妨碍地自由上、下运动,又不会接触根管壁。在选择垂直加压器的同时也选好 Touch'n Heat 携热器号码。

（4）涂布根管封闭剂：可用扩孔钻、螺旋充填器、主牙胶尖将适量根管封闭剂送入根管内，薄层涂布于根管壁。

（5）放置主牙胶尖：将消毒后的主牙胶尖蘸一薄层封闭剂，缓慢插入根管内至工作长度，以防止根尖区堆积过多封闭剂。

（6）垂直加压充填：该步骤包括两个阶段，首先充填主根管的尖 1/3 和侧支根管（downpack），然后充填主根管的冠 2/3（backfill）。

用携热器去除根管口外的多余牙胶，断面下方 3~5mm 的牙胶受热软化，用大号的垂直加压器向根尖方向均匀加压。随后，将携热器插入根管再移去约 3mm 的牙胶，用中号和小号垂直加压器按前述方法加压，反复操作直至根管尖部 3~4mm 区域被牙胶充分、致密地充填。加压时要求动作缓慢，使牙胶贴合根管壁和根管不规则部分。当根尖部分充填结束后，主根管内应仅有根尖部分存在致密的充填材料。

充填根管中、上段时，临床上多使用热塑牙胶注射充填法，即采用热牙胶注射仪如 Obtura Ⅱ 或 Ultrafil 进行牙胶分段充填。每次注射的牙胶长度为 3~5mm，用合适的垂直加压器加压，重复该步骤直至整个根管被完全充填。

（7）完成根管充填：用酒精棉球将残留在髓室内的封闭剂和牙胶清除，暂封拍术后 X 线片。

和侧方加压技术相比，垂直加压充填法能更有效地充填形态不规则的根管和侧支根管，根管内封闭剂的量相对更少，但该法不适于细小狭长根管的充填，术者也需要较长时间的训练才能掌握，若使用不当可能导致超填、根折和携热器械损坏。

连续波充填技术（continuous wave condensation technique）是垂直加压充填技术的一种改良，通过使用特殊设计的携热设备可以一步完成侧枝根管和主根管尖 1/3 的充填。使用时将携热头直接插入牙胶直到距根尖 5mm，并向根尖方向加压，退出时取出根管中上段牙胶，垂直加压。根管中上段的充填可以通过热塑牙胶注射充填法完成。

3. 热塑牙胶注射充填法　1977 年 Yee 提出注射式热塑牙胶根管充填技术。该技术将加热至流体状态的牙胶注射入根管而实现对根管的充填。根据加热牙胶温度的不同可分为高温热塑牙胶注射法（high temperature thermaplasticized injectable technique）和低温热塑牙胶注射法（low temperature thermaplasticized injectable technique）。

（1）高温热塑牙胶注射法：高温热塑牙胶注射法的代表是 Obtura 技术。操作前，先根据患牙的根管长度和粗细选择合适的注射针头，以插入根管中下 1/3 为宜，再将手持机头内装入牙胶块，调节温度将牙胶加热至 140~160℃使其软化，再用注射器将其注入根管系统。该法特别适合于垂直加压充填技术中的中上段根管、不规则根管（如内吸收、C 形根管）、根管内交通支、侧副根管和分叉根尖孔等的充填。软化的牙胶和封闭剂可进入牙本质小管，其充填效果优于侧方加压充填法。

（2）低温热塑牙胶注射法：低温热塑牙胶注射法的代表是 Ultralfil 技术。温度一般在 70℃，配有专门低熔点牙胶 ultrafil；操作时将套管针预热后插入注射器置入根管内预定深度，将牙胶注入根管直至根管口。该类技术的主要缺点是难以控制牙胶的流动，充填根尖 1/3 时易于出现超填或欠填。

目前，热塑牙胶注射充填法通常与其他根充技术联合使用，在垂直加压技术或其他根充技术完成根尖 1/3 充填后，使用热塑牙胶注射方式充填根管中上段。

4. 固核载体插入技术具有以下特点　①根管充填材料在冷却过程中的体积收缩得到控制；②α 相牙胶和根管壁之间有较强的黏性；③操作简单。其代表是 ThermaFil 技术，其充填方法是将带有硬塑核的牙胶置于加热炉中加热后直接放入根管中。但操作中易超填，有时牙胶会从载体上剥脱，影响根充效果。

5. 单尖充填技术　近年来，随着与镍钛预备器械直径及锥度相匹配的牙胶尖相继问世，根管封闭剂性能也不断提高，单尖充填技术逐渐应用于临床。单尖法充填具有简便、省时，效率高的特点：在镍钛器械完成根管预备后，选择与预备所使用的最后一支镍钛器械的锥度和尖端直径相匹配的牙胶尖，确保牙胶尖到达工作长度，并且在根尖区与根管壁接触且有阻力，然后将根管封闭剂注入根管，单牙胶尖配合封闭剂放入根管内即可完成充填。研究证明，单尖充填技术能有效降低根折的发生率，具有良好的应用前景。

根尖封闭性是决定根管充填质量的重要因素,与根管封闭剂的使用密切相关。与其他充填方法相比,单尖法充填的根管中封闭剂所占的比例明显增高,尤其是形态不规则的根管,更需大量封闭剂以填补牙胶尖与根管壁之间的空隙。然而,大体积的根管封闭剂容易出现空腔,且一旦封闭剂聚合收缩,或发生溶解,易形成空隙,引起微渗漏,从而降低根管封闭性。Iglecias 等使用树脂类封闭剂 AH Plus 进行根管充填,发现在冠方 1/3 处,单尖法形成的空隙率显著高于热牙胶连续波充填法。Celikten 等则发现,使用生物陶瓷类封闭剂 EndoSequence BC 分别行单尖法、侧压法和 Thermafil 充填,材料和空隙百分率均无统计学差异,提示生物陶瓷类根管封闭剂能有效充填根管,故使用不同充填方法都能取得相似效果。DeLong 等研究发现,在单尖充填中,以 iRoot SP 为封闭剂的推出强度显著大于以 MTA Plus 为封闭剂的推出强度,提示不同生物陶瓷类材料的封闭性能亦存在差异。以上研究均证实根管封闭剂影响单尖法的封闭性,可为临床上单尖法充填选择封闭剂提供一定的参考。

目前,常用于单尖法根管充填的封闭剂有生物陶瓷类材料 EndoSequence BC、iRoot SP 以及环氧胺类 Topsealer 等。生物陶瓷类封闭剂具有亲水性及流动性,可扩散至牙本质小管及侧副根管内,通过微机械固位,形成良好的根管适应性和密封性;同时,牙本质小管内的水分可促使封闭剂凝固,该过程产生羟基磷灰石,与根管壁形成化学粘接,提高了根充材料的粘接性能;此外,生物陶瓷类封闭剂硬固后体积不收缩、不溶解,可有效防止由于体积收缩形成的充填空隙,且不溶于根尖周组织液,因此具有良好的根尖封闭性,但关于使用生物陶瓷材料进行单尖法根管充填对患牙远期预后的影响,尚需进一步的研究。Topsealer 亦具有良好的流动性,且硬固后是一种化学惰性材料,其缺陷是凝固过程中存在少量收缩和溶解。因此,临床上进行单尖法根管充填时,应根据实际情况慎重选择封闭剂。

八、注意事项

1. 根管充填完成后,需及时拍摄术后 X 线片,对根管充填的质量进行评价。若根管内充填物恰好严密填满根尖狭窄部以上的空间,充填物距根尖 0.5~2mm,且根尖部无 X 线透射的根管影像,可认为根管恰填;若根管内充填物距根尖 2mm 以上,或在充填物的根尖部仍可见 X 线透射的根管影像,则为欠填;若根管内充填物不仅填满根管,而且超出了根尖孔,进入了根尖周组织和/或根尖周病损区,则为超填。

2. 根管治疗后,要立即进行冠部封闭。短期(1 周左右)可用氧化锌类暂封材料进行暂时修复(temporary restoration,provisional restoration)。中长期(2 周以上)的观察必须使用可靠性更好的玻璃离子类材料或复合树脂进行过渡性修复(transitional restoration)。无论何种修复,都应具备基本的外形和咬合面高度,恢复咬合,不形成对牙周组织的激惹。

（韦　曦）

参 考 文 献

[1] 周学东. 牙体牙髓病学 [M]. 5 版. 北京:人民卫生出版社,2020.

[2] 凌均棨. 显微牙髓治疗学 [M]. 北京:人民卫生出版社,2014.

[3] 中华口腔医学会牙体牙髓病学专业委员会. 根管治疗技术指南 [J]. 中华口腔医学杂志,2014,4(5):272-274.

[4] 医生资格考试指导用书专家编写组. 2018 口腔职业医师资格考试医学综合指导用书 [M]. 北京:人民卫生出版社,2018.

[5] 韦曦,刘红艳,韩雨晴. Nd:YAG 激光和 Er:YAG 激光在牙体牙髓病治疗中的应用 [J]. 口腔疾病防治,2019,27(4):212-218.

[6] 陈柳池,黎晶,曾椿媚,刘奕雯,蒋宏伟. iRoot SP 单尖法充填技术对根管治疗临床效果影响的回顾性研究 [J]. 中华口腔医学研究杂志(电子版),2020,14(06):353-360.

[7] 杨小倩,杨蕊琦,田俊,韦曦. 以生物陶瓷材料为封闭剂的单尖充填法应用现状与展望 [J]. 中华口腔医学杂志,2022,57(04):424-429.

[8] Hargreaves KM,Berman LH. Cohen's pathways of the pulp [M]. 11th ed. St Louis:Mosby,2016.

[9] Boutsioukis C,Arias-Moliz MT. Present status and future directions - irrigants and irrigation methods [J]. Int Endod J,2022,55(3):588-612.

［10］ Torabinejad M，Parirokh M，Dummer PMH. Mineral trioxide aggregate and other bioactive endodontic cements：an updated overview-part Ⅱ：other clinical applications and complications［J］. Int Endod J，2018，51(3)：284-317.

［11］ Chen I，Karabucak B，Wang C，et al. Healing after root-end microsurgery by using mineral trioxide aggregate and a new calcium silicate-based bioceramic material as root-end filling materials in dogs［J］. J Endod，2015，41(3)：389-399.

［12］ Chybowski EA，Glickman GN，Patel Y，et al. Clinical Outcome of Non-Surgical Root Canal Treatment Using a Single-cone Technique with Endosequence Bioceramic Sealer：A Retrospective Analysis［J］. J Endod，2018，44(6)：941-945．

［13］ Yilmaz K，Tufenkci P，Adiguzel M. The effects of QMix and EndoActivator on postoperative pain in mandibular molars with nonvital pulps：a randomized clinical trial［J］. Clin Oral Investig，2019，23(11)：4173-4180.

［14］ Sigurdsson A，Garland RW，Le KT，et al. Healing of Periapical Lesions after Endodontic Treatment with the GentleWave Procedure：A Prospective Multicenter Clinical Study［J］. J Endod，2018，44(3)：510-517.

［15］ Ozyurek T，Yilmaz K，Uslu G. Shaping Ability of Reciproc，WaveOne GOLD，and HyFlex EDM Single-file Systems in Simulated S-shaped Canals［J］. J Endod，2017，43(5)：805-809.

［16］ Neuhaus KW，Schick A，Lussi A. Apical filling characteristics of carrier-based techniques vs. single cone technique in curved root canals［J］. Clin Oral Investing，2016，20(7)：1631-1637.

［17］ DeLong C，He J，Woodmansey KF. The effect of obturation technique on the push-out bond strength of calcium silicate sealers［J］. J Endod，2015，41(3)：385-388.

［18］ Liu H，Lai WWM，Hieawy A，et al. Micro-computed tomographic evaluation of the quality of root canal fillings in mandibular molars after obturation for 54 months［J］. J Endod，2021，47(11)：1783-1789.

［19］ De-Deus G，Santos GO，Monteiro IZ，et al. Micro-CT assessment of gap-containing areas along the gutta-percha-sealer interface in oval-shaped canals［J］. Int Endod J，2022，55(7)：795-807.

［20］ Kim JH，Cho SY，Choi Y，et al. Clinical efficacy of sealer-based obturation using calcium silicate sealers：a randomized clinical trial［J］. J Endod，2022，48(2)：144-151.

第十三章 显微根管治疗与根尖外科

口腔手术显微镜又称牙科显微镜(dental operating microscope,DOM),是一种为口腔临床治疗设计的特殊手术显微镜。它可为操作区域提供光源,利用放大和照明的特性为临床医生呈现清晰的视野,使手术操作更加精细和完善,减少根管治疗及牙髓外科操作的不确定性,提高牙髓根尖周病治疗的成功率。

第一节 显微根管治疗

一、原理

显微根管治疗是借助口腔手术显微镜和显微器械进行根管治疗的方法。

显微根管治疗的优点是:①提供充足的光源进入根管,并将根管系统放大,使术野清晰;②术者能看清根管内部结构,确认治疗细节,增加操作的精准性;③术中可实时检查治疗质量,减少不确定性,提高疗效的可预见性。

显微根管治疗的不足在于:①根管狭窄时,进入根管下部的光线不足,不易看清根尖部分的细节;②存在光线不可及的部位如根管弯曲下段;③显微镜下,对操作术区深度、距离的判断必须经过一段时间的练习才能适应;④操作时间过长、放大倍率较高、光线太强时,术者眼睛容易疲劳,甚至可出现眩晕、恶心症状,高频率使用显微镜后可能会出现眼睛酸涩,故术者应注意眼睛的保健,防止眼病的发生。

二、口腔手术显微镜和治疗器械

1. 口腔手术显微镜 口腔手术显微镜的结构及工作原理:显微镜一般由支架系统、光学放大系统、照明系统和附件四部分组成。

(1) 支架系统:用于支撑和稳定显微镜,通常由底座、连接臂和关节锁等组成,可分为吸顶式、壁挂式、地面固定式和落地移动式等类型。前三种可以节省空间,而落地移动式便于自由移动。

(2) 光学放大系统

1) 物镜:物镜的焦距通常为 200mm 或 250mm,通过电动或手动方式调节物镜至术区的距离可以使视野清晰。

2) 放大转换器:放大转换器可以进行 3~6 倍的手动变倍或电动连续变倍。

3) 双筒目镜:使用双筒目镜能看到立体视野。

口腔手术显微镜的放大倍率为 2~30 倍。当放大倍率为 2~4 倍时,所见视野较广,通常用于术区定位;6~16 倍适宜根管治疗操作;大于 20 倍以上的高倍放大倍率,则适用于观察牙及根管内较细微的结构。

(3) 照明系统:手术显微镜的光源为卤素灯、氙灯或 LED,光线经一组镜片反射后通过物镜进入术区,术区的光线经物镜和中间的一组透镜放大后进入目镜。手术显微镜上配有调节光度的旋钮,当放大倍数增加时,进入目镜的光线会减少,应适当增加光照度。进行显微根管治疗时,所有的牙位均需要采用反射口镜,间接观察髓腔根管系统。

(4) 附件:主要包括图像采集系统和助手镜。图像采集系统可将镜下视野显示于监视器,并储存视频信号。助手镜即观察目镜,可使助手与术者看到同样清晰的术野。此外,也可通过显微镜上连接的图像采集系统,让助手在监视器上观察手术进程。

2. **显微根管治疗器械**

(1) 微型手机及车针:微型手机工作头较普通手机小,操作时不会阻挡视线。显微车针为长颈车针且工作头直径细小,便于深入根管内操作。

(2) 面反射口镜(front surface mirror):与普通口镜相比减少了折射,其反射成像准确清晰。

(3) 显微口镜(micro mirror):为面反射口镜的一种。显微口镜的镜面有大小不同的直径,便于深入根管中反射根中及根尖的情况。

(4) 根管探针(DG16):用于探寻细小或钙化的根管口,还可以用来辨别牙本质的硬度。

(5) 显微根管锉(micro opener):常用型号为 10 号和 15 号,用于在显微镜下寻找根管口及探查根管方向。带有手柄,操作时不会阻挡视线。

(6) 显微吸引器:口径 0.5~2mm 不等,能达根管中部进行有效吸引,改善局部视野的清晰度。

(7) 显微冲洗器(stropko):可深入根管中部和尖部,进行有效的冲洗。

(8) MTA 输送器(MTA gun):用于采用 MTA 进行根管侧穿修补或根尖封闭时,其工作头细小,便于将 MTA 准确放置于穿孔处或根尖处。

(9) 显微充填器(microplugger):工作端细小,用于根尖切除后的根尖倒充填。

(10) 超声倒预备工作尖(ultrasonic retrotip):能沿根管走向倒预备根尖 3mm 甚至更深的根管。

三、适应证

显微根管治疗术可应用于常规根管治疗、复杂根管系统的治疗、根管治疗并发症的处理及根管再治疗等。

1. **常规根管治疗**　利用口腔手术显微镜,能清晰观察到根管细微结构,直观准确地监控整个治疗过程,从而提高根管治疗成功率。

2. **复杂根管系统的治疗**

(1) 遗漏、钙化根管的定位和疏通:上颌磨牙近中第二颊根管(MB2)及近中第三颊根管(MB3)、上颌前磨牙的第二颊根管、下颌切牙的第二根管、下颌磨牙的第四或第五根管等多细小而隐蔽,或根管口钙化或位置深在,临床上易发生遗漏。口腔手术显微镜的局部放大和照明作用,对钙化根管的定位及疏通具有积极作用。

(2) 变异根管,如 C 形根管、不规则根管的预备和充填。

(3) 根尖未发育完成牙的牙髓治疗:发生牙髓病或根尖周病的年轻恒牙,需要行根尖诱导成形术或牙髓血运重建术,以促进根尖发育完成或使根尖形成钙化桥,封闭根尖孔。选择在显微镜下进行治疗可取得良好的效果。

3. **根管治疗并发症的处理**,如根管内分离器械和根管桩的取出、根管壁或髓室底穿孔的治疗、根管内台阶以及根尖偏移的处理等。

4. **根管再治疗**。

四、相对禁忌证

显微根管治疗是一项复杂而精细的牙髓根尖周病治疗方法,治疗所需时间较长,需要患者的高度配合。以下情况不适合进行显微根管治疗:

1. 牙周条件差而不能用于修复的患牙。

2. 咬合关系不良、无保留价值的患牙。

3. 因颞下颌关节疾病或其他系统疾病,不能耐受长时间开口的患者。

4. 因精神疾患等不能合作的患者。

五、操作前准备

1. **术前评估**　患牙状况和治疗史、全身病史及家族史、药物史、药物不良反应及过敏史、职业和生活及咀嚼习惯等社会学资料。

2. **术前检查**　拍摄患牙 X 线片、CBCT,测量患者血压、心率等。

3. **术前谈话**　术前向患者阐明显微根管治疗技术的过程、费用及可能出现的并发症等,尤其要向患者讲明手术的局限性及术中术后可能出现的并发症,如麻醉并发症、急性炎症反应、器械分离、髓腔穿孔、器械误吸误咽、皮下气肿、牙齿折裂等。经沟通,确认患者有通过显微根管治疗保存患牙的主观愿望、心理,对手术疗效有合理预期,并且签署知情同意书。

六、操作步骤

1. **遗漏根管的定位**　根管口的分布有以下规律:①髓底可见连接所有根管口的窄沟,又称为"髓底图",根管口位于窄沟的尽头;②根管口一般位于髓室底和髓室壁的交界处;③除了上颌磨牙之外的多根牙,在髓室底假想一条近远中方向的线,根管口对称分布在这条线的颊舌方向,若只有一个根管口,则一般位于这条线上,根据此规律可以判断上颌前磨牙是否存在第二颊根管,以及用于判断下颌磨牙远中根管的数目;④显微镜下,髓底牙本质呈不透明黄色,根管口周牙本质呈半透明黄色或略透明粉红色,可据此判断是否有额外根管存在。

判断遗漏根管的大致方位后,在髓腔入口处作相应的扩展,建立直线通道,充分暴露所有根管口,在手术显微镜下用超声器械去除钙化,并辅助使用 DG16 探针探测根管口,配合使用根尖定位仪来确认根管。

2. **钙化根管的疏通**　根管钙化在临床上较常见,主要表现为 X 线片上根管影像不清或根管细小,开髓后无法探及根管口或根管不通。手术显微镜下,钙化根管内的修复性和继发性牙本质色泽较暗,呈黑色或褐色;高倍放大时通常可见细小的根管。使用 8 号或 10 号 K 锉、C+锉或 C 先锋锉逐步疏通根管。若根管钙化严重,可在显微镜下用小号球钻或超声工作尖,沿根管方向逐步去除钙化组织,结合小号手用锉探查,直至定位根管并疏通。显微镜下引导机用器械切削修复性或继发性牙本质,可使治疗过程更精确,有效降低根管偏移和根管壁穿孔的发生率。

3. **变异根管的治疗**　根管形态变异较大,在横截面上呈扁形、椭圆形或 C 形时,使用常规根管预备技术可能导致部分根管壁过度预备,而其他根管壁未能有效清理的现象。手术显微镜下容易发现残留的坏死组织及牙本质碎屑,便于确定根管清理的部位;能够检查和控制根管冠部预备的形状,使根管被预备形成连续的锥度。当根管预备完成后,可用纸尖吸干根管,再于显微镜下检查根管清理和成形的情况,进一步确认根管预备情况。

C 形根管系统最主要的解剖学特征是存在一个连接近远中根管的峡区。该峡区很不规则,可连续或断开,其存在使整个根管口的形态呈现 180° 弧形带状外观。在手术显微镜下,增强的光源和放大的视野使 C 形根管口的形态更清晰,诊断更容易。C 形根管系统的近舌及远中根管通常需进行常规根管预备,峡区则可通过使用小号锉及大量 5.25% 次氯酸钠溶液结合超声冲洗进行清理。充填时推荐垂直加压充填技术。

4. **根尖未发育完全患牙的治疗**　氢氧化钙制剂是最常使用的根尖诱导剂。对患牙进行完善的根管消毒预备后,按工作长度,将氢氧化钙糊剂严密充入根管,定期观察,更换根管内封药,直至根尖发育完成或根尖钙化桥形成。这类病例,由于根尖开放,常难以获得准确的工作长度,不易将氢氧化钙准确放入根尖区。在手术显微镜下操作,可直接观察到根尖部,便于将氢氧化钙准确放置于根尖区。

治疗根尖未发育完成的牙齿,还可以使用 MTA、iRoot BP Plus 类材料形成根尖屏障,封闭根尖孔。根管预备消毒完成后,在手术显微镜下,用 MTA 输送器将 MTA 送入距根尖 3~4mm 处,垂直加压严密充填,拍摄 X 线片,确定形成严密的根尖屏障后,在根管内放置微湿棉球暂封,待材料硬固后,完成剩余根管的充填并修复患牙。

5. 根管治疗并发症的处理

（1）根管内分离器械和根管桩的取出：根管预备时器械分离可发生于根管的任何部位,治疗前需根据病史和X线片了解折断器械的种类、长度及其粗细、在根管内的部位、根管壁的厚度及有无弯曲等,预测取出分离器械的难易程度。当器械分离于根尖时,手术显微镜的光线很难进入,取出难度较大;当器械分离于根管中上段时,在显微镜下定位器械断端,然后根据分离器械在根管中的确切位置及其在根管中的松紧程度,选择不同的处理方式。如分离器械位于根管上部,而且与根管壁间存在空隙,可用K型根管锉或H型根管锉制备旁路,再用超声锉或显微镊等器械取出;若分离器械与根管壁嵌合紧密,则需用机械性的方法,如超声技术、套管技术等,并在显微镜下谨慎操作,避免切削过多的牙体组织,防止牙体强度的降低和根管壁穿孔。

根管桩的折断在临床上较为常见。当桩折断于根管口外或位于距根管口较近的根管内时,可使用取桩仪或者套管将断桩取出;如不能直接取出或桩折断部位较深时,可在显微镜下用小号超声器械去除桩与根管壁间的粘接材料,松动根管桩直至取出;或者使用小号长柄球钻磨除桩体。使用显微超声技术取桩可最大限度地保存牙体结构,避免过多去除牙本质导致的根折风险。

（2）根管壁或髓室底穿孔的显微治疗通常会有以下表现:①当用小号锉探测根管时,局部根管壁较软,如同插入海绵内,提示与牙周组织有通连;②根管中不明原因出血;③X线片上根管内的器械在根尖孔以外的部位进入牙周组织;④根管内器械未达根尖,而根尖定位仪提示器械位于根尖孔外。在手术显微镜下可进一步明确穿孔的部位(颊侧或舌侧,近中或远中)和大小以评估非手术修复的可能性。

穿孔修复方法可分为非手术性及手术性修复两种。

1）非手术性修复:适用于髓室底部的穿孔,或是根管颈1/3及中1/3处的穿孔。使用手术显微镜定位穿孔及其周围组织,并将充填材料置入穿孔处,可以有效阻隔根管与牙周组织的通连,防止对牙周组织的刺激。临床上可利用两种不同特性的屏障技术进行穿孔的治疗。一种是可吸收屏障技术,将具有良好生物相容性、可吸收的充填材料如可吸收胶原等,放入穿孔周围的组织中,下端与牙周组织直接接触,上端与穿孔的外表面形状一致,达到止血效果并防止对牙周组织造成进一步损伤;然后使用玻璃离子粘固剂、复合树脂等材料修补穿孔。另一种为不可吸收屏障技术,直接使用具有生物相容性的不可吸收性材料如MTA、iRoot BP Plus等修复穿孔。

2）手术性修复:此法通常适用于非手术修复预后不佳者,如穿孔的范围很大、或因外吸收造成的不规则穿孔,或无法使用非手术方法进行修复的病例。此时需借助手术显微镜,翻瓣去骨后,定位穿孔或吸收的范围,清理局部炎症肉芽组织,控制出血后用充填材料填补穿孔,必要时结合牙周引导再生术。

（3）根管内台阶以及根尖偏移的处理:根管弯曲是导致预备中出现台阶和根尖偏移的重要因素。当根管弯曲度大于20°时,台阶和偏移的发生率明显升高。根管预备时未能形成冠方直线通路、误判根管的弯曲走向、工作长度的测量不准、使用大号未预弯的不锈钢器械进入弯曲根管、未按照顺序使用器械等均可导致根管内台阶和偏移。

处理根管内台阶和偏移时,首先应仔细阅读X线片,了解根管形态及走向、台阶和偏移发生的部位、根尖周病变的情况。处理根管台阶时,首先在手术显微镜下用改良G钻或超声器械敞开根管中上段并冲洗根管,然后使用预弯的8号或10号根管锉,探寻原根管的走向。进入原根管后,小幅度提拉或旋转并逐渐加大幅度,直至台阶消除或者被越过。根管通畅后,依次使用大号器械预备根管。处理轻度的根尖偏移,可在偏移的根尖孔上预备一个根充档,但需去除部分牙本质。对于中度的根尖偏移,应在根管尖部采用屏障材料形成充填屏障和控制出血,手术显微镜下利用显微器械或MTA输送器将MTA、iRoot BP Plus类材料送至根尖偏移处,待材料硬固后,完成根管充填。重度的根尖偏移,部分病例仍可在手术显微镜下采用根尖屏障技术进行治疗;部分病例由于根尖部分破坏过大,可考虑手术治疗或拔除。

6. 根管再治疗　对于根管治疗后疾病的患牙,需进行完善的根管再治疗以保存患牙。根管再治疗的首要步骤是根管内充填物的去除,根管内的充填物主要包括牙胶、根管封闭剂和粘桩材料。

根管内牙胶的去除技术包括溶剂溶解、加热软化、手用或机用器械去除等。牙胶能否被清除干净主要与牙胶充填的致密度和长度、根管充填材料的种类、根管形态以及去除技术等因素有关。充填越致密,去除难度越大;欠填的牙胶较容易去除,而超出根尖孔的牙胶在操作中常常与根管内牙胶分离,留在根尖周组织中。使用手术显微镜可以观察牙胶的去除过程并检查清除效果,根管内封闭剂通常随着牙胶一同被去除。

粘桩材料多为磷酸锌水门汀、复合树脂或玻璃离子。在显微镜下,可以通过颜色差异区分粘桩材料与根管壁,并辨别粘桩材料的类型。利用超声器械切削粘桩材料,冲洗后检查材料是否被去除干净。

七、注意事项

医生在进行显微根管治疗前,必须经过一定的专门训练,掌握扎实的理论基础和熟练的临床操作技能,做到眼手合一。当操作时间长、放大倍数较高以及光线太强时,医生眼睛容易疲劳,有时还会出现眩晕、恶心,此时应暂停治疗,并调整光照度。高频率使用显微镜后可能出现眼睛酸涩,医生应注意眼保健,防止眼病发生。同时,由于操作过程所需时间长,医生应该在口腔手术显微镜临床诊疗中形成符合人体工程学的工作体位,从而提高工作效率,减少职业病的发生。

第二节　显微根尖外科

随着技术与材料的发展,根管治疗和再治疗的成功率有了很大的提高,但仍有部分患牙的根尖周病变无法治愈,此时需要辅以外科手术治疗。与传统根尖外科手术相比,显微根尖外科可以去除更少的牙槽骨,在清晰展示牙根表面结构、裂纹、峡区、多根尖孔、C形根管等复杂解剖区域的基础上,精确地进行根尖切除、倒预备和倒充填等手术操作。

一、设备和器械

1. **口腔手术显微镜**　口腔手术显微镜应用于根尖手术的优点在于:自带的光源为手术提供了更清晰的视野;镜下可以更清楚地区分骨和根尖,去骨范围减小且精确,减少创伤;高放大倍率有利于辨认术区的细微病变或解剖结构,如根裂或根管峡区等;有利于精确完整地去除病变组织;方便翔实地保存病例资料等。

2. **超声器械和倒预备工作尖**　以超声工作尖替代传统的涡轮钻进行根尖倒预备可安全、精准地预备与根管长轴一致的倒充填窝洞,而且窝洞的深度适宜,降低根管侧穿的风险。

3. **超声骨刀与激光**　超声骨刀的主要优点包括:骨创伤小,有利于术后创口的愈合;术中对软组织的保护好;出血少,术区视野好;震动和噪声小,增加了患者的舒适度;有利于保护患牙的邻近结构等。激光近年来也被部分学者用于根尖手术的去骨、去除根尖周病变软组织以及根尖切除等。

二、手术原则

1. 利用手术显微镜及显微器械,去骨范围大约 4mm×4mm,即可获得清晰的视野和足够的操作空间,从而减少骨组织的损伤,缩短创口愈合的时间。当显微镜放大倍率在 10~16 倍以上时,容易区分骨组织与牙根。

2. 根尖切除 3mm 能去除 93% 以上的交通支、侧副根管等,是较为合适的根尖切除长度。在手术显微镜下,利用超声技术,可将根尖断面斜度控制在 10° 以下,减少微渗漏。

3. 根尖倒预备应使用超声工作尖,沿根管长轴方向、预备深度 3mm,形成良好的根尖封闭。

4. 后牙根尖部多存在连接颊舌根管的狭窄通道,称为根尖峡区。运用显微外科技术,可清楚观察根尖峡区,彻底清除其内的感染组织,并进行充分的倒预备,形成良好窝洞状态。

三、技术要点

1. **手术切口**　显微根尖手术除尽可能提高成功率之外,软组织的美学处理也日益受到重视。软组织的管理主要在于切口与瓣的设计。瓣的设计必须考虑各种解剖特征,如肌肉和系带附着、附着龈的宽度、龈乳头的高度和宽度、骨隆起和冠边缘等,结合临床的实际情况和需要设计瓣和切口。

(1) 龈沟内全厚瓣:龈沟内全厚瓣的设计包括水平切口和垂直切口。水平切口始于龈沟底,穿过牙周韧带到牙槽嵴顶,并通过颊舌侧龈乳头的中间区域。从龈沟将牙龈组织连同龈乳头切开,从牙槽骨上分离。选择龈沟内切口时,牙龈的血液供应不会受到影响,但患牙须无牙周袋,牙龈无明显炎症。手术时,应尽量保护附着上皮和边缘牙龈组织,沿牙颈部紧贴根面进行切开。垂直切口从龈缘开始,通常靠近龈乳头的近中或远中,与牙长轴平行,止于膜龈联合处。最常见的龈沟内全厚瓣是三角形瓣和矩形瓣:①三角形瓣:由 1 个龈沟内水平切口和 1 个垂直松弛切口组成,优点是组织瓣的血供破坏较小,有利于伤口的复位缝合和组织愈合,缺点是单一的垂直切口限制了手术的视野。三角形瓣多用于后牙。②矩形瓣:由 1 个龈沟内水平切口和 2 个垂直松弛切口组成。该瓣最大的优点是手术视野较好,缝合后组织愈合较快,没有疤痕,适用于下颌前牙、多根牙和较长的牙根如上颌尖牙。当设计矩形瓣时,瓣上下的宽度应一致。缺点是复位和缝合的难度较三角瓣增大,因而不建议用于后牙。

(2) 扇形瓣:又称 Ochsenbein-Luebke 瓣。水平切口位于颊侧附着龈,依照龈缘的形态呈扇贝形。垂直切口位于两牙根隆起之间的凹陷区内,起于水平切口的两端,切至附着龈上距龈缘和龈沟底 3-5mm 处。该瓣的优点是不破坏边缘龈和牙龈附着,易于切开和翻瓣,术野清楚。缺点是易切断垂直向的血管和胶原纤维、出血较多和组织瓣收缩。对于附着龈较窄、牙根较短或根尖周病变较大的患牙,不宜采用。

2. **去骨**　根尖手术的成功取决于根尖周病变组织的清除和根尖的严密封闭,去骨的主要目的则是去除感染的骨组织并为后续的手术操作创造通路。从有利于术后创伤愈合的角度出发,去骨时应该尽可能地考虑无创。得益于术前诊断手段的改进,如锥形束 CT 的应用,根尖的定位更加准确,口腔手术显微镜、显微手术器械和超声器械的引入使手术操作所需空间更小。显微根尖手术去骨量少、定位精确,对骨的创伤小,有利于术后创伤的愈合,从而提高手术的成功率。

3. **根尖切除**　根尖手术最关键的环节在于对牙根末端的处理,包括根尖切除、根尖倒预备和根尖倒充填等步骤,根尖切除是根端处理的基础。由于设备和器械的制约,传统根尖手术中根尖切除角度约为 45°~60°,形成的根端斜面增加暴露的牙本质小管数目,微渗漏风险高;同时颊侧骨板和牙根去除过多,这些因素均对牙根的强度和根尖封闭的效果具有不良影响,降低根尖手术的成功率,削弱远期疗效。显微根尖手术中根尖切除通常要求达 3mm,切除斜面与牙根长轴垂直面的角度不大于 10°。研究发现,根尖切除达到 3mm 时,可以去除至少 98% 的根尖分歧和 93% 的侧支根管,这样既保证了剩余牙根的强度,又最大限度地降低了根尖周再感染的风险。近乎垂直于牙根长轴的切除斜面,可以最大程度地确保剩余牙根的强度,同时更利于根面的封闭,把远期发生微渗漏的概率控制到最小。

4. **根尖倒预备**　根尖倒预备的目的是彻底清理和成形根管尖端 3mm,制备容纳倒充填材料的空腔,这要求倒预备的根尖具备一定的固位形,且剩余牙体组织有一定的抗力形。

传统的根尖手术常用微型反角手机驱动小号球钻预备根管末端。由于通路限制,预备根管末端时球钻长轴很难与牙体长轴一致,几乎都与牙体长轴呈倾斜角,无法预备成理想的 I 类洞,容易导致过多切削舌/腭侧牙本质甚至侧穿。与传统预备技术相比,超声倒预备技术使用特殊设计的超声器械,可沿牙根长轴精确预备到 3mm 以及根尖峡部等不规则区,从而更彻底地去除组织碎屑,提高倒预备的质量,减少牙体硬组织的损伤。

5. **根尖倒充填**　根尖倒充填旨在封闭根管末端,防止病原微生物及其毒素再次进入根尖周组织。成功的根尖封闭可有效促进牙根末端的组织修复,促进根尖周病变的愈合。

(1) 根尖倒充填材料应具备的性质:根尖倒预备后,需在根管系统与根尖周组织之间建立一个严密的屏障来封闭所有暴露于根尖周组织的根管系统。理想的倒充填材料应具有以下特点:①良好封闭性,可防止病原微生物及其毒素渗漏至根尖周组织;②无毒,无致癌性;③形态稳定,不溶于组织液;④易操作;⑤X线阻射;⑥良好生物相容性等。

(2) 根尖倒充填材料的种类:长期以来,多种材料被应用于倒充填,包括银汞合金、氧化锌丁香油水门汀、IRM、Super-EBA、玻璃离子和复合树脂等。随着生物活性材料的应用推广,目前应用较为广泛的倒充填材料主要有无机三氧化物聚合体(mineral trioxide aggregate,MTA)、Biodentin、iRoot BP Plus 等。

1) MTA:主要由硅酸三钙、铝酸三钙、氧化硅、氧化钙以及少量无机氧化物组成,其生物相容性良好,细胞毒性小,可有效促进根尖周区细胞的增殖与黏附,诱导骨形成发生。多项长期(1~6年)临床随访研究证实,以 MTA 作为倒充填材料,根尖手术的成功率可达 80%~94%。然而,MTA 亦具有一定缺点:固化时间长,通常需 2.5~3 小时;使用时需进行调拌,且调拌时水粉比、温度等可影响材料强度;可操作时间短;易引起患牙变色等。为此,学者们试图研制更为理想的生物活性材料应用于根尖倒充填。

2) Biodentin:是一种生物性牙本质替代材料,主要成分为硅酸三钙、碳酸钙及氧化物等,其抗压强度与牙本质相似,且具有良好的生物相容性和抑菌性。与 MTA 相比,Biodentin 具有固化时间短(仅 9~12 分钟)、易于操作、不易使患牙变色等优点。

对 Biodentin 封闭性能的研究目前仍存在争议:De Souza 等经 CT 检测发现,固化 Biodentin 与 MTA 的孔隙率无统计学差异;另有研究表明,在干燥环境下,Biodentin 的孔隙率会有所增加,这可能是材料收缩所致。此外,有研究提出作为充填材料,Biodentin 阻射能力低于 MTA,且尚未达到 ISO 设定的 3mm Al 基准值。因此,Biodentin 是否适合广泛应用于临床,尚需进一步研究。

3) iRoot BP Plus:主要由磷酸二氢钙、硅酸钙、氧化钽、氧化锆及填充剂组成。与 MTA 剂型不同,iRoot BP Plus 是一种预先混合型生物陶瓷材料,使用时无须调拌,更易于操作。研究证明,iRoot BP Plus 与 MTA 均具有封闭性好,抑菌性强,可诱导硬组织沉积等优点,且不易引起患牙变色,提示 iRoot BP Plus 具有良好的应用前景。Zhou 等通过随机对照前瞻性研究,比较 MTA 与 iRoot BP Plus 分别作为倒充填材料应用于根尖手术的成功率,结果显示 1 年后,iRoot BP Plus 组治疗成功率稍高于 MTA 组,两者无统计学差异。然而,由于 iRoot BP Plus 应用于临床时间尚短,目前仍缺乏其用于根尖倒充填的长期疗效评定报道。

6. **引导组织再生术**　引导组织再生术以膜屏障技术阻止结缔组织和上皮细胞长入骨缺损区,引导骨组织优先生长,增加新骨形成,从而促进骨缺损的修复。该技术首先用于牙周病的治疗领域,近年来逐渐用于根尖外科领域。根尖周骨质缺损区的术后修复过程类似于牙槽骨创伤的愈合过程,引导组织再生术用于根尖手术时,植入的骨替代材料可促进骨质缺损区血管渗透和成骨细胞移行和长入,覆盖的可吸收或不可吸收生物膜便于成骨细胞的长入,阻止结缔组织向骨缺损区内生长,为缺损区新骨的生成提供了足够的时间。引导组织再生术可促进根尖周骨质缺损区的骨修复,加快根尖周病损的愈合速度,有效缩短愈合周期。

四、适应证

1. 广泛的根尖周骨质破坏,非手术治疗难以治愈。
2. 根管过度弯曲、严重钙化堵塞,根管治疗无法预备成形及严密三维充填。
3. 根管内分离器械超出根尖孔或充填材料过度超充,导致有临床症状或根尖周病变不愈。
4. 医源性因素或牙根内外吸收引起的根管或髓底穿孔,非手术方式难以处理。
5. 根折伴有根尖断端移位的死髓牙。
6. 非手术方法难以取出的根管内分离器械、根管桩等阻碍物,不能进行根管再治疗。

五、非适应证

1. 严重的全身疾病,如严重高血压、白血病、血友病、重度贫血、心内膜炎、风湿性心脏病、肾炎、出血倾向疾病等。
2. 根尖周炎的急性期。

3. 严重的牙周病变,如牙周支持组织过少,牙周袋深或牙齿松动明显。

4. 患牙附近有重要的解剖结构,如上颌窦、下牙槽神经等,损伤风险高且可能带来严重后果者。

六、操作前准备

1. **术前沟通**　良好的术前沟通,有助于建立患者对医生的信任,减少患者的恐惧。医生需向患者详细说明选择根尖手术的理由、手术过程和风险,近期可能出现的症状以及可能的远期疗效,术前和术后注意事项,并签署手术知情同意书。

2. **术前检查**

(1) 全身检查:包括回顾既往史,评估全身情况,排除系统性疾病的存在,预测可能发生的并发症。必要时可请内科医生会诊。

(2) 口腔检查:临床检查包括牙体状况、牙周袋位置和深度、附着龈宽度、所涉及术区牙齿的根分叉情况及牙间乳头的结构和健康状况等。影像学检查主要采用 X 线片或 CBCT,评估牙根长度、数目和结构、牙根弯曲度、根尖解剖形态、根管充填情况、根尖病损类型和大小、牙槽骨解剖外形,以及术中可能涉及的重要解剖结构如颏孔、下颌神经管、上颌窦和鼻底等的相对位置关系等。

3. **术前给药**

(1) 消炎止痛药:术前服用布洛芬 800mg 可减少术后炎症,术后 6 小时服用 600mg 可减少疼痛和肿胀。

(2) 镇静剂:若患者精神紧张,可于术前 15~30 分钟舌下含服三唑仑放松情绪。

(3) 抗生素:根尖外科手术会产生一过性菌血症,患者如患有严重糖尿病、心脏瓣膜病、血液系统疾病或有植入假体时,必须咨询相应专科医师制定术前抗生素使用方案。

(4) 抗菌漱口液:术前应保证有效的菌斑控制和牙龈组织的健康。除正确刷牙和使用牙线外,手术前后推荐使用氯己定漱口液。患者应在术前一天、当日早晨和术前 1 小时用 0.12% 氯己定漱口并在术后一周内坚持使用,可减少口腔微生物并促进伤口愈合。然而,氯己定可能引起罕见但严重的过敏反应,已有文献报道有两例患者在牙拔除术中使用氯己定后,因过敏反应致死,应引起临床医生注意。

4. **器械和材料准备**　显微根尖手术器械主要包括手术刀片和刀柄、骨膜分离器、骨膜牵引器、组织镊、去骨车针、刮匙、微型充填器和磨光器、微型根管倒充填器、MTA 输送器、超声器械等。

七、操作步骤

1. **麻醉**　良好的麻醉既能减少患者术中疼痛和出血,又能提高医生的手术效率,可选用含肾上腺素的阿替卡因或利多卡因溶液局部浸润麻醉。在靠近根尖处进针,于黏膜下推注少量药液,稍停顿后再继续进针斜刺入黏骨膜下,缓慢推注麻醉药物使其渗透并聚于根尖周围。麻药的用量与手术范围有关。浸润麻醉效果较差的区域,可行神经阻滞麻醉。

2. **手术过程**

(1) 切口和瓣膜设计:术前应根据手术部位和局部的解剖,设计水平和垂直切口。

(2) 翻瓣:用骨膜分离器循切口进入,翻起黏膜骨膜瓣。为了不损伤沟内上皮和牙龈血管,通常从垂直切口处开始翻瓣,并尽可能避免对瓣的挤压或撕裂,保证瓣膜完整。翻瓣后用龈瓣牵引器牵开黏膜骨膜瓣。

(3) 去骨:翻瓣后,如果皮质骨板已被病变组织穿通,刮除肉芽组织或囊肿后,可直接显露根尖。若骨质完整,则应根据根尖所在部位去骨开窗,可根据牙根的解剖外形、术前 X 线片和 CBCT 的信息确定根尖的位置。

去骨时可选用高速车针切割骨组织,生理盐水连续冲洗术区,在显微镜下逐步去骨,直至暴露根尖及其周围病变组织。手术过程中避免损伤重要的解剖结构,如上颌窦、颏神经和下牙槽神经。

(4) 根尖刮治:根尖区病变组织暴露后,显微镜下用刮匙去除根尖区域的所有病变组织、异物、牙根残片。刮除的病变组织立即置于 10% 缓冲福尔马林溶液中,进行病理学检查。刮除病变组织时,需注意避免伤及重要的神经、血管或鼻底、上颌窦等解剖结构。

（5）根尖切除：刮除根尖周病变组织后，在显微镜下仔细检查根面和牙根走向，找出引起根尖周病变的可能因素，如根尖孔、超充材料、分离器械、根管峡区、侧支根管、根裂等，然后进行根尖切除。根尖切除后，需对术区进行有效的止血、清洗、染色，并再次在显微镜高放大倍率下（×16~×25）检查根尖截面。

（6）根尖倒预备：选择合适的超声工作尖，在显微镜低倍率下（×4~×6）将超声工作尖放入根尖，保持工作尖与牙体长轴一致。启动工作尖，在持续水流冷却下，倒预备根尖 3mm 深度。倒预备完成后，无菌生理盐水彻底冲洗，显微加压器压紧根尖冠方的牙胶。然后在高倍率下（×16~×25）下，使用显微口镜检查根管壁的清理效果，避免残留任何牙胶或碎屑。

（7）根尖倒充填：以 MTA 为例，根尖倒充填的方法是：在骨腔内放置无菌棉球，仅暴露根切面，彻底止血并干燥术区。用无菌蒸馏水或无菌生理盐水将 MTA 调成疏松的颗粒状聚合物。使用特殊设计的器械或 MTA 枪将其放入窝洞内，用显微加压器轻轻加压，防止将 MTA 挤出窝洞。然后用以小湿棉球轻轻清理根尖截面，去除多余的 MTA。放置 MTA 后，勿冲洗骨腔，以防 MTA 流失。MTA 固化时间 2.5~3 小时。

（8）瓣的复位与缝合：用生理盐水冲洗术区，用组织钳将瓣轻柔复位。用湿纱布在唇颊面由根方向冠方轻轻挤压 2~3 分钟，去除瓣膜下血液和其他液体，减少瓣膜与骨组织之间血凝块形成，使瓣与骨面紧密贴合，有利切口缝合。

常用的缝合技术有间断缝合法，连续垫式、连续褥式和连续悬吊缝合法。通常垂直松弛切口用间断缝合，沟内切口和邻牙间切口用连续缝合。

八、注意事项

1. 缝合完成后，用生理盐水纱布轻压术区 10~15 分钟，以缩小血凝块的厚度并有利于止血。使用冰袋在颊部或下颌轻压术区 30 分钟以收缩血管、减小肿胀和促进血液凝固。术后应告知患者术后反应以及护理方法。嘱患者暂不要刷牙，术后第二天用 1∶5 000 氯己定溶液含漱。在手术过程中，组织损伤特别是瓣的损伤较小时，术后疼痛一般较轻。如去骨较多、血凝块较大、上颌窦穿通等情况，应在手术后服用抗生素。一般术后 5~7 天拆线。

2. 根尖手术后 3 个月，骨缺损开始修复，在 X 线片上将有所反映，因此对患牙的复查最早可在术后 3 个月进行，随后在术后 6 个月、12 个月和 24 个月分别定期复查。当前研究报道通常采用该随访方法，但尚未形成统一的临床标准。复查通常包括临床和 X 线片检查两个方面，必要时可拍摄 CBCT。如果患牙无临床症状和体征，X 线片示骨缺损修复和牙周膜形成，可视为成功；如果患牙出现咬合痛、牙松动、窦道或 X 线片示骨缺损范围扩大，则视为失败；如果患牙未出现临床症状，X 线片的骨缺损较治疗前无明显变化，则可再继续观察一段时间。

（韦　曦）

参 考 文 献

［1］周学东．牙体牙髓病学［M］．5 版．北京：人民卫生出版社，2020．

［2］凌均棨．显微牙髓治疗学［M］．北京：人民卫生出版社，2014．

［3］王捍国，余擎．显微根管外科手术相关临床问题的思考［J］．中华口腔医学杂志，2019，54（9）：598-604．

［4］黄湘雅，蔡艳玲，韦曦．显微根尖手术的全周期管理［J］．口腔疾病防治，2021，29（10）：649-655．

［5］Floratos S，Kim S. Modern Endodontic Microsurgery Concepts：A Clinical Update［J］．Dental clinics of North America，2017，61（1）：81-91．

［6］Monaghan L，Jadun S，Darcey J. Endodontic microsurgery. Part one：diagnosis，patient selection and prognoses［J］．British dental journal，2019，226（12）：940-948．

［7］Jadun S，Monaghan L，Darcey J. Endodontic microsurgery. Part two：armamentarium and technique［J］．British dental journal，2019，227（2）：101-111．

［8］Mansoor J. Pre-and postoperative management techniques. Part 3：before and after-endodontic surgery［J］．British dental journal，2015，218（6）：333-335．

［9］ Pemberton MN,Gibson J. Chlorhexidine and hypersensitivity reactions in dentistry ［J］. British dental journal,2012,213(11): 547-550.

［10］ Zhou W,Zheng Q,Tan X,et al. Comparison of Mineral Trioxide Aggregate and iRoot BP Plus Root Repair Material as Root-end Filling Materials in Endodontic Microsurgery:A Prospective Randomized Controlled Study ［J］. J Endod,2017,43(1):1-6.

［11］ Rajasekharan S,Martens LC,Cauwels R,et al. Biodentine material characteristics and clinical applications:a 3 year literature review and update ［J］. European archives of paediatric dentistry:official journal of the European Academy of Paediatric Dentistry,2018,19(1):1-22.

［12］ Qu Y,Lin Z,Yang Z,et al. Machine learning models for prognosis prediction in endodontic microsurgery ［J］. J Dent,2022, 118:103947.

［13］ Setzer FC,Kratchman SI. Present status and future directions:Surgical endodontics ［J］. Int Endod J,2022,55(4):1020-1058.

［14］ Pallarés-Serrano A,Glera-Suarez P,Tarazona-Alvarez B,et al. Healing of 295 endodontic microsurgery cases after long-term (5-9 years) versus middle-term (1-4 years) follow-up ［J］. J Endod,2022,48(6):714-721.

第十四章　根管治疗并发症的处理及根管再治疗

随着根管治疗理念和技术的发展,保留患牙的可能性越来越大,然而,根管解剖系统的多样性和复杂性决定了根管治疗过程中难免会出现一些并发症,在根管治疗后可能出现根尖周病变未愈合或新的病变。

第一节　根管治疗后疾病并发症的处理

根管治疗过程中的并发症包括:器械分离、穿孔、软组织的化学损伤、急性根尖周炎以及器械进入体内、皮下气肿、残髓炎等。

一、器械分离

(一) 原因

1. 根管解剖因素　弯曲钙化细小的根管,根管口存在明显牙本质悬突的根管,在根尖段发生急弯的根管,1-2 型根管或主根管在根管尖段突然分为数个根尖分歧的根管等。

2. 锉的因素　根管锉螺纹变稀或者螺纹变密,分离的概率非常高,应立即废弃。

3. 操作因素　开髓孔不充分导致髓室顶未完全去除、进入根管的直线通路未建立、操作方法不当如转角度过大、用力过大、越号扩锉等。

(二) 预防方法

使用前仔细检查器械有无损坏,有无变形,避免反复使用和盲目施力,旋转幅度不要超过180°,不要越号操作。

(三) 处理

1. 术前准备

(1) 检查测量使用过器械,分析分离器械的长度。

(2) 拍摄 X 线牙片,必要时拍摄 CBCT,分析分离器械的位置、长度以及根管壁的厚度、根管弯曲情况等,评估取出分离器械的难度及风险。

(3) 术前分析取出过程中可能遇到的问题以及制定应对措施。

(4) 由于分离器械的取出非常困难,因此应与患者进行充分的交流和沟通,以获得患者的理解和支持。

2. 处理方法

(1) 超声波振动:可从髓室内直视时,利用超声锉将分离器械周围的牙本质去除,暴露断端,然后用超声波顺分离器械周围逆时针方向振动,在器械快完全退到髓室时,用镊子将其取出。如果分离器械断端在髓室不能直视,则需要联合应用牙科手术显微镜。

(2) 微锉系统(Micro-File System):微锉系统有细长的操作柄,操作时不妨碍显微镜视野,且去除的牙本质量少,与显微镜联合应用于分离器械的取出。

(3) 旁路的形成(by-pass):对于取出困难的病例,可以先用 EDTA 将分离器械周围的牙本质软化,然后用 #10 或 #15 甚至 #8 或 #6 细小的 K 锉在根管壁与分离器械间的空隙插入,约 1/4 圈来回旋转,绕过分离器械,然后换用大一号的锉扩大根管,最后到达根管的根尖部,完成根管的彻底清洁和严密充填。

(4) 外科治疗:当分离器械超出根尖孔时,咬合压力对牙周组织的机械性刺激引起咀嚼不适和疼痛。此时可采用根尖外科手术,实行根尖切除倒充填术。

(5) 追踪观察:对于根管内的分离器械,在没有引起根尖周病变、急性症状时,也可追踪观察,暂不处理。在出现根尖周炎症的临床症状后,可选择根尖外科手术治疗,也能取得良好的疗效。

二、穿孔

(一) 龈缘以下的穿孔(牙龈内穿孔)

1. 原因

(1) 开髓或根管口探查及敞开时未正确使用切削器械产生的穿孔。开髓洞形过小、开髓部位不正确均可能导致穿孔的发生。因此强调扩大开髓洞形,但同时须适度。

(2) 髓室钙化、根管弯曲细小,解剖结构不清楚的患牙容易导致穿孔。

(3) 牙长轴方向发生改变或误判牙长轴方向,特别是有修复冠的患牙,易产生穿孔。

2. 预防

(1) 在 X 线片上确定牙髓腔的位置、钻磨方向与牙长轴的关系,并确定髓室和根管口的位置。

(2) 在扩大开髓洞形时,注意切削方向,特别是磨牙的近中侧壁,洞口微微向外扩张。

(3) 高龄者、牙齿严重磨耗、牙髓腔钙化的患牙应特别注意。

3. 治疗方法 首先对穿孔部位进行严密消毒和隔湿干燥,然后用具有生物活性的 MTA 进行穿孔封闭修补。根据不同情况有的病例需进行牙龈切除术和牙槽骨整形术。

(二) 牙根中 1/3 穿孔

1. 原因

(1) 可由于大号手用锉强行扩锉产生。根管口段根管敞开过深,牙长轴异常也会引起该部位根管侧穿。

(2) 牙本质悬突未去除,导致根管预备器械严重偏离根管长轴。

(3) 预备根管桩道时未注意根管的弯曲而引起侧穿。

(4) 狭窄细小的根管用螯合剂后牙本质变软,器械加力不合理而引起穿孔。

2. 预防方法

(1) 选择具有弹性的根管预备器械:弯曲根管应沿着根管的弯曲形态走向进行预弯;存在台阶及狭窄细小的根管进行预备时,预备器械尖端进行少许预弯;弹性低而强度高的器械,有可能穿通狭窄根管的钙化部;大号器械只适用于钙化而无弯曲的根管;既钙化又弯曲的根管若应用大号锉强行扩锉,易形成台阶,增加新的治疗难度。

(2) 湿润情况下进行根管预备:使用次氯酸钠溶液或 EDTA 润滑有助于清除牙本质碎屑形成的堵塞。

(3) 牙胶的软化去除:需要去除牙胶的病例,根管上段用加热器具、牙胶溶剂等软化牙胶后,手用器械将牙胶去除并建立到达工作长度的通道后,再用马达驱动的旋转切削器械进行根管预备。

(4) 预备桩道时不要过度磨除牙本质:在预备多个根管的根管桩道时,不要固执地要求根管桩道间的平行。桩道预备与根管治疗最好是同一医生,这样可充分了解根管的走向。

3. 治疗方法 在穿孔部位的牙周膜感染灶形成前,尽可能在当天进行穿孔的修补封闭。可借助显微镜的放大和照明作用,通过髓室观察根管穿孔部位并进行修补。穿孔部位的确定方法可以采用根管电长度测定仪、观察插入根管内纸尖血液污染情况、X 线片检查。

(1) 保守治疗:借助牙科手术显微镜的放大和照明,可直视操作 MTA 修补侧穿孔。用含有肾上腺素的棉球或明胶海绵压迫止血。然后用次氯酸钠溶液和过氧化氢溶液交替冲洗达到有效的创面消毒。当穿孔部位不存在感染的情况下,应快速及时将其封闭修复。过去曾用氧化锌丁香油粘固粉、氢氧化钙糊剂来填补穿孔部位。近年来,用 Super EBA、粘接性树脂、MTA 以及生物陶瓷糊剂 Bioceramics 修补穿孔部位。

(2) 外科治疗:根尖附近穿孔采取保守治疗无法取得满意的治疗效果时,采用外科手术对穿孔部位进行封闭修补、根尖切除术、牙根切除术、牙半切除术以及拔牙等措施。

(三) 根尖部的穿孔

1. 原因　因根尖部根管解剖复杂,用大号缺乏弹性的根管预备旋转器械预备时,进行强行扩锉,则形成根管偏移、根尖肘、台阶甚至穿孔。

2. 预防方法

(1) 预备根管根尖部分时不要用弹性低的大号大锥度旋转器械。

(2) 不要强行穿通根管:因根尖部根管解剖的复杂性,存在根尖分歧,根管狭窄,常常不能疏通根管。对于不需要建立排脓途径、无急性症状的患牙,不需要穿通根管,而是扩大到可能到达的部位,用 EDTA 和次氯酸钠溶液冲洗干净后完成根管充填。治疗后如出现根尖周炎,则可行根尖倒充填术。

3. 治疗方法　穿孔时患牙可无临床症状,但在叩击时、咬合时仍会出现不适或疼痛。在感染根管,根尖部感染物质机械去除困难,预后差,建议采用牙髓根尖外科手术方法进行治疗。

(四) 髓室底穿孔(根分叉部的穿孔)

1. 原因　误将髓室底当成髓室顶磨除,造成髓室底穿孔。发生这种情况原因主要有:

(1) 髓室严重钙化基本消失。

(2) 牙冠严重磨损变短,继续按牙冠常规长度进行开髓。

(3) 牙髓组织已经坏死,在开髓过程中无血性渗出物溢出,导致进一步加大开髓窝洞的深度。

(4) 髓腔暴露长期不治疗的患牙,髓室底产生龋坏导致穿孔。

2. 预防方法

(1) 开髓前进行 X 线片检查。

(2) 在推测的根管口附近,用顶端较小的钻或去牙本质的超声锉,防止不必要的牙本质去除。应用牙科手术显微镜寻找根管口是非常有效的方法。

3. 治疗方法　如果没有感染存在,则可立即进行穿孔的修补封闭。注意进行患牙的分离隔湿,预防唾液污染创面。在穿孔修补前,创面的清创和止血非常重要。

对于因龋病导致的感染性髓室底穿孔患牙,首先彻底去除息肉和髓室内的龋坏组织,然后根据穿孔大小制订相应的治疗方案。穿孔较小时,则初诊可在穿孔处用氢氧化钙糊剂或碘仿糊剂封闭,一方面对穿孔周围的牙本质消毒,另一方面对牙周组织进行消炎,减少出血,髓室内封入常规的根管消毒药物和小棉球。一般 3~5 天后复诊,按照无感染的穿孔进行修补和封闭。

也可采取牙根分离术或牙半切除术。

(五) 带状穿孔

1. 原因　根管口敞开用器械操作起来容易,但是如果操作不当,可能导致根管壁的薄弱区呈条带状穿孔。上颌磨牙近中颊根的远中壁、下颌磨牙近中根的远中根管壁、上颌第一前磨牙以及下颌切牙近远中牙根表面存在凹陷的根管壁、下颌第二磨牙的 C 型根管凹陷壁,这些部位根管壁较薄,根管预备不当容易导致带状穿孔。

2. 预防方法　将根管预备器械预弯,顺着根管弯曲走向,控制根管弯曲部的内弯壁牙本质的切削,尽量扩大弯曲部的外侧壁,可以达到预防带状穿孔的目的。

3. 治疗方法　按根管中 1/3 侧穿孔的处理方法进行治疗。

三、软组织的化学损伤

1. 原因　根管冲洗剂次氯酸钠、根管消毒药 FC 泄漏可引起皮肤、黏膜的化学损伤。严重烧伤的组织需要数月的时间才能再生。

2. 预防方法　最好的预防方法是使用低浓度大剂量的次氯酸钠液如 1%~2% 的浓度进行大量冲洗，次氯酸钠溶液浓度从 0.5%~5% 的冲洗清洁杀菌作用基本相同。

四、急性根尖周炎

在根管预备或充填后，少数患者会出现局部肿胀、咬合痛、自发痛等急性根尖周炎症状。

（一）原因

1. 牙髓失活剂、根管消毒药对根尖周组织的化学性刺激。

2. 根管过度预备或者根管超填对根尖周组织的机械性刺激。

3. 残存的细菌对根尖周组织的生物性刺激。

（二）临床症状

根管治疗后诊间急症发生率为 3.17%，初诊时疼痛在中度以上的患牙发生率为 20.6%，初诊出现肿胀患牙的发生率为 15.2%。对于牙髓坏死、急性化脓性根尖周炎以及根管再治疗的患牙，容易发生诊间急症。

（三）预防方法

1. 化学刺激引起的诊间急症　牙髓失活剂三氧化二砷易引起药物性根尖周炎，治疗原则是将根管彻底清除干净，然后封入刺激性小的药物，特别是含有碘仿的药物。根管消毒药 FC 易对根尖周组织产生刺激，应尽可能采用刺激性小的药物。

2. 机械刺激引起的根尖周炎，可从以下方面进行预防

（1）准确测定根管工作长度：不正确的根管工作长度将导致根管过度预备、根管预备不足。原则上应采用根管长度电测法。根管充填是否成功，采用 X 线片检查。

（2）根管充填材料慎重取出：根管再治疗时，旧的根管充填材料用牙胶溶剂和根管扩大器械去除到根尖附近后，然后再仔细取出根尖孔附近的充填材料。在取出陈旧性根充材料时分段取出，切忌材料超出根尖孔。

（3）细菌刺激引起的根尖周炎：感染根管一般为混合感染，出现自发痛、排脓等急性症状。预防细菌引起根尖周炎的有效方法是防止根管内感染物推出根尖孔。对于根管预备产生的牙本质碎屑，可在根管内注满次氯酸钠溶液，溶解切削产生的碎屑以及杀灭其细菌。

一旦发生首先要仔细检查，确定原因后作针对性处理。轻微肿痛者暂不处理，可适当给予止痛药，观察 1~3 天，如果有咬合高点，一定要及时消除，没有高点也可考虑适当降低咬合，使患牙休息，有利于愈合。如果 3 天以后患者仍持续肿痛，X 线片显示有超填，可考虑去除封药和根管充填物，引流、消炎后重行根管治疗术。严重者如出现前庭沟处肿胀，脓肿形成或蜂窝组织炎甚至出现全身症状时，需进行局部切开引流，并全身给药，抗生素和消炎镇痛药。

五、其他根管治疗并发症

（一）器械的误咽误吸

1. 原因　未安装橡皮障是其主要原因。

2. 预防方法　安装橡皮障。

3. 治疗方法　发生器械误咽时，嘱咐患者多吃高纤维食品，X 线片追踪观察，待其自然排出。如果挂在呼吸道，咳嗽无法咳出，须到呼吸专科就诊，器械位于大的呼吸道时，在纤支镜下取出器械。如果位于细小的支气管，可能引起感染性炎症，只能行胸部外科手术取出器械。预防误吸误咽发生的最佳手段是使用橡皮障。

（二）皮下气肿

1. 原因和症状　根管用气枪强力吹干，根管冲洗液使用不当，根尖外科手术高速手机断根时，空气进入周围软组织，均可产生皮下气肿。皮下气肿很少发生疼痛、炎症，但空气储留其中发出捻发音，患者精神上感觉不安。一般数日到一周左右自然消退。

2. 预防方法　不要用压缩空气吹干根管,而应用纸尖或棉捻吸干根管;根管冲洗时不要加压冲洗,根尖孔粗大的患牙慎用过氧化氢溶液冲洗,可用 1.5% 的次氯酸钠或氯己定溶液冲洗;根尖切断术时用锉或低速手机切断牙根尖。

3. 治疗方法　引起皮下气肿的空气可能不洁净,因此有感染的危险,可全身给抗生素数日,预防感染。

(三) 残髓炎

1. 原因和症状

(1) 根管系统解剖学复杂,难以将牙髓全部清除干净。残存的牙髓受细菌、器械以及药物的刺激,均可导致炎症反应,患牙的叩击痛、咬合痛以及患牙伸长感等症状不能消失。

(2) 神经肿胀

神经切断后断端发生神经肿胀。这种神经肿胀,可产生自发性兴奋,通常情况下不产生疼痛,但强的机械刺激可产生疼痛。临床上拔髓后可能引起神经肿胀,有可能因此而产生疼痛。

2. 预防方法　拔髓后用次氯酸钠液充分冲洗,注意不要遗漏根管,刺激性强的药物、患者过敏的药物慎重使用。

3. 治疗方法　局部麻醉下将遗漏的残髓拔除,用 1.5% 次氯酸钠充分冲洗,然后封入刺激性小的氢氧化钙药物。除了因修复治疗拔出的健康牙髓外,拔髓治疗的患牙绝大多数伴随有根管感染,厌氧菌作为病原菌,则全身给以有效的抗生素治疗。待症状消失后,完成根管的严密充填。

第二节　根管治疗后疾病的诊断及处理原则

根管治疗后疾病是指根管治疗后患牙的根尖周病变未愈合或出现新的病变,其临床表现主要为患牙根管治疗后疼痛持续存在或根尖周病损经久不愈。根管治疗后疾病的致病因素主要包括:微生物感染、异物反应、根尖周囊肿以及相关治疗因素等。对于根管治疗后疾病,要根据患者病史及检查正确诊断,并予以相应处理。

一、病史采集

对于发生根管治疗后疾病的患牙,肯定有根管治疗史。因此除了解患者全身情况外,重点围绕曾进行的根管治疗中的情况和治疗后情况详细收集病史。

二、检查

根管治疗后疾病的检查主要包括临床常规检查、X 线检查和组织学检查。

1. 临床常规检查

(1) 视诊主要观察牙体,牙周,根尖区黏膜有无异常。

(2) 叩诊、咬诊、扪诊:观察患牙是否出现疼痛或不适。

(3) 探诊:主要探查冠部充填体和修复体有无异常,探查有无窄而深的牙周袋。

2. X 线检查

(1) 根尖片检查:若根尖周出现新的透影区或原有透影区扩大,提示有根管治疗后疾病的发生。若根尖周病损既无扩大,也无缩小,同时患牙无根尖周疾病的临床症状体征,则每隔 1 年定期检查,连续追踪观察 4 年以上,透射区仍无改变,则根尖周透射影可能为愈合瘢痕。

(2) 锥形束 CT 检查:锥形束 CT 可以三维观察牙根、根管及其周围组织的影像,对于一些特殊复杂的病例,临床上可以使采用锥形束 CT 进行辅助检查。

3. 组织学检查　组织学检查的目的在于排除根尖周区发生的病损与根管治疗和根管感染无关的疾病,包括上皮源性囊肿、牙源性和非牙源性肿瘤转移以及非肿瘤性的骨破坏疾病。因此,在根尖外科手术切除根尖和根尖周病损后,如对根尖周病损诊断不明,建议对其进行组织病理学检查,明确诊断。

三、诊断

1. 根管治疗后疾病的完善诊断　根管治疗后疾病的完善诊断包括：①患牙的确定；②患牙根管系统状态的评估；③根尖周组织病损状态的评估；④根管治疗后疾病病因的确定。

一般认为根管治疗后半年开始、以后每隔1年进行临床和X线片检查，对临床疗效评估，做出有无根管治疗后疾病的判断，并分成以下三类：

(1) 没有根管治疗后疾病：无症状，X线片提示根尖周无透射影。

(2) 确诊的根管治疗后疾病：有症状或根尖透射影范围扩大。

(3) 潜在的根管治疗后疾病：无症状，透射影范围不变或变小。可每隔1年继续观察，如根尖周病变扩大或维持不变，则诊断为根管治疗后疾病。如连续观察4年后根尖周病变无变化，可能为根尖周的瘢痕纤维组织愈合或根管内存在持续感染所引起的慢性根尖周炎病损。

2. 根管治疗后疾病的鉴别诊断

(1) 患牙根管治疗后持续存在根尖周透射影，在诊断时应注意明确以下鉴别诊断：

1) 因感染根管所引起的慢性根尖周炎；

2) 因根尖外感染所引起的慢性根尖周炎；

3) 根尖周真性囊肿；

4) 异物反应；

5) 根尖周瘢痕。

(2) 对于根管治疗后出现新的根尖周透射影或透射影扩大，且新发生病变与根管治疗相关时，应注意以下鉴别诊断：

1) 感染根管所引起的急性根尖周炎；

2) 感染根管所引起的急性根尖周脓肿；

3) 感染根管所引起的慢性根尖周炎急性发作；

4) 感染根管所引起的慢性根尖周炎急性发作形成脓肿；

5) 感染根管所引起的慢性根尖周炎；

6) 感染根管所引起的慢性根尖周脓肿；

7) 感染根管所引起的面部蜂窝组织炎；

8) 根尖外感染；

9) 根尖周袋状囊肿；

10) 根尖周真性囊肿；

11) 异物反应。

四、处理

对于根管治疗后疾病的治疗，目前主要存在以下四种治疗方案：

1. 追踪观察和对病情的评估。

2. 进行根管再治疗。

3. 根尖外科手术治疗。

4. 拔牙。

第三节　根管再治疗

一、适应证

1. 根管治疗后出现疼痛、肿胀、瘘管、叩痛和压痛等症状。经评估通过根管再治疗能够提高根管治疗的质量,该类病例应首选根管再治疗。

2. 由根管感染所引起的根尖周病损未愈合并扩大的根管治疗牙。

3. 由根管感染所引发根尖周新病损的根管治疗牙。

4. 根管治疗后 4~5 年根尖周病损仍持续存在的根管治疗牙。

5. 根管治疗牙旧的修复体出现破损和裂隙,唾液进入根管系统超过 30 天,尽管原根充质量好,但在重新进行冠修复前需根管再治疗。

6. 根管欠填的患牙,尽管无根管治疗后疾病临床症状和体征,在做新的修复体前应考虑根管再治疗。

7. 根管治疗 4 年后需重新进行根管桩和冠修复的患牙,即使根管充填恰填、根尖无病损、临床无症状,患牙需进行根管再治疗作为预防根管治疗后疾病发生的措施。

二、术前评估

1. **患牙的保存价值**　对治疗后患牙恢复咬合咀嚼功能的价值进行评价。

2. **患者的全身状况**　患有全身疾病的患者,在全身疾病治疗控制后再行根管再治疗。

3. **患牙的状况**　根管充填材料能够取出,有无髓室底穿孔,根管壁侧穿孔等。

4. **根管再治疗的难度分析**　临床上根据其根管内的情况,再治疗难度分为 10 级,级数越大,难度越大。进行治疗前,应充分与患者交流沟通,在患者知情同意后并签署书面的知情同意书,再进行相应的治疗。

三、步骤

1. **冠部入口的建立**　对于有银汞合金或树脂充填的患牙,在根管再治疗实施前应将所有的充填体及其周围可能存在的继发龋去除干净,防止唾液中的微生物通过充填体边缘的缝隙进入髓室;如果患牙存在桩核,应考虑建立冠部和根管入口的难度和风险。

2. **根管入口的建立**　对于无根管桩的牙体修复材料,如为银汞合金,则在可视情况下逐层去除充填材料及其周围继发龋;如为牙色充填材料,不易与牙体组织区分,操作应仔细,避免切削过多的残存牙体组织;避免髓室底的破坏。

(1) 影像学检查:X 线片正位投照和偏位投照观察是否遗漏根管,或用 CBCT 在三维条件下观察是否遗漏根管。

(2) 根管解剖特征:对于下颌切牙,国人 30% 有两个根管;上颌第一磨牙近颊根多根管发生率在68%。对于下颌第一磨牙,如果远中根有两个根管,则近中根一般都有两个或以上的根管,同时国人该牙独立远舌根发生率高于 30%。

(3) 显微镜超声技术的应用:显微镜具有放大和照明作用,能够更清楚地观察髓室底的情况。对于髓室钙化或在根管口上方存在大量继发性牙本质形成牙本质悬突,在显微镜下常为白垩色,利用超声波工作尖将其去除。

(4) 染色法:将染料滴入髓室,然后用清水冲洗并干燥髓室,遗漏根管的根管口通常会有染料残留。如亚甲基蓝,因遗漏根管内残存牙髓组织,常被染成蓝色。碘附,遗漏根管口处颜色较深。

(5) 发泡试验:将次氯酸钠溶液滴入,等待数分钟,可见遗漏根管口处有小气泡冒出。

3. **到达根管工作长度通道的建立**

(1) 根管内牙胶的取出

对于充填不佳的根管如下:

1) 不锈钢锉去除法。

2) 镍钛旋转器械去除牙胶充填物。

3) 超声波法。

对于充填致密的根管,首先利用加热或溶剂软化牙胶,然后器械进入材料内分段分层逐步去除牙胶:

1) 溶剂软化牙胶:用注射器将氯仿等溶剂注入髓室或根管的冠部;用 15# 或 20# 小号锉旋转缓慢插

入根充物,将溶剂导入牙胶,加速牙胶软化;边去除边深入根管,直至到达工作长度。使用时应避免将牙胶和溶剂混合物推出根尖孔,减少术后疼痛的发生。

2) 加热软化牙胶:热牙胶充填系统应用日渐广泛,其加热尖可以有效软化牙胶,并且能够将部分牙胶取出根管,但使用时不能长时间加热,否则易损伤牙周组织,该方法适用于根管冠中段直根管。

3) 手用器械去除:在根管上段牙胶部分去除后,牙胶溶剂可置入根管上段溶解软化牙胶,然后用小号 K 锉插入牙胶将溶剂引入牙胶内,在牙胶内做一通道,再用 H 锉沿此通道插入牙胶,提拉以取出牙胶。

4) 机用器械去除:使用机用器械如 G 钻、P 钻可直接去除根管冠段牙胶。专门针对根管再治疗的镍钛器械应用,可旋转产热软化牙胶,操作简单,效率高。

(2) 根管内封闭剂的去除

1) 软性非固化类根管糊剂的去除:充分暴露根管口,如果是软性糊剂,可采用冠向下预备技术进行清理,结合大量的次氯酸钠溶液进行根管冲洗,尽可能避免充填材料被推挤出根尖孔。

2) 硬性固化类根管糊剂的去除:将氯仿注入根管内,用小号根管锉建立通路。或用超声根管锉通过超声能震碎根管内硬固的糊剂类充填材料,建立根管通路,适用于直根管或弯曲根管上段质地坚硬的糊剂类充填材料的去除。复杂病例还应使用显微镜结合超声锉治疗。

4. 根管再预备

(1) 根管再预备的目的:彻底去除根管内根充材料,坏死的牙髓组织;预备遗漏的根管及根管预备不全的感染牙本质;通过化学消毒中和牙本质小管内的内毒素;为根管冲洗和根管再充填形成良好的形态。

(2) 根管再预备工作长度的确定:在采用根尖定位仪测量的初始阶段,锉针周围被牙胶等根充物包绕,不能形成回路,无电流信号产生。因此在临床测定根管工作长度时,如果根尖定位仪无测定信号出现,则提示锉针还在根管充填材料内;一旦出现信号,提示锉针已经超出充填材料并通过根尖孔或根管侧穿部位与牙周组织接触形成了电流回路。

(3) 根管的器械再成形:可以选择手用,也可选择机用器械进行预备,首选冠根向预备方法,配合大量的次氯酸钠冲洗,可以预防根管充填材料推出根尖孔;对于根管的根尖段预备,器械选择原则是大号小锥度,预备长度到达工作长度,预备出足够的大小和锥度,便于大量根管冲洗液到达根管根尖段且冲洗液能反复流动交换,满足根管的三维清洁和为根管三维充填提供空间。

(4) 根管的化学消毒:去除根管内牙胶充填物,未到达根管工作长度时选用 17% EDTA,溶解根管封闭剂,有利于根管充填材料的清除;根管再预备成形,选用 1.5%~2.5% 次氯酸钠;去除玷污层和碎屑,选用 17% EDTA,超声波振荡 10~20 秒;最后化学消毒采用 2% 氯己定溶液,然后用超声波振荡 20 秒,重复 2 次。

5. 根管诊间封药　　根管治疗失败的患牙根管为感染根管,通过根管再预备以及化学药物冲洗消毒并不能完全保证根管内感染物完全清除,感染的根管充填材料残存在牙本质小管内,临床上推荐在根管充填前进行诊间封药。根管诊间封药的药物有两种:氢氧化钙和 2% 氯己定。氢氧化钙对粪肠球菌无杀菌作用,而氯己定对该菌具有强的杀菌作用,因此可以将氢氧化钙用氯己定调拌呈糊剂,然后用螺旋针输送入根管内。封药时间为 1~2 周。

6. 根管充填　　根管再治疗的根管充填时机与根管治疗相同。建议选用生物相容性好的根管封闭剂,大锥度非标准牙胶尖进行热牙胶垂直加压充填法,可获得良好的充填效果。

(林正梅)

参 考 文 献

［1］周学东. 牙体牙髓病学［M］. 5 版. 北京:人民卫生出版社,2020.

［2］岳林,王晓燕. 牙体牙髓病学［M］. 3 版. 北京:北京大学医学出版社,2022.

［3］凌均棨. 显微牙髓治疗学［M］. 北京:人民卫生出版社,2014.

［4］Ilan Rotstein,John I. Ingle. Ingle 牙髓病学［M］. 7 版. 北京:人民卫生出版社,2019.

［5］Kenneth M. Hargreaves,Louis H. Berman. Cohen's Pathways of the Pulp ［M］. 11th ed. St Louis:Mosby,2015.

［6］K. Hargreaves,H. Goodis,F. Tay. Seltzer and Bender's dental pulp ［M］. 3rd ed. ChicagoUK:Quintessence. 2012.

［7］Kvist T,Hofmann B. Clinical decision making of post-treatment disease ［J］. Int Endod J,2022,00:1-15.

[8] Markus Haapasalo,Ya Shen,Domenico Ricucci. Reasons for persistent and emerging post-treatment endodontic disease [J]. Endodontic Topics,2011,18:31-50.

[9] David Figdor,Kishor Gulabivala. Survival against the odds:microbiology of root canals associated with post-treatment disease [J]. Endodontic Topics,2011,18:62-77.

[10] Siqueira JF,Rôças IN,Ricucci D,et al. Causes and management of post-treatment apical periodontitis [J]. Br Dent J,2014, 216(6):305-12.

第十五章 根管治疗后的牙体修复术

根管治疗后的牙体修复是保证经根管治疗后牙齿形成良好的冠方封闭、恢复其结构和功能的重要部分。由于治疗前的患牙经历了不同类型的牙体疾病，多数存在牙体组织不同程度的缺损，经过根管治疗，剩余牙体硬组织的量进一步减少，牙齿会产生更多的变化。及时修复牙体缺损不仅是为了恢复功能和美观，也是为了保证根管治疗的疗效和延长患牙的使用寿命。

修复过程中，首先是保护剩余的牙体组织，避免进一步破坏和折断；其次要防止根管系统的再感染，为根尖周组织恢复健康创造条件；最后是恢复牙齿的结构与外形，恢复功能与美观。

一、根管治疗后牙齿的变化

1. **失髓后牙齿的变化** 失去牙髓，牙本质失去了持续的营养源，小管中的液体流动和物质交换趋于停止，牙本质中的水分约减少了原有游离水量的9%。但这样微量的水分减少对牙本质的弹性模量影响极小。

失去牙髓，没有牙髓细胞的生物功能，也就中断了第三期牙本质的形成，牙本质的厚度不再变化。

失去牙髓，还会导致牙齿本体感觉主要是对温度感觉的下降，但一般不会导致牙本质成分的明显变化。正常的根管治疗过程和按规定使用的药物也不会改变牙齿的成分与结构，不会对牙齿本身产生不良影响。

随着年龄的增加，由于长期行使功能，牙齿会出现应力性材料疲劳，脆性增加，抗弯曲能力降低。同时，失去牙髓会降低牙本质组织内部的代谢，增加牙齿的疲劳性变化。

从微观角度分析，无髓牙具有比健康牙齿更大的矿物晶体，晶体尺寸的增大可能是由于牙本质液的丧失打破了矿物动态平衡所造成的，而由于裂纹在大颗粒结构中更容易延伸，因此牙齿的整体强度被削弱。在死髓牙的牙本质中，除了羟基磷灰石，还包含大量其他钙含量较低的磷灰石成分，比如磷酸八钙、二水磷酸二钙以及磷酸三钙，这可能导致根管治疗后牙齿脆性的增大。

2. **根管治疗后牙齿抗力减弱** 由于原发病如龋病、非龋性牙体硬组织疾病等多种因素的破坏，根管治疗前的牙齿已经有相当多的硬组织丧失，强度已有不同程度的降低。

根管治疗时，由于髓腔入路磨除了部分正常的牙体组织，尤其是牙颈部位置的牙本质丧失过多时，会明显降低牙齿的抗力。一般保守的开髓洞形所去除的牙体组织对牙齿总的抗力产生的影响较小，而伴有牙的边缘嵴硬组织破坏的牙咬合面开髓洞形，会明显地改变牙齿的抗力，具有潜在折断或劈裂的危险。

缺损的位置和大小是根管治疗后牙齿修复需要考虑的关键因素。在原发病造成的牙体缺损中，边缘嵴的破坏对牙体抗力的影响最大。根管治疗时对牙齿抗力影响最大的是冠方牙本质的减少，特别是牙颈部牙本质组织的大量减少。牙龈边缘之上在冠向和髓向如果保留有1.5mm以上的剩余牙本质组织，不仅对提高牙齿抗折能力非常关键，对于冠修复中形成有效的牙本质肩领也十分重要。

此外，根管治疗中的意外损伤，如髓底和髓室侧壁的破坏，会进一步加重缺损程度，降低牙齿的抗力，增加髓腔封闭的难度。

近年来，随着微创牙髓治疗理念的发展，对颈周牙本质(pericervical dentin，PCD)的保留也越来越受到重视。PCD是指位于牙槽嵴顶冠方4mm至牙槽嵴顶根方4~6mm内的牙本质，具有向根方传导咬合应力，为牙体修复提供必需的牙本质肩领，同时维系健康的牙周生物学宽度的作用，因此保留PCD对于后期牙体修复具有重要意义。

综上，在根管治疗以及其后的牙体修复过程中，要特别注意保留牙颈部的牙本质组织，对牙尖、嵴等主要的咬合应力承受区的组织切割要特别慎重，如果必须切割，要权衡利弊，采取必要的应对措施。修复的时候必须重视这部分的恢复。

3. 根管治疗后牙体颜色的变化　失髓和根管治疗过程并不会使牙体本身的颜色发生变化。临床上看到的根管治疗后牙齿颜色的变化多数是由于髓腔原有色素或腐质未去净；或是根管治疗过程中，髓腔内特别是髓角的残余牙髓没有去净，之后细胞分解变性，血红素渗透进入牙本质，导致牙齿变色。另外，在前牙，特别是牙颈部牙本质较薄的时候，根充材料或垫底材料中的颜色可以透出，造成牙体颜色改变。

二、根管治疗后的牙冠修复的意义

1. 防止来自冠方的微渗漏　根管治疗过程中根管预备与消毒冲洗可以最大限度地清理消毒根管系统，严密的根管充填可以将残存的个别微生物或毒素物质封闭在根管系统内，最后机体利用自身的骨组织修复功能促使根尖周病变愈合。愈合过程中，一方面，在根尖周围形成牙骨质达到根尖闭合，防止残存感染进入根尖周围组织；另一方面，原有的根尖周骨病损通过牙槽骨良好的血运和愈合机制得以愈合。良好的冠方封闭是达到根尖闭合和根尖骨病损愈合的必要前提和条件。冠方封闭意味着来自口腔的感染与封闭的根管系统完全隔离，根尖周病变的愈合过程不会受到来自冠方的干扰。冠方封闭不好，来自口腔环境中的细菌、养分和液态物质可以通过微渗漏途径进入根管并再度感染根管系统，导致根管治疗的努力前功尽弃。

2. 维持咬合与功能稳定　即使是单个牙的牙体组织缺损，如果长期存在，也可能对牙齿的咀嚼功能产生影响。这种影响不仅限于缺损部分本身，还可能波及患牙同侧或全牙列的功能。从维护功能，维持牙列稳定性，防止对颌牙过长等多方面考虑，根管治疗之后要尽可能早地进行牙体修复。对于不能立即进行永久性修复的，则应使用暂时修复或过渡修复体，尽早恢复牙齿功能和维持牙列稳定。

第一节　根管治疗后牙体修复方案的选择

一、根管治疗后牙体修复的时机

1. 暂时修复或过渡修复　从治疗疗效考虑，根管治疗后的牙齿必须行及时而可靠的冠方封闭。具体的修复方式要考虑牙体修复过程和不同修复材料的特性、原发疾病的诊断、根尖周病变的大小，是否与牙周病变相连通等因素。对于不适合立即进行较为复杂或昂贵修复方式的情况，可先行暂时或过渡修复，待病情好转，时机合适后再进行最终的修复设计。短期观察(一周左右)可以用氧化锌类暂封材料进行暂时修复。中长期(2周以上)的观察必须使用可靠性更好的玻璃离子类材料或复合树脂进行过渡性修复。无论使用何种修复，都要求具备基本的外形和咬合面高度，恢复咬合，不形成对牙周组织的刺激。在对根管治疗疗效(如骨病变的恢复)有了较为肯定的判断后，要及时采用永久性材料和方式对牙体的缺损进行永久修复。可采用椅旁直接修复或依托技工室的间接修复。材料则可根据患者的愿望和临床实际情况，由患者与医生共同决定。

2. 永久修复的时机　原则上，根管治疗后不出现临床症状或原有临床症状完全消失，就可以考虑永久修复。

根管治疗过程顺利，X线片显示根管充填适当、根尖周无病变的患牙，可以在根充后即刻或近期行牙体修复。根管治疗过程中有根管钙化不通,或者出现器械折断等导致根管充填不理想的患牙,或者根管治疗过程中出现髓腔壁穿孔,已行穿孔修补的患牙,即使没有根尖周病变,也应适当观察 1~4 周,待疗效肯定后再行修复。对于有明显根尖周骨组织病损的病例,需要观察一定时间以确定疗效,建议先行过渡性修复,观察 3~12 个月,待根尖病损有明显的愈合倾向或基本愈合再行永久修复。此外,患牙在愈合过程中不应承受过大的外力。

二、修复前的评估

牙体修复前需要对患牙进行术前评估,分析不同牙位及其缺损的特征,全面了解各种材料的特征、局限,并均衡各种需求,选择适合患牙的修复方案。

1. **根管治疗质量的评估**　根管治疗术后 6 个月以上,仍存在临床症状或 X 线影像显示根尖周病变无改变或加重,应考虑重新根管治疗。

有明确的病历记录显示既往根管治疗质量可靠,治疗 2 年以上无临床不适,X 线影像正常,且冠方封闭可靠,可行直接粘接修复、嵌体或冠修复。在桩核冠修复前,需要仔细分析根尖三分之一区域的封闭情况。若根尖三分之一根充不完善,则应行根管再治疗。

2. **龋易感性的考虑**　根据患者和患牙的龋易感性,选择合适的修复方式和修复材料,预防继发龋。及时修复患牙相邻牙面龋损或不良充填体,防止因食物嵌塞增加龋易感性。对于高龋患者,需要同时进行具体的饮食和口腔卫生指导,采用多种防龋措施,降低龋活跃性。

3. **牙周评估**　对牙周状况的评估包括根管治疗前对患牙牙周状况的确定,治疗前后牙周状况改善程度的评估,以及修复计划对牙周组织致病风险的影响。如果牙周情况较差,应首先进行牙周治疗,同时加强对患者牙科保健的指导与监督,待牙周情况改善后再修复;必要时,应当考虑做冠延长术或行正畸牵引,改善牙周组织的生物学宽度,以利于修复。

4. **生物力学评估**　原有的龋坏、外伤及后期的根管治疗都会影响牙齿的生物力学状态、修复方式和修复材料的选择。充分评估分析患牙的生物力学状态,包括剩余牙体组织的量、牙齿位置、咬合力和牙齿修复后行使的功能等因素,才能保证牙齿的远期修复效果。

5. **牙位置、咬合力和功能评估**　牙齿和修复体在咬合过程中需要承受周期性的轴向和非轴向力。牙齿的位置、咬合关系、功能状态决定咬合力的大小及方向。前牙,特别是深覆𬌗等功能负荷较大的病例,修复设计要注意加强其抗折裂能力和抗脱位的能力。磨牙所受的咀嚼负荷最大,抗力是磨牙修复中必须考虑的因素。

6. **美学考虑**　根据患者的美观需求选择合适的修复材料。对于变色牙,先使用过氧化氢类药物进行髓腔内漂白。修复时选择适当色彩的复合树脂材料充填髓腔内层,进一步矫正牙齿的颜色。

7. **患者的需求**　医生制定治疗计划时需要综合考虑患牙的情况和患者的个人需求,提出建议,说明牙体修复的必要性,告知材料和方法的选择范围。与患者充分沟通,患者全程参与,共同确定治疗方案。

三、修复方法的选择

随着根管治疗技术的提高、修复材料的改进、微创理念的普及,修复根管治疗后牙齿的选择方式也更加多样化。如果患牙仅有小范围的牙体缺损,可以采用复合树脂直接修复;若患牙缺损牙体较多,剩余牙体组织薄弱,则需要根据具体情况选用嵌体、冠或桩冠等间接修复。

1. **直接修复**　直接充填的修复材料,如银汞合金,由于与牙齿没有粘接和美观的考虑,不适合根管充填后尤其是前牙和前磨牙的修复。玻璃离子水门汀具有与牙齿形成化学结合的能力,可以作为根管治疗后的过渡性修复材料和根管口封闭材料。特别需要提出的是:使用粘接性材料时,要尽可能多地暴露牙齿组织,增加粘接面积,以最大程度地发挥粘接材料的作用,起到增加抗力和固位的作用。

复合树脂直接粘接修复术的优点是可以保存更多的牙体组织,可以椅旁一次完成。缺点是邻面和接触点的恢复与成型较为困难,恢复不佳容易出现食物嵌塞;缺损较大时用树脂堆塑外形对技术要求高且费时;口内抛光难以达到理想的效果等等。但是,随着材料的改进与技术的提高,复合树脂直接粘接修复同样可以获得理想的临床效果。

2. **间接修复**　间接修复体包括贴面、部分冠、嵌体、高嵌体、全冠和桩核冠等,根据加工制作工艺的不同可分为椅旁 CAD/CAM 修复和传统技工室修复。间接修复可以实现患牙邻面和接触点以及殆面和轴面等外形的最佳恢复,机械性能强,理论寿命较长。缺点是临床和技工室操作步骤多,技术敏感性高;为获得共同就位道或给修复体预留空间需要去除较多的牙体组织;可能需要多次就诊等等。

四、修复材料的选择

理想的牙体修复材料应该具有与牙齿组织类似的生物学、化学、物理学特征,包括分别与牙釉质和牙本质类似的特征。

1. **复合树脂**　高分子复合树脂合成材料近年来获得更多关注,其耐磨性、美观性方面的巨大改进以及粘接体系的进步,使复合树脂粘接修复技术的临床应用日益广泛。文献报道复合树脂修复体平均寿命可达 10 年,五年修复体完好率可达 95%。良好的粘接效果要求被粘接物质和粘接面进行良好的处理,尽可能大的粘接面积,严格控制粘接时的条件,避免水和湿气的污染,因此对临床工作者的要求更高。

复合树脂的最大特点是适合于临床椅旁修复,极大地方便患者。同时由于材料的可塑特征,无须制作就位道,可以最大限度地保留正常的牙体组织。但是临床椅旁修复受时间、环境的限制,难以在短时间获得理想的外形与光洁度。同时由于材料聚合产生的体积收缩与聚合应力,使它的应用还需要更多的临床研究和改进。

2. **金属**　使用贵金属材料制作修复体,必须在牙体组织上制备固位洞形,靠机械的固位力,同时借助粘接剂与牙齿结合。体外制作修复体的技术,可以使修复体的外形和表面光洁度更加符合生理状态,但是金属材料的导电、导热以及在口腔中的氧化腐蚀问题难以克服。

3. **瓷材料**　陶瓷类材料用于牙体修复,在材料的硬度、晶体性以及美观性等方面,更加接近牙体组织,特别是牙釉质。但是瓷材料固有的脆性,要求牙体预备时磨除较多量的牙体组织,以增加修复体的厚度、保证强度。

五、前牙根管治疗后的修复考量

如果仅有髓腔入路的预备洞形,没有对舌隆突过多的破坏,前牙根管治疗后牙劈裂折断的危险性相对最小,可以采用光固化复合树脂直接粘接修复。对于破坏程度中等的前牙,如果唇面较为完整,美观可以得到良好恢复,冠方特别是牙颈部的健康牙体组织保留较多,可使用光固化复合树脂直接粘接修复,但要注意尽量减少垫底材料,增加髓腔粘接面积,加强粘接固位。如果牙体有变色,可先行内脱色,再进行改善颜色的美学修复,或选择光固化复合树脂贴面或瓷贴面。粘接修复时最大的考虑是增加粘接面积,以增加粘接的可靠性。

对丧失较多牙体组织的前牙,在髓腔入路和根管治疗后,如果颈部保留有足够的牙本质组织,能够制备可靠的牙本质肩领,可以选择全冠修复。如果颈部保留的硬组织量较少,难以应对来自舌侧的剪切力,则需要桩核加全冠修复。

六、后牙根管治疗后的修复考量

前磨牙有着牙颈部较细的特殊解剖结构,在承受咬合力时,尤其是在没有完整的边缘嵴的情况下,容易出现牙的劈裂。同时,前磨牙的牙颈部病损(楔状缺损、酸蚀症、龋)多见,经过根管治疗后牙颈部往往剩余牙体组织很少,使得抗力进一步降低,特别容易出现冠在牙颈部的折断或近远中向的劈裂。抗力的分析非常重要。从受力方向考虑,前磨牙不宜选择直接嵌体修复,而应更多地考虑桩核加全冠修复。如果选择直接粘接修复,树脂可以作为核的基本结构,深入到根管口下方,并适当降低牙尖,采用牙尖覆盖的方式,同样可以获得很好的临床效果。

磨牙所受的咀嚼负荷最大,抗力是磨牙修复中必须考虑的因素。如果根管治疗后磨牙仅有开髓洞形范围的缺损,剩余牙体组织相对完整,可以行复合树脂直接粘接修复。注意材料在髓室底部和根管口附近形成有效的粘接。同时应根据开髓洞口的大小和咬合负担等因素,评估劈裂的风险。修复后应适当修整非工作尖以减少咀嚼时对牙齿产生的拉应力,必要时适当降低牙尖高度,或采用覆盖牙尖的修复。

对于具有 MO 或 DO 洞形的磨牙缺损,如果只有一个很窄的盒状洞形,并且缺损区没有承受很大的咬合力,可以使用复合树脂直接粘接修复。但是由于更多情况下洞形扩展较大,有劈裂的可能,因此,修复体的设计要注意对牙尖的保护,选择覆盖牙尖的修复方式,如高嵌体、全冠等。

对于 MOD 洞形的磨牙,牙齿只有两个洞壁存留,修复设计应注意保护牙齿免于劈裂,应选择覆盖牙尖的修复方式。

用树脂直接粘接进行后牙覆盖牙尖的修复,利用髓腔固位,也可以获得良好的临床效果。操作时要注意恢复良好的咬合接触关系和轴面外形,并且材料要有足够的厚度(2mm)以承担咬合力。粘接修复要尽可能多暴露牙齿内壁,减少垫底材料,增加树脂与牙本质直接粘接的面积。

对于根管治疗后牙体组织破坏严重的磨牙,当髓腔和各种辅助固位形不能够提供足够的核固位力时,修复时一般使用桩核加全冠修复。

与前牙相比,后牙牙根细弯,根部牙本质薄而量少,使用桩核修复易出现牙根折裂或侧穿等并发症。医生要充分了解各个牙齿的解剖形态和组织上的薄弱点,参考病例资料,避免打桩时形成意外侧穿。

后牙牙冠体积较大,如果能够充分利用剩余牙体组织进行复合树脂粘接修复,则可减少或避免桩核固位。根管治疗后的后牙缺损特点是牙齿中心部的缺损较大,周围剩余牙体组织较少,传统的冠修复会进一步减少周围剩余的牙组织,使颈部剩余牙体组织难以应对咬合压力,最终不得不采取桩核冠的修复方式。随着粘接技术和粘接材料的进步,后牙采用髓腔固位高嵌体修复的可能性和优势大大增加。通过利用髓腔的固位力,尽可能多地保留了剩余组织,也可能取得良好的修复效果。特别是对于牙根未发育完成、根管钙化细弯等无法进行桩核冠修复的牙齿,这一优势更加凸显。

第二节　根管治疗后牙体缺损的直接修复

传统观点认为,根管治疗后的患牙应该在基底修复之上加用冠修复的方法进行永久修复。但是,近年来牙体修复材料的巨大进步,特别是复合树脂粘接修复材料的发展使直接粘接修复技术广泛应用于根管治疗后牙体修复。实践证明,对病例认真分析后的正确选择,对材料和粘接过程深入理解,严格遵循材料的使用要求和规则,复合树脂粘接修复可以获得良好的临床长期效果。

1. **适应证选择**　当经过根管治疗后,剩余组织可以提供较多的粘接面积,具备较好的自体抗力,并且局部环境有利于粘接,复合树脂直接粘接修复的效果是可以肯定的。

2. **用于根管治疗后牙体修复的注意事项**　多种修复材料联合应用:流动树脂适合于覆盖根管口,弹性模量高的树脂适合充填髓腔以代替牙本质,填料多的树脂适合充填外层,以替代釉质。不宜采用氧化锌类材料作为垫底材料。

分层充填:分层充填可以减少聚合收缩对剩余牙体组织所产生的应力。临床上应该采用覆盖牙尖的修复方法,避免根向楔力。

粘接环境的保障:粘接修复过程中要避免湿气、水分和唾液的污染。

外形修整与抛光:良好的外形和抛光有助于恢复功能、美观,还可以减少菌斑的聚集,减少继发龋和牙周疾病的患病概率。

3. **复合树脂核**　与制作银汞合金核的要求相同,剩余牙体组织要有足够的量以容纳和支持核材料。边缘至少要有 2mm 的剩余牙体组织,核材料与剩余牙组织要形成足够的粘接界面。足够面积的牙组织与树脂的粘接可以防止微渗漏,防止内部界面的降解,保证长期的粘接效果。

在充分考虑剩余牙体组织抗力的前提下,要尽可能扩大粘接面积。髓腔内部不规则的形状可以增加粘接的总强度。放置复合树脂材料前可以在根管内粘接预成的纤维桩。要将需要粘接的牙本质表面清理干净,不可以遗留任何暂封材料。在不放桩的时候,粘接材料应该进入根管口下方 1~2mm 以上。

树脂核材料可以是弹性和强度较高的普通复合树脂,也可以是专用的核树脂。

第三节　根管治疗后牙体缺损的间接修复

嵌体是嵌入牙体内部,用以恢复牙体形态和功能的修复体。

高嵌体或部分冠覆盖整个𬌗面,保护剩余牙体,在后牙覆盖牙尖的修复方式中,这是牙体预备较为保守的一种方式。

全冠修复是传统修复方式,覆盖全部牙尖至颈缘,能有效减少牙冠劈裂的风险。

桩核与根部牙体组织粘接,共同组成冠的基底修复体。桩的目的是固定核,并且最终固定冠。

(一) 全冠

传统理论认为,对于根管治疗后的后牙进行覆盖牙尖的修复有助于提高患牙的临床寿命。因此,对于根管治疗后的磨牙,如果对颌牙是自然牙,并且有很好的尖窝关系,患牙就会承担较大的咬合功能,传统的教科书即要求首先考虑全冠的修复。但是临床研究表明,对于根管治疗后的前牙,冠并没有加强牙本体抗力的作用。所以,除非出于美观和特殊功能的需要,对前牙的修复一般应先用较为保守的修复方法。

利用冠部剩余牙体组织形成牙本质肩领,可以增加修复体的固位力和牙齿抗力,对于修复体的预后非常重要。边缘龈以上的剩余牙体组织越多,根管治疗后全冠的修复成功率越高。但是,全冠修复对技术的要求较高,不恰当的修复设计和制作,会增加继发龋和牙周病的患病概率。

由于根管治疗后牙齿组织剩余有限,全冠修复一般是建立在核修复的基础之上。一部分病例是在放置根管桩并制作基底核之后进行的;一部分病例则利用银汞合金或复合树脂直接完成核的堆积,在此基础上完成冠的修复。

有学者将支持冠的桩与核统称为基底修复体。在口腔修复学中特别强调牙本质肩领在冠修复体中的作用,认为牙本质肩领越长,牙的抗折能力越强,修复体的固位也越可靠。肩领的存在可以抵御牙齿行使功能过程中来自桩和冠的侧方或水平方向的力,增加修复体的整体固位力和抗力。一般认为,成功的冠修复体与冠预备体(或基底修复体)之间必须符合以下五个条件:

1. 牙本质肩领(牙本质轴壁高度)必须大于 2mm。
2. 两者轴壁必须是平行的。
3. 修复体必须完全包绕牙齿。
4. 边缘必须位于牢固的牙齿结构上。
5. 全冠和预备体不得侵犯牙周组织。

冠修复依据材料的不同,多数情况下,对牙体组织的预备量从小到大依次是金属冠、金属烤瓷冠和全瓷冠。

(二) 桩核

桩本身并不能起到加强根管治疗后牙齿抗力的作用。牙齿的强度和抗根折的能力取决于剩余牙体组织和周围的支持牙槽骨。尽量保护剩余牙体组织是牙体预备中的指导原则。

1. **适应证**　牙冠剩余硬组织量很少,单独使用全冠修复无法获得良好固位时。

2. **预备要点**　桩核预备时需要去除部分根充材料,操作过程中要防止导致冠方渗漏。过粗的桩道预备,减弱牙齿自身抗力,增加根折的风险。再治疗时桩的去除会造成牙体的进一步削弱。此外,非牙色桩核可能会影响冠的美学效果。

桩的长度是根据剩余骨支持,根的解剖,根管充填情况,以及适应临床的需求来决定的。桩应该至少等于冠长,达到骨内根长度的 1/2,达到根管长度的 2/3,根尖部至少保留 5mm 的根管充填材料。

桩的直径由根管的解剖决定,要注意避免去除过多的牙体组织,从而降低牙体的强度。

对磨牙进行桩修复,甚至一个以上桩修复时,要选择适合的根管,尽量避免放置在细小弯曲根管内,防止在牙根弯曲拐点出现应力集中而导致牙根折断。

核的制备也可以使用预成桩粘接,通过银汞合金或复合树脂制作桩核,最终完成冠的修复。

推荐根管桩进入根管的长度和直径:

(1) 对于较长的牙根,桩的长度应该是牙根长的 3/4,这样做有利于冠的稳定和行使功能。

(2) 一般情况下,根尖方需要保留 5mm 的牙胶材料,桩与剩余牙胶之间不能有间隙。这样做可以保证根尖区获得最大的封闭效果。如果保留的牙胶少于 3mm,根管封闭的效果很难保证。

(3) 在可能的情况下,桩的长度位于牙槽嵴顶下方 4mm 以上。这样做有利于减少对牙本质的应力。

(4) 磨牙的桩,从髓室底开始,长度不宜超过 7mm,这样做可以防止在根管弯曲处侧穿。

(5) 桩末端的直径,依据不同的牙位,可以有一定差异。对于下颌前牙较为安全的范围是 0.6~0.7mm,而对于上颌中切牙则可以在 1.0~1.2mm 之间。这是考虑到多数牙在根三分之二处的直径。过粗的桩导致过多切割正常组织,增加根折的机会。

(三) 椅旁 CAD/CAM 修复

计算机辅助设计与计算机辅助制作(CAD/CAM)技术,是将光电子、计算机信息处理及自动控制机械加工技术用于制作嵌体、全冠等修复体的修复工艺。分为技工室 CAD/CAM 和椅旁 CAD/CAM。

1. **原理** 椅旁 CAD/CAM 系统通常由数据采集(数字化印模)、计算机辅助设计(CAD)、计算机辅助制作(CAM)3 个子系统组成,包含三维测量激光摄像头、图像软件处理软硬件和三轴数控铣床 3 个部分。其基本原理是将临床牙体修复的烦琐工序简化为数据获取、修复体的计算机设计和数控加工等 3 个主要程序,大大缩短修复体制作周期,节约时间和人力。临床上完成牙体预备后,利用激光摄像头进行口内扫描获取三维数字化印模,然后在计算机图像软件的辅助下设计修复体,最后计算机将信息发送至数控铣床并指导其研磨制作修复体。患者一次就诊,即可完成牙体预备和修复体粘固的全过程。

2. **类型** 目前临床应用的椅旁 CAD/CAM 系统可在患者就诊时完成牙体预备后通过口内扫描仪获取光学印模,然后利用专门的计算机软件完成修复体的设计,将设计完成的修复体信息传输至专门的小型数控铣床,研磨获得修复体,即刻完成临床粘戴。

另外,技工室 CAD/CAM 系统,一般都是在技工室扫描临床的石膏模型或直接扫描修复体蜡型,获得数字化信息,然后在完成的数字化模型上进行计算机辅助设计或辅助制作,可加工的材料范围更广,甚至可以为氧化锆材料类修复体。有些系统提供了互联网外包制作功能,可利用临床的扫描和 CAD 系统进行口内预备体的三维扫描和修复体设计,然后将信息通过互联网传递到技工制作中心,对修复体进行更加精细的加工制作。

3. **应用** 各种原因引起的牙体缺损可以采用直接充填或者间接修复的方式来恢复其形态和功能。直接充填修复是最简单、破坏牙体组织最少的一种修复方式,也是临床中应用最多的一种修复方式。但对于大面积缺损牙,由于无法获得足够抗力和固位或难以恢复正常的邻面接触,采取间接修复的方式可以获得更好的临床效果。椅旁 CAD/CAM 将整个修复体设计制作过程通过计算机来控制,增加了精度,减少了制作环节繁多造成的误差,从而可以在患者一次就诊中即刻完成高质量的修复。

早期椅旁 CAD/CAM 修复系统只能制作嵌体。近年来随着计算机技术、小型精密数控铣床和修复材料的快速发展,几乎所有牙体缺损的修复体类型都可以通过牙科 CAD/CAM 系统完成,包括贴面,嵌体,高嵌体,全冠等修复体,并且修复体的精确性、边缘适应性、规范性达到或超过传统人工制作的水平。

4. **操作前准备** 采用椅旁 CAD/CAM 系统进行牙体缺损的修复,要根据牙体缺损的病因、大小、位置和咬合特点选择合适修复体类型。制订详细的治疗计划,做好修复前准备,包括进行口腔卫生指导和牙周治疗,甚至是修复前的正畸治疗。

5. **操作步骤**

(1) 牙体预备:椅旁 CAD/CAM 全瓷修复的牙体预备除了遵循传统牙体缺损修复的生物学原则、生物力学原则和美学原则外,同时,由于椅旁 CAD/CAM 系统所采用的修复材料、加工制作方法以及利用粘接固位的特性,为保证修复的远期临床效果,要求以牙体缺损为导向的微创性牙体预备模式和修复体设计方式。

1) 嵌体预备要求:选择嵌体修复前,需要了解患牙缺损情况,检查邻牙、对颌牙及咬合接触情况,才能开始牙体预备。

① 去净腐质:如果牙体缺损是因为龋齿造成的,首先要去净腐质。遗留腐质可能会造成龋进一步发展,而且会影响全瓷修复体的粘接效果。

② 设计边缘线:为保护瓷修复体和剩余牙体组织,修复体𬌗面边缘线应离开咬合接触点1mm;如果为邻𬌗面洞,邻面洞缘线应扩展至自洁区,即在龈方应该位于邻面接触点以下,在颊舌向应该离开接触区。

③ 制备固位形和抗力形:根据设计的边缘线,扩展洞形,去除悬釉、修整洞壁,去除侧壁倒凹。由于全瓷材料固有的脆性,相对于合金材料更易于折裂,所以无须预备洞缘斜面。如果缺损波及邻面,则需要预备邻𬌗面洞形(Ⅱ类洞形,需要预备鸠尾)。龈阶宽度不能窄于1mm,𬌗面厚度不能小于1.5mm,颊舌面及邻面厚度不能小于1.5mm,峡部宽度不能小于2mm。轴壁稍外展,获得就位道。

④ 精修完成:窝洞轮廓应形成圆缓曲线,窝洞侧壁和各壁之间的过渡部分修整圆钝,不出现锐角,以减少应力集中,同时保证点线角清晰。

2) 高嵌体预备要求

① 𬌗面为修复体预留出足够的空间以获得修复体的抗力。

② 冠内固位形的设计在兼顾固位的前提下,尽量减少进入髓腔的深度;减少轴壁的聚拢度以增加机械固位;内线角尽量圆钝。

③ 邻面预备:为提高光学取模的精确性,颊舌轴壁和龈壁应扩展至不与邻牙接触的位置,并且这可以保证在粘接过程中可彻底去除多余的粘接剂。颊舌轴壁可外展约6°,龈壁应底平,近远中宽度至少为1mm。颊舌轴壁与邻面剩余牙体组织之间应大约呈90°,这有利于提高修复体和牙体组织的强度。

3) 嵌体冠预备要求:嵌体冠牙体预备包括圆周的齐龈的对接边缘,以及伸入髓腔的中心固位洞以取代根管桩。

① 𬌗面预备:顺应剩余牙体组织的形态,降低薄壁弱尖,在𬌗方将四壁预备成圆缓的平台状,邻面边缘线位于邻面接触点以下,离开接触区。边缘线尽量设计于龈上。

② 髓腔预备:去除根管口牙胶至根管口下1~2mm,根管口用流动树脂或玻璃离子水门汀封闭,并垫平髓室底。为保证一定的机械固位,垫底后髓腔深度应不小于2mm,但不超过4~5mm。修整髓腔侧壁,去除悬釉,将髓腔预备成圆四方柱形或圆三角形,并稍外展(≥3°),同时去除侧壁倒凹,较大倒凹可以用复合树脂材料填充。

③ 抗力设计:牙颈部剩余牙体组织厚度应大于2mm,以保证颈部抗力;𬌗面窝沟点隙处的厚度不能小于1.5mm,牙尖处的厚度不能小于2mm。

④ 精修完成:组织面点线角圆钝,窝洞轮廓形成圆缓曲线,髓腔侧壁各壁之间的过渡部分也应该修整圆钝,不出现锐角,以减小应力集中。

4) 全冠预备要求

① 𬌗面预备:一般情况下需沿𬌗面解剖外形均匀磨除约2mm,并且保证窝沟点隙处的厚度不能小于1.5mm。同时应降低或去除薄弱的剩余牙体组织,以保证轴壁至少1.5mm的厚度。

② 肩台预备:一般采用无角肩台,若采用直角肩台,则内线角应圆钝,避免应力集中。在前牙,唇颊侧肩台一般位于龈下或齐龈,预备前应先排龈,邻面和舌面可置于龈上。后牙的肩台应尽量置于龈上。

③ 精修完成:修整抛光预备体,圆钝线角,修整并光滑肩台,去除龈缘的无基釉质,形成连续清晰的边缘。

(2) 取模:牙体预备完成后,就可采用CAD/CAM系统的口内摄像头采集数字化印模。扫描前应吹干牙面,当窝洞边缘位于龈下或平龈时,应该进行排龈处理。首先在牙齿表面均匀喷涂一层对比增强剂(目前部分系统采用彩色照相技术,免去喷粉的过程),然后从不同角度对所需修复患牙和邻牙进行扫描,获得三维图像;最后扫描患牙的对颌牙以及颊侧咬合像,以辅助恢复修复体的𬌗面解剖形态。需要注意的是,在进行口内扫描时,为了准确采集数字化印模,需对舌体、颊部等软组织进行适当的牵拉。

（3）修复体的设计与制作：数字化印模采集完成后，即可在 CAD/CAM 系统的软件辅助下对修复体的边缘、外形、邻接以及咬合等进行个性化设计。接着将所设计的修复体信息传送至数控研磨单元，由其对可切削材料进行切削成形，完成修复体的制作。

（4）试戴：椅旁 CAD/CAM 修复体的试戴是指在修复体研磨后在患者口腔内调试的过程。大多数情况下，只要牙体预备符合要求、数字化模型清晰、修复体设计合理，则无须进行过多调改就可顺利完成试戴。试戴时需要检查修复体的就位、边缘、邻接、咬合、外形等情况，进行必要的调磨，使修复体能够完全就位、边缘密合、与邻牙接触良好以及无明显咬合高点。

（5）上釉、染色、烧结：全瓷修复体需要在试戴好的修复体表面均匀涂布一层无色釉液或瓷粉，并进行结晶化；然后根据口内比色和患者意愿进行修复体个性化染色，最后烧结完成。椅旁 CAD/CAM 修复体上釉、染色可在椅旁完成，节省加工时间。且椅旁染色能更加精确地做出患者满意的颜色效果。

（6）粘接：良好的粘接效果不仅对于主要依靠粘接力来固位的 CAD/CAM 高嵌体来说是至关重要的，而且研究显示，良好的粘接有利于提高剩余牙体组织和修复体的抗折性能。目前，树脂水门汀粘接系统包括 3 种，即酸蚀-冲洗型粘接系统、自酸蚀粘接系统以及自粘接系统，其中学者较为认同的是酸蚀-冲洗型粘接系统，该系统的主要粘接步骤介绍如下。

1）隔湿：树脂粘接剂的疏水特性要求粘接过程在相对干燥的环境中完成，因此有条件者最好安置橡皮障进行术野隔离。

2）粘接界面处理

① 修复体组织面：根据修复材料的不同，处理方法亦有所差别。复合树脂材料一般采用氧化铝喷砂，然后进行硅烷化处理；硅酸盐类陶瓷采用氢氟酸酸蚀，再涂布硅烷偶联剂；而多晶相氧化物陶瓷通常需要在硅烷化处理前先利用硅涂层进行表面改性，以获得良好的化学结合力。

② 牙体粘接面：首先清洁粘接牙面，然后用 37% 磷酸酸蚀牙釉质 30 秒，牙本质 15 秒，冲洗 30 秒，轻轻吹干使牙本质表面呈湿润状态，再涂布粘接剂，轻吹成一薄层。

3）放置树脂水门汀：树脂水门汀有两种不同的混合模式，自动混合者可直接注入窝洞内，而需人工调拌者则要在调拌纸上对树脂基质和催化剂进行均匀混合，然后再涂布于窝洞内。

4）修复体就位：迅速将修复体就位于窝洞内，轻轻加压，使多余粘接剂从修复体边缘溢出。

5）去除多余粘接剂：确认修复体完全就位后，可先在各个面光照 2~3 秒，使粘接剂部分固化，然后用探针去除多余的粘接剂，邻面的粘接剂可用牙线进行清除。

6）光照固化：为使树脂水门汀充分固化，需从各个牙面光照至少 40 秒。最后可在粘接界面涂布一层阻氧剂，每个面再光照 5 秒，以消除粘接剂表面的氧阻聚层。

（7）调𬌗：粘接完成后，进行咬合检查时，进行必要调磨，遵循少量多次调磨原则。最后进行精细抛光。

6. 注意事项　椅旁 CAD/CAM 修复后需告知患者口腔保健要点，定期口腔检查的必要性，必要时，可选择修复治疗后 6、12 和 24 个月对修复效果进行复查与评估。

（吴补领）

参 考 文 献

［1］周学东. 牙体牙髓病学［M］. 5 版. 北京：人民卫生出版社，2020.

［2］冯海兰，徐军. 口腔修复学［M］. 2 版. 北京：北京大学医学出版社，2013.

［3］杨坚. CAD/CAM 椅旁系统在微创美学修复中的应用［J］. 中国实用口腔科杂志，2013,6(6):337-341.

［4］蒋宏伟. 微创牙髓治疗的理论与实践［J］. 中华口腔医学杂志，2016,51(8):460-464.

［5］田宇，张亚庆，吕海鹏等. 后牙椅旁 CAD/CAM 修复洞形分类的思考［J］. 牙体牙髓牙周病学杂志，2016,26(10):581-588.

［6］吴补领，闫文娟. 椅旁 CAD/CAM 嵌体修复技术临床进展［J］. 口腔疾病防治，2018,26(12):7-16.

［7］Pratt I, Aminoshariae A, Montagnese TA, et al. Eight-Year Retrospective Study of the Critical Time Lapse between Root Canal Completion and Crown Placement: Its Influence on the Survival of Endodontically Treated Teeth［J］. Journal of Endodontics,

2016,42:1598-1603.

［8］John I. Ingle,Leif K. Bakland,J. Craig Baumgartner. Ingle's Endodontics［M］. 6th ed. Hamilton,Ontario:BC Decker Inc,
2008.

［9］Kenneth M. Hargreaves and Louis H. Berman. Cohen's Pathway of the Pulp［M］. 11th ed. Amsterdam:Elsevier Inc,2016.

［10］Huynh N,Li FC,Friedman S,Kishen A. Biomechanical Effects of Bonding Pericervical Dentin in Maxillary Premolars［J］.
Journal of endodontics,2018,44(4):659-664.

第一章 绪 论

第一节 概 述

牙周病(periodontal diseases)是指只发生在牙周组织(牙龈、牙周膜、牙槽骨和牙骨质)的感染性疾病。包括牙龈病(gingival diseases)和牙周炎(periodontitis)两大类。牙龈病是指只发生在牙龈组织的疾病,不侵犯牙周深层组织。最常见为牙菌斑引起的牙龈炎症。牙周炎是指累及牙周支持组织(牙龈、牙周膜、牙槽骨和牙骨质)的炎症性、破坏性疾病(destructive periodontal diseases)。牙周炎所导致的牙周组织破坏,经过恰当的治疗后,病变有可能停止发展,但遭到破坏的牙周组织则难以完全恢复正常,是一种不可逆性疾病。如不及时进行有效治疗和定期维护,牙周炎最终会导致牙齿松动或脱落。

在我国牙周病的患病率(包括牙龈炎和牙周炎)高达 90%,是门诊拔牙的首要原因,也是导致成年人牙齿脱落的主要原因。慢性牙周炎发展缓慢,早期症状不明显,不易引起人们的重视,等到出现牙齿松动、牙周脓肿等症状时才就诊,已为晚期。重度牙周炎病程迁延时间长,常累及全口牙,治疗困难,疗效不确切或不理想。临床经验告诉我们,消灭一个深牙周袋比消灭一个龋洞难得多。在我国,牙周病不论患病率还是病变程度都普遍严重,这与口腔卫生宣教、早期干预措施缺乏,以及民众个人口腔保健意识不强密切相关。

2018 年第四次全国口腔健康流行病学调查显示,中老年人群牙周健康和口腔卫生状况较差。成年人每天两次刷牙率仅为 36.1%。人口老龄化使牙周病患者人数增加、病情复杂,需要牙周医师也增加。但我国目前牙周医师匮乏,牙周病患者数以亿计,全科医生大多不治牙周病,掌握的牙周病知识老化。牙周专科医师每天接诊大量的门诊患者,耗费大量的时间和精力进行牙周基础治疗。

牙周病的危害很大,主要有:

1. 牙周炎是导致成年人失牙的主要原因。牙周炎是常见的慢性感染性疾病,可造成牙周支持组织破坏,是导致成年人失牙的最主要原因。

2. 牙周炎影响口腔健康及口腔其他治疗的效果。健康的牙周组织是口腔各类疾病临床治疗成功的关键和先决条件。一方面,牙周健康既包括牙周组织完整的临床龈健康,也包括牙周组织减少的临床龈健康,后者包括牙周炎稳定的患者及非牙周炎患者(如龈退缩、冠延长)。

口腔各类义齿修复前均要求牙周组织健康且维护良好,修复体的设计也要考虑有利于牙周组织健康的维护,这样才有利于各类修复体周围良好的菌斑控制,进而保证修复体的长期稳定和成功。

近十年口腔种植学飞速发展,种植体周围炎的发生也日益增多,这与种植治疗前未进行良好的牙周感染控制以及种植之后未进行持续的牙周及种植体周维护密切相关。越来越多的证据表明,牙周炎易感性个体种植失败的风险性高,种植体周围长期骨吸收与牙周炎易感性呈正相关。但学者们的研究也证实,植入种植体之前,消除牙周炎症和建立良好的感染控制是种植治疗成功的决定性因素。完成种植治疗后,对牙周炎易感或不易感的患者,只要提供了良好的维护治疗,其种植治疗的长期成功率没有明显差别。因此,学者们认为恰当的牙周感染控制和良好的维护治疗是种植治疗长期成功的重要因素。

正畸治疗和牙周病学同样息息相关,相辅相成。牙周病患者在牙周炎未经治疗控制的情况下进行正畸治疗,会加速牙周组织的破坏和牙周炎的发展。因此,在进行正畸治疗前要做好牙周危险因素评估及预后判断,及时进行必要的牙周治疗。正畸结束后须强化患者的口腔卫生意识及定期行牙周维护治疗。

牙周医师必须有全科意识,对每位患者的牙周状况进行全面评估,在此基础上制定合理的治疗计划,并同其他口腔专科医师建立必要合作,共同应对跨学科的临床问题。

3. 牙周病与全身健康和疾病密切相关。大量研究表明,牙周病患者患糖尿病、动脉粥样硬化、风湿性关节炎等系统疾病以及不良妊娠结局(早产和低体重儿)的风险增加。学者们认为,牙周病是一种疾病负担较重的疾病,尤其是重度牙周炎,更是一种威胁人类健康的疾病。牙周病和全身疾病的关系已经成为21世纪研究的热点和重点之一。口腔医生在预防和治疗牙周疾病和口腔其他疾病的同时,要有整体和全局意识,在临床工作中要兼顾局部与全身,只有这样,才能更好地守护公众的口腔和全身健康。

第二节　牙周组织的应用解剖和生理

牙周组织(periodontium)由牙龈、牙周膜、牙槽骨和牙骨质组成,又被称为牙周支持组织或附着装置(attachment apparatus)。牙周组织的主要功能是将牙齿牢固地附着于牙槽骨内,同时也保持口腔咀嚼黏膜的完整性。口腔黏膜为唇部皮肤的连续,延续至软腭和咽部。口腔黏膜包括咀嚼黏膜(牙龈和硬腭黏膜)、特殊黏膜(舌背黏膜)和其他黏膜(被覆黏膜)三部分。

一、牙龈

牙龈(gingiva)是指覆盖于牙槽突表面和牙颈部周围的口腔咀嚼黏膜,表面为角化层或不全角化层,含有致密的纤维束,坚韧而微有弹性,能适应咀嚼作用所加的压力和摩擦力,具有稳定牙齿、保护牙周膜、牙槽骨和牙骨质的作用。

(一)牙龈的表面解剖标志

牙龈包括游离龈、附着龈和龈乳头三部分(图2-1-2-1,彩图见书末)。

1. **游离龈**　游离龈(free gingiva)又称边缘龈(marginal gingiva),呈领圈状包绕在牙颈部,宽约1mm。游离龈色泽比附着龈稍红,正常时呈淡粉红色。它与牙面之间的环状狭窄间隙称为龈沟(gingival sulcus或gingival crevice)。临床上健康的龈沟深度为0.5~2mm,平均1.8mm,正常探诊深度不超过3mm。龈沟底位于釉牙骨质界(cemento-enamel junction,CEJ)处(即结合上皮的龈方)。

2. **附着龈**　附着龈(attached gingiva)与游离龈相连续,二者以游离龈凹痕或游离龈沟(free gingival groove)分界(图2-1-2-2)。附着龈紧密附着于牙槽嵴表面,呈粉红色、坚韧富有弹性、不能移动。游离龈和附着龈均为角化上皮,合称为角化龈(keratinized gingival)。40%成年人附着龈的表面有呈现桔皮样的点状凹陷,称为点彩(stippling)(图2-1-2-2)。

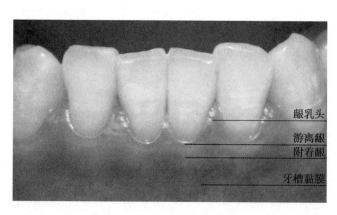

图2-1-2-1　牙龈的表面解剖

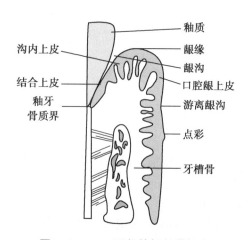

图2-1-2-2　牙龈的解剖学标志

附着龈向根方止于膜龈联合(mucogingival junction,MGJ),即附着龈宽度(width of attached gingiva, WAG)是指从 MGJ 至正常龈沟底的距离,是一个重要的临床指标。附着龈的宽度因人而异,在各个牙位也不同,范围为 1~9mm。健康人 WAG 变化很大,在上颌,切牙区唇颊侧最宽,前磨牙区最窄。在下颌,切牙区舌侧最窄,磨牙区较宽。上颌牙的附着龈较下颌同名牙宽。

3. **龈乳头**　龈乳头(gingival papilla)亦称为牙间乳头(interdental papilla)。牙间接触关系、邻接面宽度、CEJ 走行共同决定龈乳头的形状。每个牙的颊、舌侧龈乳头在邻面的接触区下方汇合处略凹下,称为龈谷(gingival col)。该处上皮无角化、无钉突,对局部刺激物的抵抗力较低,牙周病易始发于此。

(二) 牙龈的组织结构

1. **牙龈上皮的结构与代谢特征**　按照形态和功能,牙龈上皮分为:口腔上皮、沟内上皮和结合上皮。

(1) 口腔上皮(oral epithelium):覆盖于游离龈的顶端到外表面以及附着龈的表面,为角化或不全角化的复层鳞状上皮,其中以不全角化上皮多见。口腔上皮与下方结缔组织的边界为波浪形。

(2) 沟内上皮(sulcular epithelium):亦称龈沟上皮,是游离龈的边缘转向内侧覆盖龈沟壁而形成,为无角化上皮,有上皮钉突,但缺乏颗粒层和角化层,且常有许多细胞呈水样变性。龈沟上皮不能抵抗机械力而易破裂。在固有层常有白细胞浸润,是由龈沟内细菌和食物分解产物刺激引起的。

(3) 结合上皮(junctional epithelium):呈领圈状附着于牙冠或牙根表面的上皮,由缩余釉上皮演变而来。靠基底板和半桥粒与釉质相附着(图 2-1-2-3)。这种有机的附着结构亦称为上皮性附着(epithelia attachment)。结合上皮在组织形态学和蛋白表达方面明显有别于口腔上皮和沟内上皮,结合上皮中细胞体积比口腔上皮中的大,结合上皮的细胞间隙较口腔上皮稍宽,结合上皮中细胞桥粒的数量较口腔上皮中少。

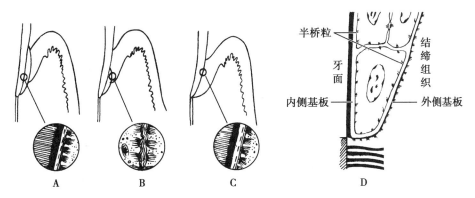

图 2-1-2-3　结合上皮的形成及其与牙面的附着

A:牙初萌时,釉质表面的缩余釉上皮以基板和半桥粒与牙釉质表面相附着;B:牙釉质表面的缩余釉上皮逐渐由结合上皮替代,缩余釉上皮与牙龈组织间以桥粒链接;C:缩余釉上皮完全被结合上皮替代,结合上皮与牙面靠基板和半桥粒连接;D:电镜下,结合上皮通过内侧基板和外侧基板分别与牙面和牙龈的结缔组织附着。

结合上皮由非角化的复层鳞状上皮构成,细胞长轴与牙面长轴平行,无角化层,也无上皮钉突;受到慢性刺激,上皮钉突可增生成网状并伸入到结缔组织中(图 2-1-2-3)。

(4) 结合上皮的位置:结合上皮的位置因患者年龄、牙萌出的阶段和牙周组织的健康状况而不同。当牙初萌时,结合上皮附着于牙冠;牙完全萌出时,结合上皮位于釉牙骨质界处;当牙龈发生退缩使牙根暴露或有牙周附着丧失时,结合上皮则位于牙根。

(5) 生物学宽度(biological width,BW):指龈沟底与牙槽嵴顶之间约 2mm 的恒定距离。它包括结合上皮(宽约 0.97mm)及结合上皮的根方和牙槽嵴之间的纤维结缔组织(宽约 1.07mm)(图 2-1-2-4)。牙槽骨沉积与牙的主动萌出相伴随,从而使结合上皮附着水平与牙槽嵴的关系及生物学宽度保持不变(图 2-1-2-5)。在 2018 年牙周病和种植体周病国际新分类中,学者们建议用“嵴顶上附着组织”“(supracrestal tissue attachment)”取代“生物学宽度”一词。

(6) 龈牙结合部(dento-gingival junction):指牙龈组织通过结合上皮与牙面连接,良好地封闭了软硬组

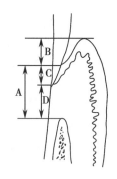

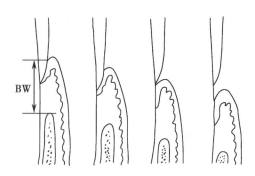

图 2-1-2-4　生物学宽度(嵴顶上附着组织)
A:从龈沟底到牙槽嵴顶,为生物学宽度;B:龈沟深度
1~2mm;C:结合上皮宽约 0.97mm;D:牙槽嵴上方的
结缔组织,约 1.07mm,生物学宽度=C+D,约为 2mm。

图 2-1-2-5　上皮附着向根方迁移,牙槽嵴
顶亦随之降低,但沟(袋)底与嵴顶间的生物
学宽度(BW)仍保持不变

织的交界处(图 2-1-2-6)。将结合上皮和牙龈纤维视为一个功能单位,称之为龈牙单位(dentogingival unit)。

　　2. 牙龈上皮的更新和分化　口腔上皮在一生中不断进行更新。结合上皮通过基底层细胞的有丝分裂,持续自我更新,结合上皮更新率 1~6 日/次。当牙龈连同结合上皮被一并切除时,口腔表面上皮可向牙面爬行生长,重新分化出结合上皮,并分泌基底膜物质,重新形成上皮附着,其结构与原始结构一样。这种上皮再附着(epithelial reattachment)可出现于釉质、牙骨质或牙本质的表面。

　　3. 固有层　牙龈的结缔组织称为固有层,分为乳头层和网状层,内含胶原束根据牙龈纤维排列方向分为 5 组(图 2-1-2-7,彩图见书末):龈牙纤维(dentogingival fibers,DGF)、牙槽龈纤维(alveologingival fibers,AGF)、牙骨膜纤维(dentoperiosteal fibers,DPF)、环行纤维(circular fibers,CF)和越隔纤维(transseptal fibers,TF)。

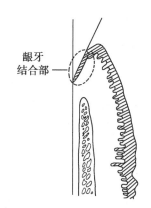

图 2-1-2-6　龈牙结合部

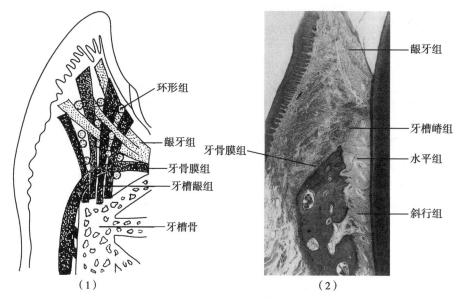

（1）牙龈纤维束分布示意图　　（2）

图 2-1-2-7　牙龈纤维束分布状况
(1):牙龈纤维束分布示意图;(2):牙龈颊舌切片观。

二、牙周膜

　　牙周膜(periodontal membrane),又称牙周韧带(periodontal ligament),是围绕牙根并连接牙骨质和牙槽

窝内壁的软的、富含血管和细胞的结缔组织。在冠方,牙周膜与牙龈的固有层相连,通过连接牙槽嵴与牙根的胶原纤维束(牙槽嵴纤维)与牙龈划分开来。

牙周膜由细胞、纤维和基质组成,其中大量的胶原纤维将牙齿固定在牙槽窝内,起着抵抗和调节牙齿所承受咀嚼压力的作用。由于牙周膜的存在,牙齿具有微小的生理性动度。

(一)牙周膜的组织结构

1. **细胞** 牙周膜中的细胞包括成纤维细胞、成骨细胞、成牙骨质细胞、破骨细胞以及上皮细胞和神经纤维。成纤维细胞沿主纤维排列,而成牙骨质细胞分布在牙骨质表面,成骨细胞分布在骨表面。近年来,已从牙周膜中成功分离出具有多向分化潜能的干细胞——牙周韧带干细胞(periodontal ligament stem cell)。牙周韧带干细胞是牙周炎治疗后牙周组织与牙根面之间形成新附着的主要细胞来源。

2. **基质** 细胞、纤维、血管、神经之间的空隙被基质所占据,包括纤维和原纤维之间的空隙。基质由两种主要成分构成:糖胺多糖和糖蛋白。基质在维持牙周膜的代谢、保持细胞的形态、运动和分化方面起着重要的作用;在咀嚼过程中,也具有明显的支持和传导咬合力的作用。

3. **纤维** 牙周膜的纤维主要是I型胶原纤维和耐酸水解性纤维(oxytalan)。纤维方向各异性使牙周膜得以承受各方向的咀嚼外力,然而因其结构复杂,使得再生牙周膜的难度也随之增加。

根据主纤维束的位置和排列方向分为下列5组(图2-1-2-8):牙槽嵴纤维(alveolar crest fibers)、横纤维(horizontal fibers)、斜纤维(oblique fibers)、根尖纤维(apical fibers)和根间纤维(interradicular fibers)。

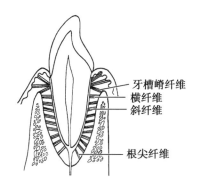

牙槽嵴纤维
横纤维
斜纤维

根尖纤维

图2-1-2-8 牙周膜主纤维

(二)牙周膜的功能

牙周膜具有支持、稳定、感觉、营养和维持内环境的稳定的功能:

1. **支持功能** 牙周膜的主纤维一端埋于牙骨质,另一端埋入牙槽骨,将牙齿固定于牙槽窝中,牙周膜的存在使咀嚼力或与其他牙齿接触所产生的力能通过固有牙槽骨分散到牙槽突并被吸收。

2. **感觉功能** 牙周膜中有丰富的神经和末梢感受器,对疼痛和压力的感觉敏锐。通过神经系统的传导和反射,支配着颌骨、肌肉和关节的运动,具有缓冲和调节咀嚼力的作用。

3. **营养功能** 牙周膜内丰富的血供带来合成代谢所需要的物质,不仅营养牙周膜本身,还营养着牙骨质和牙槽骨。

4. **维持内环境的稳定** 牙周膜中的细胞具有不断更新和改进的能力,维持内环境的稳定。

牙周膜位于牙根与固有牙槽骨之间。牙周膜间隙形似沙漏,在根中部最狭窄。牙周膜的宽度大约为0.25mm(范围为0.15~0.38mm)。牙周膜的存在使牙齿具有微小动度。

三、牙槽骨

牙槽骨(alveolar bone)为上颌骨和下颌骨的一部分,它形成牙槽窝并对牙根产生支持作用,也称为牙槽突(alveolar process)。它的存在、消失以及形状改变均随牙齿的形态和功能状态而变化。随着牙齿的萌出,牙槽突亦逐渐增高;牙齿脱落后牙槽突随之吸收、消失。

(一)牙槽骨的结构

临床上采用X线片来观察牙槽骨的形态和功能。容纳牙根的窝称牙槽窝(alveolar socket)。牙槽窝的内壁称固有牙槽骨(alveolar bone proper),牙槽窝在冠方的游离端称牙槽嵴,两牙之间的牙槽骨部分称牙槽间隔(interdental septum)。牙槽骨的最冠方,即邻近牙颈部处称为牙槽嵴顶(alveolar bone crest)。牙槽嵴顶到釉牙骨质界的距离在年轻人为0.75~1.49mm,平均1.08mm。在X线殆翼片上,牙槽嵴顶到釉牙骨质界的距离为0.62~1.67mm,平均1.15mm。通常认为此距离<2mm为正常。固有牙槽骨较致密,在X线片呈围绕牙根连续的致密白线,称为硬骨板(lamina dura)。

(二)牙槽骨的变化

牙槽骨是牙周组织中,也是全身骨骼系统中代谢和改建最活跃的部分。牙槽骨的改建受局部和全身因素的影响。主要表现在 3 个区域：与牙周膜邻接区、颊舌侧骨板的相应骨膜区和骨髓腔的骨内膜表面。在受到侧方压力时，受压侧牙槽骨发生吸收，受牵引侧则有牙槽骨新生。生理范围内的𬌗力使牙槽骨的吸收和新生保持平衡，使其形态和高度保持相对的稳定。

四、牙骨质

牙骨质（cementum）是一种高度矿化的组织。牙骨质覆盖在牙根表面，偶尔也可以覆盖小部分牙冠，也可能会扩展到根管内。牙骨质与骨组织不同，它不含血管、淋巴管，没有神经分布，也不发生生理性吸收和改建，但可在一生中不断沉积。和其他矿化组织一样，牙骨质含有埋在有机基质中的胶原纤维。它所含的矿物质主要为羟磷灰石，矿物质含量大约为 65%，比骨的矿物质含量稍高（60%）。牙骨质将牙周膜主纤维连接至牙根，并在牙根表面遭到破坏时参与修复过程。它还参与牙齿位置的调整。

（一）牙骨质的组织结构

牙骨质有 4 种结构形式：

1. 无细胞无纤维牙骨质（acelluar afibrillar cementum，AAC） 多见于牙颈部釉质上。

2. 无细胞外源性纤维牙骨质（acelluar extrinsic fiber cementum，AEFC） 见于牙根的冠部及中部，含有多束 Sharpey 纤维，该种牙骨质是附着装置的重要组成部分，将牙齿与固有牙槽骨相连。

3. 有细胞混合性分层牙骨质（celluar mixed stratified cementum，CMSC） 见于牙根的根尖 1/3 及根分叉区，它既含有外源性纤维，又含有固有纤维和牙骨质细胞。

4. 有细胞固有纤维牙骨质（celluar intrinsic fiber cementum，CIFC） 多见于牙骨质吸收缺陷区，它含有固有纤维和牙骨质细胞。

（二）釉牙骨质界

牙骨质在近牙颈部最薄，仅 $16\sim50\mu m$，向根尖方向逐渐增厚，在根尖 1/3 和根分叉区可厚达 $150\sim200\mu m$。牙骨质与牙釉质在牙颈部交界处称为釉牙骨质界（cemento-enamel junction，CEJ），有 3 种交界形式：60%~65% 的牙为牙骨质覆盖釉质；约 30% 为二者端端相接；另 5%~10% 为二者不相连接（见图 2-1-2-9）。在后一种情况，当牙龈退缩而牙颈部暴露时，易发生牙本质敏感。牙骨质的新生有赖于牙周膜中的成纤维细胞分化成造牙骨质细胞。已与牙齿分离的病变牙龈要发生新的附着比较困难。

（三）牙骨质的功能

1. 牙骨质的主要功能是为牙周膜附着于牙齿和牙槽骨提供中介，牙周韧带借助牙骨质附着于牙根，并使牙齿固定在牙槽窝内。

2. 牙骨质具有不断新生的特点，具有修复和补偿的功能。与骨组织不同的是：牙骨质在正常情况下不发生吸收，但有新的牙骨质持续性沉积，其总厚度从 10 岁到 75 岁增长约 3 倍，主要是在根尖区和根分叉区，以代偿牙切端和𬌗面的磨耗；牙髓病或根尖周病治疗后，牙骨质能新生并覆盖根尖孔，重新建立牙周与牙体的连接关系。

3. 牙骨质的持续新生以适应牙周韧带的不断改建和附着。

（四）牙骨质吸收和修复

牙骨质发生吸收可能由于局部或系统原因，或无明显的病因（如特发性牙骨质吸收）。在局部因素中，牙骨质吸收主要发生于𬌗创伤、正畸治疗、再植牙、移植牙以及牙周炎或其他根尖周病变。

牙骨质的新生主要依赖于牙周膜中的细胞分化的成牙骨质细胞，即在原有的牙根表面沉积新的牙骨质。但牙骨质的新生需要有活力的结缔组织存在，当上皮增殖进入吸收的牙骨质区域，牙骨质的新生将不再发生。若牙骨质和牙槽骨融合在一起，其间的牙周膜消失，则称之为牙固连（ankylosis）。牙固连可伴发于牙骨质的吸收全过程，是一种异常的牙骨质修复形式。

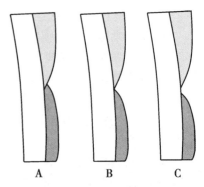

图 2-1-2-9 牙骨质与牙釉质交界的 3 种形式

A：牙骨质覆盖牙釉质；B：牙骨质与牙釉质端端相接；C：牙骨质与牙釉质不相接。

五、牙周组织的血液供应及神经支配

(一)血供

1. **牙龈血供** 牙龈有双重血供,分别来源于牙槽骨间隔的血管、牙槽骨骨膜表面的血管以及牙周膜的血管。这些血管分出很多细支进入牙龈结缔组织。

2. **牙周膜的血供** 牙周膜的血管来源有 3 个方面:

(1)牙槽动脉进入根尖孔之前的分支,通过牙周膜(纵行牙周动脉)抵达龈组织。

(2)上、下牙槽动脉的分支进入牙槽骨,再通过 Volkmann 管及筛状板孔进入牙周膜。

(3)来自牙龈的血管。在牙颈部牙周膜血管分支与邻近的牙龈血管分支吻合成网,最后汇入相应静脉。在主纤维束之间可见动静脉吻合。多方面来源的血管在牙周膜中互相吻合成丛。因此,牙龈手术后不会影响牙周膜的血液供应。

(二)神经

牙龈的神经主要来自三叉神经感觉支,如上、下颌神经的上、下牙槽支。牙周膜内丰富的神经纤维来自三叉神经,多与血管伴行。牙周膜通过三叉神经传递触、压、痛和温觉,感受和判断外力作用于牙体的压力的大小、位置和方向。故当牙周膜发生急性炎症或临床叩诊检查时,患者可以指明患牙的位置。牙周组织对本体觉的敏感度与该处本体感受器的密度成正比,前牙牙周膜本体感受器分布的密度较后牙密,牙齿位置觉的识别能力前牙最强,前磨牙次之,磨牙最弱。牙周膜本体感受器的感受阈,可因炎症、疲劳等因素而有所变化。由于牙周膜中有感受器,使得作用于牙齿上的很小的力也可被识别。例如咬合时若在牙齿之间放置一片非常薄(10~30μm)的金属箔片,人们也可以很快识别出来。在咀嚼中如果发现硬物,上颌牙与下颌牙咬殆面相接触的运动会反射性地停止并转换成张口运动。因此,牙周膜中的感受器与肌肉和肌腱中的本体感受器一起在咀嚼运动和咀嚼力的调控中扮演极其重要的角色。

六、牙周组织的增龄性变化

牙周组织与人体其他组织一样,亦会发生增龄性变化。

1. **牙龈的变化** 随着年龄的增长,牙龈上皮的角化程度降低,钉突减少或无改变。牙龈上皮细胞的有丝分裂指数增加或无变化。点彩消失,牙龈结缔组织中细胞的数量减少,细胞纤维成分增加,耗氧量下降。

2. **牙周膜的变化** 增龄使弹性纤维增多,血管数量、细胞有丝分裂活性以及胶原纤维量和黏多糖减少。

3. **牙槽骨的变化** 牙槽骨增龄性改变包括骨质疏松、血管减少、代谢率及修复功能下降。牙骨质及牙槽骨的牙周膜侧更加不规则,牙骨质的量随年龄的增长而不断增加。光镜下见牙槽窝骨壁由光滑含有丰富的细胞,变为锯齿状,细胞数量减少,成骨能力明显降低,埋入的穿通纤维不均匀。

有研究表明,在对牙周病敏感性相同的人群中,老年人比年轻人的炎症发展快、病损愈合得慢;但对疾病易感的年轻人与对疾病不敏感的老年人比较,炎症在易感的年轻人中发展得更快,完全遮盖了年龄的作用。因而对疾病的敏感性远比增龄的影响重要。

七、前牙美学区的临床的特点

牙龈包绕每一个牙冠,在两牙之间的邻间隙有龈乳头凸向咬合方向。因此,每牙局部的牙龈都呈现曲线轮廓。

(一)牙龈曲线的形态特点

牙龈曲线的特征由牙齿近远中龈乳头的形态特征决定,与龈乳头、龈缘顶点和接触点位置密切相关。由于存在牙间乳头,游离龈边缘在牙列中呈现显著的扇贝状外观。

龈乳头的高度受牙槽骨水平、嵴顶上附着组织、邻牙接触区的位置及龈外展隙形态而定。Tarnow 等研究发现,当两牙接触区根方到牙槽嵴顶的距离≤5mm 时,98% 的牙龈乳头将充满这个空间。当此距离为 6mm 时,只有 56% 的龈乳头充盈。如果≥7mm 时,仅有 27% 甚至更少充盈,形成"黑三角"。目前学者们建议将黑三角称为牙间龈间隙(interdental gingival space)。

呈弧线形的龈缘,其最根方的点称牙龈顶点(gingival zenith)。下颌切牙和上颌侧切牙的牙龈顶点位于牙体长轴上,上颌中切牙和尖牙则位于牙长轴略偏远中的方向。上颌侧切牙的牙龈顶点比中切牙和尖牙更近切缘方向 0.5~1mm(图 2-1-2-10,彩图见书末)。上颌中切牙与尖牙的牙龈顶点连线称之为牙龈平面(gingival plane)。该平面应与上颌切端曲线及下唇曲线相平行、一致;而且,还应该与口角连线、瞳孔连线平行,或垂直于中线。正常情况下,两侧牙龈位置与牙冠形态一样,对称,两中切牙牙龈顶点在同一水平。Chiche 和 Pinault 确立了两种美观的牙龈高度:第一种,侧切牙牙龈顶点位于牙龈平面冠方 1~2mm 处;第二种,中切牙、侧切牙及尖牙的牙龈顶点都处于同一水平。这两种牙龈的外形都应该在中线两侧对称存在,这种牙龈边缘的外形轮廓给人和谐的美感。

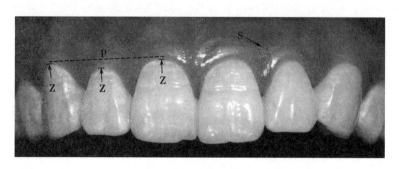

图 2-1-2-10　牙龈平面 P、牙龈顶点 Z 及牙龈点彩 S

(二) 牙周生物型

牙周生物型(periodontal biotype),又称牙龈生物型(gingival biotype),是指牙龈组织的厚度。1989 年,Seibert 和 Lindhe 将牙龈生物型分为厚平型牙龈(flat-thick gingival)和薄扇形牙龈(scalloped-thin gingival)。牙龈厚度≥2mm 为厚生物型,牙龈厚度≤1.5mm 为薄生物型。

2017 年龚寅等利用 CBCT 测量上海地区汉族青年人群中牙龈生物型分布以中间型为主(52.42%),薄型次之(38.49%),厚型最少(9.09%)。研究表明牙龈厚度与牙位有关,上颌中切牙的牙龈厚度显著大于上颌侧切牙与上颌尖牙处的牙龈厚度。针对上颌前牙的牙冠形态研究发现,上颌中切牙和尖牙中方圆形组牙龈厚度最大,尖圆形组最薄;上颌侧切牙中方圆形组牙龈厚度最大,卵圆形组最薄。牙龈的厚薄程度直接表现在局部血供的丰富与否。血供的影响对牙周组织疾病以及各种治疗方法的疗效有很大的影响,而牙龈生物型对软、硬组织的功能及美观的影响也已成为牙科众领域治疗成功的关键因素。因此,准确判断患者的牙龈生物型对临床口腔医师治疗方案的选择具有重要的指导意义。

第三节　牙周病的分类

长期以来,牙周病学界对牙周病有着各自不同的分类法。一些著名的学者,或根据牙周病的发病机制,或根据临床特征,或根据病因学等,提出了不同的分类系统。每一种分类法都有其优缺点。最新的分类法是 2017 年 11 月由 AAP 和 EFP 共同提出的,并于 2018 年正式发表。本书统称"2018 年牙周病和种植体周病国际新分类"(简称"2018 年牙周病和种植体周病新分类")。2018 年的新分类中将 1999 年分类中的"慢性牙周炎"和"侵袭性牙周炎"合并归纳为单一的范畴——"牙周炎(periodontitis)",但一些学者对该新分类持谨慎态度,仍然坚持把"慢性牙周炎"和"侵袭性牙周炎"视为两个不同的疾病。

2018 年牙周病和种植体周病新分类如下:

(一) 牙周健康和牙龈病

1. 牙周健康和龈健康

(1) 完整牙周组织的临床牙龈健康。

(2) 牙周组织减少的临床牙龈健康

1) 稳定的牙周炎患者。

2) 非牙周炎患者(如龈退缩、冠延长)。

2. 菌斑性龈炎(菌斑生物膜诱导的牙龈病)

(1) 仅与菌斑生物膜相关。

(2) 受全身或局部危险因素调控。

(3) 受药物影响的牙龈肥大。

3. 非菌斑性龈病(非菌斑生物膜诱导的牙龈病)

(1) 遗传学/发育性疾病。

(2) 特殊致病菌感染。

(3) 炎症和免疫状态。

(4) 反应性病变。

(5) 肿瘤。

(6) 内分泌、营养和代谢疾病。

(7) 创伤。

(8) 牙龈着色。

(二) 牙周炎

新分类把"慢性"和"侵袭性"归纳为单一的范畴——"牙周炎"。此分类将牙周炎分为三种不同类型的牙周炎,即:

1. 坏死性牙周疾病(necrotizing periodontal diseases)

(1) 坏死性牙龈炎(necrotizing gingivitis,NG)。

(2) 坏死性牙周炎(necrotizing periodontitis,NP)。

(3) 坏死性口炎(necrotizing stomatitis,NS)。

2. 反映全身疾病的牙周炎(periodontitis as a manifestation of systemic diseases)　基于系统疾病的 ICD 分类进行分类。

3. 牙周炎　牙周炎分类包括分期(staging)和分级(grading)2 个内容。

(1) 根据疾病严重程度、复杂程度、范围和分布,将牙周炎分为 4 期见表 2-1-3-1:

表 2-1-3-1　2018 年牙周病国际新分类中的牙周炎分期标准

牙周炎分期	病变严重程度			复杂因素(局部)	范围与分布(追加描述分期)
	邻面 CAL(最重位点)	影像学骨丧失	因牙周炎导致缺牙		
牙周炎 I 期(轻度牙周炎)	1~2mm	牙根冠方 1/3(<15%)	无	最大 PD≤4mm,大部分为水平型骨吸收	
牙周炎 II 期(中度牙周炎)	3~4mm	牙根冠方 1/3(15%~33%)	无	最大 PD≤5mm,大部分为水平型骨吸收	局限型(受累牙位<30%);广泛型(受累牙位≥30%);切磨牙型
牙周炎 III 期(重度牙周炎)	≥5mm	延伸至根中 1/3区及以上	≤4 颗	在 II 期复杂程度的基础上,PD≥6mm,垂直型骨吸收≥3mm;根分叉病变 II°~III°;中度牙槽嵴缺损	
牙周炎 IV 期(极重度牙周炎)	≥5mm	延伸至根中 1/3区及以上	≥5 颗	在 III 期复杂程度的基础上,需要更复杂的治疗:出现咀嚼功能障碍,继发性殆创伤(牙齿松动≥II°);重度牙槽嵴缺损,咬合紊乱,牙齿松动、移位,余留牙<20 颗(10 组对殆牙)	

注:1) 临床附着丧失(clinical attachment loss,CAL);探诊深度(probing depth,PD)。

2) 分期标准首先依据"CAL",若无法判断"CAL",则依据影像学骨丧失量进行判断;失牙数和复杂因素可改变分期等级。

3) 治疗后分期的评估仍主要依据 CAL 及影像学骨吸收量,即使治疗后复杂因素改变,在进行诊断及后续维护期仍需考虑原来复杂因素。

4) 分期指导仍需结合临床。

（2）根据疾病进展速率或危险因素、治疗反应分为 3 级：

1）A 级（慢速进展）：进展速率缓慢，直接证据显示 5 年以上没有 CAL 或影像学骨丧失；骨丧失/年龄<0.25%（骨丧失/年龄的计算方法是受影响最重患牙影像学显示骨丧失占根长的百分比除以受试者年龄）；大量的菌斑沉积对应较轻的牙周破坏；患者没有危险因素。

2）B 级（中速进展）：进展速率符合预期，直接证据显示 5 年 CAL 或影像学骨丧失<2mm；骨丧失/年龄为 0.25%~1.0%；菌斑数量与牙周破坏程度相符；有危险因素如吸烟<10 支/d，糖尿病患者，糖化血红蛋白 HbAlc<7.0%。

3）C 级（快速进展）：直接证据显示 5 年 CAL 或影像学骨丧失 ≥2mm；骨丧失/年龄>1.0%；牙周破坏程度超过菌斑数量，表现为特殊的临床模式，可能为快速进展或早发型的牙周炎表型（如切磨牙型、对常规菌斑控制的治疗反应不佳）；患者具有明显的危险因素如吸烟 ≥10 支/d，糖尿病患者，HbAlc ≥7.0%，牙周炎进展高风险。

如果患者存在风险因素会导致疾病进展更快或对常规菌斑控制治疗的反应性较低，因此风险因素可用于修改患者未来疾病进程的估计值。风险因素应该将等级分数转换为更高值，而不依赖进展速率所代表的主要标准。

（三）影响牙周的其他因素

1. 全身疾病对牙周支持组织的影响。

2. 牙周脓肿/牙周牙髓联合病变。

3. 膜龈异常。

4. 咬殆创伤。

5. 修复体和牙齿相关性因素。

（四）种植体周围疾病和状况

1. 种植体周健康。

2. 种植体周黏膜炎　种植体周围软组织的炎症，无累及种植体周围的骨组织，探诊出血。

3. 种植体周炎　与菌斑相关，在种植体周围软组织有炎症反应，伴有周围支持骨组织的丧失，探诊出血、溢脓，探诊深度 ≥6mm 以及骨水平根向吸收 ≥3mm。

4. 种植体周软硬组织缺损。

2018 年牙周病和种植体周病新分类方法的主要变动如下：

1. 增加牙周健康和种植体健康，提出了牙周健康和种植体健康的定义至关重要，不健康才是疾病状态。

2. 修改了对牙龈炎范围和严重程度的描述；修改了牙龈肥大范围和严重程度的描述；减少了牙龈疾病的分类；讨论轻度局限性龈炎是否应被认为是一种疾病或健康表型。

3. 合并慢性牙周炎和侵袭性牙周炎，并提出了牙周炎分期，分级诊断。

分期是用来判断疾病的程度，分级是对疾病的危险因素进行评估。通过对牙周炎的分期和分级的诊断可以使临床医生为患者制定出更客观和更个性化的治疗计划。

4. 增加了种植体周围病分类，首次把种植体周围疾病和状态列入分类中。

第四节　牙周病微生物学

牙周病是多因素疾病，牙菌斑生物膜（dental plaque biofilm）是主要的致病因素。菌斑生物膜内的细菌及其产物是引发牙周病必不可少的始动因子，它们直接或间接地参与了牙周病发生发展的全过程。同时，牙周病的发生、发展还受其他局部刺激因素的影响和全身因素的调控，各因素之间相互联系，互为协同，又或互为拮抗。

（一）口腔正常菌群

口腔温暖而潮湿，稳定的温度、恒定的水分、充足的营养和坚硬的牙齿表面提供了适宜细菌生长的最佳环境。口腔中有 900 种以上微生物,包括病毒、支原体、细菌、古细菌、真菌和原虫等,绝大多数属于口腔共栖菌(oral commensal bacteria),它们以错综复杂的方式维持着菌群之间、菌群与宿主之间的动态平衡。这些细菌通常对宿主无害,甚至有益,称为口腔正常菌群(oral normal flora),或固有菌群(indigenous flora)。它们具有如下功能:①作为生物屏障,抑制外源性微生物;②维持口腔或全身(如消化道)微生物的生态平衡;③刺激宿主免疫系统;④营养功能,如有些细菌能产生维生素 K。

牙周健康者的龈沟很浅,其龈上和龈下菌斑生物膜的成分基本相似。并且菌斑生物膜较薄,细菌数量少,主要为革兰氏阳性球菌和杆菌,如链球菌、放线菌等,约占培养菌总数的 70%。此外,还可检测到葡萄球菌、溶牙菌等。有时也可见少量革兰氏阴性菌,例如奈瑟菌、韦永菌,但很少出现螺旋体和能自主运动的细菌。正常龈沟内的螺旋体不超过 3%。

(二) 牙周生态系

牙周正常菌群之间以及它们与宿主牙周组织之间的相互作用称为牙周生态系(periodontal ecosystem)。

牙周菌群的种类和数量取决于物理、化学和生物因子的影响,还随口腔卫生习惯、饮食、年龄等口腔局部或全身情况变动。当正常菌群失去相互制约,或微生物和宿主失去平衡时,即微生态失调(dysbiosis)或菌群向有害方向转变是牙周病发生的基础。当个体局部或者全身免疫状态发生改变时,内源性的细菌诱导产生的感染称之为机会性感染,或称内源性感染,为外源性感染提供条件,致敏宿主,造成牙周组织破坏。牙周袋的形成、牙骨质的暴露、宿主的免疫反应和易感性等,都决定了牙周病病因的复杂性。

根据临床和组织学特点,牙周袋病损可分为牙侧和牙周侧,在此基础上按下图再分为不同的生态小区(图 2-1-4-1),不同的生态小区由于解剖位置、组织结构和理化性质的不同,决定了各区的菌群组成和修复潜能的不同。在研究牙周微生物、牙周生态系及临床牙周病治疗时均需要考虑到上述特点。

(三) 牙周病的致病因子和毒力因子

决定病原菌的毒力因素可以被简单定义为在患病宿主机体内帮助细菌定植、增殖、生存以及传播到新宿主的基因产物。牙周感染能否发生,由细菌、宿主和环境三方面决定:①影响牙周动态平衡的一些局部促进因素,如牙石、牙面色素、牙体和牙周组织的解剖缺陷或异常、食物嵌塞、创伤、不良习惯和不良修复体等,可增强细菌的积聚和侵袭力;②细菌通过其毒性产物直接破坏牙周组织或通过引发宿主免疫反应和炎症反应间接地造成牙周组织破坏;宿主的免疫反应虽然在早期是保护性的,因其可以阻止微生物进入牙周组织或在牙周组织中扩散,但在反应过程中产生的一些细胞因子、前列腺素和金属基质蛋白酶等,可介导牙周结缔组织以及骨组织的破坏;③一些全身促进因素,如遗传因素、内分泌失调、免疫缺陷、吸烟、精神压力、营养不良等,可降低宿主的防御力或加重牙周组织的炎症反应。而牙周病的开始和进展会影响牙周袋内 pH 值,影响微生物可利用的氧和各种营养等,反过来又会影响微生物的生长。Page和 Kornman 归纳的牙周炎致病因子的相互作用见图 2-1-4-2。

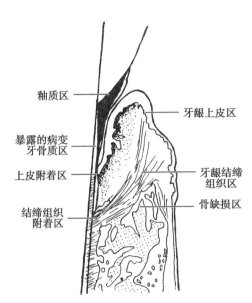

牙釉质区
牙龈上皮区
暴露的病变牙骨质区
上皮附着区
牙龈结缔组织区
结缔组织附着区
骨缺损区

图 2-1-4-1 牙周生态区的划分

(四) 牙周病的始动因子——牙菌斑生物膜

自然界中绝大多数的微生物,包括口腔中的微生物,都会附着在表面形成生物膜。生物膜无处不在,如口腔中硬、软组织上,牙科种植体上,人工心脏瓣膜上,人工关节上,乃至自然界中均有生物膜的存在。牙齿表面形成的生物膜又称之为牙菌斑生物膜。

牙菌斑(dental plaque)首先由 Black 在 1898 年提出,2002 年 Socransky 将其称之为牙菌斑生物膜(dental plaque biofilm)。牙菌斑生物膜是指在口腔中不能被水冲去或漱掉的细菌性斑块,是由基质包裹的互相黏附或黏附于牙面、牙间或修复体表面的软而未矿化的细菌性群体,它们构成较多相互有序生长的建筑式

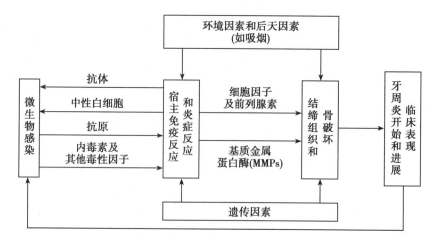

图 2-1-4-2　Page 和 Kornman 提出的牙周炎致病因子的相互作用(1997)

样生态群体,是口腔细菌生存、代谢和致病的基础。牙面牙菌斑生物膜是具有代谢功能的复杂生态结构,主要由大量细菌(占菌斑固体成分的 70%~80%)及细菌间基质所组成,其间还含有一些白细胞及脱落的口腔上皮细胞。在 1mm³ 的菌斑中,至少有 1 亿个细菌。目前,学术界一致建议使用“牙菌斑生物膜”这个术语来替代原先的“牙菌斑”。

1. 牙菌斑生物膜的形成　牙菌斑生物膜的形成过程大致可分为下面 3 个基本阶段:

(1) 获得性薄膜(acquired pellicle)的形成:获得性薄膜是在细菌定居前,由唾液中的黏蛋白和糖蛋白等沉积在牙面所形成的一层薄膜。在经过彻底清洁的牙面上,数分钟内便可选择性吸附脯蛋白、富酪蛋白等唾液黏蛋白及糖蛋白,厚度约有几微米,形成一层透明、无细胞、无细菌的非均质性薄膜。1~2 小时后迅速成层增厚,厚度一般为 1~20μm,在龈缘区较厚,牙尖区较薄。获得性薄膜具有选择性吸附细菌至牙面的作用,是口腔细菌在牙面上附着所必需的条件,是口腔细菌赖以生长的载体。

(2) 细菌黏附(adhesion)和共聚(coaggregation):细菌很难定植于清洁的釉质表面。获得性薄膜在牙面上形成大约 1 小时后,即可有细菌选择性黏附于其上,如链球菌表达黏附素识别已成型的获得性膜上相应的蛋白受体。细菌的定植有一定顺序,早期定植的第一批微生物被称为初级定植[主要是链球菌(Streptococcus)、奈瑟氏菌(Neisseria)和罗氏菌(Rothia)],并以极快的速度繁殖增多。它们能将食物中的碳水化合物转化成胞外多糖类物质,如葡聚糖、果聚糖和杂多糖等,这些长多糖纤维可包在细菌表面,形成黏性的糖液,构成菌斑的基质,从而将细菌黏合在一起;还有些细菌可通过菌体表面的绒毛、菌毛等附件,或称为黏附素(adhesin)的蛋白样大分子等综合识别系统与获得性膜上相应的受体糖蛋白或糖脂结合,如早期定植菌链球菌和放线菌可与薄膜内含脯氨酸的酸性蛋白质的不同位点(受体)结合,这些早期菌的定植可为后期菌的附着提供表面,逐渐有丝状菌、杆状菌、放线菌和韦荣氏菌等吸附于获得性膜上。不同属(种)细菌表面分子间的特异性识别黏附称为共聚。例如一种细菌的碳水化合物与另一种细菌相应的植物凝集素样蛋白产生特异的蛋白酶性连接。除细菌外,螺旋体与真菌也参与了共聚,如牙龈卟啉单胞菌能与密螺旋体共聚。最新的研究表明具核梭杆菌可通过诱导低氧环境,帮助厌氧致病菌在牙菌斑内定植。具核梭杆菌所诱导的低氧环境不仅改变了菌斑生物膜的组成,也使内皮细胞进入炎症状态,并促进血管生成。

(3) 菌斑生物膜的成熟:牙菌斑生物膜的发育是个有序的过程,不同菌群(属)的相对比例渐次转换。细菌通过黏附和共聚相互连接为细菌整体,定植菌迅速增殖,导致菌斑不断增厚,其组成也变得更为复杂,最初革兰氏阳性球菌占优势。随着牙菌斑的成熟,革兰氏阴性兼性和厌氧丝状属(如放线菌属)、棒状杆菌属、梭杆菌属和韦荣氏菌属的比例逐渐增加。成熟斑块的表面含有更多形态类型的细菌,其共聚形成复杂的结构,形如“玉米棒”(corn cobs),新堆积的菌斑在 12 小时后便可被菌斑染色剂所染色显示,9 日后便形成含有各种细菌的复杂生态群体,10~30 日菌斑生物膜中的细菌量和种类达到最多,成为陈旧的成熟菌斑。陈旧的成熟菌斑中的细菌毒力较大,能刺激牙周组织致病。所以临床上要强调预防陈旧性成熟菌斑的形成。口腔里的核心厌氧菌具核梭杆菌,是牙菌斑成熟并促使后期致毒物种定植的重要桥梁。

关于龈下菌斑生物膜形成的研究很少。已有的研究认为最初可能由龈上菌斑生物膜向龈沟或牙周袋内延伸而成,该处的获得性薄膜可能来源于龈沟液的成分。龈下菌斑生物膜结构更加复杂,分四层。基底层由杆状细菌(放线菌属)吸附于牙齿表面;其上为中间层,由具核梭杆菌和福赛坦氏菌等梭形杆菌组成;表层为大量牙龈卟啉单胞菌、牙髓卟啉单胞菌、中间普氏菌、微小微单胞菌等;第四层为未吸附的细胞,主要为螺旋体。

2. 牙菌斑生物膜的结构和成分

(1) 牙菌斑生物膜的结构:在激光共聚焦电镜下观察,牙菌斑生物膜的基本结构为有着三维立体结构的生态系,不同生物量的细菌群体被获得性薄膜和胞外基质包裹着,内部为丰富的大小不等的水性通道所间隔,通道内有液体流动。据推测,牙菌斑生物膜的结构是由特定的物理和化学因子相互作用驱动。环境压力,包括氧张力和宿主因子,既可促进生长,例如唾液和龈沟液中的营养和生长因子;又可抑制生长,例如抗菌肽、溶菌酶、分泌的抗体和其他免疫介质。

(2) 牙菌斑生物膜的成分:牙菌斑生物膜主要由大量细菌和细菌间基质组成,还有一些脱落的上皮细胞、白细胞等成分。有机和无机固体约占菌斑的 20% 或更多,其余为水。细菌占固体成分的 70%~80%,其余为细菌间基质。牙菌斑生物膜在口腔卫生不良时积聚,其积聚不是持续增加的,受多种因素影响。在不同个体之间、同一个体口腔的不同部位之间,菌斑生物膜形成的速度和成分差别很大。牙菌斑生物膜处于开放的口腔环境中,它受唾液的质和量、牙面光洁度、局部 pH 值、氧和二氧化碳张力、饮食成分、龈牙结合部的免疫反应、细菌之间的依赖协同或竞争拮抗等因素的影响。

菌斑基质含有机质和无机成分两部分,前者是由多糖蛋白复合体组成,后者包括钙、磷和少量的钾、钠、镁、氟等。

3. 牙菌斑生物膜的特性 牙菌斑是一个典型的生物膜,是微生物赖以生存的基础。大部分原核生物生存的根本是具有黏附并保留在表面的能力。如果微生物不能牢固地附着在口腔表面形成生物膜,它们很有可能从口腔内丢失。Marsh(2005)证实:当形成生物膜时,细菌的基因表达可发生显著性改变,从而在黏附于表面后产生完全不同的表型。牙菌斑生物膜的特性可简单归纳如下:

(1) 节制细菌代谢活性,并抵抗口腔环境如宿主防御功能、表面活性剂等对细菌的杀灭作用,从而使细菌在某些并不很适合生存的条件中仍能存留。

(2) 膜内所含多聚体基质起约束性网络的作用,可维持菌斑生物膜结构的完整,并可保持膜内的通道,从而有利于食物的摄取和贮存以及控制基质成分的移动速度。菌斑生物膜中最大的缓冲能力来自细菌本身,当细菌受到酸化作用时高度密集的菌群能够进行生理性的缓冲,从而避免快速的酸休克(acid shock)。

(3) 使微生物对环境适应力、对抗菌药物和宿主防御耐受力增强。菌斑生物膜的这一特性具有十分重要的临床意义,它可以使各种细菌能在合适的微环境中发挥不同的病理作用。大量研究发现液体培养基内单菌种纯培养的浮游细胞与生长在生物膜内相同的菌细胞基因表达不同,表型也不相同。研究表明,抗菌药物虽然可以抑制生物膜表面的微生物,但是对位于生物膜深部的细菌影响相对极小。生物膜中微生物的 MIC 可以是同一浮游细菌的 1 000 倍,生物膜越成熟,越难被去除。

4. 菌斑微生物作为牙周病始动因子的证据 牙周病是由菌斑微生物引起的感染性疾病,菌斑微生物是引发牙周病的始动因子,是造成牙周破坏的必需因素,其证据如下:

(1) 实验性龈炎观察:Löe 等 1965 年选择牙周健康的 12 名志愿者进行了一项试验。试验开始时对他们进行彻底的洁治,并授以严格的控制菌斑的方法,受试者的菌斑指数(plaque index,PLI)和牙龈指数(gingival index,GI)分别为 0.43 和 0.27,随即停止口腔卫生措施使菌斑在牙面积聚,并逐日进行 PLI、GI、菌斑组成的观察,结果 12 人均在 10~21 日内发生了实验性龈炎,PLI、GI 增高,分别达到 1.43 和 1.05,菌斑中的细菌组成成分和数量也发生明显的变化。在恢复口腔卫生措施,清除牙面菌斑后,牙龈的炎症全部在 5~10 日内消失,PLI、GI 以及细菌成分也发生了变化,均恢复到试验前的水平。此试验有力地证明了菌斑的聚集可直接引起牙龈炎症。

（2）动物实验研究：用牙线结扎无菌大鼠的牙颈部，使食物残渣堆积，并不引起牙龈炎症，而用加有细菌的食物饲养，即发生牙龈炎症、牙周袋形成和广泛的牙槽骨破坏。在小猎犬牙颈部结扎牙线，促使菌斑、软垢堆积，也可引起实验性牙周炎。

（3）流行病学调查：大量流行病学调查表明，牙周疾病的患病率及严重程度与口腔卫生不良程度和该人群牙面的菌斑量呈正相关。口腔卫生差、菌斑聚集多的人群，其牙周病的患病率明显高于口腔卫生好者，且病情也较重。相反，局部如果没有牙菌斑，仅有不良修复体及其他机械刺激，则很少发生牙龈炎症。

（4）宿主免疫反应：在牙周病患者的血清或龈沟液内，常可检测到针对牙周可疑致病菌的高滴度特异性抗体，这种抗体反应在牙周治疗后可下降。有的人抗体形成不足或抗体亲和性过低，则易发生严重、广泛的牙周炎。

（5）机械清除牙菌斑或药物抗菌治疗有效：临床上采用洁治、刮治、根面平整等机械清除牙菌斑的方法，可见牙龈炎症和肿胀消退，出血、溢脓停止，对阻止牙周破坏有效，甚至可促进修复。

（6）牙周病变处可分离出致病微生物：从牙周病患者的龈下菌斑生物膜中，可以分离出毒性较大的细菌，这些细菌的数量与临床上病情的严重程度相一致，即病情重者，细菌数量较多，且毒性也较强。将这些细菌接种于动物，可造成与人类牙周炎相似的病变。

5. 牙菌斑生物膜的分类　以龈缘为界，牙菌斑生物膜分为龈上菌斑生物膜和龈下菌斑生物膜两种。

（1）龈上菌斑生物膜：龈上菌斑生物膜（supragingival plaque biofilm）位于龈缘以上的牙面或修复体的冠部。主要分布在近牙龈的 1/3 牙冠处和其他不易清洁的部位，如窝沟、裂隙、邻接面、龋洞表面等，包括光滑面菌斑生物膜，殆面点隙沟裂菌斑生物膜，邻面菌斑生物膜和颈缘菌斑生物膜。因口腔为有氧环境，龈上菌斑生物膜主要为革兰氏阳性需氧菌，也有部分兼性厌氧菌。点隙沟裂菌斑生物膜和光滑面菌斑生物膜与龋病发生、龈上牙石形成关系密切 [图 2-1-4-3(1)]，颈缘菌斑生物膜和邻面菌斑生物膜与龈炎关系密切 [图 2-1-4-3(2)]，对牙周组织有危害的主要是龈缘附近的龈上菌斑生物膜。

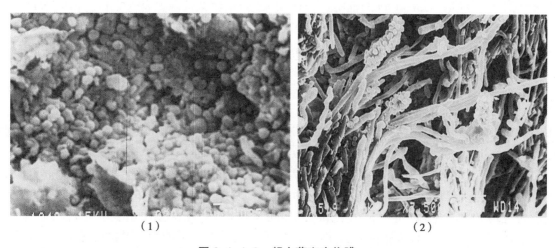

（1）　　　　　　　　　　　　　　（2）

图 2-1-4-3　龈上菌斑生物膜

(1)：牙面球菌占优势的龈上菌斑生物膜（SEM×7 500）；(2)：龈缘处"玉米棒"状或"谷穗"状龈上菌斑生物膜（SEM×7 500）。

（2）龈下菌斑生物膜：龈下菌斑生物膜（subgingival plaque biofilm）位于龈缘以下的龈沟或牙周袋内。关于它的形成过程了解不多。最初可能由龈上菌斑生物膜向龈沟或牙周袋内延伸而成。健康的牙龈因龈沟较浅，龈下菌斑生物膜量极少，其成分和结构与龈上菌斑生物膜无明显差别。但在牙龈有炎症使龈沟加深或牙周袋形成后，龈下菌斑生物膜的结构及成分与龈上菌斑生物膜有较大不同。

龈下菌斑生物膜与牙周组织破坏关系密切，可分为附着性龈下菌斑生物膜和非附着性龈下菌斑生物膜两部分（图 2-1-4-4）。

1）附着性龈下菌斑生物膜（attached subgingival plaque biofilm）：附着性龈下菌斑生物膜与龈上菌斑生物膜相延续，附着于牙根表面，但未达袋底，不与结合上皮、龈沟内上皮或袋内上皮接触。其结构、成分与龈上菌斑生物膜相似,主要为革兰氏阳性球菌和杆菌、丝状菌、少许革兰氏阴性短杆菌和螺旋体(图 2-1-4-5)。与龈下牙石形成、根面龋有关。

2)非附着性龈下菌斑生物膜(unattached subgingival plaque biofilm):非附着性龈下菌斑生物膜位于附着性龈下菌斑生物膜的表面,为结构较松散的菌群,直接与结合上皮、龈沟上皮或袋内上皮接触,主要为革兰氏阴性厌氧菌,包括许多能动菌和螺旋体[图 2-1-4-6(1)]。非附着性龈下菌斑生物膜中的细菌及其产物,可穿过上皮屏障而进入牙龈组织中[图 2-1-4-6(2)]。在牙周炎快速发展时,非附着性龈下菌斑生物膜明显增厚,与牙周炎的发生、发展关系密切,由于其毒力强,与牙槽骨的快速破坏有关,因此有学者认为非附着性龈下菌斑生物膜是牙周炎的"进展前沿"(advancing front)。

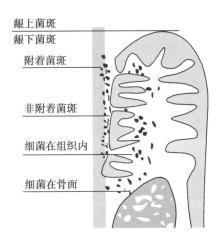

图 2-1-4-4　牙菌斑生物膜的分类

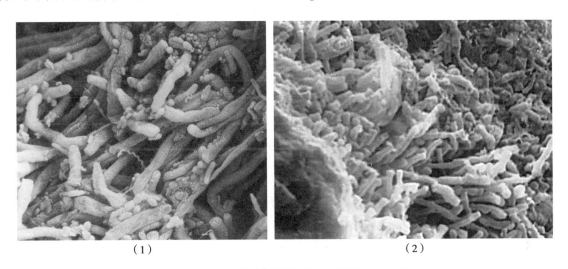

（1）　　　　　　　　　　　（2）

图 2-1-4-5　附着性龈下菌斑生物膜(SEM×5 000)

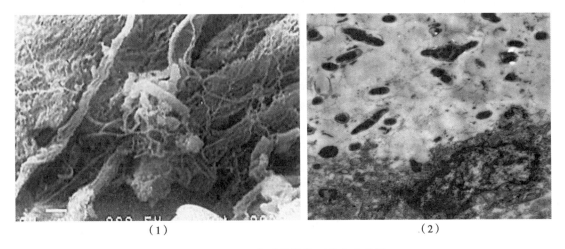

（1）　　　　　　　　　　　（2）

图 2-1-4-6　非附着性龈下菌斑生物膜

(1):非附着性龈下菌斑(SEM×7 000);(2):袋壁溃烂处可见较多入侵细菌(TSM×6 000)。

6. 牙菌斑生物膜的生态学　牙菌斑生物膜内细菌之间以及与宿主之间的相互作用称为牙菌斑生态系。

(1)龈下菌斑生物膜的生态环境

解剖条件:龈下菌斑生物膜隐藏在龈沟或牙周袋内不受口腔清洁的影响,其生长主要受解剖空间的限制和宿主先天性防御系统的制约,因此比较薄。

生理特点:龈沟或牙周袋有良好的理化环境,有营养物质(如蛋白质)供给。牙周袋内氧化-还原电势低,有利于厌氧菌的生长。

(2) 龈下菌斑生物膜与牙周病活动性的关系

病变活动期:非附着菌斑生物膜的量增加,牙周破坏进展迅速。

病变静止期:非附着菌斑生物膜的量减少,构成牙周病慢性过程。

7. 牙菌斑生物膜的致病学说　大量研究已证实,附着在人类口腔中软、硬组织上的生物膜所包含的菌种有 900 多种。在为数众多的口腔细菌中,究竟哪一种细菌或哪一群细菌是牙周病的致病菌,迄今仍未达成共识。近 100 多年来关于牙周病的细菌病因,由于时代背景、研究方法、认识观点不同,形成争论最激烈的两大学派:即非特异性菌斑学说和特异性菌斑学说。随着厌氧培养技术和高通量 DNA 测序方法应用到微生物学研究后,学者们发现口腔微生态失调也可能是牙周病发生的基础。

(1) 非特异性菌斑学说:20 世纪 50~60 年代,学者们普遍认为在牙周健康者与牙周病患者之间、不同个体以及同一个体不同牙位之间,其菌斑组成相似。认为牙周病主要由于菌斑生物膜中细菌数量增多,或微生物毒力增大,或宿主抵抗力降低引起。非特异性菌斑学说(non-specific plaque hypothesis)强调菌斑生物膜中细菌的量,认为牙周病是由牙菌斑中全部细菌累积的共同作用引起的,即由非特异性的口腔菌群混合感染所致。主要依据是将健康或牙周病患者的牙菌斑悬液接种于动物皮下,均可引起脓肿;临床上菌斑、牙石多者,牙龈炎症较重;总体清除菌斑或减少菌斑量,对治疗牙周病有效。但是,这一假说却不能解释如下临床现象:①为什么在同一患者的口腔中,一些牙齿发生牙周组织破坏,而另一些牙齿却不受侵犯? ②为什么有的人牙面菌斑和牙石量很多,且长期伴有龈炎,却不发展成为牙周炎,而另一些人菌斑量很少,炎症较轻,但牙槽骨破坏却很严重?

(2) 特异性菌斑学说:20 世纪 70 年代初期,随着厌氧微生物培养技术的发展和各种先进研究手段先后应用于牙周微生物学领域,为牙周微生物学的研究开辟了一个新纪元,对牙周病致病菌的认识进入了一个新时代。学者们的研究表明,在不同情况下菌斑生物膜成分不相同。1976 年 Loesche 正式提出特异性菌斑学说(specific plaque hypothesis),该学说认为牙周病是一组具有相似临床症状,但有不同致病因子和不同临床过程的疾病。也就是说各种不同类型的牙周病,由不同的特异性细菌所引起,这些细菌称为疾病的优势菌(predominant microfloral),或称为牙周可疑致病菌(putative periodontopathic bacteria)。当牙周病的优势菌达到一定数量后才致病。目前研究发现可导致牙周病发生的优势菌有十余种。该学说强调菌斑细菌的质,研究发现菌斑并不是均质的细菌团块,在牙周健康区与病损区、不同类型牙周病的病损区之间,菌斑微生物的构成均不同。免疫学研究也发现牙周病患者的血清和龈沟液内,常可检出对某些特殊细菌的高滴度抗体,且经抗菌治疗后抗体滴度下降。不少关于牙周病与细菌检出率关系的研究表明,每一类型的牙周病均可在其菌斑中分离出一种或几种优势菌,且这些优势菌与疾病的严重程度密切相关。

虽然大量研究支持特异性菌斑学说的观点,但该学说同样存在一些有待进一步研究的问题。哪种细菌是哪型牙周病的特异致病菌? 迄今尚无定论。临床上也还未发现只去除特殊致病菌,保留其他细菌而治愈牙周病的足够证据,某些有效抑制致病菌的药物,多属广谱抗菌药。从目前的研究结果来看,特异性菌斑学说似乎也不能较圆满地解释所有类型牙周病。

(3) 菌群失调学说:随着科学的发展和研究的不断深入,非特异性菌斑学说和特异性菌斑学说的支持者都在不断地修正和完善各自的观点,但各自均不能单独用自己的观点解释牙周病的所有临床现象。直到 20 世纪 80 年代,Genco 等根据牙周感染的来源和牙周致病菌的概念提出了一个折中的观点,认为牙周病是一组由不同病因引起的疾病,某些类型的牙周病是由外源性的特殊致病菌感染所致,而另一些类型可能由内源性的口腔固有菌群比例失调或某些细菌过度增殖而成机会致病菌所致。Theilade 1986 年认为牙周炎时口腔正常菌群在龈下定居,其中某些毒力较强的细菌出现频率高,所占的比例和绝对数也高,并具有干扰宿主防御系统的能力,因此在发病中起的作用比另一些细菌大,其本质上就是菌群失调(dysbacteriosis)的观点。

越来越多的证据表明,人体不同部位的正常微生物群的变化对人类健康有重大影响。疾病可能是共生微生物和组织免疫炎性系统平衡被打破的结果。

8. 牙周致病菌与疾病发生的关系 牙菌斑生物膜中绝大多数细菌为口腔常驻菌丛,对宿主具有很大的益处,这些天然的常驻菌对宿主的生理机制、营养机制和防御机制的正常发育至关重要。口腔常驻菌通过代谢饮食中的硝酸盐,在维持胃肠道系统和心血管系统方面上发挥着重要的作用。牙周组织从健康转变为疾病状态,这一过程不是单一微生物引起的,而是龈下微生物群落转变的结果,即菌群结构(也即物种组成和丰度)转变为致病状态。牙菌斑生物膜中仅少数细菌与牙周病的发生、发展密切相关,在各型牙周病的病损区,常可分离出一种或几种优势菌,它们具有显著的毒力或致病性,能通过多种机制干扰宿主防御能力,具有引发牙周破坏的潜能,称之为牙周致病菌(periodontal pathogen)。目前,研究认为可导致牙周病发生的优势菌或牙周可疑致病菌有十余种。它们是牙龈卟啉单胞菌(*Porphyromonas gingivalis*,Pg)——以前称为牙龈类杆菌(*Bacteroides gingivalis*,Bg)、伴放线聚集杆菌(*Aggregatibacter actinomycetemcomitans*,Aa)——以前称为伴放线放线杆菌(*Actinobacillus actinomycetemcomitans*,Aa)、福塞类杆菌(*Bacteroides forsythus*,Bf)、直肠弯曲杆菌(*Campylobacter rectus*,Cr)、微小消化链球菌(*Peptostreptococcus micros*,Ps)、核梭杆菌(*Fusobacterium nucleatum*,Fn)、牙密螺旋体(*Treponema denticola*,Td)、奋森密螺旋体(*Treponema vincenti*,Tv)、中间普氏菌(*Prevotella intermedia*,Pi)、缠结真杆菌(*Eubacterium nodatum*,En)、黏性放线菌(*Actinomyces viscosus*,Av)、福塞坦纳菌(*Tannerella forsythia*,Tf)等。

各类牙周病的优势菌各报道不尽相同,但从健康牙周组织发展成牙龈炎和牙周炎,其菌群定植都有如下规律:①细菌数量和种类由少变多;②由需氧菌或兼性厌氧菌为主,逐渐转向以厌氧菌为主;③由革兰氏阳性菌为主转向以革兰氏阴性菌为主;④从球菌为主逐渐转向以杆菌、丝状菌、螺旋体等为主;⑤从基本无能动菌到革兰氏阴性能动菌增多。从菌群变化规律中也可发现,龈下菌斑生物膜中的革兰氏阴性厌氧菌和牙周病关系十分密切。

已进行的"人类口腔微生物组学"项目旨在确定健康人群和疾病患者中所有口腔常驻菌的种类和特性。可在基于人类口腔微生物数据库的可供公共访问的网址上查到这些数据。临床医生需要关注口腔常驻菌的有益功能,牙周治疗计划的重点是控制,而不是消除这些天然的生物膜。此外,口腔护理应当是将菌斑维持在健康水平,以保留口腔常驻菌的有益特性,同时也要防止微生物过量而增加牙周疾病的风险。

第五节 牙周病的局部促进因素

牙周病的局部促进因素(local contributing factors)是指可以影响牙周健康的口腔、牙、咬殆等口腔局部因素。这些局部促进因素或促进牙菌斑堆积,或损伤牙周组织,使之容易受细菌的感染,从而加重或加速牙周病的破坏。

一、牙石

牙石(dental calculus)是指沉积在牙面或口腔修复体表面的已矿化或正在矿化的菌斑及其他沉积物。

(一)分类

根据沉积部位,以龈缘为界牙石可分为龈上牙石和龈下牙石。

1. **龈上牙石** 龈上牙石(supragingival calculus)是指附着于龈缘以上的牙冠表面的牙石,凭肉眼可直接看到。龈上牙石可呈乳白色,也可因吸烟、饮茶或食物及药物等着色而呈深色。龈上牙石一般沉积快、量多、体积较大,形成早期较松软多孔,随着时间延长而逐渐变硬。牙石形成快慢、多少不仅依赖牙菌斑的量,还与唾液腺的分泌有关。龈上牙石主要通过唾液薄膜附着于光滑的釉质表面,因而与牙面的附着比龈下牙石松,较易去除。龈上牙石可遍布于口腔卫生不良患者的任何牙面上,牙颈部较多,但多沉积于不易刷到、缺乏自洁作用或长期废用的牙面上,例如错位牙或单侧咀嚼,尤其在与大涎腺导管开口相对应处的牙面上沉积更多,例如上颌磨牙的颊侧、下颌前牙的舌侧。龈上牙石的矿物质主要来自唾液。

2. **龈下牙石**　龈下牙石(subgingival calculus)是指位于龈缘以下牙根面上的牙石,通常与龈上牙石相连续。表面通常有牙龈覆盖,肉眼看不见,需要用探针才能探查到。对牙石正确定位可以减少去除时所需的刮治动作数(即只实施必要的操作,避免在根面进行不必要的重复动作),从而避免反复刮治去除过多的牙齿结构,可以减少带来术后根面敏感的风险。龈下牙石呈深棕色或褐黑色,比龈上牙石沉积慢,量少、体积也较小、质地坚硬(图 2-1-5-3)。与牙面附着较龈上牙石牢固,临床上要刮除龈下牙石比较困难。龈下牙石在任何牙根面上都可形成,以邻面和舌、腭侧面较多,并与牙周袋深度有关。龈下牙石的矿物质主要来自龈沟液或炎性渗出液。当牙龈退缩时,龈下牙石即暴露而成为龈上牙石的一部分。

（二）牙石的形成过程

1. **形成和矿化**　牙石形成主要包括两个过程:第一步是菌斑生物膜形成;第二步是菌斑生物膜矿化,软的菌斑生物膜因矿物盐沉积而逐渐变硬。菌斑矿化的差异较大,不同个体之间、同一个体不同位点间均存在差异。龈上牙石中的矿化成分主要来源于唾液,龈下牙石则主要来源于龈沟液和炎性渗出物提供的矿物盐。在菌斑生物膜形成后 1~14 日内即开始有矿化,逐渐形成牙石。最初矿化发生在菌斑生物膜附着的牙面上,由里向外平行于牙面一层层发生矿化,形成牙石。牙石形成过程中牙石层间的线称为增长线,是牙石生长或增加新层的证据。慢性牙周病变时,牙石可能会延伸至接近牙周袋底部。牙石形成速度因人而异,同一个体口腔内的不同牙位、不同时间,牙石的沉积速度不尽相同。

2. **牙石矿化机制**　目前对牙石矿化机制尚未完全明了。牙石矿化可能与以下两个因素有关:

（1）矿化的核心:矿化从牙菌斑内部向外发展,也就是说矿物盐的沉积必须存在矿化核心。菌斑中的细菌、上皮细胞、细胞间质可能为核心的主要物质。菌斑细胞间主要基质蛋白-多糖复合物可在唾液中络合钙盐成为矿化中心。此外,菌斑细菌本身也可形成矿化核心,如纤毛菌属和放线菌属,可构成有机物附着的支架,介导矿物盐沉积在牙面。

（2）矿物盐沉积:唾液中的钙、磷等矿物盐呈过饱和状态,是龈上牙石无机盐的主要来源,而龈下牙石则来自龈沟渗出液中的矿物盐。

（三）牙石的成分和结构

龈上牙石与龈下牙石的化学成分类似,由无机成分、有机成分和水组成。在不同的个体和同一个体的不同牙上有相当大的差异。成熟的牙石中,无机物占 70%~80%,其余为有机物和水,其无机成分与骨、牙本质和牙骨质相似。

无机成分中 75.9% 为磷酸钙,3.1% 为碳酸钙,3.7% 为磷酸镁。钙通常占无机物中重量的 40%,磷占 20%。尚有少量镁、钠、碳、氟、锶、锰等微量元素。2/3 以上无机盐呈结晶形态,主要是羟基磷灰石、八钙磷酸盐、白钙磷石和磷酸氢钙等晶体状结构。

有机成分与菌斑生物膜相似,包括蛋白多糖复合物、脱落的上皮细胞、白细胞以及各种微生物等。龈下牙石的组成与龈上牙石略有不同。

（四）牙石与牙面的附着

牙石通常紧密附着于牙面,通过电镜观察,有以下几种方式:

1. 通过获得性膜附着。

2. 牙骨质表面原有少量吸收、凹陷、缺损,牙石可机械地嵌入牙骨质和牙本质表层。

3. 牙骨质表面有残存的 Sharpy 纤维,使得牙石的无机晶体可进入牙齿内部与其无机物晶体互相结合,使得龈下牙石附着相当牢固。

（五）牙石的致病作用

牙石与牙周病的发生、发展关系密切。目前牙周病学界普遍认为,粗糙的牙石表面是菌斑生物膜附着滋生的良好部位,其表面始终有矿化不全或未矿化的菌斑生物膜,因此危害较大。同时,牙石妨碍了口腔卫生,有利于菌斑生物膜的进一步形成。牙石的多孔结构也容易吸附更多的毒素,加之牙石本身坚硬粗糙,也易对牙周组织造成刺激。因此,牙石也是牙龈出血、牙周袋加深、牙槽骨吸收和牙周病发展的一个重要致病因素,在牙周病的治疗中,彻底除净牙石极为重要。

二、解剖性危险因素

某些牙体和牙周组织的解剖缺陷或异常是牙周病发生的条件,或加重原已存在的病变,或加快其进程。

(一) 牙体形态

1. 根分叉 根分叉病变为发生于多根牙的牙根水平型或垂直型的附着丧失。磨牙,尤其是上颌磨牙,常因牙周炎累及根分叉使病变加重而缺失。根分叉的解剖位置易使菌斑积聚,附着丧失达分叉水平。根分叉累及的水平和垂直深度因釉珠、根柱长度、分叉入口的大小和分叉顶部的解剖变异等条件而异。根分叉病变可通过根分叉的探诊检查和 X 线检查发现。根分叉病变使口腔卫生措施和牙周治疗难以施行。

2. 根面凹陷(root concavities)或称根面凹槽(root fluting) 在所有磨牙中均有不同程度的根面凹陷存在,凹槽存在于分叉顶部、根的表面,难以诊断,除非在给患者进行非手术治疗或牙根手术时麻醉下检查。如同其他解剖因素一样,凹陷的存在使细菌菌斑滞留,促进附着丧失的进展。上颌前磨牙常有 2 个根。有学者发现双分叉牙的 62% 的颊根的腭侧有分叉凹陷。所有上颌前磨牙的邻面均有凹陷,例如上颌第一前磨牙近中颈部和根面凹陷较深,上前磨牙的邻面也有的显示 V 形沟,通常向根尖部延伸,较之无沟牙有更多的附着丧失。上颌前磨牙的根分叉位置也常接近根尖,给局部清洁和治疗都带来一定的困难。

3. 釉珠或釉突 40% 的磨牙牙颈部有釉珠(enamel pearls),约 1/3 的釉珠发生在上颌第三磨牙,下颌第三磨牙和上颌第二磨牙次之。13% 的釉质在釉牙骨质界的根方异位沉积呈指状突起较长,延伸至根分叉处,有的突起还能进入根分叉区内,被称为"颈部釉突",其上没有结缔组织附着,容易导致根分叉病变。

发生于颊舌侧的釉珠或釉突在临床上易于发现,而发生在上颌磨牙近/远中的釉珠或釉突则容易被漏诊,临床上对仅发生在上颌磨牙近/远中的根分叉病变要考虑釉珠或釉突的可能。

4. 畸形舌侧沟 有 3%~5% 的上颌侧切牙或中切牙的舌面有一畸形舌侧沟,它是一种发育异常,由内釉上皮和 Henwig 上皮根鞘内陷产生的沟,此沟常延伸至根部,甚至接近根尖区(图 2-1-5-1,彩图见书末)。这些沟槽一般呈 U 形,约 1/2 越过釉牙骨质界伸向根方 5mm 以上,类似漏斗,使菌斑在沟槽的深部得以集聚而不易清除。因此,具有根向延伸的腭侧沟的患牙预后较差。

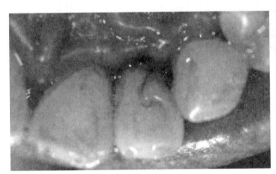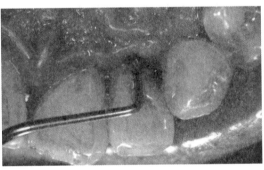

图 2-1-5-1 畸形舌侧沟(路瑞芳医师提供)

5. 过短牙根或锥形牙根,磨牙牙根融合等均使该牙对𬌗力的承受力降低,疾病进展快。先天牙根短小或根形态异常牙一旦发生牙周炎症和骨吸收则较快发展至根尖部,以致牙松动、过早脱落。

6. 冠根比例失调 重度牙周炎患者、牙周炎治疗后或手术后等多种原因造成的牙周支持组织高度降低,牙槽骨吸收,特别在同一牙各个面的牙槽骨均有不同程度吸收时,临床牙冠变长,冠根比例失调,牙周膜内应力随牙槽骨高度降低而逐渐增大,牙槽骨吸收超过根长的 20% 以后,应力的增长幅度明显增大,牙周组织创伤随之增加。

(二) 牙齿位置异常、拥挤和错𬌗畸形

牙齿错位、扭转、过长或萌出不足等,均易造成接触区位置改变或边缘嵴高度不一致,导致菌斑生物

膜形成和堆积,或形成创伤性咬合、食物嵌塞等,促使牙周病发生。当缺失牙长期未修复时,邻近的牙常向缺牙间隙倾斜,在倾斜侧常产生垂直型骨吸收和深牙周袋。

各类错𬌗畸形与牙周病的关系已有大量研究报告,但结果不一。例如前牙拥挤,可能因排列不齐,由于菌斑生物膜不易控制,易患牙周病,对于口腔卫生控制良好的患者,则牙槽骨吸收与牙列拥挤间没有任何关系。严重深覆𬌗时,下颌切牙的切端常造成上颌前牙腭侧龈组织的炎症和损伤。同样的,在严重的2类错𬌗畸形第二分类中,功能性创伤可导致下颌切牙唇侧牙龈缘的退缩。如果牙齿错位特别偏向唇颊侧、牙隆凸过大或骨质吸收等,可能发生牙槽嵴畸形,则该侧根面的牙槽骨很薄甚至缺失,致使该侧的牙槽骨很薄甚至缺如,致使牙根面的一部分直接与骨膜和牙龈结缔组织相连,称为"骨开窗"(fenestration);若骨剥裸区延伸至牙槽嵴边缘,即出现V形的骨质缺损形成"骨开裂"(dehiscence)(图2-1-5-2),因而容易发生牙龈退缩或出现牙周袋。此两种情况多见于前牙或上颌磨牙区。牙槽嵴畸形将导致治疗的情况复杂化。一般认为矫正错𬌗畸形会有助于牙周病的预防和治疗。但是近年来也有一些文献报告未经矫治的错𬌗畸形患者,其牙周病的发生率并不比经过矫治者高。相反在矫治过程中,如果矫正器设计不当,加力过猛,或口腔卫生不好,或活动性的牙周炎未经治疗,则有可能导致牙周组织的损伤。因此在正畸治疗的设计和治疗前、治疗过程中均应注意牙周组织的健康。

(三) 软组织缺陷

附着龈宽度不足和/或系带附着位置过高,进入牙龈或龈乳头,会使游离龈和龈乳头在咀嚼时被拉离牙面,有利于菌斑生物膜滞留和导致牙周病的发生(图2-1-5-3,彩图见书末)。对于此类患者可以实施附着龈增宽术和/或降低系带位置。

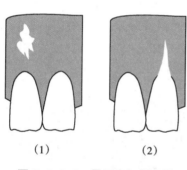

图2-1-5-2　骨开窗与骨开裂
(1):骨开窗;(2):骨开裂。

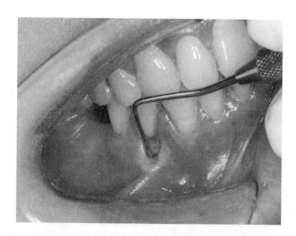

图2-1-5-3　系带附着位置过高,附着龈宽度不足
(黄永玲医师提供)

三、食物嵌塞

在咀嚼过程中,食物被咬合压力嵌入相邻两牙的牙间隙内,称为食物嵌塞(food impaction)。

(一) 分类和形成原因

根据食物嵌入的方式分为垂直型食物嵌塞和水平型食物嵌塞(图2-1-5-4,彩图见书末):

1. 垂直型食物嵌塞　食物从咬合面被垂直挤入牙间隙,称为垂直型食物嵌塞(vertical impaction);在正常情况下,良好的边缘嵴、牙尖和窝沟形态、牙齿的外形以及邻牙之间紧密的接触关系,均可以防止食物在咀嚼过程中被挤压入两牙之间。咀嚼食物时,上下颌牙齿通过咬合运动,发挥高效的咀嚼功能,边缘嵴可阻挡食物溢向𬌗楔状隙,而使嚼碎的食物循颊舌沟溢出,一部分溢至邻面的食物,亦可循外展隙溢出,而不致造成垂直型食物嵌塞。但是,一旦两邻牙失去正常的接触关系,或来自对颌牙的楔入或异常𬌗力,或邻面和𬌗面的磨损而使食物溢出道消失,即可出现垂直型食物嵌塞。

发生垂直型食物嵌塞的原因可归纳为:

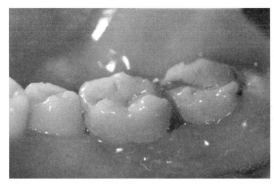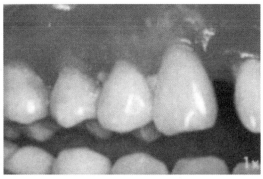

图 2-1-5-4 食物嵌塞:左图垂直型食物嵌塞,右图水平型食物嵌塞

（1）殆面磨损

1）溢出沟消失:殆面的沟裂应延长到牙齿边缘嵴或颊、舌面,形成食物向颊、舌侧溢出的通道。殆面重度磨损使食物正常的溢出沟消失,食物不能从颊舌沟溢出,易致食物进入牙间隙,从而出现食物嵌塞。

2）充填式牙尖:殆面重度磨损还可形成许多小斜面和尖陡的充填式牙尖,产生楔入的力量,引起对颌牙间嵌塞(图 2-1-5-5)。

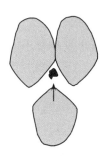

图 2-1-5-5 尖陡的充填式牙尖引起的对颌牙间嵌塞

3）悬吊式牙尖:牙齿殆面不均匀磨损,使上颌最后一个牙齿的远中尖或远中边缘嵴"悬垂"于对颌牙的远中面,称为悬吊式牙尖。当咀嚼时,上颌牙在食物的媒介下被殆力推向远中,发生瞬间接触点分离,食物得以嵌入(图 2-1-5-6)。下颌游离端殆面磨损不均匀,导致下颌牙余留牙尖突出于对颌牙的远中侧,亦可出现类似情况(图 2-1-5-7)。

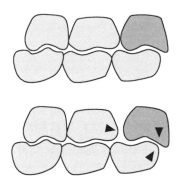

图 2-1-5-6 上颌悬吊式牙尖

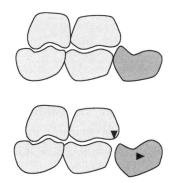

图 2-1-5-7 下颌牙尖突出于对颌牙的远中侧

4）边缘嵴高低不一致:不均匀的磨耗,使相邻两牙的边缘嵴高度不一致,呈"阶梯状",在咬合时易将食物挤入间隙。

（2）接触区异常:正常的邻接关系是两邻牙的边缘嵴相协调一致,接触小而紧密、偏向殆缘、殆楔状隙浅而敞开,食物残渣不易滞留,并可防止食物嵌塞,保护龈乳头。如果相邻牙齿失去正常的接触关系,包括无接触、接触区松离、接触区形态和位置不正常等,则食物易嵌入。下列情况下可破坏接触关系:

1）牙齿排列不整齐、稀疏、错位或扭转,可使接触区的大小和位置异常。

2）邻面龋破坏了接触区和边缘嵴。

3）磨损造成邻面接触区变宽。

4）缺失牙未及时修复,邻牙向缺牙间隙倾斜,使相邻两牙之间失去正常的接触关系。长期缺牙亦可使对颌牙伸长,并使对颌牙与其邻牙的邻接关系破坏,这种情况还见于第三磨牙因无对颌牙而伸长时。

5) 下颌第三磨牙近中阻生,与下颌第二磨牙之间的邻接关系不良。

6) 修复物或全冠未恢复好邻接点与边缘嵴:接触区的理想位置应位于𬌗龈方向,邻面牙冠近𬌗面 1/3 处,颊舌向则靠近颊侧 1/3 处。接触区消失、形态不正常或位置过于偏向龈方或颊舌方;咬合面形态不良;修复体有悬臂;修复体接触区的扇形斜面易导致食物嵌塞。

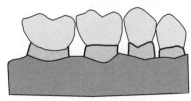

图 2-1-5-8　水平型食物嵌塞

2. **水平型食物嵌塞**　食物从颊面或舌面进入两牙间隙,称为水平型食物嵌塞(horizontal impaction)。牙周炎龈乳头退缩或手术后牙龈退缩,牙周支持组织高度降低,使龈外展隙加大,在进食时由于唇、颊、舌的运动可将食物压入牙间隙造成水平型食物嵌塞(图 2-1-5-8)。

(二)食物嵌塞的危害

食物嵌入牙间隙内,除了其机械压迫牙龈外,食物可腐败分解,加上细菌的作用,可出现下列表征和症状:①两牙间发胀或有深隐痛;②牙龈炎症出血,局部有臭味;③龈乳头退缩、牙颈部暴露、牙本质过敏、牙颈部龋坏或根面龋;④牙周袋形成和牙槽骨吸收,严重者可发生牙周脓肿;⑤牙周膜可有轻度炎症,导致牙齿咬合不适或叩诊不适。

(三)食物嵌塞的治疗

临床上检查食物嵌塞的原因时,常常发现几种因素同时并存。可通过如下方法治疗:①调𬌗:通过调整边缘嵴、重建食物排溢沟、恢复牙尖生理外形、扩大外展隙进行治疗。但调𬌗要慎重,对牙体的磨除是不可逆的;复杂的调𬌗应先转颌关系,在𬌗架上制定调𬌗计划;不可降低主功能尖的高度;少量多次的原则,必要时要脱敏;调𬌗治疗后易复发,应定期复查;②牙周治疗:食物嵌塞导致牙周急性炎症时进行急性期处理,在牙周基础治疗的基础上进行牙龈成形术、移植术和引导组织再生术等纠正牙龈和骨外形,恢复生理性龈间隙;③修复治疗:可通过充填术、嵌体、部分冠、全冠、食物阻塞器或义龈等来防止或纠正垂直型或水平型食物嵌塞;④正畸治疗:前牙深覆𬌗、闭锁𬌗和后牙锁𬌗造成的水平型食物嵌塞,可通过正畸治疗予以矫正;⑤拔牙治疗:Ⅲ度松动的重度牙周炎患牙、阻生或位置不正的第三磨牙可考虑拔除。

四、𬌗创伤

𬌗创伤(occlusal traumatism,trauma from occlusion)是指由于不正常的𬌗接触关系,或过大的𬌗力,造成咀嚼系统某些部位的病理性损害和适应性变化。𬌗力是进食时咀嚼肌群收缩而产生的力。造成牙周创伤的𬌗关系称为创伤性𬌗(traumatic occlusion),如咬合时牙齿的过早接触、过高的修复体、牙尖干扰、夜磨牙等,正畸治疗时加力不当也可造成牙周创伤。过大的𬌗力除引起牙周组织病变外,还可以引起牙体硬组织磨损或牙根吸收、牙髓病变、颞下颌关节功能性和结构性紊乱以及咀嚼肌群的痉挛疼痛等。本章仅叙述𬌗创伤对牙周组织的影响。

正常的咬合力对牙周组织是一种功能性刺激,对于保持牙周组织的正常代谢和结构状态是必需的。在牙周病学的范畴内,𬌗创伤通常只指创伤𬌗所引起的牙周组织损伤和适应性变化,又称为牙周创伤(periodontal trauma),为个别牙或某几个牙所受的咬合力超过其牙周组织的耐受力而造成的牙周组织损伤。因此,要把咬合作为病因作用来看待时,着重看是否引起了牙周创伤。

𬌗关系正常者,当咬合力超过牙周组织承受力时,便可能产生𬌗创伤,相反有些错𬌗畸形或不协调的𬌗关系并非一定会造成牙周创伤,但后者产生𬌗创伤的可能性较大。

(一)𬌗创伤的分类

1. 根据创伤的时间分急性𬌗创伤与慢性𬌗创伤。

(1)急性𬌗创伤:修复体过高或咬硬物或施加过大矫治力所引起的突然的损伤。

(2)慢性𬌗创伤:由于牙磨损,磨牙症,紧咬牙等逐渐的𬌗力改变所导致的损伤。

2. 根据咬合压力和牙周支持组织承受力的不平衡,𬌗创伤可分为原发性𬌗创伤和继发性𬌗创伤。

(1)原发性𬌗创伤:指过大的𬌗力作用于健康的牙周组织所导致的损伤,即牙周支持组织正常,但咬合力过大或方向异常,超过牙周支持组织所能承受的负荷,而使牙周组织损伤,称为原发性殆创伤。

(2)继发性殆创伤:指正常的或过大的殆力作用于牙周支持组织减少的牙齿而造成的损伤。即咬合力正常或过大,但由于牙周炎等原因,使牙周组织本身支持力量不足而不能承受正常或过大的咬合力量,致使牙周组织进一步损伤,称为继发性殆创伤。

(3)原发性和继发性殆创伤并存:临床上原发、继发性两种因素常常同时存在,因而难以区分原发和继发性殆创伤。

(二)殆创伤的形成原因

1. **咬合力异常** 殆力对牙周组织的影响随咬合力的大小、方向、频率和持续时间而变化,其中以咬合力的作用方向最为重要。

(1)咬合力方向异常:在咀嚼运动中,牙齿可受到来自三个方向力量的作用。

1)垂直压力:是一种与牙体长轴平行的咬合力,又称纵力或轴向力。由于牙周膜主纤维的排列呈水平或斜行方向。牙齿对于与牙长轴一致的垂直压力有最大的耐受性。此时斜纤维束处于张力状态,可将殆力传递到牙槽骨壁,促使新骨形成;但是,过大的垂直压力可使根尖区的牙周组织受压,造成根尖区骨吸收。

2)侧向压力:是一种与牙长轴呈大于45°角的咬合力,又称水平向力。牙体一侧的牙周纤维受牵引,另一侧的牙周纤维受压迫,力量超过生理范围,易出现牙槽骨吸收等病理性损害。过大的侧向压力甚至可使牙移位。

3)扭转力:是一种使牙产生扭转的咬合力,简称扭力。此力对牙周组织的损害最大。

(2)早接触:除殆力作用方向外,早接触也会对牙周组织产生影响。早接触指咬合运动之初,只有个别牙或少数牙最先接触,而其他大多数牙尚处于无接触状态,这样就使这些个别或少数牙齿在咬合运动开始时就承担了全口牙齿的咬合力量,及至全口牙齿达到全部接触时,所受压力就更大。这种超负荷的咬合力,使牙周组织损伤很大。所以,有早接触就意味着有创伤性咬合。在牙齿排列异常、咬合面形态异常、牙移位或倾斜、深覆殆、反殆、对刃殆及牙尖干扰等情况时常发生早接触。

此外,殆干扰、紧咬牙习惯、正畸治疗时加力不当等也可能造成牙周创伤。

2. **牙周组织支持力量不足** 即继发性殆创伤,由于牙周支持组织有病变,如牙槽骨吸收、牙周膜纤维疏松和减少、排列紊乱,使牙周支持力量不足。此时即使正常的咬合力量,或者相对较小的力也可能导致牙周组织创伤性损伤。因此牙周组织创伤的程度,除殆力因素外,还取决于患牙的牙周组织适应能力。

(三)创伤殆与牙周病的关系

长期以来,临床医师认为创伤性殆是引起垂直性骨吸收和牙周袋形成的原因,从而在临床上把调殆作为牙周炎治疗的主要方法。自20世纪70年代以来,大量流行病学调查、尸检标本观察及动物实验观察,对此问题有了较新的认识。Wearhaug 等(1979)认为垂直型骨吸收与水平型吸收都是由菌斑引起的炎症所导致的,只是垂直型吸收多发生在牙槽间隔较宽处,菌斑多、炎症重的一侧骨吸收多,而邻牙的炎症较轻,骨吸收少,因而形成了垂直型骨吸收。动物实验研究结果表明单纯的殆创伤只引起牙槽骨、牙周膜和牙骨质的改变,而不影响牙龈组织。

然而,当牙周组织先已存在因菌斑引起的牙周炎时,殆创伤便会起协同破坏作用。动物实验和临床观察均表明,牙周炎经过治疗,炎症消除后,即使仍存在一定程度的殆干扰,牙动度也可减轻,咀嚼功能改善,牙周破坏不再进展;若在消炎后再进行调殆,建立平衡殆,则牙动度进一步减轻,功能改善。

单纯殆创伤并不会导致牙龈炎症和牙周袋形成,也不会引起附着丧失。殆创伤虽然可引起骨吸收和牙齿松动,但这可以看作是一种适应性变化,一旦创伤解除,牙周组织的变化是可逆的,而且动度增加并不一定是诊断殆创伤的唯一指征,因为牙周膜增宽和牙松动可能是以往殆创伤的结果。然而,当存在活动的牙周感染和炎症或明显局部刺激因素时,殆创伤即可加重牙周袋形成和牙槽骨吸收,这种加重作用的真正机制尚不明了(图 2-1-5-9)。因此,在临床上应该首先强调控制菌斑和消除牙龈炎症,待急性炎症停止或减轻后调整创伤性咬合。即使创伤性咬合不能完全消除,也可停止组织的继续破坏。相反,如果不消除炎症,只单纯进行调𬌗或松动牙的固定,则仍然不能阻止牙周组织的继续破坏。因此在牙周炎的治疗中先消除炎症,在正畸治疗前也必须先治疗已有的牙龈炎症。

　　总之,牙周炎的始动因子是细菌,疾病的本质是炎症导致的牙周组织破坏,而炎症扩展至牙周支持组织的途径和破坏的程度,则在一定程度上受咬合力的影响,因此𬌗创伤是一个重要的局部促进因素或协同因素。

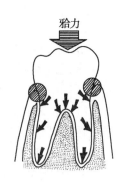

图 2-1-5-9　菌斑和𬌗力作用于牙周组织的不同部位

五、不良习惯

　　1. **口呼吸**　上唇过短或上颌前牙前突可使上下唇闭合不全,或鼻部疾患使呼吸道不畅,从而导致口呼吸。长期口呼吸长期使上前牙唇侧牙龈暴露于干燥空气中,遭受气流的不断刺激,使牙龈表面干燥,加上缺乏唾液的冲洗自洁作用,从而易患牙龈炎、牙龈肥大。

　　2. **磨牙症和紧咬牙**　磨牙症(bruxism)是指在不咀嚼时,不由自主地磨动或紧咬上下颌牙的现象。以成年人多见,多发生于夜间熟睡时。紧咬牙(clenching)是指不由自主地用力咬紧牙,可发生于熟睡时,也可发生于白天,发生的原因尚有争议。有学者认为与情绪紧张、不稳定等心理因素有关;也有认为与早接触、𬌗干扰、牙缺失或过长、不良修复体等咬合异常有关。

　　3. **吐舌习惯**　是一种不自主的后天习惯,多从婴幼儿期开始用舌尖抵牙齿或将舌头置于上下牙之间,特别是前牙,其结果是引起过大的侧向压力,造成前牙分开,唇向倾斜、移位,开𬌗,牙齿松动等,使一组牙无咬合接触,造成牙周组织废用性萎缩,也可使上下牙的𬌗关系紊乱以及食物嵌塞等。吐舌习惯也可因某些先天异常,如巨舌症等引起。

　　4. **牙刷创伤**　使用不符合标准的牙刷或刷牙方法不当可引起牙齿软硬组织的损伤。由牙刷损伤引起的牙龈变化可能是急性的,也可能是慢性的。急性损伤的变化在外观和持续时间方面各不相同,从上皮表面到深层结缔组织的损伤。使用新牙刷,尤其是新的硬牙刷,可能引起牙龈表面的糜烂或溃疡,引起明显疼痛。当将硬刷毛用力垂直压向牙龈表面时,可能会产生穿刺损伤。用力嵌入的刷毛可能会脱落残留在牙龈内,导致牙龈急性脓肿。慢性的牙刷创伤常表现为边缘龈较薄处被磨损后会导致龈退缩,根面暴露,还可在釉牙骨质界处形成楔形缺损。对于此类患者应建议使用软毛牙刷、摩擦剂较细的牙膏,避免横刷牙法。

六、牙面色素沉着

(一) 色素来源

　　1. **饮食中的色素**　长期喝茶、喝咖啡或嚼槟榔的人,牙齿表面,特别是舌面有褐色或黑褐色着色,刷牙不能去除。牙齿的窝沟和表面粗糙处也易着色(图 2-1-5-10,彩图见书末)。

　　2. **烟草**　长期吸烟可使焦油沉积于牙面,形成烟斑,牙面呈黄色、褐色或黑色。以下前牙舌侧和上磨

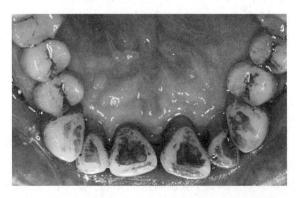

图 2-1-5-10　喝茶引起的牙面色素沉积(黄永玲医师提供)

牙腭侧多见,主要集中在颈1/3牙面、邻面和点隙裂沟处。可随菌斑散在分布,呈不规则点状,或在龈缘处呈狭窄带状,或形成宽厚坚实的柏油样块,甚至扩展到整个牙冠。烟斑常与牙面的菌斑生物膜及牙石结合,使牙石呈黑色,有时甚至还有烟斑渗透到釉质中,故不易去除。

3. 药物　长期使用氯己定或高锰酸钾溶液漱口或用某些药物牙膏,如氯己定牙膏,牙面可有浅褐或深褐色着色;牙齿局部氨硝酸银治疗后,相应部位变黑色。

4. 职业性接触某些化学物质　某些金属色素进入口腔,可沉积于牙面或渗入牙体组织,形成不易去除的颜色。如接触铁、硫等,牙齿可着褐色;接触铜、镍、铬等,牙面易出现绿色沉着物。

进入口腔的外来色素或口腔中细菌产生的色素可沉积在牙面,色素沉着的多少与口腔卫生状况关系密切,口腔卫生不良,菌斑及牙石多者更易着色。

(二)临床意义

牙面色素沉着本身对牙龈刺激不大,主要影响美观,但由于色素常常沉积在菌斑牙石上,故它可作为口腔卫生状况和微生物多少的指标。

七、其他因素

(一)不良修复体

研究表明,有悬突的牙牙周附着丧失较无悬突的牙要多。悬突可以造成菌斑量增加、菌斑成分改变,使得健康菌群转变为牙周致病菌群,还可刺激龈缘和龈乳头,引发炎症,甚至导致牙槽骨吸收(图2-1-5-11)。

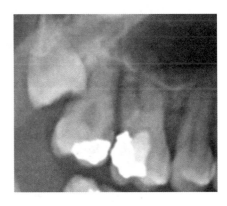

修复体作为异物能通过多种方式刺激组织。修复体的龈缘位置、密合程度与牙周病变有密切关系。冠边缘进入龈下过低或不密合都会使菌斑易于积聚,刺激牙龈。过去认为修复体边缘应放在龈缘以下,但近年的研究表明:延伸到龈缘下的修复体边缘因易促进菌斑积聚导致牙龈炎症,因而对牙龈危害较大。故近年来主张,理想的修复体边缘应放在龈缘以上的釉质上,可与牙龈缘平齐,只有在龋损已达到龈缘下或明显影响美观时,才可把修复体边缘置于龈

图2-1-5-11　邻面充填体悬突

缘下。修复体龈缘与牙面密合度欠佳、粘接剂外露或日久溶解后在牙体与修复体间出现微隙等,均易造成细菌滋生的条件,刺激牙龈发炎。松牙外固定的复合树脂夹板边缘亦应远离龈缘。

此外,修复体的光洁度、材料的性能等也对牙龈健康有影响,例如修复体粗糙易导致菌斑积聚。因此,修复体的边缘一定要磨光,特别是龈缘与邻面处更应注意。

修复体外形和牙龈健康也有一定的关系。修复体外形应恢复适当,颊、舌侧过凸或过平均易造成菌斑积聚。修复体如未能恢复适当的邻接区、外展隙、边缘嵴和发育沟等都可导致食物嵌塞。修复体过高还会造成创伤性咬合,不利于牙周组织的健康。

(二)正畸治疗

有试验表明,正畸患者戴固定矫治器,即便不施力也会使菌斑量增加,引起牙龈炎症。不适合的带环,不正确的分牙力,以及使牙移动时加力过大,超过牙周支持组织的负荷,均可造成牙周组织损伤。因此,在正畸治疗开始前必须先治疗原有的牙龈炎或牙周炎,并进行口腔卫生宣传教育,教会患者保持良好口腔卫生的方法。在正畸治疗过程中注意菌斑控制,以维护牙周健康。

有些替牙期儿童在上颌中切牙初萌时,常有较大间隙,当侧切牙萌出时,常常能使两个中切牙向近中移动,间隙自动关闭。但是,有些医生或家长却用橡皮圈套在中切牙上,企图关闭两牙间的间隙。由于牙根呈锥形,又比牙冠细,套紧的橡皮圈很易滑向根尖方向,数周内便造成严重的深牙周袋和牙槽骨吸收,患牙挺出,极度松动,牙龈红肿、疼痛。由于橡皮圈在X线片上不显影,有时医生也不易发现,如果不及时取出橡皮圈,最终可严重地破坏牙周组织,甚至导致拔牙(图2-1-5-12,彩图见书末)。总之,临床医生在做任何口腔治疗时都必须时刻注意对牙周组织的影响,以免发生不可挽回的牙周疾病。

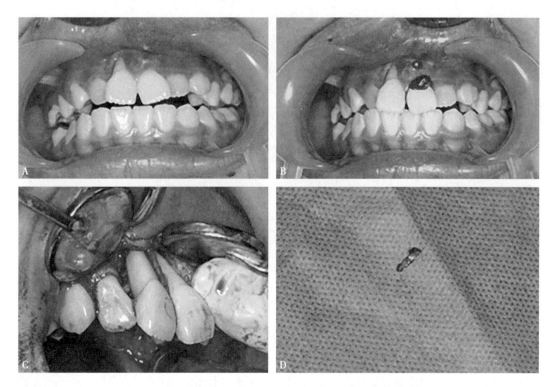

图 2-1-5-12　橡皮圈滑入龈沟形成深牙周袋和重度骨吸收

A、B:患牙松动红肿;C、D:手术取出的橡皮圈(李厚轩医师提供)。

第六节　牙周病宿主的免疫炎症反应和促进因素

一、牙周组织的防御机制

口腔是一个开放的环境,不断受到微生物及其毒性产物和抗原成分的挑战。唾液冲洗着口腔表面,能够清除口腔表面附着松散的微生物;龈沟液流动、口腔卫生措施和口腔黏膜上皮细胞脱落等都具有去除口腔表面细菌的作用;龈牙结合部是龈上和龈下菌斑生物膜聚集处,是宿主防御系统与细菌相互抗争的重要场所。

牙周组织的防御机制

1. 上皮屏障(epithelial barrier)　随着牙齿萌出,上皮的连续性被中断,一部分口腔上皮与遗留在牙面的釉小皮融合形成结合上皮。牙龈组织靠结合上皮与牙齿表面形成有机连接,从而良好地封闭了软硬组织的交界处。牙齿与牙龈的这种结合关系称为龈牙结合(dento-gingival junction)。

(1) 结合上皮:结合上皮(junctional epithelium)连接牙与牙龈,具有上皮屏障的作用。结合上皮为复层鳞状上皮,呈领圈状包绕在牙齿的颈部,其冠根方向长度为 0.25~1.35mm,在健康而无炎症时,结合上皮既无角化,也无上皮钉突,且非常薄。结合上皮于冠方处最厚(10~15 层细胞),越接近根方越薄(仅有 1~3 层细胞)。当存在炎症反应时,可出现上皮钉突。

结合上皮的代谢特点:①更新来源于基底层;②全部细胞更新比龈表面上皮快一倍,约 5 日更新一次;③有炎症时更新更快;④结合上皮的细胞间联结松散,间隙大,因此通透性也大,可观察到穿入其中的中性粒细胞,容易被撕裂,临床探诊时易穿通;⑤修复也快,如牙龈切除后,口腔上皮可向牙面爬行生长,重新形成结合上皮,并分泌基底膜物质,重新形成上皮附着,这个过程大约需要 1 周。

(2) 防御素:防御素(defensins,BD)是近年来发现的广泛存在于动物和植物体内的一类抗菌活性多肽,他们分子量小,富含正电荷,作用于细胞膜,具有广谱高效的杀菌活性。能有效地杀灭革兰氏阳性菌、革兰氏阴性菌、真菌、螺旋体、被膜病毒等微生物及肿瘤细胞。口腔上皮细胞主要分泌 β 防御素,其除了具有广谱的抗菌效应,还与先天免疫反应及获得性免疫反应有关,在维护牙周组织健康方面发挥作用。由于其独特的作用机制,几乎无耐药性等优点,在人类预防感染性疾病方面发挥重要的作用,至今已有十余种抗菌肽作为治疗细菌、病毒感染和抗肿瘤药物进入临床试验。

2. **龈沟液**　正常时,游离龈与牙面紧贴,它与牙面之间的狭窄间隙称为龈沟。龈沟内的细菌及其产物等可透过沟内上皮及结合上皮而进入牙龈组织内。而牙龈内的组织液和细胞等可由此进入龈沟内,形成龈沟液(gingival crevicular fluid,GCF)。

龈沟液被认为是牙周健康或炎症状态下的血清漏出液或炎症渗出液,因而含有与血清内容物相似的各种成分,如蛋白质,电解质,葡萄糖,各种抗体酶及代谢产物等,也含有细菌和各种细胞,如脱落的上皮细胞和抵御龈下细菌侵袭的免疫细胞。在牙龈存在炎症时,龈沟液的量及其中的蛋白质含量均随之增加。

3. **吞噬细胞(多形核白细胞、单核/巨噬细胞)**　当龈沟及附近牙面有菌斑堆积时,细菌所产生的趋化物质以及牙龈内被激活的补体系统均能使牙龈结缔组织、血管丛中的吞噬细胞移出血管,并透过结合上皮游走至龈沟和口腔内。游走至龈沟液中的免疫细胞包括中性粒细胞、单核细胞、淋巴细胞等。无论是在健康还是炎症位点的龈沟液中,均发现大量多形核白细胞,约占白细胞的96%。

在补体和抗体的参与下,中性多核白细胞可吞噬杀灭细菌并且释放溶酶体酶,胶原酶等,导致牙周组织的破坏,但一般情况下都会被局限,并由于牙周组织的快速更新而得到修复。单核/巨噬细胞也可以吞噬细菌,同时释放细胞因子。这些细胞因子也具有两面性,在促进炎症反应、清除微生物的同时,也会破坏自身组织。

4. **唾液**　唾液的作用:①唾液的清洁洗刷作用:唾液在口腔里流动,可以起到机械清洗作用。据观察,唾液流速快的人患龋率普遍较低,而唾液流速缓慢者(如干燥综合征患者)患龋的风险相对更高;②唾液的调节能力:唾液的缓冲作用有助于维持中性的口腔环境、平衡口腔菌群,而其中又含有丰富的蛋白和多肽,具备调节唾液中钙盐沉积的功能。唾液的缓冲和钙盐调节能力,既可影响对牙周疾病的防御力(牙周炎的细菌适合在碱性溶液中生长,而钙盐沉积能促成牙结石形成,使其成为牙周疾病的促进因素),也可影响对龋病的防御力(酸度增强会使致龋因素更趋优势,导致牙齿脱矿加重,促进牙体组织的钙盐析出,抑制牙齿脱矿区的再矿化);③唾液的抗菌作用:口腔中存在着大量细菌,但口腔内的伤口很少有感染,很大程度上是由于唾液具有抗菌作用。唾液不仅含有溶菌酶的物质,能抑制空气或水中的多种细菌的生长;同时也含有其他抗菌因子,如唾液中的免疫球蛋白、防御素、多肽等物质,不仅能抑制微生物(真菌、细菌和病毒)的生长,甚至还有杀灭微生物的作用。

此外,唾液含有淀粉酶,有助于消化熟食中的淀粉;唾液具有润滑作用,便于吞咽食物;唾液能帮助口腔软组织受伤区域的血液凝结,增加受伤区域的小血管的渗透能力;唾液中也含有一些生长因子(如上皮生长因子等)有利于伤口愈合和组织修复。研究提示唾液中丰富的生物化学成分亦可作为生物学指标,反映口腔(龋病、牙周病)及全身健康状况。

二、宿主的免疫炎症反应

牙龈炎和牙周炎是菌斑引起的慢性感染性疾病,微生物与宿主的相互作用决定了疾病的过程和进展。很多人口腔中都存在牙周致病微生物,但仅有部分人表现出疾病或疾病进展,这可能是由于宿主与微生物间的平衡被打破导致的。原因可能包括:在环境因素影响下,微生物数量或种类增加,或宿主的免疫机制受到抑制,或两者兼有。

微生物可通过自身代谢产物引起组织破坏,直接发挥致病作用,或通过刺激和改变宿主反应间接起致病作用。事实上,牙周炎的大多数组织损害都是由于宿主对感染的应答引起的。牙周病的发生涉及一系列免疫炎症反应,此过程由微生物、宿主遗传特征所介导,并受环境因素的影响。由于个体存在很大的差异,组织破坏也不尽相同。普遍认为有两种不同的免疫反应:一种是非特异性的先天免疫反应,另一种是特异性的获得性免疫反应。

(一) 先天性免疫反应

先天性免疫反应又称为天然免疫反应或固有免疫反应。在牙周病的发生发展过程中,先天性免疫反应与致病微生物为首次接触,是抗感染的第一道防线,免疫机制包括上皮屏障和炎症反应的血管和细胞成分,绝大多数有可能致病的细菌在导致明显的感染之前可被清除掉。先天性免疫反应由不同的细胞和因子参与:中性粒细胞、单核/巨噬细胞、NK 细胞、肥大细胞、树突状细胞以及口腔上皮和血管内皮细胞均参与了牙周致病微生物引起的先天免疫反应;补体、急性期蛋白和干扰素等可溶性因子在感染期浓度增加,发挥着抗细菌、抗真菌和抗病毒的作用。同时,巨噬细胞、树突状细胞等抗原呈递细胞还发挥着向 T 细胞呈递抗原、启动获得性免疫反应的作用。

(二)获得性免疫反应

获得性免疫反应又称适应性免疫反应,是个体在生活中与病原微生物等抗原物质接触后产生的,在出生后形成,具有特异性,不能遗传。获得性免疫反应的激活需要固有免疫的参与,参与固有免疫的单核/巨噬细胞在特异性免疫应答中起重要作用。

获得性免疫通常由体液免疫和细胞介导免疫组成。通过对牙周病损中的免疫细胞进行观察和分析,发现其中超过半数的免疫细胞为 B 细胞,其次是 T 细胞。同时,牙周环境中存在大量的可溶性抗原,血浆中或龈沟液中存在特异性的抗体(免疫球蛋白),这些抗体具有结合抗原的能力;但也有大量非特异性抗体,它们主要发挥调理作用,而尚未发现有显著的控制感染、控制疾病进展的效应。目前认为,抗体的质和量都很重要的,不同患者的抗体水平、类型和亲和性强度不同,牙周组织的炎症和组织破坏伴随着抗体的质、量和特异性而变化,具有有效抗体的人可能较抗体反应的质和量均有缺陷的人更不易患牙周病。另外有研究发现:牙周炎患者中 CD8+ T 细胞亚群功能受到抑制、牙龈卟啉单胞菌能够抑制获得性免疫等现象。这提示了牙周疾病中免疫系统与微生物之间可能存在复杂的双向作用。

随着研究的深入,学者们发现先天性免疫与获得性免疫的界限越来越模糊,先天性免疫一定程度上能够决定后续获得性免疫的性质,而获得性免疫的某些方面也控制着先天性免疫反应的有效性。这些效应均与牙周疾病的发生发展息息相关。

三、牙周病的全身促进因素

同许多感染性疾病的流行病学特点相似,单纯的微生物存在并不总是伴有临床症状或体征的出现,疾病的发生发展也与很多其他因素相关。牙周病也是受多因素影响的疾病。菌斑生物膜中的致病微生物是牙周病发生的必要条件(始动因子),但只有微生物尚不足以引起病损,宿主的易感性也是发病的基本要素。不同宿主受到细菌的激惹后将产生明显不同的反应,此反应受全身因素的调控和环境因素的影响。

全身因素,如激素水平改变、糖尿病、精神压力、营养不良、遗传以及某些行为习惯(吸烟),可影响牙周炎的范围、严重程度、进程和对治疗的反应。反之,牙周疾病也能影响全身健康或疾病。因此,在诊断此类牙周炎时应仔细了解病史,做进一步必要的检查,咨询内科或其他科医师,并相应地调整治疗计划,对患者进行个性化的综合治疗和行为管理。这一方面能够提高牙周病的治疗效果,另一方面也有助于改善全身状况。

对牙周病影响较为密切的全身因素

1. **遗传因素**   现有研究认为,牙周病不属于遗传性疾病。一些遗传病或基因异常的疾病可能以牙周组织破坏为表现或加重牙周炎病程,此外还有全身健康但牙周炎进展迅速的患者表现出家族聚集性。Michalowicz(1994)对分开抚养的同卵双胞胎进行的研究显示,38%~80% 的牙周疾病的变化是由于基因导致的。尽管近年来遗传学研究取得了很大进展,但对牙周炎致病基因的多态性及其病理生理作用仍存在较大争议。

2. **性激素**   Soory 指出(2000)牙龈和牙周组织中含有性激素受体,它们的部分生理功能由血液和唾液的激素水平所调控。

青春期、妊娠期、月经期的内分泌变化,都可改变牙周组织对病原刺激物的反应,加重牙龈炎症,出现青春期龈炎、妊娠期龈炎或妊娠期龈瘤。口服避孕药同样可加重牙龈对局部刺激的炎症反应,有报告长期服用避孕药者,牙周破坏重于不服药者。

3. **吸烟**   吸烟是一种普遍的、会产生严重健康问题的行为,是人类许多疾病的重要危险因素。虽然它曾被归类为一种习惯,但现在被认为是尼古丁依赖和一种慢性复发性疾病。大量横向和纵向研究均证实吸烟是牙周病的危险因素,使患牙周炎的风险增加2~5倍。吸烟者比不吸烟者牙周炎的患病率高、病情重,失牙率和无牙率均高。吸烟增加了附着丧失和骨丧失的危险性,使牙周组织的破坏加重。与非吸烟者相比,轻度吸烟者发生严重牙槽骨丧失的危险比值比(odds ratio)为3.25,重度吸烟者可达7.28。吸烟被认为是牙周炎的重要危险因素。

吸烟影响牙周状况的机制尚未完全明确,目前发现吸烟与口腔微生物、牙龈组织、炎症及免疫反应以及牙周组织的愈合能力有关。文献报道吸烟对牙周组织的影响包括:吸烟使牙龈微血管收缩,发生营养不良;使口腔白细胞功能向牙周破坏的方向改变;以及使牙龈和牙周膜的成纤维细胞募集和黏附能力下降等。

4. 有关的系统性疾病 系统性疾病,如糖尿病、骨质疏松症等也会增加患牙周炎的风险,并影响牙周治疗的效果。其中,糖尿病被认为是牙周炎的主要危险因素。

糖尿病是一种由于糖代谢障碍引起的,以胰岛素抵抗和/或胰岛素分泌障碍为特征的,以多尿、多饮、多食、消瘦、代谢紊乱等为主要表现的内分泌代谢疾病。糖尿病是牙周病的主要危险因素之一。未经控制的糖尿病患者,其牙周组织的炎症和破坏常明显地重于单纯局部刺激因素者。糖尿病患者较容易发生单个或多个牙的急性牙周脓肿,牙周破坏发展迅速,对常规的牙周治疗反应欠佳或治疗后容易复发。

研究证明糖尿病会加剧机体对细菌产生的免疫反应,包括单核细胞、上皮细胞的过度炎性反应;糖尿病患者中性粒细胞的趋化和吞噬功能减退,且常有家族性;小血管壁和基底膜增厚,管腔闭塞,导致牙周组织供氧不足和代谢废物堆积;糖尿病患者的高血糖水平还可能通过某些分子机制(如RANKL等)促进牙周组织的骨破坏。

5. 精神压力 精神压力是机体对感受到的精神压力或不幸事件的心理和生理反应。早期有关精神压力与牙周病关系的研究主要集中在坏死性龈炎(necrotizing gingivitis),如观察到在考试期间的大学生、承受高心理应急的军人、有精神刺激者以及工作繁忙休息不好者坏死性龈炎的发病率较高。流行病学调查发现,经济拮据所造成的精神压力与附着丧失和牙槽骨破坏的关系最明显,经济高度拮据伴情绪激动的重度牙周炎患者唾液中的可的松水平高于对照组,提示与经济拮据有关的精神压力是成人牙周炎的明显危险指征。精神压力增加了激素(促肾上腺皮质激素、肾上腺素和去甲肾上腺素等)及免疫介质(细胞因子、前列腺素等)的释放,从而影响宿主防御系统的功能。另一方面,有研究发现精神压力导致的皮质醇水平升高可能增加菌斑生物膜中牙龈卟啉单胞菌的出现。

根据上述各种局部致病因素和全身因素的论述,可以归纳如下:菌斑生物膜是牙周疾病的始动因子。当菌斑生物膜量较少,或细菌毒力不强时,机体的防御机能可与之抗衡而达到二者的平衡,可不表现出疾病。当在某些环境因素影响下,如存在一些有利于菌斑微生物堆积的条件时(如牙石,不良修复体等),微生物的数量和种类机会性增加,则此种平衡被打破,牙周病发生;又如出现某些因素影响了牙周组织的防御功能时,也会使疾病易于发生,或使原有病变加重。毫无疑问,患者的易感性决定了牙周疾病的发生、发展,这涉及细菌、宿主和环境因子之间的相互作用。

目前,医学科学的发展尚难以完全改变或有效地控制机体防御机能,但已基本掌握了有效地清除菌斑生物膜或防止其堆积的手段。我们应该充分利用这些知识和手段来预防牙周病,治疗已发生的牙周病,并防止其复发,维护牙周健康。

(闫福华)

参 考 文 献

[1] 孟焕新. 牙周病学[M]. 4版. 北京:人民卫生出版社,2012.
[2] 王兴. 第四次全科口腔健康流行病学调查报告[M]. 北京:人民卫生出版社,2018.
[3] 闫福华. 牙周炎对全身疾病和健康影响的研究进展[J]. 口腔医学,2018,38(7):577-581.
[4] 于世凤. 口腔组织病理学[M]. 7版. 北京:人民卫生出版社,2012.
[5] 龚寅,谢玉峰,束蓉. 上海汉族青年牙龈生物型的CBCT检测[J]. 上海交通大学学报(医学版),2017,37(8):1111-1115.
[6] 凌均棨. 口腔内科学[M]. 北京:人民军医出版社,2015.

［ 7 ］孟焕新 . 2018 年牙周病和植体周病国际新分类简介［ J ］. 中华口腔医学杂志,2019,54(2):73-78.

［ 8 ］Kassebaum NJ,Bernabé E,Dahiya M,et al. Global burden of severe periodontitis in 1990-2010:a systematic review and meta-regression ［ J ］. J Dent Res,2014,93(11):1045-1053.

［ 9 ］Schmidt JC,Sahrmann P,Weiger R,et al. Biologic width dimensions—a systematic review ［ J ］. J Clin Periodontol,2013, 40(5):493-504.

［ 10 ］Lindhe J,Lang NP. Clinical Periodontology and Implant Dentistry ［ M ］. 6th ed. John Wiley &Sons.Ltd.,2015.

［ 11 ］Caton JG,Armitage G,Berglundh T,et al. A new classification scheme for periodontal and peri-implant diseases and conditions-Introduction and key changes from the 1999 classification ［ J ］. J Periodontol,2018,89(1):S1-S8.

［ 12 ］Papapanou PN,Sanz M,Buduneli N,et al. Periodontitis:Consensus report of Workgroup 2 of the 2017 World Workshop on the Classification of Periodontal and Peri-Implant Diseases and Conditions ［ J ］. J Periodontol,2018,89(1):S173-S182.

［ 13 ］Shaddox LM,Huang H,Lin T,et al. Microbiological Characterization in Children with Aggressive Periodontitis ［ J ］. J Dent Res,2012,91(10):927-933.

［ 14 ］Bik EM,Long CD,Armitage GC,et al. Bacterial diversity in the oral cavity of 10 healthy individuals ［ J ］. ISME J,2010,4(8): 962-974.

［ 15 ］Saitoh E,Taniguchi M,Ochiai A,et al. Bioactive peptides hidden in human salivary proteins ［ J ］. J Oral Biosci,2017,59(2): 71-79.

［ 16 ］Mendes RT,Nguyen D,Stephens D,et al. Hypoxia-induced endothelial cell responses-possible roles during periodontal disease ［ J ］. Clin Exp Dent Res,2018,4(6):241-248.

［ 17 ］Garcia SS,Blackledge MS,Michalek S,et al. Targeting of Streptococcus mutans biofilms by a novel small molecule prevents dental caries and preserves the oral microbiome ［ J ］. J Dent Res,2017,96(7):807-814.

［ 18 ］Keijser BJF,van den Broek TJ,Slot DE,et al. The impact of maltitol-sweetened chewing gum on the dental plaque biofilm microbiota composition ［ J ］. Front Microbiol,2018,9:381.

［ 19 ］Kolenbrander PE,Palmer RJ Jr,Periasamy S,et al. Oral multispecies biofilm development and the key role of cell-cell distance ［ J ］. Nat Rev Microbiol,2010,8(7):471-480.

［ 20 ］Diaz PI. Microbial diversity and interactions in subgingival biofilm communities ［ J ］. Front Oral Biol,2012,15:17-40.

［ 21 ］Kolenbrander PE. Multispecies communities:interspecies interactions influence growth on saliva as sole nutritional source［ J ］. Int J Oral Sci,2011,3(2):49-54.

［ 22 ］Li YH,Huang XX,Tian XL. Recent advances in dental biofilm:impacts of microbial interactions on the biofilm ecology and pathogenesis ［ J ］. AIMS Bioengineering,2017,4(3):335-350.

［ 23 ］Lamont RJ,Koo H,Hajishengallis G. The oral microbiota:dynamic communities and host interactions ［ J ］. Nat Rev Microbiol, 2018,16(12):745-759.

［ 24 ］Hajishengallis G. Immunomicrobial pathogenesis of periodontitis:keystones,pathobionts,and host response ［ J ］. Trends Immunol,2014,35(1):3-11.

［ 25 ］Dewhirst FE,Chen T,Izard J,et al. The human oral microbiome ［ J ］. J Bacteriol,2010,192(19):5002-5017.

［ 26 ］Frank DN,Zhu W,Sartor RB,et al. Investigating the biological and clinical significance of human dysbioses ［ J ］. Trends Microbiol,2011,19(9):427-434.

［ 27 ］Gursoy UK,Könönen E. Understanding the roles of gingival beta-defensins ［ J ］. J Oral Microbiol,2012,4:15127.

［ 28 ］Peyyala R,Kirakodu SS,Novak KF,et al. Oral epithelial cell responses to multispecies microbial biofilms ［ J ］. J Dent Res, 2013,92(3):235-240.

［ 29 ］Pedersen AML,Sørensen CE,Proctor GB,et al. Salivary secretion in health and disease ［ J ］. J Oral Rehabil,2018,45(9): 730-746.

［ 30 ］Meyle J,Dommisch H,Groeger S,et al. The innate host response in caries and periodontitis ［ J ］. J Clin Periodontol,2017, 44(12):1215-1225.

［ 31 ］Olsen I,Taubman MA,Singhrao SK. Porphyromonas gingivalis suppresses adaptive immunity in periodontitis,atherosclerosis, and Alzheimer's disease ［ J ］. J Oral Microbiol,2016,8:33029.

［ 32 ］Jepsen S,Caton JG,Albandar JM,et al. Periodontal manifestations of systemic diseases and developmental and acquired conditions:Consensus report of workgroup 3 of the 2017 World Workshop on the Classification of Periodontal and Peri-Implant Diseases and Conditions ［ J ］. J Periodontol,2018,89(1):S237-S248.

第二章 牙 龈 病

牙龈病是指一组发生于牙龈组织的病变,包括牙龈组织的炎症及全身疾病在牙龈的表现。牙龈病一般不侵犯深层牙周组织。2018年国际牙周病学新分类将牙龈病分为牙菌斑生物膜诱导的龈炎—菌斑性龈炎(包括单纯由菌斑引起的牙龈炎、全身或局部因素介导的菌斑性龈炎、药物性牙龈肥大)和非牙菌斑诱导的龈病(如遗传性或发育性疾病;特异性感染;炎症和免疫状况;反应过程,如龈瘤;肿瘤;内分泌、营养和代谢疾病;创伤性病损;龈色素沉着)。

第一节 菌斑性龈炎

菌斑性龈炎是由于龈缘附近菌斑积聚引起的牙龈组织的炎症反应,它是牙周病中最常见的一种疾病形式,可以发生在各年龄段人群。菌斑性龈炎由龈缘扩展,逐渐发展到可见临床体征及症状,并具有个体差异性和位点差异性。

菌斑性龈炎在位点水平被定义为"牙菌斑生物膜和宿主的免疫炎症反应相互作用引起的炎症病损,局限于牙龈,并未延伸至牙周附着(牙骨质、牙周韧带和牙槽骨)"。2018年国际牙周病学新分类中,把菌斑性龈炎分为三类:单纯由菌斑微生物引起的菌斑性龈炎、全身因素或局部因素介导的菌斑性龈炎以及药物性牙龈肥大。

一、单纯由菌斑微生物引起的龈炎

单纯由菌斑微生物引起的龈炎,不受全身或局部促进因素的影响,可以发生在完整的牙周组织当中,也可发生在减少的牙周组织(非牙周炎及稳定牙周炎患者)当中。稳定牙周炎指牙周炎经过积极牙周治疗后,牙周炎症得到控制,仍具有附着丧失及骨丧失,但是无临床可见炎症("牙周炎"疾病定义详见本篇第三章)。

【病因和发病机制】

牙菌斑是菌斑性龈炎的始动因子。牙龈炎时,龈缘附近一般有较多的菌斑堆积,菌斑中细菌的量也较牙周健康时为多,种类也较复杂,菌斑中球菌的比例较牙周健康者下降,而G^-菌明显增多,产黑色素类杆菌、梭形杆菌和螺旋体比例增高,虽然仍低于深牙周袋中此类细菌的比例,但较之于牙周健康时菌斑中此类细菌的比例已明显增高。尽管有研究表明龈炎的微生物系统与健康、牙周炎有区别,但是目前仍认为其细菌感染是非特异性的。

【临床表现】

菌斑性龈炎时炎症一般局限于游离龈和龈乳头,严重时也可波及附着龈,但一般不超过膜龈联合。

1. **自觉症状**   患者就诊时常诉说在刷牙或咬硬物时牙龈出血,偶尔也有以自发性出血为主诉。有些患者可感到牙龈局部疼痛、痒、胀、不适,有口腔异味等症状,甚至由于胀痛不适出现咀嚼困难。

2. **牙龈色泽**   正常牙龈呈粉红色。患菌斑性龈炎时,游离龈和龈乳头变为鲜红或暗红色,这是由于牙龈结缔组织内血管增生、充血所致。炎性水肿明显的患者,牙龈表面光亮,尤以龈乳头处明显。病变较重时,炎症充血范围可波及附着龈。

3. **牙龈外形**　正常牙龈的龈缘菲薄呈扇贝状紧贴于牙颈部,龈乳头充满牙间隙,附着龈有点彩,点彩的多少或明显与否因人而异。菌斑性龈炎的患者,由于组织水肿,龈缘变厚,不再紧贴牙面,龈乳头变圆钝肥大,有时可呈球状增生,甚至可覆盖部分牙面。附着龈水肿时,点彩也可消失,表面光滑发亮。少数患者的牙龈炎症严重时,可出现龈缘糜烂或有肉芽增生。

4. **牙龈质地**　正常牙龈的质地致密而坚韧。附着龈处的上皮下方具有丰富的胶原纤维,使其牢固地附着于牙槽骨表面。牙龈炎的患者,由于结缔组织水肿和胶原的破坏,牙龈可变得松软脆弱,缺乏弹性。但当炎症较轻且局限于龈沟壁一侧时,牙龈表面仍可保持一定的致密度,点彩仍可存在。当牙龈以增生性表现为主时,龈乳头和龈缘呈坚韧的实质性肥大,质地较硬而有弹性。

5. **龈沟深度**　健康的龈沟探诊深度一般不超过 3mm,牙龈有炎症时,由于组织的水肿或增生,龈沟的探诊深度可达 3mm 以上,此时结合上皮虽可有向根方或侧方的增殖,但上皮附着(龈沟底)的位置仍在釉牙骨质界处,也就是说此时尚无附着丧失,也无牙槽骨吸收,即使此时探诊深度可能>3mm,形成的也是假性牙周袋。是否有附着丧失是区别牙龈炎和牙周炎的关键指征。2018 年国际牙周病学新分类标准中提出,有些牙周炎患者经过彻底的治疗后,炎症消退、牙龈退缩、牙周支持组织的高度降低,此时若发生由菌斑引起的龈缘的炎症,但不发生进一步的附着丧失,此种情况亦可诊断为菌斑性龈炎,但其牙周炎复发的风险非常高,应密切关注监测。

6. **龈沟探诊出血**　健康的牙龈在刷牙或轻探龈沟时均不会出血。患龈炎时,用钝头探针轻探龈沟即可引起出血,即探诊后出血(bleeding on probing,BOP)。在龈炎的早期或患牙的炎症主要局限于龈沟内壁上皮一侧时,牙龈表面炎症不明显,但探诊后仍有出血。故探诊出血能较早地发现牙龈炎症,早期诊断。

7. **龈沟液量增多**　健康牙龈有极少量的龈沟液,牙龈有炎症时,龈沟液量增多。有些患者还可出现龈沟溢脓现象,这是由于龈袋内壁的化脓性炎症所致。龈沟液量的增加可作为判断牙龈炎症的一个客观指标。

8. **放射学检查**　不能用来诊断龈炎。

【**实验室检查**】

牙龈的龈沟壁处有炎症细胞浸润,在沟内上皮的下方可见中性粒细胞浸润,再下方为大量淋巴细胞(主要为 T 淋巴细胞)。炎症细胞浸润区域的胶原纤维大多变性或丧失。

可分为以下两种类型:①炎症水肿型:牙龈的纤维结缔组织水肿明显,其间有大量淋巴细胞、中性粒细胞浸润,还可见少量浆细胞,毛细血管增生、扩张、充血;②纤维增生型:上皮下纤维结缔组织增生成束,束间可见淋巴细胞及浆细胞浸润,毛细血管增生不明显,其炎症成分比水肿型少。这两种类型均只限于牙龈组织内,其深部的牙周膜与牙槽骨均未见明显变化。炎症水肿型类似于炎症肉芽组织;纤维增生型类似于瘢痕组织。

【**诊断及鉴别诊断**】

1. **诊断**　具有上述主要临床表现,龈缘附近牙面有明显的菌斑、牙石堆积,可发生于牙周组织完整或牙周组织减少的病例,且无全身或局部促进因素存在,可根据 BOP 和 PD 指标诊断,具体见下表 2-2-1-1(2018 年国际牙周病学新分类诊断标准)。

表 2-2-1-1　不同类型牙周组织中菌斑性龈炎的诊断标准

牙周组织类型	CAL	PD*	BOP%	RBL
完整	无	≤3mm	≥10%	无
非牙周炎减少	有	≤3mm	≥10%	可能有
牙周炎(稳定)减少	有	≤3mm(可存在 BOP(-)位点 PD≤4mm)	≥10%	有

注:1. * 全部位点且假设没有假性牙周袋形成。

2. CAL(clinical attachment loss,临床附着丧失);PD(probing depth,探诊深度);RBL(radiographic bone loss,影像学骨丧失)。

2. 鉴别诊断

(1) 与早期牙周炎鉴别:对长时间的较重的菌斑性龈炎患者,应仔细检查有无附着丧失和牙槽骨的吸收,必要时可拍摄 X 线片以确定诊断,并及早治疗,部分长期存在的龈炎可发展成为牙周炎,区别早期牙周炎与牙龈炎的关键在于是否出现了附着丧失和牙槽骨的吸收。

(2) 血液病引起的牙龈出血:白血病、血友病、再生障碍性贫血等血液系统疾病,均可引起牙龈出血。对以牙龈出血为主诉且有牙龈炎症的患者,应注意与上述血液系统疾病相鉴别。鉴别诊断并不困难,需进行相关的血液学检查。

(3) 坏死性龈炎:坏死性龈炎除了具有牙龈自发性出血的临床表现外,还有其特征性的损害——龈乳头和龈缘的坏死,该病患者的疼痛症状也较明显(详见第三章第二节)。

(4) HIV 相关性龈炎(HIV-G):这是 HIV 感染者较早出现的相关症状之一。临床可见,游离龈缘呈明显的火红色线状充血带,称作牙龈线形红斑(linear gingival erythema,LGE),附着龈可有点状红斑,患者自述有刷牙后出血或自发性出血。在去除局部刺激因素后,牙龈的充血仍不消退。目前认为 LGE 与白色念珠菌感染有关。艾滋病患者的口腔内还可出现毛状白斑、卡波西肉瘤等,通过血清学检测可以确诊。

(5) 以牙龈增生为主要表现的菌斑性龈炎患者,尚需与以下疾病相鉴别:

1) 药物性牙龈肥大(详见本节相关内容);

2) 遗传性牙龈纤维瘤病(详见本章第二节);

3) 白血病引起的牙龈肥大(详见本章第二节);

4) 浆细胞性龈炎(plasma cell gingivitis):又名牙龈浆细胞增多症(gingival plasmacytosis)或浆细胞性肉芽肿(plasma cell granuloma)。

【病情评估】

菌斑性龈炎按照其波及范围,可分为局限型龈炎与广泛型龈炎。局限型龈炎 BOP 为 10%~30%,广泛型龈炎 BOP>30%。

当稳定牙周炎患者牙龈发炎时,由于这些病人有很高的牙周炎复发的风险,需要密切监测。

【临床处理】

1. 去除病因 菌斑性龈炎是最常见的牙龈病,病因明确,通过洁治术彻底清除菌斑、牙石,消除造成菌斑滞留和局部刺激的因素,一周左右,牙龈的炎症即可消退,结缔组织中胶原纤维新生,牙龈的色、形、质可完全恢复正常。对于牙龈炎症较重的患者,可配合局部药物治疗。常用的局部药物有 1% 过氧化氢溶液、0.12%~0.2% 氯己定以及碘制剂。对于不伴有全身疾病的菌斑性龈炎患者,不应全身使用抗菌药物。

2. 手术治疗 大多数菌斑性龈炎的患者,在去除病因后炎症消退,牙龈形态恢复正常;对于少数牙龈纤维增生明显,炎症消退后牙龈形态仍不能恢复正常的患者,可进行手术治疗,以恢复牙龈的生理外形。

3. 防止复发 菌斑性龈炎治疗并不难,疗效也较理想,重要的是要防止疾病的复发。积极开展椅旁口腔卫生宣教工作,指导并教会患者控制菌斑的方法,持之以恒地保持良好的口腔卫生状况,并定期(每6~12 个月一次)进行复查和维护,才能保持疗效,防止复发。

二、受全身或者局部因素介导的菌斑性龈炎

2018 年国际牙周病学新分类,把"受全身或局部因素介导的菌斑性龈炎"归为一类,其中全身因素包括性激素(青春期、月经期、妊娠期、口服避孕药)、高血糖症、白血病、吸烟以及营养不良,局部因素包括龈下修复体边缘悬突、口干症(唾液不足)。必须明确的是,菌斑微生物仍是引起牙龈炎症反应的必要因素。此类菌斑性龈炎的临床表现、临床病理等基本与"单纯由菌斑引起的菌斑性龈炎"相同,但由于其在疾病发展过程中受到了全身或局部促进因素的影响,有其特殊性,因此本书仅对此类型病变进行简单补充介绍。

(一)全身因素介导的菌斑性龈炎

1. 性激素 牙周组织内的稳态涉及复杂的、多因素的内分泌关系。牙周组织内的炎症反应会在某一

时刻受到雄激素、雌激素和孕激素的调节。

（1）青春期相关菌斑性龈炎：青春期龈炎（puberty-associated gingivitis）的发病率和严重程度受到多种因素的影响，包括牙菌斑生物膜水平、龋齿、口腔呼吸、牙齿拥挤和牙齿萌出。特别的，青春期类固醇激素水平的急剧上升对牙龈的炎症状态有短暂的影响。大量研究表明，青春期时牙龈炎症程度往往超过菌斑牙石累积程度。该疾病与性别无关。

【病因及发病机制】

体内性激素水平的变化是青春期龈炎发生的全身因素。牙龈是性激素的靶组织，由于内分泌的改变，牙龈组织对菌斑等局部刺激物的反应性增强，产生较明显的炎症反应，或使原有的菌斑性龈炎加重。且这一年龄段的人群，乳恒牙更替、牙齿排列不齐、口呼吸及戴矫治器等，牙齿不易清洁，加之该年龄段患者尚未养成或不易保持良好的口腔卫生习惯，正畸治疗过程中易造成菌斑滞留，引起牙龈炎症。

【临床表现】

本病患者常以刷牙或咬硬物时出血或口臭等为主诉症状。病变好发于前牙的唇侧，其牙龈乳头和龈缘均可有明显炎症表现，舌侧牙龈较少发生。唇侧牙龈肿胀较明显，龈乳头可呈球状突起，颜色暗红或鲜红，光亮，质地软，探诊出血明显。可有龈袋形成，但附着水平无变化，亦无牙槽骨吸收。

【实验室检查】

主要的组织病理学变化包括纤维结缔组织增生，粗大的胶原纤维束类似瘢痕结构；还可出现胶原纤维水肿，变性及毛细血管增生、扩张、充血等变化，以及与菌斑性龈炎（单纯性）相似的炎症改变。

【诊断】

患者处于青春期，且牙龈的炎症反应超过了局部刺激物所能引起的程度，即牙龈组织的炎症反应较强。据此，诊断并不困难。

【临床处理】

青春期龈炎反映了性激素的改变增强了牙龈的炎症反应，青春期过后，牙龈炎症可有部分减轻，但原有的菌斑性龈炎不会自然消退，究其原因，仍是牙菌斑所致，因此去除局部刺激因素仍是青春期龈炎治疗的关键。龈上洁治术去除菌斑、牙石，必要时可配合局部的药物治疗，如龈袋冲洗、局部上药及含漱等。多数患者经龈上洁治后可痊愈。对于个别病程长且牙龈过度肥大增生的患者，必要时可根据个体特点采用牙龈切除术或翻瓣术（如角化龈宽度不足）。指导患者正确刷牙和控制菌斑的方法，养成良好的口腔卫生习惯，以防止复发。对于准备进行正畸治疗的青少年，应先治愈原有的牙龈炎，并教会他们正确的控制菌斑的方法。在正畸治疗过程中，应定期做牙周检查和预防性的洁治。正畸矫治器的设计和制作应有利于菌斑控制，避免造成对牙周组织的刺激和损伤。

（2）妊娠期相关菌斑性龈炎：妊娠相关性龈炎（pregnancy-associated gingivitis）指妇女在妊娠期间，由于性激素水平的升高，使原有的菌斑性龈炎炎症加重，牙龈肿胀或形成龈瘤样的改变，分娩后病损可自行减轻或消退。有关妊娠期和产后龈炎的纵向和横向研究均发现，尽管妊娠组和产后组菌斑指数相似，妊娠期患者龈炎的患病率和严重程度明显高于产后患者，且前者刷牙出血、BOP、龈沟液流量增加，龈袋更深。

【病因及发病机制】

妊娠不是引起牙龈炎的直接原因，如果没有牙菌斑的存在，妊娠并不会引起牙龈的炎症；妊娠期的妇女由于身心的不适应，可能会疏于口腔卫生维护，致使牙菌斑、牙石在龈缘附近堆积，易引发牙龈炎症。

妊娠时性激素水平的改变，牙龈对局部刺激的反应增强，使原有的牙龈慢性炎症加重或改变了特性。牙龈是女性激素的靶组织，妊娠时血液中的女性激素特别是孕激素水平增高，在妊娠6个月以后血液中的黄体酮水平可达平时的10倍，高水平性激素使牙龈毛细血管扩张充血，通透性增加，炎症细胞和液体渗出增加，加重了牙龈炎症反应。妊娠期龈炎患者的龈下菌斑中细菌的组成也发生了变化，中间普氏菌（Prevotella intermedia）明显增多而成为龈下优势菌，该菌的数量、比例及妊娠期龈炎的临床症状随妊娠月份及血中孕激素水平的变化而变化；分娩后，中间普氏菌的数量降至妊娠前水平，临床症状也随之减轻或消失。有学者认为孕激素在牙龈局部的增多，为中间普氏菌的生长提供了丰富的营养物质。

【临床表现】

患者常表现为龈缘和牙龈乳头的炎症,也可表现为一个或多个牙龈乳头瘤样肥大。妊娠期龈炎患者一般在妊娠前即有不同程度的慢性龈炎,从妊娠2~3个月后症状逐渐明显,8个月时达到高峰,临床表现与血中孕激素水平的升高相关联。分娩后约2个月时,龈炎可减轻至妊娠前水平。

患者就诊时常诉说在吮吸或进食时牙龈出血,妊娠期龈炎可发生于个别牙龈或全口的牙龈,以前牙区为重。龈缘和龈乳头呈鲜红或暗红色,松软而光亮或呈现显著的炎性肿胀、肥大,有龈袋形成,轻触之即易出血。一般无疼痛,严重时龈缘可有溃疡和假膜形成,此时可有轻度疼痛。

妊娠期龈瘤发生于单个牙的牙龈乳头,前牙尤其是下前牙唇侧龈乳头较多见,据报道在妊娠妇女中龈瘤的发生率为1.8%~5%,多发生于个别牙排列不齐的龈乳头。通常始发于妊娠第3个月,迅速增大,色泽鲜红光亮或暗紫,表面光滑,质地松软,极易出血。瘤体常呈扁圆形向近远中扩延,有的呈小的分叶状,有蒂或无蒂。一般直径不超过2cm,但严重的病例可因瘤体较大而妨碍进食或被咬破而造成出血感染。患者常因出血和妨碍进食而就诊。分娩后,妊娠期龈瘤能逐渐自行缩小,但必须去除局部刺激因素才能完全消失,有的患者还需手术切除。

【实验室检查】

组织学上多表现为非特异性的、多血管的、大量炎细胞浸润的炎症性肉芽组织。牙龈上皮增生、上皮钉突伸长,表面可有溃疡,基底细胞有细胞内和细胞间水肿,结缔组织内有大量散在分布的新生毛细血管,扩张充血,血管周围的纤维间质水肿,有慢性炎症细胞浸润。有的牙龈乳头可呈瘤样生长,称妊娠期龈瘤,实际并非真性肿瘤,而是发生在妊娠期的炎性血管性肉芽肿。病理特征为明显的毛细血管增生,其程度超过了一般情况下牙龈对慢性刺激的反应,致使牙龈乳头炎性过长而呈瘤样表现。

【诊断及鉴别诊断】

育龄期妇女的牙龈出现鲜红色、高度水肿、肥大,且有明显出血倾向者,或有龈瘤样表征的患者,应询问其月经情况,了解是否妊娠。若已怀孕,便可诊断。

【临床处理】

治疗原则与菌斑性龈炎(单纯性)相似。但应注意,尽量避免全身用药物治疗,以免影响胎儿发育。①去除一切局部刺激因素,如菌斑、牙石、不良修复体等。由于牙龈易出血和患者处于妊娠期,故操作时应特别仔细,动作要轻柔,尽量减少出血和疼痛。②进行认真细致的口腔卫生教育,在去除局部刺激因素后,患者一定要认真地做好菌斑控制和必要的维护治疗,严格控制菌斑。③对于较严重的患者,如牙龈炎症肥大明显、龈袋有溢脓时,可用1%过氧化氢溶液和生理盐水冲洗,也可使用刺激性小、不影响胎儿生长发育的含漱液,如1%过氧化氢溶液。④手术治疗:经上述治疗后牙龈的炎症和肥大能明显减退或消失。对一些体积较大的妊娠期龈瘤,若已妨碍进食,则可在彻底清除局部刺激因素后考虑手术切除。手术时机应尽量选择在妊娠期的4~6个月内,以免引起流产或早产。术中应避免流血过多,术后应严格控制菌斑,以防复发。⑤怀孕前及妊娠早期应及时治疗原有的菌斑性龈炎,整个妊娠期应严格控制菌斑,可有效减少妊娠期龈炎的发生。

(3)月经期相关性菌斑性龈炎:有病例报告表明,月经周期中可观察到牙龈显著的炎症改变。然而,大多数临床研究发现在排卵过程中,牙龈炎症仅有轻微的变化。虽然可能有一小部分女性在月经周期期间,牙龈对激素变化非常敏感,但大多数女性无临床上可见炎症改变。

(4)口服避孕药相关性菌斑性龈炎:口服避孕药曾与牙龈炎症和牙龈肥大有关。在早期的研究中,当停止使用口服避孕药或减少剂量时,牙龈的炎症或肥大消退。但是目前口服避孕药的浓度远远低于这些早期临床研究中报道的原始剂量,目前已知的口服避孕药的配方不会引起牙龈临床改变。

2. **高血糖** 1型糖尿病患儿易患牙龈炎,对于这类患者,相比菌斑控制水平,血糖控制水平对牙龈炎症的严重程度影响可能更大。在成人糖尿病患者中,高血糖状态对牙周疾病的影响的研究多局限在牙周炎当中。

3. **白血病** 急性白血病的口腔表现,包括颈部淋巴结病,瘀点,黏膜溃疡以及牙龈炎症和牙龈增生。牙龈出现炎症时,外观呈红色到深紫色,牙龈肿胀、光滑发亮,呈海绵状。牙龈出血是白血病患者的一种常见症状,在急性和慢性白血病患者中分别有17.7%和4.4%的患者以口腔症状或体征作为最初表现。白血病患者也可出现牙龈增生,初始于龈乳头,然后是边缘龈和附着龈。牙龈增生是由于白血病细胞浸润牙龈引起的。在白血病中,虽然菌斑生物膜可能会加重牙龈反应,但它们不是口腔病变形成的先决条件。

4. 吸烟   流行病学研究表明,吸烟是牙周病主要生活方式相关的环境危险因素之一。吸烟具有局部和全身影响。吸入性烟雾通过肺泡上皮从毛细血管吸收并进入体循环,而牙周组织直接暴露于烟雾会导致牙周微血管收缩和牙龈纤维化。因此,虽然吸烟者菌斑积累和疾病进展加重,但其临床症状和牙龈炎症往往并不严重。

5. 营养不良   营养在牙周疾病发生和发展中的确切作用仍有待阐明。有研究表明,营养缺乏对牙周组织有影响,如严重的维生素C缺乏症,又称坏血病,会导致抗氧化应激能力减弱,也会对胶原蛋白的合成产生负面影响,影响毛细血管壁组成及结构,从而导致牙龈出血。虽然坏血病在食物充足的地区并不常见,但某些饮食受到限制的人群(如来自社会经济地位低下家庭的婴儿、住在收容机构的老年人和酗酒者)有患这种疾病的危险。

(二) 局部因素介导的菌斑性龈炎

1. 修复体边缘悬突   修复体的龈下凸度和边缘形态对于菌斑控制是非常重要的,其与牙龈健康密切相关。一项为期26年的纵向研究证实了龈下修复体边缘对牙龈健康有害,但仍需要较高水平的临床证据。突出的龈下边缘促进菌斑积聚,促进牙龈炎的发生。因此,需要仔细设计龈下修复边缘,以尽量减少菌斑滞留。

2. 口干症(唾液分泌不足)   一些疾病,如干燥综合征、焦虑和控制不良的糖尿病,可能会由于唾液分泌不足而导致口干症。除此之外,口干症常作为抗组胺药、解充血药、抗抑郁药、降压药等药物的副作用出现。唾液分泌不足会导致龋齿,味觉障碍,口臭,口腔黏膜、舌头和牙龈的炎症。口腔干燥使菌斑控制困难,牙龈炎症恶化。

三、药物性牙龈肥大

药物性牙龈肥大(drug-induced gingival enlargement)是指长期服用某些药物而引起牙龈的纤维性增生和体积增大。

【病因及发病机制】

1. 长期服用钙通道阻滞剂、免疫抑制剂、抗癫痫药物(苯妥英钠和丙戊酸钠)以及高剂量口服避孕药等是本病发生的主要原因。但药物引起牙龈肥大的真正机制尚不十分清楚。有研究表明服药者中仅有40%~50%发生牙龈肥大,且年轻人多于老年人。

体外研究表明:苯妥英钠可刺激成纤维细胞的有丝分裂,使蛋白合成增加,合成胶原的能力增强,同时细胞分泌的胶原溶解酶丧失活性,致使胶原的合成大于降解,结缔组织增生肿大。环孢素为免疫抑制剂,常用于器官移植或某些自身免疫性疾病患者。据报道,服用此药者可有达50%者发生牙龈增生。硝苯地平为钙通道阻滞剂,对高血压、冠心病患者具有扩张周围血管和冠状动脉的作用。如果钙通道阻滞剂和免疫抑制剂两药联合应用,会增加牙龈增生的发生率和严重程度。比较分析牙龈切除标本,发现苯妥英钠诱导的病变是最具纤维化的,环孢素诱导的病变是高度炎症的,纤维化比例较少,而硝苯地平诱导的病变则是混合的。在苯妥英钠和硝苯地平参与的病变中,牙龈纤维化标志物的表达增加,特别是结缔组织生长因子(connective tissue growth factor,CTGF,上皮向间质转化的标志物)表达增加。

2. 对于药物影响牙龈的情况,牙菌斑与药物联合作用是产生牙龈反应的必要条件。尽管如此,并不是所有服用这些药物的患者都会出现牙龈肥大的情况,这表明需要特殊的易感性。此外,一些受药物影响的牙龈肥大的患者在患病位点并无临床明显的牙龈炎。可以认为,局部刺激因素虽不是药物性牙龈增生的原发因素,但菌斑、牙石、食物嵌塞等引起的牙龈炎症能加速和加重药物性牙龈肥大的发展。

【临床表现】

药物性牙龈肥大患者具有位点差异性和个体差异性(如遗传因素),多见于前牙,用药3个月内发病的通常首先出现在龈乳头。所有这些药物产生的临床病变是很难区分的。

苯妥英钠所致的牙龈增生一般开始于服药后的 1~6 个月内,增生起始于唇颊侧或舌腭侧龈乳头,呈小球状突起于牙龈表面。继之,增生的龈乳头继续增大而互相靠近或相连并向龈缘扩展,盖住部分牙面,严重时可波及附着龈,使牙龈的外形发生明显的变化。龈乳头可呈球状、结节状,增生的牙龈表面可呈桑葚状或分叶状,增生的牙龈基底与正常牙龈之间可有明显的沟状界线。牙龈增生严重者,甚至可覆盖大部或全部牙冠,严重妨碍进食,也影响美观和口腔卫生。增生的牙龈还可将牙齿挤压移位,这种情况多见于上前牙。药物性牙龈增生的牙龈组织一般呈淡粉红色,质地坚韧,略有弹性,一般不易出血。多数患者无自觉症状,无疼痛。由于牙龈增生肿大,使龈沟加深,形成假性牙周袋,加之牙龈失去正常生理外形,使菌斑易于堆积。因此,多数患者均合并有程度不同的牙龈炎症,此时的牙龈可呈深红或紫红色,质地较松软,牙龈边缘部分易于出血。目前研究表明,药物性牙龈肥大与附着丧失形成和牙齿松动无关。

一般来说,药物性牙龈增生只发生于有牙区,拔牙后,增生的牙龈组织可自行消退。但也有罕见报道称无牙区可发生黏膜增生肥大。

【实验室检查】

不同药物产生的组织学特征是很难区分的,基本同"单纯由菌斑微生物引起的龈炎"。

【诊断与鉴别诊断】

1. **诊断**　根据牙龈实质性增生的特点以及长期服用上述药物的历史,诊断本病并不困难,但应仔细询问全身病史。

2. **鉴别诊断**

(1) 遗传性牙龈纤维瘤病:此病无长期服药史但可有家族史,牙龈增生范围广泛,程度重(详见本章第二节)。

(2) 以牙龈增生为主要表现的菌斑性龈炎:一般炎症较明显,好发于前牙的唇侧和牙龈乳头,增生程度较轻,覆盖牙冠一般不超过 1/3,有明显的局部刺激因素,无长期服药史(详见本章第一节)。

【病情评估】

1. **局限型和广泛型药物性牙龈肥大**　前者局限于单个牙齿或一组牙齿,后者常波及整个口腔。

2. **轻、中、重度药物性牙龈肥大**　分别为仅波及龈乳头;同时波及龈乳头和游离龈;除前述,还波及附着龈。

【临床处理】

1. 停止引起牙龈增生的药物,这是治疗药物性牙龈肥大的最根本的方法。对那些病情不允许停药的患者,可使用卡马西平等代替苯妥英钠,使用其他类型抗高血压药物治疗代替钙通道阻滞剂,使用他克莫司代替环孢素进行更换或与其他药物交替使用,但具体必须与相关的专科医师协商。

2. 去除局部刺激因素　通过洁治、刮治以清除菌斑、牙石,并消除一切导致菌斑滞留的因素。一些症状较轻的病例,经上述处理后,牙龈增生可明显好转甚至痊愈。

3. 局部药物治疗　对于牙龈有明显炎症的患者,可用 3% 过氧化氢溶液冲洗龈袋,并在袋内置入抗菌消炎的药物,待炎症减轻后再做进一步的治疗。

4. 手术治疗　对于牙龈增生明显的患者,虽经上述治疗,增生的牙龈仍不能完全消退者,可采用手术治疗,有学者建议更换药物后可观察 6~12 个月后再考虑手术治疗。手术应选择在全身病情稳定时进行。术后忽略口腔卫生,或不更换药物,复发难以避免。一般采用的手术为牙龈切除术和翻瓣术。目前,激光临床技术日渐成熟,可使用激光切除增生牙龈,有报道表明该种方法可减少复发。

5. 指导患者严格控制菌斑,以减轻服药期间的牙龈增生程度,减少和避免治疗后的复发。

6. 对于需长期服用钙通道阻滞剂、免疫抑制剂、抗癫痫药物以及高剂量口服避孕药的患者,应在开始用药前进行口腔检查,消除一切可能引起牙龈炎症的刺激因素。积极治疗原有的龈炎或牙周炎,能减少本病的发生。

7. 随着对牙龈肥大纤维增生机制的认识,学者正研究一些新方法,比如使用阿奇霉素、他汀类药物治疗,两者可能通过影响人牙龈成纤维细胞发挥作用。

第二节 非菌斑性龈病

非菌斑性龈病，即非牙菌斑引起的牙龈疾病，包括全身疾病的口腔表现，以及仅局限于口腔的疾病。虽然这些病变不是由牙菌斑生物膜引起的，但其临床表现的严重程度往往与菌斑的积聚相关。2018年国际牙周病学新分类中，非菌斑性龈病包括遗传性或发育性疾病、特异性感染、炎症和免疫状况、反应过程、肿瘤、内分泌、营养和代谢疾病、创伤性病损、龈色素沉着。相比1999年分类法，新分类给予非菌斑性龈病更全面的命名法，但是许多非菌斑性龈病临床上少见或罕见于牙龈组织中甚至口腔内，因此本书仅介绍一些较常见的临床病损。

一、遗传性牙龈纤维瘤病

遗传性牙龈纤维瘤病（hereditary gingival fibromatosis，HGF）又名家族性（familial）或特发性（idiopathic）牙龈纤维瘤病，为牙龈组织的弥漫性纤维结缔组织增生，是一种较为罕见的疾病。

【病因及发病机制】

本病病因至今不明，有的患者有家族史，可能为常染色体显性或隐性遗传，但也有的患者并无家族史。目前研究发现该病存在基因突变定位于染色体2p21-p22（HGF1）、5q13-q22（HGF2）以及存在"son of sevenless"基因突变（SOS1，SOS2）。

【临床表现】

本病可在幼儿时就发病，最早可发生在乳牙萌出后，一般开始于恒牙萌出之后，牙龈广泛地逐渐增生，可累及全口的牙龈缘、龈乳头和附着龈，甚至达膜龈联合处，多以上颌磨牙腭侧最为严重。增生的牙龈可覆盖部分或整个牙冠，以致妨碍咀嚼，牙齿常因增生的牙龈挤压而发生移位。增生牙龈的颜色正常，组织坚韧，表面光滑，有时也呈颗粒状或小结节状，点彩明显，不易出血。由于牙龈的增厚，有时出现牙齿萌出困难。

【实验室检查】

病理变化的特点是牙龈上皮的棘层增厚，上皮钉突明显增长，结缔组织体积增大，充满粗大的胶原纤维束和大量成纤维细胞，血管相对较少，炎症不明显，仅见于龈沟附近。

【诊断和鉴别诊断】

1. **诊断**   根据典型的临床表现，或有家族史，即可作出诊断，确切的诊断依靠组织病理。无家族史者并不能排除诊断本病。

2. **鉴别诊断**

（1）药物性牙龈肥大：该病有服药史而无家族史，牙龈增生主要累及龈缘和龈乳头，一般不波及附着龈，而遗传性牙龈纤维瘤病可同时波及龈乳头、游离龈及附着龈。药物性牙龈肥大增生程度相对较轻，牙龈一般覆盖牙冠1/3左右，而遗传性牙龈纤维瘤病常覆盖牙冠的2/3以上。药物性牙龈肥大者表现菌斑性龈炎者较多，而牙龈纤维瘤病偶有轻度炎症。

（2）以增生为主要表现的菌斑性龈炎：该病主要侵犯前牙区的牙龈乳头和龈缘，增生程度相对比较轻，一般覆盖牙冠不超过1/3，多数伴有炎症，局部刺激因素明显，无长期服药史及家族史。

【病情评估】

可根据波及范围进行评估。

【临床处理】

牙龈纤维瘤病的治疗以手术治疗为主。采用牙龈切除及成形术切除增生的牙龈并修整外形，以恢复牙龈的外观和生理功能。有人主张采用内斜切口结合牙龈切除术，可保留附着龈，并缩短愈合过程。本病手术后易复发，保持良好的口腔卫生可避免或延缓复发。本病为良性增生，复发后仍可再次手术治疗。

一部分本病患者在青春期后可缓解，故手术最好在青春期后进行。有人报告在拔牙后，牙龈增生能逐渐消退，但由于患者年龄小，累及牙数多，故一般不主张拔牙。

二、牙龈瘤

牙龈瘤(epulis)是指发生在牙龈乳头部位的炎症反应性瘤样增生物。它来源于牙周膜及牙龈的结缔组织,因其无肿瘤的生物学特征和结构,故非真性肿瘤,但切除后易复发。

【病因及发病机制】

1. **局部刺激因素**　菌斑、牙石、食物嵌塞或不良修复体等的刺激而引起局部长期的慢性炎症,致使牙龈结缔组织形成增生物。

2. **内分泌改变**　妊娠期妇女容易发生牙龈瘤,分娩后则缩小或停止生长(详见"妊娠期相关菌斑性龈炎")。

【临床表现】

牙龈瘤常发生于中年女性,多发于唇、颊侧的牙龈乳头处,舌、腭侧较少见,一般为单个牙发生。瘤体呈圆球形或椭圆形,大小不一,一般直径由几毫米至1~2cm,表面有时呈分叶状,可有蒂如息肉状,也可无蒂,基底宽。一般生长较慢。较大的肿块可被咬破而发生溃疡、出血或伴发感染。长时间存在的牙龈瘤还可以造成牙槽骨壁的破坏,X线片可见骨质吸收、牙周膜间隙增宽现象。可致牙齿松动、移位。

在组织病理学上,牙龈瘤通常可分为纤维型、肉芽肿型和血管型三类。纤维型牙龈瘤牙龈质地坚韧,色泽与正常牙龈无大差别,瘤体组织表面光滑,不易出血。肉芽肿型常发生于龈缘,为界限清楚的紫色软组织瘤样突起,有时呈现蓝色到棕色,可发生溃疡,触易出血,外观有时类似化脓性肉芽肿。血管型表面呈红色或暗红色,质地一般较软,本型又被命名为化脓性肉芽肿,损伤后极易出血,妊娠期龈瘤多属此型。

【实验室检查】

1. **纤维型牙龈瘤**　肉芽组织纤维化,细胞及血管成分减少,而纤维组织增多。粗大的胶原纤维束间有少量慢性炎症细胞浸润,纤维束内可有钙化或骨化,有不规则的骨小梁但无牙源性上皮结构,称为外周性骨化性纤维瘤。

2. **肉芽肿型牙龈瘤**　似炎性肉芽组织,有许多新生毛细血管及成纤维细胞,伴有许多炎性细胞浸润,主要是淋巴细胞和浆细胞,纤维成分少,牙龈黏膜上皮往往呈现假上皮瘤样增生。

3. **血管型牙龈瘤**　血管特别多,似血管瘤,血管间纤维组织可有水肿及黏液性变,并有炎性细胞浸润。

【诊断与鉴别诊断】

1. **诊断**　根据上述临床表现,即可诊断。手术切除后的病理检查有助于确诊牙龈瘤的类型。

2. **鉴别诊断**　本病应与发生于牙龈的恶性肿瘤相鉴别。若增生物表面呈菜花状溃疡,易出血,发生坏死,应与牙龈癌鉴别。瘤体切除后应作组织病理学检查以确诊。

【病情评估】

可根据其直径大小,以及对牙齿及牙槽骨的影响等评估。

【临床处理】

牙龈瘤的主要治疗方法是手术切除。切除必须彻底,否则易复发。手术时,应在肿块基底部周围的正常组织上作切口,将瘤体组织连同骨膜完全切除,刮除相应部位的牙周膜,以防止复发。创面可用牙周塞治剂保护。手术后应规律定期复查。复发后一般仍可按上述方法切除,若复发次数多,即使病变波及的牙无松动,也应将牙拔除,防止再发。

三、白血病的牙龈病损

白血病是一种恶性血液疾病,有人报告约有3.6%的白血病患者出现牙龈肿胀。发生牙龈肿大者,最常见的是急性单核细胞白血病和急性粒细胞白血病,也可见于急性淋巴细胞白血病。患者常因牙龈肿胀和出血而首先就诊于口腔科。有些白血病患者是在尚未出现其他全身明显的症状时,由口腔科医师首先发现的,这就需要口腔医务工作者能正确鉴别,早期诊断,避免误诊和漏诊。

【病因及发病机制】

白血病患者末梢血中的幼稚血细胞,在牙龈组织内大量浸润,致使牙龈肿大,这是白血病的牙龈病损的原因,而并非牙龈结缔组织本身的增生。由于牙龈肿胀、出血,口内自洁作用差,使菌斑大量堆积,加重了牙龈的炎症。

【临床表现】

白血病的牙龈病损可波及牙龈乳头、龈缘和附着龈。主要表现为:①牙龈肿大,颜色暗红发绀或苍白,组织松软脆弱或中等硬度,表面光亮。牙龈肿胀常为全口性,且可覆盖部分牙面。由于牙龈肿胀、菌斑堆积,牙龈一般有明显的炎症。②由于牙龈中大量幼稚血细胞浸润积聚,可造成末梢血管栓塞,局部组织对感染的抵抗力降低,使龈缘处组织坏死、溃疡和假膜形成,状如坏死性龈炎,严重者坏死范围广泛,甚至造成牙龈穿孔,有口臭。③牙龈有明显的出血倾向,龈缘常有渗血,且不易止住,牙龈和口腔黏膜上可见出血点或瘀斑。患者常因牙龈肿胀、出血不止或坏死疼痛而首先到口腔科就诊。及时检查血象有助于诊断。④严重的患者还可出现口腔黏膜的坏死或剧烈的牙痛(牙髓腔内有大量幼稚血细胞浸润引起)、发热、局部淋巴结肿大以及疲乏、贫血等症状。

除此之外,患者还可能出现吞咽困难,面瘫,面部、嘴唇、舌头和颏部的感觉异常和牙关紧闭。

【实验室检查】

牙龈组织中可见大量不成熟的幼稚白细胞,主要在黏膜下层呈密集浸润。上皮下浅部的结缔组织与基底膜之间为一正常固有层带,类似肿瘤周围的包膜样结构,幼稚的白细胞不向固有层浸润,而侵犯固有层下方深层的结缔组织。结缔组织中的大量幼稚白细胞的聚集、挤压,可使血管栓塞。白细胞坏死致使牙龈形成坏死性溃疡。浸润的肿瘤细胞周围及间隙中可见血管扩张、充血或出血。一般组织中的炎症不明显。若合并菌斑感染,可并发有菌斑性龈炎的各种病理变化。

【诊断及鉴别诊断】

根据上述临床表现,及时作血常规及血涂片检查,发现血细胞数目及形态的异常,便可作出初步诊断。

【病情评估】

建议及时转诊血液科治疗白血病。

【临床处理】

在已确诊为白血病时,牙周的治疗以保守为主,切忌进行手术或活组织检查,以免发生出血不止或感染、坏死。遇出血不止时,可采用局部压迫方法或药物止血。在无出血情况下,可用3%过氧化氢轻轻清洗坏死龈缘,然后敷以消炎药或碘制剂,用0.12%~0.2%氯己定溶液含漱有助于减少菌斑、消除炎症。对急性白血病患者一般不作洁治,若全身情况允许,初次就诊必要时可进行简单的洁治术,但应特别注意动作轻柔,避免引起出血和组织创伤。对患者进行口腔卫生指导,加强口腔护理,防止菌斑堆积,减轻炎症。情况稳定后,再次复诊可分区分牙数进行深层的洁刮治,以便于控制出血。每次治疗前一晚和治疗后48小时应口服抗生素以减少感染风险。

(吴亚菲)

参 考 文 献

[1] Newman MG,Takei HH,Klokkevold PR,et al. Carranza's Clinical Periodontology [M]. 12th ed. Canada:Saunders,2014.

[2] Caton JG,Armitage G,Berglundh T,et al. A new classification scheme for periodontal and peri-implant diseases and conditions-Introduction and key changes from the 1999 classification [J]. J Clin Periodontol,2018,45:S1-S8.

[3] Chapple ILC,Mealey BL,Van Dyke TE,et al. Periodontal health and gingival diseases and conditions on an intact and a reduced periodontium:Consensus report of workgroup 1 of the 2017 World Workshop on the Classification of Periodontal and Peri-Implant Diseases and Conditions [J]. J Clin Periodontol,2018,45:S68-S77.

[4] Trombelli L,Farina R,Silva CO,et al. Plaque-induced gingivitis:Case definition and diagnostic considerations [J]. J Clin Periodontol,2018,45:S44-S67.

[5] Deinzer R,Weik U,Kolb-Bachofen V,et al. Comparison of experimental gingivitis with persistent gingivitis:differences in clinical parameters and cytokine concentrations [J]. J Periodontal Res,2007,4,2(4):318-324.

［6］ Tatakis DN,Trombelli L. Modulation of clinical expression of plaque-induced gingivitis. I. Background review and rationale［J］. J Clin Periodontol,2004,31:229-238.

［7］ Murakami S,Mealey BL,Mariotti A,et al. Dental plaque-induced gingival conditions ［J］. J Clin Periodontol,2018,45: S17-S27.

［8］ Trackman PC,Kantarci A. Molecular and clinical aspects of drug-induced gingival overgrowth ［J］. J Dent Res,2015,94: 540-546.

［9］ Beaumont J,Chesterman J,Kellett M,et al. Gingival overgrowth:Part 1:aetiology and clinical diagnosis ［J］. Br Dent J,2017, 222(2):85-91.

［10］ Chesterman J,Beaumont J,Kellett M,et al. Gingival overgrowth:Part 2:management strategies ［J］. Br Dent J,2017,222(3): 159-165.

［11］ Fuchs MD,Signer-Buset SL,Mendes S,et al. Does systemically administered azithromycin have an effect on gingival overgrowth? A systematic review ［J］. Oral Surg Oral Med Oral Pathol Oral Radiol,2019,128(6):606-614 .

［12］ Francisconi CF,Caldas RJ,Oliveira Martins LJ,et al. Leukemic oral manifestations and their management ［J］. Asian Pac J Cancer Prev,2016,17:911-915.

［13］ Holmstrup P,Plemons J,Meyle J. Non-plaque-induced gingival diseases ［J］. J Clin Periodontol,2018,45:S28-S43.

第三章 牙 周 炎

牙周炎是由牙菌斑生物膜引起的牙周组织的感染性疾病,导致牙齿支持组织(牙龈、牙周膜、牙槽骨和牙骨质)的破坏——牙周袋形成和炎症、进行性的附着丧失和牙槽骨吸收。定植在龈牙结合部的牙菌斑日久可以引起牙龈的慢性炎症,若不及时得到治疗,则一部分人的牙龈炎病变可向牙周深部组织发展,牙龈结缔组织中的胶原纤维减少和破坏,结合上皮向根方增生,随后形成牙周袋。在牙周袋壁附近所发生的一系列免疫反应产生炎症介质,造成结缔组织和牙槽骨的丧失,使病变逐渐向根方发展加重,最后可导致牙齿的丧失。

牙周炎与牙龈炎最根本的区别在于:

1. 牙周炎造成牙齿支持组织的破坏,若不治疗,最终导致牙齿丧失。牙周炎是导致我国成年人牙齿丧失的首位原因。

2. 牙周炎在 35 岁以后患病率上升。我国 2015 年对全国 31 个省(市)的流行病学调查结果表明,35~44 岁人群的深牙周袋(≥6mm)的检出率为 6.9%,人均 0.16 颗牙,附着丧失(≥4mm)的检出率为 33.2%,人均 1.73 颗牙,平均存留牙数为 29.60 颗,67.7% 的人牙列完整;55~64 岁年龄组深牙周袋(≥6mm)的检出率为 15.1%,人均 0.36 颗牙,附着丧失(≥4mm)检出率为 69.9%,人均 5.17 颗牙,平均存留牙数为 26.27 颗,33.8% 的人牙列完整;65~74 岁人群中深牙周袋(≥6mm)的检出率为 14.7%,人均 0.33 颗牙,附着丧失(≥4mm)的检出率为 74.2%,人均 5.63 颗牙,平均存留牙数为 22.50 颗,18.3% 的人牙列完整。我国中老年人群牙周健康和口腔卫生状况较差,我国已进入老龄化社会,公众对牙周保健的需求将更为迫切。

3. 牙周炎所引起的支持组织破坏经过规范的治疗,可以控制其发展。但目前的治疗尚不能使已经破坏的牙周组织完全恢复正常。而牙龈炎则是完全可逆的。

4. 根据《第四次中国口腔健康流行病学调查报告》显示,我国 35~44 岁人群探诊出血检出率为 87.4%,深牙周袋(≥6mm)的检出率为 6.9%。人群中广泛地存在着慢性感染性炎症,势必会对全身健康有着不可忽视的影响。已有大量的研究有力地表明牙周炎可能是某些全身健康问题如心脑血管疾病、糖尿病、妊娠并发症、神经系统疾患、胃部疾病等的危险因素或危险指征。牙周炎与全身健康有着不可忽视的双向关系。

在 1999 年的牙周炎分类中,学者们将牙周炎分为慢性牙周炎(chronic periodontitis,CP)、侵袭性牙周炎(aggressive periodontitis,AgP)、反映全身疾病的牙周炎(periodontitis as a manifestation of systemic diseases)、坏死性牙周病(necrotizing periodontal diseases,NPD)等多种类型,该分类已应用了 19 年,19 年来的群体研究、基础科学调查和评估环境及系统性危险因素的前瞻性研究使大量新信息涌现。基于对这些证据的分析,2018 年国际牙周病学新分类中,把牙周炎分为坏死性牙周病(NPD)、反映全身疾病的牙周炎以及牙周炎三类。

第一节　牙　周　炎

牙周炎框架是 2018 年牙周病新分类变化最大的部分。目前尚无足够的病因学和病理生理学证据支持"慢性牙周炎"和"侵袭性牙周炎"是两个独立的疾病，且 1999 年分类主要基于疾病严重程度，分类方法存在一定的局限性。牙周炎是一种慢性多因素感染性疾病，为了从多个维度评价分析牙周炎，便于指导临床工作，2017 年研讨会与会者将两者合并为"牙周炎"，并参照肿瘤学分级分期框架提出牙周炎分类新框架。

必须说明的是，利用牙周炎新框架虽然可以更好地对牙周炎进行病情评估，但是基于我国牙周病的科学证据甚少，可能并不完全适合我国牙周疾病状况，故本节仍主要根据"慢性牙周炎"和"侵袭性牙周炎"分类对牙周炎进行介绍。

一、慢性牙周炎

慢性牙周炎为最常见的一类牙周炎，一般表现为进展缓慢的炎症性疾病，全身及局部因素如糖尿病、吸烟等可影响其疾病进展。由于牙周炎都是由菌斑性龈炎发展而来的，患者往往不能明确说出它的起病时间，其早期症状也常常易被忽视。本病可发生于任何年龄，但大多数患者为成年人，随着年龄增长，患病率和疾病的严重程度也增加，这也可能是由于多年病情积累加重。慢性牙周炎也偶可发生于青少年和儿童，整个病情进展较平缓。本病可累及不同数目的牙齿，进展程度可不同。本病若得不到治疗，病情会缓慢地加重，也可有一部分病例在某些条件下出现短期的快速破坏(活动期)，病情迅速加重。

【病因和发病机制】

1. 慢性牙周炎是由牙菌斑生物膜引起的牙周组织的感染性疾病，导致牙齿支持组织(牙龈、牙周膜、牙槽骨和牙骨质)的破坏——牙周袋形成和炎症、进行性的附着丧失和牙槽骨吸收(详见本篇第一章第四节)。

2. 全身或局部促进因素的存在会加速慢性牙周炎的发生发展(详见第一章第五、六节)。

3. 研究发现，疱疹病毒感染可能与牙周炎发生发展相关，牙周炎位点特异性似乎是疱疹病毒—细菌联合感染导致。

【临床表现】

1. **早期表现**　本病起病缓慢，早期主要表现为牙龈的慢性炎症。患者可有刷牙或进食时的牙龈出血或口内异味，但一般无明显不适，不受重视。实际上此时已有牙周袋形成(探诊深度超过 3mm)，且能探到釉牙骨质界，即已有附着丧失，X 线片上可见牙槽嵴顶高度降低，有水平或垂直骨吸收。

2. **牙龈炎症和附着丧失**　牙龈的炎症可表现为鲜红或暗红色，在牙石堆积处有不同程度的炎性肿胀甚至增生，探诊易出血，甚至流脓。少数患者病程较长或曾经接受过不彻底的治疗，其牙龈可能相对致密，颜色较浅，但用探针探入袋内引发出血，这是因为牙周袋内壁常有上皮溃疡和结缔组织的炎症。探诊时还能发现有附着丧失，因此即使探诊深度<3mm，但根据附着丧失已能说明该牙已患有牙周炎。牙周附着丧失和牙槽骨吸收发展到一定程度，在多根牙可累及根分叉区，并出现牙松动、病理性移位，甚至发生急性牙周脓肿等，患者常于此晚期才就诊。

3. **分型和分度**　根据附着丧失和骨吸收波及的范围(患牙数，extent)可将慢性牙周炎分为局限型和广泛型。全口牙中有附着丧失和骨吸收的位点(site)数≤30% 者为局限型，若>30% 的位点受累，则为广泛型。也可根据牙周袋深度、结缔组织附着丧失和骨吸收的程度(severity)来分为轻、中、重度。上述指标中以附着丧失为重点，它与炎症的程度大多一致，但也可不一致。一般随病程延长、年龄增长而使病情累积、加重。

(1) 轻度：牙龈有炎症和探诊出血，牙周袋≤4mm，附着丧失 1~2mm，X 线片显示牙槽骨吸收不超过根长的 1/3。可有或无口臭。

(2) 中度：牙周袋≤6mm，附着丧失 3~4mm，X 线片显示牙槽骨水平型或角型吸收超过根长的 1/3，但不超过根长的1/2。牙齿可能有轻度松动,多根牙的根分叉区可能有轻度病变,牙龈有炎症和探诊出血,也可有脓。

(3)重度:牙周袋>6mm,附着丧失≥5mm,X线片显示牙槽骨吸收超过根长的1/2甚至达根长的2/3,多根牙有根分叉病变,牙多有松动。炎症较明显或可发生牙周脓肿(图2-3-1-1)。

4. **伴发病变** 慢性牙周炎患者除有上述主要特征(牙周袋形成、牙龈炎症、牙周附着丧失、牙槽骨吸收)外,晚期常可出现其他伴发病变和症状,如①牙齿移位;②由于牙松动、移位和龈乳头退缩,造成食物嵌塞;③由于牙周支持组织减少,造成继发性殆创伤;④牙龈退缩使牙根暴露,对温度刺激敏感,甚至发生根面龋;⑤深牙周袋内脓液引流不畅时,或身体抵抗力降

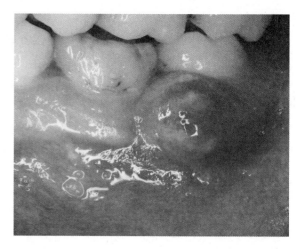

图2-3-1-1 牙周脓肿(四川大学华西口腔医学院段丁瑜提供)

低时,可发生急性牙周脓肿;⑥深牙周袋接近根尖时,可引起逆行性牙髓炎;⑦牙周袋溢脓和牙间隙内食物嵌塞,可引起口臭(表2-3-1-1)。

表2-3-1-1 慢性牙周炎的临床表征

• 牙周袋>3mm,并有炎症,多有牙龈出血	• 伴发病变:
• 邻面临床附着丧失>1mm	根分叉病变
• 牙周袋探诊后有出血	牙周脓肿
• 牙槽骨有水平型或垂直型吸收	牙龈退缩、牙根敏感、根面龋
• 晚期牙松动或移位	食物嵌塞
	逆行性牙髓炎
	继发性咬合创伤
	口臭

注:根分叉病变:作为牙周炎重要的临床表征,介于其病因、临床表现、临床处理的特殊性,故在本小节末尾详细介绍。

5. **疾病特点** 牙周炎一般同时侵犯口腔内多个牙,且有一定的对称性。各部位的牙齿患病机会和进展速度也不一致。磨牙和下前牙以及邻面因为菌斑牙石易堆积,较易发病,且病情较重。因此说牙周炎具有牙位特异性(tooth-specificity)和位点特异性(site-specificity)。

【诊断及鉴别诊断】

1. **诊断** 慢性牙周炎多见于成人,一般有较明显菌斑牙石和牙龈炎症,有附着丧失。

2. **鉴别诊断** 中度以上的牙周炎诊断并不困难,但早期牙周炎与菌斑性龈炎的区别不甚明显,须通过仔细检查而及时诊断,以免贻误治疗(表2-3-1-2)。

表2-3-1-2 菌斑性龈炎和早期牙周炎的区别

	菌斑性龈炎	早期牙周炎
牙龈炎症	有	有
牙周袋	假性牙周袋	真性牙周袋
附着丧失	无*	有,能探到釉牙骨质界
牙槽骨吸收	无	嵴顶吸收,或硬骨板消失
治疗结果	病变可逆,组织恢复正常	炎症消退,病变静止,但已破坏的支持组织难以完全恢复正常

注:*1999年及2018年分类法对菌斑性龈炎的定义为:在一定条件下可以有附着丧失。

【实验室检查】

1. **活动期牙周炎** 沟内上皮部分向结缔组织内增生呈条索状或网眼状,结合上皮向根方增殖、延伸,形成深牙周袋,其周围有密集的炎症细胞浸润以及大量免疫球蛋白、抗体成分;胶原纤维水肿、变性、丧失,大部分被炎症细胞取代,牙槽嵴顶骨吸收明显,牙槽骨内出现活跃的破骨细胞吸收性陷窝,固有牙槽骨吸收,牙周膜的基质及胶原变性、降解;深牙周袋致使根面牙骨质暴露,可见牙石与牙骨质牢固地附着。

2. **静止期牙周炎** 沟内或袋壁上皮及结合上皮周围的炎症明显减少,在牙周袋与牙槽骨之间可见大量的新生的纤维结缔组织,或见粗大的胶原纤维束增生,其间可见少量的慢性炎症细胞浸润,还可见新生的毛细血管;牙槽骨吸收静止,一般看不到吸收陷窝;牙根面被吸收的牙骨质也出现新生现象。

【临床处理】

在确诊为慢性牙周炎后,还应根据病情确定其全口和每个患牙的严重程度、目前是否为活动期等;还要通过问诊、仔细的口腔和全身检查以及必要的实验室检测手段等,尽量找出与牙周病或全身病有关的易感因素(predisposing factors),如吸烟、代谢综合征、不良生活习惯、解剖因素等,以利制定治疗计划和判断预后。

慢性牙周炎的治疗目标应是彻底清除菌斑、牙石等病原刺激物,消除牙龈炎症,使牙周袋变浅和改善牙周附着水平,并争取适当的牙周组织再生,使疗效能长期稳定保持。把消除局部和全身易感因素列入治疗计划中,因此须针对各个患牙的具体情况,制定适合于总体病情及个别牙的治疗计划。而且在治疗过程中,根据患者的反应及时对治疗计划进行调整和补充。

1. **清除菌斑生物膜及局部致病因素**

(1) 患者自我护理:"菌斑控制"理念应贯穿于治疗的全过程。必须向患者仔细讲明菌斑的危害,使其充分理解坚持不懈地清除菌斑的重要性。患者每次就诊时,医生应检查和记录其菌斑控制的程度,并反馈给患者。尽量使有菌斑的牙面只占全部牙面的20%以下。

(2) 彻底清除牙石,平整根面:牙周炎患者不论其类型、病情轻重、有无全身疾病和宿主背景,均须清除牙面的细菌生物膜和牙石,这是控制牙周感染的第一步治疗。实施了数百年的机械方法清除牙石和菌斑仍是目前最有效的基础治疗手段。

龈上牙石的清除称为洁治术,龈下牙石的清除称为龈下刮治术或深部刮治术,除了刮除龈下牙石外,还须将暴露在牙周袋内的含有内毒素的病变牙骨质刮除,使根面符合生物学要求,有利于牙周支持组织重新附着于根面,称为根面平整术(root planing)。近年来有些学者主张根面平整时不可过度刮削根面牙骨质,以免发生牙齿敏感。龈下刮治的主要目的是尽量清除微生物和搅乱菌斑生物膜,防止或延缓龈下菌斑的重新形成。

洁治术和刮治术是牙周病的基础治疗,任何其他治疗手段只应作为基础治疗的补充手段。

(3) 辅助治疗:大多数患者在洁刮治术及根面平整后,组织能顺利愈合,不需辅助治疗,有些对基础治疗反映不佳、或有个别深牙周袋以及器械不易到达的解剖部位的牙周炎患者,可使用辅助治疗。①局部应用抗菌药物可选用的药物如甲硝唑、四环素及其同族药物如米诺环素、多西环素以及氯己定等。牙周袋内局部放置抗菌药物取得较好的临床效果,尤其是采用缓释剂型,使药物能长时间释放到牙周袋内,消灭或减少袋内的致病菌;②全身应用抗菌药物(见下文"4. 全身治疗");③其他:辅助使用全身或局部使用抗菌药物虽可提高临床疗效,但存在耐药性问题,扰乱牙周微生态,牙周治疗目的不仅在于清除菌斑生物膜,重塑有益牙周微生态更为重要。近年来,激光、光动力、益生菌疗法在牙周病防治中的临床应用日渐增多,临床疗效也取得一定成果。

2. **牙周手术** 基础治疗后6~8周时,应复查疗效,若仍有5mm以上的牙周袋,且探诊仍有出血,或有些部位的牙石难以彻底清除,则可视情况决定再次刮治或需进行牙周手术。手术可在直视下彻底刮除根面或根分叉处的牙石及不健康的肉芽组织,还可修整牙龈和牙槽骨的外形、植骨或截除病情严重的患根等,通过手术改正牙周软硬组织的外形,形成一种有利于患者控制菌斑的生理外形。

近年来,通过牙周组织引导性再生手术能使病变区牙根面形成新的牙骨质、牙周膜和牙槽骨的正常附着。利用组织工程学原理,进行了大量研究来促进牙周组织的再生,使牙周炎的治疗达到了一个更高的层次。

牙周手术适用不当比非手术治疗更易造成临床附着丧失。Lindhe学者曾提出临界探诊深度(critical probing depth)这一概念,即治疗时,浅于临界探测深度会失去临床附着,深于临界探测深度的会获得临床附着。非手术治疗的临界探诊深度一般为3mm,超过3mm袋深才可进行龈下刮治及根面平整术,否则易造成附着丧失;而手术治疗的临界探诊深度以往一般以5mm为准,≥5mm袋进行翻瓣术以直视下清创,由于手术带来的牙周附着丧失仍不可忽略,近年来有研究认为6mm(探测深度超过6mm,炎症仍然存在,无法通过其他方法控制)作为手术治疗的临界探诊深度更合适。临床医生可根据经验、患者疾病情况制定适宜方案。

3. 建立平衡的殆关系 可通过松动牙的结扎固定、各种夹板、调殆等治疗使患牙消除继发性或原发性咬合创伤而减少动度,改善咀嚼功能,提高患者的舒适度。有些病例在治疗后数月时,X线片可见牙槽骨硬板致密。但夹板的设计和制作必须不妨碍菌斑控制。在有缺失牙需要修复的患者,可利用固定式或可摘式修复上的附加装置,使松动牙得到固定。有些患者还可通过正畸治疗矫正错殆或病理移位的牙齿,以建立合理的咬合关系。过去多数学者不太重视调殆在牙周炎的预防和治疗中的意义。近年来有学者报告表明基线时无咬合创伤,或虽有咬合创伤但已经调殆治疗的牙周炎患者,其日后发生病情加重的机会仅为有创伤而未加调殆者的60%。因此,在治疗计划中应注意对咬合创伤的干预。

4. 全身治疗 大多数轻、中度慢性牙周炎患者对洁治和刮治有较好的反应,除非是重症患者、对常规治疗反应不佳,或出现急性症状,一般不需使用抗菌药物。但对一些炎症和整体病情较重的患者可以在龈上洁治后,先全身给予抗菌药物,在炎症减轻的情况下,随即进行龈下刮治,这有利于较彻底地实施龈下刮治。对于一些有全身疾病的牙周炎患者,如重度心血管疾病、未控制的糖尿病等,在牙周治疗过程中也需要给予特殊处理,如在进行牙周全面检查和治疗(尤其是手术)前后需给予抗生素,以预防和控制全身和局部的感染,一般使用全身给药。同时应积极治疗并控制全身病,以利牙周组织愈合。

吸烟者对牙周治疗的反应较差,应劝患者戒烟。在戒烟的初期,牙龈的炎症可能有一过性的"加重",探诊后出血有所增加。这是由于烟草使小血管收缩、使牙龈角化加重的作用被消除的结果。经过戒烟和彻底的牙周治疗后,将出现良好的疗效。

5. 拔除患牙 对于有深牙周袋、过于松动的严重患牙,如确已无保留价值者,应尽早拔除,这样可以①消除微生物聚集部位;②有利于邻牙的彻底治疗;③避免牙槽骨的继续吸收,保留牙槽嵴的高度和宽度,以利义齿修复;④避免反复发作牙周脓肿;⑤避免因患牙松动而使患者只用另一侧咀嚼。有条件时,最好在第一阶段治疗结束、第三阶段永久修复之前,制作暂时性修复体,以达到改善咀嚼功能、松牙固定和美观的要求。

6. 维护期的牙周支持疗法 大多数慢性牙周炎在经过恰当的治疗后,炎症消退,病情得到控制。但若不坚持维护期治疗,则很容易复发或加重。预防病情的复发有赖于患者持之以恒的日常菌斑控制,以及定期的复查、监测和必要的后续治疗。复查的间隔期可根据病情和患者控制菌斑的程度来裁定。复查内容包括口腔卫生情况、牙周袋探诊深度、牙龈炎症及探诊后出血、根分叉病变、牙槽骨情况、修复体情况等,并对残存的病情进行相应的、必要的治疗。定期的复查和维护期支持治疗是牙周治疗疗效能长期保持的关键条件之一,应在基础治疗一结束,即进入维护期。

二、根分叉病变

根分叉病变(furcation involvement)是指牙周炎的病变波及多根牙的根分叉区,在该处出现牙周袋、附着丧失和牙槽骨破坏,可发生于任何类型的牙周炎。下颌第一磨牙的发生率最高,上颌前磨牙最低。发生率随年龄增大而上升。

【病因及发病机制】

1. 本病是牙周炎向深部发展的一个阶段,其主要病因仍是菌斑微生物。只是由于根分叉区一旦暴露,该处的菌斑控制和牙石的清除十分困难,使病变加速或加重发展,不易控制。

2. 殆创伤是本病的一个促进因素。因为根分叉区是对殆力敏感的部位,一旦牙龈的炎症进入该区,组织的破坏会加速进行,常造成凹坑状或垂直骨吸收。尤其是病变局限于一个牙齿或单一牙根时,更应考虑殆创伤的因素。

3. 牙根的解剖形态

(1) 根柱的长度:多根牙的牙根由根柱(root trunk)和根锥体(root cones)两部分构成。根柱是指牙根尚未分叉的部分,其长度为从釉牙骨质界至两根分开处的距离。在同一个牙齿上,各个牙面的根柱长度不同,也就是说分叉的位置可以在不同高度。以上颌第一磨牙为例,近中面的根柱约长 3mm,颊侧为 3.5mm,而远中面则约为 5mm。下颌第一磨牙的颊侧根柱比舌侧短。根柱较短的牙,根分叉的开口离牙颈部近,一旦发生牙周炎,较易发生根分叉病变;而根柱长者(例如 40% 的上颌第一前磨牙可有颊舌二根,其根分叉可以在近根尖 1/3 处)则不易发生根分叉病变,但一旦发生则治疗较困难。

(2) 根分叉开口处的宽度及分叉角度:牙根分叉的角度由第一磨牙向第二和第三磨牙依次减小。分叉开口处的宽度差异较大,Bower 报告有 58% 的第一磨牙根分叉开口处的宽度<0.75mm,尤以颊侧为著,一般龈下刮治器的宽度为 0.75mm,难以进入分叉区内。

(3) 根面的外形:上颌磨牙的近中颊根和下颌磨牙的近中根均为扁根,其颊舌径明显地大于近远中径,它们向着根分叉的一面常有沿冠根方向的犁沟状的凹陷,牙根的横断面呈"沙漏状",其他牙根也可有程度不同的凹陷。一旦发生根分叉病变,牙根上的沟状凹陷处较难清洁。

4. 牙颈部的釉质突起(enamel projection):约有 40% 的多根牙在牙颈部有釉质突起(也称釉突),多见于磨牙的颊面,约 13% 的牙齿釉突较长,伸进分叉区甚至到达根分叉顶部(见图 2-3-1-2),该处无牙周膜附着,仅有结合上皮,故在牙龈有炎症时,该处易形成牙周袋。有人报告患根分叉病变的磨牙中,59.2% 有釉突,而健康的对照牙中仅 9.8% 有釉突。

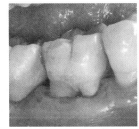

图 2-3-1-2　釉突(四川大学华西口腔医学院丁一提供)

5. 磨牙牙髓的感染和炎症可通过髓室底处的副根管扩散蔓延到根分叉区,造成该处的骨吸收和牙周袋。

【临床表现】

正常情况下,根分叉区充满着牙槽骨间隔,从龈沟内是探不到分叉区的,一旦牙周袋和骨吸收波及根分叉区,便可从临床上探查到。主要根据探诊和 X 线片来判断病变的程度。Glickman 将其分为四度,此种分类法有利于指导治疗和判断预后。

Ⅰ度属于病变早期。根分叉区的骨质吸收很轻微,虽然从牙周袋内已能探到根分叉的外形,但尚不能水平探入分叉内,牙周袋属于骨上袋。由于骨质吸收轻微,通常在 X 线片上看不到改变。

Ⅱ度在多根牙的一个或一个以上的分叉区内已有骨吸收,但尚未与对侧相通,因为根分叉区内尚有部分牙槽骨和牙周膜存在。用牙周探针或弯探针可从水平方向部分地进入分叉区内,有时还可伴有垂直吸收或凹坑状吸收,增加了治疗的难度。X 线片一般仅显示分叉区的牙周膜增宽,或骨质密度有小范围的降低。

Ⅲ度根分叉区的牙槽骨全部吸收,形成"贯通性"(through and through)病变,探针能水平通过分叉区,但它仍被牙周袋软组织覆盖而未直接暴露于口腔。下颌磨牙的Ⅲ度病变在 X 线片上可见完全的透影区,但有时会因牙根靠近或外斜线的重叠而使病变不明显。Ⅲ度病变也可存在垂直型的骨吸收。

Ⅳ度根间骨隔完全破坏,且牙龈退缩而使病变的根分叉区完全暴露于口腔。X 线片所见与Ⅲ度病变相似(图 2-3-1-3)。

另一种分度法是 Hamp 等提出的,它根据水平探诊根分叉区骨破坏的程度来分度。

Ⅰ度用探针能水平探入根分叉区,探入深度未超过牙齿宽度的 1/3。

Ⅱ度根分叉区骨质的水平性破坏已超过牙宽度的 1/3,但尚未与对侧贯通。

Ⅲ度根分叉区骨质已有"贯通性"的破坏。探针已能畅通。

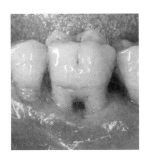

图 2-3-1-3　Ⅳ度根分叉病变(四川大学华西口腔医学院吴亚菲提供)

上颌磨牙的颊侧以及下颌磨牙的颊、舌侧分叉一般较易探查,但上颌磨牙邻面的分叉病变较难探测,且开口偏腭侧,可用弯探针从腭侧进入,分别探测近中腭分叉及远中腭分叉。有时因邻牙的干扰,难以准确区分Ⅱ度和Ⅲ度病变,需在翻瓣术中确诊,X线片只能起辅佐作用。总的说来,X线片所见的病变总是比临床实际要轻些,这是由于受投照角度、组织影像重叠以及骨质破坏形态复杂所造成的。例如在上颌磨牙颊侧根分叉区的病变常因与腭根重叠而不被显示。必要时可改变投照角度,以助诊断。

根分叉区易于存积菌斑,故该处的牙周袋常有明显的炎症或溢脓,但也有时表面似乎正常,而袋内壁却有炎症,探诊后出血常能提示深部存在炎症。当治疗不彻底或其他原因使袋内引流不畅时,可能发生急性牙周脓肿。

当病变使牙根暴露或发生根面龋、或牙髓受累时,患牙常可出现对温度敏感直至自发痛等症状。早期牙齿尚不松动,晚期可出现牙齿松动。

【临床处理】

根分叉区病变的治疗原则与单根牙病变基本一致,但由于分叉区的解剖特点,如分叉的形态,两根(或三根)之间如过于靠拢则妨碍刮治器械的进入,根面的凹沟,骨破坏形态的复杂性等因素,使分叉区的刮治难度大大提高,疗效也受到一定影响。治疗的目标有三:①清除根分叉病变区内牙根面上的牙石、菌斑,控制炎症;②通过手术等方法,形成一个有利于患者自我控制菌斑并长期保持疗效的局部解剖外形,阻止病变加重;③对早期病变,争取有一定程度的牙周组织再生,这方面尚有一定难度。

1. **Ⅰ度病变** 牙周袋一般不太深,且为骨上袋。如果根分叉相应处牙槽骨的外形尚佳,则仅做龈下刮治使牙周袋变浅即可。若袋较深,且牙槽骨隆突,不符合生理外形,易造成局部菌斑堆积者,应在基础治疗后,行翻瓣手术消除牙周袋和修整骨外形,以达到上述第二项目标。

2. **Ⅱ度病变** 根据骨破坏的程度、牙周袋的深度以及有无牙龈退缩等条件,选用如下治疗方法:

(1) 对骨质破坏不太多,根柱较长,牙龈能充分覆盖根分叉开口处的下颌磨牙Ⅱ度病变,可以在翻瓣术清除根面牙石及病变区肉芽组织后,以自体骨或人工骨替代材料填入分叉区,还可加用屏障性膜(详见第七章),然后将龈瓣复位至原高度,完全覆盖根分叉开口处,并严密缝合。此法也可适用于上颌磨牙的颊侧病变,其目的是获得根分叉处的牙周组织再生(periodontal tissue regeneration),形成新的附着。虽然成功率和再生组织的量尚有待提高,但前景看好。

(2) 对于骨质破坏较多、牙龈有退缩,术后难以完全覆盖分叉区者,可以做根向复位瓣手术和骨成形术,术后使根分叉区充分暴露,有利于患者控制菌斑。一般不宜只做牙周袋切除术,因为会使该区的附着龈变窄,而且切除后牙龈因保持生物学宽度而仍易重新长高,使牙周袋复发而再度覆盖根分叉区。有人主张做牙成形术,磨除牙颈部牙冠过突处和釉质突起,或在根柱较短的下颌磨牙根分叉处磨除部分牙体组织,以扩大根分叉开口处,称为隧道形成术(tunnel preparation)。但该法应慎用,因易造成牙齿敏感和根面龋。

3. **Ⅲ度和Ⅳ度病变** 治疗目的是使根分叉区充分暴露,以利菌斑控制。颊侧的深牙周袋若有足够宽的附着龈,可行袋壁切除术;若附着龈较窄,则应行翻瓣术,在刮净根面及修整骨缺损后,将龈瓣根向复位并缝合于牙槽嵴水平,下颌牙的舌侧一般可切除袋壁。

若多根牙仅有一个根病变较重,有深牙周袋和骨吸收,另一或两个根病情较轻,且患牙尚不太松动,则可在翻瓣术中将该患根截除,使根分叉区充分暴露,余留的牙根得以彻底清洁,该处的深牙周袋也可消除。截根术(root resection)对于上颌磨牙颊根的病变效果甚佳。下颌磨牙当根分叉区病变较重而近、远中根分别还有一定的支持组织时,也可用分根术(root bisection),将患牙分割为近中和远中两个"单根牙"。然后分别做冠或做连冠修复,可取得较好的治疗效果。若某一根病变已严重,另一根尚好,则可行半牙切除术(hemisection),将严重的一半连冠带根一起摘除,保留另一半侧。

在做截根术、分根术或半牙切除术前,均应先做完善的根管治疗,还应进行调𬌗,以减轻患牙的咬合负担。多数患牙在术后还要以冠、桥等修复,这些修复体应根据牙齿的特点设计,以符合保护牙周组织的要求。半个世纪前,人们普遍认为根分叉病变的患牙由于疗效不佳,应予拔除。但由于上述治疗方法的建立,使很多患牙得以保存并长期行使功能。

三、侵袭性牙周炎

侵袭性牙周炎(aggressive periodontitis, AgP)是一组在临床表现和实验室检查(包括微生物学检查)均与慢性牙周炎有明显区别的牙周炎,发生于全身健康者,具有家庭聚集性,疾病进行迅速。它包含了旧分类中的三个类型,即青少年牙周炎(juvenile periodontitis, JP)、快速进展性牙周炎(rapidly progressive periodontitis, RPP)和青春前期牙周炎(prepubertal periodontitis, PPP),一度曾将这三个类型合称为早发性牙周炎(early onset periodontitis, EOP)。旧的命名过分强调发病年龄及疾病进展速度,实际上这类牙周炎虽多发于年轻人,但也可见于成年人。本病一般来说发展较迅猛,但也可转为间歇性的静止期,因此在1999年的国际研讨会上建议更名为侵袭性牙周炎。侵袭性牙周炎按其患牙的分布可分为局限型(localized)和广泛型(generalized)。局限型侵袭性牙周炎(LAgP)相当于过去的局限型青少年牙周炎(LJP);广泛型侵袭性牙周炎(GAgP)相当于过去的广泛型青少年牙周炎(GJP)和快速进展性牙周炎(RPP)。但两者并不是直接对应的转变,例如:有些过去被诊断为GJP的患者,在新分类法中,可能被诊断为慢性牙周炎或GAgP。那些原先被归入RPP的患者,则可依据患者的其他临床特征被归入GAgP或慢性牙周炎。对于有牙周组织破坏而不伴有全身疾病的青春前期儿童,则可按其特征诊断为慢性牙周炎或AgP,而对那些伴有全身疾病的患者,则归为反映全身疾病的牙周炎(periodontitis as a manifestation of systemic diseases)。

LAgP和GAgP可具有一些共同的临床表现:①菌斑堆积量与牙周组织破坏的严重程度不相符;②伴放线放线杆菌比例升高,在一些人群中牙龈卟啉单胞菌比例可能升高;③吞噬细胞异常;④巨噬细胞过度反应,包括PGE$_2$和IL-1β水平升高;⑤附着丧失和牙槽骨吸收有自限性。然而,诊断AgP并非具备所有的特征,可根据临床、X线表现、病史等资料,实验室检查虽有帮助,但不是诊断所必需的。

侵袭性牙周炎在不同种族中患病率有差别,研究表明在非洲和中东后裔患病率较高,而在高加索后裔中较低。最近的一项流行病学证据表明,侵袭性牙周炎在欧洲患病率为0.1%~0.13%,北美为0.13%~0.8%,南美为0.32%~5.5%,亚洲为0.13%~0.86%,非洲为3.4%。侵袭性牙周炎虽在牙周炎总体上占比少,但其早期即造成严重的牙周破坏,是牙周病学领域一大难题。

(一) 局限型侵袭性牙周炎

Gottlieb于1923年首次报告一例死于流感的年轻男性患者,其牙周组织有严重的变性及牙槽骨吸收。作者认为这是不同于单纯性牙周炎的一种疾病,将其命名为弥漫性牙槽萎缩(diffuse alveolar atrophy),1928年又提出牙骨质的先天发育不良可能为本病的病因。Wannenmacher于1938年描述本病的特点为切牙和第一磨牙受累。Orban和Weinmann于1942年提出牙周变性的命名,并根据一例尸体解剖的结果,提出该病首先发生于牙周膜主纤维的变性,导致牙骨质停止新生和牙槽骨吸收,然后才是结合上皮增生和炎症的发生。此后一段时期内普遍认为本病是由于某种全身因素引起的牙周组织变性,而炎症是继发的。但大量的临床观察和动物实验未能找到变性的证据。1966年世界牙周病专题讨论会提出摒弃牙周变性的名词,但指出的确在青少年中存在着一种与成人型不同的牙周炎。1969年Butler引用Chaput等在1967年提出的法文名称,将本病命名为青少年牙周炎。Baer在1971年提出本病的定义为"发生于全身健康的青少年,有一个以上恒牙的牙槽骨快速破坏。牙周破坏的程度与局部刺激物的量不一致"。1989年世界牙周病研讨会将其定名为局限型青少年牙周炎,并归入早发性牙周炎,1999年的国际新分类则进一步明确了局限型侵袭性牙周炎的定义,"牙周病变局限于切牙和第一恒磨牙,至少2颗恒牙有邻面附着丧失,其中1颗是第一磨牙,非第一磨牙和切牙不超过两个"。

【病因及发病机制】

侵袭性牙周炎的病因虽未完全明了,但某些特定微生物的感染以及机体防御能力的缺陷可能是引起本病的两个主要因素。

1. **微生物**　大量的研究表明伴放线放线杆菌(*Actinobacillus actinomycetemcomitans*, Aa)是侵袭性牙周炎的主要致病菌,其主要依据如下:

(1) 从侵袭性牙周炎患者的龈下菌斑中可分离出Aa,阳性率可高达90%~100%,而同一患者口中的健康牙或健康人则检出率明显降低(<20%),慢性牙周炎的检出率也低于局限型青少年牙周炎。经过有效

的牙周治疗后,Aa 消失或极度减少;当病变复发时,该菌又复出现。近来研究表明,Aa 在疾病早期出现,并与产生乳酸的细菌相互联系,从而获得营养,同时,Aa 又可逃避细菌以及宿主的损害,而这一过程可能与 β-N-乙酰氨基葡萄糖苷酶(dispersin B,dspB)有关。Aa JP2 菌株具有增强的白细胞毒性,其白细胞毒素毒力提高,其在非洲北部和西部地区的青少年患者中发现率较高。

(2) 伴放线放线杆菌对牙周组织有毒性和破坏作用:①产生一种叫白细胞毒素的外毒素,可杀伤白细胞使其产生溶酶体酶,对牙周组织造成损伤;②抑制中性多形核白细胞(PMN)的趋化;③产生内毒素;④产生胶原酶,破坏结缔组织和骨的胶原纤维;⑤产生成纤维细胞抑制因子、破骨细胞激活因子等。Aa 的表面可形成膜泡,内含毒素,膜泡的脱落可使毒素播散。

(3) 引发宿主的免疫反应:局限型侵袭性牙周炎(LAgP)患者的血清中有明显升高的抗 Aa 抗体,牙龈局部也产生大量的特异抗体,并进入牙周袋内,使龈沟液内抗体水平高于血清的水平。研究还表明与 Aa 的糖类抗原发生反应的主要是 IgG_2 亚类,起保护作用。近年还有学者报告中性粒细胞和单核/吞噬细胞对细菌过度反应,产生过量的细胞因子、炎症介质,可能导致严重的牙周炎症和破坏。

尽管 Aa 是 AgP 的龈下优势菌已成为共识,但是亚洲地区(包括中国)的许多研究表明,Aa 在中国、日本和韩国 AgP 患者中的检出率明显低于欧美国家,且检出的 Aa 多为低毒性株,而 Pg 在这些患者中相对较多见。对局限型侵袭性牙周炎来源的细菌学研究表明,一半研究以 Aa 为风险标志物(优势菌),而另一半以 Pg、福赛坦氏菌和月形单胞菌属为风险标志物,且发现以 Aa 为风险标志物的患者多集中在年轻个体。

2. **全身背景**　已有一些研究证明本病患者有周缘血的中性粒细胞和(或)单核细胞的趋化功能降低,有的学者报告吞噬功能也有障碍,这种缺陷带有家族性,患者的同胞中有的也可患 LAgP,或虽未患牙周炎,却也有白细胞功能缺陷。吞噬细胞的趋化反应异常主要集中在非裔美国 LJP 患者。英国学者对欧洲白种人患者的研究未发现白细胞趋化异常。国内较大样本的研究亦未发现外周血中性粒细胞和单核细胞趋化功能的异常,进一步分析趋化因子 N-甲酰肽的受体基因(N-formylpeptide receptor gene,FPR)与 LAgP 的关系,则未发现 FPR 基因单核苷酸多态性与疾病的易感性明显相关,从基因水平上提示我国侵袭性牙周炎患者可能不存在吞噬细胞趋化缺陷的遗传基础。由此可见,不同的地区和人种可能具有吞噬细胞功能的差异。

侵袭性牙周炎是多基因性疾病,单核苷酸多态性(single nucleotide polymorphisms,SNPs)、环境和生活方式因素可能决定了疾病的表型表达。目前研究最多的基因是 CDKN2B-AS1(ANRIL,一种非编码 RNA 分子)、IL-6、GLT6D1,证据支持最多的是 ANRIL 与该疾病的关系。多数研究表明与 AgP 相关的基因多态性位于 1 号染色体上。

AgP 存在家聚集性,有家系研究显示,AgP 先证者的家属中患 AgP 的概率明显增高。然而,AgP 是多因素的复杂疾病,不可能用某一危险因素概括所有 AgP 的病例,而每一个病例可能是不同的危险因素共同作用的结果。

Gottlieb 早在 1928 年曾提出本病的原因是牙骨质的不断形成受到抑制,妨碍了牙周膜纤维附着于牙体。此后有少量报道发现局限型青少年牙周炎患者的牙根尖而细,牙骨质发育不良,甚至无牙骨质,不仅已暴露于牙周袋内的牙根如此,在其根方尚未发生病变处的牙骨质也有发育不良,说明这种缺陷不是疾病的结果,而是发育中的问题。国内最近的研究显示,AgP 患者有较多的牙根形态异常牙齿(如锥形根、弯曲根、冠根比过大和融合根),且牙根形态异常的牙齿牙槽骨吸收程度重,牙根形态异常牙数与重度骨吸收牙数呈正相关。

【临床表现】

能够按照严格定义诊断的局限型侵袭性牙周炎患者在我国很少见。北京大学口腔医学院牙周科曾收集了来自全国各地近 300 例侵袭性牙周炎患者的临床资料,其中仅有数例被诊断为 LAgP,但病变以切、磨牙为重的广泛型侵袭性牙周炎相对较多,约占 AgP 患者的 25%。

1. **年龄与性别**　发病可始于青春期前后,因早期无明显症状,患者就诊时常已 20 岁左右。女性多于男性,但也有人报告性别无差异。

2. 口腔卫生情况　本病一个突出的表现是早期患者的菌斑、牙石量很少,牙龈表面的炎症轻微,但却已有深牙周袋,牙周组织破坏程度与局部刺激物的量不成比例。牙龈表面虽然无明显炎症,实际上在深袋部位是有龈下菌斑的,而且袋壁也有炎症和探诊后出血,晚期还可以发生牙周脓肿。

3. 好发牙位　1999 年分类法规定,局限型侵袭性牙周炎的特征是"局限于第一恒磨牙或切牙的邻面有附着丧失,至少波及两个恒牙,其中一个为第一磨牙。其他患牙(非第一磨牙和切牙)不超过两个"。简言之,典型的患牙局限于第一恒磨牙和上下切牙,多为左右对称,但早期的患者不一定波及所有的切牙和第一磨牙。

4. X 线片所见第一磨牙的邻面有垂直型骨吸收,若近远中均有垂直型骨吸收则形成典型的弧形吸收,在切牙区多为水平型骨吸收。有的文献报道还可见牙周膜间隙增宽、硬骨板模糊、骨小梁疏松等。

5. 病程进展快　顾名思义,本病发展很快,有人估计本型患者的牙周破坏速度比慢性牙周炎快 3~4 倍,在 4~5 年内,牙周附着破坏可达 50%~70%,患者常在 20 岁左右即已须拔牙或牙自行脱落。

6. 早期出现牙齿松动和移位　在炎症不明显的情况下,切牙和第一恒磨牙可出现松动,自觉咀嚼无力。切牙可向唇侧远中移位,出现牙间隙,多见于上切牙,由于力的影响致呈扇形散开排列。后牙移位较少见,可出现不同程度的食物嵌塞。

7. 家庭聚集性　家族中常有多人患本病,患者的同胞有 50% 患病机会。其遗传背景可能与白细胞功能缺陷有关,也有人认为是 X 连锁性遗传或常染色体显性遗传/隐性遗传等。另有一些学者认为是由于牙周致病菌在家族中的传播所致。

【实验室检查】

局限型侵袭性牙周炎的组织学变化与慢性牙周炎无明显区别,均以慢性炎症为主。免疫组织化学研究发现本病牙龈结缔组织内仍为浆细胞浸润为主,但其中产生 IgA 的细胞少于慢性牙周炎者,游走到袋上皮内的中性粒细胞数目也较少,这两种现象可能是细菌易于入侵的原因之一。电镜观察到袋壁上皮、牙龈结缔组织甚至牙槽骨的表面可有细菌入侵,主要为革兰氏阴性菌及螺旋体。

（二）广泛型侵袭性牙周炎

广泛型侵袭性牙周炎(generalized aggressive periodontitis,GAgP)主要发生于 30 岁以下的年轻人,但也可见于 35 岁以上者。其受累的患牙广泛,新分类法规定其特征为"广泛的邻面附着丧失,侵犯第一磨牙和切牙以外的牙数在三颗以上"。广泛型和局限型究竟是两个独立的类型,抑或前者是局限型侵袭性牙周炎发展和加重的结果,尚不肯定,但有不少研究结果支持二者为同一疾病不同阶段的观点。例如:①年幼者以局限型较多,而年长者患牙数目增多,以广泛型为多;②局限型患者血清中的抗 Aa 特异抗体水平明显地高于广泛型患者,起保护作用的 IgG$_2$ 亚类水平也高于广泛型。可能机体对致病菌所产生的免疫反应使感染局限,而广泛型患者的抗体反应较弱;③有些广泛型侵袭性牙周炎患者的第一磨牙和切牙病情较重,且有典型的"弧形吸收",提示这些患者可能由局限型病变发展而来。然而,"对病原菌的血清抗体反应较弱"这一 GAgP 的特异性表现(1999 年分类所提出)在国内的数项研究中尚未得到证实。国内近期的研究显示,切磨牙型 AgP 患者抗 Aa 血清 c 型抗体滴度与非切磨牙型 AgP 患者无显著性差异。

【临床表现】

1. 通常发生于 30 以下者,但也可见于年龄更大者。

2. 广泛的邻面附着丧失,累及除切牙和第一磨牙以外的恒牙至少三颗。

3. 有严重而快速的附着丧失和牙槽骨破坏,呈明显的阵发性。

4. 在活动期,牙龈有明显的炎症,呈鲜红色,并可伴有龈缘区肉芽性增殖,易出血,可有溢脓。但有些病变虽有深牙周袋,牙龈表面炎症却不明显。可能处于静止期。

5. 菌斑牙石的沉积量因人而异,多数患者有大量的菌斑和牙石,也可很少。

6. 部分患者具有中性粒细胞及/或单核细胞的功能缺陷。

7. 患者有时伴有全身症状,包括体重减轻,抑郁及全身不适等。

8. 一般患者对常规治疗如刮治和全身药物治疗有明显的疗效,但也有少数患者经任何治疗都效果不佳,病情迅速加重直至牙齿丧失。

临床上常以年龄(35 岁以下)和全口大多数牙的重度牙周破坏,作为诊断广泛型侵袭性牙周炎的标准,也就是说牙周破坏程度与年龄不相称。但必须明确的是,并非所有年轻患者的重度牙周炎均可诊断为本病,应先排除一些明显的局部和全身因素。如①是否有严重的错牙合导致咬合创伤,加速了牙周炎的病程;②是否曾接受过不正规的正畸治疗,或在正畸治疗前未认真治疗已存在的牙周病;③有无食物嵌塞、邻面龋、牙髓及根尖周病、不良修复体等局部促进因素,加重了菌斑堆积和牙龈的炎症;④有无伴随的全身疾病,如 1 型糖尿病、白细胞黏附缺陷、HIV 感染等。上述①~③的存在可以加速慢性牙周炎的牙槽骨吸收和附着丧失;如有④则应列入反映全身疾病的牙周炎中,其治疗也不仅限于口腔科。如有条件检测患者周缘血的中性粒细胞和单核细胞的趋化、吞噬功能,血清 IgG_2 水平,或微生物学检测,则有助于诊断。有时阳性家族史也有助于诊断本病。

最近有学者提出在有的年轻人和青少年,有个别牙齿出现附着丧失(牙数不多),但其他方面不符合早发性牙周炎者,可称之为偶发性附着丧失(incidental attachment loss),例如个别牙因咬合创伤或错牙合所致的牙龈退缩、拔除智齿后第二磨牙的附着丧失等,这些个体可能为侵袭性牙周炎或慢性牙周炎的易感者。

【诊断及鉴别诊断】

侵袭性牙周炎应抓住早期诊断这一环,因初起时无明显症状,待就诊时多已为晚期。如果年轻患者的牙石等刺激物不多,炎症不明显,但发现有少数牙松动、移位或邻面深袋,局部刺激因子与病变程度不一致等,则应引起重视。重点检查切牙及第一磨牙邻面,并拍摄 X 线片和/或咬合翼片有助于发现早期病变。有条件时,可作微生物学检查发现伴放线放线杆菌,或检查中性粒细胞有趋化和吞噬功能的异常,有助于本病的诊断。早期诊断及治疗对保留患牙极为重要。对于侵袭性牙周炎患者的同胞进行牙周检查,有助于早期发现其他病例。

【临床处理】

1. **早期治疗,防止复发**　本病常导致患者早年拔牙,因此特别强调早期、彻底的治疗,主要是彻底消除感染、治疗基本同慢性牙周炎,洁治、刮治和根面平整等基础治疗是必不可少的。多数患者有较好的疗效,病变转入静止期,但因为伴放线放线杆菌可入侵牙周组织,单靠机械刮治不易彻底消除入侵细菌,有的患者还需用翻瓣手术清除入侵组织的微生物。本病治疗后较易复发,因此应加强定期的复查和必要的后续治疗。根据每位患者菌斑和炎症的控制情况,确定复查的间隔期。开始时约为每 1~2 个月一次,半年后若病情稳定可逐渐延长。

2. **抗菌治疗**

(1) 抗菌药物:由于 AgP 存在与菌斑堆积情况不相符的牙周破坏,AgP 的病原微生物的控制,不只减少菌斑的数量,更重要的是改变龈下菌斑的组成。残存的微生物容易重新在牙面定植,使病变复发,因此主张全身服用抗生素作为洁治和刮治的辅助疗法。四环素在国外使用较多,0.25g 每日 4 次,共服 2~3 周。但在我国,由于 20 世纪四环素的滥用导致耐药菌株,四环素对国内患者效果不理想。也可用小剂量多西环素,50mg 每日 2 次。该药除有抑菌作用外,还有抑制胶原酶的作用,可减少牙周组织的破坏。近年来的研究和临床实践证明,甲硝唑和阿莫西林配伍使用可有效抑制 Aa 和厌氧致病菌,对于一些单纯 SRP 甚至手术效果不佳的病例也有效。考虑到菌斑生物膜对细菌的保护作用,局部或全身用药应作为机械治疗的辅助,建议在机械治疗或手术治疗后立即口服甲硝唑和阿莫西林,此时龈下菌斑的数量最少且生物膜也被破坏,能发挥药物的最大疗效。理想的情况下,应先检查龈下菌斑中的微生物,有针对性地选用药物,在治疗后 1~3 个月时再复查龈下微生物,以判断疗效;在临床实践中,如果患者治疗反应性不佳需要考虑进行微生物检测。在根面平整后的深牙周袋内放置缓释的抗菌制剂如甲硝唑、米诺环素、氯己定等也有良好疗效,文献报道可减少龈下菌斑的重新定植,减少病变的复发。

(2) 目前激光、光动力、益生菌等方法也逐步应用于临床实践中,可作为机械治疗的辅助疗法发挥作用,有研究表明益生菌疗法其对深牙周袋效果优于浅牙周袋,具体仍需大样本数据证明。

3. **调整机体防御功能**　宿主对细菌感染的防御反应在侵袭性牙周炎的发生、发展方面起重要的作用,近年来人们试图通过调节机体的免疫和炎症反应过程来减轻或治疗牙周炎。例如,多西环素可抑制胶原酶,非甾体抗炎药可抑制花生四烯酸产生前列腺素,抑制骨吸收,这些均有良好的前景。中国医学强调全身调理,国内有些学者报告用六味地黄丸为基础的固齿丸(膏),在牙周基础治疗后服用数月,可明显减少复发率。服药后,患者的白细胞趋化和吞噬功能以及免疫功能也有所改善。吸烟是牙周炎的危险因素,应劝患者戒烟。还应努力发现有无其他全身因素及宿主防御反应方面的缺陷。

4. **牙移位的矫正治疗**　病情不太重而有牙移位的患者,可在炎症控制后,用正畸方法将移位的牙复位排齐,但正畸过程中务必加强菌斑控制和牙周病情的监控,加力也宜轻缓。据 Baer 等介绍,青少年牙周炎患者如果第一磨牙破坏严重,而第三磨牙尚未萌出,X 线片显示其牙根已形成 1/3—2/3,则可将患病的第一磨牙拔除,而将发育中的第三磨牙移植于第一磨牙的拔牙窝内,可期望获得移植牙的牙根继续形成的效果,避免了用义齿修复第一磨牙。

5. **疗效维护**　在牙周炎症控制后,长期疗效由患者的依从性和维护治疗的措施所决定。对于 AgP 患者维护期中的菌斑控制尤为重要,应采用各种必要的手段,而且医生在维护期所采取的措施应更积极,适时而详尽的再评价可为及时采取有效治疗提供依据。有研究对 66 名侵袭性牙周炎患者进行平均为 6.97 年的随访,结果发现手术治疗和定期的邻面清洁措施可以显著减少牙齿丧失率。

6. **宣教**　由于侵袭性牙周炎疾病进展速度快,必须让患者清楚认识疾病(包括病因、危险因素等),强化疾病治疗过程中的患者角色。此外,要关注患者身体状况,体重减轻、抑郁和心神不安等症状已经在广泛的侵袭性牙周炎患者中报道过,这不仅影响患者生命质量,也会影响牙周病治疗的疗效。

第二节　坏死性牙周病

在 1999 年的分类中,坏死性牙周病(necrotizing periodontal diseases,NPD)包括坏死性溃疡性牙龈炎(necrotizing ulcerative gingivitis,NG)和坏死性溃疡性牙周炎(necrotizing ulcerative periodontitis,NP)。研究表明,它们可能代表同一疾病的不同阶段,因为两者有相似的病因、临床特征和治疗方法,都可能发展为更严重的形式,如坏死性口炎(necrotizing stomatitis,NS)和"走马牙疳"(noma)。2018 年新分类中,去除了"溃疡性"这个术语,把坏死性牙周病分为四种状况,坏死性牙龈炎(necrotizing gingivitis,NG)、坏死性牙周炎(necrotizing periodontitis,NP)、NS 以及"走马牙疳"(noma)。

【病因和发病机制】

1. **微生物的作用**　19 世纪末,Plaut 和 Vincent 就提出本病是由梭形杆菌和螺旋体引起的特殊感染。此后的大量研究对于这两种菌是否为 NG 的致病菌未有统一的结论。不少作者报告在急性坏死性龈炎病损处总能找到该两种菌,20 世纪 80 年代以后,发现中间普氏菌(*Prevotella intermedia*,Pi)也是 NG 的优势菌。患者体内的抗螺旋体和抗中间普氏菌的特异抗体 IgG 和 IgM 也增高。服用甲硝唑等抗厌氧菌药物能显著减少螺旋体、梭形杆菌和中间普氏菌的数量,临床症状也消失。上述研究均支持这些细菌为主要致病菌。然而这些微生物也广泛存在于菌斑性龈炎和牙周炎患者的菌斑中,一般情况下并不发生 NG。在健康人和动物口中接种上述微生物也不会形成本病。目前较普遍的看法是:NG 是一种由多种微生物引起的机会性感染,同时有局部宿主组织抵抗力降低,才能使这些微生物的毒力造成 NG 病损。

2. **业已存在的菌斑性龈炎或牙周炎**是本病发生的重要条件。深牙周袋内或冠周炎的盲袋适合螺旋体和厌氧菌的繁殖,当存在某些局部组织的创伤或全身因素时,细菌大量繁殖,并侵入牙龈组织,发生 NG。

3. **吸烟的影响**　绝大多数急性坏死性溃疡性龈炎的患者有大量吸烟史。吸烟可能使牙龈小血管收缩,影响牙龈局部的血流。据报道吸烟者白细胞的趋化功能和吞噬功能均有减弱,IgG2 水平低于非吸烟者,还有报道吸烟的牙周炎患者其龈沟液中的 TNFα 和 PGE2 水平均高于非吸烟的患者。这些因素都会降低患者的全身和局部抵抗力,从而引发本病。

4. **心身因素**　心身因素也与本病的发生密切相关。患者常诉说有精神紧张、睡眠不足、过度疲劳、工作繁忙等情况,甚至有的曾受到精神刺激。上述各种因素的作用下,牙龈的血液循环发生改变,使局部组织的抵抗力降低,同时全身免疫力也下降。精神压力又可能使患者疏忽口腔卫生、吸烟增多,从而引发本病。

5. 使机体免疫功能降低的某些因素如严重营养不良的儿童,特别是维生素C缺乏,某些全身性消耗性疾病如恶性肿瘤、急性传染病、血液病、严重的消化功能紊乱等易诱发本病。艾滋病患者也常有类似本病的损害,须引起高度重视。

6. 曾患过NPD的患者容易再次罹患该病;其他如季节变化,正畸、修复等相关口腔治疗等都可能成为NPD的诱发因素。

【临床表现】

1. 坏死性牙龈炎(NG)

(1) 好发人群:NG常发生于青壮年,以男性吸烟者多见。在不发达国家或贫困地区亦可发生于极度营养不良或患麻疹、黑热病等急性传染病的儿童。

(2) 病程:本病起病急,病程较短,常为数天至1~2周。

(3) 以龈乳头和龈缘的坏死为其特征性损害,尤以下前牙多见。初起时龈乳头充血水肿,在个别牙龈乳头的顶端发生坏死性溃疡,上覆有灰白色假膜状的坏死物,去除坏死物后可见牙龈乳头的颊、舌侧尚存,而中央凹下如火山口状。早期轻型患者应仔细检查龈乳头的中央,以免漏诊。病变迅速沿牙龈边缘向邻牙扩展,使龈缘如虫蚀状,坏死区出现灰褐色假膜,易于擦去,去除坏死组织后,其下为出血创面。龈乳头被破坏后与龈缘成一直线,如刀切状。病损一般不波及附着龈。

(4) 患处牙龈极易出血患者常诉晨起时枕头上有血迹,口中有血腥味,甚至有自发性出血。

(5) 疼痛明显急性坏死性溃疡性龈炎的患者常诉有明显疼痛症状,或有牙齿撑开感或胀痛感。

(6) 有典型的腐败性口臭由于组织的坏死,患者常有特殊的腐败性恶臭。

(7) 全身症状轻症NG患者一般无明显的全身症状,重症患者可有低热,疲乏等全身症状,部分患者颌下淋巴结可肿大,有压痛。

(8) NG若在急性期治疗不彻底或反复发作可转为慢性期。其主要临床表现为牙龈乳头严重破坏,甚至消失,导致乳头处的牙龈高度低于龈缘高度,呈反波浪状(reversed architecture),牙龈乳头处颊舌侧牙龈分离,甚至可从牙面翻开,其下的牙面上有牙石和软垢,牙龈一般无坏死物。

2. 坏死性牙周炎(NP) NG患者若不及时治疗,或在某些免疫缺陷的患者,病损可延及深层牙周组织,引起牙槽骨吸收、牙周袋形成和牙齿松动,称为坏死性牙周炎(necrotizing periodontitis,NP)。在严重免疫缺陷的患者中,可能形成死骨。NP可能是多次发生NG,或者是NG发生在曾患牙周炎位点的结果(有牙周袋的存在)。

3. 坏死性口炎(NS)及"走马牙疳"(noma) NG急性期如未能及时治疗且患者抵抗力低时,坏死还可波及与牙龈病损相对应的唇、颊侧黏膜,而成为坏死性口炎(necrotizing stomatitis)。在机体抵抗力极度低下者还可合并感染产气荚膜杆菌,使面颊部组织迅速坏死,甚至穿孔,称为"走马牙疳"(noma)。此时患者有全身中毒症状甚至导致死亡。在NS中,骨吸收可延伸至牙槽黏膜区域,在如HIV/AIDS患者,严重的营养不良等全身患者中,发生牙槽骨炎症和死骨的面积更大。有报道发现,未出现NG和NP损害可直接发生NS。目前,这种病例已少见。

【实验室检查】

NG急性期的组织病理学表现为牙龈的非特异性急性坏死性炎症,病变由表及里可分为以下几区:

1. 坏死区上皮坏死,病变表层的假膜由纤维素、坏死的白细胞和上皮细胞、细菌等构成,在坏死区与其下方可见大量梭形杆菌和螺旋体。附近的上皮有水肿、变性,细胞间有中性多形核白细胞浸润。

2. 坏死区下方的鲜红带状区,结缔组织中有大量血管增生并扩张充血,多形核白细胞密集浸润。

3. 慢性炎症浸润区更下方的结缔组织内有慢性炎症细胞浸润,主要为浆细胞和单核细胞,表明本病是在原有的慢性龈炎的基础上发生的。此区可有螺旋体侵入。

【诊断及鉴别诊断】

1. 诊断根据起病急、牙龈疼痛、自发性出血、有腐败性口臭以及龈乳头和龈缘的坏死等临床特征诊断NG(急性期),若出现牙周附着以及牙槽骨破坏则可诊断为NP,病变累及全口则可诊断为NS,若合并感染产气荚膜杆菌,发生坏死穿孔则诊断为"走马牙疳"。病变区的细菌学涂片检查有助于本病的诊断。

NG(慢性期)的诊断主要根据反复发作的牙龈坏死、疼痛和出血、牙龈乳头消失、口臭等。

2. 鉴别诊断

(1) 菌斑性龈炎:该病病程长,为慢性过程,无自发痛。虽可有牙龈乳头和龈缘的红肿,探之易出血和轻度口臭等,但一般无自发性出血,牙龈无坏死,无特殊的腐败性口臭(详见第二章第一节)。

(2) 牙周炎:该病病程长,为慢性过程,无自发痛。虽可有牙龈乳头和龈缘的红肿,探之易出血和轻度口臭等,但一般无自发性出血,牙龈无坏死,无特殊的腐败性口臭(详见本章第一节)。

(3) 疱疹性龈(口)炎:为单纯疱疹病毒感染所致,好发于 6 岁以下儿童。起病急,开始有 1~2 天发热的前驱期。牙龈充血水肿波及全部牙龈而不局限于龈缘和龈乳头。典型的病变表现为牙龈和口腔黏膜发生成簇状小水疱,溃破后形成多个小溃疡或溃疡互相融合。假膜不易擦去,无组织坏死,无腐败性口臭。病损可波及唇和口周皮肤。

(4) 急性白血病:该病的牙龈组织中有大量不成熟的血细胞浸润,使牙龈有较大范围的明显肿胀、疼痛,并伴有坏死。有自发性出血和口臭,全身有贫血和衰竭表现。血常规检查白细胞计数明显升高并有幼稚血细胞,这是该病诊断的重要依据。当梭形杆菌和螺旋体大量繁殖时,可在白血病的基础上伴发 NG(详见本章第一节)。

(5) 艾滋病患者由于细胞免疫和体液免疫功能低下,常由各种细菌引起机会性感染,可合并 NG 和 NP,后者也大多见于艾滋病患者。

(6) 牙刷擦伤:牙刷放置角度、刷牙力度、牙刷选择不当等可造成刷牙时擦伤牙龈,牙龈急性损伤可引起疼痛、出血,可依据病因以及患病位置、形态鉴别。

【病情评估】

1999 年分类没有考虑到 NPD 在不同诱因的患者中的患病率、进展风险、累及范围和严重程度的差异,比如发展中国家营养不良儿童中的 NPD 可能代表一种严重的甚至危及生命的情况;相反,发达国家吸烟者和压力大的成年患者的 NPD 通常对其生命不具威胁性,具体可见表 2-3-2-1(2018 年国际牙周病学新分类)。

表 2-3-2-1 坏死性牙周病(NPD)分类建议及病情评估

分类	患者	促进因素	临床情况
严重慢性受损患者	成年人	患 HIV+/AIDS 且 CD4+T 细胞计数<200,可检测到病毒复制、其他严重的系统状况(免疫抑制)	NG,NP,NS,noma 都可能发生;进展可能性大
	儿童	严重营养不良 [a]、极度生存状况 [b]、严重(病毒)感染 [c]	
暂时性或中度受损患者	牙龈炎	未控制因素:压力、营养、吸烟、生活习性	广泛型 NG;可能向 NP 进展
		曾患过 NPD:有火山口状缺损	广泛型 NG;可能向 NP 进展
		局部因素:牙根距离过近、牙齿位置不正	局限型 NG;可能向 NP 进展
		NPD 的常见促进因素 [d]	NG;少见进展
	牙周炎	NPD 的常见促进因素 [d]	NG;少见进展

注:[a] 视黄醇、总抗坏血酸、锌和白蛋白的平均血浆和血清浓度显著降低,或血浆视黄醇、锌和抗坏血酸的显著降低;唾液中的白蛋白和皮质醇水平,以及血浆中的皮质醇浓度都显著升高;[b] 生活在不合标准的住所,易患使身体虚弱的儿童疾病,生活在牲畜附近,口腔卫生差,难以获得饮用水,处理人类和动物粪便不符合卫生标准;[c] 麻疹、疱疹病毒(巨细胞病毒、EB 病毒、单纯疱疹病毒)、水痘、疟疾、发热性疾病;[d] 见本节"病因及发病机制"。

【临床处理】

1. 去除局部坏死组织急性期应首先去除牙龈乳头及龈缘的坏死组织,并初步去除大块的龈上牙石。

2. 局部使用氧化剂及氯己定漱口水含漱 1%~3% 过氧化氢溶液局部擦拭、冲洗和反复含漱,有助于去除残余的坏死组织。当过氧化氢遇到组织和坏死物中的过氧化氢酶时,能释放出大量的新生态氧,能杀灭或抑制厌氧菌。

3. 全身药物治疗全身给予维生素 C,蛋白质等支持疗法。重症患者可口服甲硝唑或替硝唑等抗厌氧菌药物 2~3 天,有助于疾病的控制。

4. 及时进行口腔卫生指导立即更换牙刷,保持口腔清洁,指导患者建立良好的口腔卫生习惯,以防复发。

5. 对全身性因素进行矫正和治疗。

6. 急性期过后的治疗急性期过后,对原已存在的慢性牙龈炎或牙周炎应及时治疗,通过洁治和刮治术去除菌斑、牙石等一切局部刺激因素,对外形异常的软硬组织,可通过牙龈成形术、翻瓣术等进行矫正,以利于局部菌斑控制和防止复发。

7. 任何可能发展为"走马牙疳"的口腔内坏死性疾病的早期诊断和及时的抗生素治疗可以预防疾病的发展。NS 或"走马牙疳"患者必须紧急入院进行广谱抗生素静脉治疗、补充液体和电解质。

第三节 反映全身疾病的牙周炎

在 1989 年制定的牙周炎分类法中,有一项"伴有全身疾病的牙周炎(periodontitis associated with systemic diseases)"。它是指一组伴有全身性疾病的、有严重而迅速破坏的牙周炎。1999 年的分类法基本保留了此范畴,而将名称改为"反映全身疾病的牙周炎(periodontitis as a manifestation of systemic diseases)",这个改动似乎更强调了它所涵盖的是一组以牙周炎作为其突出表征之一的全身疾病,而不仅仅是"相伴"或牙周炎受某些全身因素的影响而改变病情(modified),例如内分泌、药物等对牙周病的影响。2018 年国际牙周病学新分类保留了此名称"反映全身疾病的牙周炎(periodontitis as manifestation of systemic diseases)",这些系统疾病的分类须基于疾病和有关健康问题的国际统计分类编码的原发性系统性疾病。现已知道,过去大多数被诊断为广泛型青春前期牙周炎的患儿实际上都患有某种全身疾病,这些疾病能改变宿主对牙周感染的反应或引起牙周组织缺陷,大大增加牙周炎的易感性。这些全身疾病包括白细胞黏附缺陷(leukocyte adherence deficiency)、先天性原发性免疫缺陷(congenital primary immunodeficiency)、家族性和周期性白细胞减少症(familial and cyclic neutropenia)、粒细胞缺乏症(agranulocytosis)、掌跖角化-牙周破坏综合征(Papillon-Lefèvre syndrome)、Down 综合征、HIV 感染、埃勒斯-丹洛斯综合征(Ehlers-Danlos syndrome)和 Chediak-Higashi 综合征等。"糖尿病"在 2018 年"牙周炎"分类新框架中属于牙周炎分级的危险因素指标之一,糖尿病相关牙周炎并不是一个独立的疾病,故本节不予讨论。

如上所述,属于本范畴的全身疾病主要包括遗传性疾病、血液疾病(白细胞数量和功能的异常等)和获得性免疫缺陷疾病(如 HIV 感染等)。本章重点介绍一些重要的相对常见的全身疾病在牙周组织的表现。

一、掌跖角化-牙周破坏综合征

本病又名 Papillon-Lefèvre 综合征,由该二位学者于 1924 年首次报道本病。其特点是手掌和脚掌部位的皮肤过度角化、皲裂和脱屑,牙周组织严重破坏,故得名(syndrome of palmarplantar hyperkeratosis and premature periodontal destruction)。有的病例还伴有硬脑膜的异位钙化。本病较罕见,人群中的患病率为百万分之一至百万分之四。

【病因及发病机制】

1. 细菌学研究对本病患者的龈下菌斑培养发现菌群与慢性牙周炎的龈下菌群相似。在牙周袋近根尖区域有极大量的螺旋体,在牙骨质上也黏附有螺旋体,也曾有人报告发现有支原体的小集落形成。有人报告患者血清中有抗伴放线放线杆菌的抗体,袋内也分离出该菌。

2. 本病为遗传性疾病,属于常染色体隐性遗传,父母不患该症,但可能为血缘婚姻(约占 23%),双亲必须均携带常染色体基因才使其子女患本病。患者的同胞也可患本病,男女患病机会均等,但近来有研究支持男性比女性患病概率大,约为 4∶1。国内外均有人报告本病患者的中性粒细胞趋化功能降低。有人报告本病与角质素基因的突变有关。已有不少研究显示,组织蛋白酶 C(CTSC)基因的突变可能是掌跖角化-牙周破坏综合征(PLS)的致病基础。组织蛋白酶 C 是一种含半胱氨酸蛋白酶,它的主要功能是降解蛋白和活化一些酶原物质,比如它对于来源于骨髓和淋巴系统的一些细胞中的丝氨酸蛋白酶的活化有着重要的作用,而这种蛋白酶包含在很多免疫和炎症反应过程中,包括细菌的吞噬破坏,局部细胞因子和其他炎症介质的活化和去活化。

【临床表现】

皮损及牙周病变常在 4 岁前共同出现,在 1~5 岁时变得明显,有人报告可早在出生后 11 个月发生。皮损包括手掌、足底、膝部及肘部局限性的过度角化及鳞屑、皲裂,有多汗和臭汗。约有 1/4 患者易有身体其他处感染。患儿智力及身体发育正常。

牙周病损在乳牙萌出不久即可发生,有深牙周袋,炎症严重,溢脓、口臭,牙槽骨迅速吸收,在 5~6 岁时乳牙即相继脱落,创口愈合正常。待恒牙萌出后又按萌出的顺序相继发生牙周破坏,常在 10 多岁时即自行脱落或拔除。有的患者第三磨牙也会在萌出后数年内脱落,有人则报告第三磨牙不受侵犯。

【实验室检查】

与慢性牙周炎无明显区别,牙周袋壁有明显的慢性炎症,主要为浆细胞浸润,袋壁上皮内几乎见不到中性多形核白细胞。破骨活动明显,成骨活动很少。患牙根部的牙骨质非常薄,有时仅在根尖区存在较厚的有细胞的牙骨质。X 线片见牙根细而尖,表明牙骨质发育不佳。

【临床处理】

本病对常规牙周治疗反应不佳,患牙病情继续加重,往往导致全口拔牙。有人报告可将幼儿全部已患病的乳牙拔除,当恒切牙和第一恒磨牙萌出时,再口服 10~14 天抗生素,可防止恒牙发生牙周破坏。若患儿就诊时已有恒牙萌出或受累,则将严重患牙拔除(也有人主张将已萌出的恒牙全部拔除),重复多疗程的口服抗生素,同时进行彻底的局部牙周治疗,每 2 周复查和洁治一次,保持良好的口腔卫生。在此情况下,有些患儿新萌出的恒牙可免于罹病。这种治疗原则的出发点是基于本病是伴放线放线杆菌或其他致病微生物的感染,而且致病菌在牙齿刚萌出后即附着于牙面。在关键时期(如恒牙萌出前)消除一切患牙,造成不利于致病菌生存的环境,以防止新病变的发生。这种治疗原则取得了一定效果,但病例尚少,须长期观察,并辅以微生物学研究。患者的牙周病损控制或拔牙后,皮损仍不能痊愈,但可略减轻。

二、Down 综合征

Down 综合征(Down syndrome)又名先天愚型(mongolism),或染色体 21 三体综合征(trisomy 21),为一种由染色体异常所引起的先天性疾病,分为标准型、易位型和嵌合型三型。Down 综合征的发病率与母亲的年龄有关。据调查母亲年龄越大发病率越高,究其原因可能是由于卵细胞在母体内减数分裂过程较长,卵子老化,且受环境因素的影响,易产生染色体的不分离。

【病因及发病机制】

患者的龈下菌斑细菌与一般牙周炎者并无明显区别,有人报告产黑色素拟杆菌群增多。牙周病情的快速恶化可能与细胞介导和体液免疫缺陷以及吞噬系统缺陷有关,如中性多形核白细胞的趋化功能低下,也有报告白细胞的吞噬功能和细胞内杀菌作用也降低。

【临床表现】

患者有发育迟缓和智力低下。约一半患者有先天性心脏病,约 15% 患儿于 1 岁前夭折。面貌特征为面部扁平,眶距增宽,鼻梁低宽,颈部短粗。常有上颌发育不足,萌牙较迟,错𬌗畸形,牙间隙较大,系带附着位置过高等。几乎 100% 患者均有严重的牙周炎,且其牙周破坏程度远超过菌斑、牙石等局部刺激的量。全口牙齿均有深牙周袋及炎症,下颌前牙较重,有时可有牙龈退缩,病情迅速加重,有时可伴坏死性龈炎。乳牙和恒牙均可受累。

【临床处理】

对本病的治疗无特殊。彻底的牙周基础治疗和认真控制菌斑,可减缓牙周破坏。但由于患儿智力低下,常难以坚持治疗。

三、家族性和周期性白细胞缺乏症

家族性和周期性白细胞缺乏症(familial and cyclic neutropenia)是一种罕见的血液系统疾病,美国医生 Leale 于 1910 年首先报告。这种疾病的特征是中性粒细胞周期性减少,粒细胞减少期一般持续 3~10 天,周期为 21 天左右。

【病因及发病机制】

本病病因不明,有学者报告此病具有家族性,为常染色体显性遗传;也有人认为是常染色体隐性遗传,与基因的缺陷有关,但只有 1/3 病例有家族史;此外,也有特发和散发的报告。大多数病人在婴幼儿期发病,但也有发病于成年期的。患者的男女比例无明显差别。

【临床表现】

在婴幼儿期就开始反复出现发热、食欲减退、咽炎、细菌感染等症状,几乎所有患者都有口腔表现,常伴有唇、舌、颊侧黏膜和牙龈反复发作的溃疡及皮肤、胃肠道和泌尿生殖系统的溃疡,症状的出现与粒细胞的减少相一致。患者的牙周病损可累及乳牙列和恒牙列。典型病例表现为快速破坏的牙周炎,牙龈红肿出血、牙周袋形成、牙槽骨广泛吸收、牙齿松动,最终导致牙齿早失。患者牙周组织破坏的程度高于因口腔卫生不良而导致组织破坏的慢性牙周炎患者,有时伴有乳牙和年轻恒牙牙龈的重度退缩。还有些患者可发生不典型的溃疡性龈炎,并伴有牙龈痕斑。在两个粒细胞缺乏期之间,牙龈炎症减轻。

【实验室检查】

1. 血常规检查粒细胞计数呈慢性周期性波动,计数低谷为零至低于正常,且持续 3~10 天;在粒细胞减少期常伴有单核细胞、网织细胞的数目增高和血小板计数减少。

2. 骨髓穿刺粒细胞减少前骨髓晚幼粒细胞减少,不但表现为粒细胞增生低下,且有成熟停滞,但骨髓变化有时与外周血不一致。

【临床处理】

1. 牙周治疗

(1) 口腔卫生指导:强化刷牙和建议每日用牙线;在粒细胞减少期由于口腔溃疡和牙龈的肿痛可以暂时用 0.12%~0.2% 氯己定漱口水代替机械性菌斑控制。

(2) 牙周基础治疗和定期维护:在粒细胞恢复期进行专业的菌斑清除比较理想;同时可局部应用米诺环素作为辅助治疗,尤其是在粒细胞减少期能取得较好的效果。

(3) 一般不建议手术:因为易发生术后感染,但也有龈切术去除深牙周袋的报告。

2. 全身治疗 抗生素控制全身感染;请血液病专家提出治疗方案,如注射粒细胞集落刺激因子促进粒细胞的生成或脾切除减少粒细胞在脾的滞留。

四、粒细胞缺乏症

粒细胞缺乏症(agranulocytosis)又称恶性中性粒细胞减少症(malignant neutropenia),是继发性粒细胞减少症。在儿童中少见,主要见于 25 岁以上成人,由循环粒细胞突然减少引起。

【病因及发病机制】

50% 的发病者有用药史,有些病因不明,也有先天性发生。中性粒细胞减少可能由骨髓中性粒细胞产生减少引起,或是脾或白细胞凝集引起周围中性粒细胞的破坏增加所致。不同的药物以不同的作用方式引起白细胞减少,如由免疫机制通过白细胞凝集引起周围白细胞的破坏,氯丙嗪以毒性剂量直接作用于骨髓。已知与粒细胞减少有关的药有镇痛药、吩噻嗪、磺胺、磺胺衍生物、抗甲状腺素药、抗癫痫药、抗组胺药、抗菌药、咪唑类等。其他因素如某些细菌、病毒、立克次体、原虫、支原体等感染,放射线照射,系统性红斑狼疮、类风湿关节炎等免疫性疾病,原发或继发脾肿大、脾功能亢进,造血系统疾病白血病、再障等均可发生继发性粒细胞减少症。

【临床表现】

口腔病损是粒细胞缺乏症的重要诊断症状。牙龈可出现多处溃疡或坏死病损。本病损与坏死性龈炎不同,并不局限于龈乳头尖或附着龈,可见于口腔其他部位如扁桃体和腭。口腔病损伴有剧烈疼痛,存在坏死组织时呼吸有恶臭。非特异性的系统反应有寒战、不适、高热、喉痛和头痛。

【实验室检查】

白细胞总数<2 000/μl,几乎无多形核白细胞。红细胞和血小板计数在正常范围。骨髓显示缺乏粒细

胞和浆细胞,但淋巴细胞和网织细胞可增加。

【临床处理】

药物引起的本病虽然表现为急症,但预后较好,停药后大部分可恢复;牙周治疗和全身治疗同周期性白细胞缺乏症。

五、白细胞功能异常

牙龈炎和牙周炎的主要病因是微生物感染,机体完善的防御反应起着平衡和调节的作用,使个体免于发病或长期处于牙龈炎而不发展为牙周炎,或处于牙周炎的静止期。当菌斑中的微生物改变,或机体的防御能力下降时,牙周炎便发生,或进入活动进展期。中性多形核白细胞(PMN)是机体抵御细菌感染的第一道防线,在牙周炎的结缔组织、结合上皮、袋内壁上皮和牙周袋内均有大量的 PMN 以及其他防御细胞。因此,当 PMN 功能异常时,牙周炎的发生便不足为奇了。此类疾病多为遗传性疾病。

白细胞行使功能包括如下步骤,白细胞的贴壁及黏附于血管壁、移出管壁并趋化至感染部位、识别并吞噬细菌、最后在细胞内将细菌杀死和消化。上述任何功能的削弱均会妨碍对菌斑微生物的抵抗,从而增加牙周炎的发生和严重程度。

(一)白细胞黏附缺陷病

白细胞黏附缺陷病(leukocyte adhesion deficiencies,LAD)是一种少见的遗传性疾病,目前记录在案的患者不足一百人。患者常出现在近亲结婚的家族中。临床常表现为发生于皮肤、黏膜的反复性细菌性感染,无脓肿形成,组织愈合差,病变的严重程度取决于白细胞黏附分子的表达水平,表达越低病变往往越严重,但除表面黏附分子与该病有关外,细胞活化通路有无缺陷与该病也有关。

LAD 分为两型:Ⅰ型常染色体疾病(位于 21q22.3),特征为缺乏白细胞整合素(integrins)白细胞功能相关抗原-1(leukocyte function-associated antigen-1,LFA-1)和 pl50/95 的 2 亚单位(CD18),此种缺陷非常明显,患者的白细胞整合素水平不足正常值的 6%。纯合子表现为弥漫型青春前期牙周炎,可影响乳牙列和恒牙列,而杂合子则青春前期的牙周状况正常。Ⅱ型为选择素-配体(selectin-ligand)缺陷,如白细胞缺乏 sialo-lewis x 或 gpl50-Lewis。此型患者易患复发性细菌感染、中性粒细胞增多症和重度早发性牙周炎。

(二)白细胞趋化和吞噬功能的异常

Down 综合征的牙周组织破坏可能与中性多形核白细胞的趋化功能低下有关,也有报告该病白细胞的吞噬功能和细胞内杀菌作用也降低。掌跖角化-牙周破坏综合征患者牙周组织的严重破坏可能与中性粒细胞的趋化功能抑制有关。此外,非洲裔的侵袭性牙周炎患者中常有这些功能异常中的一种或数种。

六、艾滋病

艾滋病的全称为获得性免疫缺陷综合征(acquiredimrnunodeficiencysyndrorne,AIDS),在受到人类免疫缺陷病毒(human immunodeficiency virus,HIV)感染后,血清可以呈现对 HIV 的抗体阳性,但临床上尚无症状,此阶段为 HIV 携带者,从感染到发病的潜伏期可持续数年乃至 10 年。约有 30% 的艾滋病首先在口腔出现症状,其中不少症状位于牙周组织。关于牙周病变的发生率尚缺乏一致的报告。

【病因及发病机制】

HIV 感染者由于全身免疫功能的降低,容易发生口腔内的机会性感染,包括真菌、病毒、细菌等。不少研究表明 HIV 阳性者的龈炎或牙周炎处的微生物与 HIV 阴性者无明显差别,主要为伴放线放线杆菌、牙龈卟啉单胞菌、中间普氏菌和具核梭杆菌等。龈下菌斑中白色念珠菌的检出率显著高于非 HIV 感染的牙周炎患者。对本病患者的牙周炎使用抗生素和龈下刮治有效,也支持微生物为主要病原。

【临床表现】

Winkler 等在 1987 年首先报告 AIDS 患者的牙周炎,患者在 3~4 个月内牙周附着丧失可达 90%。目前认为与 HIV 有关的牙周病损有 3 种:

1. **线形牙龈红斑(linear gingival erythema,LGE)** 在牙龈缘处有明显的鲜红的宽 2~3mm 的红边,在附着龈上可呈瘀斑状,极易出血(图 2-3-3-1,彩图见书末)。对常规治疗反应不佳。此阶段一般无牙槽

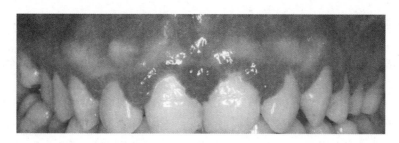

图 2-3-3-1　线性牙龈红斑(四川大学华西口腔医学院丁一提供)

骨吸收。近年来已知 LGE 与口腔白色念珠菌感染有关。对 LGE 的发生率报告不一,它有较高的诊断意义,可能为坏死性溃疡性牙周炎的前驱。但此种病损也偶见于非 HIV 感染者,需仔细鉴别。

2. 坏死性牙龈炎　AIDS 患者所发生的坏死性牙龈炎(NG)临床表现与非 HIV 感染者十分相似,但病情较重,病势较凶。需结合血清学等检查来鉴别。

3. 坏死性牙周炎(NP)　它可以是由于患者抵抗力极度低下而从 NG 迅速发展而成,也可能是在原有的慢性牙周炎基础上,NG 加速和加重了病变。在 HIV 感染者中 NP 的发生率在 4%~10% 之间。NP 患者的骨吸收和附着丧失特别重,有时甚至有死骨形成,但牙龈指数和菌斑指数并不一定相应高,换言之,在局部因素和炎症并不太重,而牙周破坏迅速,且有坏死性龈病损的特征时,应引起警惕,注意寻找其全身背景。最近有人报告 NP 与机体免疫功能的极度降低有关,T 辅助细胞(CD4$^+$)的计数与附着丧失程度呈负相关。正常人的 CD4$^+$ 计数为 600~1 000/μl,而 AIDS 合并 NP 的患者则明显降低,可达 100/μl 以下,此种患者的短期死亡率较高。严重者还可发展为坏死性口炎(NS)。

AIDS 在口腔中的表现还有毛状白斑、白色念珠菌感染、复发性溃疡等,晚期可发生 Kaposi 肉瘤,其中约有一半可发生在牙龈上,必要时可做病理检查证实。

如上所述,LGE、NG、NP、白念珠菌感染等均可发生于正常的无 HIV 感染者,或其他免疫功能低下者。因此不能仅凭上述临床症状就作出艾滋病的诊断。口腔科医师的责任是提高必要的警惕,对可疑的病例进行恰当和必要的化验检查以及转诊。

【治疗】

NG 和 NP 患者均可按常规进行牙周治疗,如局部清除牙石和菌斑,全身给以抗菌药,首选为甲硝唑 200mg,每日 3~4 次,共服 5~7 日,它比较不容易引起继发的真菌感染。还需使用 0.12%~0.2% 的氯己定含漱液,它对细菌、真菌和病毒均有杀灭作用。治疗后,疼痛常可在 24 至 36 小时内消失。线形牙龈红斑(LGE)对常规牙周治疗的反应较差,难以消失,常须全身使用抗生素。最近研究发现益生菌和益生元可能缓解 HIV 感染相关症状,其作用机制可能与其重塑牙周微生态机制有关,但是目前仍处于小规模研究当中。

(吴亚菲)

参 考 文 献

[1] 王兴.第四次全国口腔健康流行病学调查报告[M].北京:人民卫生出版社,2018.

[2] 孟焕新.2018 年牙周病和植体周病国际新分类简介[J].中华口腔医学杂志,2019,54(2):73-78.

[3] Newman MG,Takei HH,Klokkevold PR,et al. Carranza's Clinical Periodontology[M]. 12th ed. Canada:Saunders,2014.

[4] Slots J. Periodontitis:facts,fallacies and the future[J]. Periodontol 2000,2017,75(1):7-23.

[5] Papapanou PN,Sanz M,Buduneli N,et al. Periodontitis:Consensus report of workgroup 2 of the 2017 World Workshop on the Classification of Periodontal and Peri-Implant Diseases and Conditions[J].J Clin Periodontol,2018,45:S162-S170.

[6] Mombelli A. Microbial colonization of the periodontal pocket and its significance for periodontal therapy[J]. Periodontol 2000,2018,76(1):85-96.

[7] Roberts FA,Darveau RP. Microbial Protection and Virulence in Periodontal Tissue as a Function of Polymicrobial Communities:Symbiosis and Dysbiosis[J].Periodontol 2000,2015,69(1):18-27.

[8] Susin C,Haas AN,Albandar JM. Epidemiology and demographics of aggressive periodontitis[J].Periodontol 2000,2014,65:

27-45.

[9] Fine DH, Patil AG, Velusamy SK. Aggregatibacter actinomycetemcomitans(Aa)Under the Radar:Myths and Misunderstandings of Aa and Its Role in Aggressive Periodontitis [J]. Front Immunol, 2019, 10:728.

[10] Dopico J, Nibali L, Donos N. Disease progression in aggressive periodontitis patients. A Retrospective Study [J]. J Clin Periodontol, 2016, 43(6):531-537.

[11] Graziani F, Karapetsa D, Alonso B, et al. Nonsurgical and surgical treatment of periodontitis:how many options for one disease? [J]Periodontol 2000, 2017, 75(1):152-188.

[12] Caffesse RG, Echeverria JJ. Treatment trends in periodontics [J].Periodontol 2000, 2019, 79(1):7-14.

[13] Fine DH, Patil AG, Loos BG. Classification and diagnosis of aggressive periodontitis [J]. J Clin Periodontol, 2018, 45:S95-S111.

[14] Belibasakis GN, Maula T, Bao K, et al. Virulence and Pathogenicity Properties of Aggregatibacter actinomycetemcomitans [J]. Pathogens, 2019, 8(4):222.

[15] Caton JG, Armitage G, Berglundh T, et al. A new classification scheme for periodontal and peri-implant diseases and conditions-Introduction and key changes from the 1999 classification [J]. J Clin Periodontol, 2018, 45:S1-S8.

[16] Herrera D, Retamal-Valdes B, Alonso B, et al. Acute periodontal lesions(periodontal abscesses and necrotizing periodontal diseases)and endo-periodontal lesions [J]. J Clin Periodontol, 2018, 45:S78-S94.

[17] Feller L, Khammissa RAG, Altini M, et al. Noma(cancrum oris):An unresolved global Challenge [J]. Periodontol 2000, 2019, 80(1):189-199.

[18] Machado RA, Cuadra-Zelaya FJM, Martelli-Junior H, et al. Clinical and molecular analysis in Papillon-Lefevre syndrome [J]. Am J Med Genet A, 2019, 179(10):2124-2131.

[19] Abou Chedid JC, Salameh M, El-Outa A, et al. Papillon-Lefèvre Syndrome:Diagnosis, Dental Management, and a Case Report [J]. Case Rep Dent, 2019, 2019:4210347.

[20] Moyes DL, Saxena D, John MD, et al. The gut and oral microbiome in HIV disease:a workshop report [J]. Oral Dis, 2016, 22(1):166-170.

[21] Albandar JM, Susin C, Hughes FJ. Manifestations of systemic diseases and conditions that affect the periodontal attachment apparatus:Case definitions and diagnostic considerations [J]. J Clin Periodontol, 2018, 45:S171-S189.

[22] Jepsen S, Caton JG, Albandar JM, et al. Periodontal manifestations of systemic diseases and developmental and acquired conditions:Consensus report of workgroup 3 of the 2017 World Workshop on the Classification of Periodontal and Peri-Implant Diseases and Conditions [J]. J Clin Periodontol, 2018, 45:S219-S229.

[23] Tonetti MS, Greenwell H, Kornman KS. Staging and grading of periodontitis:Framework and proposal of a new classification and case definition [J]. J Clin Periodontol, 2018, 45:S149-S161.

第四章　其他影响牙周组织的状况

在 2018 年制定的牙周病新分类中"其他影响牙周组织状况"的其他牙周疾病主要包括 5 类：影响牙支持组织的系统性疾病和状况，牙周脓肿，牙周牙髓联合病变，膜龈异常和状况以及创伤性殆力相关因素。牙周炎的主要组织病理学变化是牙周袋形成和袋壁的慢性炎症、附着丧失及牙槽骨吸收。当牙周炎受到某些全身因素的影响或牙周炎发展到重度阶段，病变复杂形成窄而深的牙周袋或者病变涉及某些特殊部位，如根管侧支区等，这时牙周病变的临床表现也有一些特殊的改变和情况，如出现以严重而迅速破坏的牙周炎作为其突出表征之一的全身疾病，牙周-牙髓联合病变、深牙周袋的急性或慢性牙周脓肿、牙龈退缩使牙根暴露、继而出现敏感和不美观等问题。实际上这些情况（condition）主要是牙周炎的伴发病变，并非独立疾病，它们可发生于任何一型牙周炎患者，只是由于全身疾病、解剖形态、牙髓状况等特殊条件，影响和/或改变了临床的表现，增加了诊断和治疗的复杂性。

第一节　影响牙周支持组织的系统性疾病或状况

在 1999 年的分类提及了一项"反映全身疾病的牙周炎（periodontitis as a manifestation of systemic diseases）"分类，而最新 2018 年制定的牙周炎分类法中，将其概括到其他影响牙周组织的全身系统性疾病以及状况的分类中，该分类根据全身系统性疾病对牙周组织影响的机理分为三类：①通过调节炎症反应对牙周组织造成严重破坏的系统性疾病；②影响牙周病的病理改变的系统性疾病；③与牙周炎无关但造成牙周组织破坏的系统性疾病。其中第一类中涉及包括血液疾病（如白细胞数量和功能的异常、白血病等）和遗传疾病（如掌趾角化综合征、唐氏综合征等）在类的全身系统疾病在第三章第三节反映全身疾病的牙周炎中已经详细介绍。在此章节将重点介绍其他一些通过调节炎症反应对牙周组织造成严重破坏的系统性疾病，以及另外两类的全身系统性疾病及状况。

一、通过调节炎症反应对牙周组织造成严重破坏的系统性疾病

该类系统性疾病可以通过调节牙周组织对局部刺激的炎症反应，从而加速牙周疾病的发生发展，促进牙周组织的破坏。除第三章提及的以牙周炎作为其突出表征之一的全身疾病外还包括以下几类：

（一）遗传性疾病

1. **免疫性疾病**　目前已知影响牙周组织的遗传性免疫性疾病包括：唐氏综合征，白细胞黏附缺陷综合征，掌趾角化牙周病变综合征，Haim-Munk 综合征，Chediak-Higashi 综合征，严重中性粒细胞减少症，原发性免疫缺陷疾病（第三章第三节有详细介绍）。

2. **影响口腔黏膜与牙龈的疾病**　大疱性表皮松解（epidermolysis bullosa，EB）为一组以皮肤和黏膜对机械损伤易感并形成大疱为特征的多基因遗传性皮肤病，为一组典型的侵及皮肤基底膜区的疾病。内脏器官也可累及。临床上病情表现出极大的变异性。同时，基因杂合性也很明显，有常染色体显性和隐性遗传。异常的伤口修复可导致慢性损害和结痂，也常见转移性癌。其中与牙周炎密切相关的分类包括营

养不良性大疱性表皮松解症、Kindler综合征及纤溶酶原缺乏症。①营养不良性大疱性表皮松解症以局部或全身皮肤和口腔反复形成水泡，广泛的牙龈发炎和严重的角化牙龈丧失为特征表现的遗传性大疱性疾病；②Kindler综合征是以复发性皮肤及口腔水疱形成，光敏感和重度牙周炎和牙槽骨丢失进展迅速等临床表现为特征的一种罕见的常染色体隐性遗传性皮肤病；③纤溶酶原缺乏症是以各种器官黏膜慢性炎症性疾病，常见结膜炎，以及牙龈肿大和溃烂，其上可能覆盖有淡黄色的假膜，牙槽骨进行性丢失和牙齿早期丢失为临床表现的遗传性疾病。

目前对三者与牙周炎相关度的联系均有案例报告和叙述性文献综述证据支撑。研究结果表明Kindler综合征及纤溶酶原缺乏症与牙周炎关系密切，Kindler综合征患者的Fermitin家族同源物1基因中的突变可导致缺乏整联蛋白激活，影响角质形成细胞黏附并导致基底膜区域出现分子缺陷从而影响牙周炎的进展，纤溶酶原缺乏症影响牙周炎进展的机制尚不清楚；可能的机制包括纤维蛋白溶解不良，纤维蛋白沉积和伤口愈合异常。目前研究表明营养不良性大疱性表皮松解症与牙周炎未有直接关系，但是其可能通过Ⅶ型胶原α1链（COL7A1）基因突变影响Ⅶ型胶原的形成。

3. 影响结缔组织的疾病 通过影响结缔组织而影响牙周组织的遗传性性疾病包括：Ehlers-Danlo综合征（Ⅳ、Ⅷ型）、血管性水肿（C1抑制物缺乏）、系统性红斑狼疮。

Ehlers-Danlo综合征，又称为埃勒斯-当洛斯综合征是一组异质性的结缔组织病，临床表现为全身弹力纤维发育异常症，累及皮肤、血管、内脏和关节。其中Ⅳ、Ⅷ型的临床表现为皮肤过度伸展、关节过度活动和萎缩性瘢痕，也可能有严重的身体残疾和危及生命的血管并发症，全身性、早发型的严重牙周炎和牙龈退缩，乳牙和恒牙早期缺失等表现，Ⅷ型患者亦可以出现小腿色素性瘢痕。已有案例报告和叙述性文献综述证明其与牙周炎发生发展密切相关，其可能机制为编码纤维胶原或参与这些蛋白质生物合成的酶的基因发生突变，包括Ⅴ型胶原α1链（COL5A1）和Ⅴ型胶原α2链（COL5A2）基因突变。

4. 代谢性与内分泌疾病 影响牙周组织的代谢性与内分泌疾病包括：糖原贮积病（1b型）、Gaucher病、低磷症、磷酸酶过少症、低磷酸盐血症佝偻病、Hajdu-Cheney综合征。

（1）糖原贮积病（1b型）：糖原贮积病是由于遗传性糖原代谢障碍，致使糖原在组织内过多沉积而引起的疾病。糖原贮积病Ⅰ型又称Von Geirk病、葡糖-6-磷酸酶缺陷症。本病为常染色体隐性遗传，两性均可罹病。主要表现低血糖、肝脾肿大、酸中毒、高脂血症、高尿酸血症、高乳酸血症、凝血功能障碍、发育迟缓、癫痫发作、髓样功能障碍、贫血、中性粒细胞减少和反复细菌感染等临床症状。1b型患者常伴发重度牙周炎。案例报告及叙述性文献综述显示其与牙周炎密切相关，其可能的生物学机制为G6PT缺乏，葡萄糖稳态失调，中性粒细胞减少和中性粒细胞功能障碍。

（2）Hajdu-Cheney综合征：Hajdu-Cheney综合征也称为遗传性骨发育不良并肢端溶骨症，是一种累及患者骨骼生长并且逐渐出现指、趾末端骨骼溶解的罕见综合征，呈常染色体显性遗传。临床表现为身材矮小，面部小，肢端骨溶解（X线片上的远端指骨吸收），听力下降和骨质疏松，严重的牙周炎和牙齿过早脱落。有病例报告证明其与牙周炎进展相关。可能的生物学机制为涉及骨骼的早期发育和重塑的Notch2受体蛋白的神经源性刻痕缺口同源物2（NOTCH2）发生基因突变。

（3）Gaucher病：戈谢病（Gaucher's disease，GD）是溶酶体贮积病（lysosomal storage disease，LSD）中最常见的一种，为常染色体隐性遗传。是由于β-葡糖苷酶（β-glucosidase）-葡糖脑苷脂酶（glucerebrosidase，GBA）缺乏，导致葡糖脑苷脂（glucocerebroside，G.C.）在肝、脾、骨骼和中枢神经系统的单核-巨噬细胞内蓄积形成高雪氏细胞，该细胞渗入网状内皮系统的器官内从而引发疾病。临床表现为贫血，中性粒细胞减少，自发性出血，肝脾肿大，骨骼重塑和骨质减少，牙槽骨骨小梁结构丧失，牙周膜和骨髓间隙扩大以及主要在下颌前磨牙和磨牙区域出现的蜂窝状透射影像。有病理报告显示其与牙周炎相关。

（4）低磷症：与牙周关系密切的低磷症（hypophosphatemia）多由碱性磷酸酶（ALPL）基因的突变所致。临床表现与血清无机磷水平相关，轻度患者表现为足部疼痛，骨应力性骨折。重度患者可以出现骨骼畸形，身材矮小，步态蹒跚，骨痛，骨折，牙骨质缺损，牙槽骨缺失和牙齿过早缺失。由于ALPL基因的突变与受损的骨骼和牙齿矿化以及牙根牙骨质缺损有关，这会导致牙周附着受损和牙槽骨高度降低，且由于牙齿没有通过牙周膜充分锚固在牙槽骨上，从而表现出早期的严重的牙齿松动、脱落。除部分案例报告和叙述性文献综述外,已有动物模型研究低磷症能导致牙周组织牙骨质、牙槽骨缺损或缺失,且低磷症动物可出现牙齿过早缺失。

(二) 炎症性疾病

1. 获得性大疱性表皮松解症　是一类由于自身抗体与靶抗原结合导致的自身免疫性疾病,临床表现以皮肤黏膜对机械刺激疱性反应为主,分为以下几种类型:

(1) 机械胆管型:主要表现为水疱,轻度黏膜受累,可自行愈合,主要发生在容易创伤的情况下具有密集的瘢痕地区。

(2) 炎性形式:主要在躯干和弯曲区域以全身性疱疹性皮疹出现,反复的口腔水疱形成和牙龈发炎,严重的牙槽骨丢失,病变可以是局部的也可以是广泛的。

病例报告显示获得性大疱性表皮松解症与牙周疾病相关。

2. 炎症性肠病　炎症性肠病为一种累积胃肠道的慢性非特异性炎症性疾病,主要包括溃疡性结肠炎和克罗恩病两种疾病,病因和发病机制尚不清楚,目前的共识认为该疾病为自身免疫性疾病,遗传易感宿主对共生肠道细菌和牙菌斑细菌的超敏免疫反应可引发炎症和牙槽骨丢失。临床表现主要为腹痛、腹泻、血便、发烧和体重减轻,结肠镜检查显示息肉样黏膜改变,溃疡和炎性改变,牙周炎的患病率和严重程度增加,同时牙周附着和牙槽骨丢失。

二、影响牙周组织的病理改变的系统性疾病

该类系统性疾病可以参与到牙周炎病程中多个环节,这些疾病和状况对牙周炎的影响程度各不相同,但它们均可促进牙周炎的发生并加重牙周炎的进展。该类疾病为影响牙周炎多因素性质的一部分,其更多包含在牙周炎分期和分级的附加条件中。包括有糖尿病、肥胖、骨质疏松症及关节炎(类风湿关节炎,骨关节炎)。内分泌失调,如性激素、肾上腺皮质激素、甲状腺素等的分泌量异常。饮食和营养方面可有维生素 C 的缺乏、维生素 D 和钙、磷的缺乏或不平衡、营养不良等。药物的服用,包括可引发牙龈自发性出的血抗凝药物的服用,可促使牙龈发生纤维性增生的某些药物如苯妥英钠。此外还有吸烟及影响牙周疾病的情感压力与抑郁症等。

(一) 糖尿病

糖尿病是与多种遗传因素有关的内分泌异常。由于胰岛素的生成不足、功能不足或细胞表面缺乏胰岛素受体等机制,引起患者的血糖水平升高,糖耐量降低。临床对照研究结果表明,在局部刺激因素相似的情况下,有糖尿病者的牙周病发生率及严重程度均大于无糖尿病者。糖尿病本身并不引起牙周炎,而是由于该病的基本病理变化,如小血管和大血管病变、免疫反应低下、中性多形核白细胞功能低下、胶原分解增加而合成减少等,在引起肾、视网膜和神经系统病变之外,也可使牙周组织对局部致病因子的抵抗力下降,因而破坏加重、加速。大量流行病学研究表明糖尿病患者的牙周炎范围和程度均高于无糖尿病者。一项多因素分析的结果在校正了年龄、性别、口腔卫生等干扰因素后显示,糖尿病患者患牙周炎的危险性要比无糖尿病患者高 2.8~3.4 倍。2 型糖尿病是仅次于年龄、牙结石的第三位牙周炎危险因素。

事实上,在临床上看到糖尿病主要是影响牙周炎的发病和进程,尤其是血糖控制不良的患者,其牙周组织的炎症较重,龈缘红肿呈肉芽状增生,易出血和发生牙周脓肿,牙槽骨破坏迅速,导致深袋和牙松动。血糖控制后,牙周炎的情况会有所好转。近年来国内外均有报道,彻底有效的牙周治疗可使糖尿病患者的糖化血红素显著降低,胰岛素的用量可减少。这从另一方面支持牙周炎与糖尿病的密切关系。

(二) 关节炎

关节炎泛指发生在人体关节及其周围组织,由炎症、感染、退化、创伤及其他因素引起的炎性疾病。其中与牙周疾病关系密切的为类风湿关节炎,骨关节炎。类风湿关节炎是一种自身免疫性疾病。骨关节炎是由于软骨逐渐恶化所致。临床上主要表现为关节疼痛,红肿,僵硬,和运动受限。已有动物模型研究及系统评价证实了类风湿关节炎,骨关节炎可以增加牙周附着和牙槽骨丢失的风险。

(三) 肥胖

肥胖是体内脂肪聚积过多,而呈现的一种状态,通常体重指数 ≥30 即为肥胖。由于摄入能量过多,或

者是机体代谢慢而导致的体内脂肪积聚,肥胖会引起人体病理、生理或者是一些潜伏的症状,还会影响个人的生活习惯,以及不良的饮食习惯。动物模型,调查,病例对照研究及系统评价均显示肥胖可以促进牙周炎的进展并增加牙周附着丧失的风险。可能与肥胖会导致免疫应答受损和促炎细胞因子增加的机制相关。

（四）情绪压力和抑郁

情绪压力和抑郁的患者会出现一系列行为,情绪和生理指标的变化。动物模型研究中发现情绪压力和抑郁与牙槽骨吸收相关,叙述文献综述和系统评价也表明了情绪压力为溃疡性牙周疾病的危险因素。其可能的生物学机制为情绪变化导致角膜下丘脑-垂体-肾上腺轴的激活引起神经内分泌肽和激素的释放,从而调节免疫反应。免疫的改变影响了宿主对菌斑生物膜的反应,从而影响了牙周疾病的发生发展。

三、与牙周炎无关但造成牙周组织破坏的系统性疾病

这是一组更为不同的全身系统性疾病和状况,该类疾病对牙周组织的破坏独立于菌斑生物膜,可以单独引起牙周组织的破坏,其中一些还可以模仿牙周炎的临床表现。包括两大类:

（一）肿瘤性疾病

1. 牙周组织原发性肿瘤:口腔鳞癌,牙源性肿瘤及其他牙周组织原发性肿瘤。

2. 牙周组织继发性转移性肿瘤。

（二）非肿瘤的其他疾病

可造成牙周组织破坏的非肿瘤的其他疾病包括:肉芽肿伴多血管炎、朗格汉斯组织细胞增多症、巨细胞肉芽肿、甲状旁腺功能亢进、系统性硬化症及消失性骨病(表2-4-1-1)。

表2-4-1-1　与牙周炎无关但造成牙周组织破坏的系统性疾病

疾病名称	牙周炎相关度	证据质量	生物学机制
口腔鳞状细胞癌	中等	案例报告	恶性上皮肿瘤
牙源性肿瘤	中等	案例报告	牙源性上皮肿瘤
牙周组织的其他原发性肿瘤	中等	案例报告	恶性肿瘤
牙周组织的继发转移性肿瘤	中等	案例报告	恶性肿瘤
肉芽肿合并多血管炎	弱	案例报告	周围小血管坏死性血管炎
朗格汉斯细胞组织细胞增生症	中等	案例系列文献综述案例报告	由于具有类似于骨髓源朗格汉斯细胞特征的细胞增殖
巨细胞肉芽肿	中等	案例系列文献综述	反应性增殖
甲状旁腺功能亢进	中等	案例系列文献综述	甲状旁腺的良性腺瘤;高钙血症的结果;继发性甲状旁腺增生
系统性硬化症(硬皮病)	中等	案例报告	结缔组织自身免疫性疾病
骨消失性疾病	中等	案例报告	不明

第二节　牙 周 脓 肿

牙周脓肿(periodontal abscess)并非独立的疾病,而是牙周炎发展到晚期,出现深牙周袋后的一个较常见的伴发症状。它是位于牙周袋壁或深部牙周结缔组织中的局限性化脓性炎症,一般为急性过程,也可有慢性牙周脓肿。

【发病因素】

1. 深牙周袋内壁的化脓性炎症向深部结缔组织扩展,而脓液不能向袋内排出时,即形成袋壁软组织内的脓肿。

2. 迂回曲折的、涉及多个牙面的复杂型深牙周袋,脓性渗出物不能顺利引流,特别是累及根分叉区时。

3. 洁治或刮治时,动作粗暴,将牙石碎片推入牙周袋深部组织,或损伤牙龈组织。

4. 深牙周袋的刮治术不彻底,袋口虽然紧缩,但袋底处的炎症仍然存在,且得不到引流。

5. 有牙周炎的患牙(或无牙周袋的牙齿)遭受创伤,或牙髓治疗时根管及髓室底侧穿、牙根纵裂等,有时也可引起牙周脓肿。

6. 机体抵抗力下降或有严重全身疾患,如糖尿病等,易发生牙周脓肿。

【临床病理】

在牙周袋壁内有大量生活的或坏死的中性多形核白细胞积聚。坏死的白细胞释出多种蛋白水解酶,使周围的细胞和组织坏死、溶解,形成脓液,位于脓肿的中心。在脓液周围有急性炎症区,表面的上皮高度水肿,并有大量白细胞进入上皮。有人报告在脓肿的组织中有 G⁻ 厌氧菌入侵,优势菌为牙龈卟啉单胞菌、中间普氏菌、具核梭杆菌、螺旋体等。

【临床表现】

牙周脓肿一般为急性过程,并且可自行破溃排脓和消退,但若不积极治疗,或反复急性发作,可成为慢性牙周脓肿。

急性牙周脓肿发病突然,在患牙的唇颊侧或舌腭侧牙龈形成椭圆形或半球状的肿胀突起。牙龈发红、水肿,表面光亮。脓肿的早期,炎症浸润广泛,使组织张力较大,疼痛较明显,可有搏动性疼痛;因牙周膜水肿而使患牙有"浮起感",叩痛,松动明显。脓肿的后期,脓液局限,脓肿表面较软,扪诊可有波动感,疼痛稍减轻,此时轻压牙龈可有脓液自袋内流出,或脓肿自行从表面破溃,肿胀消退。

急性牙周脓肿患者一般无明显的全身症状,可有局部淋巴结肿大,或白细胞轻度增多。脓肿可以发生在单个牙齿,也可同时发生于多个牙齿,或此起彼伏。此种多发性牙周脓肿时,患者十分痛苦,也常伴有较明显的全身不适。

慢性牙周脓肿常因急性期过后未及时治疗,或反复急性发作所致。一般无明显症状,可见牙龈表面有窦道开口,开口处可以平坦,须仔细检查才可见有针尖大的开口;也可呈肉芽组织增生的开口,压时有少许脓液流出。叩痛不明显,有时可有咬合不适感。

【诊断和鉴别诊断】

牙周脓肿的诊断应联系病史和临床表现,并参考 X 线片。主要应与牙龈脓肿(gingival abscess)和牙槽脓肿相鉴别。

1. 牙龈脓肿仅局限于龈乳头及龈缘,呈局限性肿胀,无牙周炎的病史,无牙周袋,X 线片无牙槽骨吸收。一般有异物刺入牙龈等明显的刺激因素,在除去异物,排脓引流后不需其他处理。牙周脓肿是牙周支持组织的局限性化脓性炎症,有较深的牙周袋,X 线片可显示牙槽骨吸收,在慢性牙周脓肿,还可见到牙周和根侧或根尖周弥漫的骨质破坏。

2. 二者的感染来源和炎症扩散途径不同,因此临床上表现如下的区别(表 2-4-2-1)。

表 2-4-2-1   牙周脓肿与牙槽脓肿的鉴别

症状与体征	牙周脓肿	牙槽脓肿
感染来源	牙周袋	牙髓病或根尖周病变
牙周袋	有	一般无
牙体情况	一般无龋	有龋齿或非龋疾病,或修复体
牙髓活力	有	无
脓肿部位	局限于牙周袋壁,较近龈缘	范围较弥漫,中心位于龈颊沟附近
疼痛程度	相对较轻	较重
牙松动度	松动明显,消肿后仍松动	松动较轻,但也可十分松动。治愈后牙齿恢复稳固
叩痛	相对较轻	很重
X 线检查	牙槽骨嵴有破坏,可有骨下袋	根尖周可有骨质破坏,也可无
病程	相对较短,一般 3~4 天可自溃	相对较长。脓液从根尖周向黏膜排出需 5~6 天

表 2-4-2-1 所列只是一般情况下的鉴别原则,有些时候二者容易混淆。如牙周-牙髓联合病变时,根尖周炎症可向牙龈沟内排脓;长期存在的深牙周袋中的感染可逆行性引起牙髓坏死;牙周炎症兼有秴创伤时,既可形成窄而深的牙周袋,又可影响根尖孔区的血运而致牙髓坏死;有的牙周脓肿可以范围较大,波及龈颊移行沟处,或因脓肿张力较大,探诊时疼痛严重,使牙周袋不易发现和探入,易被误诊为牙槽脓肿;有些慢性牙槽脓肿形成的瘘口位于靠近龈缘处,易误诊为牙周脓肿,等等。有时用牙胶尖插入瘘口,拍 X 线片,可根据牙胶尖走行方向来判断脓肿部位是在根尖周围还是在牙周袋软组织内。总之,二者的鉴别诊断应依靠仔细地询问病史,牙体、牙髓和牙周组织的检查以及 X 线片的综合分析。

【临床处理】

急性牙周脓肿的治疗原则是止痛、防止感染扩散以及使脓液引流。

在脓肿初期脓液尚未形成前,可清除大块牙石,冲洗牙周袋,将防腐抗菌药放进袋内,必要时全身给以抗生素或支持疗法。

当脓液形成且局限,出现波动时,及时切开引流。可根据脓肿的部位及程度范围,在表面麻醉下,用尖刀片切开脓肿达深部,以使脓液充引流选择从牙周袋内或牙龈表面引流。前者可用尖探针从袋内壁刺入脓腔,后者可。切开后应彻底冲洗脓腔,然后敷防腐菌药物。过早地切开引流会造成创口流血过多和疼痛。切开引流后的数日内应嘱患者用盐水或氯己定等含漱。对于患牙挺出而咬合接触疼痛者,可将明显的早接触点调磨,使患牙获得迅速恢复的机会。

慢性牙周脓肿可在洁治的基础上直接进行牙周手术。根据不同情况,作脓肿切除术,或翻瓣手术。有人报告在急性阶段脓液引流后的短期内,可尽早进行翻瓣术,因为急性炎症改变了组织的代谢,有利于骨的新生,此时进行手术有利于术后组织的修复和愈合,形成新附着的机会较高。

第三节　牙周-牙髓联合病变

牙周炎和牙髓根尖周病的发病因素和病理过程虽不完全相同,但牙周袋内和感染的牙髓内都存在以厌氧菌为主的混合感染,它们所引起的炎症和免疫反应有许多相似之处,二者的感染和病变可以互相扩散和影响,导致联合病变的发生。1999 年国际牙周病分类研讨会上对牙周-牙髓联合病变(combined periodontal-endodontic lesions)的界定为:“同一个牙并存着牙周病和牙髓病变,且互相融合连通(coalescent)。感染可源于牙髓,也可源于牙周,或二者独立发生,然而是相通的”。了解牙周、牙髓的相互关系和疾病的相互影响,对临床诊断和治疗设计有重要意义。

【发病因素】

牙髓组织和牙周组织在解剖学方面是互相沟通的,在组织发生学方面均来源于中胚叶或外中胚叶。二者之间存在着以下的交通途径:

1. 根尖孔(apical foramen)　是牙周组织和牙髓的重要通道,血管、神经和淋巴通过根尖孔互相通连,而感染和炎症也易交互扩散。

2. 根管侧支(lateral root canals)　在牙根发育形成过程中,Hertwig 上皮根鞘发生穿孔,使牙囊结缔组织与牙髓组织相通,形成根管的侧支(也称侧支根管)。这些侧支在牙齿成熟后,逐渐变窄或封闭,但仍有一部分残存下来。在乳牙和年轻恒牙中较多见,成年后也可有直径 10~250μm 的侧支,数目不等。

3. 牙本质小管(dentinal tubules)　正常的牙根表面有牙骨质覆盖,其通透性较低,但约有 10% 的牙齿在牙颈部无牙骨质覆盖,牙本质直接暴露。此外,牙颈部的牙骨质通常很薄,仅 15~60μm,很容易被刮除或被硬牙刷磨除,使下方的牙本质暴露。牙本质小管贯通牙本质的全层,其表面端的直径约 1μm,牙髓端为 2~3μm。菌斑细菌的毒性产物、药物及染料等均可双向渗透而互相影响。

4. 其他　某些解剖异常或病理情况如牙根纵裂、牙骨质发育不良等。

【临床表现】

1. 牙髓根尖周病对牙周组织的影响　生活的牙髓即使有炎症,一般也不引起明显的牙周破坏,可能仅引起根尖周围的牙周膜增宽或局限的阴影。有少数的牙髓坏死是无菌性的,它们一般不会引起明显的牙周病变。但大多数死髓牙均为感染性的,其中的细菌毒素及代谢产物可通过根尖孔或根管侧支引起根尖周围组织的病变或根分叉病变,这些病变可以急性发作形成牙槽脓肿(alveolar abscess)。

(1) 牙槽脓肿若得不到及时的根管引流,脓液可沿阻力较小的途径排出:

1) 多数情况下根尖部的脓液穿破根尖附近的骨膜到黏膜下,破溃排脓,形成相应处黏膜的瘘管(fistula)或窦道,不涉及牙周组织。

2) 少部分病例(多见于年轻恒牙和乳磨牙)脓液可沿阻力较小的途径向牙周组织排出。脓液向牙周引流的途径有二:①沿牙周膜间隙向龈沟(袋)排脓,迅速形成单个的、窄而深达根尖的牙周袋。多根牙也可在根分叉处形成窄而深的牙周袋,类似Ⅲ度根分叉病变;②脓液由根尖周组织穿透附近的皮质骨到达骨膜下,掀起软组织向龈沟排出,形成较宽而深的牙周袋,但不能探到根尖。此种情况多见于颊侧(图11-1-2)。此时临床上见到的"牙周探诊深达根尖"实际是探到了根尖周的脓腔里,并非病理性牙周袋,而牙松动、牙槽骨密度降低等临床表现均是急性炎症所致的一过性表现。通过及时彻底的牙髓治疗,牙周组织即可迅速愈合,牙不松动,不遗留牙周病变。

3) 牙槽脓肿反复发作且多次从牙周排脓而未得治疗,在炎症长期存在的情况下,终使牙周病变成立(有深牙周袋、骨吸收、牙可松动也可不松),此为真正的联合病变,有人称此为逆行性牙周炎。治疗必须双管齐下。因此不应将这种情况简单地诊断为牙槽脓肿。

上述第2、3种情况在临床上易被诊断为牙周脓肿或单纯的牙槽脓肿,但仔细检查可发现如下特点:患牙无明显的牙槽嵴吸收,或虽有广泛的根尖周围骨密度降低,但在有些X线片上还能隐约见到牙槽嵴顶的影像,此为急性炎症所造成的骨密度降低;邻牙一般也无严重的牙周炎。

上述第2种情况,若患牙能在急性期及时得到牙髓治疗,除去感染源,则牙周病损能很快愈合,因为它只是一个排脓通道。但第3种情况因病情反复急性发作,牙周排脓处有牙龈上皮向根方增殖形成袋上皮,并有菌斑长入龈下,则牙周炎病变成立,表现为深牙周袋、出血溢脓、牙槽骨吸收、牙松动,可有黏膜瘘管、叩诊不适等,典型病例的X线片表现为根尖区阴影与牙槽嵴的吸收相连,形成典型的"烧瓶形"或"日晕圈"状病变,即阴影围绕根尖区并向牙槽嵴顶处逐渐变窄。临床上见到有牙髓病变或不完善的牙髓治疗及修复体的牙齿,若有根尖区或根分叉区阴影及牙周袋,而其他部位无明显牙周病变者,也提示有牙髓源性的牙周-牙髓联合病变的可能性。

(2) 牙髓治疗过程中或治疗后造成的牙周病变也不少见如根管壁侧穿或髓室底穿通、髓腔或根管内封入烈性药(砷制剂、戊二醛、塑化液、干髓剂等),均可通过根分叉区或根管侧支伤及牙周组织。

(3) 根管治疗后的牙齿有的可发生牙根纵裂,文献报告平均发生在根管治疗后3.25年(3天至14年)。其原因多由于过度扩大根管、修复体的桩核不当、过大的殆力、死髓牙的牙体发脆等。还有不少发生于活髓牙齿的牙根纵裂,也可伴发局限的深牙周袋和牙槽骨吸收。临床表现患牙有钝痛、咬合痛(尤其是局限于某一个牙尖的咬合痛)、窄而深的牙周袋。X线片在早期可能仅见围绕牙根一侧或全长的牙周膜增宽,或窄的"日晕"状根尖阴影。活髓牙的根纵裂还可见到典型的根尖部根管影像变宽。根裂的患牙可反复发生牙周脓肿,出现窦道。

本类型的共同特点是:①牙髓无活力,或活力异常;②牙周袋和根分叉区病变局限于个别牙或牙的局限部位,邻牙的牙周基本正常或病变轻微;③与根尖病变相连的牙周骨质破坏,呈烧瓶形。

2. 牙周病变对牙髓的影响

(1) 逆行性牙髓炎(retrograde pulpitis):是临床较常见的。由于深牙周袋内的细菌、毒素通过根尖孔或根尖1/3处的根管侧支进入牙髓,先引起根尖1/3处的牙髓充血和发炎,以后,局限的慢性牙髓炎可急性发作,表现为典型的急性牙髓炎。临床检查时可见患牙有深达根尖区的牙周袋或严重的牙龈退缩,牙齿一般松动达Ⅱ度以上。牙髓有明显的激发痛等,诊断并不困难。

(2) 长期存在的牙周病变:袋内的毒素可通过牙本质小管或根管侧支对牙髓造成慢性、小量的刺激,轻者引起修复性牙本质形成,重者或持久后可引起牙髓的慢性炎症、变性、钙化甚至坏死。国内有学者报告因牙周炎拔除的无龋牙中,64%有牙髓的炎症或坏死,牙髓病变程度及发生率与牙周袋的深度成正比,其中临床表现牙髓活力迟钝的牙,80.6%已有牙髓的炎症或坏死,这些牙可能一时尚未表现出牙髓症状,但实际已发生病变。

（3）牙周治疗对牙髓也可产生一定影响：根面刮治和平整时，将牙根表面的牙骨质刮去，常使牙本质暴露，造成根面敏感和牙髓的反应性改变。牙周袋内或根面的用药，如复方碘液、碘酚、枸橼酸等均可通过根管侧支或牙本质小管刺激牙髓，但一般情况下，牙髓的反应常较局限且为慢性，临床无明显症状。

3. 牙周病变与牙髓病变并存　　这是指发生于同一个牙齿上各自独立的牙髓和牙周病变。当病变发展到严重阶段时，例如牙髓病变扩延到一个原已存在的牙周袋，使二者互相融合和影响，可将这种情况称为"真正的联合病变（true combined lesion）"。

【临床处理】

有牙周-牙髓联合病变时，应尽量找出原发病变，积极地处理牙周、牙髓两方面的病灶，彻底消除感染源。牙髓根尖周的病损经彻底、正规的根管治疗后大多预后较好；而牙周病损疗效的预测性则不如牙髓病。因此牙周-牙髓联合病变的预后在很大程度上取决于牙周病损的预后。

1. 由牙髓根尖病变引起牙周病变的患牙，牙髓多已坏死或大部坏死，应尽早进行根管治疗。病程短者，单纯进行根管治疗后，牙周病变即可完全愈合。若病程长久，牙周袋已存在多时，则应在拔髓和根管内封药后，同时或尽快开始常规的牙周治疗，消除袋内的感染，促使牙周组织愈合，最后再完善根管充填。应强调对此种患牙的牙髓治疗务求彻底消除感染源，并严密封闭根管系统，做完善的根管充填。在上述双重治疗后，可观察数月至半年，以待根尖和牙周骨质修复。若数月后骨质仍无修复，或牙周袋仍深且炎症不能控制，可再行进一步的牙周治疗如翻瓣术等。本型的预后一般较好，根尖和牙周病变常能在数月内愈合。

2. 有的患牙在就诊时已有深牙周袋，而牙髓尚有较好的活力，则也可先行牙周治疗，消除袋内感染，必要时进行牙周翻瓣手术和调𬌗，以待牙周病变愈合。但对一些病程长且反复急性发作、袋很深、根分叉区受累的患牙，或虽经彻底的牙周治疗仍效果不佳者，应采用多种手段检测牙髓的活力，以确定是否进行牙髓治疗。然而，应指出的是，牙髓活力测验的结果仅能作为参考依据，因为"活力测验"的结果实际上只反映牙髓对温度、电流等刺激的反应能力，而不一定反映其生活力。尤其在多根牙，可能某一根髓已坏死，而其他根髓仍生活，此时该牙对活力测验可能仍有反应；有些牙髓存在慢性炎症或变性，甚至局部发生坏死，但仍可对温度或电流有反应性。因此对牙周袋较深而牙髓活力虽尚存但已迟钝的牙齿，不宜过于保守，应同时做牙髓治疗，这有利于牙周病变的愈合。然而，这方面的观点有分歧，有的学者认为在前牙有X线片显示垂直吸收达根尖周者，决定治疗方案的唯一依据是牙髓活力测验，若牙髓有活力，则只需做牙周治疗，包括翻瓣手术。

3. 逆行性牙髓炎的患牙能否保留，主要取决于该牙牙周病变的程度和牙周治疗的预后。如果牙周袋能消除或变浅，病变能得到控制，则可先作牙髓治疗，同时开始牙周炎的一系列治疗。如果多根牙只有一个牙根有深牙周袋引起的牙髓炎，且患牙不太松动，则可在根管治疗和牙周炎症控制后，将患根截除，保留患牙。如牙周病变已十分严重，不易彻底控制炎症，或患牙过于松动，则选择拔除。

总之，应尽量查清病源，以确定治疗的主次。在不能确定的情况下，死髓牙先做根管治疗，配合牙周治疗；活髓牙则先做系统的牙周治疗和调𬌗，若疗效不佳，再视情况行牙髓治疗。

第四节　膜龈异常和状况

2018年牙周病新分类中对"正常膜龈状况"的定义是指个体差异（解剖学和形态学）范围内膜龈组织"无病变（如牙龈萎缩、牙龈炎、牙周炎）"，或当无明显病理改变时某些超出个体差异范围的膜龈状况。在此用"牙周表型"来描述不同个体的膜龈状况，以便于更好评估治疗效果及牙龈退缩的预后，如较薄的牙龈更容易发生牙龈退缩，在进行牙周及种植、修复、正畸治疗时应当更谨慎，或可以通过膜龈手术来预防局部牙龈退缩。

牙周表型由牙龈表型（牙龈厚度、角化组织宽度）和骨形态类型（颊骨板厚度）决定，其主要评价指标包括牙龈厚度、角化组织宽度、牙槽骨厚度。通常，牙周表型可分为薄型、厚型，或分为厚扁平型、厚扇贝型、薄扇贝型。①薄扇贝型表现为细长的三角形牙冠、轻微的颈凸度、邻牙接触区靠近切缘、角化龈窄、牙龈薄而脆弱、牙槽骨较薄;②厚扇贝型表现为角化龈厚、牙齿细长、角化牙龈窄、牙龈明显呈扇贝状;③厚扁平型表现为方形的牙冠、明显的颈凸度、牙间接触区大且偏向根方、角化龈宽、角化龈厚、牙槽骨较厚。

　　超出正常膜龈状况的膜龈改变即为异常膜龈状况,主要包含以下6类情况:①牙龈/软组织退缩;②牙龈增生;③缺乏角化龈;④前庭沟深度变浅;⑤异常的系带/肌肉位置;⑥牙龈颜色异常。其中最常见的是牙龈退缩。

一、牙龈退缩

　　牙龈退缩(gingival recession)是指牙龈缘向釉牙骨质界的根方退缩致使牙根暴露。在严重的牙龈退缩处当然也发生牙槽骨相应的吸收。此临床现象相当多见,尤其在老年人中更为普遍。牙龈退缩并不一定是增龄变化,因为有证据表明一些牙周健康的高龄者并不发生牙龈退缩。有人估计成年人的健康牙周组织也有缓慢而微小的附着丧失,每10年约为0.17mm,到70岁时,牙周组织的退缩仅为0.5mm,临床上不易察觉,且无症状。这可能是由于牙周组织长期受到各种机械性损伤、刺激的作用累积而造成的。

【病因及发病机制】

　　造成牙龈退缩的原因有各方面的,常见的情况如:

　　1. **刷牙不当**　牙刷牙膏选择不当、拉锯式的横刷法等。多见于牙弓弯曲处,如尖牙、前磨牙部位,因这些牙根较突出,唇(颊)侧骨板较薄,易因机械摩擦而发生牙槽骨的吸收及牙龈退缩。

　　2. **不良修复体**　不良修复材料、边缘悬突及边缘侵犯生物学宽度时易发生龈缘的炎症和牙龈退缩。

　　3. **解剖因素**　牙齿的唇(颊)向错位使唇侧牙槽骨板更薄,甚至有骨开窗(fenestration)或骨开裂(dehiscence),在受到殆创伤或正畸加力时,骨板很容易吸收,并随即发生牙龈退缩。结缔组织过薄、附着龈过窄和系带高位附着的牙龈,在不利因素存在的条件下,较容易发生退缩。

　　4. **正畸力与殆力**　过度的咬合力或正畸治疗使牙齿向唇颊向移动时,常易发生牙龈退缩,这与其解剖结构相关。因此在正畸治疗开始前,应仔细检查受力牙部位的牙龈组织及骨的质量。

　　5. **牙周炎治疗后**　经治疗后炎症消退袋壁退缩,或牙周手术切除牙周袋,均可导致牙龈退缩。

【临床表现】

牙龈退缩的分型

　　1. **Miller分型**　在所有可能影响根面覆盖预后的因素中,最重要的是龈乳头高度。基于此,Miller(Miller,1985)以根面覆盖术的预后为依据,将牙龈退缩分为4类。

　　(1) Miller Ⅰ类:牙龈退缩,无邻间附着丧失,龈缘位于釉牙骨质界的根方,但未超过膜龈联合,术后预期可达到100%的根面覆盖。

　　(2) Miller Ⅱ类:牙龈退缩,无邻间附着丧失,龈缘位于釉牙骨质界的根方且达到或者超过膜龈联合,术后预期可达到100%的根面覆盖。

　　(3) Miller Ⅲ类:牙龈退缩,有邻间附着丧失,邻间龈乳头退缩水平未超过唇颊侧,可实现部分的根面覆盖。

　　(4) Miller Ⅳ类:牙龈退缩,有邻间附着丧失,邻间龈乳头退缩水平超过唇颊侧,根面覆盖难以预期。

　　2. **RT分型**　在2018年的牙周病新分类中对牙龈退缩的分类主要参考了Cairo的分类方法,Cairo等根据邻间附着丧失水平(有无龈乳头丧失)将牙龈退缩程度分为3类:RT(recession type)1~3。

　　(1) RT 1:牙龈退缩,无邻间附着丧失,临床上在牙齿近中面不能探测到邻间釉牙骨质界,术后预期可达到100%的根面覆盖。

　　(2) RT 2:牙龈退缩,有邻间附着丧失,邻间附着丧失量(从邻间釉牙骨质界到龈沟或牙周袋底)少于或等于颊侧附着丧失(从颊侧釉牙骨质界到龈沟或牙周袋底),通过尝试不同的治疗手段可以实现100%的根面覆盖。

　　(3) RT 3:牙龈退缩,邻间附着丧失,邻间附着丧失量大于颊侧附着丧失,无法实现完全的根面覆盖。

【临床处理】

轻度、均匀的牙龈退缩一般无症状，不需处理。如牙龈退缩持续进展，则应仔细寻找原因，并针对原因进行治疗，如改变刷牙习惯、改正不良修复体、调整咬合力或正畸力等。无论有无明确的原因，一旦发生较广泛的牙龈退缩后，较难使其再生而恢复原有的高度，治疗主要是防止其加重。

对于个别牙或少数前牙的牙龈退缩而影响美观者，可用侧向转位瓣手术、游离龈瓣移植术、结缔组织移植等膜龈手术来覆盖暴露的根面。牙槽骨板太薄或骨裂开者，也可用引导性骨再生（guided bone regeneration，GBR）手术来治疗。

二、牙根敏感及根面龋

牙根表面覆盖着牙骨质，其中无神经、无血管，因此理论上讲，即使牙根暴露在口腔中，对外界刺激也是不会发生疼痛反应的。然而由于牙颈部的牙骨质很薄（一般厚 $16\sim50\mu m$），而且有约 10% 的牙颈部缺乏牙骨质覆盖，加上在牙周刮治过程中，常将根面的牙骨质刮除，使牙本质直接暴露于牙周袋内或口腔内，会使温度、机械或化学刺激等直接通过牙本质小管传入牙髓，产生敏感症状。此种症状常在洁治术或龈下刮治术后的当天即发生，这种疼痛是激发性的，且每次持续时间极短，刺激除去后，疼痛即消失。随着髓腔内相应部位的修复性牙本质形成，这种敏感症状大多能逐渐消失，时间 2 周至 1 个月不等。根据患者个体敏感性、刮治操作的程度，症状的轻重程度也不同。有的患者有咬合创伤或原本已有牙髓病变，则症状可能更明显些。一般情况下，牙周治疗后一过性的牙根敏感（root sensitivity）不需特殊处理，应事先向患者解释清楚。少数症状严重、影响进食者，可用氟化钠糊剂（或 2% 溶液）、含钾的制剂等局部涂布，含氟矿化液含漱等，尽量避免使用烈性脱敏药物。

牙龈退缩的结果会使牙根暴露，当伴有牙龈乳头的退缩时，牙间隙增大，常导致水平型食物嵌塞（food impaction）。如果不及时取出食物或患者未进行适当的邻面菌斑控制，则暴露的牙根面容易发生根面龋，有时甚至是环状龋，多发生于口腔卫生不良的老年牙周炎患者。在 2018 年第四次中国口腔健康流行病学调查报告结果表明，35~44 岁年龄组恒牙根龋的患病率为 25.4%；55~64 岁年龄组恒牙根龋的患病率为 51.0%；65~74 岁年龄恒牙根龋的患病率为 61.9%。根面龋的预防主要是良好的菌斑控制，可建议使用牙间隙刷、牙线、牙签等工具。此外医生在对深牙周袋治疗时应尽量采用保留牙龈高度促使牙周组织再生的方法，减少牙根面的暴露。

（吴亚菲）

参 考 文 献

[1] 郭淑娟,刘倩,丁一. 牙周病和植体周病国际新分类简介[J]. 国际口腔医学杂志,2019,46(02):125-134.

[2] Nemcovsky C E, José Luis Calvo Guirado, Moses O. Endodontic-Periodontal Lesions: Periodontal Aspects: Evidence-Based Multidisciplinary Clinical Management [M]. Endodontic-Periodontal Lesions. 2019.

[3] Lai J Y, Basrani B. Radiographic Analysis of Periodontal and Endodontic Lesions [M]. Endodontic Radiology. John Wiley & Sons, Ltd, 2017.

[4] Aqrabawi J, Jarbawi MM. The healing potential of periodontal-endodontic lesions [J]. International Dental Journal, 2015, 54(3):166-170.

[5] Bonaccorso A, Tripi TR. Endo-perio lesion: Diagnosis, prognosis and decision-making [J]. Endodontic Practice Today, 2014, 8(2):105.

[6] Schmidt JC, Walter C, Amato M, et al. Treatment of periodontal-endodontic lesions-a systematic review [J]. Journal of Clinical Periodontology, 2014, 41(8):779-790.

[7] Li H, Guan R, Sun J, et al. Bacteria Community Study of Combined Periodontal-Endodontic Lesions Using Denaturing Gradient Gel Electrophoresis and Sequencing Analysis [J]. Journal of Periodontology, 2014, 85(10):1442-1449.

[8] Al-Fouzan KS. A new classification of endodontic-periodontal lesions [J]. Int J Dent, 2014, 2014:919173.

[9] Hind A, Almalik AM, Alzahrani FF, et al. Successful Management of Teeth with Different Types of Endodontic-Periodontal Lesions [J]. Case Reports in Dentistry, 2018, 2018:7084245.

[10] Petersson K, Soderstrorm C, Kiani-Anaraki M, et al. Evaluation of the ability of thermal and electric tests to register pulp vitality [J]. Endodontics & Dental Traumatology, 1999, 15(3):127-131.

［11］Shweta S,Krishna P S. Dental abscess:A microbiological review［J］. Dental Research Journal,2013,10(5):585-591.

［12］Lang N,Soskolne WA,Greenstein G,et al. Consensus Report:Periodontic-Endodontic Lesions［J］. Annals of Periodontology, 1999,4(1):90-90.

［13］Miller PD. Miller Classification of Marginal Tissue Recession Revisited After 35 Years［J］. Compend Contin Educ Dent, 2018,39(8):514-520.

［14］Jepsen S,Caton JG,Albandar JM,et al. Periodontal manifestations of systemic diseases and developmental and acquired conditions:consensus report of workgroup 3 of the 2017 World Workshop on the Classification of Periodontal and PeriImplant Diseases and Conditions［J］. J Clin Periodontol,2018,45(20):S219-S229.

［15］Jasim M. A,Cristiano S,Hughes F J. Manifestations of systemic diseases and conditions that affect the periodontal attachment apparatus:Case definitions and diagnostic considerations［J］. J Clin Periodontol. 2018,45(20):S171-S189.

［16］Albandar Jasim M,Susin Cristiano,Hughes Francis J. Manifestations of systemic diseases and conditions that affect the periodontal attachment apparatus:Case definitions and diagnostic considerations［J］. Journal of Periodontology,2018,89(1): S183-S203.

［17］Jack G. C,Gary A,et al. A new classification scheme for periodontal and peri-implant diseases and conditions-Introduction and key changes from the 1999 classification［J］. J Clin Periodontol. 2018,45(20):S1-S8.

第五章 种植体周病

第一节 概 述

种植义齿（implant denture）又叫种植牙，是由种植体和种植体支持的上部义齿组成的修复体。种植体的成功植入与适应证的选择、手术技术、种植体的材料和种类等许多因素有关，但成功的种植体一定要与其周围的软、硬组织相结合。种植体周围组织同样会发生类似牙周疾病的病变，即为种植体周病（peri-implant diseases），最终影响种植体的稳定性和功能的行使，严重时导致种植体松动、脱落。

（一）种植体周围软组织界面

种植体周黏膜（peri-implant mucosa）是指围绕种植体的软组织。在种植体植入，黏膜愈合后即确立了软组织附着于种植体，称为穿黏膜附着（transmucosal attachment），构成种植体周生物学封闭（biological seal），是防止口腔内细菌及其毒素进入内环境的一道屏障。种植体周围软组织的厚度不同，平均为3~4mm。良好的组织愈合是种植体成功的关键因素之一。

穿黏膜附着，即种植体周牙槽嵴顶上方附着组织，是沟底至骨嵴顶之间的相对恒定的距离，为3~4mm，也将其称为生物学屏障（biological barrier），由两部分构成：

1. 结合上皮或称屏障上皮（barrier epithelium） 结合上皮长2.0~2.2mm，与天然牙的结合上皮有共同的特征，通过基底板和半桥粒附着于钛种植体上。

2. 结缔组织附着区 位于屏障上皮与骨嵴顶之间，高1.1~1.7mm，结缔组织附着于种植体。

种植体可能种植在角化（咀嚼性黏膜）或非角化（衬里黏膜）上皮上，因此种植体周围黏膜可以是角化黏膜，也可以是非角化黏膜。健康的种植体周围角化黏膜为粉红色，质地坚韧，与天然牙龈结构相似。种植体周围组织由类似于附着龈、游离龈及龈沟的结构构成，沟内衬有沟内上皮，一般认为，沟的深度在正常无炎症或仅有极轻微炎症状况下为1.5~2mm。种植体周围角化黏膜有角化良好的口腔上皮，与沟内上皮相连．沟内上皮向根方延伸，则为结合上皮或称屏障上皮。在上皮根方至牙槽骨嵴顶之间为结缔组织附着区，胶原纤维来自牙槽骨嵴顶的骨膜，由骨膜向软组织边缘伸展，方向与基台表面平行，在远离种植体部分，胶原纤维呈环形围绕种植体。这种环形纤维的作用仍不清楚，可能有助于形成围绕种植体周围的软组织"封闭"。

种植体附着区的结缔组织比天然牙的牙周组织含有更多的胶原纤维，而成纤维细胞和血管结构少于牙周组织。Moon等学者在对狗的研究中发现，种植体与软组织界面的结缔组织可划分为两个区：紧邻种植体表面宽约40μm的结缔组织区，成纤维细胞量多，细胞长轴与种植体表面平行排列，血管成分少，而胶原含量占67%；在此区外宽约160μm的结缔组织区内，成纤维细胞少，血管成分增多，胶原纤维较多，占85%。

种植体周围无牙周膜结构，钛表面与骨之间界面也缺乏血管丛，种植体周围黏膜的血供系统，只来自牙槽骨嵴外侧骨膜上的大血管，血管分支至牙槽骨上方的黏膜，形成口腔上皮下方的毛细血管以及紧邻结合上皮侧方的血管丛。种植体周围结缔组织内的血管来源于骨膜上血管分支。

（二）种植体-骨界面

成功的种植体必须与骨之间形成骨结合（osseointegration）。骨结合的概念最早由 Branmark 提出，最终被定义为有生命的骨组织与种植体之间的直接的结合，无纤维组织围绕种植体，必须而且能够承受负重，曾使用"功能性骨固连（functional ankylosis）"来描述。

骨结合是种植体与骨组织结合的理想方式，殆力通过种植体直接传导到颌骨，种植体与周围组织间无相对运动，殆力虽不能缓冲，但能较好地传导和分散，力量适度就不会对种植体-骨复合体造成损伤。种植体界面往往达不到 100% 的完全骨结合，也会与骨髓、纤维相接触，三者相对比例决定种植体的寿命和功能状态。凡骨组织占 30%~75% 的界面都可认为形成了"骨结合"，种植体中大部分或全部被纤维组织包裹会导致种植体失败。

（三）种植体周组织与牙周组织的比较

1. 生物学特点比较（表 2-5-1-1）

表 2-5-1-1　牙周组织与种植体周围组织特点比较

	牙周组织	种植体周组织
牙槽嵴顶上方附着组织	结合上皮（1.07mm）+结缔组织（0.97mm）	结合上皮（2.0~2.2mm）+结缔组织（1.1~1.7mm）
结合上皮	以半桥粒和基底板附着于牙骨质	以半桥粒和基底板附着于种植体
牙龈纤维	一端埋入牙骨质内，另一端呈放射状排列伸入结缔组织中	平行包绕于种植体表面
血供来源	丰富	血管少
牙周膜	有	无
防御能力	较强	较弱

2. 炎症反应的特点　牙周组织的牙龈结缔组织及牙周膜中都含有大量血管，细菌侵入时会产生较强的炎症防御反应，且越隔纤维和血管能再生，以保持组织的防御能力。而种植体周围结缔组织内只有少量血管，炎症反应较弱，环状胶原纤维束及种植体与骨床之间没有血管，无防御能力。一旦细菌入侵突破上皮屏障，即可直达骨面，因此种植体周围组织破坏进展较快，但组织内炎症浸润较轻。

欧洲牙周病联合会（European Federation of Periodontology，EFP）与美国牙周病学会（American Academy of Periodontology，AAP）于 2018 年 6 月在荷兰组织召开了牙周病与种植体周病新分类国际研讨会，经会议讨论后形成了一致的共识性报告（consensus report），第一次对种植体周病进行分类、定义及描述。种植体周围疾病及其状态的分类包括：种植体周健康（peri-implant health）、种植体周黏膜炎（peri-implant mucositis）、种植体周炎（peri-implantitis）及种植体周软硬组织缺损（peri-implant soft and hard tissue deficiencies）。

共识性报告中指出种植体周围健康的定义为：①不具有炎症性的临床症状及指标，包括红肿热痛、溢脓、温和探诊后出血等；②没有探诊深度的增加，即 PD ≤ 5mm 或与基线相比基本不变；③初期愈合后没有进一步骨丧失，骨丧失 < 2mm，或者骨吸收呈静止状态，无进行性骨丧失。

第二节　种植体周黏膜炎

种植体周黏膜炎是指局限于种植体周围软组织的可逆性炎症，并不累及种植体周围的骨组织。

【病因和发病机制】

种植体周黏膜炎的根本病因是菌斑微生物。由于患者口腔卫生不良或者缺乏定期清洁及维护，造成种植体周菌斑堆积，刺激机体产生炎症反应。其他危险因素也极大地促进种植体周黏膜炎的发展。

种植体周黏膜(peri-implant mucosa)是指围绕种植体的软组织。健康种植体周软组织的平均厚度为 3~4mm，表面覆盖角化黏膜(咀嚼黏膜)或非角化上皮(衬里黏膜)。种植体周无牙骨质，缺少牙周韧带，结缔组织内只有少量血管，炎症反应较弱，环状胶原纤维束及种植体与骨床之间没有血管，无防御能力。一旦细菌入侵突破上皮屏障，即可直达骨面，因此种植体周围组织破坏进展较快，但组织内炎症浸润较轻。种植体周黏膜炎的组织学特点：在结合上皮或袋壁上皮侧壁存在炎细胞浸润区，该区域富含血管、浆细胞及淋巴细胞。炎细胞浸润局限于该区域，不向根方延伸从而不影响牙槽嵴顶的结缔组织。种植体周炎的病损区域则延伸至结合上皮或袋壁上皮根方，包含大量密集的浆细胞、巨噬细胞及中性粒细胞。

种植体周黏膜炎的危险因素包括：

1. 种植体周角化黏膜的宽度　虽然有研究显示种植体周缺乏角化黏膜或者角化黏膜<2mm 时更易堆积菌斑，与黏膜的炎症有一定的关系，但更多研究显示只要维持良好的口腔卫生，即使种植体周围为非角化的牙槽黏膜也能保证软组织健康。但角化黏膜更有利于患者的舒适性及菌斑的控制。

2. 粘接剂残留　残留的粘接剂作为异物将引发炎症反应，同时残留粘接剂表面粗糙，有利于口腔微生物的定植及菌斑生物膜的形成。

3. 全身因素　包括抽烟、放射治疗及糖尿病等。

【临床表现】

1. 种植体周围黏膜色形质的改变呈红色、组织肿胀、质地柔软。

2. 探诊后黏膜出血(线或滴)和/或溢脓。

3. 牙周探测深度(PD)比基线增加。

4. 种植体周围无骨丧失，即种植体周骨丧失与初期愈合时相比骨丧失<2mm。

5. 还有一类特殊表现为"增生性黏膜炎"，是由于上部结构长期覆盖或压迫软组织，两者没有保持适当的距离，造成局部卫生状况不良，产生软组织增生性炎症。

其中，值得指出的是 PD 随着种植体周围软组织的高度不同而变化，所以 PD 的绝对值并不一定代表炎症与否，只有当 PD 值变大时才有参考价值。

【临床检查】

医师对种植体周围组织病变的及时检查、诊断、预防和治疗起主导作用。种植体周围组织病变必须早发现、早诊断、早治疗，才能及时阻断炎症进展，保留种植体。种植体周检查的内容包括：

1. 口腔卫生状况　菌斑是种植体周围组织炎症的主要致病因素，所以几乎对所有种植体都需进行菌斑指数评价。

检查部位：存留牙及种植义齿表面(如义齿软组织面、金属支架及义齿盖嵴部与种植体颈之间的间隙、种植体基台连接处)。

改良菌斑指数(modified plaque index，mPLI)：为了评价和记录种植体周的菌斑情况。

2. 种植体周黏膜的检查　观察黏膜是否充血肿胀，软组织有无增生，有无溢脓和瘘管形成。

3. 探诊检查　探查种植体周袋的探诊深度、附着丧失量和有无探诊出血。

过去曾认为围绕种植体探诊会损伤种植体周黏膜封闭，因此在临床上没有常规实施。然而，Etter 的实验表明种植体周标准化探诊(0.25N)后 5 天黏膜封闭完全再形成，因此推荐使用普通牙周探针 0.25N 力量用于评估种植体周组织。目前并没有证据表明探针的材质(金属或塑料)或设计对种植体周探诊有不同的影响(Heitz-Mayfield)。但探诊压力过大，黏膜与种植体表面的附着会被机械损伤，探针尖端终止于接近牙槽骨水平。也有文献报道对种植体周围的探查可以使用更灵敏的 Florida 探针，因其工作端为钛合金材料，在种植体周围检查中也占有优势。

(1) 探诊深度：在健康和黏膜炎的部位，用轻力(0.25N)探诊，探针尖端位于结合上皮的根方水平，探诊深度应≤4mm。但应注意，袋深受到植入部位黏膜骨膜厚度的影响，尤其是在骨水平和骨下种植时探诊深度会加深。在种植体周围炎部位，探针将穿过上皮的根方，到达炎症病变的底部，几乎接近骨嵴顶，探诊深度增加。探诊深度加深往往是种植体周围炎导致骨吸收的最早出现的临床表征。探针深度在一定程度上并不代表炎症与否,只有探针深度增加才更有临床意义,但是如果缺乏基线情况下,一般认为探诊深度 5mm 以下,可认为是成功种植体,小于 3mm 更有利于种植体健康,因此探诊深度等于 5mm 作为种植体周围组织健康与炎症的阈值。

(2) 探诊出血:种植体周围软组织如果存在炎症,探诊后会有出血。为了评价种植体周围软组织探诊后出血情况,采用改良龈沟出血指数(modified Sulcus Bleeding Index,mSBI)。

总之,探诊出血和探诊深度是诊断种植体周围组织状况的较敏感的指标,是目前临床检查最常使用的检查方法。应避免反复多次探查,建议第一次复诊时行探诊检查,将其作为基线探针深度。以后至少每年探诊一次。

4. 𬌗关系的检查　可用咬合纸或蜡片检查有无𬌗干扰、侧向力及过大的咬合力导致生物力学负载过重。

通过上述检查,可获得患者种植体周围组织的状况,进而明确诊断。

【诊断和鉴别诊断】

1. 诊断依据　包括黏膜炎症的临床表现、探诊深度增加、种植体周围无骨丧失。

2. 鉴别诊断　主要需要同种植体周炎进行鉴别诊断,种植体周炎炎症已经累及牙槽骨,导致骨丧失,将导致持续的骨吸收和种植体-骨结合界面分离,最终使种植体松动、脱落。鉴别主要通过探诊、X 线片、种植体动度等检查。

【临床处理】

1. 处理原则　种植体周黏膜炎是一种种植体周围软组织的可逆性炎症,去除菌斑可以恢复到种植体周围健康状态。但种植体周黏膜炎常常被认为在种植体周炎之前发生,其多级生长曲线模型显示骨吸收的模式是非线性且加速的,若不能有效得到控制会导致疾病进程加速。治疗种植体周围黏膜炎根本的原则是持之以恒地彻底去除菌斑,控制感染。

2. 治疗方法

(1) 机械清除菌斑:必须用塑料、纯钛或碳纤维所制作的刮治器或超声洁治器工作尖清除牙石,用橡皮杯和抛光膏抛光种植体表面以清除菌斑。由于钛种植体表面易磨损,传统的金属刮治器不能用于种植体,它们会损伤钛表面,形成粗糙面,促使菌斑沉积。

(2) 个性化口腔卫生宣教:患者必须学会使用不同的清洁用具,如牙刷、牙缝刷及牙线。患者自我口腔卫生的保持是治疗成功的要素。

(3) 氯己定的应用:在探诊出血阳性、探诊深度 4~5mm、有或无溢脓的种植体部位,除机械治疗外,还需使用氯己定治疗。一般需 3~4 周的抗菌剂治疗,可获得治疗效果。

【学科新进展】

其他清除菌斑的方法:

1. 激光治疗　激光治疗可以达到一定的抑菌、杀菌效果。目前应用较多的激光系统是 Er:YAG 激光。Er:YAG 激光在低功率使用状态下,可避免种植体表面结构改变,消除炎性肉芽组织,有杀菌作用,并可有效安全清洁种植体表面,激光治疗一般作为辅助治疗方法。对于种植体周炎,激光治疗辅助 GBR 技术及骨移植,促进骨再生,形成新的骨结合。

2. 喷砂治疗　喷砂治疗能有效并且安全地去除种植体表面的菌斑。将一次性的薄片状塑料嘴深入感染的袋内,利用甘氨酸粉末冲洗去除生物膜,其临床疗效与龈下刮治的临床疗效具有可比性。

第三节　种植体周炎

种植体周炎是指以菌斑为始动因子的种植体周围软组织炎症反应并伴有周围支持骨组织的丧失。

【病因和发病机制】

目前认为种植体周围组织病变的主要致病因素是种植体上的菌斑微生物和负载过重,其他危险因素亦是不可忽略。

1. **种植体上的菌斑微生物** 研究显示,菌斑聚集是导致种植体周围病变的始动因素。证据包括:①在对人的研究中,种植体上菌斑形成可引起种植体周围黏膜炎;②成功与失败种植体的微生物菌丛质和量明显不同;③丝线结扎造成实验性病菌定植后,可诱导种植体周围骨吸收;④抗生素的应用能明显改善种植体周围炎患者的临床症状;⑤保持口腔卫生和控制菌斑能有效地消除或减轻种植体周围组织的炎症。因此,不良口腔卫生状况是种植体周围炎的重要危险因素。

种植体周围健康位点的菌斑内主要含 G^+ 需氧或兼性厌氧球菌及非能动菌。当软/硬组织存在炎症时,种植体周的菌斑主要由 G^- 厌氧菌、产黑色素厌氧菌及螺旋体等组成。种植体周探诊深度大于 6mm 时,可培养的细菌的总量比健康部位增多 20 倍,厌氧菌增多尤其明显,能动菌占总菌量的 50%,结构与龈下菌斑生物膜结构相似。最近的研究采用 qPCR 扩增法检测细菌,发现全口拔牙并不能消除牙周致病菌,只是数量明显减少,原因在于拔牙后唾液、舌背、扁桃体和口腔其他黏膜表面均可存留细菌。

因此,患者口腔内其他天然牙或其他部位可能有牙周致病菌的残留,故施行种植修复前必须彻底治疗口腔中存留牙的牙周炎,种植体植入后的种植体周组织的健康维护也是非常必要的。

2. **生物力学负载过早或过重**

(1) 过早负荷:种植手术过程中造成的骨坏死必须被吸收和形成新骨后才能形成骨结合。如果负荷过早,不利于新骨形成和血管长入坏死区,致使纤维包裹种植体周围,造成种植体松动,进而刺激巨噬细胞释放细胞因子和基质金属蛋白酶。过早负载也会促进种植体材料被磨损,产生碎屑和金属离子,刺激炎症细胞释放细胞因子和酶,导致骨吸收。在常规种植手术中,一般主张种植体维持无负荷 3~6 个月,具体时间应根据种植体材料、部位及是否植骨等决定。但随着种植材料、技术的不断进步,大量临床研究表明刚植入的种植体在一定的负荷下也可以形成骨结合。但合理控制微动及保持稳定性是即刻负载成功的关键。研究证明合理的微动应该在 $100\mu m$ 左右,而大于 $150\mu m$ 的动度则造成结缔组织长入。国际口腔种植学会(ITI)指出,即刻和早期负荷虽有成功的病例报告,但仍是种植体失败的风险因素。

(2) 过重负荷:种植体骨结合后,咬合负荷过重是种植体周围炎发病的重要促进因素。它导致种植体-骨界面产生微小骨折,形成垂直骨吸收,继而有上皮和结缔组织向根方增殖移行,包绕种植体。负荷过重并同时伴有细菌感染时,加速软组织移行,疾病进展会大大加速。

可能导致种植体生物力学过载的因素如下:

1) 𬌗关系:义齿𬌗接触关系不正常,使种植体承受过大的侧向力。

2) 义齿固位:上部结构固位差易造成种植体损伤。

3) 种植体数目:种植体数目越多,每个基牙上承受的力相对减少。

4) 义齿设计:在种植体义齿设计中,如设计成单端桥,桥体长度越大,单端种植体上分布的应力越大。或者外形设计不良增加了种植体的负荷。

5) 种植体位置:种植体的排列位置异常,不容易把人工牙排列在中性区,𬌗力的方向与种植体长轴不一致,且义齿难于获得共同就位道,还可能受到杠杆作用力,造成应力在种植体上不均匀分布。

6) 上、下颌骨关系异常:患者很难获得理想的咬合关系。

7) 种植体周围无牙周膜,缺乏本体感受器:不能对过度的和方向不适当的受力通过反射弧途径形成有效地"自身保护",增加了受创伤的机会。此外,当邻牙在受到较大咬合力时,由于天然牙有牙周膜的存在会有一定程度下沉,起缓冲作用。而种植体为骨结合,只能有极微小的下沉。

8) 植入区骨量不足。

3. **危险因素**

(1) 全身危险因素

1) 牙周炎病史:是种植体周围炎的危险因素。Safii 等(2010 年)进行 meta 分析结果显示,未患牙周炎患者种植体存活的概率相对牙周炎患者高 3.02 倍,牙周炎患者更易引起边缘性骨丧失。另外,对于未经过牙周治疗即行种植手术的牙周炎患者而言,种植体失败率远远高于经过牙周治疗的牙周炎患者。重度牙周炎病史患者的种植体周围临床附着丧失明显大于牙周健康患者及轻度牙周炎患者。

2）遗传因素：与遗传因素相关的宿主易感性可能是导致种植体周围病变的因素，目前研究较多的相关基因为 IL-1。最近研究也指出种植体周围病变与骨蛋白基因（Osteoprotegerin）多态性，IL-6，CD14-159 C/T 和 TNF-α-308 A/G 之间的潜在联系。

3）全身系统疾病：如果患者患有糖尿病等疾病，会影响术后组织的愈合，并可能影响种植体周围组织对菌斑微生物等刺激因素的反应。文献综述已经证实糖尿病患者体内促炎性细胞因子水平在种植体周围眼的位点升高，提示炎性反应的增强。

4）环境因素：如吸烟、酗酒、心理压力。

吸烟：Heitz-Mayfield 等系统评价结果显示，吸烟者患种植体周围炎的概率是非吸烟者的 3.6~4.6 倍。另外，吸烟者种植体边缘骨的年吸收量是非吸烟者的 2~3 倍，吸烟量与骨吸收的程度呈正相关关系。值得一提的是，有牙周炎病史并且吸烟的患者发生种植体周围骨吸收的风险高于有牙周炎病史但不吸烟的患者。因此，吸烟是发生种植体周围炎和骨丧失的高危因素。

酗酒：是近年来被认识到的一个种植体周围炎的危险因素。

心理因素及压力：目前并没有文献支持心理因素会增加患种植体周围炎的风险，但压力过大可能会影响患者的生活习惯，如口腔卫生变差、吸烟、酗酒等，从而增加患种植体周围炎的风险。因此心理因素仍不可被忽视。

5）年龄：随着年龄的增长，骨骼系统的矿物质构成，基质和细胞成分将发生变化，骨愈合延迟，骨基质引导异位骨形成能力下降，骨再生的速率和数量也降低。尽管老年人并不是种植的禁忌证，但应慎重选择种植适应证。

6）营养状况：某些微生物、微量元素和氨基酸是愈合过程所必需的。术前建立平衡饮食，纠正饮食结构缺陷，是提高种植体成功率的有益因素之一。

（2）局部危险因素

1）口腔卫生的维护：口腔卫生较差导致种植体周围菌斑的累积也是影响种植体周围微生态的重要因素。

2）种植义齿类型：①两段式种植体在愈合期完全埋植黏膜下，不易感染牙周致病菌；②义齿上部结构为覆盖义齿时，易于清除菌斑，固定义齿难以控制菌斑；③义齿龈面外形设计不合理或未充分抛光，都会促使菌斑聚集。

3）种植体表面：种植体的表面对骨结合具有明显的影响，粗糙表面形成更大面积的骨结合。然而，一旦种植体周感染到达种植体的粗糙表面，则很难清除。因此，种植体周围感染在粗糙面的发展速度更快、更显著。

4）粘接剂残留：残留的粘接剂作为异物将引发炎症反应，同时残留粘接剂表面粗糙，有利于口腔微生物的定植及菌斑生物膜的形成。

5）手术技术和术后处理：手术操作可影响骨愈合，损伤程度决定骨愈合方式是骨结合还是纤维结合。手术时温度过高或创伤过大都可导致骨坏死，最终形成纤维组织包绕种植体，细菌和毒素易侵入，诱发种植体周围组织病变。术后未保持口腔卫生或撕脱缝线也可能引起感染。此外，植入的部位不当，骨量不足也易导致失败。

6）种植体与骨的密合程度：研究表明，种植后小于 1mm 的间隙有利于新骨形成。尤其对拔牙后即刻种植手术，如果种植体与拔牙窝中骨缺失太多，间隙过大，会使种植体不能保持稳定，妨碍骨愈合。

7）骨的质和量：骨的质和量影响着种植体的骨结合，上下颌骨的骨质量有明显的差异。下颌骨的骨皮质较厚，且骨小梁也致密，种植体初期稳定性和后期的骨结合较好，而上颌骨的骨密度往往不如下颌骨，种植体初期稳定性和后期的骨结合也往往不如下颌骨。

8）软组织附着类型：只要维持良好的口腔卫生，即使种植体周围为非角化的牙槽黏膜也能保证软组织健康。如果种植体周围黏膜反复发炎，可采用膜龈手术形成附着龈，有利于口腔卫生的维护及增加患者的舒适度。

9）牙槽嵴顶上方附着组织、种植体的深度、龈瓣的设计等也与种植体周围组织病变的发生发展有一定关系。

【临床表现】

1. 种植体周围黏膜色形质的改变——黏膜红色、组织肿胀,质地柔软。

2. 探诊后黏膜出血(线或滴)和/或溢脓。

3. 探测深度 PD 比基线增加。

4. 骨改建完成后,出现进一步的骨槽嵴顶吸收,即种植体周骨丧失与初期愈合时相比骨丧失≥2mm。

若缺乏之前种植体检查的基线情况或者初期愈合后影像学资料,种植体周炎诊断标准为:种植体的温和探诊后出血,探诊深度 PD≥6mm 以及种植体平台到骨结合区域的距离≥3mm。

【临床检查】

1~4. 参考本章第二节的临床检查。

5. X 线片检查　术后每年都应拍 X 线片(根尖片或曲面体层片)。并在出现种植体周炎症状时,及时拍片,以检查种植体周围骨吸收水平及骨结合情况。若骨丧失破坏极为迅速时,可采用 CBCT 确定病损部位。

在种植体使用第一年后平均每年骨吸收少于 0.2mm,是最初提出的种植体成功的主要标准之一,然而这一成功标准已受到质疑,最近的纵向研究已证实,维护良好的患者牙槽骨的丧失几乎不存在或非常小。

当吸收骨平面与种植体长轴的角度小于 60 度,为垂直骨吸收;而大于等于 60 度,则被称为水平骨吸收。种植体周围骨的水平吸收往往进展比较慢,较易控制。垂直吸收常形成深袋,在较短时间内造成种植体松动脱落。X 线片上还能观察种植体-骨界面的骨结合情况,如二者之间出现透射影,说明有纤维组织介入,是晚期种植体周炎的表现,常伴有种植体松动,预示种植失败。

6. 种植体松动度的检查　即通过触诊或叩诊检查种植体松动度,是高度特异性的检查,一旦出现临床可见的松动,表明炎症已完全破坏骨结合,往往无法治疗,只能拔除失败的种植体。80 年代,出现了 Periotest 动度检测仪,通过 PTV 值(periotest valuces)量化种植体动度 3% 的变化,利于早期发现种植体周炎,了解骨结合率的变化,还能查出有无生物力学负载过重的情况。

7. 龈沟液检查　健康的种植体与自然牙的龈沟液量无明显差别,发生种植体周围组织病变的渗出液的分泌增多,且存在多种细胞因子活性或浓度,如 IL-1、IL-6、IL-8 和 TNF-α,与牙周炎时龈沟液的改变相似,和临床指标及骨吸收量呈正相关关系。

【诊断和鉴别诊断】

1. **诊断依据**　包括黏膜炎症的临床表现、探诊深度增加、种植体周围骨丧失。

2. **鉴别诊断**　主要需要同种植体周黏膜炎进行鉴别诊断,鉴别主要通过探诊、X 线片、种植体动度等检查。

【临床处理】

1. **处理原则**　种植体周围一旦出现骨吸收,即不易逆转,目前尚无特效的治疗方法,所以特别强调种植术后的维护,对种植体周炎的预防重于治疗。

治疗种植体周炎的目标是:防止炎症继续进展,阻止持续的骨吸收,尽量恢复种植体周围原有的骨量。其基本原则是持之以恒地彻底去除菌斑,控制感染,消除种植体周袋,阻止骨丧失,诱导骨再生。

2. **治疗方法**　渐进式阻截支持疗法(cumulative interceptive supportive therapy,CIST)是一种治疗上的策略,依靠临床和影像学诊断,根据损害的严重性和范围来决定治疗方案,以阻止种植体周围损害继续进展。Lang 等欧洲学者提出的 CIST 治疗方案,包括 A、B、C、D 方案(见表 2-5-3-1),可归纳为初期的保守治疗和二期手术治疗,与牙周炎的治疗办法相似,但有其特点。在初始阶段,口腔卫生条件差的必须进行机械清创,必要时应用局部抗感染。如果非手术治疗疗效不明显或失败,则需要外科手术治疗。

CIST 方案:

A. 去除病因:去除牙石、菌斑、多余粘接剂及尽可能地去除种植体表面污染物。可以使用碳纤维、塑料或钛刮治器或超声设备,另外还可以使用甘氨酸粉末空压喷砂、Er:YAG 激光。

表 2-5-3-1 渐进式阻截支持疗法

菌斑	BOP	PD/mm	骨丧失	治疗方案
−	−	<4	−	−
+	±	<4	−	A
+	+	4~5	−	A+B
+	+	>5	−	A+B
+	+	>5	≤2	A+B+C
+	+	>5	>2	A+B+C+D

B. 氯己定的应用:在探诊出血阳性、探诊深度 4~5mm、有或无溢脓的种植体部位。除机械治疗外,还需使用氯己定治疗。这是 CIST 方案中的 A+B 方案。一般需 3~4 周的抗菌剂治疗,可获得治疗效果。

C. 抗生素治疗:在探诊出血阳性、探诊深度 ≥6mm、有或无溢脓的种植体部位,并有 X 线片显示的骨吸收,种植体周袋内有革兰氏阴性厌氧的牙周致病菌,需进行抗感染治疗包括抗生素的使用,以消除或减少致病菌,治疗后可以达到软组织愈合。在应用抗生素之前,必须先进行机械治疗和应用氯己定。

在持续 10 天的氯己定治疗期间,联合应用抗厌氧菌的抗生素甲硝唑或替硝唑,全身给药,也可局部控释使用。

D. 手术治疗:在炎症控制后,有些病例可进一步作手术治疗,分为切除性手术和再生性手术。前者为使袋变浅,去除肉芽组织,修整骨外形,清除种植体表面的菌斑、牙石使之光洁,促进良好卫生维护;而再生性手术除上述目标外,试图使种植体周围的骨再生及骨的重新结合,垂直性骨吸收的种植体周病变后再生效果好于水平性骨吸收。选择再生治疗还是切除治疗需根据局部骨吸收的程度和范围。Chan 等进行系统评价显示,通过引导性骨再生术后牙周袋减少约 3.16mm,较切除性手术(2.04mm)效果更佳,但目前缺乏大样本长时间临床观察的文献。

手术方法:

(1) 单纯翻瓣清创术:适用于种植体周围没有形成骨下袋的种植体周炎。翻起组织瓣,清除袋壁肉芽组织,进行种植体的处理:先用碳纤维、塑料或钛刮治器刮除菌斑及牙石,彻底清洁种植体表面,用生理盐水反复冲洗或擦洗,以去除毒素。修整牙槽骨后,将黏骨膜瓣复位、缝合。种植体表面呈粗糙的螺纹状,如何彻底清除种植体表面的感染和微生物及毒素是当前最棘手的问题。目前主要使用的是超声器械、甘氨酸粉末空压喷砂或者激光清除感染物质。手术过程中可采用大量的生理盐水、柠檬酸、3% 过氧化氢、24% 碘溶液、0.2% 氯己定、EDTA 或四环素进行反复冲洗或擦洗外,还可以用甘氨酸喷砂、激光处理种植体表面。术后临床及放射线检查均有很大改善,如探诊深度和探诊出血减少,但可能导致黏膜退缩和植体的暴露,在非美学区单纯翻瓣清创术还是可以被大部分患者所接受。手术过程中还将暴露的种植体粗糙表面磨除,形成光滑表面,以利菌斑控制。术后菌斑控制、良好的维护治疗及戒烟是种植体周炎手术治疗的关键。

(2) 再生性手术:垂直型骨缺损是再生治疗的适应证,一般需要利用自体骨或者骨替代材料充填骨缺损区。详见第二篇第七章第四节牙周病的手术治疗中的再生性手术。

【学科新进展】

根尖种植体周炎(periapical peri-implantitis):种植体周围炎症除了上述临床症状及表现外,有一些病例还发现种植体根尖炎性病灶。波及的种植体通常表现为影像学可见的根尖区透射影,然而不一定伴有临床上的炎性症状,如发红、水肿、瘘管和/或化脓。根尖种植体周炎又称逆行性种植体周炎(retrograde peri-implantitis),文献资料已证实其发生与邻牙根尖部感染之间有直接关系。邻牙根尖部感染或者经过治疗尚未痊愈的邻牙根尖部感染是种植体根尖部感染的主要来源,特别是已经存在牙髓炎或者根尖周炎的邻牙,细菌可通过骨髓腔扩散而至种植体污染。

因此,这一类的种植体周炎还包括对邻牙完善的根管治疗。若种植体根尖区阴影减小,则通过邻牙的根管治疗来进行治疗逆行性种植体周围炎的方法有效;若对邻牙进行治疗后种植体根尖部阴影没有减小、甚至扩大,则需要进行再生性手术,对种植体根尖部进行彻底清创,并在骨缺损处植入人工骨,来促进新骨的生成。

第四节 种植体周软硬组织缺损

种植体周软硬组织缺损指在牙齿缺失后的愈合过程中,牙槽突/牙槽嵴骨量减少,表现为软硬组织的缺损。

【病因和发病机制】

1. **种植体植入前的硬组织缺陷病因及相关因素** 牙齿拔除或缺失后的骨改建,往往造成牙槽突/牙槽嵴吸收,造成软硬组织的缺损。暴露在以下因素会加重位点缺损:牙周支持组织的丧失;牙髓感染;牙根纵裂;薄颊侧骨板;牙在牙弓中的位置不理想;创伤性的拔牙过程;外伤;上颌窦气化;影响骨形成及代谢的全身性疾病,如成骨不全等。

2. **种植体植入后的硬组织缺陷病因及相关因素** 颌骨本身存在的结构缺陷,研究显示骨开裂和骨开窗在颌骨中的发生率分别为 4.1% 和 9.0%;种植体植入的位置欠佳;种植体周炎;过重负载;种植体周围软组织的厚度;影响骨形成及代谢的全身性疾病等。

3. **种植体植入前的软组织缺陷病因及相关因素** 牙齿拔除或缺失后的改建;牙周支持组织的丧失;影响骨形成及代谢的全身性疾病等。

4. **种植体植入后的软组织缺陷病因及相关因素** 种植体位置不正、颊侧骨板缺乏、软组织薄、邻牙附着状态及手术创伤。有研究显示种植体周角化黏膜宽度较窄(<2mm)在 5 年后更容易发生颊侧软组织退缩。

【临床表现】

1. **种植体周软组织缺损** 主要表现为种植体周软组织退缩。

2. **种植体周硬组织缺损**

(1) 水平性骨吸收:是指种植体周围的牙槽嵴顶高度整体降低,骨吸收与种植体的角度呈大于 60°。临床上检查通常伴随着探诊深度的增加,X 线片显示水平性骨吸收。

(2) 垂直性骨吸收:是指骨组织由牙槽嵴顶向根方吸收,种植体周围龈沟深度增大。一般分为两种类型:含骨下袋的漏斗状三壁骨缺损、未形成骨下袋的一到二壁骨缺损。

(3) 混合型骨吸收:水平性骨吸收和垂直性骨吸收同时存在。

(4) 骨结合丧失:一般认为种植体微小的松动就表明炎症已完全破坏骨结合,就要考虑骨结合丧失。

(5) 伴有膜龈异常的骨开裂或骨开窗。

【临床检查】

参考本章第二节和第三节临床检查。

【诊断和鉴别诊断】

1. **诊断依据** 包括软硬组织缺损类型及程度。

2. **鉴别诊断** 主要需要同种植体周黏膜炎、种植体周炎进行鉴别诊断,鉴别主要通过探诊、X 线片、种植体动度等检查。

【临床处理】

1. **处理原则** 在对软组织缺损进行治疗时,通过手术以期获得理想软组织轮廓及远期稳定角化龈增量。再生性手术的治疗原则是在彻底去除菌斑,控制感染,消除种植体周袋的基础上,尽量恢复种植体周围原有的骨量,诱导骨再生。

2. **治疗方法**

(1) 膜龈手术:在对软组织缺损进行治疗时,通常角化龈宽度小于 2mm 的位点,可考虑进行软组织增量术,或结合骨增量手术,以期获得理想软组织轮廓及远期稳定角化龈增量。其治疗目的是:结缔组织瓣或游离龈瓣移植增加种植体周牙龈厚度或角化龈宽度;只要种植体是从薄或活动的黏膜组织中穿出时,都应进行软组织移植,以改善软组织稳定性,对抗致病因素,以利于种植体的长期稳定。

常见的有冠向复位瓣术、游离龈移植术、侧向转位瓣术、上皮下结缔组织移植术(详见本篇第七章第四节)。

(2) 单纯翻瓣清创术:适用于轻中度的水平骨缺损(详见本章第二节)。

(3) 再生性手术:再生性手术目的是重建种植体周围骨缺损,通常三壁骨缺损的环形结构比两壁型骨缺损术后效果更佳。骨缺损区填入自体骨或者骨替代材料并建议覆盖屏障膜。

引导性骨再生术(guided bone regeneration,GBR)其生物学机制是将生物膜覆盖在骨缺损区的骨组织表面。作为一屏障将软组织与骨组织隔开,防止上皮细胞以及结缔组织来源的成纤维细胞长入缺损区,可有效地保证生长较慢的骨细胞顺利增生并能够将膜下方的骨缺损间隙充满。

GBR 技术的要点是:膜应放在缺损区骨面上并超出缺损区 2~3mm。以保证膜完全覆盖骨缺损;膜下的缺损部位一定要有血块或植入自体骨以保持间隙。最好不用羟磷灰石或脱矿冻干骨,因为它们吸收缓慢,妨碍新生骨组织长入。术后要严密缝合切口,可将骨膜切开保证切口无张力,以免黏膜退缩暴露膜和其下的组织。

由于种植体表面的菌斑微生物感染难以彻底清除,这常常导致 GBR 治疗难以成功。因此,能否有效清除种植体表面的菌斑微生物的感染是获得成功治疗的关键。

(4) 种植体移除:如有进行性的骨吸收,或因软硬组织缺损影响美学效果,或骨结合失败时,考虑拔除种植体。种植体移除时,因尽量避免损伤相邻组织,最大限度地保存骨量,尤其是腭/舌侧骨板,以便再种植或进行骨增量手术。

不同类型软硬组织缺损的手术方式选择见表 2-5-4-1。

表 2-5-4-1　不同类型软硬组织缺损的手术方式选择

类型	手术方式
软组织缺损伴骨开裂或骨开窗	膜龈手术
轻中度水平骨吸收	单纯翻瓣清创术
三到四壁骨缺损	不盖膜的再生性手术
一到二壁骨缺损	盖膜的再生性手术
骨整合失败	种植体移除

(梁　敏)

参 考 文 献

[1] 孟焕新. 牙周病学[M]. 5 版. 北京:人民卫生出版社,2020.

[2] 宿玉成. 现代口腔种植学[M]. 北京:人民卫生出版社,2013.

[3] Newman MG,Takei HH,Klockkevold PR,et al. Carranza's Clinical Periodontology [M].11th ed. St Louis:W.B. Saunders Co,2012.

[4] Dalago HR,Schuldt FG,Rodrigues MA,et al. Risk indicators for Peri-implantitis. A cross-sectional study with 916 implants[J]. Clin Oral Implants Res,2017,28(2):144-150.

[5] Renvert S,Persson GR,Pirih FQ,et al. Peri-implant health,peri-implant mucositis,and peri-implantitis:Case definitions and diagnostic considerations [J]. J Clin Periodontol,2018,45(20):S278-S285.

[6] Araujo MG,Lindhe J. Peri-implant health [J]. J Clin Periodontol,2018,45(20):S230-S236.

[7] Heitz-Mayfield L,Salvi GE. Peri-implant mucositis [J]. J Clin Periodontol,2018,45(20):S237-S245.

[8] Schwarz F,Derks J,Monje A,Wang HL. Peri-implantitis [J]. J Clin Periodontol,2018,45(20):S246-S256.

[9] Khoury F,Keeve PL,Ramanauskaite Aet al. Surgical treatment of peri-implantitis-Consensus report of working group 4 [J]. Int Dent J,2019,69(2):18-22.

[10] Hammerle C,Tarnow D. The etiology of hard-and soft-tissue deficiencies at dental implants:A narrative review [J]. J Clin

Periodontol,2018,45(20):S267-S277.

[11] Berglundh T,Armitage G,Araujo MG,et al. Peri-implant diseases and conditions:Consensus report of workgroup 4 of the 2017 World Workshop on the Classification of Periodontal and Peri-Implant Diseases and Conditions [J]. J Clin Periodontol,2018, 45(20):S286-S291.

第六章　牙周病的检查和诊断

制定牙周治疗计划需要作出正确的诊断,包括确定牙周病的类型、范围和严重程度。而正确的诊断则有赖于准确、全面的问诊和检查,及时发现与牙周病发生发展密切相关的危险因素(risk factor),预测患者对牙周治疗的反应和对疾病预后的判断,医生对检查结果加以综合分析,才能作出准确的诊断。在此基础上,制定个性化的治疗计划。

一、病史收集

全面地询问牙周病的病史,进行仔细的临床检查并寻找易感因素(或危险因素),将所得的资料进行综合分析,是牙周病诊断的基础。牙周病与全身疾病关系密切,在检查和诊断过程中,应询问和了解患者的全身情况、口腔其他部位的改变。

1. **系统病史**　牙周病与全身健康有着密切的联系,某些全身疾病可能影响或加速牙周疾病的发生发展,成为牙周病的全身易感因素(或危险因素),而全身的健康状况也可不同程度地反映在牙周组织,影响着牙周治疗计划的正常实施。因此在询问病史时,要注意询问了解与牙周病有关的系统性疾病。

2. **口腔病史**　询问牙周组织以外的口腔疾病情况,特别是有些疾病可同时发生在口腔及牙周组织,如口腔黏膜疾病扁平苔藓、天疱疮等均可累及黏膜和牙龈。慢性根尖周炎时,也可在附着龈上出现窦道。颌骨的外伤、肿瘤也可造成牙齿的松动、移位等。

3. **牙周病史**　详细询问并记录患者就诊的主要症状及发生时间,记录可能的诱因及疾病的发展过程、治疗经过及疗效。同时,还应了解患者自己所采取的口腔卫生措施,如刷牙方法与习惯,辅助措施的应用等,使临床医生对疾病的发展过程及对治疗的反应有所了解,以便制定治疗计划,并有针对性地指导菌斑控制方法。

4. **家族史**　询问和了解患者父母、兄弟姐妹或其他直系亲属的牙周健康状况,尤其是一些影响牙周组织状况的遗传性疾病,如侵袭性牙周炎、牙龈纤维瘤病等。

二、牙周组织检查

牙周组织的检查器械除了常规使用的口镜、牙科镊和尖探针,还须备有牙周探针、牙线、咬合纸和蜡片等。通过视诊、探诊、扪诊、叩诊、取研究模型和 X 线牙片等进行检查。

(一)口腔卫生状况

初诊患者,首先要进行口腔卫生状况的检查,内容包括牙菌斑、软垢、牙石和色渍沉积情况,有无食物嵌塞和口臭等。

菌斑的检查,可采用目测或用 2% 碱性品红溶液作为菌斑显示剂辅助观察,临床上一般只需了解患者口腔卫生的好坏,可将每牙的唇、颊侧和舌侧牙面记录有或无菌斑,并计算出有菌斑的牙面占总牙面数的百分比,一般以有菌斑的牙面不超过总牙面数的 20% 为口腔卫生较好的指标,这种方法可以用作患者自我检查菌斑控制效果。若菌斑作为临床研究的观察指标,则应按菌斑指数分级记录。

1. **菌斑指数** Silness 和 Löe(1963)所提出的菌斑指数(plaque index，PLI)是采用目测加探查的方法，主要记录龈缘附近菌斑的厚度及量，而不单纯看菌斑的分布范围。比较适合于一般的临床检查或流行病学调查。Silness 和 Löc 的菌斑指数及记分方法如下：0=龈缘区无菌斑；1=龈缘区的牙面有薄的菌斑，但视诊不易见，若用探针尖的侧面可刮出菌斑；2=在龈缘或邻面可见中等量菌斑；3=龈沟内或龈缘区及邻面有大量软垢。

2. **简化口腔卫生指数(simplified oral hygiene index，OHI-S)** 由 Greene 和 Vermillion(1964)所提出并简化。包括软垢指数(debris in-dex，DI)和牙石指数(calculus index，CI)两部分，将牙面自龈缘至切(殆)缘三等分，用菌斑显示剂着色，目测菌斑、软垢、色素或牙石占据牙面的面积，只检查 6 个代表牙(16、11、26、31 的唇颊面和 36、46 的舌面)。该指数较为客观，简便，快速且重复性好，已被广泛用于流行病学调查。

（二）牙龈状况

1. **牙龈炎症** 可通过观察牙龈色、形、质的变化和探诊后是否出血来判断牙龈是否有炎症。正常牙龈呈粉红色，边缘呈贝壳状，紧贴在牙颈部，牙龈质地坚韧而富有弹性，用探针探测龈沟时不会出血。牙龈有炎症时，龈色变暗红或鲜红色，质地松软而失去弹性，牙龈肿胀，边缘厚钝，甚至肥大增生，探诊检查时，牙龈易出血。

牙龈炎症的程度可用指数记分。

（1）牙龈指数(gingival index，GI)：由 Löe 和 Silness(1963、1967)提出的，按牙龈病变的程度分级，检查时仅将牙周探针放到牙龈边缘龈沟开口处，并沿龈缘轻轻滑动。共分为 4 级，0 为正常牙龈，1 为牙龈略有水肿，探针探之不出血，若探之出血则记为 2，若有自发出血倾向或溃疡形成则记为 3。至 1986 年 Lobene 等人还提出了改良牙龈指数(modified gingival index，MGI)，共 5 个等级：0= 无炎症；1= 轻度发炎；颜色略有变化，质地略有变化，但未累及所有龈乳头或龈边缘；2= 轻度发炎；与评分 1 相同的标准，但累及所有龈乳头或龈边缘；3= 中度发炎；龈乳头或龈边缘光亮，发红，肿胀和/或肥大；4= 严重炎症；明显发红，龈乳头或边缘牙龈肿胀和/或肥大，自发性出血或溃疡。

（2）出血指数(bleeding index，BI)：由 Mazza 在 1981 年提出，用钝头牙周探针轻探入龈沟或袋内，取出探针 30 秒后，观察有无出血及出血程度。分为 6 级。0= 牙龈健康，无炎症及出血；1= 牙龈颜色有炎症性改变，探诊不出血；2= 探诊后有点状出血；3= 探诊出血沿牙龈缘扩散；4= 出血流满并溢出龈沟；5= 自动出血。

（3）龈沟出血指数(sulcus bleeding index，SBI)：此指数由 Mühlemann & Son(1971)提出，共分 6 级：0= 牙龈健康，探诊无出血；1= 探诊出血，龈乳头和边缘龈无水肿及颜色改变；2= 探诊出血，龈乳头和边缘龈有颜色改变，无水肿；3= 探诊出血，龈乳头和边缘龈颜色改变、轻度水肿；4= 探诊后出血，龈乳头和边缘龈颜色改变，明显水肿；5= 探诊出血，有自发出血和颜色改变及水肿。

（4）乳头出血指数(papillary bleeding index，PBI)：此指数由 Muhlemann(1977)提出，用钝头牙周探针轻探入龈间乳头，取出探针 30 秒后，观察有无出血及出血程度。共分为 5 级：0= 无出血；1= 只有一个出血点；2= 许多孤立的出血点或只有一小部分出血；3= 探查后充满血液的齿间三角形；4= 探查时大量出血，血液流向边缘牙龈。至 1980 年 Barnett 提出了(Modified Papillary Bleeding Index，MPBI)，用钝头牙周探针轻探入龈间乳头，根据龈乳头 30 秒内有无出血及出血情况分为 4 级：0=30 秒内无出血；1= 在 3 到 30 秒之间流血；2=2 秒内流血；3= 放置探头时立即流血。

（5）探诊出血(bleeding on probing，BOP)：根据探诊龈沟底或袋底后有无出血，记为 BOP 阳性或阴性，这已被作为牙龈有无炎症的较客观指标。

近期有文献提示现有的各种牙龈指数没有一个统一的应用标准，临床医师需要根据具体评估的内容进行抉择。其中二分法(有无出血)是目前普遍接受的操作简单，主观性低且敏感性较高的检查方法。

在维护期中，定期做 BOP 检查，其结果可以帮助临床医生制定治疗决策，探诊不出血者的牙位提示牙周组织处于较健康状态，而 BOP 阳性部位则提示需要继续治疗以消除炎症。虽然 BOP 并不能作为疾病活动期或预测附着丧失的可靠客观指标，但如果 BOP 阳性的位点比例很高，则表明炎症并未控制，疾病仍在进展,其附着丧失的可能性就会增加。Lang 等报告,在连续一年每隔 3 个月的定期复查中,每次均为 BOP 阳性的位点,以后发生附着丧失的机会大于 BOP 阴性的位点。

2. 牙龈缘的位置 牙龈缘的位置受生理和病理改变的影响。生理情况下,随着年龄的增长,结合上皮位置逐渐地向根方迁移,牙龈缘的位置也发生相应的根向移位。如牙齿刚萌出时,牙龈缘位置是在牙釉质上,随着年龄的增长,龈缘位置可移至釉牙骨质界,到老年时龈缘可位于釉牙骨质界的根方,在外观上出现牙龈退缩。在病理情况下,如牙龈的炎症、肿胀、增生等,使牙龈缘向冠方延伸,甚至可位于牙冠的中 1/3 或更多。此时如果结合上皮的位置不变,则没有附着丧失;而在牙周炎的情况下,结合上皮移向根方,实际上已有附着丧失发生,但牙龈缘仍可位于牙冠上,这就需要进行牙周探诊来探明附着丧失的程度。

3. 牙龈色泽的变化 除了局部炎症或全身因素可引起牙龈的充血发红或苍白外,还有其他一些原因可使牙龈有色泽的改变。如:

(1) 吸烟:吸烟者牙面、牙龈或口腔黏膜上出现深灰或棕黑色的色素沉着。

(2) 重金属着色:某些重金属如铋和铅等,经不同方式进入体内后可能被吸收或出现中毒,还可在牙龈缘出现颜色改变,如含铋的药物进入体内后,常在牙龈出现"铋线"。尤以上下颌前牙的龈边缘上,出现宽约 1mm 的灰黑或黑色的线条,边缘清晰整齐。有的患者在牙颈部银汞充填物附近的牙龈中可有银颗粒沉积,呈灰黑色斑点。

(3) 牙龈黑色素沉着:生理情况下,有一些皮肤较黑的人,其牙龈常出现黑色或褐色的色素沉着斑,并可互相融合成片,对称分布,不高出黏膜,成年后色素更加深。

(4) 白色病损:一些出现白色病损的口腔黏膜病也可发生于牙龈组织,如白斑和扁平苔藓。

4. 牙龈的剥脱性病损 牙龈的剥脱性病损主要表现为牙龈乳头、龈缘和附着龈的上皮剥脱并出现炎症,肉眼可见牙龈呈鲜红色,因此过去也有人称之为剥脱性龈炎。牙龈的剥脱性病损可以是糜烂型扁平苔藓或寻常型天疱疮或良性黏膜类天疱疮在牙龈上的一种表现。

(三) 牙周探诊

牙周探诊(periodontal probing)是牙周病检查中最重要的方法,其主要目的是了解有无牙周袋或附着丧失,并探测其深度和附着水平。牙周袋是指龈缘至袋底的距离,附着水平是指釉牙骨质界至袋底的距离,可用普通牙周探针或电子探针进行探测。

1. 基础结构 牙周探针带刻度,每个刻度为 1mm 或 2~3mm,工作端为圆柱形,尖端逐渐变细,有利于插入牙周袋,尖端处为钝头,直径为 0.5mm。

2. 使用方法 牙周探针应沿着牙齿长轴在各个面进行探查,通常分别在牙的颊(唇)、舌面远中、中央、近中测量,每个牙要记录 6 个位点的探诊深度。在探诊过程中应沿着牙周袋底的宽广度提插式行走,以便探明同一牙面上不同深度的牙周袋。

在测量牙周袋时,牙周探针尖应始终紧贴牙面,探针与牙的长轴平行,提插式按一定顺序进行探测。探诊压力应掌握在 20~25g 左右。探测邻面时,可允许探针紧靠接触点并向邻面中央略为倾斜,以便探得邻面袋的最深处。

除了测量袋的深度外,还应探测龈下牙石的量及分布,根分叉受累情况,观察探诊后是否出血。同时还应检查龈缘的位置,即有无牙龈退缩或增生、肿胀等。

附着丧失(attachment loss)是反映牙周组织破坏程度的一个重要指标。在测量牙周袋深度后,当探针尖沿牙根面退出时,探寻釉牙骨质界位置,测得釉牙骨质界到龈缘的距离,将袋深度减去该距离即为附着丧失的程度。若两数相减为零,或不能探到釉牙骨质界,说明无附着丧失;若牙龈退缩使龈缘位于釉牙骨质界的根方,则应将两个读数相加,得出附着丧失的程度。

临床上,当牙龈边缘的位置位于釉牙骨质界(cementoenamel junction,CEJ)冠方时,由于 CEJ 难以探查,亦可用牙周探诊深度(probe depth,PD)进行简单的评估,但 PD 对于疾病的评估较临床附着丧失(clinical attachment loss,CAL)灵敏度差,在这种情况下,临床医生仅记录 PD 而未绘制 CEJ 的位置(在电子牙周图中通常标为"正向凹进"),则将错误记录所产生的 CAL 等于 PD。为了预防这种疾病的高估,有人建议临床医生用 PD 粗略估计牙周炎的程度:轻度牙周炎的 PD<4mm,中度牙周炎的 PD=5~6mm,重度牙周炎的 PD≥7mm。但是,在未同时考虑临床附着水平和影像学牙槽骨吸收的情况下,不应仅将探诊深度用于牙周炎诊断。

(四) 牙齿的松动度

牙周健康的情况下,牙齿有轻微的生理性动度。主要是水平方向的动度。单根牙的生理性动度略大于多根牙。牙周炎时,由于牙槽骨吸收、咬合创伤、急性炎症及其他牙周支持结构的破坏而使牙的动度超过了生理性动度的范围,出现了病理性的牙松动。

牙松动度的检查,常采用牙科镊或口镜柄进行。分为三度:

Ⅰ度松动:松动超过生理动度,但幅度在 1mm 以内。

Ⅱ度松动:松动幅度在 1~2mm 间。

Ⅲ度松动:松动幅度在 2mm 以上。

另一种牙松动度的分类法是根据牙齿松动的方向确定,颊(唇)舌方向松动者为Ⅰ度,颊(唇)舌和近远中方向均松动者为Ⅱ度,颊(唇)舌、近中远中和垂直方向均松动者为Ⅲ度。

牙齿的松动度受多种因素的影响,牙根的数目、长度和粗壮程度以及炎症程度都影响牙齿的松动度。一般情况下,牙槽骨吸收的程度相同时,多根牙的动度要小于单根牙,牙根长而粗壮的尖牙其动度要小于其他单根牙。若有急性炎症或咬合创伤存在,则牙的松动度也会加重,所以检查牙的松动度应在炎症和𬌗创伤消除后进行,并应根据具体情况综合判断。

三、𬌗与咬合功能的检查

𬌗创伤(occlusal trauma)是指因早接触、𬌗干扰过大的𬌗力或侧向力,所造成的神经、肌肉、颞颌关节等,以及牙周组织的损伤。此外,𬌗创伤还指牙周组织在过大的𬌗力作用下发生的病理改变。创伤性𬌗力可成为牙周炎的促进因素。因此对咬合的检查是牙周病诊断中的重要内容,通过调整异常的咬合关系和功能,消除咬合创伤,有利于减少牙齿的松动度,有利于牙周组织的修复再生,巩固牙周治疗的疗效。

(一) 𬌗的检查

下颌在各种功能运动中,上下颌牙的接触现象称之为𬌗或咬合(occlusion),这种接触关系亦称为𬌗关系或咬合关系。牙周病患者的𬌗检查主要包括以下几种情况。

1. 正中𬌗关系的检查(central occlusion)　正中𬌗又称牙尖交错𬌗(intercuspal occlusion,ICO),正常情况下,在吞咽闭口时下颌处于正中位置,上下牙为最密切广泛的接触。检查时观察下颌位置是否在正中位,上下颌牙是否达到最广泛且密切接触的𬌗关系,属于何种𬌗类型。上下前牙的中线是否一致,牙排列是否正常,有无拥挤或牙错位、扭转等错𬌗。覆𬌗及覆盖程度是否正常,有无深覆𬌗、深覆盖或反𬌗、对刃𬌗、锁𬌗等。

2. 检查𬌗磨耗程度是否均匀　如前牙磨耗明显,多为内倾型深覆𬌗,如后牙呈杯状磨耗,可能有紧咬牙(clenching);如前牙的切缘磨成尖锐不齐或后牙牙尖的功能斜面(如下牙颊尖的颊侧斜面)有光亮的磨损小平面(wearing facet),提示有磨牙症等。

3. 检查有无牙松动或移位、牙缺失或牙倾斜等。

(二) 早接触的检查

当下颌从息止𬌗位移动到正中𬌗位,如果只有少数牙甚至个别牙接触,而不是广泛密切接触,这种个别牙的接触,称为早接触(premature contact);检查咬合有无异常时,首先要检查有无早接触以及早接触的位置。

(三) 𬌗干扰的检查

在前伸咬合达到前牙切刃相对的过程中,后牙一般无接触,若后牙有𬌗接触,则称为𬌗干扰。检查时可用牙线或用镊子夹玻璃纸条放在后牙区,若前伸时后牙能咬住牙线或玻璃纸,则说明后牙有𬌗干扰。

侧向𬌗时,工作侧牙接触,非工作侧牙一般无接触,若有𬌗接触,则为𬌗干扰。检查时按上述方法用牙线或玻璃纸放在非工作侧,当下颌侧向运动时,若非工作侧能咬住牙线或玻璃纸,说明非工作侧有𬌗干扰。

(四) 𬌗检查的方法步骤

在检查前必须先调节好椅位,使患者坐正,双眼正视前方,视线与地面平行。还应教会患者正确地进行各种咬合运动。以便获得正确的检查结果,具体方法如下:

1. **视诊**　𬌗关系、早接触或𬌗干扰等均可先通过视诊初步确定。

2. **扪诊**　用食指的指腹轻按于上颌牙的唇(颊)面近颈部,让患者作咬合动作,手指感到有较大的震动或动度的牙,可能有早接触的存在。

3. **咬合纸法**　擦干牙的𬌗面,将薄型的咬合纸放于下牙𬌗面上,令患者作正中咬合,一般在𬌗面的蓝色印迹比较均匀,若有浓密蓝点且范围较大,甚至将纸咬穿呈中心白点而周围蓝色,即为早接触点。

4. **蜡片法**　用厚度均匀的薄型蜡片,烤软后放在被检查牙的𬌗面,令患者作正中咬合,待蜡片冷却后取出,然后对光透照检查蜡片上的咬合印迹。若有菲薄透亮甚至穿孔区,即为早接触点。

5. **研究模型**　对复杂而一次不易查清的创伤性𬌗,可制备研究模型,将𬌗关系转移到𬌗架上做进一步的检查分析。

6. **光𬌗法**　即用一种光敏材料做成的咬合印记膜,此膜在受到咬合力后变形,根据受力大小变形部位在偏振光下可显示不同的色彩,根据色彩的变化,通过计算机检测系统可以计算出咬合接触部位受力的大小,此法的缺点是膜上出现的受力部位很难准确地在牙上定位。

7. **𬌗力计**　是测定咬合时最大𬌗力的仪器。

上述各种检查方法可根据需要综合应用,并根据各自的结果进行综合判断。

(五) 食物嵌塞的检查

在咀嚼过程中,由于咬合压力和唇颊舌肌的运动使食物碎块嵌入相邻两牙的牙间隙内,称为食物嵌塞(food impaction)。水平型食物嵌塞可有牙龈乳头退缩,龈外展隙中有团块状食物残渣,或有龈缘充血肿胀。垂直型食物嵌塞时,患者能指出牙位。检查食物嵌塞并不困难,重点应放在检查食物嵌塞的原因。首先检查𬌗面及边缘嵴有无磨损,邻面接触区是否增宽,颊舌外展隙是否变窄,对颌牙齿有无充填式牙尖或尖锐边缘嵴,有无牙松动、移位、缺牙或排列不齐等情况,并用探针检查嵌塞部位有无纤维性食物残渣,牙齿有无邻面龋。

牙线检查:取一段牙线放在𬌗面加压通过接触区压向龈缘,若牙线能无阻挡地通过邻面接触区,表示接触区不紧密;若通过有一定阻力,则表示接触区紧密。牙线还可查明邻面接触区的位置和大小。根据检查结果,可作适当处理。

四、X 线片检查

X 线片检查是一项重要而常用的检查方法,对牙周炎的诊断和疗效的评价有重要意义。但它只是牙周炎的辅助诊断手段,应该结合临床检查,综合分析判断,不能单凭 X 线片作出诊断或治疗计划。观察牙周病损以平行投照的根尖片为主,或者拍摄曲面断层片,这种 X 线片可以在一张片子上显示全口牙及牙周组织,但显示的牙周组织其清晰程度及精确性不如根尖片。

(一) 正常牙周组织的 X 线影像

1. **牙槽骨**　在牙根周围的固有牙槽骨表现为连续阻射的线状致密影,称为骨硬板或叫骨白线。松质骨的骨髓腔呈透射,骨小梁呈阻射、互相交织成网状。正常情况下,牙槽嵴顶到釉牙骨质界的距离约为1.5mm,不超过 2mm,这是确定有无骨吸收的重要参照标志。

2. **牙周膜**　牙周膜在 X 线片上占据一定的空隙称为牙周膜间隙,为宽 0.18~0.25mm 的连续而均匀的线状黑色透射带,其宽度的变化对牙周病的诊断有重要意义。

(二) 牙周炎时的 X 线影像

患牙周炎时,由于牙槽骨的破坏,骨硬板常不完整或消失,而牙周膜间隙也相应显示增宽或明显增宽。

在 X 线片上主要显示牙齿近远中的骨质情况,而颊舌侧牙槽骨因与牙齿重叠而显示不清晰。在标准根尖片上,当牙槽嵴顶到釉牙骨质界的距离超过 2mm 时,则可认为有牙槽骨吸收。

在 X 线片上牙槽骨吸收的类型表现为水平型吸收和垂直型吸收:

水平型吸收(horizontal resorption):牙槽骨高度呈水平状降低,骨吸收面呈水平状或杯状凹陷。前牙因牙槽嵴窄,多呈水平型吸收。

垂直型吸收(vertical resorption):X 线片显示骨的吸收面与牙根间形成一定的角度,也称角形吸收(angular resorption),多发生于牙槽间隔较宽的后牙。

骨吸收的程度一般按吸收区占牙根长度的比例来描述,通常分为三度。

Ⅰ度:牙槽骨吸收在牙根的颈 1/3 以内。

Ⅱ度:牙槽骨吸收超过根长 1/3,但在根长 2/3 以内,或吸收达根长的 1/2。

Ⅲ度:牙槽骨吸收占根长 2/3 以上。

有时在 X 线片上可以看到牙槽嵴的高度虽然已降低,但吸收的边缘整齐,骨嵴顶端有致密的硬骨板,骨小梁致密且排列整齐,表明牙槽骨的破坏已经停止或有修复。

X 线片的可靠性受多种因素的影响,如二维平片难以展示牙体和牙周组织本身的三维结构;投照角度的不恒定使片子的重复性减低;一些解剖因素如上颌颧突与上颌后牙根尖部重叠、外斜线与下颌磨牙重叠,从而使 X 片的病损表现临床检查不符,鉴于上述原因,X 线片观察结果必须结合临床检查,综合分析判断,方能作出准确的诊断。

五、牙周病历的特点及书写要求

牙周病的病历主要内容应围绕牙周疾病的演变过程和治疗以及与口腔其他疾病的关系进行记录,与牙周病相关的全身病也应予以记述。

1. **病史内容**　以牙周病史为主,也应包括相关的口腔病史及系统病史。包括主诉、现病史、既往史、家族史。

2. **检查内容**　在牙周病历中,牙周检查记录表非常重要。除了主要检查牙周组织外。还应检查记录口腔黏膜、牙及其周围组织、颞下颌关节等内容。有时根据病情需要还需增加其他检查,如血液化验和牙龈的活体组织检查等。

六、牙周炎的辅助诊断方法

(一) 微生物学检查

牙周炎是以厌氧菌感染为主的疾病。对一些重度牙周炎患者,或对常规治疗反应不佳者,或怀疑患牙处于疾病活动期者,可以先检测牙周袋内的优势微生物,然后选择敏感的药物进行治疗,或者在某种治疗前后进行微生物学检测以评价或监测疗效。

1. **培养技术**　细菌培养是微生物学检测的最基本、最可靠的方法,是微生物学检查的“金标准”,分离培养后的细菌可进行抗菌药的敏感试验,以便有针对性地选择药物进行治疗。但需要特殊条件和设备及专业技术人员,且周期长,过程比较烦琐,还可能出现假阴性结果。

2. **椅旁显微镜检查**　将菌斑样本在载玻片上涂成薄层,直接在显微镜下观察,以便从形态学或运动性方面初步了解牙周袋内不同形态细菌的组成及各自的比例,可以在诊疗椅旁操作。涂片的方法较培养法简便而快速,缺点是不能鉴别出细菌的种属和性质。常用的方法有:

(1) 暗视野显微镜检查法(dark field microscopy):取含 1% 明胶的生理盐水一滴,置于载玻片上,取菌斑置于玻片液体内,混匀后立即在暗视野显微镜或相差显微镜下观察微生物并计数。一般数多个视野的微生物共 100 个或 200 个,分别按形态计数各类微生物的百分比。常分为球菌、短杆菌、螺旋体、丝状菌、弯曲菌及能动菌等。由于此法是观察活菌,要求在 30 分钟内完成观察。

(2) 刚果红负性染色法:在载玻片上滴 2% 刚果红水溶液一滴,将刮取之菌斑置于刚果红溶液内混合均匀并推成薄层,自然干燥后,在盛有 37% 浓盐酸的广口瓶上熏至涂片变深蓝色,置油镜下观察,并计算出每种形态细菌的百分比。本法在显微镜下可看到深蓝色背景中显示出清晰的白色菌体,便于计数和记录,不受时间限制,涂片还可保存相当长的时间,缺点是不能观察能动菌。

3. 免疫学技术　免疫学技术(immunological technology)如间接免疫荧光法或酶联免疫吸附实验(enzyme-linked immunosorbent assay,ELISA)对于检测牙周特异致病菌很有意义。

4. DNA 探针　DNA 探针(DNA probe)即利用核苷酸碱基顺序互补的原理,用特异的 DNA 片段,通过核酸杂交技术来检测未知细菌的 DNA,若两者能杂交形成 DNA 双链结构则可认定该菌为与探针相同的细菌,并根据杂交物形成的多少能使其定量或半定量。

DNA 探针可以特异而敏感地检测细菌 DNA,易于操作,而且快速、省力。

(二)压力敏感探针检查

压力敏感探针是牙周探针的一种,通过某些装置来恒定地控制探诊的力量,以保证每次探查时均使用统一的压力,可以避免因压力差异所造成的探诊结果的误差,因而重复性较好。这种探针的种类比较多,如 Florida 探针、Alabama 探针等,有的还能自动定位釉牙骨质界,所以能较精确地测量附着水平。目前这种探针已逐步用于临床和科研工作。

Florida 探针

Florida 探针是与计算机连接并自动记录及评价疾病程度的第三代电子压力探针。是国际上唯一公认的口腔基础诊断标准化设备和牙周病等级划分的标准化设备。目前已在国内许多专科及大中型综合医院临床中广泛使用。

1. 组成　Florida 探针系统由探针手柄、15 克恒定压力光学解码器、脚踏控制器、数据转换盒、数据连接电缆、FP32 中文数据应用系统(计算机存储设备、电子打印设备和移动工作站)组成。

2. 功能　Florida 探针系统可以在一名医护人员的操作下自动测量患者牙周袋深度、附着水平、附着龈宽度,并记录全口牙列情况、牙齿松动度、牙龈出血与化脓、根分叉病变、菌斑分布等可反应牙周疾病程度及预后指标。系统自带风险因素评估功能可有效地对患者病情进行风险评估,有助于医生能够客观地为患者制定有针对性的治疗计划。同时系统提供完善的电子病历、电子及纸质病历报告和口腔卫生知识宣教短片。有助于让患者直观了解病情并积极配合医生进行有效的治疗。

3. 应用意义

(1)减少医护人员的探诊误差,检测结果国际标准化,恒定 15g 的探诊压力使探针精确度为 0.2 毫米,比普通刻度探针的精确度提高 10 倍。

(2)简便计算机化检测,一名熟练的医护人员仅在 10 分钟内即可完成,减少了医护人员的劳动强度。

(3)有效地提高了患者的耐受度,0.4 毫米的探针直径使患者在检查过程中基本感觉不到疼痛。

(4)用于常规体检能够提早发现病情,有效地减少骨质丧失及早期牙周疾病,减少牙周疾病对全身健康的影响。

(5)标准化的检查结果,标准化的诊断结果,系统内自带的治疗效果对比图表和宣教短片,使得医患的沟通交流更方便,患者依从性更高,且全面的电子病历、电子版及自动打印的纸质病历报告使得医院的病历管理简单化、电子化、规范化。

Florida 探针系统操作简便,工作效率高,患者接受程度好,能客观反映患者牙周病情,并且可以长久保存这些数字化资料。

(三)X 线片数字减影技术检查牙槽骨吸收

数字化减影 X 线技术(digital subtraction radiography,DSR)是 20 世纪 80 年代应用于牙周病领域的,用来作为检查牙槽骨动态变化的客观手段,具有其优越性。基本原理是在计算机辅助下,对同一部位不同时间拍摄的一系列 X 线片进行处理,将有意义的图像从不相关的影像(如正常无变化的组织影像)中分离出来,将特征性的结构变化显示出来。

牙片是观察牙槽骨变化的最常用的检查手段,为了进行纵向观察比较,要求在同一部位不同时间所拍摄的一系列牙片具有高度的重复性,DSR 的特点是定位投照,即 X 线球管、被照牙及 X 线片三者的相对位置恒定,从而使投照角度和距离固定,通过计算机辅助的图像处理系统自动减影,最终显示出骨量的微细变化。它克服了普通 X 线技术所拍的牙片因其投照角度、曝光、冲洗条件等的不一致而造成的重复性差、难以进行比较的缺点,是牙周病诊断和治疗中观察牙槽骨变化的重要手段。

(四) CBCT 在牙周病诊断中的应用

Cone beam(锥形束)CT:锥形束投照计算机重组断层影像设备,其原理是 X 线发生器以较低的射线量(通常球管电流在 10 毫安左右)围绕投照体做环形 DR(数字式投照)。然后将围绕投照体多次(180~360 次)数字投照后交集中所获得的数据在计算机中"重组"后进而获得三维图像。

相比较于传统的 X 线平片,CBCT 能从三维角度,即矢状位、冠状位和轴位(水平位)显示病变组织和正常组织结构,以此避免了二维平片的固有缺陷。研究结果也表明了在评估牙槽骨缺损、牙槽骨高度、根分叉病变及牙周膜改变等方面的检测中 CBCT 显示出比二维常规成像技术更高的精度和准确性。此外,最近研究将 CBCT 引用到牙周生物型分类,以辅助临床医生在诊疗过程中避免牙周病,美学区域的种植牙、修复体及正畸方面的并发症。

(五) 牙动度仪检测牙的松动度

采用常规的牙科镊子和口镜检查牙的松动度带有很大的主观性,且重复性较差,故在临床研究中需要借助仪器来测定,以取得客观数据。动度测量计(mobilometer)是一种精确测量牙动度的电子仪器。用仪器测量松动度较为客观,重复性好,对于牙周临床的纵向研究有一定帮助。

(六) 𬌗力计检查咬合力

𬌗力计是测量𬌗力的仪器,种类较多。

𬌗力的大小也可反映牙周组织的健康状况,牙周炎患牙由于牙周组织的破坏、牙松动而使𬌗力明显减小。

(七) 龈沟液的检查

龈沟液是牙龈组织的渗出液,其成分来源于血清和局部牙龈结缔组织。正常情况下龈沟内液量极少,牙龈有炎症时不但液量增加,其成分也发生变化。对龈沟液的成分和量的检测,可作为牙周炎诊治中的辅助手段,对牙周炎的诊断、疗效的观察和预测疾病的发展有重要意义。

1. 龈沟液的采集方法 有滤纸条法、龈沟冲洗法和微吸管法,滤纸条法是目前最常用的方法。

2. 龈沟液的定量方法 有茚三酮染色定量法、称重法和用龈沟液测定仪检查法(periotron)。以上三种方法都先要用一定宽度和长度(一般为 2mm×8mm 或 2mm×10mm)的滤纸条(可用 Whatman 3 号滤纸)放入龈沟中一定时间(一般为 30 秒),然后测定滤纸条上的龈沟液量。而其中以龈沟液仪的测量最为精确而方便。

3. 龈沟液的成分 包括血清中的绝大部分成分、多种细菌和细菌产物及组织和细胞的裂解产物。

某些药物通过全身给药途径进入体内后,也可进入龈沟液,而且达到较高而持久的浓度,如口服四环素后,龈沟液内的药物浓度可为血清的 2~7 倍。

龈沟液取样简便无创伤,又能重复采样,易为患者所接受。研究显示龈沟液内含有多种可作为诊断指标的成分,对牙周炎活动期的诊断、指导治疗、评价疗效和预测疾病的发展有非常重要的意义。

(八) 危险因素的评估

牙周病是多因素疾病,菌斑微生物是疾病发生的始动因素,但单有微生物不一定导致牙周病,牙周病的发生发展还可能与宿主先天或后天的因素以及某些环境因素和社会因素相关,包括遗传特征、种族、年龄、性别、基因型、先天免疫缺陷、吞噬细胞数量或功能缺陷、个人行为或生活方式如吸烟、酗酒、心理因素、环境因素和某些全身疾病等。其中吸烟和糖尿病是牙周组织破坏最重要和最常见的危险因素(risk factor),因此,在牙周病的检查程序中,评估危险因素是极为重要的。

(吴亚菲)

参 考 文 献

[1]李磊丹,LI Leidan. 牙齿松动度的测量方法[J].国际口腔医学杂志,2011,38(1):112-114.

[2]Perry R Klokkevold. Carranza's Clinical Periodontology [M]. 12th ed. Saunders Elsevier,2015.

［3］ Dietrich T,Ower P,Tank M,et al. Periodontal diagnosis in the context of the 2017 classification system of periodontal diseases and conditions-Implementation in clinical practice［J］. British dental journal official journal of the British Dental Association: BDJ online,2019,226(1):16.

［4］ Jorge André Cardoso. Clinical Assessment of Periodontal Tissues［M］. Practical Procedures in Aesthetic Dentistry. John Wiley & Sons,Ltd,2017,10(4):77-85.

［5］ Kawamura M,Fukuda S,Inoue C,et al. The validity and reproducibility of an oral rating index as a measurement of gingival health care and oral hygiene level in adults［J］. Journal of Clinical Periodontology,2000,27(6):411-416.

［6］ Grellmann AP,Zanatta FB:Diagnosis of Gingivitis:State of the Art. Łukasz Z,Tomasz K,et al. Prace poglądowe. Dent. Med. Probl. 2011,48(2),243-250.

［7］ Zhang CZ,Cheng XQ,Li JY,et al. Saliva in the diagnosis of diseases［J］. International Journal of Oral Science,2016,8(3): 133-137.

［8］ Xingqun C,Xuedong Z,Xin X . Application of saliva in disease diagnosis［J］. West China journal of stomatology,2016,34(6): 647-653.

［9］ Davidson Fróis Madureira,Lima I L D A,Costa G C,et al. TNF-α in gingival crevicular fluid as a diagnostic marker for periodontal diseases:A systematic review［J］. Journal of Evidence Based Dental Practice,2018,18(4):315-331.

［10］ Chen XT,Tan JY,Lei LH,et al. Cytokine levels in plasma and gingival crevicular fluid in chronic periodontitis［J］. American journal of dentistry,2015,28(1):9-12.

［11］ Sabri Fatih Kurşunlu,Veli Özgen Öztürk,Han B,et al. Gingival crevicular fluid interleukin-36β(-1F8), interleukin-36γ(-1F9)and interleukin-33(-1F11)levels in different periodontal disease［J］. Archives of Oral Biology, 2015,60(1):77-83.

［12］ Nędzi-Góra M,Kostrzewa-Janicka J,Górska R. Markers of inflammation in periodontal diseases:［J］. Central-European Journal of Immunology,2016,41(2):1-1.

［13］ Berberi A. Deoxyribonucleic Acid Probes Analyses for the Detection of Periodontal Pathogens［J］. The journal of contemporary dental practice,2015,16(9):727.

［14］ Chenmin S,Shaoling H,Jimin X,et al. Evaluation on clinical applications of florida probes［J］. Journal of Capital Medical University,2013,34(3):454-457.

［15］ Renatus A,Trentzsch L,Antje Schönfelder,et al. Evaluation of an Electronic Periodontal Probe Versus a Manual Probe［J］. Journal of Clinical & Diagnostic Research Jcdr,2016,10(11):ZH03-ZH07.

［16］ Kour A,Kumar A,Puri K,et al. Comparative evaluation of probing depth and clinical attachment level using a manual probe and Florida probe［J］. Journal of Indian Society of Periodontology,2016,20(3):299-306.

［17］ Gil CIG,Gonzalez CAR,Saito AE,et al. Comparison of conventional imaging techniques and CBCT for periodontal evaluation: A systematic review［J］. Imaging Science in Dentistry,2018,48(2):79-86.

［18］ Pajnigara N,Kolte A,Kolte R,et al. Diagnostic accuracy of cone beam computed tomography in identification and postoperative evaluation of furcation defects［J］. Journal of Indian Society of Periodontology,2016,20(4):386-390.

［19］ Braun X,Ritter L,JervΦE-Storm P M,et al. Diagnostic accuracy of CBCT for periodontal lesions［J］. Clinical Oral Investigations,2014,18(4):1229-1236.

［20］ Maria N,Lazaros T,Christos A,et al. Classification of periodontal biotypes with the use of CBCT. A cross-sectional study［J］. Clinical Oral Investigations,2015,20(8):1-11.

［21］ de Araújo Nobre,Miguel,Ferro A,et al. Adult Patient Risk Stratification Using a Risk Score for Periodontitis［J］. Journal of Clinical Medicine,2019,8(307):1-12.

［22］ Noor E,Ariffin M H Z. Periodontal Risk Assessment Application for the Usage in Dental Clinic［M］. Envisioning the Future of Online Learning,2016,2016:241-245.

第七章　牙周病的治疗

第一节　牙周病的危险因素评估和预后

现代牙周病学认为：细菌是牙周病始动因子，牙周组织丧失主要是微生物所引发的机体免疫破坏的结果。由于病变的发生发展及程度受多因素影响与控制，多数个体牙周组织的病理破坏通常仅限于轻中度牙周炎，20%~25%的人会发展为重度牙周炎。

在预后判断和制定治疗计划之前对每名牙周病患者进行危险因素评估，对于牙周病的诊断、治疗计划的制定和预后判断都有重要意义，将使牙周病的治疗更有效、更有预见性。

一、不可改变的危险因素

1. **遗传因素**　侵袭性牙周炎（3期C级或4期C级）的家族聚集性通常较高，受影响的兄弟姐妹和受谱系成员的百分比高达40%至50%。表明：牙周病存在易感基因，遗传因素明显影响侵袭性牙周炎易感性。慢性牙周炎的家族聚集性研究较少见。有研究表明：子女牙周炎程度与父母牙周状况有一定相关性。

2. **老龄**　老年人牙周病的患病率和严重程度都要高于年轻人，是牙周病常年累积效应的结果。

3. **种族**　一些种族牙周炎的患病率高，如中国人的患病率较高。

4. **某些牙体和牙周组织的发育异常或解剖缺陷**　先天牙根短小或根形态异常牙一旦发生牙周炎症和骨吸收则较快发展至根尖部，以致牙松动过早脱落。

二、可以改变的环境、后天获得、行为危险因素

（一）局部因素

1. **菌斑生物膜**　菌斑生物膜中的牙周致病菌及其产物是引发牙周病的始动因子，菌斑微生物的堆积和牙周致病菌大量的增加是牙周炎发生和发展的直接病因。

2. **牙石**　牙石对牙周组织的主要危害来自其表面积聚的菌斑生物膜，牙石为菌斑生物膜的形成提供了理想的表面，牙石的存在使得菌斑生物膜与组织表面紧密接触。

3. **咬合创伤**　𬌗力如超过牙周组织的支持潜能，便可造成牙周组织创伤。

4. **食物嵌塞**　由于嵌塞物的机械刺激和对细菌定植、生长繁殖的促进作用，食物嵌塞是导致局部牙周组织炎症和破坏的常见致病因素。

5. **局部解剖因素**　磨牙根柱偏短、根分叉角度偏小、根面凹陷、牙颈部釉突、畸形舌侧沟、牙槽突骨开裂或骨开窗、系带附着过高、附着龈过窄或缺失、牙齿位置异常、拥挤和错𬌗畸形等，或有利于菌斑生物膜的形成、不利于菌斑的清除，或易造成牙周组织的损失的、常成为牙周病发生的有利条件或加重牙周破坏的进程。

6. **其他局部刺激因素**　充填体悬突、修复体边缘过低破坏了生物学宽度，修复体边缘不密合、表面粗糙、不恰当的正畸治疗等。

(二) 全身因素

1. **糖尿病**　有学者认为牙周病是糖尿病第六大并发症。糖尿病和牙周病之间呈双向关系。即血糖控制不良会加重牙周破坏程度,牙周病治疗又有助于血糖控制。

2. **肥胖与代谢综合征**　超重或肥胖增加牙周炎患病风险或牙周病严重程度。代谢综合征是一类疾病,包括血压升高,血浆葡萄糖升高,腰部和腹部周围多余的体内脂肪以及胆固醇水平改变。代谢综合征会增加患心脏病,脑卒中和糖尿病风险。多项横断面研究表明:牙周病与代谢综合征相关,代谢综合征会增加牙周炎风险,与对照组相比,代谢综合征患者牙槽骨损失更多。

3. **骨质疏松症**　作为一种系统性疾病,骨质疏松症特征是整个骨骼系统(包括颌骨)骨矿物质密度降低。研究表明,全身骨质疏松症与下颌骨质疏松症相关,而全身骨质疏松症也与牙齿脱落增加有关。但要明确骨质疏松症是否是牙周病危险因素,尚需进行更多研究,包括对全身性骨和牙周疾病进行标准化测量。有研究表明:用于预防或治疗骨质疏松症的钙和维生素 D 补充剂对稳固牙齿有一定作用。最近,Miley 等人在一项为期 5 年的随机对照试验中显示,与对照组相比,服用钙和维生素 D 的受试者掉牙更少。

4. **艾滋病**　人类免疫缺陷病毒感染者口腔损害较常见,艾滋病患者在经过清创治疗和牙科治疗后会出现明显的伤口延期愈合,在严重免疫低下的患者中这种危险性增加。

(三) 行为和社会心理因素

1. **吸烟**　吸烟不仅提高了牙周炎的发病率,还会加重牙周炎病变的严重程度。吸烟的危险程度与吸烟的量呈正比,这在年轻人中尤为明显。吸烟对牙周炎的治疗效果(包括非手术治疗、手术治疗和牙周组织再生治疗的效果)产生负面影响,并且易使牙周炎复发。

2. **心理压力与精神紧张**　心理压力与精神紧张会增加肾上腺皮质激素的分泌,后者将抑制机体的免疫防御功能,从而影响牙周炎的发生发展。另一方面,过度的心理压力也会改变个体行为,导致口腔卫生状况的恶化,从而加重牙周组织的破坏。

3. **患者的依从性差**　患者的依从性差虽与牙周炎的发生发展不直接相关,但患者的依从性差是影响牙周病治疗预后的最重要的因素之一。

牙周炎危险因素评估在牙周治疗计划中具有重要作用,应成为每一名牙周病患者综合评估的一部分。这些危险因素可以是系统性的或局部的,由于系统性危险因素可以改变,因此消除或更改这些因素应作为牙周病管理的重要内容。其他危险因素,例如种族或遗传因素,无法更改;但是,通过种族或基因组成来识别牙周炎高风险人群,可更好地提供针对性干预手段。

三、牙周病的预后

预后(prognosis)就是医师根据对患者的检查、危险因素评估和诊断结果,进行综合分析判断,对该病的病情进展、治疗效果及转归作出预测。判断牙齿预后是制定牙周治疗计划的基础,根据临床检查、影像学分析及患者相关危险因素分析等共同决定。

(一) 牙周病预后分类

1. **预后佳(excellent)**　无骨吸收,局部因素可消除,口腔卫生好,牙龈可恢复健康状态,患者配合良好,无全身和环境危险因素。

2. **预后较好(good/fair)**　轻度骨吸收,可能有Ⅰ度根分叉病变和轻度松动,可疑致病因素可控制,能较好地维护局部口腔卫生,患者配合较好,不吸烟,无全身危险因素。

3. **预后较差(poor/questionable)**　中、重度骨吸收,Ⅱ~Ⅲ度根分叉病变,牙松动达Ⅱ度,治疗器械难以达到病变处以有效清除菌斑和牙石,患者不合作,吸烟,有全身健康问题。

4. **预后无望(hopeless)**　重度骨吸收,牙松动明显,病变处无法有效处理和清除菌斑和牙石,吸烟及全身健康问题明显或未控制,属拔牙指征。

(二) 牙龈病的预后

1. **不伴系统性疾病的牙龈病预后**　不伴有系统性疾病的菌斑性牙龈病的预后很大程度上取决于引起炎症的原因能否消除。对已有增生的龈炎病例,在去除局部刺激因素后观察一段时间,必要时再通过手术改正不良的牙龈外形后,牙龈也可恢复健康。

2. 伴有系统性疾病的牙龈病预后　在受全身因素影响的牙龈病中,如与激素水平变化相关的妊娠期和青春期的龈炎,除了积极消除局部刺激因素使炎症减轻到最低程度外,待度过妊娠期、青春期后,牙龈也可完全恢复健康。由于服用某些药物所致的药物性牙龈增生或龈炎,在经局部治疗后,病变情况会有明显改善。对于有纤维性实质增生的牙龈也可行手术切除纠正,但远期疗效还需结合患者是否能很好地控制菌斑、药物能否更换、全身的病情能否控制或纠正来判定。白细胞及其他血液病所致的牙龈病损或炎症,由于口腔科的治疗以保守为主,其局部病情的改善主要还取决于对全身血液病的控制情况。青壮年及儿童期的急性坏死性溃疡性牙龈炎只要全身无严重疾病,治疗及时、得当,牙龈可完全恢复健康;但如延误了治疗时机,也可能造成无法恢复的组织缺损。一些黏膜病在牙龈的损害表现需根据诊断进行相应的药物治疗,多能收到较好疗效。

(三) 牙周炎的预后

1. 牙列整体预后

(1) 牙周炎的类型:牙周炎的类型与预后的关系较为密切。

1) 大多数轻、中度慢性牙周炎在经过彻底的系统治疗后,只要能坚持定期的牙周支持治疗,一般疗效就比较巩固。

2) 侵袭性牙周炎比慢性牙周炎的预后要差,因为侵袭性牙周炎发病年龄早,但病情进展迅速而广泛,且常伴有某些全身易感因素,如外周血的中性粒细胞趋化或吞噬功能异常、有单核/巨噬细胞的高表现等,有的患者还伴有遗传因素,致使机体防御反应异常,在长期的发展和治疗过程中疾病易复发。

3) 伴有系统性疾病的牙周炎则需考虑不同类型疾病的特点、程度、控制情况等来综合判断。

(2) 牙周支持组织破坏的程度:牙列中多数牙的骨吸收程度、牙周袋深度或附着丧失程度以及根分叉是否受累等对预后均有影响。若牙槽骨吸收普遍且严重,则疗效较差,且不宜做基牙,故有保留价值的牙就会减少。再结合 X 线片所示牙槽骨的致密度、骨硬板的有无以及骨缺损的类型可帮助判断治疗的效果和预后。一般牙周袋深度与骨吸收程度是相应的,牙周袋愈深表面骨吸收量也多,因此,一般牙周袋很深的牙就较难治疗或保留。而且,累及多个牙面的复合袋或迂回曲折的复杂袋要比简单袋的预后差。

(3) 局部因素的消除情况:彻底清除龈上、龈下菌斑是取得疗效的第一步。预后的好坏主要不在于菌斑、牙石的多少,而在于能否彻底清除之,并改善局部环境以长期有效地控制菌斑。有创伤性𬌗者,若能通过调𬌗或其他方法消除创伤,则能获得较好的疗效。但若𬌗关系紊乱又难以用磨改或正畸方法改正者,如重度深覆𬌗或其他严重的错𬌗畸形、难以消除的夜磨牙或紧咬牙习惯等,都会影响疗效。其他如邻面龋、充填悬突、修复体边缘、阻生齿等问题也都需考虑及时解决。

(4) 牙松动情况:一些松动牙,在基础治疗及手术治疗后控制了炎症,并消除𬌗创伤后,松动度可以减轻甚至变稳固。但是,对于牙槽骨吸收严重而引起的牙松动,则较难完全恢复稳固。因此,松动牙还需做完善的松牙固定,则患牙仍可以行使良好的功能并长期保存。

(5) 余留牙的数量:如果牙列中余留牙的数目太少,或余留牙的解剖形态和分布不利于支持局部义齿,这样会加重基牙的负担而影响基牙的健康。因此,在修复治疗中需综合考虑全牙列和基牙状况来科学地设计包括种植体在内的治疗方案。

(6) 患者的依从性:患者能否遵照医嘱按时就诊并坚持完成各项牙周治疗,能否认真地学会口腔保健方法来进行自我控制菌斑,能否持之以恒地定期复查和复治,都是成功治疗和防止牙周病复发的关键。

(7) 环境因素:吸烟不但增加了局部刺激因素,使菌斑、牙石易于堆积,而且也会降低局部和全身的免疫功能;因身体的疾病、生活事件、失业等所造成的精神压力以致心理情绪的变化,都能改变患者对疾病及治疗的反应,容易降低口腔健康意识和依从性,减少口腔维护措施,从而影响预后。

(8) 年龄:患者的年龄与疾病的预后有关。一般情况下,年轻者对疾病的抵抗力和恢复力均较强,愈合也较快;但还需从两方面来认识和考虑实际状况:当两位患者的骨吸收和牙周破坏程度相似,如是年轻人即确诊牙周炎,则可能预后较差,因为年轻者是在较短时间内发展到此程度的,说明年轻的重症患者可能存在全身易感因素,或对病原因素的抵抗力较弱,修复力较差;如果是中年以上患者,在其他因素相近时,则年轻者可能恢复更好。因此,年龄对预后的影响还应结合其本身的病情和全身状况来具体判断。

(9) 危险因素:评估牙周病的危险因素需从生理、病理、环境、社会等多方面来综合评估。除可以人为干预而消除的危险因素,有些危险因素虽可发现和预测,目前却没有完全有效的干预措施来干预和防止疾病的发生,但在治疗计划中,应当尽可能及时而有效地采取干预性措施,才能维持远期的疗效,保持牙周组织健康的稳定性。

2. 个别患牙预后

(1) 探诊深度:一般而言,探诊深度与牙槽骨吸收的程度是相应的。探诊附着水平能反映出牙周支持组织丧失的实际情况。一般附着丧失超过 5mm 者属于重症,但也应视分布范围而定,如同样两颗牙,单侧(或单根)的附着丧失比多侧(或多根)附着丧失的疗效及预后均要好些。

(2) 牙槽骨的吸收程度和类型:牙槽骨余留的量是预后的关键,一般牙槽骨吸收愈多,牙齿就愈难保留。牙槽骨吸收的类型与预后也有关,同样两颗牙其牙槽骨吸收程度相似时,垂直型吸收一般比水平型吸收的疗效及远期效果为好,因为垂直型骨吸收相对于水平型骨吸收的治疗办法及修复效果更好。

(3) 牙的松动度:一般情况下,牙的松动度愈大,表明其牙周支持组织破坏愈严重,牙就愈难保留。但个别牙的松动度要具体分析原因,若为急性炎症所致,则炎症消除后,牙可变稳固。

(4) 牙的解剖形态:如牙根短而细小、冠根比例不协调、磨牙融合根、上颌侧切牙的畸形舌侧沟处有深袋、磨牙颊沟的牙颈部釉突等,均会增加治疗的难度,影响疗效。

3. 伴有系统健康问题的牙周炎预后　牙周炎的发生发展与全身状况密切相关,牙周炎预后受全身因素影响,如糖尿病、传染性疾病、营养不良免疫功能异常等。这类患者的预后与全身疾病能否前面控制或纠正有密切关系,不完全取决于牙周局部治疗的效果。遗传因素对牙周病的预后也有较大影响,遗传因素增加了机体患牙周炎(特别是侵袭性牙周炎)的易感性,也增加了合并系统性健康缺陷的风险。

目前预后判断的标准仍未统一。由于牙周病过程是动态的,对于患牙的预后判断不应仅局限于初始阶段的治疗计划,而应根据患者对治疗的反应重复评估预后,调整治疗计划,以争取保留尽可能多的患牙。预后评估可分以下几个阶段:

第一阶段初始评估:首先了解患者的社会经济地位、依从性、口腔卫生习惯、治疗史等。检查与评估各项临床指标和影像学资料。接下来根据患者存在的口腔问题进行个性化口腔卫生指导,高度强调自我菌斑控制的重要性。

第二阶段病因治疗:包括洁治术、刮治术、根面平整等。在这一阶段,只有确定预后无望的患牙(如垂直性牙折或牙体存在大面积无法修复的缺损)才会被拔除。其余牙保留到下一治疗阶段。实际上大部分初始认为预后无望的患牙经过治疗后都可以保留下来。

第三阶段再评估:病因治疗后要重新评估患者的依从性,检查口腔卫生状况和菌斑控制情况。只有在牙周状况稳定,菌斑控制良好情况下才考虑行缺失牙种植修复。再次强调自我菌斑控制对疗效长期稳定及取得良好种植修复效果的重要意义。此阶段可行牙周手术。手术前行预后评估,拔除无法消除炎症的牙周病患牙。手术后再评估,深牙周袋消失、菌斑控制良好预示着牙周状况稳定。如果患者依从性不良,应增加复诊频率,并加强口腔卫生教育。

与牙周病预后密切相关的因素主要包括:患者自我菌斑控制水平;牙周治疗是否彻底和能否定期行牙周维护治疗。大量临床研究表明,经过完善系统的牙周治疗,牙周炎患者如能依从医师建议定期复诊接受牙周维护治疗,即使首诊时认为预后不好、需要拔除的患牙,相当一部分仍能留存很长时间,甚至不用拔除。

第二节　牙周病的治疗计划

牙周病治疗计划和目标应注重长期疗效,而不是在短期内某些症状的消失或改善;更应重视患者整体牙列病情的稳定以及功能、美观的保持,而不是只着眼于追求个别牙的保留和保存牙的数目。

一、牙周病治疗的总体目标

(一) 控制菌斑和消除炎症

牙周炎患者必须重视菌斑控制,应当每天彻底清除或减少菌斑的形成,使牙周破坏停止,并防止治疗后复发,长期保持牙周的健康状态。

(二) 恢复牙周组织的功能

1. 恢复或提高自然牙的咀嚼效能 自然牙的炎症消除后,咀嚼功能多可恢复或有所提高。

2. 修复缺牙 若牙列有缺失,不但影响咬合功能,且易加重余留牙的负担而加重咬合创伤,还可因邻牙倾斜、移位等造成新的创伤,因此缺失牙应及时修复以恢复功能。

3. 调整咬合关系 正常的咬合关系是牙周健康所不可缺少的功能性生理刺激,调𬌗、正畸及松动牙固定等,有助于获得合适的咬合关系,以恢复咬合功能。

4. 纠正不良咬合习惯 夜磨牙、紧咬牙等不但加重了牙周组织的负担,还可造成咬合创伤,因此必须予以纠正。

(三) 恢复牙周组织的生理形态

1. 牙龈和骨组织因牙周组织的炎症和破坏所造成的病损如牙周袋、骨缺损、龈退缩、牙松动移位等,牙龈外形的不正常如附着龈过窄、牙龈退缩或系带过短等,需要通过一系列的治疗(包括牙周手术)来加以纠正,以恢复牙龈及骨的生理性外形,才有利于维持牙周组织的健康和满足美观的要求。

2. 牙齿及邻接关系如充填龋洞、纠正修复体的边缘悬突、恢复边缘嵴及邻面接触点等以消除食物嵌塞并有利于菌斑控制。

(四) 维持长期疗效、防止复发

牙周治疗计划执行过程中,对患者进行反复细致的、有针对性的口腔卫生指导,坚持自我控制菌斑,并劝其戒烟、定期复查、复治等使疗效得以巩固,以求长期或终生保存牙齿。

二、治疗程序

(一) 第一阶段——基础治疗(initial therapy)

本阶段的目的在于首先帮助和指导患者建立正确的口腔健康意识,并培养和掌握正确的口腔保健措施。运用牙周病常规的治疗方法消除致病因素,控制牙龈炎症。此阶段亦称病因治疗(cause related therapy)。

1. 教育并指导患者自我控制菌斑的方法,如建立正确的刷牙方法和习惯,使用牙线、牙签、间隙刷等辅助工具保持口腔卫生等。

2. 施行洁治术、根面平整术以消除龈上和龈下菌斑、牙石。

3. 消除菌斑滞留因素及其他局部刺激因素,如充填龋洞、改正不良修复体、治疗食物嵌塞等,还应做必要的牙髓治疗、纠正口呼吸习惯等。

4. 拔除无保留价值或预后极差的患牙,对不利于将来修复治疗的患牙也应在适当时机拔除。

5. 在炎症控制后进行必要的咬合调整,以建立平衡的咬合关系,必要时可做暂时性的松牙固定。有些牙周炎患牙在炎症消除后,牙齿位置能有轻度的自行调整,故除非很明确且严重的𬌗创伤,一般的调𬌗治疗应在炎症消退后进行。

6. 药物治疗 有明显的急性炎症以及对某些重症患者可辅佐以药物短期治疗;在经上述治疗特别是消除菌斑、牙石等局部刺激后,如果病情仍改善不显著,还可服用补肾固齿的中成药或汤剂等;也可在刮治后进行袋内冲洗并置入抗菌药物,并给予漱口剂。临床研究显示,龈下刮治加局部使用抗菌药物可在一定程度上提高疗效、减少复发。对于侵袭性牙周炎和某些重度牙周炎患者,在基础治疗时适当使用抗生素能明显改善疗效。

7. 发现和尽可能纠正全身性或环境因素,如吸烟、用药情况、全身病的控制等。在第一阶段结束后的4~6周,应复诊再评估(re-evaluation)前一阶段疗效,一是看下一步还需何种治疗;二是观察患者对治疗反应;三是了解依从性。同时,还应进一步了解患者全身情况、危险因素的改变状况,如对糖尿病等疾病的控制效果、吸烟者是否已戒烟、自我控制菌斑情况如何等;据此决定下一阶段治疗计划。因此,基础治疗阶段的时间较长,并需多次反复评估疗效。

(二) 第二阶段——牙周手术治疗(periodontal surgery)

一般在基础治疗后 1~3 个月时对牙周情况(牙周袋深度、牙石菌斑控制情况、牙槽骨形态、牙松动度等)进行全面再评估。此时,如果仍有 5mm 以上的牙周袋,且探诊仍有出血、或牙龈及骨形态不良、膜龈关系不正常时,则一般均须进行手术治疗。其目的是能在直视下进行彻底的根面平整和清除感染组织,而且可以纠正牙龈及骨的外形,植入自体骨或骨替代材料以及生物膜以期获得牙周组织的再生。手术主要包括下列内容:

1. **翻瓣术(flap surgery)**　翻瓣术是最常用、最基本的牙周手术,将袋内壁切除并翻开黏膜骨膜瓣,在直视下进行根面及软组织清创,然后将瓣复位缝合,以使牙周袋变浅或消除。在翻瓣术的同时还可以进行牙槽骨成形或植骨,以恢复牙周组织的生理形态和功能。

2. **植骨术(bone graft)**　在根分叉病变或垂直型骨吸收处,通过移植自体骨、异体骨或骨替代品达到牙槽骨病损的修复。

3. **引导性组织再生术(guided tissue regeneration,GTR)**　GTR 是在常规翻瓣手术清创的基础上,通过植入生物屏障膜材料,选择性保证和促进再生性牙周细胞能优先贴附根面生长;使原已暴露在牙周袋中的病变牙根面上形成新附着,即牙周组织的再生,形成新的牙骨质、牙槽骨和牙周膜。若能同时进行植骨术,其疗效一般优于单独引导性组织再生或植骨术。

4. **膜龈手术**　膜龈手术是用以改正附着龈过窄、牙龈退缩及唇、颊系带附着位置不佳等的手术,以巩固牙周治疗效果和解决美观问题。

5. **牙种植术**　用外科手段将人工牙根植入牙槽骨内,以支持其上部结构的义齿修复体。临床研究表明,牙种植术对于缺牙患者,尤其是无牙颌者,能够解决总义齿固位不良,而且更理想地恢复功能、语言和美观。但种植术必须在全口牙周炎症得到控制的条件下施行。

随着科技日益进步和认识不断提高,近年来一系列依靠新器械、新设备和新材料的非手术牙周治疗手段越来越广泛应用于临床,包括激光,光动力疗法、益生菌的使用和局部抗菌输送装置等。然而,传统的洁刮治和根面平整术依然是良好疗效的基础。所有新技术都必须强调要首先使用手动器械彻底菌斑控制。然后再结合其他方法作为辅助治疗手段。最近的证据表明,特定的全身性抗菌药物可能被建议用作重度牙周炎患者非手术清创的辅助手段。

(三) 第三阶段——修复治疗阶段(restorative therapy)

修复治疗虽不属于牙周病学的内容,但它是牙周炎治疗程序中重要的组成部分,特别是永久性的修复治疗以及在修复缺牙的同时固定余留的松动牙。一般在牙周手术后 2~3 个月开始进行。此时牙龈的外形和龈缘位置已基本稳定,可进行永久性固定修复或可摘式义齿修复,必要时可同时固定松动牙。对于牙排列不齐或错𬌗者,也可进行正畸治疗,以建立稳定平衡的咬合。修复治疗的时机应选择在患者牙周状况稳定且有能力行良好自我菌斑控制的时候。修复体的设计应有利于牙周组织健康、有利于自我菌斑控制。绝大多数修复并发症都是因为没有遵循以上原则导致的。没有牙周组织健康为基础的所谓美观是不美观的,不长久的,也是非常有害的。

(四) 第四阶段——牙周支持治疗(supportive periodontal therapy,SPT)

牙周支持治疗也称牙周维护治疗(periodontal maintenance),这是正规的牙周系统性治疗计划中不可缺少的部分,是牙周疗效得以长期保持的先决条件。从第一阶段治疗开始,无论后续治疗内容有多少,是否需要手术和修复治疗,牙周维护治疗即应开始。其内容包括:

1. 定期复查根据患者剩余牙的病情以及菌斑控制的好坏,确定复查的间隔期,治疗刚结束时,复查应稍勤些,如 1~2 个月,以了解疗效保持情况。若病情稳定后,可酌情延长间隔期。复查时间应根据每位患者的情况而确定。一般每 3~6 个月复查一次,1 年左右拍摄 X 线片,监测和比较牙槽骨的变化。

2. 复查内容检查患者菌斑控制情况及软垢、牙石量、牙龈炎症(探诊后有无出血)及牙周袋深度、附着水平,牙槽骨高度、密度及形态,咬合情况及功能、牙松动度、危险因素的控制情况等。

3. 复治根据复查发现的问题制定治疗计划并进行治疗,并针对患者在执行口腔卫生措施中存在的问题给予指导。

以上四个阶段的治疗计划视每位患者的具体情况而定,第一和第四阶段的内容对每位患者都是必需的,而第二和第三阶段的内容则酌情安排。

牙周病总的治疗计划由医师设计,但是能否被采纳取决于患者对疾病的认识、经济条件等诸多因素。因此,需要向患者解释病情、治疗计划的目的、意义及所做治疗的内容,并提供1~2个方案供患者考虑和选择,经医患共同讨论确定最终的治疗计划。牙周治疗所需的时间较长,一般需数月,在初期诊断、治疗中期、牙周维护期等不同阶段的具体内容可能需要进行调整,要考虑致病因素去除的程度和有效性、患者的治疗意愿和预期、牙周基础治疗后的效果等综合判断。只有双方配合,坚持治疗才能取得理想疗效。

牙周病良好疗效的实现,一方面需要医师周密合理的治疗计划和精湛、细致的操作技术,同时也要求患者认真配合,行高水平自我菌斑控制和定期维护治疗,两者缺一不可。否则任何治疗均不能维持长久疗效。

第三节　牙周病基础治疗

牙周病基础治疗(initial therapy)是每位牙周病患者都必需的最基本治疗,目的是消除局部及系统性致病因素,消除危险因素,使炎症减轻到最低程度,并作为可能的下一阶段治疗的基础。牙周基础治疗内涵主要包括:①针对患者病情,进行个体化口腔卫生知识宣教及自我口腔保健技术指导;②去除龈上、龈下菌斑、牙石;③去除牙周病的促进因素。本节主要介绍与牙周的主要致病因素相关的治疗方法(cause related therapy)。

一、菌斑控制

菌斑控制(plaque control)是预防和治疗牙周病的必需措施,是牙周病基础治疗的重点。菌斑控制并不单纯是某一阶段的治疗,它贯穿在牙周治疗过程的始终,而且在治疗后也要终身实施,才能保证牙周治疗的顺利进行并保持长期的疗效。医师应在治疗开始前即向患者说明菌斑的危害性及菌斑控制的重要性,针对患者的具体情况,向其推荐和教会合适的控制菌斑方法,并在治疗过程中随时检查和进行个体化的指导。

(一)显示菌斑的方法

常用的菌斑显示剂有樱桃红(erythrosine)和碱性品红(fuchsin)等制成的溶液或片剂。溶液使用的方法有两种:一种是涂布法,将蘸有菌斑显示液的棉球轻轻涂布于全口牙的颊舌面及邻间隙处,漱口后,牙面上的菌斑即可着色;另外一种方法将菌斑显示液滴在患者舌尖数滴,让其用舌尖舔各个牙面,然后漱口,菌斑即可被显示。菌斑显示片适合于患者在家中使用,自我检查菌斑的量和部位。使用时将片剂嚼碎,用舌尖将碎片舔牙齿各面,漱口后即可对镜自我检查,观察着色的菌斑部位,也可自己使用口镜对镜观察舌、腭面,检查刷牙是否完全清除了菌斑。患者每次就诊时,医师也可用菌斑显色剂检查并记录其菌斑控制程度,并将结果反馈给患者,以鼓励并增强其控制菌斑的信心。显示剂能在口腔中保持一些时间,唇和牙龈也可能暂时着色。

为了方便检查患者自我控制菌斑的效果,国际上广泛采用菌斑记录卡来记录菌斑的量(图2-7-3-1)。

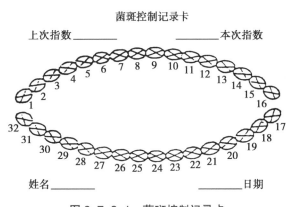

图 2-7-3-1　菌斑控制记录卡

记录方法:每个牙分 4 个牙面,凡显示有菌斑的牙面,可在卡的相应部位的格内画道,然后计算有菌斑牙面的百分率,计算方法如下:

1. 被检牙的总数×4=总牙面数

2. $\dfrac{\text{有菌斑的牙面数}}{\text{总牙面数}} \times 100\% = $ 菌斑百分率

例如:被检牙的总数为 28(牙)×4(面)=112

有菌斑的牙面数为 24

则菌斑率为 24/112×100%=21.4%

菌斑记录卡能反映患者自我控制菌斑效果的信息。通常,患者在首次菌斑染色记录时,阳性百分率较高,但接受口腔卫生指导后,若能认真地按要求执行,菌斑记录的百分率会明显下降,若达到小于 20%,则属基本被控制。

（二）菌斑控制的方法

菌斑控制的方法较多,有机械法和化学性法。但目前仍以机械清除菌斑的效果最为确切,以下介绍几种菌斑控制的方法。

1. **刷牙** 刷牙是自我清除菌斑的主要手段,设计合理的牙刷和正确的刷牙方法能有效地清除菌斑,一般主张每天早晚各刷一次,也可午饭后增加一次。但与次数相比,更应强调刷牙质量。

牙刷的刷毛用细尼龙制作,光滑而富有弹性,也容易保持清洁,刷毛有不同粗细和软、中、硬的规格,可根据牙周情况和刷牙方法来选择。刷毛的毛端应加工磨圆,以减少对牙龈和牙齿的刺激。牙刷的规格很多,选择的原则是牙刷的头部宜小些,要在口腔内便于转动,且能清洁各个部位的牙面。目前市场上的保健型牙刷包括成人和不同年龄组儿童的多种规格,成人牙刷的刷头长度为 25~32mm,宽 8~12mm,刷毛高度 10~12mm,刷毛的直径 0.18~0.2mm,毛束以 3~4 排为宜,牙刷的柄应有足够长度,以利握持,有的呈一定角度,使用时较为方便。电动牙刷装有电池,启动后刷毛能做不同方向转动或前后颤动,一些新型牙刷更在设计上着重针对刷毛进入牙间隙和牙颈部,这些均使得刷牙效率相对较高。

刷牙的方法很多。研究表明,只要应用得当,各种方法之间无显著差异。对于牙周病患者,清除菌斑的重点为龈沟附近和邻间隙,以龈沟刷牙法(sulcular brushing)[亦称水平颤动法(Bass 法,1948 年)]较为适宜,本法着重清洁龈下区域,应选用软毛牙刷,以避免损伤牙龈。

（1）Bass 法

1）将刷头放于牙颈部,毛束与牙面呈 45°角,毛端向着根尖方向,轻轻加压,使毛束末端一部分进入龈沟,一部分在沟外并进入邻面。

2）牙刷在原位作近、远中方向水平颤动 4~5 次,颤动时牙刷移动仅约 1mm,这样可将龈缘附近及邻面的菌斑揉碎并从牙面除去。

3）刷上下前牙的舌面时,可将牙刷头竖起,以刷头的前部接触近龈缘处的牙面,做上下的颤动。

4）依次移动牙刷到邻近的牙齿,重复同样的动作。

全口牙齿应按一定顺序刷,勿遗漏,并保证刷到每个牙面。每次移动牙刷时应有适当的重叠以免遗漏牙面,尤其是牙列的舌、腭面也应刷到(图 2-7-3-2)。

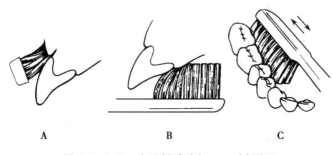

A   B   C

图 2-7-3-2 水平颤动法(Bass 法)刷牙

（2）竖转动法（Rolling 法）：也较常用，但更适用于有牙龈退缩者。本法可选用中等硬毛或软毛的牙刷，刷毛不能进入龈沟，故牙刷不会损伤牙龈，而且去菌斑的作用较为有力。其方法要点如下：

1）刷毛先与牙齿长轴平行，毛端指向牙龈缘，然后加压扭转牙刷，使刷毛与牙齿长轴呈 45°角。

2）转动牙刷，使刷毛由龈缘刷向𬌗面方向，即刷上牙时刷毛顺着牙间隙向下刷，刷下牙时从下往上刷。

3）每个部位转刷 5~6 次，然后移动牙刷位置。

以上两种方法也可综合运用以取得较好的效果。对于牙龈外形正常的年轻人或儿童，任何一种刷牙方法只要针对龈缘附件和牙间隙处的菌斑，均可满意地清洁牙面，保持牙龈健康。

（3）电动牙刷：电动牙刷进入市场已有 50 余年，电动牙刷的优势在于既能增强菌斑清除的效果，又促进患者积极性。早期的电动牙刷设计以旋转摆动为主，与手动牙刷的刷牙原理一样，依靠机械摩擦的原理清除菌斑。近 20 年来，电动牙刷技术发展很快，很多电动牙刷通过增加刷毛的速度、频率、样式和运动方式来改进菌斑去除效率。老式电动牙刷结合横竖刷法模拟手动刷牙法，而新的设计能应用旋转、摆动、脉冲或刷头高频振动。近年来，一类利用声波震动技术的电动牙刷在菌斑控制方面显示出其优势。声波震动牙刷除了清洁牙齿表面外，还可以清洁到刷毛难以触及的牙间隙和牙颈部的菌斑，这使得它在控制菌斑方面表现出明显优势。这种"超出刷毛外"的清理能力，归功于声波震动牙刷的刷毛高速摆动所带动口腔内唾液产生的流动洁力。

电动牙刷尤其适合于那些有特殊需求的病人，如戴有固定矫治器的患者，住院患者以及需他人帮忙刷牙者。现已认为，对于菌斑控制较差的患者，可使用电动牙刷来帮助控制菌斑。

（4）牙膏可增加刷牙的效果。通过牙膏中所含的摩擦剂和洁净剂来加强牙刷的机械清洁作用。近年来，含药物的牙膏种类较多，就其作用而言，主要为防龋、抑菌、止血、脱敏及减轻口臭等；但药物仅起辅助作用，应特别注意防止夸大效应和滥用的弊端。

2. 邻面清洁措施 一般的刷牙方法只能清除颊舌面及咬合面的菌斑，占菌斑的 40%~60% 左右；在牙齿的邻面常余留菌斑；对于因牙周疾病而使牙间隙增宽、牙列不齐或带有各种固定装置或矫治器等时，除刷牙外，还须辅以其他工具和方法如牙线、间隙刷、牙签、冲洗器等，才能彻底清除菌斑。

（1）牙线：牙线是以多股细尼龙丝组成，也可用细丝线或涤纶线代替。使用方法：①取一段长 15~20cm 的牙线，用双手的示指和拇指将线圈绷紧，两指间相距 1.0~1.5cm；也可两端并拢打结，形成一个线圈。②将牙线轻轻从𬌗面通过两牙之间的接触点。如接触点较紧不易通过时，可做颊、舌向拉锯式动作，即可通过。③将牙线紧贴一侧牙面的颈部，并呈 C 形包绕牙面，使牙线与牙面接触面积较大。④牙线贴紧牙面并进入龈缘以下，由龈沟向切（𬌗）方向移动，以"刮除"牙面上的菌斑，每个邻面重复 3~4 次。⑤随即将牙线包绕该牙间隙中的另一侧牙面，重复③、④。⑥将牙线从该邻间隙取出，放入邻牙的间隙中，重复③~⑤。如此依次逐个将全口牙齿的邻面菌斑彻底清除，包括最后一个磨牙的远中面。每清除一个区域的菌斑后，以清水漱口，以漱净被刮下的菌斑。牙线对清除牙邻面的菌斑很有效，尤其对牙间乳头无明显退缩的牙间隙最为适用。

（2）超级牙线：超级牙线专门用于清洁义齿桥体下的区域，由三部分组成：①一端涂蜡以方便其通过义齿桥体的下方。②中间海绵状部分用于清洁桥体的下方。③尾部即通常的牙线，用于清洁义齿固位体和天然牙之间的牙间隙。

（3）牙签：在牙周治疗后牙间乳头退缩或牙间隙增大的情况下，可用牙签来清洁邻面菌斑和根分叉区。应选用硬质木质或塑料的光滑无毛刺的牙签，将牙间隙两侧的牙（根）面上的菌斑刮净。注意勿损伤牙龈和强行进入牙间乳头完好处。对于无牙龈乳头退缩者，不宜使用牙签。

（4）牙间隙刷：牙间隙刷的刷头为金属丝，其四周附带有柔软的刷毛，专刷牙间隙牙（根）面的菌斑，更适用于牙龈退缩患者，也可用于根分叉贯通病变的患牙。对于牙邻面外形不规则或有凹面时，牙间隙刷较牙签更利于去除菌斑。使用时应注意，若牙龈乳头无退缩、插入有困难时，不宜勉强进入，以免损伤牙龈。

（5）锥形橡皮尖为清洁邻面和按摩牙间乳头的良好工具。

（6）家用冲牙器（home/self-applied irrigation）：借助带有一定压力的脉冲水流，可帮助冲洗清除软垢和食物残渣,并且可以有节律性地控制脉冲压力大小和速度。在应用中的局部会形成两个水动力活性区,一个是水流直接接触的直接作用区,另一个是周边的冲刷作用区,水流可进入龈沟内,主要起龈下清洁效应。使用的喷嘴有普通龈上型和特制软的龈下型,具有不同用途;龈上喷嘴液体可进入龈沟约50%,常用于清洁全口牙;龈下喷嘴可放入龈缘下方,可针对一些深袋、根分叉、种植体、冠桥修复等特殊部位,但操作难度增加。

3. 化学药物控制菌斑　应用有效的化学药物来抑制菌斑的形成或杀灭菌斑细菌是控制菌斑的另一条途径。大量研究报告试验了各种药物,如某些抗菌制剂和一些酶的制剂等,但仍存在一些问题。如广谱抗菌药物长期应用会产生耐药菌株及其他副作用,而一些酶制剂等虽能减少菌斑形成,但不稳定。近年来,国内外比较重视研制化学控制菌斑剂如氯己定溶液等,被认为目前牙周病防治的标准含漱剂,也是评判新型含漱剂的金标准。氯己定溶液(chlorhexidine),又称洗必泰溶液,它是一种广谱抗菌剂,为二价阳离子表面活性剂,可与细胞胞壁表面的阴离子结合,从而改变细菌的表面结构,提高细胞壁的通透性,使氯己定进入细胞质内,杀死细菌。使用0.12%~0.2%的溶液,每天2次,每次10ml,含漱1分钟,可以抑制菌斑的形成。氯己定的化学结构稳定,毒性小,长期使用不易形成耐药菌株或造成对人体的损害。其主要缺点是长期使用会使牙面、舌背和树脂类修复体的表面着色;有苦味,并使味觉短时改变;对患者的口腔黏膜有轻度刺激等。这些不适症状在停药后均可消失,牙面色素可通过洁治清除。需要强调的是,尽管化学抗菌斑含漱剂能一定程度地控制菌斑,但是它仍然只能作为辅助性措施,因为药物的作用只限于一定的时间和部位,需持续应用,而且不易到达牙周袋里。只能在机械清除菌斑和牙石的基础上,必要时再辅以抗菌斑含漱剂。同时,还必须发现并纠正那些导致菌斑滞留的原因,如充填物的悬突、不良冠缘何食物嵌塞等。

(三)特殊人群的菌斑控制

特殊人群是指因疾病或年龄幼小而缺乏生活自理能力的部分人群,需要有他人的帮助来控制菌斑。还有一些口腔内做过手术的患者,暂时不能按常规方法控制菌斑。

1. 对于一些手的动作不方便或智力障碍的患者,或因疾病而卧床者,有条件时,最好选择电动牙刷。

2. 对于某些昏迷患者或植物状态患者,可由他人用棉签或牙刷蘸化学抗菌剂擦洗牙面和口腔,每天2~3次。

3. 幼儿在乳牙萌出后即可由家长用棉签或软塑料刷为其擦拭牙面,稍长后即应养成良好的口腔卫生习惯。

4. 对于口腔内各种手术后的患者,如能张口者除用漱口剂含漱外,对手术区以外的牙面仍需用常规刷牙来控制菌斑。

二、基本技术

(一)牙石探查技术

牙石是附着在牙面上的钙化的菌斑,是一种病理性刺激物。牙周病基础治疗的主要目的就是清除附着在牙面上的牙石和菌斑,消除牙周组织的刺激源。

临床上,根据牙石所存在的部位将牙面上的牙石分为两类:即龈上牙石(位于龈缘以上临床牙冠表面的牙石)和龈下牙石(位于龈缘以下临床牙根表面的牙石)。龈下牙石可一直延伸至牙周袋底。龈上牙石和龈下牙石由于受口腔环境的影响不同而各具特点,在临床上有很大差别(表2-7-3-1)。

表2-7-3-1　龈上牙石与龈下牙石的区别

鉴别点	龈上牙石	龈下牙石
部位	龈缘以上的冠部	龈缘以下的根部
颜色	白色或灰白色,或因食物或吸烟而着色	褐色、墨绿色或黑色,因袋内出血而着色
体积	粗大	细小
形态	广泛沉积在牙面,与牙面形态、龈缘外形及唇颊舌运动外形一致	薄片状、条状、点状、结节状等

续表

鉴别点	龈上牙石	龈下牙石
质地	松软、多孔隙	坚硬、易脆裂
分布与牙面的关系	各牙面均有,尤其在上颌磨牙颊面和下颌前牙的舌面以及异位牙、废用侧	可局限于少数牙,以邻面为多,其次舌腭面、唇颊面
影响沉积量	附着松,易于分离	附着紧密,刮除比较困难
主要因素	口腔卫生措施	牙周病的病变程度

临床上,牙石探查是基础治疗中最重要技术之一,它与牙石清除技术实际上处于同等重要的地位。因为在牙石清除前、清除中及清除后都要应用这项技术。因而,不能准确地发现牙石也就不可能彻底地清除之。

牙石主要靠尖探针在牙面上探诊发现。探针在牙面上移动不仅能发现牙石的量和在牙面上的分布情况,也能感觉到根面被破坏的牙骨质的粗糙感。这种分辨根面粗糙与光滑的能力,称为细微触觉(tactile sensitivity)。临床探诊时,常用改良执笔式握持探针,握持探针时,应使手指肌肉放松,但必须握牢,然后以口内接近工作区的牙齿上作为手指支点。在拿稳器械并找好支点后,将探针尖部轻轻插入龈沟。不管牙周袋深度如何,开始插入都不宜太多。最好先将器械颈部放在与探查牙面平行的方向,然后再插入到牙周袋底部即结合上皮部位为止。待探针插至袋底后,可将探针贴近牙面,主要是将器械工作端最末梢部分针部贴近牙面。这样不仅可以防止组织过度牵拉和结合上皮撕裂,而且能获得最大的细微触觉。同时,探针与牙面贴合能更好地探出牙面的线角、发育沟、根分叉情况等。

探查动作有两种,即推动与提拉。一般来说,多用提拉动作。探针针尖在牙面上划过时,如果握持探针的手上感到一种细微震感,这一般是小块牙石,而大块牙石探针则可以探及边缘和明显高出的表面,从而阻挡探针尖端通过。牙骨质被破坏后,也可探出根面的一种粗涩感。而清洁的釉质或牙骨质面则是完全光滑的玻璃面样的感觉。

探查的方向有3种,即垂直方向、水平向及斜向。多数情况下使用垂直向和斜向探查。龈下牙石在牙面上常形成水平边缘,且与牙面呈直角,所以垂直向或斜向探查最易于探明。

探查的幅度要根据牙周袋的深度而定。在浅袋,可以从袋底到龈缘一次探查;而对于深袋,探查的上下幅度应控制在2~3mm。可先探查近袋底那部分牙面,然后根据情况分段探查,以保证准确而无遗漏。

(二)器械稳定技术

器械稳定技术就是如何稳定地控制器械在口内运动的方法。它不仅是完成治疗的基础,而且是避免造成患者甚至术者自己不必要损伤的可靠保证。器械的稳定主要依赖于两个因素,即良好的器械握持技术与稳定的操作支点。

1. 器械握持技术　在治疗牙周病时,口镜、牙周探针、尖探针以及洁治器与刮治器的握持方法虽有细微的差别,但基本的握持方法都是一样的,即提倡改良执笔式,需要稳固地握持器械。

一个理想的器械握持技术必须达到下述要求:①增加指尖的细微触觉;②有利于灵活操作器械运动;③减少牙体牙周组织损伤的可能;④减轻术者手指、手掌及前臂肌肉的疲劳临床上器械握持方法有3种:

(1)执笔式:用拇指的指尖、示指的指尖和中指的指侧缘控制器械。这种方法用于牙周病治疗显得不稳固,因为来自握持器械手指所产生的力的方向与写字时所需要的力的方向完全不同,如果用执笔式握持器械作牙周治疗,器械容易在手指间转动,从而不利于操作。

(2)改良执笔式:这种握持器械的方法同样是用拇指、示指、中指握持器械,但用中指指腹而不是指侧缘抵住器械的干,示指的第二指关节弯曲,置于中指同侧上方的器械柄部,拇指指腹置于中指与示指连线的对侧。改良执笔式的关键是将中指的指腹置于器械干的部位,这就有效地阻止了器械沿中指指侧转动的可能。同时,由于用中指和示指置于拇指的对侧,因而通过拇指的细微用力便可精确地调整器械柄的旋转。将中指指腹置于器械干的部位,牙面上很小的一点结构异常,都可以通过器械的工作端传导,都可以被感受到。

（3）掌拇式用示指、中指、无名指及小指掌侧弯曲挟持器械的柄部，拇指不接触器械而作支点。掌拇式握持器械作治疗敏感性较差，而且也影响操作的灵活性。所以，在作器械治疗时不能用这种方法握持器械。唯一例外的是用凿形洁治器以推力去除龈上大块牙石时，可以谨慎使用。

2. 支点技术　支点技术是一切口腔内操作所共同要求的。在牙周病基础治疗时，由于操作精细，而且往往没有直接视野，全凭手指感觉运动，因而支点技术显得尤为重要。牙周病基础治疗时，多数情况下使用指支点。所谓指支点，就是用手指在牙面上作为操作器械运动的转动支点。支点技术就是如何有效而稳固地建立指支点及其他辅助方法的技术。

一个满意的支点必须符合三个要求：①能提供器械运动稳定的支持点；②能便于器械刀叶的灵活转动；③能利于应用手腕-前臂力。这三个要求是相辅相成的，只有建立稳点的支持点，才不至于使器械刀叶失去控制；没有手腕-前臂力的充分应用，支点技术就没有意义。

原则上指支点的位置必须以一个稳定的牙齿或一组牙齿为依托，而不能放在唇、舌、颊等软组织上。支点应尽可能放置在同一牙弓的同一侧，以尽量接近治疗牙为原则。如果放置后影响器械的使用和运动，或由于患者有面部或牙齿的任何解剖异常或生理病理问题，影响口内常规指支点放置以及当牙石非常坚硬或与牙面粘连太紧，常规支点仍然不足以支持清除牙石的力量时，都需要对指支点的位置或支点方式作相应变化。这种变换的支点可以在口内，也可以在口外。

（1）口内支点包括如下4种

1）常规指支点：指支点放置在邻近工作区的牙面上，简称常规支点，此支点为口内最常用的支点。

2）对侧指支点：指支点放置在同一牙弓的对侧牙的牙面上。

3）对颌指支点：指支点放置在对颌牙的牙面上。如治疗上颌牙时，指支点放在下颌牙的牙面上。

4）手指辅助支点：指支点放置在非手术的示指或拇指上。

（2）口外支点放置的2种方法

1）掌心向上法：将双手手指背放在口外下颌骨外侧部。这种方法最常用于右上颌后牙区的治疗。

2）掌心向下法：将数手指掌侧面同时放置在口外下颌骨外侧部。常用于左上颌后牙区的治疗。

增强辅助支点就是用非工作手的示指或拇指附加或增强工作手制动的作用。增强辅助支点常常与对颌支点和口外支点联合应用。由于对颌支点或口外支点的位置离力点位置太远，所以常用增强辅助支点来加强其控制能力和增强压力。用增强辅助支点时，必须取得直接视野，因为非工作手无法使用口镜。常用的增强辅助支点有示指增强支点、拇指增强支点、示指附加支点和中指附加支点。

支点技术是一切口腔内操作者都应掌握的专门技术，在牙周专业尤其重要。在牙周病诊治中，基础治疗对支点的要求比其他治疗要求都高，以到达最有效清除牙石的目的。

三、龈上洁治术

龈上洁治术（supragingival scaling）是指用洁治器械去除龈上牙石、菌斑和色渍，并磨光牙面，以延迟菌斑和牙石再沉积。牙菌斑和牙石是牙周病最主要的局部刺激因素，洁治术是去除龈上菌斑和牙石的最有效方法，消除局部刺激，使牙龈炎症完全消退或明显减轻；即使对于牙周炎，也只有经过洁治术后才能进入下一步的序列治疗。因此，洁治术是否彻底完善，直接影响龈炎的治疗效果或下一步的牙周治疗，在牙周病治疗后的维护期中，洁治术也是主要的复治内容。因此，可以说，洁治术技巧的口腔医师的基本功。

龈上牙石常常延伸到龈沟或牙周袋内而与浅的龈下牙石相连，因此在洁治时应同时去除龈沟内的牙石；对深层的龈下牙石，通常待龈炎减轻，出血减少时，再做龈下刮治。

龈上洁治术的适应证如下：

1. 牙龈炎、牙周炎洁治术的所有牙周治疗的第一步。通过洁治术，绝大多数的慢性龈缘炎可以治愈，而牙周炎是在洁治术的基础上再作龈下刮治术及其他治疗的，因而洁治术是各型牙周病最基本的治疗方法。

2. 预防性治疗(prophylaxis)大量研究已表明,对于已接受过牙周治疗的患者,在维护期内除了进行持之以恒的自我菌斑控制外,定期(一般为 6 个月至 1 年)做洁治除去新生的菌斑、牙石,是维持牙周健康、预防龈炎和牙周炎发生或复发的重要措施。

3. 口腔内其他治疗前的准备如修复缺失牙,在取印模前先做洁治术,以除去基牙及余牙的龈上牙石,使印模更准确,义齿更为合适。口腔内一些手术如肿瘤切除、颌骨切除术等,在术前均需要先做洁治术,以保证手术区周围的清洁,消除感染隐患。正畸治疗前和期间也应做洁治术,消除原有的牙龈炎,并预防正畸过程中发生龈炎。

洁治器械分为超声波洁牙机和手用洁治器,这两类器械的操作方法不完全相同。

(一) 手用器械洁治

手用洁治器需依靠手腕的力量来刮除牙石,虽然比较费力且费时,但手工洁治是基本的方法。

1. **洁治器**　常规应用的洁治器械有以下几种类型,其基本结构均相同,可分为三部分,即工作端、颈部和柄部。

(1) 镰形刮治器(sickle)工作端的外形如镰刀,刀口的横断面为等腰三角形,使用的有效刀刃是镰刀前端的两侧刃口。本器械适宜刮除牙齿各个面的菌斑及牙石,较细的尖端亦可伸进牙周袋内,刮除浅在的龈下牙石。

前牙镰形器的工作头呈直角形或大弯形,其工作端与柄成直线,大弯形的镰形器还可用于唇、舌面大块牙石的刮除。后牙镰形器在颈部呈现两个角度,左右成对,其方向相反,主要适用于后牙邻面牙石的刮除(图 2-7-3-3)。

(2) 锄形刮治器(hoe)工作头外形如锄,左右成对,刃口一端呈锐角,使用时锐角置于牙石侧的龈沟内,刮除龈上牙石及浅层龈下牙石,主要用整个刃口刮除光滑面上的色素、菌斑和牙石。

(3) 磨光器:洁治后牙面并不光滑,常有刻痕并遗留色素和细小的牙石,必须用磨光器将牙面打磨光滑,常用的磨光器及方法见超声洁治法。磨光后的牙面光滑而洁净,可延迟菌斑的再附着。

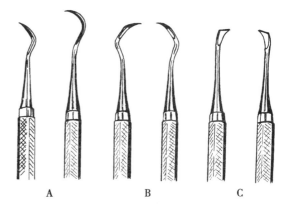

图 2-7-3-3　洁治器

A. 用于前牙的镰形洁治器;B. 用于后牙的镰形洁治器;C. 锄形洁治器。锄形洁治器、后牙镰形洁治器在颈部呈现两个角度,左右成对,方向相反,主要适用于后牙邻面牙石的刮除。

2. **基本方法**　只有放稳支点和正确的握持器械,才能在洁治用力的过程中始终保持力的稳定,不致于突然滑脱而损伤牙龈或口腔黏膜,同时在支点放稳后才能自如地应用手腕的力量将牙石刮除。握持器械的方法为改良执笔法,详细见本节器械握持技术。

(二) 超声波洁牙机洁治术和刮治术

1. **主要构造及原理**　超声波洁牙机(ultrasonic scaler)有超声发生器(即主机)和换能器(即手柄)两部分组成,发生器发出振荡,并将功率放大,然后将高频电能转换成超声振动,每秒达 2.5 万~3 万次以上,通过换能器上工作头的高频振荡而除去牙石(图 2-7-3-4)。根据换能器的不同,超声波洁牙机大致分为两

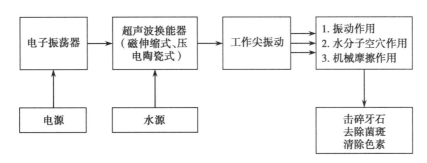

图 2-7-3-4　超声波洁治的工作原理

类:一类是磁伸缩式(magnetostrictive),其用金属镍等强磁性材料薄片叠成,通过镍片在电磁场中产生涡旋电流,使镍片产生形变,从而带动工作尖产生 18 000~45 000Hz 的振动,工作尖运动轨迹是椭圆形的;另一类是压电陶瓷式(piezoelectric),它将压电陶瓷两端涂上电极,当两极间加上适当的电信号时,陶瓷的厚度依据电场强度和频率发生相应的变化,从而带动工作尖产生 25 000~50 000Hz 的振动,工作尖运动轨迹是线性的。超声波洁牙机的工作头有各种形状,如扁平形、尖圆形或细线形的等,根据牙石的部位和大小而选择更换。

工作头在超声振荡的同时喷水,由外接水管或内置水管喷水,启动后水呈雾状喷向工作头及牙面,一方面冷却工作头,另一重要方面是形成空穴作用,即在喷雾的水滴内有细微的真空泡迅速塌陷而产生能量,对牙石、菌斑等产生冲刷作用,并将震碎的牙石和血污冲走。有的洁牙机上可加装带药的冲洗装置,在渗入牙周袋内除石时,工作尖可喷出抗菌药物,可根据病情的需要选择用药。

超声波洁牙机具有省时省力和抗菌效应的优点。有研究报告,手用器械比超声洁牙机多 20%~50% 的时间以达到和它相同的临床效果。体外实验结果证明,超声洁牙机的微流和"空穴作用"可以有效去除菌斑和内毒素,加强超声波洁牙机的清除效率,又不会过度去除牙骨质或牙本质。还有研究显示,G^- 致病菌易受到超声波的影响,螺旋体和能动菌暴露于超声波洁牙机 30 秒后可减少至 0.1%,Pg、Aa 和 Av 分别经超声洁牙机作用 30 秒、60 秒、120 秒后明显减少。这种抗菌效应,并不是由于对细菌胞壁的降解,具体机制尚不明了。

2. 超声洁治技术要领

(1) 在多数情况下,应选择低功率。若牙石坚硬则可用中等强度的功率,高的功率没有必要使用,研究表明高功率并不比中等功率更有效,而且存在增加根面损伤的风险。

(2) 调整工作尖直至水雾出现或伴有水滴为止。

(3) 握持手柄的姿势保持轻松。

(4) 采用口内或口外支点。

(5) 将工作尖对着结合上皮,尖长轴与牙面呈 0°~15° 角,尖与牙石最冠方接触。

(6) 使用器械时应该用轻的压力,中等程度压力会降低工作尖的效率。

(7) 保持工作尖一直不停、轻压、重叠式运动,并要涵盖整个牙面。

无论是手工洁治或超声洁治术后,都需要对牙面(根面)进行细致的抛光。目前常用的有橡皮杯抛光和喷砂抛光两种技术。前者是用低速弯机头插上橡皮杯蘸磨光膏(有碳酸氢盐、二氧化硅、碳酸钙、甘油、精氨酸等不同成分差异)低速旋转磨光牙面,也可稍施加压力,使橡皮杯的薄边缘伸入龈缘下和牙邻面,使牙面光洁无刻痕,菌斑和牙石就不易再堆积。后者是使用喷砂机或装有喷砂装置的洁牙机通过特制手柄将混合高压水和气的抛光砂(碳酸氢盐和石英砂)喷向牙面实施抛光,该技术适用于烟斑、色渍多的牙,尤其是邻面间隙色素不易去除的牙、釉质发育不全和釉质表面不光滑的牙。根据喷砂抛光可以高速快捷地去除色素,使牙面光洁,但应注意的是,对有呼吸系统、血液系统、高血压、电解质平衡紊乱等疾患的患者,不宜使用喷砂抛光。进行抛光操作时需注意橡皮杯放置的边缘位置、喷砂嘴的方向和位置,以避免对牙龈的损伤和减少患者不适。抛光对环境污染的可能性增大,应注意做好防护。抛光膏有细、中、粗之分,用时保持湿润减少摩擦产热,橡皮杯过度摩擦牙颈部可能去除牙骨质,因为牙颈部的牙骨质很薄。使用橡皮杯抛光或喷砂抛光均可去除牙面上细小的牙本质碎屑和色素,效果无明显差异,经抛光后的牙面(根面)均在很大程度上减少了菌斑的再附着速度和程度,降低牙周病复发的可能性。

另外,在抛光过程中如果加用脱敏制剂于抛光膏内,可以同时对牙面、根面进行牙本质敏感的预防性处理,减少刮治后的敏感不适感觉。

3. 超声龈下刮治

(1) 传统超声系统治疗基本方法:选择细而长的工作头,以便于深入牙周袋内(特别是根分叉区和根面的凹陷区)进行工作,减少对软组织的损伤。治疗前应先探明牙周袋深度和形态,根分叉深度或根面的凹陷等情况以及牙石的量和部位等。工作头要与根面平行,工作功率不宜过大,建议使用中低档功率,动作要轻巧,侧向加压力较小,用力太大反而会降低效率,并易造成根面不适。刮治动作是水平向的有重叠的迂回动作,应从冠方向根方逐渐移动。工作头的尖端不宜在一处停留时间太长,并且要给予持续的喷水冷却,水流的速率至少 20~30ml/min,以免产热过多。操作过程中应随时用探针检查根面是否已刮净。超声刮治后一般还要用手持器械进行根面平整术,最后用 3% 过氧化氢溶液深入牙周袋内冲洗,以将残余的牙石碎片和肉芽组织彻底清除。

(2) Vector 牙周治疗仪:Vector 牙周治疗仪与传统超声系统的主要区别是其手柄内含有一由超声马达驱动的环形谐振器。该环形谐振器位于手柄前部,可产生继发的垂直线性运动,从而起到正确的校准作用:偏离手柄长轴 90℃的耦合器通过谐振环产生一种被动的上下移动,避免了治疗过程中工作尖对牙根表面的垂直向振动。工作尖振动方式的改变。使 Vector 系统在治疗过程中产热大量减少,不需要使用大量冲洗液。Vector 系统使用的冲洗液有含羟磷灰石颗粒的抛光液及含碳化硅颗粒的研磨液。这些液体在工作尖不与牙面直接接触的情况下,可将超声能量传递至牙根表面,并通过空穴效应及微流效应,有效去除龈下菌斑及牙石,改善龈下微环境。

4. 注意事项

(1) 工作尖对牙面的角度和压力:使用超声洁牙机不仅功率过大会对牙面产生划痕或者凿痕等损伤,而且还与器械接触牙面的时间、工作尖的角度和设计、工作刃的锋利程度、工作尖对牙面的侧向压力密切相关。对于牙体组织的影响而言,磁伸缩式工作尖角度和对牙面压力的影响高于功率的影响;压电陶瓷式工作尖角度是最主要的因素。大多数的压电陶瓷式超声波洁牙机在进行龈下刮治时需要工作尖对牙面有相对较大的侧向压力和功率,这样就有可能去除过多的牙体组织。为了防止对牙体组织造成过度的破坏,一般建议使用约 0.5N 的侧向力,尽量选用中低档,工作尖尽量与牙面平行。

(2) 减少牙本质敏感:牙本质敏感是很多患者在洁牙后的一个常见并发症。一般情况下,牙本质在冠部由釉质覆盖,在根面由牙骨质覆盖。当釉质或牙骨质丧失,牙本质暴露,牙本质小管直接可以将外界的冷热、触觉等刺激传递到牙髓,从而引起敏感。运用机械手段去除牙石等刺激因素,不可避免地导致部分牙骨质甚至牙本质的丢失,特别是超声工作尖在脱矿牙面,例如一些早期龋、釉质发育不全等,会引起患者敏感症状,以牙颈部明显。正确掌握超声洁牙机的使用可减少牙本质敏感的发生,并在治疗后进行必要的脱敏处理。

(3) 特殊人群超声洁治术:禁用于置有心脏起搏器的患者,以免因电磁辐射的干扰造成眩晕及心律失常等症状。新型起搏器具有屏障功能,不会受超声洁治术的干扰,戴用这类起搏器的患者不在禁用之列。对于患有肝炎、肺结核、艾滋病等传染性疾病患者不宜使用超声洁牙,以免血液和病原菌随喷雾而污染诊室环境。

(4) 金属超声器械工作头不能用于钛种植体表面的洁治,因为金属头会损伤钛种植体表面结构,致使菌斑易于沉积,也不能用于瓷修复体或黏附的修复体,因为有可能使瓷崩裂或黏附体松脱,可改用塑料工作头等非金属超声工作头。

(5) 超声洁治术开始前必须让患者用抗菌液(如 3% 过氧化氢或 0.12% 氯己定)含漱 1 分钟,以减少喷雾中细菌的数量,并防止菌血症的发生。

(6) 医护人员在治疗时应有防护措施,如戴口罩、帽子、防护眼罩、手套等,以减少接触血液和微生物。

(7) 超声波洁牙机手柄及工作头的消毒极为重要,以免引起交叉感染。应做到每位患者手柄及工作头均行更换并高压消毒,治疗开始前先放空手柄后部管道中的存水,治疗过程中用强力吸引器吸走液体,均可减少诊室内带菌的气雾。此外,患者使用的痰盂和牙科诊椅都需要及时消毒,诊室也要定期消毒,有条件的机构应配备空气过滤器,以防止交叉感染和院内感染。

四、龈下刮治术及根面平整术

龈下刮治术(subgingival scaling)是用比较精细的龈下刮治器刮除位于牙周袋根面上的牙石和菌斑。研究证明龈下牙石的一部分可能嵌入表层牙骨质内,加之牙周袋内菌斑产生的内毒素可为牙骨质表层所吸收。因此,在做龈下刮治时,必须同时刮除牙根表面感染的病变牙骨质,并使部分嵌入牙骨质内的牙石和毒素也能得以清除,使刮治后给根面光滑而平整,称之为根面平整术(root planing)。龈下刮治和根面平整术虽从概念上有所差异,是两个步骤,但在临床上很难区分,实际是同时进行的。龈下刮治术着重在于去除袋内细菌、消除牙龈炎症,控制附着丧失的进展;根面平整着重在于用器具去除软化的牙骨质,使之变硬、变光滑。目前有研究表明,细菌内毒素在牙骨质的附着比较表浅和松散,较容易被刮除,因此更多地强调清创(debridement)的概念,即避免过多刮除牙骨质,使牙本质小管暴露于牙周袋中,不但造成刮治术后的牙根敏感,还扩大了牙髓与牙周袋之间的通道,增加了相互感染的机会;另外,也可能降低了牙周组织再生的组织来源。在做根面平整时,要充分考虑到上述情况,以求达到最佳的临床效果。

(一)龈下刮治(根面平整)器械

匙形刮治器(curettes)是龈下刮治的主要工具,其工作端薄而窄,前端为圆形。工作端略呈弧形,其两个侧边均为刃口,可紧贴根面,工作端的横断面呈半圆形或新月形,操作时只有靠近前端的1/3与根面贴紧。用于前后牙的匙形器外形一致,只是在器械的颈部形成不同角度,以利不同牙位的工作,通常成对。此类刮治器统称为通用性刮治器(universal curet),这是与区域专用型(area-specific)刮治器(以设计者命名的Gracey刮治器)的不同之处。

目前,国际上普遍使用的Gracey刮治器是针对不同牙齿、牙面的形状而设计的,它虽然也为匙形,但其外形结构及角度均不同于上述常规的通用型刮治器,两者的区别见表2-7-3-2。

表2-7-3-2　Gracey刮治器与通用型刮治器的比较

	Gracey刮治器	通用型刮治器
应用区域	有牙位特异性,每支有特殊形态设计,适用于不同牙的不同牙面	有前后牙之分,但每支适用于该牙的各个面
切刃角度	偏位刃缘,刃面与器械颈部呈70°角	非偏位刃缘,刃面与器械颈部呈90°角
切刃缘的应用	工作端的两个刃缘不平行,呈弯形 仅应用单侧切刃缘,长而凸的外侧切刃缘是工作缘	两侧切刃缘平行而直,都是工作缘

注:Gracey刮治器共有9支,编号为1-18,均为双头、成对。Gracey#1/2、#3/4适用于前牙;Gracey#5/6适用于前牙及尖牙;Gracey#7/8、#9/10适用于磨牙及前磨牙的颊舌面;Gracey#11/12适用于磨牙和前磨牙的近中面;Gracey#13/14适用于磨牙和前磨牙的远中面;Gracey#15/16适用于后牙的近中面;Gracey#17/18适用于后牙的远中面。

一般常用4支,即Gracey #5/6或#1/2、#7/8、#11/12、#13/14,基本可满足全口各区域的需要。此外,Gracey 15/16颈部同Gracey 13/14,但工作刃位置对应后牙的近中,Gracey 17/18着重于角度的改善,对应于后牙的远中。目前又有Gracey刮治器新的改进型,如Rigid型较标准型的颈粗壮、韧性差些、适用于牙石多的患牙;After Five型和Mini Five型均是颈部加长3mm、工作刃减薄10%,适用于>5mm的深牙周袋,Mini Five工作端的喙部改短为标准型的1/2,适用于窄深袋和根分叉区;如今双侧工作刃的Gracey刮治器也已有生成,这些人性化的设计均是为了能更方便有效地进行刮治(图2-7-3-5)。

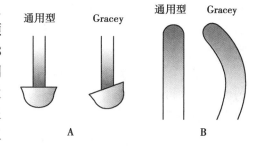

图2-7-3-5　Gracey刮治器的特点

A:工作端与器械颈部的角度:通用型为90°,Gracey为70°;B:工作端的侧刃形状:通用型的两侧刃平行,均可使用;Gracey的两侧刃长度不等,只用外侧的长刃。

(二)操作要点

1. 龈下刮治是在牙周袋内操作,肉眼不能直视,故术前应先探明牙周袋的形态和深度、龈下牙石的量和部位,查明情况后方能刮治。应选用锐利的龈下刮治器,以提高效率。

2. 同洁治术一样,以改良执笔式手持器械,稳妥的支点,刮的动作幅度要小,避免滑脱或损伤软组织。每刮一下应与前一下有所重叠,以免遗漏牙石。

3. 用匙形器刮治时,首先要根据治疗牙位选用适当的刮匙。若用Gracey刮治器,应认清工作刃,长而凸的外侧切刃缘是工作刃缘,匙形器放入牙周袋时应使工作端的平面与牙根面平行,到达袋底后,与根面间逐渐成 45°,以探查根面牙石,探到牙石根方后,随即与牙面形成约 80° 进行刮治。在使用过程中只需将工作端露在牙周袋外面的部分与牙齿长轴平行,则其刃缘即与牙根面呈 80° 左右的角度,使刮治技术能较为顺利进行。操作完成后,仍回到与根面平行的位置,取出器械(图 2-7-3-6)。

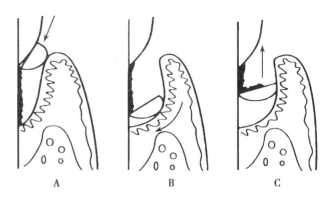

图 2-7-3-6　龈下刮治时器械的角度

A:刮治器以 0° 角放入牙周袋;B:放入袋底后调整刮治器的角度,使之与根面的最佳角度为 70°~80°;C:向冠方用力,刮除龈下牙石。

4. 为避免遗漏所需刮治的牙位,应分区段按牙位逐个刮治,牙石量多或易出血者,可分次进行。通常根据疾病的严重程度和操作者的熟练程度来确定每次做刮治的牙数,对于龈下牙石不多的轻度牙周炎患者,可一次完成半口或全口刮治;对于中重度牙周炎患者,尤其是从未做过牙周治疗的患者,则需分次分象限完成全口刮治。

5. 在刮除深牙周袋中的龈下牙石时,应同时将牙周袋内壁的部分肉芽组织刮除。在深袋内操作可能引起不同程度的疼痛,因而深袋刮治应在局麻下进行,以达到彻底治疗的目的。

注意将刮匙首先平行置于袋底,再转向、加力;始终从根方向冠方运动,最后必须用牙周探针仔细探查有否刮净,根面是否平整、光滑、坚硬。

五、基础治疗的效果与组织愈合

1. **基础治疗效果评估内容**　基础治疗效果的评估内容包括:患者自身保健措施、自我口腔卫生状况改善效果复查、临床牙周专科指数详细检查(龈炎消退、牙周袋减少、附着水平增加、松动度减少等程度)。单纯性龈炎患者,经过基础治疗后,炎症消退,牙龈组织可完全恢复健康。轻度牙周炎患者,经过基础治疗后,牙周袋可变浅或消失,牙周组织也可恢复健康。对于中重度牙周炎,经基础治疗后,炎症虽可基本消退,牙周袋变浅,但一般还需做进一步的治疗。

2. **龈上菌斑控制效果**　严格的口腔卫生措施是消除牙龈炎症、防止牙周疾病进一步发展的基本条件。Loos 等的研究表明,单纯向患者做口腔卫生指导,而不做其他治疗,在 12 周复查时,发现初诊时探诊深度在 3.5mm 以下的部位,其探诊后出血减少约 28%,而探诊深度大于 7mm 的部位,其探诊后出血减少 10%;探诊深度在浅袋减少约 0.2mm,深袋减少了 1.6mm,而附着水平基本无改善。对于探诊深度 6mm 以上的龈下微生物检测发现螺旋体的百分比没有下降,因此还需要龈上洁治和龈下刮治。还有报告表明,经过龈下刮治后,如果不能坚持控制龈上菌斑,则短期内虽能使探诊深度减少 1~1.5mm,但 2 个月后龈下菌斑和临床探诊深度又回复到刮治前的水平,疗效短暂。而若能在龈下刮治后坚持自我菌斑控制,并定期洁治,则牙龈既无炎症,也不发生新的附着丧失,效果能长期巩固。这些研究表明控制龈上菌斑对获得近期和长期疗效、防止复发具有极其重要的作用。

3. **洁治术效果**　上述研究已经表明,单纯的口腔卫生措施对于牙周病的治疗的效果是有限的。Listgarten 等表明,若口腔卫生措施与洁治同时进行时,与非洁治部位相比,洁治部位牙龈的炎症明显减轻,牙周的探诊深度明显减少。Suomi 等的研究表明,牙周炎治疗后坚持口腔卫生措施,加上每年做 3~4 次洁治,3 年后复查时,与单纯实行口腔卫生措施的组相比,明显地减轻了牙龈炎症程度和减少了附着丧失的发生。

慢性龈缘炎患者在经彻底的洁治术后,牙龈炎症逐渐消退,约在一周后牙龈恢复正常的色、形、质,龈沟变浅。在洁治过程中,沟内上皮和结合上皮可能有机械性损伤,但一般在数天内能迅速修复、再生。组织的愈合程度取决于牙石、菌斑是否彻底除净以及患者自我控制菌斑的措施是否得力。

牙周炎患者经过洁治术后,牙龈的炎症可以部分减轻,龈缘的退缩使牙周袋略变浅,根面的部分龈下牙石将会暴露,有利于进一步刮治,且出血也会减少,但彻底愈合则有待于龈下刮治和手术等治疗后。

4. **刮治和根面平整术的组织愈合和效果**　龈下刮治术和根面平整术虽然主要是对根面的治疗,但实际上对牙周袋内壁上皮、结合上皮和结缔组织也部分刮除。术后 2 小时可见结合上皮撕裂袋内有血块,袋壁表面有大量中性粒细胞,袋壁血管扩张充血。术后 2 天袋内壁已开始有上皮自龈缘"爬向"袋壁并部分覆盖,4~5 天后新结合上皮在根方开始形成。根据袋深度的不同及术前的炎症程度,上皮将在1~2 周内完全修复。结缔组织的修复在术后 2~3 天时最活跃,并可维持 2~3 周左右。深牙周袋的组织完全修复或形成新附着则可能长达数月,多数以长结合上皮附着于根面,也可有少量的新生骨或新附着形成。因此,在根面平整术后 2~4 周内不宜探诊袋深,以免破坏组织的愈合过程,同时探诊的深度也不确切。

在临床上,多数病例在刮治术后一周便可见到明显的效果。牙龈炎症消退,探诊出血减少或消失,2~4 周后牙龈组织致密,牙周袋变浅,附着增加,而且深牙周袋变浅的效果尤为显著。这主要是由于消炎后的龈缘退缩和袋底附近的结缔组织内有胶原纤维的新生和修复,使探诊的深度变浅。近来的研究表明,评价根面平整的效果主要看其临床指标的改善,而不过分强调根面的完全光滑坚硬。

Listgarten 等的研究表明,刮治术后龈下菌群的结构也发生很大的变化,细菌的数量明显减少,螺旋体及其他 G⁻ 杆菌的比例显著降低,球菌的比例明显上升;国内外的其他研究亦证实,刮治术后牙周袋内的牙周可疑致病菌(如 Pg、Aa 等)的检出率和数量显著下降。但若刮治不彻底,炎症虽有一定程度的减轻,袋的深度也可减小,但残存的牙石、菌斑仍会导致深部牙周组织的低毒、慢性炎症,使病变缓慢进展,有时因袋口变紧,深部的炎症不易引流,导致牙周脓肿。此种患者的牙龈表面貌似正常,但探牙周袋时仍有出血,表面炎症仍然存在。复查时,如果袋深仍大于 5mm,且探诊出血,则需进一步治疗,如再刮治、手术或使用药物等。Baderten 等的观察发现,仔细的洁治和根面平整能有效地清除牙龈炎症和减少牙周探诊深度;Lindhe 等指出,牙周治疗中最关键的因素是彻底的根面清创和患者有效的口腔卫生措施,认真而细致的根面治疗是保证牙周治疗成功的必备条件。但也有学者认为深牙周袋增加了局部清创的难度,特别当多根磨牙根分叉病变存在时,由于器械不易对深部做彻底的根面清创,因而效果就不如单根的前牙。刮治术对于消除局部龈下菌斑、减轻炎症反应、改善牙龈外观、减少牙周袋深度、增加附着等均有肯定的疗效。但应注意的是,不同深度的牙周袋治疗后探诊深度变化不一,一般治疗前牙周袋越深治疗后改善越明显;在临床实践中应先做牙周检查,特别注意根据病情选择合适的治疗方法、治疗内容和治疗时机。

第四节　牙周病的手术治疗

牙周手术治疗是牙周病治疗的重要手段,是牙周治疗的第二阶段,一些在第一阶段基础治疗不能解决的牙周问题,需要通过手术的方法对牙周软、硬组织进行处理,才能获得良好的疗效,从而保持牙周组织健康,维持牙齿正常功能的行使,改善患者的生活质量。

牙周病的手术治疗最早出现于 19 世纪末,逐渐发展形成了切除性、重建性及再生性手术。

【目的】

1. 清除牙周袋壁的感染病变组织,在直视下彻底清除牙根面的菌斑、牙石和病变组织。

2. 纠正牙周软、硬组织缺陷和不良外形,便于患者自身菌斑控制。

3. 使牙周袋变浅,使患者和医生易于保持牙面清洁,减少炎症复发。

4. 促进牙周组织的修复和再生。

5. 恢复美观和功能需要以及利于牙齿或牙列的修复,如覆盖裸露根面,增宽附着龈、改变系带附着位置、延长临床牙冠、种植体植入等。

【适应证】

经牙周基础治疗后炎症基本控制,患者口腔卫生良好,但仍具有下列情况者,应考虑手术治疗。

1. 经牙周基础治疗不能彻底去除牙根面刺激物,或牙周袋深度 ≥5mm 且探诊出血或溢脓者。

2. 存在与牙根形态相关的病损,如后牙根分叉病变达 Ⅱ 度或 Ⅲ 度者,通过手术暴露根分叉区进行彻底清创,或进行引导性组织再生术,或进行截根、分根、牙半切术等。

3. 存在牙槽骨外形相关的病损,如局部牙槽骨凹坑状吸收,骨下袋(特别是最后一个磨牙的远中骨下袋),或需进行植骨术及引导性组织再生术者。

4. 牙周软组织形态异常或牙槽嵴顶上方附着组织受损,如附着龈过窄、个别牙龈退缩者需行膜龈手术;或建立足够的牙槽嵴顶上方附着组织及解决露龈笑而行牙冠延长术者。

【禁忌证】

1. 局部炎症和病因未消除,如存留不良修复体、充填体。

2. 患者依从性不佳。良好的菌斑控制是牙周手术治疗的前提,若患者不能充分掌握和实施菌斑控制,则不应进行手术治疗。有学者报告菌斑控制不佳者,牙周手术对患者弊大于利。

3. 患有全身疾病且未得到控制。未控制的糖尿病,或者患者全身状况不能承受外科手术者,例如:血液病、半年内曾发生心血管意外等。此外,吸烟量多者术后愈合及疗效差,应建议患者至少术后 3 到 4 周内禁止吸烟。

【操作前准备】

手术治疗必须建立在完善的基础治疗和良好的口腔卫生控制的基础之上。在牙周基础治疗后:①牙周炎症减轻,牙龈组织变得更坚韧,为精确地进行牙周手术建立基础;②患者对诊室环境及医生、护士更为熟悉,减少患者的恐惧和焦虑情绪。在基础治疗后 2 至 3 个月对患者进行复查,对牙周状况进行再评估,包括全面的牙周检查及必要的 X 线复查,判断是否需要牙周手术治疗,及采用何种手术方法。

【操作步骤】

1. **无菌操作**　牙周手术与其他口腔手术要求一样,应注意无菌操作。此外还需预防交叉感染,佩戴外科手套、面罩及护目镜,使用强吸等。

2. **无痛手术**　应用局部浸润麻醉或神经传导阻滞麻醉,使手术在无痛状态下顺利进行。涉及组织移植或美学成形手术时,应避免将局麻药物直接注射至牙龈乳头,因为局部注射局麻药物会导致组织结构外形改变和局部缺血,不利于精确手术和移植物的存活。必要时可以使用镇静剂。

3. **组织处理**　①术中操作应轻柔、准确,尽量避免对牙周组织的损伤,以减少术后的不适和避免手术创口延迟愈合。术中避免过度压迫软组织和造成龈瓣的撕裂;避免牙槽骨长时间外露和干燥;缝合时确保软组织能完全覆盖骨面,避免组织张力过大。②时刻关注病人的状态,如发现病人出现焦虑紧张或疼痛,此时应采取必要的措施以利于手术进行。③手术器械必须锋利,避免使用钝的器械对牙周组织产生过大的压力和反复切割。

4. **刮治及根面平整**　对暴露的根面进行彻底的清创,去除牙石及肉芽组织,尤其注意根分叉区及深牙周袋的清理,使牙根光滑平整,利于组织愈合。术中助手也可以从不同角度观察根面上是否有残留牙石,以帮助医生更好完成手术。

5. **止血**　有效控制出血以获得良好的手术视野是牙周手术成功的基础。术前应仔细设计手术切口,以免损伤中、大血管造成大量出血。术中使用负压吸引是最有效的保持术区视野清晰的方法,使用冰冻的湿纱布局部压迫出血组织也能减少出血。虽然局麻药物中带有的血管收缩剂能减少术中出血,但这种作用往往是短暂的,应该注意避免单纯地使用血管收缩剂来止血。此外还可使用止血材料来辅助止血,如可吸收明胶海绵、氧化纤维素、氧化再生性纤维素及微纤丝胶原等。

6. **缝合**　在大多数牙周手术中,需对龈瓣进行缝合,将龈瓣固定在术前设计的位置,龈瓣要完全覆盖骨面,并与骨面和牙面紧密贴合,但应避免龈瓣张力过大或撕裂。

7. **牙周塞治剂的应用**　牙周塞治剂,可避免咀嚼时食物、舌体等与伤口的接触,防止对术区造成创伤,同时具有止血、止痛、保护伤口、防止感染、固定软组织等作用。

【注意事项】

1. 首先向患者说明术后可能出现的疼痛、肿胀和出血,并教导进行应急的处理,术后 24 小时可局部冰敷减少肿胀,创口出血可尝试使用纱布对创口进行压迫止血,若 20 分钟内不能止血则应及时复诊。

2. 术后菌斑控制是手术成功的最重要因素,术后短期内疼痛和不适常影响自我口腔卫生的维护,可让患者使用抗菌剂漱口。0.12%~0.2% 氯己定,每天 2 次,每次含漱 1 分钟。拆线后仍需要复诊,并对牙面进行清洁,这是术后一月内有效的菌斑清除方法。

3. 术后伤口的稳定是影响术后结果的另一个重要因素,除在术中采用适当的缝合技术外,术后初期应避免牙龈组织受机械性创伤,不使用术区患牙咀嚼。一般术后 7 天拆线,如对术后伤口稳定有特殊要求,也可适当延迟拆线时间或再次放塞治剂。

4. 拆线后可对术区用生理盐水或 0.12% 氯己定冲洗。如果愈合满意,可让患者用软毛牙刷轻轻刷牙,用牙签轻柔地清洁牙邻面,注意在早期不要用牙间隙刷,以免对邻面组织造成损伤。此时可每 2 周复查 1 次,检查菌斑控制情况,以后复查间隔时间可逐渐加长。

5. 术后是否预防性应用抗生素,可根据手术种类、手术范围及患者的全身情况而定。

牙周病的手术分类

一、牙龈切除术及牙龈成形术

牙龈切除术(gingivectomy)是用手术方法将增生肥大的牙龈组织切除,或消除后牙某些部位的中等深度牙周袋,重建正常的牙龈外形和龈沟。牙龈成形术(gingivectomy)与牙龈切除术相似,只是其更着重于修整牙龈形态,重建牙龈正常的生理外形,两者常结合使用。

【适应证】

1. 经牙周基础治疗后不能消退的牙龈增生性病损。

2. 后牙区中等深度的骨上袋,袋底不超过膜龈联合且附着龈宽度足够者。

3. 冠周龈片覆盖在阻生牙𬌗面上,而该阻生牙的位置基本正常,为利于牙的萌出可将龈片切除。

【禁忌证】

1. 未经基础治疗或牙周炎症未控制。

2. 袋底超过膜龈联合的深牙周袋。

3. 牙槽骨缺损及牙槽骨形态不佳需行骨手术者。

4. 前牙的牙周袋,牙龈切除术会导致牙根暴露,影响美观。

【操作前准备】

手术后牙龈缘位置必须综合考虑患者的牙周状况,如切除牙龈后是否仍剩余大于 2mm 的角化龈,龈缘位置与牙槽骨嵴顶之间的距离是否满足牙槽嵴顶上方附着组织;对于单纯的牙齿萌出不足者需要判断牙槽嵴顶的高度与釉牙骨质界的距离是否足够,若手术需要修整牙槽骨则不宜单纯采用牙龈切除术。此外还需兼顾双侧的对称性以及牙龈缘波浪状外形的连贯性,防止造成美学缺陷。若涉及美学区域的牙龈切除术,可在术前进行数字化微笑设计,应用数字化设计导板预览术后牙齿的外形及牙龈的位置,同时让患者更好了解术后所达到的美学效果,提高手术的美学效果。

【操作步骤】

1. 麻醉　传导阻滞麻醉和/或局部浸润麻醉。一般多用含肾上腺素的阿替卡因(阿替卡因的浓度为4%),可达到减少术中出血的效果;也可用 2% 普鲁卡因或利多卡因。

2. 消毒　术前用 0.12% 氯己定含漱。口腔周围皮肤用 75% 乙醇消毒,铺消毒巾;术者戴无菌手套。

3. 标定手术切口的位置　用印记镊法或探针法标出袋底的位置。

4. 切口　使用 15 号刀片或斧形龈刀,在标记点根方 1~2mm 处(根据牙龈厚度确定),将刀刃斜向冠方,与牙长轴呈 45° 角切入牙龈(切入角度可根据牙龈的厚度做适当调整,牙龈厚者角度可加大),直达袋底下方的根面。一般做连续切口,使龈缘成扇贝状外形,然后使用柳叶刀或 11 号尖刀,在邻面牙间处沿切口处切入,将牙龈乳头切断,从而将增生的牙龈切除下来。但应注意切入角度不要过大,避免暴露牙槽骨。

5. 用龈上洁治器(常用宽背镰形洁治器或 Ball 刮治器)刮除切下的边缘龈组织和邻面牙间龈组织,然后彻底刮净牙面残留的牙石、病理肉芽组织,目前并不主张彻底刮除牙根面的牙骨质,因研究表明超声器械可彻底去除牙骨质表面的内毒素,而过多刮除牙骨质可造成术后的敏感疼痛。

6. **修整牙龈** 用小弯剪刀或龈刀,修剪创面边缘及不平整的牙龈表面,使牙龈形态与牙面呈 45°角,并形成逐渐向边缘变薄、扇贝状的正常生理外形。

7. 生理盐水冲洗创面,纱布压迫止血,检查创面,外敷牙周塞治剂。

【注意事项】

术后处理 1 天内手术区不刷牙,可进软食。可用 0.12% 氯己定含漱剂,每天 2 次。1 周后复诊,除去牙周塞治剂。若创面较大,尚未愈合,可再敷牙周塞治剂 1 周。

二、翻瓣术

翻瓣术(flap surgery)是通过手术方法切除部分牙周袋及袋内壁、翻起牙龈组织瓣,使术者能在直视下彻底去除龈下牙石和肉芽组织、对牙槽骨进行修整,将牙龈瓣复位、缝合,以达到消除牙周袋,或使牙周袋变浅的目的。

【原理】

1. 为彻底的龈下刮治及根面平整建立通道;

2. 消除牙周袋或降低牙周袋深度;

3. 为骨修整手术建立通道;

4. 暴露需要进行再生性手术的部位。

【适应证】

1. **牙周袋相关** ①深牙周袋或复杂性牙周袋,经基础治疗后牙周袋仍在 5mm 以上,且探诊后出血或溢脓者;②牙周袋底超过膜龈联合界,不宜做牙周袋切除者;③有骨下袋形成,需作骨修整或需进行植骨者。

2. **根分叉病变相关** 根分叉病变伴深牙周袋或牙周一牙髓联合病变患者,需暴露根分叉或需截根者。

3. 范围广泛的显著肥大增生的牙龈,可采用翻瓣术,或翻瓣术与牙龈切除术联合应用以减少术后创面。

【操作步骤】

1. **切口的设计** 翻瓣术的切口设计应考虑:①手术目的;②需要暴露牙面及骨面的程度;③瓣复位的位置;④瓣的血供。

(1) 水平切口:水平切口(horizontal incision)是指沿龈缘附近所做的近远中方向的切口,范围一般包括患牙并向近中和远中延伸 1~2 个健康牙位。水平切口包括以下三个步骤:

1) 第一切口为内斜切口(internal bevel incision),在距龈缘 1~2mm 处进刀,向根方切入,直达牙槽嵴顶或其附近。内斜切口的优点包括①将袋内壁的上皮和炎症组织切除;②保留相对完好的袋外侧面角化龈;③削薄龈瓣边缘,使之易于贴附牙面和骨面,愈合后牙龈形态好。

2) 第二切口为沟内切口(crevicular incision),目的在于切断领圈组织与根面的连接。将刀片从袋底切入,直达牙槽嵴顶或其附近。围绕术区牙一周均做此切口。

3) 第三切口也称牙间切口或牙间水平切口(interdental incision)。将龈瓣翻开后做第三切口。将刀片与牙面垂直,在骨嵴顶的冠方,水平地切断袋壁组织与骨嵴顶及牙面的连接。此切口除沿颊、舌面进行外,重点是在两牙之间的邻面进行,刀片伸入邻间隙,从颊舌方向将欲切除的组织从骨嵴顶和牙面彻底断离断。

(2) 纵行切口:纵行切口也称垂直切口(vertical incision),是在水平切口的近中或近、远中做的纵行切口,目的是减小组织张力、更好地暴露术区。切口从龈缘开始,经过附着龈,直至牙槽黏膜或颊侧移行沟。

是否需要作纵行切口应考虑以下因素:①需要做根向或冠向复位瓣术,必须在龈瓣近远中作深达移行沟处的纵行切口,使龈瓣充分松弛;②进行牙槽骨修整需要充分暴露术区时,可在一侧或双侧采用纵行切口;③单纯的改良 Widman 瓣术一般不作骨修整,可以采用延长水平切口 1~2 个牙位来代替纵行切口。

（3）保留龈乳头切口：在做植骨术或引导性组织再生术和前牙美观需要时，如果龈乳头的近远中径较宽，可将整个牙龈乳头保持在颊侧或舌侧的龈瓣上，而不是将龈乳头从颊舌向切开和翻起，一般将完整保留的龈乳头连在唇（颊）侧瓣上。优点是可严密覆盖邻面植骨区，避免植入物脱落或感染，并且可减少术后龈乳头的退缩，有利于美观。但在选择适应证上需慎重，若邻面龈乳头近远中径不足，强行保留龈乳头可造成术后血供不足、组织坏死，反而造成组织缺损等不良后果。

切口方法为将术区每个患牙作环行的沟内切口，不在邻面将颊舌侧牙龈乳头切断，而是在腭侧距龈乳头顶端至少 5mm 处作一弧形切口，贯通其两侧邻牙的轴角，再从弧形切口处伸入并指向唇面，切透该龈乳头基底部的 1/2~2/3，将龈乳头从腭侧分离开，并通过牙间隙将龈乳头翻到唇（颊）侧，随唇侧龈瓣一起被翻起。

2. 龈瓣分类　根据龈瓣与骨膜的关系，可以将龈瓣分为全厚瓣及半厚瓣。

多数情况下翻起的软组织瓣为黏骨膜瓣（mucoperiosteal flap），即为全厚瓣（full thickness flap）。用骨膜分离器进行钝分离，沿牙槽骨将骨膜连同龈瓣一同翻起，以暴露病变区。其优点在于对组织的损伤小，术中出血少，术后反应轻，对于需要暴露牙槽骨的术区需要采用全厚瓣设计。

与全厚瓣不同，若龈瓣只包括表面上皮及下方的一部分结缔组织，而深部的结缔组织连同其下方的骨膜仍覆盖于牙槽骨上，则称为半厚瓣（partial thickness flap）。若牙龈厚度允许，在一些膜龈手术中或牙槽骨骨板薄或有“骨开窗”的情况下，为了避免牙槽嵴过分暴露而导致的骨吸收，可以采用半厚瓣。如果手术设计为半厚瓣，在作切口时，切口深度只达结缔组织层即可，不需要切透骨膜达到骨面；然后用锐利的 15 号刀片将龈瓣与下方的结缔组织和骨膜锐分离。若采用半厚瓣术式需考虑患者的牙龈瓣厚度是否足够，牙龈瓣太薄容易造成龈瓣穿孔、撕裂，特别是在缝合阶段组织张力过大时会造成不良后果。半厚瓣的制备需要较高的手术技巧，术中出血较多不易控制，对于炎症反应较重的部位选择半厚瓣术式需谨慎。

有时可以结合使用全厚瓣和半厚瓣，充分利用两者的优点。在切口的冠方采用全厚瓣技术，而在靠近根方处采用半厚瓣技术，这样既能充分暴露冠方需要修整的牙槽骨，也能保护根方的牙槽骨，使之免于暴露而导致吸收。

3. 龈瓣的复位　在龈瓣复位前，用弯剪刀清除和修剪龈瓣内面残留的肉芽组织和上皮，并适当修剪龈瓣外形，使颊、舌侧乳头处的龈瓣能良好对接，龈瓣的外形与骨的外形相适应并能覆盖骨面。修剪完毕后，用生理盐水冲洗创面，并仔细检查，在确定根面平整，无残留牙石及肉芽组织后，将龈瓣复位，轻压表面 2~3 分钟，挤出多余的血液及空气，使瓣与骨面、牙面紧贴，其间仅有薄层血块，避免术后形成无效腔和感染，以利于术后愈合。

根据手术的不同目的，可将龈瓣复位于不同的水平。

（1）复位于牙颈部：改良 Widman 翻瓣术适用于前牙和后牙有中等或深牙周袋，且不需作骨成形者。前牙区为了避免术后牙根暴露，应尽量保留牙龈，切口从龈缘的根方 0.5~1mm 处切入，或从龈缘做内斜切口，切除袋内壁上皮，在复位时将龈瓣复位于牙颈部。

此术式的特点是：①能彻底除去袋内壁上皮及炎症组织；②翻瓣仅达牙槽嵴顶端处，不做骨修整，龈瓣复位时尽量将邻间骨覆盖，不使骨质暴露，能减少骨的吸收，增加新附着的机会；③健康的牙龈结缔组织能与牙面紧密贴合，术后牙龈退缩较少。

（2）复位于牙槽嵴顶处：嵴顶原位复位瓣术（undisplaced flap）适用于后牙消除中等深度及深牙周袋以及需修整骨缺损者，也适用于因根分叉病变而需暴露根分叉者。在有足够角化龈的后牙区，从接近袋底和牙槽嵴顶处做内斜切口，切除一部分袋壁牙龈，降低龈瓣的高度并削薄龈瓣，龈瓣复位后位于牙槽嵴顶处的根面上，刚刚能将骨嵴顶覆盖，愈合后牙周袋消失或变浅，缺点是牙根暴露较多。

（3）根向复位：根向复位瓣术（apically repositioned flap）适用于牙周袋底超过膜龈联合界者，以及因根分叉病变需暴露根分叉而角化龈过窄者。其优点是既消除牙周袋，使病变区（如根分叉区）充分暴露，易于自洁，同时保留了角化龈。术中从龈缘处做内斜切口和双侧垂直切口（超过膜龈联合），翻起全厚瓣,刮治、清创后,将龈瓣向根方推移,复位在刚刚覆盖牙槽嵴顶的水平,采用悬吊缝合固定龈瓣。另外,为了使附着龈增宽,可进行半厚瓣的根向复位,将骨膜和部分结缔组织留在骨面,将半厚瓣复位在牙槽嵴的根方。创口愈合过程中,上皮爬向冠方,覆盖裸露的结缔组织,可增宽附着龈,并能避免牙槽嵴的吸收。

(4) 其他:有时需将龈瓣作冠向复位或侧向复位,应用相对较少,主要用于膜龈手术中。

目前临床上最常用的牙周翻瓣术式主要为:①改良 Widman 翻瓣术;②嵴顶原位复位瓣术;③根向复位瓣术。选用哪种术式主要考虑患者的两个解剖因素:①牙周袋深度;②膜龈联合的位置。这两个因素决定了牙齿周围是否有足够多的附着龈,牙周袋底是否超过膜龈联合处,因此术前必须仔细检查充分考虑,做出正确的术式选择(表 2-7-4-1)。

表 2-7-4-1　翻瓣术的特点

术式	适应证	手术目的	切口特点	龈瓣复位位置	术中注意事项
改良 Widman 翻瓣术	基础治疗后仍存在中等深度牙周袋,探诊出血但不需行骨修整	①充分暴露根面进行彻底清创;②切除袋内壁但不旨在消除或降低牙周袋深度	内斜切口距龈缘 0.5~1mm 处切向牙槽嵴顶,一般不做纵行切口	牙颈部	①全厚瓣翻瓣达牙槽嵴顶水平即可;②仅在骨外形妨碍龈瓣与牙颈部贴附时进行骨修整
嵴顶原位复位瓣术	①有足够的附着龈宽度;②后牙中等深度牙周袋;③需行骨修整;④需要暴露根分叉者	①充分暴露根面进行彻底清创;②通过切除牙龈组织以消除或降低牙周袋深度	内斜切口在牙周袋底对应的牙龈表面处(或稍偏冠方)	牙槽嵴顶	①必须判断术后是否有足够的角化龈存留;②先用探诊探测牙周袋底并在牙龈表面标记以确定内斜切口位置
根向复位瓣术	①牙周袋底超过膜龈联合;②需要暴露根分叉但角化龈过窄者注:上颌腭侧组织无法移动,不能行此术式	①充分暴露根面进行彻底清创;②通过将龈瓣根向复位以消除或降低牙周袋深度,并保存或增加附着龈宽度	尽量靠近龈缘 0.5~1mm 处切向牙槽嵴顶,须在近远中均作纵行切口且超过膜龈联合处	根向复位	①内斜切口尽量靠近龈缘以保留角化龈;②纵行切口应超过膜龈联合处;③根向复位及错位缝合;④可同时采用全厚瓣及半厚瓣

上颌腭侧瓣的处理有些许不同之处,因腭侧组织均为角化龈且不具有可让性,因而不能行根向复位瓣术,且腭侧组织通常较肥厚,内斜切口除了常规方法以外,还可以采用水平的牙龈切除切口,并在此切口边缘加用内斜切口切向牙槽骨,这样能去除多余的牙龈组织并削薄牙龈。

4. 缝合　在龈瓣复位后需对龈瓣进行缝合,以达到使龈瓣位置固定的目的。

(1) 缝针的选择:缝合全厚瓣通常使用三角针,而膜龈手术中对半厚瓣的缝合多采用圆针以减少对组织的损伤。

(2) 缝线的选择:缝线有可吸收线与不可吸收线,有单纤维线和多纤维拧编缝线。目前我国最常用的不可吸收缝线是拧编的丝线,其缺点是细菌能沿着缝线拧编的缝隙进入伤口深部。聚四氟乙烯线被认为是最好的单纤维不可吸收线,其表面平滑不容易堆积细菌,而且因为它本身结构有超过 50% 的高度孔洞性,缝线较容易操作和打结,常用于牙周再生性手术。可吸收线包括肠线和合成材料线,肠线中有普通肠线和经过铬盐处理的肠线,能抵抗酶的作用从而延长吸收时间。合成的可吸收线包括聚乙醇酸线(Dexon)和聚乙醇乳酸线(Vicryl),有良好的缝线张力,线结稳定性高,适合用于需要 14 天以后才拆线的手术,例如膜龈手术及牙周再生手术等。目前有些线能直接固定在针上并已作无菌处理,使用此种线能减少对组织的创伤。

(3) 缝合方法的选择:需根据龈瓣的张力,颊、舌侧龈瓣的高度及龈瓣与牙齿的关系等综合考虑。例如:①当颊舌侧龈瓣高度一致、张力相等时可进行牙间间断缝合,若颊舌侧龈瓣相距有些距离时可采用8字形间断缝合;②当颊舌侧龈瓣高度不一致时可采用单侧连续悬吊缝合将颊舌侧分别固定在各自的水平;③当两牙间距较大或龈乳头较宽时可使用水平褥式缝合;④最后一个磨牙的远中龈瓣或缺牙间隙处的龈瓣可采用锚式缝合,使龈瓣紧贴牙面。

常用的缝合方法介绍如下。①牙间间断缝合:缝针从一侧龈瓣外侧面进针,经过邻间隙到达对侧,从对侧龈瓣的组织面进针,缝线绕回初始进针侧打结;②8字形间断缝合:基本步骤同牙间间断缝合,不同之处在于两侧龈瓣进针处均在龈瓣的外侧面进针;③单侧连续悬吊缝合:从牙齿颊侧近中龈乳头基底部外侧面进针,缝线经近中邻间隙到舌侧,进而绕远中邻间隙回到牙齿的颊侧远中,再从颊侧远中龈乳头基底部外侧面进针,使用同样方法依次缝合到最后一个牙齿的远中颊侧牙龈,最后缝线经舌侧绕回第一个牙齿颊侧打结。若涉及牙齿较多可将缝线绕两侧最后一个牙齿以增加悬吊的能力;④锚式缝合:从最后一个磨牙颊侧远中龈乳头外侧面进针,继而缝线经舌侧远中、舌侧近中、颊侧近中回到颊侧远中,再从组织面进针穿过舌侧远中龈瓣,最后打结。

(4) 缝合完成后需要仔细检查术区,观察龈瓣能否紧密贴合骨面,龈缘有否卷曲,骨面有否暴露,张力是否过大等。可使用湿纱布轻压2~3分钟,由根方向冠方挤压出多余的血液和空气,最后放置牙周塞治剂。

5. 牙周塞治　牙周塞治剂(periodontal dressing 或 periodontal pack)是用于牙周手术后的特殊敷料,可以保护创面、压迫止血、止痛和固定龈瓣。也有学者报告,术后不用塞治剂,只要控制菌斑,伤口也能正常愈合。塞治剂的种类、组成、调和及使用方法如下:

(1) 含丁香油的塞治剂:为粉、液两种成分调和后使用。粉剂成分包括氧化锌(杀菌、收敛作用)和松香(提供黏性和韧性),液体成分包括丁香油和麝香草酚(杀菌),使用时粉液按适当比例调拌直至形成硬面团状,即可使用。

使用时先将术区止血、隔湿,将塞治剂形成细长条状,放置于术区表面,牵拉唇或颊部整塑成形,避免塞治剂硬固后妨碍系带的活动,并除去多余的、妨碍咬合的塞治剂。注意勿将塞治剂挤入龈瓣下方影响伤口愈合。

(2) 不含丁香油的塞治剂:丁香油有浓重的气味,部分患者对丁香油过敏,目前已有商品化不含丁香油的塞治剂,分装在两个软管中,一管内含有氧化锌、油脂、胶类及制霉菌素等混合物,另一管内含不饱和脂肪酸和抑菌剂。将两组分挤出等长,混合后使用。操作方便,对牙龈组织无刺激,固化后柔韧适度,患者感觉舒适。

塞治剂的固位主要依靠牙间隙中的材料将颊舌侧的材料连成一整体,但当术区仅有一颗牙剩余,或者多个牙缺失的情况下,塞治剂则很难得以固位。此时可以先将牙线缠绕在剩余牙周围,然后使用牙周塞治剂,能增加塞治剂的固位力。此外,国外学者尝试将抗菌药物与塞治剂结合,以达到促进创口愈合的目的。目前推荐使用的是不含丁香酚的 Coe-Pak 塞治剂中加入四环素粉剂,能有效减少创口感染,特别是对于手术时间长、创伤较大的手术更为推荐使用。

组织愈合过程详见表 2-7-4-2、表 2-7-4-3。

表 2-7-4-2　组织学愈合过程

术后时间	组织学改变			
	创面	结缔组织	上皮	骨组织
24 小时	血凝块	—	—	—
1~3 天	血凝块收缩	—	向创口爬行,越过龈瓣边缘到达牙面	骨表面有浅的坏死

续表

术后时间	组织学改变			
	创面	结缔组织	上皮	骨组织
4 天	—	巨噬细胞、成纤维细胞、血管内皮细胞增殖,血凝块开始转化为肉芽组织	—	破骨细胞性骨吸收,可导致 0.5~1mm(平均 0.64mm)骨吸收
1 周	—	血凝块被肉芽组织取代	结合上皮形成,并结合于牙根面	
2 周	牙龈外观接近正常	胶原纤维形成并与牙面平行,但尚不成熟		—
3~4 周	上皮和结缔组织的重建基本完成	牙龈纤维有功能性排列	结合上皮形成,龈沟内有上皮衬里	有新骨形成,骨改建达到高峰

表 2-7-4-3　组织愈合方式

愈合方式	组织来源	特点
长结合上皮性愈合	牙龈上皮	最常见,在根面上有一层长而薄的结合上皮,直达原来的袋底上皮附着位置,与牙根面间以半桥粒体和基底板的方式连接,缺乏与牙根面垂直排列的功能性的胶原纤维,并非真正的附着获得。在菌斑控制良好的情况下,牙龈能长期保持健康
牙龈结缔组织性愈合	牙龈成纤维细胞	生长速度仅次于上皮细胞,形成与根面平行的胶原纤维,容易发生牙根吸收
牙周膜性愈合	牙周膜细胞	生长速度慢于上述两者,能分化形成牙骨质细胞、成骨细胞核成纤维细胞,形成新的牙骨质、牙周膜及牙槽骨,形成新附着,是最理想的愈合方式
骨髓细胞性愈合	骨髓细胞	生长速度最慢,容易发生骨固连或牙根吸收

三、牙周骨手术

牙周炎的病理改变既有牙槽骨的破坏,也在部分区域有骨质代偿性的异常增生,从而导致骨外形的异常及牙龈外形异常,不利于菌斑控制。因此适当地修整牙槽骨外形有利于建立良好的牙龈外形。

牙周骨手术(osseous surgery)是用手术方法修整病变区的牙槽骨,以建立正常的形态和生理功能。包括骨成形术(osteoplasty)和骨切除术(ostectomy)。前者强调修整骨外形而不除去支持骨,而后者则是切除一部分起支持作用的牙槽骨,然而在临床上这两种方法往往需同时使用难以区分。必须注意牙周骨手术是以牺牲附着水平为代价的,因此术前必须准确评估患牙的附着水平,严格把握适应证。

【原理】

因牙周骨手术的目的是建立生理性的牙槽骨外形,正常健康的牙槽骨外形有以下特点:

1. 邻面牙槽骨最高点位于颊/舌侧的骨边缘的冠方 2.0~2.5mm,且呈锥体状。

2. 邻面骨形态与牙齿形态及外展隙宽度相关,牙齿锥度越大邻面骨锥度越大,外展隙越宽,邻面骨形态越平缓。

3. 牙槽骨边缘的形态与釉牙骨质界的形态一致,形成扇贝状外观,相邻牙齿的骨高度基本一致。

【适应证】

1. 浅的一壁骨袋或宽而浅的二壁骨袋难以有新骨修复者。

2. 邻面骨凹坑状吸收,骨再生的可能性较小,可切除较薄而低的一侧骨壁,形成斜坡状,或将颊、舌两侧的骨壁均除去,以消除凹坑状外形。

3. 牙槽骨嵴圆钝肥厚或突出呈壁架状,需修整成形。

4. 向邻近缺牙区倾斜的牙齿,常在缺牙侧形成窄而深的骨下袋,如无条件通过正畸方法将倾斜牙纠正,可通过手术方法,将骨修整成逐渐移行的长斜面,以便消除牙周袋。

5. 骨边缘线高低不齐或邻面骨低于颊、舌面而使骨缘线呈反波浪形者,则需加以修整成形,必要时可切除少量支持骨。

6. 根分叉病变为Ⅱ度但附着龈宽度较窄,或根分叉病变为Ⅲ度时,再生性治疗难以成功,常采用根向复位瓣术,暴露分叉区,并修整根分叉区的根间骨缘,形成薄而有根间纵凹的外形,促进术后牙龈形成良好的外形,从而利于菌斑控制和良好口腔卫生的维护。

【操作步骤】

1. 翻开黏骨膜瓣,根据龈瓣复位的要求决定内斜切口的位置。常规翻瓣和刮除根面的菌斑、牙石及肉芽组织,充分暴露骨的外形。

2. 用涡轮手机上的圆钻轻轻、断续地磨除肥厚及不齐的骨缘或一壁骨袋,使成移行的斜坡状。去骨过程中必须有冷却水,以免引起骨坏死。对于残留在牙根面上的牙槽骨组织应使用骨锉或刮治器进行最后的去除,避免损伤牙齿。在牙间和根间的骨面应形成生理性的纵凹沟。也可用骨凿修整骨缘。

3. 龈瓣复位时应完全覆盖骨面,以减少牙槽骨的吸收。

4. 其余步骤同翻瓣术。

四、牙周再生性手术

牙周组织再生(periodontal tissue regeneration)是指重建被牙周炎症破坏的牙周组织,形成新生牙骨质、牙槽骨及新附着,形成新的结合上皮位于治疗前牙周袋底的冠方。以获得牙周组织再生为目的的手术治疗方法称为再生性手术(regenerative surgery),主要包括引导性组织再生术(不涉及骨移植)和植骨术,也可两者联合应用,或与其他一些促进再生的方法如根面的生物处理和使用生长因子等联合应用。

(一)引导性组织再生术

【原理】

对于一些深在的三壁骨袋,经过合理适当的治疗,即使不使用骨材料移植也能使部分牙周组织得以重建,特别是对于一些由于牙周脓肿或牙髓来源感染引起的急性牙槽骨破坏,当病因消除炎症控制后,牙周再生潜力较大。

1. 彻底清除结合上皮及牙周袋内壁上皮。残余的上皮细胞能阻碍结缔组织与根面的附着,影响形成新附着,因此必须彻底清除上皮组织。以往医师们尝试用以下几种方法:①通过刮治、超声、激光等手段去除上皮组织,但效率仅有50%;②使用化学试剂如硫化钠、樟脑酚及次氯酸钠等,但这些试剂的作用范围不可控,现已淘汰;③目前推荐使用手术方法去除上皮组织,如切除性牙周膜新附着术(excisional new attachment procedure)及改良 Widman 翻瓣术均能很好地去除袋内壁上皮。

2. 阻止或延缓上皮迁移速度。创口边缘的上皮细胞能快速增殖并占据根面,妨碍新附着形成,因此要采取必要的措施以减缓上皮迁移。目前推荐使用的方法为冠向复位瓣术,能增加切口边缘至根面的距离,此方法常配合使用柠檬酸处理根面(现有新观点认为根面是否使用柠檬酸/四环素等药物处理并不影响最终牙周再生的效果)。

3. 稳定血凝块,保护术区及创造再生空间。研究表明根面上的血凝块能有效阻止牙龈上皮细胞的长入,有利于愈合早期结缔组织新附着的形成。此外,使用钛金属增强的聚四氟乙烯膜覆盖骨缺损区能有效防止组织塌陷,为牙周再生创造空间。

4. 引导性组织再生术是在牙周手术中利用膜性材料作为屏障,阻挡牙龈上皮在愈合过程中沿根面生长及牙龈结缔组织与根面接触,同时提供一定的空间引导牙周膜细胞优先占领根面,有利于新附着的形成。目前用于 GTR 的膜性材料分为两类:不可吸收性膜和可吸收性膜。

不可吸收性膜在人体内不能降解吸收,需要手术后6~8周时第二次手术将膜取出。产品主要成分为聚四氟乙烯(polytetrafluoroethylene,PTFE)。其分子结构稳定,不引起任何组织反应,是临床应用最早最多的膜材料,临床效果肯定。

可吸收性膜在手术愈合过程中可降解而被吸收,不需要第二次手术取出。这类膜有胶原膜、聚乳酸膜、聚乙醇酸与聚乳酸和碳酸三甲烯(trimethylene carbonate)共聚膜等,其中应用最广的是 BioGuide,为猪来源的双层胶原膜。

【适应证】

1. 骨内袋 窄而深的骨内袋为 GTR 的适应证,骨袋过宽则效果差。三壁骨袋因牙周膜细胞来源丰富且易于提供牙周膜细胞生长的空间,故效果最好,窄而深的二壁骨袋也是较好适应证。

2. 根分叉病变 Ⅱ度根分叉病变为适应证,但需有足够的牙龈高度,以便能完全覆盖术区。尤以下颌牙的Ⅱ度根分叉病变效果好。有人报告Ⅲ度根分叉病变的早期有一定的疗效,但结果不确定。需要强调的是,根分叉病变分度采用的为 Hamp 分类而非 Glickman 分类,一般认为水平探入根分叉的深度不超过 3mm(即 Hamp 分类的Ⅱ度根分叉病)采用引导组织再生术能获得较好的临床疗效,远期(5 年)成功率超过 90%,优于其他切除性牙周手术效果。

3. 仅涉及唇面的牙龈退缩,邻面无牙槽骨吸收且龈乳头完好者。

符合上述适应证者,需经过牙周基础治疗,包括口腔卫生指导、洁治、刮治和根面平整、调𬌗等,将牙周感染控制之后,才能进行 GTR 术。如患者为吸烟者,会影响术后的愈合,应劝导患者戒烟否则不应该进行手术。

【操作步骤】

1. 术前患者用 0.12% 氯己定含漱 1 分钟。口周常规消毒。

2. 局部麻醉时注意在龈缘及牙间乳头处不应过度浸润麻醉,以减轻边缘组织的局部缺血。

3. 采用保留龈乳头切口尽量保存牙龈组织,内斜切口切入的位置靠近龈缘。水平切口应向患牙的近远中方向延伸 1~2 个牙,以充分暴露骨病损。在需要增加瓣的移动性时,可在颊侧作超过膜龈联合垂直松弛切口。

4. 翻起全厚瓣,充分暴露骨缺损及邻近骨质 3~4mm。

5. 去除袋内所有肉芽组织、彻底刮净根面牙石等刺激物,并行根面平整,清除牙骨质内的内毒素,有利于新附着的形成。

6. 根据骨缺损的形态选择合适形状的膜,并对膜进行适当修剪,膜放置时应将骨缺损全部覆盖,并超过缺损边缘至少 2~3mm。膜材料应与缺损周围的骨质紧密贴合,避免折叠,还应注意防止膜向骨病损内塌陷,在膜的下方应保留一定的间隙,给具有形成新附着能力的组织细胞提供生长的空间。聚四氟乙烯膜需通过悬吊缝合将其固定于牙齿上,保证膜在龈瓣下的稳定。

7. 龈瓣复位应将膜完全覆盖,并避免瓣的张力过大,必要时可做冠向复位。

8. 缝合时应首先在龈乳头处做纵向褥式缝合,以保证邻面颊、舌侧瓣的闭合,使用牙周塞治剂,术后 10~14 天拆线。

若使用不可吸收性膜,在术后 6~8 周应做第二次手术将膜取出。切口的范围仅包括治疗牙,轻翻起软组织并用锐切除法将膜分离。二次手术过程中尽量不损伤新生组织,龈瓣复位时应将创面完全覆盖。

【注意事项】

术后 1~2 周内预防性全身使用抗生素(如甲硝唑及阿莫西林),并用 0.12% 氯己定含漱 4~12 周,控制菌斑,防止感染。二次取膜手术后,用 0.12% 氯己定含漱 2~3 周。术后 8 周内每 1~2 周复查一次,清除菌斑。患者术后 1~2 周用软毛牙刷刷牙,术后 2~3 周后可恢复刷牙和牙间清洁措施并定期复诊维护。

(二)植骨术或骨替代品的植入术

牙周植骨术(bone grafts)或骨替代品的植入术(graft of bone substitute)是采用骨或骨的替代品等移植材料来修复因牙周炎造成的牙槽骨缺损的方法。属于再生性牙周手术,目的在于通过移植材料促进新骨形成,修复骨缺损,恢复牙槽骨的解剖形态,以达到理想的骨再生或新附着性愈合。适用于二壁及三壁骨下袋,或Ⅱ度根分叉病变且牙龈瓣能覆盖骨面及根分叉区者。

【原理】

1. **骨生成潜力**(osteogenic potential) 指植骨材料中含有的细胞能形成新骨。

2. **骨诱导潜力**(osteo-inductive potential) 植骨材料中的分子(例如骨形成蛋白)能使邻近的细胞转化为成骨细胞,从而形成新骨,是一种化学过程。

3. **骨引导潜力**(osteo-conductive potential) 植骨材料的基质形成支架以利于邻近组织中的细胞

进入植骨材料,从而形成新骨,是一种物理过程。

选择骨材料时还应考虑材料的生物相容性、临床可操作性、手术损伤的大小、术后并发症的多少、术后效果的可预测性和患者的接受度等。

目前用于这类手术的材料分类及其特点如表2-7-4-4:

表2-7-4-4　骨或骨替代品植入材料

性能	来源	材料名称	特点
骨生成潜力	患者本身(拔牙术区、上颌结节、无牙区牙槽嵴、磨牙后区及颏部或骨成形和骨切除术中获得的骨碎片)	自体骨	具有骨生成能力,可以获得新的结缔组织附着,但结果不易预测且增加了患者供区的手术创伤
骨诱导潜力	同种异体(取自捐献者的皮质骨经脱脂肪、裁剪、乙醇清洗及冷冻处理,进一步脱矿、研磨为250~750μm大小的颗粒,真空包装)	脱钙冻干骨	经稀盐酸脱钙以暴露下方的胶原纤维及骨形态蛋白BMPs,具有骨诱导作用。然而异体骨的供者须经过严格的健康筛选,异体骨也须经过冷冻、辐射或化学方法处理,以消除其抗原性,并消除可能存在的病毒等感染造成疾病传播的危险。据报道因使用同种异体移植物而导致HIV感染的机会为800万分之一
骨引导潜力	同种异体	冻干骨	未经稀盐酸脱钙,下方的BMPs无暴露,因而只具有骨引导作用
	异种动物(如小牛)	对小牛松质骨进行特殊处理后,只留下骨的无机成分支架结构,为自然、多孔的无机骨基质,如Bio-Oss	其多孔状结构有利于血凝块的稳定、再血管化及促进成骨细胞迁移并形成新骨
	非骨移植材料(骨替代品)	磷酸钙生物材料(如羟基磷灰石、β磷酸三钙)	具有良好的生物相容性,不引起任何炎症反应和排异反应,羟基磷灰石中钙磷的比例为1.67,与骨相似,一般不能被吸收。β磷酸三钙中钙磷的比例为1.5,能被部分吸收

【操作步骤】

常规消毒,受骨区及供骨区麻醉。受骨区的切口设计要保证黏骨膜瓣对受骨区能完全覆盖,可考虑采用保留龈乳头切口。有人认为不用内斜切口而使用沟内切口。翻瓣充分暴露病变牙槽骨。刮净骨袋内的病理性组织及结合上皮,清除牙石,平整根面。注意观察骨袋的形态、类型及骨缺损范围。将取到的骨组织或其他植入材料送入骨袋内,平齐骨袋口。龈瓣必须将植入材料严密覆盖,必要时做冠向复位。可使用水平或垂直褥式缝合加强龈瓣的贴合。放置牙周塞治剂保护术区。

【注意事项】

术后护理极为重要,尤其是龈瓣的稳定性及预防术后感染最为重要。术后可给予抗生素口服一周,并用0.12%氯己定含漱,至少4周。一般术后10~14天拆线,之后仍需每1~2周复查,密切观察并清除菌斑。

(三) 生长因子促进牙周再生

【原理】

1. 目前众多学者尝试使用生长因子来促进牙周组织中的细胞增殖及分化,以促进牙周组织再生。其中血小板衍生生长因子(platelet-derived growth factor,PDGF)表现出良好的促进牙周组织再生的功能。最近美国食品及药物管理局通过批准了重组人PDGF(rh-PDGF)-BB应用于牙周再生治疗,其商品名为GEM 21S,其主要成分为0.25~1.0mm大小的β-磷酸三钙颗粒及0.5ml PDGF-BB(0.3mg/ml)。在180名患者的临床研究中,GEM 21S用于治疗骨下袋缺损,经组织学研究表明确实有新附着的形成。一些学者还尝试将PDGF-BB与脱钙冻干骨结合使用,也取得了良好的疗效。

2. 骨形态蛋白 BMPs 在骨骼及牙齿发育过程中起重要作用,现已明确 BMP-2 具有强效促进骨生成的作用,而 BMP-7 和 BMP-3 也能促进成骨过程。目前经美国 FDA 批准使用的商品化的 BMP 为重组人 BMP-2 与牛 I 型胶原海绵的结合物,BMP-2 能从胶原海绵中缓慢释放,有效浓度持续 2~3 周,能诱导骨髓中的间充质干细胞分化为成骨细胞,从而促进骨再生。

3. 釉质基质蛋白(enamel matrix proteins,EMP)主要成分为釉原蛋白,在牙齿发育过程中由 Hertwig's 上皮根鞘分泌,能诱导无细胞牙骨质的形成,因而被认为能促进牙周组织再生,目前已有商品化的产品 Emdogain,为从牙胚提取的 EMP 与液态聚丙烯的混合物,通过注射到达骨缺损部位。

Froum 等研究报道使用 Emdogain 能使 74% 的缺损部位的探诊深度减少 4.94mm,附着获得 4.26mm 及骨再生 3.83mm。Heijl 等对 33 名患者 3 年随访观察中发现使用 Emdogain 组的骨增量比对照组高 2.6mm。然而我们关心的是这种附着获得是否真正意义上的新附着,在 2 个以狒狒作为研究对象的实验中,经组织学证实,单独使用 Emdogain 或 Emdogain+自体骨移植均能取得真正意义上的新附着。

目前研究表明牙周微创手术能提高牙周再生手术的临床效果,采用放大成像系统及微创手术器械能精确进行龈瓣切开,减少组织损伤。对骨下缺损区进行彻底的清创后,缺损区域注射 Emdogain 并进行严密缝合,可获得良好的牙周再生效果。而传统的骨充填材料联合屏障膜技术则无法在狭小的切口空间内进行,限制了该类材料在牙周微创手术中的应用。

4. 单一的牙周组织再生技术都有其各自的优缺点,从组织工程学的观点出发,倘若将细胞、支架材料及生长因子三者联合应用,会获得更好的结果。目前有学者将 GTR 与植骨术联合应用,骨材料可防止 GTR 的膜塌陷,并作为支架材料诱导或引导骨再生。现在有学者尝试将 Emdogain 与 Bio-Oss 及可吸收膜联合使用,能增加牙周新附着形成的概率。

【操作步骤】

根据 Mellonig 的描述,Emdogain 使用方法如下:

1. 翻起全厚瓣,尽可能保存牙龈组织。

2. 去除肉芽组织,充分暴露骨缺损区,彻底根面平整。

3. 缺损区严格控制出血。

4. 使用 pH 1.0 的柠檬酸或 24% 的 EDTA(pH 6.7)处理根面 15 秒,以去除玷污层,有利于 Emdogain 的附着。

5. 生理盐水冲洗骨缺损区,Emdogain 凝胶充分覆盖根面,此过程严格隔绝血液和唾液的污染。

6. 龈瓣复位,严密缝合,术后推荐使用抗生素 10~21 天。

【注意事项】

主要能通过以下四种方法评估牙周再生治疗效果(表 2-7-4-5,表 2-7-4-6):

五、根分叉病变的手术治疗

根分叉病变手术治疗的目标包括去除根分叉部位的牙石、菌斑,建立便于患者进行自我菌斑控制和维护治疗的良好的解剖结构。对不同程度的根分叉病变应选用不同的手术方法。

表 2-7-4-5　牙周组织再生疗效

方法名称	可靠性	可行性	技术特点
组织学评价	最可靠	临床上不可行;动物实验中作为金标准	对牙齿及牙周组织进行组织学切片,以确定附着的类型
再次手术翻开观察	可靠性一般	患者难以接受,不宜作为常规	肉眼能观察到新骨形成,但难以判断是新附着或者是长上皮愈合
牙周探诊	可靠性较低	可作为常规检查	比较术前术后的牙周袋深度、附着水平及牙槽骨高度;但受牙龈炎症、探诊位置、探诊角度、探诊力度的影响
放射学检查	可靠性较低	可作为常规检查	需要采用标准投照技术,但常常会低估术前骨吸收的量及术后骨增量

表 2-7-4-6　影响 GTR 对骨内袋缺损疗效的因素

影响因素	证据等级	疗效改变
患有糖尿病	C	下降
吸烟	A	下降
菌斑控制不佳	C	下降
牙齿松动度	B	1~2 度松动较 3 度松动预后好;术前松牙固定可能取得更好疗效
GTR VS OFD	A	GTR>OFD
MIST+EMD vs 常规翻瓣 GTR	A	MIST+EMD>常规翻瓣 GTR
骨缺损形态	B	骨内袋深度≥3mm,骨壁倾斜角度≤25°者治疗效果较好;
EMD vs GTR	A	两者疗效相当
EMD+GTR vs GTR	A	两者疗效相当
rhPDGF-BB+β-TCP vs GTR	A	两者疗效相当,前者不需要屏障膜
术前根管治疗+GTR	C	有报道术前 RCT 可改善疗效

注:证据等级 A:一致且高质量的病人为导向的证据;证据等级 B:不一致的或质量有限的病人为导向的证据;证据等级 C:专家共识、疾病为导向的证据、病例报道等;GTR:引导组织再生术;OFG:牙周翻瓣术;MIST:牙周微创手术;EMD:釉基质蛋白衍生物;rhPDGF-BB:重组人血小板衍生生长因子-BB;β-TCP:β-磷酸三钙;RCT:根管治疗。

1. **分类**　根分叉病变分类采用 Hamp 分类,具体如下:

(1) Ⅰ度根分叉病变:根分叉区水平性牙周组织丧失小于 3mm。

(2) Ⅱ度根分叉病变:根分叉区水平性牙周组织丧失大于 3mm 但并未形成贯通性缺损。

(3) Ⅲ度根分叉病变:根分叉区牙周组织丧失形成能贯通性缺损。

2. **治疗方法的选择**(图 2-7-4-1)

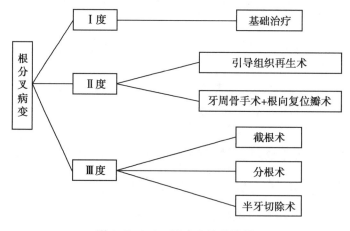

图 2-7-4-1　治疗方法的选择

不同术式所取得的临床效果不尽相同,据 Reddy 等的系统性综述报道,牙周翻瓣骨修整术治疗磨牙根分叉病变的牙齿存留率如下所示(图 2-7-4-2)。可见 10 年期牙齿存留率约为 80%,20 年期牙齿存留率下降至约 50%。但文献中并未对根分叉病变的分度做进一步分析。

牙周翻瓣术联合截根术治疗磨牙根分叉病变 10 年期牙齿存留率(图 2-7-4-3)在不同研究中有较大差异(57.9%~93.1%),与牙齿根分叉病变的程度、术前牙齿松动度等因素相关。但仍需注意到即使是需要进行截根术治疗的Ⅲ度根分叉病变,也能预期在相当长时间内保留患牙。

Huynh-Ba 等 2009 年的 meta 分析发现,对于磨牙Ⅱ度根分叉病变,引导组织再生术(GTR)与其他牙周非再生治疗手术(牙周翻瓣术、骨修整术、隧道成形术、截根术、牙半切术等)相比,牙齿存留率更高(83%~100%,观察年限 5~12 年)。

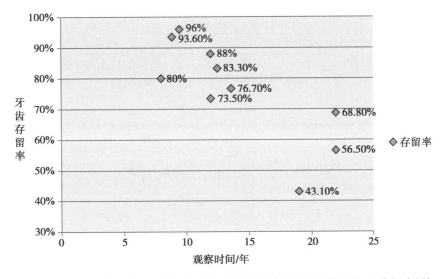

图 2-7-4-2　牙周翻瓣术+骨修整术治疗根分叉病变(不含截根术、牙半切术)的牙齿存留率

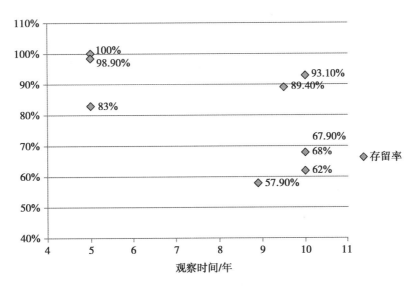

图 2-7-4-3　牙周翻瓣术+截根术治疗磨牙根分叉病变的牙齿存留率

3. 美国牙周病学会在 2015 年发表临床共识

(1) 认同以下观点

1) 牙周再生治疗在组织学及临床上均证实能有效治疗上颌磨牙颊侧/近中/远中及下颌磨牙颊侧/舌侧的Ⅱ度根分叉病变。

2) 虽然有组织学证据显示 GTR 治疗下颌磨牙Ⅲ度根分叉病变取得一定成效,但目前临床证据尚不足以支持该疗法。

3) GTR 治疗上颌磨牙/前磨牙Ⅲ度根分叉病变的证据仅来自个别病例报告,临床效果不能预测。

4) 虽然Ⅰ度根分叉病变可以通过非再生性治疗控制,但 GTR 对于某些情况也有一定疗效。

(2) 并在此基础上作出以下临床建议

1) 牙周再生治疗是治疗磨牙Ⅱ度根分叉病变的一个效果可期的疗法。

2) 牙周再生治疗应优先选择(与切除性手术、拔牙相比)。

3) 推荐采用复合疗法(屏障膜+骨替代材料+生长因子)提高疗效。

4) 尽可能控制系统性、局部性的不利因素。

5) 严格的菌斑控制和牙周维护治疗是巩固长期疗效的关键。

六、牙冠延长术

牙冠延长术（crown lengthening surgery）是通过手术的方法，降低龈缘位置、暴露健康的牙齿结构，建立正常的牙槽嵴顶上方附着组织，从而利于牙齿的修复或解决美观问题。

【原理】

正常情况下，从龈沟底到牙槽嵴顶的距离是恒定的，称为牙槽嵴顶上方附着组织，一般为 2mm。若修复体边缘距牙槽嵴顶的距离少于 2mm，则会引起牙周组织的炎症及牙槽骨的吸收。由于健康龈沟深度约为 1mm，因此为了保证术后修复体边缘（齐龈）不侵犯牙槽嵴顶上方附着组织（原称"生物学宽度"），术中应至少将牙槽骨降至修复体边缘的根方 3mm。

【适应证】

1. 牙折裂达龈下。

2. 龋坏达龈下或根管侧穿或牙根外吸收在颈 1/3 处，而该牙尚有保留价值者。

3. 破坏牙槽嵴顶上方附着组织的修复体，需暴露健康的牙齿结构，重新修复者。

适合上述三种情况的患牙应有一定的牙根长度，在手术切除部分牙槽骨后，仍能保证术后冠根比不超过 1∶1，且不应造成邻牙过多的附着丧失或根分叉区暴露，否则不适宜行牙冠延长术。

4. 因牙齿被动萌出不足或牙龈过长引起露龈笑（gummy smile），需改善美观者。

【禁忌证】

1. 牙根过短，冠根比失调，超过 1∶1 者。

2. 牙齿折断达龈下过多，为暴露牙齿断缘做骨切除术后，剩余的牙槽骨高度不足以支持牙齿行使功能者。

3. 为暴露牙齿断缘需切除的牙槽骨过多，会导致与邻牙不协调或明显地损害邻牙者。

4. 全身情况不宜手术者。

【操作前准备】

1. 术前应完善牙周基础治疗，尽可能控制牙龈炎症，并能较好地控制菌斑。

2. 牙龈炎症消退后，应嘱患者复诊以进一步检查牙周状况并制定治疗方案。术前应检查患者的牙龈生物型及附着龈的宽度，以判断是否需行根向复位瓣术或直接切除过多的牙龈。涉及前牙美学修复的，还需注意患者的笑线位置，双侧牙齿及牙龈的对称性和协调性（上颌侧切牙的龈缘应在中切牙与尖牙龈缘连线的冠方 0.5~1mm）。可使用树脂贴面制作临时导板，模拟术后修复体的形态，既让患者了解术后修复效果，也能指导术中去骨和龈缘位置的确定。此外还应注意唇、颊系带的附着位置，若其附着位置过低则应在术中一并处理。

【操作步骤】

1. 根据术后龈缘的新位置而确定内斜切口的位置，翻瓣范围一般涉及近远中各 1 个邻牙，若为前牙美学修复区，则应视情况适当扩大术区范围以保证双侧对称性。若附着龈宽度不足，则需采用根向复位瓣术。

2. 翻瓣，并除去被切除的牙龈，暴露根面或牙根断面。对于改善唇侧美观而进行的冠延长术可不翻开腭侧龈瓣，减少术后牙槽骨吸收。

3. 进行骨修整，切除部分支持骨，使骨嵴高度位置能满足术后牙槽嵴顶上方附着组织的需要，骨嵴顶至牙断缘的距离至少 3mm。在骨修整时，骨嵴高度与其他部位及邻牙的骨嵴逐渐移行，不应有明显的悬殊，以利于术后获得良好的牙龈外形。理想情况下邻面骨高度应比唇面骨边缘高 2.0~2.5mm，并且邻面牙槽骨嵴顶至术后修复体接触点距离最好控制在 5mm，以免术后产生黑三角，术中建议记录邻面牙槽骨高度与牙冠的位置关系，方便指导术后临时冠制作时邻接位点的设置。骨切除常使用高速涡轮钻 8 号圆钻或骨凿。若为改善露龈笑的美容手术，骨嵴应在釉牙骨质界下方 2mm，使得术后牙龈缘位于釉牙骨质界的冠方 1mm。也可以采用美学量尺，根据患者牙冠的宽度拟定临床牙冠的长度，从而确定牙槽骨最终的边缘位置。

4. 彻底进行根面平整,去除根面残余的牙周膜纤维,防止术后形成再附着。

5. 修剪龈瓣的外形和适宜的厚度,龈瓣过厚会影响术后牙龈缘的外形,如过薄会出现牙龈退缩。采用牙间间断缝合将龈瓣复位缝合于牙槽嵴顶处水平。如为根向复位瓣术,则需采用悬吊缝合。

6. 观察龈缘的位置及牙齿暴露情况,然后放置牙周塞治剂。

7. 术后护理等事项与翻瓣术和骨切除术相同。

【注意事项】

1. 牙冠延长术后修复体的制作,应待组织充分愈合、重建后再开始,不宜过早。一般在术后4~6周组织愈合,龈缘位置基本稳定,在术后6周至6个月时,仍可有<1mm的变化。因此最好能够在手术后1~2周时先戴临时冠,通过精密临时冠的诱导作用能使邻面龈乳头逐渐生长,应适时调改临时冠的邻接点位置,以让出龈乳头生长的空间。待龈乳头高度稳定后再根据此临时冠的外形和邻接关系制作永久修复体,可最大限度地避免修复后黑三角的产生。永久修复体不应早于6周进行,涉及美容的修复应适当延长修复时间,起码在术后2个月以后,部分学者将修复时机延迟至术后6个月。如果过早修复,往往会干扰组织的正常愈合,并在组织充分愈合后导致修复体边缘的暴露或压迫牙龈。

2. 对于修复体边缘位置的放置,国外学者研究表明若修复体边缘位于龈下0.7mm以内,患者能较好地清除修复体表面的菌斑。但当修复体边缘位于龈下超过0.7mm,则患者不能自洁。因此建议当龈沟深度小于1.5mm时,修复体边缘不应超过龈下0.5mm;当龈沟深度在1.5~2mm范围时,修复体边缘不应超过龈下0.7mm;当龈沟深度超过2mm时,建议行牙龈切除术以减少龈沟深度后再行修复治疗。

七、膜龈手术

膜龈手术(mucogingival surgery)这一名词最早由 Friedman 于1957年提出,是多种牙周软组织手术的总称,涉及附着龈、牙槽黏膜、系带或前庭沟区。这些手术也包括在牙周成形手术(periodontal plastic surgery)之内。

膜龈手术的目的是:

1. 增加附着龈的宽度,以支持龈缘。附着龈的宽度因人而异、因牙位而异,其正常范围在1~9mm之间。附着龈表面为角化上皮,有保护作用,并有利于口腔卫生措施和菌斑控制。附着龈过窄还常伴有前庭过浅,有碍口腔卫生的保持和佩戴可摘义齿,可通过手术方法增宽附着龈或加深前庭沟。

2. 用龈瓣覆盖因牙龈退缩造成的个别牙的裸露根面。

3. 用系带成形术矫正系带或肌肉的附着异常。

(一) 游离龈移植术

游离龈移植术(free gingival graft,FGG)是将自体健康的角化牙龈组织移植到患区,以增加附着龈宽度及前庭沟深度。目前业界一般认为角化龈宽度大于2mm有利于抵抗牙菌斑的侵袭,但也有学者认为只要口腔卫生维护得当,并不存在所谓"最小"的角化龈宽度。

【适应证】

1. 附着龈过窄,附近牙槽黏膜及肌肉的牵拉使龈缘与牙面分离者。

2. 附着龈过窄并伴有前庭过浅,有碍口腔卫生的保持和佩戴可摘义齿者。

3. 个别牙唇侧龈退缩致附着龈过窄或几乎无附着龈者。

【操作步骤】

1. 常规消毒,局麻时注意勿将麻药注入受植区,可用传导阻滞麻醉或术区四周浸润麻醉。

2. 受植区准备　沿膜龈联合作水平切口,切口长度应根据所需治疗的牙位数决定,可长达3~4个牙位。翻起半厚瓣,并将半厚瓣推向根方,瓣的边缘缝合固定于根方的骨膜上,形成一个受植区的创面。测量受植区大小及形状,并注意保护创面。

3. 供区取龈组织　选择上颌前磨牙至第一磨牙腭侧的角化牙龈,距龈缘2~3mm处,用15号刀片按受植区大小及形状作浅切口,深度1~1.5mm为宜,包括角化上皮及其下方少许结缔组织,通过锐剥离切取龈组织。为防止伤及腭部主要动脉造成大量出血,术中应注意15号刀片的刃部不要完全进入组织内,控制龈瓣的高度。对于移植物需求量大的病例可以从双侧腭部分别取游离牙龈瓣,并采用"Strip technique"即把原来一整块大的游离龈瓣分成 2 块小的游离龈瓣取出,中间保留一 3~5mm 的窄上皮带在腭部,能加快腭部创口术后的愈合(残留的上皮细胞往创口区域爬行)。移植后最初期组织瓣依靠受区的组织液提供营养,因此薄的游离牙龈组织更容易存活。若切取的游离牙龈组织较厚,应进行修剪,除去组织上带有的腺体和脂肪组织。腭部供区创口可用碘仿纱条覆盖并缝合,也可采用组织愈合胶体覆盖创面,配合术前制备的腭部软护垫可减少食物对创口的摩擦。

4. 游离牙龈组织的移植与缝合   清除受植区的血凝块,将获得的游离的牙龈组织移植并使用细针细线(5-0)缝合于受植区冠方的骨膜上。尽量减少移植组织的操作和损伤。用湿纱布轻压排除组织下方的积血和空气,表面放置锡箔,然后放置牙周塞治剂。必须保证移植的牙龈组织有良好固位,以利愈合。供区也可放锡箔后用塞治剂保护伤口。

【注意事项】

1. 术后 3 天内应避免唇(颊)部的剧烈活动,以免移植组织移位,妨碍愈合。术后 10~14 天拆线,必要时可再放塞治剂 1 周,指导患者保持良好的口腔卫生。

2. 术后愈合   游离牙龈组织的成活取决于结缔组织能否在短期内与受植区的组织愈合。在术后即刻游离牙龈组织靠受植床处的血浆渗出物来维持营养和水分。第 2~3 天时开始有血管长入移植组织内并与残存的部分毛细血管吻合,10 天左右移植组织中心的血管生成。术后 14 天开始,移植组织中的血管数目逐渐减少至正常,组织逐渐成熟。大多数病例的游离组织在移植后初期上皮发生退行性变和坏死,由受植区边缘处的上皮爬行将其覆盖。显微镜下组织的完全愈合需 10~16 周。游离移植组织在愈合后均会有一定程度的收缩。最初 6 周收缩最为明显,术后 24 周时,覆盖牙根面的组织约收缩 25%;覆盖于骨膜上者则可收缩约 50%。

(二) 侧向转位瓣术

侧向转位瓣术(laterally positioned flap)是利用相邻牙的健康牙龈形成带蒂的龈黏膜瓣,向牙龈退缩病变区转移,以覆盖裸露根面的手术方法。用于治疗个别牙较窄的牙龈退缩。

【适应证】

个别牙的唇侧龈裂或牙龈退缩,部分牙根暴露但暴露面较窄,邻牙的牙周组织健康,附着龈较宽,牙槽骨有足够高度和厚度,前庭沟深度足够,可供给龈瓣,并能侧向转移以覆盖裸露的根面。

【操作步骤】

1. 受瓣区的准备   沿着牙龈缺损区的龈边缘 0.5~1mm 处的健康组织上作 V 形或 U 形切口,将暴露根面周围的不良龈组织切除。刮除根面与骨之间的一部分牙周膜,开放牙周膜间隙,以利细胞爬行附着根面。对凸度较大的牙根面,可稍调磨平缓,以利瓣膜贴合。

2. 供瓣区的准备   测量受瓣区缺损的宽度,在患牙的近中或远中形成一个相当于受瓣区 1.5~2 倍宽的半厚瓣,如牙龈较薄也可为全厚瓣,高度与受瓣区相同。一般在距受瓣区创面包括 2 个牙龈乳头处,在健康牙龈上做垂直于骨面的纵行切口,翻起黏骨膜瓣并侧向转至受瓣区覆盖根面。如瓣的张力较大,可在切口的基底远端处稍延长做松弛切口,以增加带蒂瓣的活动性,便于转移。

3. 清洗创口,修剪牙龈乳头使与受瓣区的舌侧龈乳头相对应,可采用悬吊缝合防止瓣膜移位。在受瓣区以及供瓣区遗留的裸露创面或骨面表面放置油纱布、碘仿纱布或锡箔后,放置塞治剂。

当牙根暴露区的近远中径太宽,单侧瓣太窄不能完全覆盖时,则可在近中和远中邻牙各转一带乳头瓣,两瓣在受瓣区中线处缝合。此法也称为双乳头转位瓣术(double papilla flapsurgery)。

(三) 上皮下结缔组织移植术

上皮下结缔组织移植术(subepithelial connective tissue graft)简称为结缔组织移植术(connective tissue graft,CTG),是 20 世纪 80 年代提出的一种旨在覆盖裸露根面的膜龈手术。其特点是将带蒂的半厚瓣与自体的游离结缔组织相结合,治疗单个牙或多个牙的宽而深的牙龈退缩。将取自腭部的结缔组织移植于受植区翻起的半厚瓣的下方,有利于移植物的成活,并提高覆盖成功率。供区的创面小,愈合快。

这种手术的操作难度较大,然而成功率较高,术后牙龈退缩较少。有研究报道,这种手术与游离龈移植术相比,造成的腭侧伤口小,术后牙龈的颜色与邻牙区也更相近,美观效果更好。因此,这种手术的应用逐渐增多。

【适应证】

单个牙或多个牙的 Miller Ⅰ类和Ⅱ类牙龈退缩,尤其是上颌牙。Ⅲ类龈退缩,根面只能获得部分覆盖。牙龈有一定的厚度,能做半厚瓣,且具有充足的血供。

【操作步骤】

1. 受植区 在被治疗牙的唇侧距龈乳头顶部约 2mm 做一水平切口,应注意不包括龈乳头。在水平切口的近、远中末端做两个斜向纵切口,切口超过膜龈联合。锐分离制备半厚瓣,直至半厚瓣能无阻力地复位至釉牙骨质界处。彻底刮净受植区的根面,降低其凸度。

2. 供区 从上颌前磨牙及磨牙的腭侧供区牙龈处切取上皮下结缔组织。在切取前评估黏膜可获得的厚度。在供区做矩形的 3 个切口,并翻起半厚瓣,从瓣下方切取一块大小合适的结缔组织,目前研究并未发现结缔组织带一窄条上皮能改善牙根覆盖效果。

3. 将结缔组织立即放在受植区,覆盖根面,将窄上皮放在患牙的釉牙骨质界处或其冠方,用可吸收缝线将其缝合固定在骨膜和被保留的龈乳头处,随即将受瓣区的半厚瓣冠向复位,覆盖移植的结缔组织瓣至少 1/2~2/3,缝合固定。

4. 将供瓣区翻起的半厚瓣复位缝合。

5. 术区覆以锡箔和牙周塞治剂,以保护术区伤口。

6. 术后 2 周拆线。

八、牙龈退缩病例牙根覆盖治疗策略

1. **牙龈退缩的分度** 个别牙或多个牙牙龈退缩牙根裸露会造成牙齿敏感、影响美观等问题。Miller 于 1995 年将牙龈退缩牙根暴露的病损分为 4 类,详见第四章牙龈退缩相关章节。

2. **治疗牙龈退缩的基本术式** 对不同 Miller 分类的牙龈退缩,可采用不同的治疗方法,目前认为疗效较确切的术式如表 2-7-4-7:

表 2-7-4-7 治疗牙龈退缩的基本术式

Miller 分类	累及牙数	SCTG+CAF	ADMG+CAF	EMD+CAF
Ⅰ或Ⅱ度	单个牙	疗效最好,增厚角化龈	可作为 CTG 的替代方案	
	多个牙	疗效最好 (证据不及单个牙充分)	可作为 CTG 的替代方案	
Ⅲ度		可预期有明显改善,但一般不能达到完全覆盖 (少量证据支持)	可作为 CTG 的替代方案 (少量证据支持)	
Ⅳ度		病例报告显示可能有改善,但疗效不可预期		

(1) 冠向复位瓣术(coronally advanced flap,CAF):与根向复位瓣术相反,将牙龈复位至原来位置的冠方,以期龈瓣将裸露根面覆盖的术式,对于角化龈宽度足够、厚龈生物型且前庭沟深度正常的病例可单独采用,但往往患者很难同时满足三个条件,因此常与其他手术方式联合应用。

(2) 上皮下结缔组织移植术(subepithelial connective tissue graft,SCTG):能取得稳定的牙根覆盖和美观效果,增厚牙龈。目前认为基于 SCTG 的手术疗效最确切。

若手术区域涉及多个相邻牙齿的裸露根面,则可以采用"隧道术"方式进行,其操作基本步骤同 SCTG,但在切口设计上略有不同。该手术方法不切断唇颊侧牙龈乳头,而在牙齿轴角处向组织深部做锐性分离,制备半厚瓣,使相邻牙齿的半厚瓣相互交通形成潜在的间隙,呈一潜行隧道样;结缔组织从隧道的一侧在缝线的牵引下穿过隧道到达另外一侧,缝合固定;使用流体树脂将邻牙接触点上方间隙封闭,缝线利用树脂的阻挡力进行悬吊缝合,可以充分地让龈瓣整体冠向复位。此术式优点在于不需作纵向切口减少术后瘢痕形成,避免切断牙龈乳头可减少术后疼痛和组织缺损。但因手术需要制备半厚瓣和形成位于同一层面的隧道,对医师的手术技巧有较高要求,同时对患者的牙龈厚度有一定的要求。

(3) 游离牙龈移植术(free gingival graft,FGG):主要用于增宽角化牙龈,加深前庭沟,由于美观效果不佳,很少能单独用于牙根覆盖,往往作为其他术式的前置手术,改善角化牙龈的厚度及宽度,为其他术式提供支持。

(4) 釉基质蛋白衍生物(enamel matrix derivatives,EMD)联合冠向复位瓣术:EMD 联合 CAF 用于裸露根面覆盖治疗能获得较好治疗效果(略差于 SCTG+CAF),对于不接受腭部组织取瓣的患者可以作为替代疗法。

(5) 脱细胞真皮基质(acellular dermal matrix graft,ADMG)联合冠向复位瓣术:ADMG 联合 CAF 也能取得略差于 SCTG+CAF 的牙根覆盖效果,其优势在于能增厚牙龈,且避免腭侧取瓣。

3. **影响牙根覆盖手术治疗效果的因素** 影响牙根覆盖手术治疗效果的因素可分为患者相关因素、位点相关因素以及手术相关因素,总结如表 2-7-4-8。

表 2-7-4-8 影响牙根覆盖手术治疗效果的因素

影响牙根覆盖疗效因素	分类	具体影响
患者相关因素	吸烟	吸烟使牙根覆盖效果下降
位点相关因素	非龋性颈部缺损	无论充填与否均可用 SCTG+CAF 获得良好疗效
	龋源性颈部缺损	无论充填与否,目前证据不足以支持该类病例能获得良好疗效
	颈部缺损深度	颈部缺损深度与牙根覆盖的效果呈负相关
	软组织厚度	软组织厚度与牙根覆盖的效果呈正相关
手术相关因素	龈瓣复位位置	龈瓣固定至釉牙骨质界冠方可改善疗效
	微创牙周手术	微创牙周手术改善疗效
	根面处理	根面处理与否对疗效无明显影响
	SCTG 是否带有上皮领圈或骨膜层	对疗效的影响目前尚不明确

4. **临床决策**

(1) 首先应根据患牙牙龈退缩的 Miller 分度进行预后的判断,让患者对治疗效果有适当而不是过高的预期。一般认为 Miller I/II 类牙龈退缩可预期达到完全覆盖,但 III 类牙龈退缩只能获得部分覆盖,而 IV 类牙龈退缩则不是手术的适应证。

(2) 需考虑患者角化龈宽度是否足够,前庭沟深度是否正常,若角化龈不足或前庭沟浅者应先进行 FGG 增宽角化龈、加深前庭沟。

(3) 考虑患者牙龈厚度,若牙龈为厚龈生物型(厚度>1mm)则可以采用单纯的冠向复位瓣(或加用釉基质蛋白衍生物);若牙龈为薄龈生物型(厚度<1mm)则需要采用增厚牙龈的技术如上皮下结缔组织移植联合冠向复位瓣术或脱细胞真皮基质联合冠向复位瓣术。

临床决策流程如图 2-7-4-4。

九、牙周显微外科

牙周显微外科(periodontal microsurgery)是指在 10 倍或 10 倍以上的放大率下进行的外科手术,只有在手术显微镜下才能进行,其特点是提高视觉准确性和提高操作的灵活性。在 10 倍放大倍率下,手术精度由 1mm 增加到 10μm(上皮细胞的直径),也无须为了增加视野而扩大手术切口。

1. 由于手术区域缩小,需要使用更为精细的手术器械,这保证了手术创口损伤更小,术后疼痛更轻,且术后创口愈合更快。锋利的显微刀片能制造细胞直径级别的创口;缝合时达到精确对位避免产生龈瓣间的间隙和错位,使创口在术后数小时内便达到一期愈合。而传统的手术创口由于龈瓣之间存在错位和间隙,需要细胞增殖而达到二期愈合。

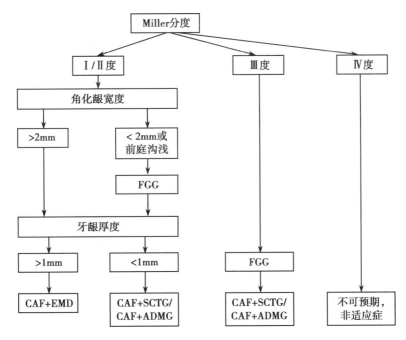

图 2-7-4-4 临床决策

2. 牙周显微外科包含 3 个核心价值观念。第一是提高手术技巧,通过放大系统增加视觉灵敏度、手术器械的良好握持能减少手部颤动,从而保证了切口的精确性。第二是微创理念,通过缩小术区大小,制造更小的手术创口而达到微创的效果。第三是初期的创口被动愈合,通过显微缝合达到消除创口间的间隙和错位而达到创口的被动愈合。

晚期牙周病患者往往需要更复杂的牙周手术。而牙周再生手术、牙周膜龈手术和种植体植入术等均是一些需要精细外科技巧的手术,要求牙周医师有精湛的手术技巧,而在常规视力范围内往往难以达到这种要求。显微外科为牙周病患者建立了一种微创手术方法,其特点是垂直切口较少,手术范围较小。显微外科各领域共识,减少切口大小与降低术后发病率和加速组织愈合直接相关。显微镜可以很容易地识别创口的粗糙口边缘并加以修整,在此基础上使用 6-0 至 9-0 的缝线对创口进行精确对位缝合可以避免创口的错位,减少术后炎症反应和疼痛。

显微外科手术在根面清创方面提供了另一个优势。牙根清创术是牙周治疗的重要组成部分。临床研究表明,显微镜增强视力,更容易实现牙髓治疗和修复治疗的既定临床目标。在牙周病治疗中,在没有放大的情况下进行牙根清创是不彻底的。当用显微镜检查经过传统根面平整的牙根时,仍发现大量的沉积物存在。因此可以推断,牙周病患者在显微镜辅助下可以进行更彻底而明确的牙根清创术。牙根表面和龈瓣组织面是相对的两个面,因此,根面平整相当于建立一个理想的软组织附着面。放大系统允许医师精确制备平整的硬组织面和精确的软组织表面,使它们可以结合在一起,有助于创面愈合和牙周重建。动物研究表明显微外科手术创口在 48 小时内形成上皮吻合。

3. 显微外科手术器械组成

(1) 透镜放大系统

1)简单的球面透镜(simple loupes)只能提供约 1.5 倍的放大倍数,并且伴有较为明显的色散和形变,因此目前并不提倡使用。

2)复合透镜(compound loupes)采用多元件透镜组合和利用空气的折射,具有更适宜的工作距离和更大的景深,并且可以消除色散,能提供约 3 倍的放大倍数,临床使用上放大倍数仍然不足。

3)棱镜伸缩式透镜(prism telescopic loupes)是目前最为先进的透镜系统,采用施密特棱镜改进光路,通过多块镜片之间的折射延长光路,变相缩短了透镜本身的长度,具有更广的视野、更长的工作距离和更大的景深。该类型透镜可以安装在眼镜框上,但放大倍数在 4 倍以上的透镜更推荐固定在头带而非眼镜上。

牙科放大镜的放大倍数有限(1.5~6倍)。若放大镜的放大倍数小于3倍,通常不足以满足牙周手术所需的视敏度。对于一些牙周手术,4倍放大率的棱镜伸缩式放大镜提供了足够的放大率、视野和聚焦深度。然而手术显微镜比上述介绍的透镜放大系统提供更高的放大倍数和更好的光学性能。

(2)手术显微镜:手术显微镜比牙科透镜具有更好的光学性能,而熟练使用显微镜需要较多的训练和实践。为牙科设计的外科显微镜采用伽利略光学技术,该技术将双目目镜与偏置棱镜连接,形成平行光轴,形成立体视觉而不会造成双眼疲劳。显微镜上有一层消色差透镜,光学分辨率高,还有一个旋转按钮,医生可以很容易地将放大倍数调整到适合的值。手术显微镜的稳定性明显优于头戴式透镜,不会因显微镜的晃动造成视野的晃动和术者的疲劳。此外,由于显微镜采用平行的光纤投照,可以消除阴影的影响,能更好地观察龈下区域。手术显微镜还可配备摄录系统,通过脚踏控制进行高分辨率的拍照或录像,影像资料可作为病历记录以及教学资料使用。

(3)显微外科缝合:选择合适的缝合针和缝合材料是成功缝合显微外科伤口的关键。缝线和缝针的大小决定了穿通组织时所造成的损伤,而缝线的材料应能维持适当的张力以利于组织的愈合。显微外科缝线应优先选择单丝的聚丙烯或聚二氧六环酮,此类材料具有抑制细菌和不引起组织炎症的特点,线结稳定并容易去除。根据组织的脆性和张力选择适合粗细的缝线,减少组织损伤和减少对组织血供的影响。牙周显微外科手术常选择6-0至9-0大小的缝线,6-0的缝线和头发丝的直径相当。缝针的直径常略微大于缝线的直径。

4. 创口的初期被动关闭　创口的初期被动关闭由以下6个因素共同构成:

(1)进针与出针的角度:要求缝针以90°垂直穿过组织面。若角度倾斜在线结拉紧时会造成组织撕裂。

(2)进针与出针的距离(bite size):适当的距离应该为组织厚度的1~1.5倍,过近容易造成组织撕裂,过远造成创口不能对齐,愈合后形成瘢痕组织。

(3)缝针通过切口的方向:缝针应该与切口成90°通过。

(4)张力:线结保持必要的最小的张力,过大的张力会把组织绞压在一起。打结时应保持缝线始终与切口保持垂直,以免倾斜拉动缝线时造成组织撕裂。

(5)对称性:进针点和出针点到切口的距离应该保持一致,缝合的间距也应该与这个距离一致。

(6)缝合频率:缝线越细、缝合间距越小则需要更多次的缝合以防止组织撕裂。

第五节　牙周健康与修复治疗和正畸治疗的关系

牙周炎的治疗除了牙周的基础治疗和手术治疗控制牙周炎症以外,还可能遗留牙根暴露所致牙本质过敏、牙髓炎、牙齿松动移位、牙列缺损、牙槽骨缺失或形态不良等问题,这需要牙体牙髓、修复、正畸、种植、口腔颌面外科等多个学科的综合治疗。另一方面,健康的牙周组织又是口腔各种治疗成功的基础。在重症牙周炎的综合治疗中,修复和正畸治疗占有重要位置。

一、牙周健康与修复治疗的关系

【原理】

牙周组织的健康是能够进行修复治疗、且使修复体能长期舒适地停留在患者口腔内行使功能的先决条件,设计合理、制作精良的修复体更有利于牙周组织健康、美观和有效地行使功能。

【操作前准备】

1. 牙周炎症必须先控制稳定后,才能开始修复治疗。一般在基础治疗结束后6~8周开始,牙周手术后则需更长时间,一般2~3个月。

2. 患者熟练掌握菌斑控制的方法,定期复查牙周情况。

3. 某些牙周手术有助于提供足够的牙冠长度和牙龈形态,便于牙体预备、肩台抛光、印模。

4. 在牙周炎控制后形成稳定的牙齿位置和咬合关系后进行修复治疗。

5. 修复治疗的计划应在患者就诊的早期即开始考虑,根据牙周破坏程度、预后、患者的依从性、初步治疗的反应等来全面设计并考虑某些牙的去留以及基牙的选择等。当然,在治疗过程中,还可根据具体情况对计划进行调整,以取得理想的治疗效果。

【操作步骤】

1. **修复体边缘的位置**　现代观点主张将修复体的边缘尽量放在牙龈缘的冠方,以免刺激牙龈,并有利于患者保持该处的清洁,而且少磨除牙体组织、操作方便、容易保证密合。对于一些根分叉病变的患牙,可行高嵌体修复,保证根分叉处的清洁。而在前牙因美观需要、龋坏已达龈下或牙冠较短需增加固位等情况下,才考虑将冠缘放到龈下,但不应侵犯牙槽嵴顶上方附着组织(原称"生物学宽度"),包括结合上皮和牙槽嵴顶结缔组织附着。否则,可能出现两种不良反应:①导致牙槽嵴顶吸收和牙龈退缩,多发生于牙槽骨较薄处或菲薄脆弱的扇形牙龈处,龈沟深度大于2mm的牙龈也易退缩;②牙槽骨不吸收,但牙龈发生炎症和肿胀,较多见。

临床研究表明冠缘深至龈下的牙齿,探诊后出血的比例明显高于冠缘在龈上者。在有悬突的牙面上,产黑色素拟杆菌群的比例也明显增高。因此,必须将冠缘放在龈下时,修复体边缘应与牙面高度密合,且以龈沟探诊深度来确定其位置:①探诊深度不超过1.5mm,冠缘应在龈下0.5mm以内;②探诊深度在1.5mm与2mm之间,冠缘不应超过龈沟深度的1/2。冠缘距龈沟底至少1mm,不得延伸至沟底;③探诊深度超过2mm,应行切龈术使龈沟达到1.5mm以内再修复。

当发生根面龋坏,或牙折断达到龈下数毫米,甚至伴有牙龈增生或息肉长入。为了进行修复,过去只单纯行牙龈切除术暴露断面,随即进行冠修复。但不久就有牙龈再度增生,覆盖修复体,发生炎症和肿胀,这就是侵犯了牙槽嵴顶上方附着组织。保持其结缔组织附着有两种解决办法:①牙冠延长术:切除部分牙龈以及适量地修整牙槽嵴顶,延长临床牙冠,暴露断端;牙槽嵴顶至断端的理想距离为3mm。术后3~6个月修复。②正畸:冠向牵引患牙,一种方法是快速牵引牙移动而保持牙槽骨水平稳定,然后行龈上纤维环切术暴露断端,再行修复;另一种方法是缓慢牵引患牙同时引导牙槽骨上升到合适的水平,再行牙冠延长术。

改良型冠延长术:当牙齿折断至龈下3mm以上,若进行常规冠延长术,行骨切除后会出现严重的冠根比不协调,甚至损害邻牙。改良型冠延长术则改为切除少量支持骨,同时对患牙的根面改型,以形成修复体所需的牙槽嵴顶上方附着。

2. **冠部外形**　自20世纪20年代至60年代,学者们普遍认为牙冠的外形高点可以保护牙龈免受食物的撞击损伤,因此过于强调修复体的外形高点。而现代人的食物精细,不易损伤牙龈,不少临床证据表明,过突的外形高点与龈缘之间所形成的三角形地带,易导致使菌斑堆积,有64.3%存在牙龈炎症。因此,牙冠突度与牙龈健康的关系为:①正常龈缘位于牙齿外形高点略冠方;②牙龈退缩后,外形高点与龈缘之间易堆积菌斑,退缩处的修复体不可过于突出。

修复体和充填体的制作,应有利于口腔卫生措施:

(1) 颊、舌面应较平缓、避免过突:靠近牙颈部处的突起,一般比釉牙骨质界突出约0.5mm为宜,在烤瓷全冠的牙体预备时,该处应给冠留出1.5mm的厚度,而前牙贴面修复时不可在牙颈部太厚,以免造成牙龈炎症。

(2) 接触区的位置及形态:后牙接触区应位于中央沟的颊侧,以使腭侧有较大的外展隙,避免食物嵌塞。接触区的颊舌径不宜过大,以免形成过宽的龈谷。接触区以下的牙面应平坦或微凹,不可凸出,以免挤压牙间乳头。牙周炎患者常有较大的牙间隙,修复体不应制作太突,应留出足够的空隙,有利于洁牙工具如牙间隙刷等进入清洁。

(3) 根分叉病变:牙周治疗后,磨牙根分叉病变大多暴露口腔中,极易堆积菌斑。此处的冠外形应适应牙体的自然外形,在牙冠的颊(舌)面近颈处形成与牙龈外形相应的凹陷。

(4) 冠的龈缘应与牙颈部密合:修复体不可有悬突或与牙面之间有空隙。应尽量减少粘固剂(如磷酸锌粘固粉)在冠缘处的外露,因粘接剂的表面较粗糙,易附着菌斑;而粘接剂溶解后会形成冠与牙面间的微隙,有报道冠缘不密合超过0.2mm者,会发生牙槽骨吸收。

3. 选择修复材料　一般认为良好抛光的贵金属、烤瓷和热固化树脂对牙周组织几乎无刺激,粘固剂则因不同商家的产品而异。更为重要的是任何修复体必须抛光,使其表面光滑,不易堆积菌斑。

临床研究显示,通过 CAD/CAM 制得的金属陶瓷、二硅酸锂、氧化锆全冠在粘接 6 个月后的龈沟液量、探诊出血(BOP)没有显著性差异。CT 检测结果显示,氧化锆冠的边缘差异最小。

4. 选择暂时性修复体

(1) 短期暂时修复体:基牙预备后的暂时修复,使用时间多在一两周内。目的:隔绝外界刺激,保护牙髓,维持咬合接触,保护和维持牙周健康。

(2) 长期暂时修复体:需要在口内使用较长时间。目的:协助诊断、软组织塑形、咬合评估。

固定义齿及种植义齿修复时,特别是前牙区修复往往需要对牙龈形态、种植修复体及桥体的穿龈轮廓 * 进行重新塑形,或者对邻面牙龈乳头起到一定的支持作用,来构建和谐的美学效果理想的修复体外形、良好的边缘适合性和表面抛光有利于控制菌斑和牙龈状态的恢复。

* 穿龈轮廓:修复体从龈沟内向上突出牙龈缘的轴面形态。包括从牙龈缘下到龈缘的形态和从牙龈缘到龈上形态的调整,使没有骨支持的游离牙龈得到冠突度的支持,维持牙龈的健康。

【注意事项】

普遍认为,协调的咬合关系有助于生理性的牙周纤维附着和骨结构形成;相反,若咬合力量超过牙周组织的承受能力,则可能造成骨吸收。因此,修复体的制作应注意以下几点:

1. 因年龄、咀嚼习惯不同,其𬌗面均有不同的磨耗程度,修复体形态应参照邻牙、对颌同名牙的形态进行修复。理想的天然牙形态可能会造成较大侧向力,不利于牙周健康。

2. 戴修复体时要仔细调𬌗,避免𬌗干扰。调𬌗之前,应先作正中咬合检查,再作前伸和侧向咬合运动检查,确定患牙咬合早接触与𬌗干扰的部位,再行牙体调磨。注意保持正中𬌗的咬合支持点。

3. 牙周病患者常常伴有牙齿松动、移位,伴有咬合关系紊乱,其修复治疗常需要牙周、正畸、种植多个学科综合治疗,以达到建立协调稳定的咬合关系的目的。

二、牙周健康与正畸治疗的关系

【原理】

一般来说成年人颌骨的发育已停止,骨质和胶原纤维的改建较慢,加上多有牙周病、牙列缺损、颞下颌关节病以及系统性病史等,加大了正畸治疗的风险和难度。但是,年龄不是决定能否正畸的主要因素。一些大样本的临床研究表明,只要正确把握适应证和正畸方法得当,在牙周组织没有炎症的情况下,对患牙施加生物限度以内的正畸力,不会引起和加重牙周组织的破坏,反而还能改善病情。

正畸过程中牙齿的移动是机械力作用下牙周组织重建的结果,包括牙周膜、牙槽骨、牙骨质、牙龈。正畸过程中,加力的大小、方向、持续时间以及正畸装置的设计和安放都会对牙周组织的改建发生预期的(治疗性)或不良的(破坏性)作用。受牙根长度和形态、支持骨的量、着力点、转动中心等因素的影响,同样的力加于不同牙齿,对支持组织的影响大小也不尽相同。因此,应谨慎考虑和设计牙周炎患者的正畸治疗。

1. 正畸治疗对牙周组织的不利影响

(1) 致病因素

1) 菌斑滞留及细菌种类的改变:矫治器的放置影响牙齿的自洁,其靠近牙龈,容易导致食物的存积而不易清洁,从而影响口腔卫生维护。此外,粘接剂的表面粗糙,容易堆积菌斑和软垢。有研究显示,正畸装置戴入 6 个月后,龈下菌斑革兰氏阴性厌氧菌种类和数量增多,改变了牙周组织的生态环境。

2) 机械刺激:未完全去尽的粘接剂对牙龈有直接的刺激作用。此外,在后牙放置的带环,当其过多深入到龈下时,就如充填物悬突,易引起牙龈的炎症。

3) 咬合创伤:牙齿移动过程中很容易出现咬合创伤,单纯的咬合创伤不会导致附着丧失,但与牙周炎症并存时,会加速牙周附着丧失、牙槽骨破坏。

4) 不适当的牙移动:正畸过程中过度倾斜和压低牙齿有可能使龈上菌斑移至龈下,导致牙周组织炎症。上下颌牙齿的颊侧,尤其是前牙唇侧的牙槽骨板较薄,有的部位甚至有"骨开窗(fenestration)"或"骨裂开(dehiscence)"。当需要扩弓或使牙齿向唇、颊侧移动,或由于牙轴改变而使牙根向唇侧倾斜时,使原来很薄的骨板迅速吸收,容易造成牙龈退缩,使根面暴露。

5)拔牙间隙的关闭:牙龈会随着间隙关闭出现皱褶而增生。而用套橡皮圈的方法关闭拔牙间隙时,橡皮圈会从牙颈部滑入牙根部,导致牙周组织破坏,严重者会造成牙脱落。

(2)不良临床反应

1)菌斑堆积和牙龈炎症:正畸装置、多余的粘接剂、托槽的位置太靠近龈缘、带环边缘放在龈下或不密合等易引起菌斑堆积,还会改变牙龈的生态环境,矫治器戴入后局部的能动菌(多为革兰氏阴性厌氧菌)和牙龈指数可增高 2~3 倍。加之,正畸患者多为青少年,对口腔卫生重视不够,又是青春期龈炎的好发年龄,因此大部分正畸患者在矫治过程中均会发生程度不等的牙龈炎,以牙间乳头处较重,甚至发生牙龈肥大或增生。口腔卫生较好的牙周健康者,除去矫治器后一个月内牙龈炎症可消退。牙周炎患者若能保持良好的口腔卫生维护,正畸治疗一般不会造成不可逆的牙周破坏。因此正畸治疗前和正畸过程中均应强调口腔卫生指导和监督。

2)牙龈退缩:压力侧的牙龈厚度和骨板厚度对预防正畸过程中的牙龈退缩很重要,特别是上下颌前牙唇侧容易造成牙龈退缩,使根面暴露。因此,在治疗前应充分检查角化牙龈的厚度和宽度,若附着龈太窄或太薄,必要时可先做附着龈增宽和增厚手术。根据 Tarnow 等测定,当相邻两牙接触点到牙槽嵴顶的距离≤5mm 时,龈乳头 100% 充满邻间隙;当距离为 6mm 时,只有 56% 的龈乳头存在;此距离≥7mm,则仅有 27% 或更少的龈乳头充满空间。

另外,只要牙齿的移动是在牙槽窝的生理范围内,一般不会引起牙龈退缩。如果预计要将牙齿移向唇、颊侧,而该处骨组织较薄且附着龈不足,有可能发生牙龈退缩或龈裂。而对某些因牙位不正所致的轻度牙龈退缩,可通过正畸治疗将该牙排入牙列内的正常位置纠正牙龈退缩。因此关键在于牙在牙槽窝中的位置以及局部牙龈和牙槽骨的厚度。Vanarsdall 等对扩弓矫治后 10 年的患者进行复查,约有 20% 的患者有一个或数个牙的颊侧牙龈退缩,而用 edgewise 矫治者则仅有 6% 发生牙龈退缩。

儿童时期结合上皮尚附着在牙冠部的釉质上,正畸带环不可放置太深,以免刺激结合上皮向根方增生,易导致牙龈退缩。

3)牙根吸收:正畸加力时,除受压侧的牙槽骨会发生吸收外,相应的牙根也可发生吸收,通常吸收的量很少,临床或 X 线片上不能发现,主要由继发的含细胞牙骨质来修复。当正畸力过快或过大时,可引起严重的牙根吸收,好发于上、下颌切牙根尖处。文献报告在青少年中发生牙根吸收达根长 1/3 者约有 3%,成年人中更高。也有少数患者发生牙颈部的牙根外吸收。

4)牙槽骨吸收和附着丧失:年轻人在受正畸加力 30~40 小时后,即可在牙槽骨表面发现破骨细胞分化。儿童正畸时受力牙的牙槽嵴有少量的吸收,一般在 1mm 以内(0.1~0.5mm),不引起病损。但成人在正畸过程中骨吸收较多,尤其是牙周炎症未控制情况下,则会发生明显而快速的牙槽骨吸收及附着丧失。过大的正畸力还可使牙槽骨发生坏死。

2. 正畸治疗有利于牙周疾病控制

(1)调整拥挤或错位牙,形成良好外展隙,有利于患者口腔卫生维护及菌斑控制。

(2)纠正咬合创伤,建立良好的咬合关系。

(3)纠正倾斜牙齿,一定程度纠正因其产生的骨下袋及骨缺损。

(4)改善软组织外形,通过正畸将牙排齐或压低,从而改正龈缘位置。

(5)改善龈乳头退缩,通过正畸方法使两牙靠近、邻面去釉、减少牙根角度等方法,消除黑三角。

(6)用正畸方法将牙根牵引萌出,以延长临床牙冠,避免去骨,利于修复。

(7)调整基牙的位置,使它们处于平行位置,利于义齿的戴入,也免除或减少对牙体组织的切割。

3. 不同矫治器对正畸患者牙周健康影响

(1)固定矫治器

1)结扎式托槽与自锁托槽:传统的结扎式托槽和弓丝的结合方式有两种:橡皮圈结扎和金属丝结

扎。有研究发现矫治6个月时金属结扎丝组患者的菌斑指数、牙龈出血指数及探诊深度都明显优于橡皮结扎圈组,差异有统计学意义。因此,使用传统托槽时选择金属结扎丝结扎,有利于减少牙周病的发生。尽管研究表明,传统托槽和自锁托槽对菌斑聚合无显著差异,但与传统托槽相比,自锁托槽体积较小,没有橡皮圈和结扎丝,对牙龈等牙周组织的机械刺激和化学刺激较小,并且能提供最适矫治力的轻力矫治,更有利于牙周组织的健康。

2) 带环与粘接式颊管:颊管既可焊接在带环上,也可直接粘接在磨牙上,使矫治弓丝末端插入管内。粘接式颊面管与带环颊面管比较,牙周状况带环组较差,两组的出血指数、探诊深度差异具有统计学意义,粘接式颊面管优于带环颊面管。

3) 矫治器的位置:矫治器可粘接于牙的唇舌侧,两者的比较目前暂时还有争议。尽管有研究将相同托槽粘接在牙齿的唇侧和舌侧,对牙周袋深度、探诊出血指数等做测量后发现,托槽粘接的位置对细菌数量及牙周指数没有影响,更多的研究指出舌侧矫治器更不利于患者口腔卫生维护。Demling 等发现相比唇侧矫治器,舌侧矫治器对正畸治疗后3个月的PLI、探诊深度和探诊出血的增加有统计学差异。杨泓等也对舌侧和唇侧矫治患者于治疗前和治疗6个月进行菌斑指数、龈沟出血指数、探诊深度及龈下菌斑中3种牙周致病菌的检测,发现治疗后临床指标均高于治疗前,且舌侧矫治器可造成更多的菌斑堆积。

(2) 无托槽隐形矫治器:近年来,不同于固定矫治器,患者可以自由摘戴的隐形矫治器兴起。隐形矫治器的本质是活动矫治器,通过扫描硅橡胶印模,从而获得数字化牙列模型,利用CAD/CAM软件对数字化模型进行分析,进而通过热压膜成型技术加工生产。

与固定矫治器比较,隐形矫治组的PLI在治疗中明显较低;矫治后6周,两组正畸患者牙面都出现了不同程度的菌斑堆积并伴有牙龈探诊出血,但隐形矫治组探诊深度小于固定矫治组。在治疗第1、3个月时,隐形矫治组变异链球菌和牙龈卟啉单胞菌构成比均低于固定矫治组。另外,固定矫治器的使用可以引起患者龈沟液中IL-1β的表达增加,当粘接固定矫治器之后,大多数患者出现广泛性牙龈炎症。相比于直丝弓固定矫治器,矫治过程中隐形矫治器组患者龈沟液中AST和ALP的表达水平均较低。可见,在牙周指数、菌斑构成比和龈沟液内酶水平及炎性因子表达这几方面,隐形矫治较固定矫治更有利于牙周健康。

(3) 加力方式对牙周的影响:一般认为,正畸牙移动的力值水平应该恰好到足以刺激细胞活性,而不会压迫进而引起牙周膜内血管阻塞为宜。矫治力大于最适力时,会造成牙周组织损伤。当矫治器的作用使得牙齿倾斜移动或者压入牙龈时,会导致龈上菌斑移至龈下,进而造成牙周损伤。在唇颊向组织薄弱的区域,矫治力过大或转矩控制不当会导致骨开裂。

与传统固定矫治器点状加力的施力方式不同,隐形矫治器是面状加力,即隐形矫治器因颊舌双侧分布式的载荷模式使得牙周的受力更加均衡。通过设置合理的牙齿移动方式可降低牙根吸收的风险;矫治过程中牙周应力的大小及分布也更加合理。

【适应证】

牙周病患者正畸治疗的适应证:

1. 前牙深覆𬌗者。

2. 前牙病理性扇形移位、过长、扭曲及出现间隙者。

3. 排齐拥挤错位的牙齿,建立良好的咬合关系和重要的咬合标志或调整修复基牙的位置。

4. 后牙缺失未及时修复,邻牙向缺牙间隙倾斜(一般向近中),形成深的骨下袋。可通过正畸治疗使其直立。文献报告该处的角形骨缺损可得到修复,深牙周袋也可消除。但动物实验结果表明此种愈合为长结合上皮,而非真正的再生性新附着。

5. 前牙折断达龈下时,可用正畸方法将牙根牵引萌出,以延长临床牙冠,利于修复。在牵引的同时,牙槽骨和牙龈也会随之向冠方延伸。

6. 前牙龈缘不齐影响美观者,可通过正畸将牙排齐或压低,从而改善龈缘位置。

7. Ⅱ~Ⅲ度根分叉病变可做分根术,使多根牙成为2个"单根牙",若分根后该两根过于靠近,可用正畸手段将此两牙根推开(可达7~8mm),利于修复。

【禁忌证】

1. 未经治疗的牙周炎。

2. 牙周炎虽经治疗后炎症仍存在、菌斑未控制、病情仍处于活动阶段的患者。

3. 牙槽骨吸收已超过根长 1/2 的患牙。这不是绝对的禁忌，但肯定是要慎重选择做正畸治疗的适应证。

【操作前准备】

正畸治疗的目的是使患者获得具有良好功能和健康、美观的牙列，其中必定包括牙周组织的健康。在正畸治疗开始前和过程中，应先检查牙周相关"危险因素"，并根据存在的问题制定个性化正畸治疗计划，这是正畸治疗取得成功的必要前提。

对每位需要正畸治疗的牙周炎患者，医生应通过询问病史和细致全面的检查来发现患者的"牙周危险因素"，包括口腔卫生情况和习惯、有无未经治疗的牙周炎或牙龈炎、牙周炎是否定期进行维护治疗、受力区牙龈和牙槽骨的厚度、治疗牙和全口的咬合负担、有无夜磨牙或紧咬牙习惯、有无不良修复体以及牙周病的家族史等。必须纠正和解决这些危险因素后，才开始正畸治疗。如果预计要将牙齿移向唇、颊侧，而该处牙周组织较薄且附着龈不足，则最好在正畸前先做膜龈手术增加附着龈，以防发生牙龈退缩或龈裂。

【注意事项】

1. 开始正畸治疗的时机

（1）已彻底控制牙周炎症，清除刺激因素及深牙周袋。

（2）患者熟练掌握菌斑控制的方法，并能在正畸治疗期间认真执行菌斑控制、定期复查牙周情况。

牙周炎患者只有满足以上两点，才能进行正畸治疗。牙周治疗后组织的改建、恢复健康需要数月时间，要随访检查患者口腔卫生情况，故一般在牙周治疗结束 2~6 个月后，开始正畸治疗。否则，贸然开始正畸治疗，易使牙周病情恶化，加速牙周组织的破坏，甚至发生牙周脓肿。

有些牙周手术（如切除增生过长的牙龈或异常的系带，用骨成形术、植骨术、GTR 等消除垂直型骨袋或邻面的凹坑状骨缺损等）可在正畸开始之前进行，会有利于正畸治疗。但有些手术（如膜龈手术）可在正畸治疗后进行，以便根据情况衡量是否需要进行牙周手术以及选择手术方法。故需与正畸专科医师协商，视具体情况而定。若须先做牙周骨手术，则应在手术后 3~6 个月再开始正畸治疗。

2. 正畸治疗过程中

（1）合理放置正畸装置。正畸装置应尽量简单，托槽的位置最好尽量远离牙龈缘；清除多余的粘接剂；尽量少用带环，若使用，带环不可深入龈下，邻面处应变窄且与牙面贴合；不可产生咬合干扰等。

（2）定期复查，监测菌斑控制情况，定期进行牙周维护治疗。若患者有刷牙出血或探诊出血，应适当缩短复诊时间。

（3）对牙周支持组织已经减少的患牙，施力大小及方向应特别注意，加力要轻缓，间隔要长，尤其是施用压入性矫治力时，不能过快过大，以减少牙根吸收及牙槽骨的过多吸收。近年来采用微种植钉作为支抗，可避免使用骨支持减少的磨牙。

（4）矫治过程中要经常检查有无咬合干扰和过度的牙松动，找出原因并纠正，避免咬合创伤引起牙周组织破坏。

3. 正畸结束后 正畸加力停止后，甚至数月后，牙周组织的改建仍在进行，尤其是有一定松动的牙周炎患牙，愈合过程更加缓慢，应长时间佩戴保持器，至少一年，有的需终生保持。此阶段仍应强调菌斑控制和牙周维护治疗。一般在加力停止后 2~3 个月复查牙周和咬合情况，以及有无复发，据此制定必要的治疗和维护计划。

三、牙周辅助加速成骨正畸治疗

【原理】

牙周辅助加速成骨正畸治疗（periodontally accelerated osteogenic orthodontics，PAOO）是对加速正畸牙

移动区域的牙槽骨进行选择性骨皮质切开及打孔,并结合骨移植材料的一项辅助正畸治疗技术,具有增加牙槽骨量,缩短治疗时间,提高正畸术后疗效稳定性,减少并发症等优点。

其公认的生物学原理是牙槽骨皮质切开后,不但可以直接解除骨皮质阻力,伤口愈合过程中还能产生短暂脱矿—再矿化的局部区域加速成骨现象(regional acceleratory phenomenon,RAP)。在骨愈合过程中,局部骨密度的降低和骨改建的加速是 RAP 的两个主要特点,也是促进正畸牙齿移动的原因。通过影像学检查可发现,骨皮质切开后的牙槽骨显示出骨质疏松的状态。为了应对伤害性刺激,正常细胞活动加速。而在牙槽骨中,RAP 表现在细胞水平上增加了基本多细胞单位(BMU)的激活,从而增加了改建空间;在组织水平上,编织骨产生,具有典型的无组织形态,后期将重组为板层骨。有研究指出,PAOO 增加了下前牙根中三分之一及根尖三分之一处的骨量,证明 PAOO 具有增加局部骨量的优势。

由于 RAP,愈合速度较正常生理性愈合加快 2~10 倍;无论术中使用小而圆的皮质穿孔或开窗设计的皮质切开都可观察到正畸过程中牙齿的加速移动。RAP 现象一般开始于骨皮质切开术后数天,1~2 个月达到高峰,移动速率约为对照组的 2 倍,在 6~24 个月之后开始消退。但只要牙齿继续移动,RAP 现象就会被延长。PAOO 术可将传统正畸治疗的时间从 16.4 个月缩短到 8.85 个月。

【适应证】

1. 埋伏阻生牙开窗助萌。

2. 矫正上颌前牙唇倾,拔除前磨牙后加速尖牙内收。

3. 矫正前牙开𬌗和中线偏斜。

4. 解除牙列拥挤,缩短治疗时间,尤其是中重度拥挤、需要扩张或拔牙的Ⅱ类错𬌗畸形以及轻度Ⅲ类错𬌗畸形。

5. 促进上颌扩张,牙槽骨颊舌向宽度不足,不适合拔牙矫治者。

6. 由于 PAOO 可以增加骨量,适合牙根表面存在骨开窗或骨开裂者。

7. 增强正畸后牙列的稳定性。

然而,关于施行 PAOO 的位置需根据临床诊断及正畸牙齿移动方向来决定。例如,一般上颌扩弓比矫正轻度下颌前牙拥挤需要更多的时间。因此,对于上颌骨狭窄伴轻度前牙拥挤的患者,更适合行上颌 PAOO 和下颌传统的正畸治疗。另一方面,对于双颌前突需要拔牙的病例,也可以用 PAOO 加速治疗。

【禁忌证】

1. 牙周病活跃期或牙龈退缩。

2. 双颌前突伴露龈笑者,PAOO 不能代替颌骨外科手术。

3. 后牙反𬌗的上颌扩弓。

4. 长期服用激素或降低骨代谢药物者。

【操作前准备】

正畸方面检查包括患者的面部特征,牙列间隙分析,头影测量分析,是否有露龈笑等;牙周方面检查包括牙周探诊深度,牙龈退缩情况,牙龈生物型,颊侧骨板的高度和厚度等。其余检查包括系统性病史,药敏史和口腔卫生习惯等。

CBCT 技术是一项重要的影像学检查方法,可采用 CBCT 测量患者的:①唇/颊侧牙槽骨的厚度,从唇/颊侧牙槽骨到牙根之间的距离,包括冠方、根中和根尖三个水平。②牙根吸收程度:术前术后对比,釉牙骨质界到根尖距离的差异。③骨开裂情况:从釉牙骨质界到牙槽嵴之间的距离。

正畸医生进行临床和影像学检查后,制定治疗计划,评估患者是否需要进行 PAOO,牙周医生会诊后,如决定实施 PAOO 手术,临床常在手术前一周安装正畸托槽和弓丝。

还可取上下颌骨印模,注入石膏模型,进行三维数字化扫描作为研究模型,配合计算机断层摄影技术辅助 3D 制作打印外科手术导板。

【操作步骤】

1. 传统翻瓣手术

(1)瓣的设计:最基本的瓣设计是冠方全厚瓣和根方半厚瓣相结合,分层解剖的目的是提供皮瓣的移动性,以便最小张力缝合。瓣的切口应向骨皮质切开区域的近远中扩展,无须行垂直切口。为了美观,上颌中切牙的牙龈乳头应保留在唇腭侧,从远端建立隧道通向该区域的唇侧牙槽骨。

(2) 骨皮质切开:即去除唇(颊)侧和腭(舌)侧牙槽骨的骨皮质。局麻下,沿两牙之间、牙槽嵴顶下方2~3mm 至根尖下 2mm 处,行骨皮质切开或使用低速球钻进行点状或线状皮质骨打孔,以去除骨皮质阻力。切口深度以穿透骨皮质到达骨髓腔为宜。注意不能造成移动的骨块,并避免进入松质骨损伤牙根、上颌窦及下颌神经管。若牙根表面牙槽骨厚度不足 1~2mm,则应避免在牙根表面牙槽骨打孔。

(3) 骨移植:在骨表面使用可吸收性颗粒骨材料移植来扩张牙槽骨量,常用脱蛋白牛骨、自体骨、脱钙冻干同种异体骨或以上的组合。所用移植材料的体积取决于预测牙齿移动的方向和量、牙槽骨的厚度以及牙槽骨对唇部支持的需要。每颗牙齿使用的移植材料的体积一般为 0.25~0.5ml。

值得注意的是,由于 PAOO 手术是在一壁缺损区域进行的,维持骨移植材料的位置较为困难,伴随前牙的倾斜移动,骨移植材料将更容易聚集在根尖区,造成根尖区牙槽骨增量大于牙颈部区。

(4) 缝合:使用不可吸收缝线进行无张力间断缝合。一般 1 到 2 周后拆线。

2. 不翻瓣手术 对于不需要进行骨移植的患者也可以采用不翻瓣的 PAOO 术式。无须翻瓣,仅在唇侧牙间附着龈处作垂直切口,不需横切口,利用超声骨刀插入垂直切口进行骨皮质切开,或者在牙槽骨骨皮质进行打孔。

【注意事项】

1. 术后施力 一般术后便可立即实施正畸力,实施的时间不应超过术后的 2 周。正畸医生需在有限的时间完成牙齿加速移动,时间通常为 4~6 个月,每两周加力,然后再以正常的速度移动牙齿。

术后也应进行影像学和临床检查,评估内容同前。术后每 3 个月应行牙周维护检查。

2. 术后并发症

(1) 龋损、牙体组织脱矿。

(2) 牙间乳头肿大、牙龈退缩,以及唇或舌侧皮质骨缺失。

(3) 术后出现面颈部的皮下血肿、疼痛等。

(4) 牙根吸收;但与传统正畸治疗相比,牙根吸收量较少。

(5) 目前尚未发现对牙髓活力有不良影响,但缺乏长期研究的支持。

第六节 伴全身疾病患者的牙周治疗

牙周炎的发生发展与宿主防御功能下降密切相关,其治疗结局也受全身疾病影响。因此,诊治牙周炎不再只是口腔局部问题,口腔医师应充分了解患者的全身疾病及其治疗史,寻找共同的危险因素,并根据患者的全身病情和易感程度制定合理的牙周治疗计划。在全身情况允许的条件下,对已存在的牙周病应积极治疗,尽量消除牙周感染,并教会患者认真控制菌斑;对于可疑为病灶的牙齿不宜过于保守,应拔除病情严重而预后不良的牙周炎患牙;对一些高危患者(如有风湿性心脏病、糖尿病、肾病等)在做复杂的牙周检查和治疗前,应预防性应用抗生素,以防暂时性菌血症,手术操作应轻柔以减少创面和创伤等。

一、糖尿病

糖尿病是常见的内分泌代谢疾病,它的急、慢性病并发症累及多个器官,已成为致残率、死亡率仅次于肿瘤和心血管病的第三大疾病,严重影响患者的身心健康,并给个人、家庭和社会带来沉重的负担。随着生活方式的改变和老龄化进程的加速,我国糖尿病的患病率正在呈快速上升趋势,而与年龄相关的牙周病作为口腔常见病和多发病,也有发病率逐渐增高的趋势。近年来,在牙周专科就诊的糖尿病患者的人数不断上升,有些成年患者因为牙周炎、牙周脓肿而就诊,经检查不仅患有牙周病,而且患有糖尿病。然而,年轻患者亦不可忽视。国内最近一项研究对 119 名自述全身健康的侵袭性牙周炎患者的血生化进行检测,发现有 2 人空腹血糖值分别高达 11.46mmol/L 和 13.31mmol/L,其中 1 名男性患者年仅 17 岁,另一名女性患者才 23 岁,后均经内科医师确诊为糖尿病,该人群中还有 6 人血糖轻度升高(6.12~7.26mmol/L),尚未确诊。因此,在临床工作中对某些牙龈红肿严重而广泛、反复发生急性脓肿、骨吸收重的牙周炎患者和对常规牙周治疗反应欠佳、创面延迟愈合的患者,应考虑其是否有合并糖尿病的可能性,并进行血糖检测和必要的内科学检查。

(一) 牙周治疗时的注意事项

糖尿病患者的牙周病情一般较严重,要尽可能进行菌斑控制和牙周基础治疗,手术治疗应在血糖控制稳定后考虑。对糖尿病患者进行牙周治疗时需要注意的事项:

1. 了解病史　糖尿病诊断类型、病程长短、血糖监控状况、血糖控制水平、有无糖尿病并发症、目前所使用胰岛素或其他药物的类型和效果、对治疗的依从性等;患者家族病史;必要时应咨询患者的内科医师。

2. 控制感染　针对糖尿病患者抗感染能力差的问题,更应加强口腔和全身健康的教育,糖尿病患者的抗生素治疗并非常规,在急性期感染和重度感染时给抗生素以控制感染,在机械性根面清创的同时短期应用抗生素对牙周组织的愈合及血糖控制也有帮助。

3. 制定周密的治疗计划,安排好治疗时间　因为低血糖反应最易发生于胰岛素水平较高时,从用药后的活性峰值时间 30 分钟~8 小时不等;在可能情况下,最好将牙周治疗安排在胰岛素活性的高峰期前或后,尽量安排在上午早饭后和服降糖药后,治疗时间尽量短,控制在 2 小时以内。

4. 尽量采用非手术治疗,必要时根据血糖控制水平和稳定性决定手术与否及时机;操作中慎用含有肾上腺素的局麻药,必要时可增加镇静药。控制患者情绪减轻焦虑,因为焦虑导致的肾上腺素水平增高可能会增加胰岛素的利用,从而加速胰岛素水平的降低。

5. 防止低血糖的发生　牙周治疗前应了解患者的基本餐饮规律和就诊前的餐饮情况,结合用药情况充分考虑治疗风险;如果用药后又未进餐或进食较长时间后,则会增加低血糖的发生率。

6. 加强牙周维护　维护期缩短至 1~3 个月,强调日常护理。

(二) 血糖控制状况供制定牙周治疗计划参考

糖尿病患者的牙周治疗应根据血糖的控制情况和全身健康状况进行:

1. 血糖控制理想的患者(空腹血糖 4.4~6.1mmol/L,HbA1c<6.5%),牙周治疗操作同全身健康者。

2. 血糖控制良好的患者(空腹血糖 6.1~7.0mmol/L,HbA1c 6.5%~7.5%),牙周治疗操作同全身健康者,尽量采用非手术治疗。当日按处方服药并合理进食,减轻治疗焦虑。

3. 血糖控制差甚至存在并发症或者使用大剂量胰岛素的患者(空腹血糖>7.0mmol/L,HbA1c>7.5%),可进行非手术治疗,预防性使用抗生素减少治疗后感染和伤口不愈的发生。慎用含有肾上腺素的局麻药,不建议牙周手术。若必须进行手术治疗,尽可能控制 HbA1c<10%,若达不到应预防性应用抗生素;如果手术会影响 1 型糖尿病患者饮食,应与患者内科医师协商是否需要调整胰岛素的使用剂量。

4. 血糖控制极差,若患者空腹血糖>11.4mm/L 则牙科治疗后感染概率增大,建议仅作对症急诊处理[脓肿切开引流,全身辅助抗生素应用,口腔卫生指导,局部用药(袋内放置、冲洗、漱口水)],待血糖控制再开始牙周常规治疗。

总之,对糖尿病患者的牙周治疗宜采取多次、短时、基础治疗为主的基本原则;在初期以应急处理为主,待血糖水平控制较为稳定或内科治疗保障条件下再开始复杂治疗。

二、心脑血管疾病

各种心血管疾病的牙周病伴发患者,如果是非急性期或无明显的心血管指标异常,其牙周的基本治疗原则与单纯牙周病患者相同。但应该意识到,牙周治疗有助于减少系统感染程度和降低心血管意外的风险。当发现中年以上患者牙齿缺失较多、牙周感染较重,尤其是血液中 C 反应蛋白或其他炎症因子水平明显升高时,应警惕对心脑血管系统健康的危害;积极进行牙周检查、评估和治疗,尽量减少和控制菌斑量,消除炎症。牙周治疗时的注意事项:

1. 病史询问和收集要尽量全,包括用药情况、既往发作、有无其他危险因素等;临床牙周检查内容要尽量细致;积极应用多种牙周治疗手段阻断牙周感染。

2. 与内科医师密切合作,包括咨询、讨论治疗方案、治疗时机、用药选择等;尤其对于既往有过发作病史的患者,需要考虑可能的并发症及其应对措施;与患者积极沟通,讲明可能的潜在危害及风险程度,使之能积极配合治疗及自我预防。

3. 预防性使用抗生素对风湿性心脏病、先天性心脏病和有人工心脏瓣膜者应预防性使用抗生素以防感染性心内膜炎;在接受牙周检查或治疗的当天应服用抗生素;对牙周手术患者,抗生素的应用应延长至拆线后。还可在治疗前用过氧化氢或氯己定含漱液含漱,以减少口腔内的细菌,拔牙和手术前应消毒局部。美国心脏病协会强调"感染性心内膜炎的易感者应该特别注意口腔卫生,以减少细菌入血"。

4. 对有不稳定型心绞痛病史的患者不宜过多牙周处理,一般仅进行急症处置,在内科医师指导下再择期实施其他治疗。高血压患者在治疗前要控制好血压,治疗前应询问是否按期服药,本次就诊前是否服药。

5. 治疗时间有心梗发作史或脑血管意外患者,应在病情稳定 6 个月后再考虑进行牙周治疗,牙周治疗最好避免清早(尤其冬季),宜选在近中午前后。心脏搭桥(主动脉冠状动脉)、股动脉搭桥、血管成形术和动脉内膜切除术已成为缺血性心脏病患者常选择的手术治疗方法,如果患者近期曾做过此类治疗,在进行选择性牙周治疗前应先咨询其内科医师,确定患者心脏受损或动脉阻塞的程度、患者病情稳定性以及发生感染性心内膜炎或排异反应的可能性。除非心脏科医师建议,对心脏搭桥患者一般不需预防性使用抗生素。

6. 局麻药中肾上腺素的浓度不应超过 1∶100 000,避免使用血管收缩剂,注射时控制用量和注射速度,勿使麻药入血。治疗前后均要注意舒缓患者的紧张情绪,减小思想负担和压力;充分解释病情、治疗计划和目的;治疗中注意有效镇痛、镇静,诊室备有急救药物,避免治疗中体位的快速变化。定期服药的患者要保证在治疗前服用药物。

7. 对安装心脏起搏器的患者,应询问起搏器安装的时间,起搏器的类型,使用状况等,以判定超声治疗是否会干扰起搏器。通过与患者内科医师的会诊可以了解患者目前心脏的状况、起搏器或自动式心脏复律-除颤器的类型以及是否需采取预防措施。老式的起搏器是单电极的,会受到能产生电磁场的牙科器械(如超声洁牙机、电刀等设备)的干扰。新式的起搏器为双电极,一般不受牙科器械干扰。当有心律异常时,自动式心脏复律-除颤器会无预兆地自发启动,使患者突然移动,此时如患者正在进行牙科治疗就可能受到伤害。因此,在牙周治疗时可使用咬合垫或其他设备稳定术区以避免意外伤害。

8. 高血压患者的牙周治疗高血压是对心血管疾病影响最大的危害因素之一,在治疗前要控制好血压。如果血压特别高,在治疗前一定要征得内科医师的同意,治疗时可能需要持续或间断性检测血压;如果血压持续很高,要拨打急救电话。高血压患者的牙周治疗时间可以选择在下午血压较低时进行。血压状况对制定牙周治疗计划时的参考:

(1) 高血压前期:收缩压 120~139mmHg 或舒张压 80~89mmHg,牙周治疗同健康人。

(2) 一期高血压:收缩压 140~159mmHg 或舒张压 90~99mmHg,常规内科咨询,每次就诊时测量血压,告知患者其血压情况,牙周治疗同健康人,减小精神压力。

(3) 二期高血压:收缩压>160mmHg 或舒张压>100mmHg。告知患者血液情况,常规内科咨询,每次就诊时测量血压。如果收缩压<180mmHg 和舒张压<110mmHg,可进行选择性的牙周治疗(常规检查、预防性洁治、牙周非手术治疗和牙体治疗),减小压力。高血压未治疗的患者不应给予常规的牙周治疗。如果收缩压≥180mmHg 或舒张压≥110mmHg,建议立即进行内科治疗,只进行急症处理(以减轻疼痛、减少出血和感染),减小精神压力。

总之,对有较重心血管疾病的牙周炎患者,应仔细了解其病情,必要时咨询其主治的内科医师。

三、凝血机制异常者

临床上凝血机制异常的患者可能与血液系统本身的疾病有关,也可能与高血压、心脑血管疾病、严重肝病或因其他原因长期服用抗凝剂者有关,在牙周诊疗过程中应加以考虑、鉴别及制定应对措施。

1. 仔细询问病史,了解是否伴有血液系统或肝脏疾病等,既往是否易发生皮肤瘀斑、鼻出血、月经量多、创面出血难止等情况,是否应用抗凝药及时间等。

2. 对于出血较多,尤其是出血量与局部刺激因素不成比例的牙周炎患者,在进行洁治、龈下刮治、手术等治疗前,应进行血液化验检查,如出、凝血时间和凝血酶原时间;必要时与内科医师密切合作商讨治疗方案及防护措施。

3. 此类患者常常因为恐惧口腔出血而刻意减少或停止刷牙等常规口腔卫生保健措施,应针对性进行口腔卫生意义和方法的指导教育,坚持正确的日常口腔保健措施。

4. 牙周专科检查和治疗的操作要轻柔,尽量减少创伤,可以分次、分区域实施牙周基础治疗。治疗结束时可轻轻压迫牙龈并仔细检查有无残留的肉芽组织及渗血,必要时应观察 20 分钟,确认局部无活动性出血时,才让患者离去。手术治疗宜慎重,在必要时及全身状况较为稳定状况下再实施。

5. 其他可导致异常出血的疾患如血小板减少性紫癜、血友病等血液病患者,均应与内科医师密切合作,谨慎地施以牙周治疗。

四、传染性疾病

我国人口中,肝炎的患病率约为 10%,结核病也正在全球重新肆虐,HIV 感染和艾滋病、梅毒等疾病在口腔科就诊患者中也可见到,这些病可通过血液、唾液或皮肤黏膜的伤口传染。因此,口腔医师在临床上必须对这些疾病有一定的警惕和识别能力。对于活动性传染病,不能常规的牙周治疗,只在严格防止交叉感染的条件下,做应急处理。有些患者可能不知道自己患有传染性疾病或不向医师报告,因此在临床上应按"一致对待(universal precaution)"的原则来处理每位患者,以防止医院内感染。

传染性疾病伴发牙周病时,临床检查、诊断、治疗的原则基本相同,但应特别注意消毒、交叉感染和诊疗环境防护等。注意事项如下:

1. 了解、判断系统性疾病的程度和是否急性期,必要时向内科医师咨询和商议,以确定牙周治疗的时机和内容。

2. 临床操作尽量采用手工器械,以牙周基础治疗为主,尽量避免手术治疗。

3. 如果用超声器械或高速手机等操作,要注意自我防护和对诊疗设备、环境的防护,操作结束后严格消毒。

4. HIV 相关的牙龈红斑对洁刮治等菌斑控制治疗效果可能不明显,可以用 0.12% 的氯己定含漱来降低感染;对 HIV 的牙周炎患者应用甲硝唑可能有助于减轻急性疼痛及促进组织愈合,若伴真菌感染可同时进行抗真菌治疗。

5. 对于肝病患者应注意控制使用需要经过肝脏代谢的药物,以减少肝脏负担。

五、需放疗的头颈部肿瘤患者

放疗是头颈部肿瘤的常规治疗之一,放疗可能会降低机体抵抗力,导致局部骨组织和软组织发生一些损伤,出现一系列的口腔并发症;牙周组织对于高剂量的放射线较敏感,可能会增加牙周病的风险、影响骨愈合甚至发生骨坏死。既可能会导致放疗效果降低或中断,也可能会加重局部组织原有的病损。

1. 在放疗前应了解患者的系统病史、生活及口腔卫生习惯,嘱咐患者戒烟。

2. 检查患者的口腔卫生状况、牙龈炎症、牙周附着水平、松动度等,告知患者放疗后可能影响牙周病情及并发症。

3. 因为放疗后不宜做有创治疗,而且为了改善口腔环境、减少感染机会,牙周病患者均应于放疗前实施常规的牙周洁刮治。

4. 对于重度牙周炎需要做手术的患者,术中应尽量减少硬组织损伤,并在术前和术后使用抗生素防感染。确定无保留价值的严重患牙应尽早拔除。

5. 所有牙周治疗,尤其对于照射部位的患牙,应至少在放疗前 1~2 周完成。

六、女性患者(妊娠、哺乳)

女性牙周病患者的临床表现和诊治原则与男性患者相同,但女性处在生理周期时应对治疗进行适当调整。孕前准备应包括牙周感染。

1. 询问有无内科疾患、平时的营养状况。治疗尽量安排在安全期内施行,要严格控制菌斑,最大限度地降低局部炎症。育龄妇女在怀孕前和整个孕期都应保持良好的口腔卫生,预防性口腔维护应尽早实施。

2. 在有效防护下,局部的 X 线检查一般是安全的;但除非对诊断、鉴别或治疗必须时,仍一般尽量避免在妊娠期对孕妇进行 X 线检查或减少照射次数。

3. 局部牙周袋内用药是否会对发育中的胎儿有所影响尚不确定。但尽量避免在怀孕期用药,除非必要及清楚可能的副作用不致发生明确损害;应用有效的最小剂量,应用时间尽量缩短。哺乳期用药也应谨慎,虽然在泌乳中的药物浓度仅有母体中的 1%~2%,仍应注意尽量在哺乳后使用,且间隔 4 小时以上再次用药,以尽量降低可能在泌乳中的药物浓度。抗生素的应用有可能降低避孕药的效果,应注意询问及与妇科医师协商。

4. 手术治疗应避开月经期;对于妊娠期妇女,创伤大的手术治疗要尽量延迟到分娩后;妊娠期龈瘤如在机械治疗后仍出现反复出血、溢脓、疼痛、体积大影响咀嚼等时,则可考虑及时切除。

七、老年患者的治疗特点

我国已经进入老龄社会,随着老年人口的增加和存留牙齿的增多,牙周炎的患病率也增高。老年牙周炎患者的病情一般较重,但增龄不是牙周炎的原因,而是一生中疾病及致病因素积累的结果。研究表明,老年人主要是免疫反应性不如年轻人;而且多患有全身疾病如糖尿病、心血管疾病等,故用药多而复杂;唾液量减少;认知力和自理能力减退;有的有心理情绪因素等。这些情况对牙周炎的疗效及维护可能有不同程度的影响,但也因人而异。

老年患者的口腔一般特点是卫生状况较差,牙周附着丧失较多,牙槽骨吸收严重,牙龈退缩明显,常伴有水平型食物嵌塞、根面暴露或根面龋,根分叉病变、牙齿松动移位更明显。存留牙少,常伴有各类修复体,咬合关系差。另外,老年患者常伴有各种系统性疾病,给牙周病的诊断和治疗带来一定难度。牙周治疗时的注意事项:

1. 首先应详细询问系统病史、用药史等,并进行必要的辅助检查,进行牙周炎的危险因素评估,这有利于其对牙周病情的总体评估和制定恰当的治疗计划和判断预后。伴有重度全身疾病的老年患者需与内科医生协调先积极控制全身系统性疾病,加强口腔卫生宣教,让老年人知晓牙周病的预防措施和对全身健康的危害。

2. 对老年患者的治疗原则首先应是控制菌斑,控制炎症,并创造便于患者清洁和自理的牙周组织状况。要考虑患者对复杂治疗的耐受能力,一般首选非手术治疗,不宜进行过于复杂的治疗。对于一些因病或其他原因难以坚持彻底控制菌斑者,可以推荐用电动牙刷、间隙刷等辅助工具,并定期进行维护治疗。口腔卫生指导应针对老年人的特点,如戴可摘局部义齿者,应注意义齿的护理、基牙周围的菌斑清理、根面龋的预防等。

3. 重视对患者的心理辅导。老年牙周病患者往往性格较固执、容易产生焦虑情绪。因此,在诊疗过程中要了解患者的心理反应,加强沟通交流,解除恐惧和顾虑。牙周病的疗程较长,需要多次复诊,应选择针对和制订个性化合理可行的治疗方案,并告知患者,取得理解和配合。

4. 若患者的全身疾病未控制或不稳定,则以消除局部急性炎症、缓解症状为主;如全身情况稳定,可以进行常规牙周基础治疗,并考虑是否预防性使用抗生素、镇静剂、麻醉剂等,必要时与内科医师协商合理用药。

5. 手术治疗对老年人并非禁忌,但必须考虑和检查患者的整体健康状况,一般慎选。

6. 对于重病卧床不能进行口腔自我保健的老年人,无论是否牙周炎患者,都应在全身护理的同时加强口腔清洁护理,每天可由他人用棉签或牙刷蘸化学抗菌剂或盐水擦洗和清洁牙面、舌苔和口腔其他部位,每天 2~3 次。

八、器官移植患者

牙周病的患病率高,因此器官移植者合并牙周感染的可能性高,宜提前进行预防性检查和治疗,尽量减少移植后并发症的发生率和严重性。

1. 与外科医师加强沟通、咨询和讨论,确定牙周治疗的时机和内容。

2. 因为移植后需使用免疫抑制剂,会增加口腔感染的潜在危险性;对移植患者,牙周治疗前后宜使用一定的抗生素控制感染。

3. 因为肾移植患者的肾脏代谢功能下降,因此牙周治疗中使用药物的血液存留时间会长,应注意调整剂量及使用的间隔时间。

4. 牙周有创治疗尽量安排在移植完成 3 个月后病情稳定再行实施。

第七节　牙周病的预防和疗效维护

【原理】

1. **预防牙周病的基本原则**　有效地预防和控制牙周病的措施,应建立在对牙周病各种始发因素、促进因素的全面认识基础上。早在 1746 年现代牙科之父的 Fauchard 就指出:"不注意清洁牙齿,将会导致使牙破坏的疾病"。直至 1965 年,Leo 等用临床和微生物学资料权威性地证实了牙菌斑是牙周疾病的直接病因。此后动物实验也证明了菌斑堆积可导致牙周炎。菌斑微生物是牙周病的始动因子,保持牙面清洁,消除牙龈的炎症是预防牙周疾病的关键。

(1) 一级预防:牙周炎是由牙龈炎发展而来,因此一级预防的内容主要是对牙龈炎的有效处理。每天使用牙刷及时地清除牙面的菌斑能有效地防止牙龈炎的发展。有研究表明,电动牙刷比普通牙刷的清洁效果更佳。牙线以及牙间隙刷的使用也是非常必要的。除了自身对口腔卫生的维护外,每半年到一年进行一次专业的洁治术,并对牙齿表面进行有效的抛光,是预防牙龈炎的有效措施。口腔卫生指导以及对危险因素的控制例如吸烟,糖尿病等,也是预防牙周炎的必要内容。

(2) 二级预防:牙周炎是多因素疾病,它的预防需综合考虑菌斑、局部及全身因素。二级预防的主要内容是对于已经接受过牙周炎有效治疗、炎症得到控制的患者,防止其牙周炎的再度复发。牙周炎有效治疗后的患者,全口探诊出血位点小于 15%,不存在急性炎症症状如化脓,以及消除深牙周袋 ≥5mm。消除菌斑、牙石以及其他局部刺激因素,消除牙龈的炎症,仍然是预防牙周炎最根本且行之有效的手段。对于已患牙周炎者,更应强调早诊断、早治疗和恰当、彻底的综合治疗,以阻止病损的加重和发展。一生中持续不断地,结合个人情况的复诊是非常必要的,也是二级预防实施的前提条件,牙周支持治疗的频率应根据患者个人情况所决定。

(3) 三级预防:为临床预防,主要目的是防止疾病复发,牙周病的三级预防为牙周疗效维护期的牙周支持治疗。如下所述。

2. **疗效维护期的牙周支持治疗**　牙周病的治疗应该采取评估牙周和全身健康状况、去除病因和局部刺激因素,甚至还需要手术、正畸、修复等一系列的综合治疗。牙周病患者经过牙周治疗阶段后应该进入维护阶段(maintenance phase),也称为"牙周支持治疗(supportive periodontal therapy,SPT)",是基于对患者个体以往的病情、各种牙周病危险因素、临床状况的评估、口腔卫生以及菌斑控制水平,因人而异地做相应的决定(tailor-made decision),牙周病疗效的维持有赖于终生定期的维护治疗。研究表明,未定期复诊的牙周病患者的失牙风险比遵嘱复诊的患者高 5.6 倍。向患者清楚地解释定期复诊及菌斑控制的意义,是牙周医生的责任。

3. **牙周维护治疗主要目的**

(1) 通过定期复查,对患者牙周状况进行诊断性监测(diagnostic monitor),并及时采取必要的恰当治疗,预防和减少牙周再感染和牙周炎的复发。

(2) 预防或减少牙齿和种植体的缺失,以维持其长期稳定。

(3) 及时发现和处理口腔中其他疾病和不良状况。

4. 牙周维护治疗的必要性 强调 SPT 是基于下列原因:①牙菌斑不断地形成,且患牙某些部位的菌斑不易清除,如根分叉区、暴露的较大牙间隙、根面等,一部分患者难以坚持每天仔细地清除菌斑;②治疗阶段可能遗留少量的龈下菌斑,或入侵到牙周组织内的细菌可再定植于牙面,使龈下菌斑再度具有较强的致病力。这个反弹的过程为 9~11 周,也有人报告 3~6 个月;③牙周炎相关的细菌可以在家庭成员之间传播,治疗后的病人可能被这些潜在的致病因子重新感染;④重度牙周炎经过治疗后,虽然龈上菌斑控制得较好,袋口附近的牙龈无炎症的表现,但牙周袋深处(尤其是 PD>5mm)或根分叉区仍存在慢性炎症;⑤有些治疗中的缺陷或遗漏在维护期会逐渐暴露出来;⑥牙周治疗后,组织愈合常形成长上皮结合,比较薄弱,易受炎症的侵袭而使结合上皮与牙根面分离;⑦并非所有牙龈炎都会发展成为牙周炎,但目前并没有可靠的指标和诊断方法将即将发展成牙周炎的牙龈炎加以预先识别,因此牙龈炎患者在治愈后也应每 6~12 个月进行一次洁治。

【适应证】

牙周支持治疗应该从第一个阶段的基础治疗后就立即开始,有效地贯穿于后期的手术、修复等治疗中,且应终生坚持并定期进行。患者可从积极治疗期转入牙周维护期,如果复发时又转回积极治疗;在进行外科、正畸、修复等治疗期间,也应坚持定期对牙周情况进行复查和维护。

【操作前准备】

1. 对病情的评估(表2-7-7-1) 牙周组织的评估包括菌斑指数、探诊深度、附着水平、牙龈退缩、炎症情况等,并与上次复查结果比较。若以有菌斑的牙面占全口现存牙面的百分比来计算,菌斑面积占 20% 以下较为理想,40% 以下为可接受。应进行强化口腔卫生指导,选择最适合该患者的可行清除方法。

表 2-7-7-1　病情评估主要方面

评估方面	主要内容
全身情况	心血管疾病、糖尿病、血液病等、用药情况、精神因素、是否戒烟等
视诊	菌斑、牙石、牙龈炎症、牙龈退缩
探诊	探诊出血溢脓、探诊深度、附着水平、根分叉病变、龋病、修复体边缘
扣诊	咬合创伤
松动度	牙、修复体、种植体、基台等
X线检查	牙槽骨、根分叉病变、邻面龋、根尖周病变
特殊检查	微生物学检查、龈沟液内某些酶的含量

探诊后出血(BOP)的有无是判断牙龈有无炎症的较简便易行的客观指标。全口 BOP(+)的位点应在 15% 以下,对 BOP(+)位点>25% 者,应缩短复查间隔,进行较频繁的 SPT。

此外,还应检查根分叉病变、松动度、咬合、牙体、修复体、种植体及全身健康状况。每隔 6~12 个月 X 线片检测,能监测牙槽骨的变化。另外,对有明显复发或恶化倾向的位点还可进行特殊检查,如微生物学检查、龈沟液内某些酶的含量等,有助于诊断外,还可指导用药。总之,应尽力发现其复发的危险因素。

牙周病复发的可能因素有:①主要原因是患者菌斑控制不够充分;②牙周治疗中未彻底去除导致菌斑堆积的因素,在某些部位器械难以完全去除牙结石;③牙周治疗后戴入的不良修复体;④未按时复诊;⑤某些系统性疾病可能使机体免疫力下降,不足以抵抗原有的牙菌斑的毒力。

2. 强化与患者的沟通和菌斑控制 从初诊开始,即应该逐步提高患者对牙周病的认识,告知患者病情及相应的治疗计划,激发其维持口腔卫生的主观愿望,建立起保持口腔卫生的习惯及维护牙周健康的信心。在此基础上,进行治疗和辅以口腔卫生指导,方能达到事半功倍的效果。

【操作步骤】

在 SPT 期仅靠患者自身的口腔卫生维护是不够的,学者们提出为保证牙周组织处于健康环境中,应该定期进行专业的机械性菌斑控制(professional mechanical plaque removal,PMPR),针对易于忽视或无法达到的牙面、区域进行洁治,可以反复去除龈下 2~3mm 范围内的菌斑,而单靠自身菌斑控制对龈下菌丛几乎没有影响。经常接受 PMPR 的患者,即使未做龈下刮治也可使牙周袋深度降低,且使其龈下菌丛向低致病力的菌丛转变,对 PD 为 4~6mm 的患牙有较好的疗效。而患者在龈下刮治后的 3 个月内,经常接受 PMPR,其龈下菌丛成分接近健康人,且可保持至治疗后 9 个月。

1. 全口洁治和口腔卫生指导是必不可少的。口腔卫生良好的患者,也可进行预防性洁治(prophylaxis)。当 PD ≤3mm,不需龈下刮治,以免造成进一步的附着丧失。而 PD 为 4~5mm、BOP(-)的位点不一定会发生新的破坏,故可在严密监视下,不需采取手术等复杂的治疗。

2. 喷砂治疗是以气流推动砂粉等作用于牙冠及牙根表面,可对常规器械不易到达部分实施抛光,一般选取甘氨酸粉末,其对于菌斑的清除效率极高,但对于牙石无明显作用。喷砂治疗也无法用于深牙周袋的治疗,仍需龈下刮治或手术治疗。临床研究表明,对于牙周维护期的患者,喷砂治疗与龈下刮治相比,能明显降低患者菌斑指数,探针出血指数无明显差异。但长期效果比较,龈下刮治能更有效地降低患者的探诊深度,消除深牙周袋。

3. 及时发现和治疗引起菌斑滞留的因素,如未治疗的龋齿、不良修复体、暴露的粗糙根面、根面的沟纹、根分叉病损等。治疗牙本质敏感、调整咬合等则视需要而定。

4. 若牙周炎有较广泛的复发或加重,则应重新制定全面的治疗计划,进行系统治疗,包括牙周手术以控制病情,可辅助使用全身或局部抗生素。应尽力找出并纠正其危险因素。

【注意事项】

1. **复查间隔期**

(1) 牙龈炎患者一般每 6~12 个月进行一次维护治疗,而牙周炎患者在积极治疗后的 6 个月内,牙周组织处于修复改建期,口腔卫生对组织愈合具有重要意义,因此复查宜频繁些,间隔 3 个月至少复查一次,但口腔保健差、依从性差者,最好 1~2 个月复查一次。待疗效稳定后则可逐步延长间隔期,但不宜超过 6 个月。

(2) 某些重点人群,其复查间隔缩短为 1~3 个月,包括:①口腔卫生不良,有较多或较快的牙石形成;②存在有较深牙周袋的患牙或牙槽骨破坏超过根长 1/2 的患牙;③超过 20% 位点探诊出血;④牙周组织破坏迅速,牙周手术未能改善牙周组织状况;⑤咬合异常;⑥复杂病例伴有根分叉病变或冠根比例失常;⑦有复杂的修复体或正在进行正畸治疗;⑧有龋齿发生;⑨吸烟;⑩存在与牙周疾病相关的全身因素。

2. **牙周病高危人群的预防和维护治疗**　现代牙周病学明确了人群对牙周病的易感性存在巨大差异,目前人们已普遍接受牙周病高危人群(high risk group)及易感个体(susceptible individual)的理念。近年来,临床上多风险因素评估(multi-level risk assessment)和控制已引起人们的高度重视,并被认为是牙周诊断和治疗的重要组成部分。近年来欧美学者提出了牙周风险评估系统(periodontal risk assessment,PRA),是将各种主要的牙周危险因素结合在一起,进行多因素的综合评定,有助医师较客观地对患者牙周病情及预后加以判断,以确定维护治疗的间隔期及必要的治疗,也有助于预防 SPT 期间的治疗不足或治疗过度。该系统包括以下 6 个因素,分为低、中、高 3 个危险级别:①BOP 百分比:<10% 和>25% 分别为低、高复发危险度;②PD ≥5mm 的牙周袋数量:检出 4 个和 8 个则分别代表低、高复发危险度;③除智齿外的牙丧失数:4 个和 8 个分别为低、高复发危险度;④病变最重后牙的牙槽骨丧失量与患者年龄之比(BL/Age):如一名 40 岁的患者,病损最严重后牙的牙槽骨丧失量为根长的 20%,则 BL/Age=20/40=0.5。BL/Age0.5 和 1.0 分别为低、高复发危险度;⑤全身系统疾病或易感基因:如糖尿病,如有则为高复发危险度;⑥吸烟:戒烟 5 年以上或不吸烟则为低复发危险度,每日吸烟 20 支以上,则为高危险度。

根据这 6 个因素的评估,对患者做总评估:①低复发危险度:6 个危险因素的分度值都在低度,或最多其中的一个因素在中度;②中复发危险度:至少有 2 个危险因素的分度值在中度,且最多一个因素的分度值在高度;③高复发危险度:至少有 2 个危险因素的分度值在高度(图 2-7-7-1)。

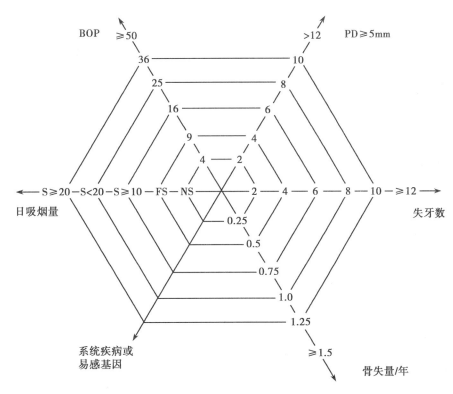

图 2-7-7-1　牙周炎复发危险评估系统

NS:不抽烟;FS:戒烟 5 年以上;S:吸烟。

Page 等将牙周炎危险因素(年龄,吸烟史,糖尿病史,牙周袋深度,根分叉病变,龈下修复体或牙石,X 线片显示的牙槽骨高度及垂直骨吸收),按其权重进行数学分析,提出了牙周风险指数(periodontal risk calculator,PRC),医生可应用网络 PRC 工具进行评估。PRA 主要用于牙周基础治疗后患者牙周炎复发危险的评估和牙周维护期复诊间隔的确定(即维护期的应用),而 PRC 分为 PRC(1~5)5 个等级,各等级对应相应的指导医生和患者,主要用于指导口腔临床医生为处于不同等级的患者选择合适的治疗方案,以提高疗效减少复发,同时还可以预测患者的牙周状况、牙槽骨的破坏及因牙周问题导致的牙齿脱落。Page 等应用该指数共观察 523 例牙周炎患者 15 年,发现:①在第 3 年,PRC5 等级牙槽骨丧失发生率是 PRC2 的 3.7 倍;②在第 15 年,PRC5 因牙周病导致牙丧失率是 PRC2 的 22.7 倍;③在第 15 年,PRC5 83.7% 的患者因牙周病至少丧失一个牙,而 PRC2 仅有 20.2%。PRC 系统对于判断有危险因素的患者未来患牙周炎的可能性和牙周炎患者疾病进展的程度具有指导意义。这是牙周治疗由旧的仅针对病变的治疗模式到基于预防和保健为主模式(wellness model)的重要转变。

(付 云 梁 敏)

参 考 文 献

[1] 孟焕新.牙周病学[M].第 5 版.北京:人民卫生出版社,2020.

[2] 薛姣姣,沈刚.无托槽隐形矫治器与固定矫治器对患者牙周健康影响的研究进展[J].口腔材料器械杂志,2019,28(2):38-41.

[3] 周慧玲,李晅.固定矫治对牙周组织的影响[J].中国药物与临床,2018,18(1):52-55.

[4] Genco RJ,Borgnakke WS. Risk factors for periodontal disease[J].Periodontol 2000,2013,62(1):59-94.

[5] Kornman KS. Contemporary approaches for identifying individual risk for periodontitis[J]. Periodontology 2000,2018,78(1):12-29.

[6] Tomar N,Bansal T,Bhandari M,et al. The perio-esthetic-restorative approach for anterior rehabilitation[J]. J Indian Soc Periodontol,2013,17(4):535-538.

[7] Levin L,Einy S,Zigdon H,et al. Guidelines for periodontal care and follow-up during orthodontic treatment in adolescents and young adults[J]. J Appl Oral Sci,2012,20(4):399-403.

［8］ Marinho DS. Periodontium and Orthodontic Implications：Clinical Applications ［J］. International Journal of Stomatological Research，2012，1（3）：17-23.

［9］ Newman MG，Takei H，Klokkevold PR，et al. Newman and Carranza's clinical periodontology ［M］. 13th ed. Elsevier health sciences，2019.

［10］ Halperin-Sternfeld M，Levin L. Do we really know how to evaluate tooth prognosis? A systematic review and suggested approach ［J］. Quintessence international，2013，44（5）：447-456.

［11］ Harpenau L A. Hall's critical decisions in periodontology and dental implantology ［M］. 5th ed. USA shelton，connecticut：People's medical publishing house，2013.

［12］ Tatakis DN，Chambrone L，Allen EP，et al. Periodontal soft tissue root coverage procedures：A consensus report from the AAP Regeneration Workshop ［J］. Journal of periodontology，2015，86：S52-S55.

［13］ Zucchelli G，Gori G，De Sanctis M. Mucogingival esthetic surgery ［M］. Quintessenza Edizioni，2013.

［14］ Avila-Ortiz G，De Buitrago JG，Reddy MS. Periodontal regeneration-Furcation defects：A systematic review from the AAP regeneration workshop ［J］. Journal of periodontology，2015，86：S108-S130.

［15］ Mark A Reynolds，Reynolds Mark A，Richard T Kao，Salvador Nares，et al. Periodontal Regeneration — Intrabony Defects：Practical Applications From the AAP Regeneration Workshop ［J］. Clinical Advances in Periodontics，2015，5（1）：21-29.

［16］ Schmidt JC，Sahrmann P，Weiger R，et al. Biologic width dimensions--a systematic review ［J］. J Clin Periodontol，2013，40（5）：493-504.

［17］ Sun YC，Li Y，Tong J，et al. An interdisciplinary approach to treat crown-root-fractured tooth ［J］. Niger Med J，2013，54（4）：274-277.

［18］ Tomar N，Bansal T，Bhandari M，et al. The perio-esthetic-restorative approach for anterior rehabilitation ［J］. J Indian Soc Periodontol，2013，17（4）：535-538.

［19］ Dentino A，Lee S，Mailhot J，et al. Principles of Periodontology ［J］. Periodontol 2000，2013，61（1）：16-53.

［20］ Louropoulou A，Slot D E，Van der Weijden F. The effects of mechanical instruments on contaminated titanium dental implant surfaces：a systematic review ［J］. Clin Oral Implants Res，2014，25（10）：1149-1160.

［21］ Park JB，Jeon Y，Ko Y. Effects of titanium brush on machined and sand-blasted/acid-etched titanium discusing confocal microscopy and contact profilometry ［J］. Clin Oral Implants Res，2015，26（2）：130-136.

［22］ David Herrera，Jörg Meyle，Stefan Renvert and Lijian Jin. White Paper on Prevention and Management of Periodontal Diseases for Oral Health and General Health. FDI World Dental Federation.2018.

［23］ Newton JT，Asimakopoulou K. Managing oral hygiene as a risk factor for periodontal disease：a systematic review of psychological approaches to behaviour change for improved plaque control in periodontal management ［J］. J Clin Periodontol，2015，42：S36-S46.

［24］ Guidelines for effective prevention of periodontal diseases. European Fedederation of Periodontology，2015（https：//www.efp.org/perioworkshop/workshop-2014/guidelines.html，accessed 17 November 2017）.

［25］ Ramseier CA et al. Bleeding on probing as it relates to smoking status in patients enrolled in supportive periodontal therapy for at least 5 years ［J］. J Clin Periodontol 2015，42：150-159.

第八章　牙周病患者的种植治疗

牙周疾病是导致我国成年人失牙的首要原因,第三次全国流调结果显示因牙周病导致的拔牙数已占拔牙总数的 30% 至 40%,很多需要种植修复的患者患有牙周病。牙周疾病患者是否合适选择种植治疗,种植治疗后的预后如何,是许多临床工作者关注的热点。

【原理】

种植治疗是通过外科手术的方式在口腔缺牙区的牙槽骨内植入种植体,待手术伤口愈合后,在其上部安装义齿修复,达到修复缺失牙的效果。在组成上分为种植体和上部结构,在结构上可分为种植体、基台、愈合帽、中央螺丝等。

目前研究结果显示,对种植 10 年以上的患者的长期观察显示,牙周炎患者在经过牙周治疗后进行种植治疗,种植体失败率高于无牙周炎的种植治疗患者。Ong CTT 等(2009 年)进行的系统评价显示,牙周炎患者即使进行牙周治疗控制炎症,其患种植体周围炎的概率相比未患牙周炎的患者高出 3.1~4.7 倍。Safii 等(2010 年)进行 meta 分析结果显示,未患牙周炎患者种植体存活的概率相对牙周炎患者高 3.02 倍,牙周炎患者更易引起边缘性骨丧失。另外,对于未经过牙周治疗即行种植手术的牙周炎患者而言,种植体失败率远远高于经过牙周治疗的牙周炎患者。

既往研究显示无牙颌患者的菌斑组成更接近健康牙周的菌斑,主要含中间普氏菌(Pi)、具核梭杆菌(Fn)等机会致病菌,而很少发现牙龈卟啉单胞菌(Pg)和螺旋体,因此普遍认为拔牙就可以消除牙周病;然而最近的研究采用 qPCR 扩增法检测细菌,发现无牙颌中同样存在牙周致病菌,只是数量明显减少,原因在于拔牙后唾液、舌背、扁桃体和口腔其他黏膜表面均可存留细菌。因此,患者口腔内其他天然牙或其他部位可能有牙周致病菌的残留,而且牙周病易感基因不会因拔牙而消失,故施行种植修复前必须彻底治疗口腔中存留牙的牙周炎,种植体植入后的种植体周组织的健康维护也是非常必要的。

近年来的系统综述,普遍结论如下:牙周炎在经过牙周治疗后不是种植体的禁忌证,但有牙周炎病史导致牙列缺损或牙列缺失患者种植体失败的风险增高,患种植体周炎的风险增高,重度牙周炎病史患者的种植体周围临床附着丧失明显大于牙周健康患者及轻度牙周炎患者。

总之,牙周炎是导致种植体失败的一项重要的危险因素,但进行规范牙周治疗,通过种植修复缺失牙还是可行的。

【适应证】

1. 上下颌部分或个别缺牙,邻牙不宜作基牙或避免邻牙受损者。

2. 磨牙缺失或游离端缺牙的修复。

3. 全口缺牙,尤其是下颌骨牙槽严重萎缩者,由于牙槽突形态的改变,传统的义齿修复固位不良者。

4. 活动义齿固位差、无功能、黏膜不能耐受者。

5. 对义齿的修复要求较高,而常规义齿又无法满足者。

6. 种植区应有足够高度及宽度(唇颊,舌腭)的健康骨质。

7. 口腔黏膜健康,种植区有足够厚度的附着龈。

8. 肿瘤或外伤所致单侧或双侧颌骨缺损,需功能性修复者。

9. 耳、鼻、眼-眶内容及颅面缺损的颌面赝复体固位。

【禁忌证】

1. 全身情况差或严重系统疾病不能承受手术者。

2. 严重糖尿病,血糖过高或已有明显并发症者,因术后易造成感染,故应在糖尿病得到控制时方可手术。

3. 口腔内有急、慢性炎症者,如牙龈、黏膜、上颌窦炎症等,应在治愈后于术。

4. 口腔或颌骨内有良、恶性肿瘤者。

5. 某些骨疾病,如骨质疏松症、骨软化症及骨硬化症等。

6. 严重习惯性磨牙症。

7. 口腔卫生不良者。

8. 精神病患者。

【操作前准备】

1. **牙周病患者的种植时机**　口腔其他部位有深牙周袋的牙周致病菌易在种植体周定植,从而造成种植体周感染。因此,牙周炎患者的牙周感染在种植治疗之前必须控制感染。包括完善的牙周基础治疗及必要的牙周手术治疗。目前尚无公认的种植前牙周感染控制的标准。最近研究发现,种植前余留牙牙周袋深度 PD≥5mm 的牙周袋会显著增加种植体周围炎的风险。一般认为,牙周炎患者在接受种植前需达到全口菌斑指数<20%,且全口 BOP<25%,余留牙 PD<5mm。

种植体植入,患者必须满足:

(1) 牙周炎症彻底消除:全口菌斑指数<20%,且全口 BOP<25%,余留牙 PD<5mm。

(2) 患者能够保持良好的口腔卫生。

(3) 拔牙后 3 个月左右牙槽骨修复重建完成,一般情况下种植时机为拔牙 3 个月以后。

总之,在种植体植入前消除牙周炎症并建立高标准的菌斑控制,是成功种植治疗的最终决定性因素。

2. **术前检查及危险因素评估**　在种植治疗之前对患者进行全面的临床和放射学检查以及危险因素评估,了解牙周炎患者进行种植修复的可能风险,以便确定是否适合种植修复,若可进行种植修复,确定种植修复的计划。

(1) 病史采集

1) 了解患者想进行种植修复治疗的目的及期望;

2) 了解患者口腔相关病史:包括失牙原因、时间、以往的修复治疗和牙周疾病的发病、进展和以前治疗的情况等;

3) 了解患者系统病史及不良习惯等。

(2) 检查

1) 全面检查病人全身情况:血尿便三大常规、乙肝五项、出凝血时间、血压、脉搏、心电图、胸透及肝肾功能等检查。

糖尿病患者术前 2 周最好控制糖化血红蛋白≤7%,更加利于种植手术的安全稳定性。

2) 口腔检查

颌面部:观察有无各种软硬组织疾病。

缺牙区情况:用牙周探针或其他测量工具测量缺牙区的近远中向距离、颊舌向距离、垂直向空间;观察缺牙区牙槽嵴情况,包括是否有凹陷或倒凹等;并观察缺牙区软组织情况,尤其注意角化软组织的宽度、厚度、类型及位置。

缺牙区的邻牙及其牙根的方向及倾斜度,因为其方向和倾斜度会影响缺牙区根方牙槽骨和冠方修复的空间。

颌位关系、颞下颌关节状态、开口度等。

全口存留牙及其牙周软硬组织的健康状态(探诊出血、牙周袋、根分叉病变等),有无感染灶,咬合情况。

口腔卫生状况:牙结石、菌斑、软垢等。

3）研究模型:更好地评估缺牙区的情况和上下颌的位置及咬合关系。

4）放射学检查:采用根尖片、曲面体层片、锥形束 CT 检查,评价缺牙区牙槽骨量、密度、位置等,并确定邻近重要的解剖结构,以确牙槽骨骨量是否足以放置种植体,并有助于种植计划的制定。

（3）危险因素评估:种植治疗前要评估是否存在下述的危险因素:

1）牙周感染控制不佳或治疗后维护不佳。

2）可能影响骨代谢或者影响愈合能力的全身疾病:包括未控制的糖尿病、骨质疏松症、人类免疫缺陷病毒感染或艾滋病等免疫缺陷疾病、是否在进行免疫抑制药物治疗、是否静脉注射或口服二磷酸盐、是否在进行头颈部放疗和化疗。

3）不良习惯和行为因素:如吸烟、夜磨牙等。

4）口腔内局部因素:邻牙根尖周病变、颌骨囊肿等局部骨的病变、颌骨萎缩等因素。

5）心理或精神疾病、放疗剂量超过 60Gy 的头颈部放疗、HIV 感染或获得性免疫缺陷综合征、嗜酒或吸毒、静脉注射或口服二磷酸盐导致骨坏死,往往被认为是禁忌证。

3. 术前准备

（1）准备所需要的器械及物品准备。

（2）种植手术一般在特定的诊间进行,手术间应达到Ⅱ类环境标准,还应检查吸引器、电、气、牙椅等性能,使其保持良好的状态。

（3）术前进行充分的沟通,向患者或其家属解释说明种植修复的目的意义、简要的操作方法、优点、不良反应(包括局部肿胀、疼痛、头晕、心慌、出冷汗、晕倒等),取得患者及其家属配合,签署知情同意书。消除患者心理负担,让其保持良好平和心态,准备接受种植。

（4）术前仍需了解患者病史、全身状况、药物过敏史等情况,高血压患者应量血压,糖尿病患者应量血糖等。

（5）使用免洗手消毒液洗手,戴口罩、帽子和手套。

【操作步骤】

以两段两次法为例:对于适合作种植牙的病人,先经过种植体专科门诊检查诊断,签署手术之情同意书;通过先后两次手术植入种植体及其上部结构,最后完成种植义齿修复。

1. **第一期手术**　种植体固位钉植入缺牙部位的牙槽骨内。

2. **第二期手术**　一期手术后 3~4 个月(上颌 4 个月,下颌 3 个月)种植体完成骨结合以后,即可安装与龈衔接的愈合基桩。二期手术后 14~30 天即可取模,制作义齿。

【注意事项】

1. **牙周炎患者种植治疗中的特点**　牙周炎并不是种植的禁忌证,在彻底控制牙周炎症情况下,可以与非牙周炎患者一样进行种植治疗。种植手术的基本原则和手术方法也与常规种植手术相同。然而,由于牙周炎而失牙的患者缺牙区往往有软硬组织缺陷,给种植治疗带来一定的难度,在种植治疗中要着眼于全面、长期的功能和稳定综合考虑,并采取相应的措施。

（1）牙周炎患者修复计划的全面考虑:牙周炎患者存留牙大多都有不同程度的牙周组织的缺损。如果程度较轻,在经过牙周治疗后,可以保留,仅对缺牙区进行常规的种植治疗。如果有些患牙牙周缺损的程度严重,疾病难以控制,或即使暂时控制感染,也难以维持长期疗效或不能行使功能,应考虑拔除患牙,总体考虑种植修复计划。如果牙周缺损程度介于前述两种情况之间,则应判断通过现有的牙周治疗的可能预后,预后较好则应先进行牙周治疗(包括再生治疗),在相对稳定后,再进行缺失牙的种植治疗;否则予以拔除,以免将来影响种植体的长期功能及预后。对于邻近缺牙区的邻牙,也有学者采用在种植治疗同时,对缺牙区邻牙的牙周缺损进行再生治疗,也获得了不错的效果。

（2）牙周炎患者种植治疗中后牙区骨量不足的处理:牙周炎患者中常常伴有颊舌向(唇腭向)骨量不足和垂直向骨量不足,使种植治疗更加复杂,主要可通过以下骨增量手术进行种植前处理:

1）引导骨再生手术(guided bone regeneration GBR):引导骨再生是指在骨缺损处,利用生物膜屏障维持手术建立的空间,并借此阻挡上皮及成纤维细胞长入,保证增殖比较慢的成骨细胞和血管的生长。术中往往需要生物膜和植骨材料联合使用。颊舌向(或唇腭向)的骨量不足,可以考虑通过引导骨再生手术达到骨增量目的。

2)上颌窦底提升术:由于上颌窦的存在,上颌后牙缺失后,特别是牙周炎患者,常常伴有牙槽骨高度不足。上颌窦提升术包括上颌窦侧壁开窗法和经牙槽突上颌窦底提升法。当上颌窦区剩余牙槽骨的高度低于种植体最低长度时,即可考虑进行这一手术。

3)下牙槽神经解剖移位术:在下颌失牙后存留的牙槽骨高度不足,使得骨嵴顶距下牙槽神经管的距离小,不能满足种植的需求,即可考虑下牙槽神经解剖移位术。在实施治疗前,术前评估下牙槽神经管上壁的位置非常重要。

除了上述 3 种骨增量技术外,目前还有骨劈开/牙槽嵴扩张术、垂直牵张成骨术、外置式植骨术等。

近年来,学者们也在探讨使用短种植体来解决牙周炎患者骨增量不足的问题,认为在骨高度降低的情况下,短种植体(≤6mm)是可行的选择,其生存率达 86.7%~100%,但仍要求有一定骨高度(如 8mm)。这样可以避免手术,减少手术带来的手术风险和痛苦。

2. 牙周炎患者种植中的前牙美学问题　牙周炎常常伴有牙龈退缩引起的美学问题,因此,前牙种植要特别注意天然牙的咬合关系、笑线的位置、唇侧骨量和垂直向骨量缺损的程度、牙龈组织的厚度等问题。主要从以下几方面考虑:

(1)患者的需求:充分了解患者对美观的认知和期望,在患者对美观期望处于合理的水平上才可进行种植修复。

(2)骨增量术:骨量缺损较大时,可通过植骨术、引导性骨再生术、自体块状骨移植术进行骨增量。

(3)软组织手术:配合使用上皮下结缔组织移植术等软组织手术,纠正软组织缺损。

(4)拔牙方式及处理:前牙拔牙可采用微创拔牙、位点保存术,并同期进行拔牙窝植骨术,以便尽可能地保存拔牙窝骨壁及尽早修复缺失的骨量,节省后期骨增量手术的时间,达到尽早种植修复和恢复美观的效果。

(5)正畸治疗:若伴有牙齿的移位,考虑在牙周治疗控制感染和炎症后先进行正畸治疗,然后再进行种植治疗,从而获得相对理想的修复效果和美观效果。

3. 牙周炎患者种植治疗中软组织缺损的处理　牙周炎患者前牙缺牙区一般伴有唇侧软组织量不足,使种植区出现软组织凹陷,与邻牙不协调,如牙龈组织过薄、角化龈缺如或不足。目前,牙龈组织过薄可采用上皮下结缔组织移植术解决,对于角化龈缺损的病例,可采用游离龈移植术来解决。

4. 手术并发症

(1)创口裂开:缝合过紧或者是过松,尤其是在诱发感染的情况下,更容易导致局部创口的裂开。

(2)出血:因黏骨膜剥离损伤大或黏膜下剥离广泛,尤其是术后压迫不够,可能出现黏膜下或者是皮下出血。提倡在术后在早期冷敷,晚期热敷。因全身因素有出血倾向者应对症处理。

(3)下唇麻木:多是因为术中剥离,损伤了颏神经或者是种植体植入的时候,直接创伤下牙槽神经所导致。前者多可恢复,后者应该去除该种植体,避免神经重新植入。

(4)窦腔黏膜穿通:上颌种植的时候,由于骨量不足,容易穿通上颌窦或者是鼻底黏膜,势必造成种植体周围感染,应及时去除种植体。

(5)感染:多因手术区域或者是手术器械污染,以及其他的并发症诱发感染。

(6)牙龈炎:种植修复以后,由于口腔卫生不良或者是清洁方法不当,对暴露在口腔内的种植体基台清洁差,被黏附在基台上的菌斑刺激牙龈所导致。

(7)牙龈增生:由于基台穿龈过少或者是基台与桥架连接不良导致,造成局部卫生状况差,长期的慢性炎性刺激可导致牙龈增生,可将其切除并对症处理。

(8)进行性边缘性骨吸收:多发生于种植体颈部的骨组织,与牙龈炎、种植体周围炎、种植体应力过于集中等有关系。

(9)种植创伤:常见种植义齿被意外撞击,严重的时候可以导致种植体轻微的松动。

（10）种植体机械折断：与种植体连接的部位，如中心螺丝、桥柱螺丝折断，主要因机械性因素或应力分布不合理所致。

5. 术后评估及成功的标准　种植治疗后对种植体评估主要通过临床视诊检查、种植体周的探诊检查、动度仪（periotest）检查和共振频率分析及放射学检查。主要评估内容包括：种植体及天然牙周围的软硬组织健康状况、种植体稳定性、修复体完整性和稳定性、患者口腔卫生控制能力和菌斑控制状况以及对种植体周和牙周组织的专业维护处理。

种植体存活（survival）是指在接受评价时种植体仍然存在于植入部位，无论其是否有任何不良症状、体征或有过不良问题的病史，无论其是否行使功能。这显然不是成功种植体评价标准。

（1）使用较为广泛的是 Albrektsson 等 1986 年提出的种植义齿成功标准，包括：

1）动度：临床检查单个种植体无动度。

2）X 线片：种植体周围无透射影区。

3）骨吸收程度：种植体植入后第一年内，骨吸收应小于 2mm，此后的吸收应小于每年 0.2mm。

4）无并发症：种植后无持续性和不可逆的下颌管、上颌窦、鼻底组织的损伤、疼痛、感染、麻木，无感觉异常。这一标准对种植体周围组织健康的要求更加具体。

（2）在我国主要采用 1995 年中华医学杂志社在种植义齿研讨会上提出的标准，包括：

1）功能好。

2）无麻木、疼痛等不适症状。

3）自我感觉良好。

4）种植体周围无 X 线透射区，水平骨吸收不超过 1/3，种植体不松动。

5）种植体周黏膜炎可控制。

6）不存在与种植体相关的感染。

7）对邻牙支持组织无损害。

8）美观。

9）咀嚼效率达 70%。

（3）牙周病与种植体周病新分类中指出种植体周围健康的定义为：

1）不具有炎症性的临床症状及指标，包括红肿热痛、溢脓、温和探诊后出血等。

2）没有探诊深度的增加，即 PD≤5mm 或与基线相比基本不变。

3）初期愈合后没有进一步骨丧失，骨丧失<2mm，或者骨吸收呈静止状态，无进行性骨丧失。

6. 术后维护　种植体周维护（peri-implant maintenance therapy，PIMT），又称种植体周支持治疗（supportive peri-implant therapy，SPIT）。PIMT 作为一种牙周支持治疗，必须根据患者的风险评估进行个性化的制定和调整。

（1）维护周期：定期复查对种植体维护非常重要。在种植体治疗完成后的第一年中，应每 2~3 个月复查 1 次，之后根据患者的自身情况调整复诊间隔，口腔卫生控制良好的患者复诊间隔可以延长，而口腔卫生差的患者复诊间隔要短。牙周炎患者最好每 3~6 个月复查 1 次，以利于医师在复查时及时发现及解决问题，并进行专业牙周维护和种植体周的清洁维护。每年拍摄一次 X 线片，必要时作微生物检查，及时发现感染的早期征象。

（2）种植体维持期的牙周检查：临床中多用改良菌斑指数（modified plaque index，mPLI）和改良龈沟出血指数（modified sulcus bleeding index，mSBI）作为种植体临床表现的评价参数（表 2-8-1-1，表 2-8-1-2）。

表 2-8-1-1　改良菌斑指数

mPLI 记分	临床表现
0	未探及菌斑
1	菌斑不可见，用探针沿种植体光滑边缘可刮出菌斑；或种植体粗糙表面暴露且未见菌斑
2	菌斑肉眼可见
3	可见大量软垢

表 2-8-1-2   改良龈沟出血指数

mSBI 计分	临床表现	mSBI 计分	临床表现
0	探针沿种植体周围龈缘划过时不出血	2	出血龈缘扩散呈连续线状
1	探诊可见点状出血	3	大量出血或溢出龈缘

临床上种植体复查时多以 X 线片检查为主,结合探诊检查结果则可较全面掌握种植体周的状况。

(3) 种植体支持治疗的内容

1) 口腔卫生的随访检查:包括种植义齿的口腔卫生、病人卫生习惯的咨询及指导及建立口腔卫生档案。

2) 口腔卫生的自我维护:培养保持良好的口腔卫生的习惯及意识:需反复向患者宣教口腔卫生的重要性。及进行自我维护:①刷牙:可采用软毛、圆头牙刷及只含少量磨料的牙膏,以免刷牙时损伤种植体表面;②特殊器具:还可选用种植体周专用的牙线、牙缝刷等清洁邻面;③漱口水:也可选用适当的药物如0.12% 氯己定含漱。

3) 专业医生的清洁保健:定期洁治是每半年到一年做一次洁治,彻底清理种植体及天然牙表面的菌斑、牙石。

种植体的清洁必须使用特殊的器械,如塑料的工作尖或特殊处理的镀金的刮治器。不得使用普通的金属刮治器,否则会损伤种植体的表面。

抛光时应采用蘸上浮石粉、二氧化锡或种植体专用的抛光膏的橡皮杯,在基台的表面用轻柔的、间断的压力抛光。

7. 种植体周病的预防   有牙周炎病史导致牙列缺损或牙列缺失患者种植体失败的风险增高,患种植体周炎的风险增高,因此还需要注意以下几点:

(1) 严格适应证的选择

1) 建立保持口腔卫生习惯:术前、术后均能保持口腔卫生。

2) 早期牙周炎经过系统治疗后病情得到控制,牙周组织无炎症处于健康状况。

3) 戒烟、酒等不良习惯。

4) 有良好依从性,定期复查。

(2) 种植体及其上部结构的设计:种植体材料、表面形态、上部结构软组织面设计都应利于菌斑控制;种植体数目、位置、排列、上部义齿的咬合关系都应利于均匀分散𬌗力、尽最减少种植体承受的侧向力和扭力。

(3) 外科手术操作:术前预防性应用抗生素。术中严格无菌操作,动作精细、轻柔,减少对组织的机械创伤和热损伤。种植体植入的深度要考虑牙槽嵴顶上方附着组织。种植外科术后数周内用漱口液清洁术区和口腔,植骨术者服用抗生素。

(4) 定期复查:医师对种植体周围组织病变的及时检查、诊断、预防和治疗起主导作用。种植体周围组织病变必须早发现、早诊断、早治疗,才能及时阻断炎症进展。

(梁   敏)

参 考 文 献

[1] 孟焕新. 牙周病学[M]. 5 版. 北京:人民卫生出版社,2020.

[2] 宿玉成. 现代口腔种植学[M]. 北京:人民卫生出版社,2013.

[3] Newman MG,Takei HH,Klockkevold PR,et al.Carranza's Clinical Periodontology [M].11th ed. St Louis:W.B. Saunders Co, 2012.

[4] Sousa V,Mardas N,Farias B,et al. A systematic review of implant outcomes in treated periodontitis patients [J]. Clin Oral Implants Res,2016;27(7):787-844.

[5] Smith MM,Knight ET,Al-Harthi L,et al. Chronic periodontitis and implant dentistry [J]. Periodontol 2000,2017,74(1): 63-73.

[6] Safii SH,Palmer RM,Wilson RF. Risk of implant failure and marginal bone loss in subjects with a history of periodontitis:a

systematic review and meta-analysis［J］. Clin Implant Dent Relat Res,2010,12(3):165-174.

［7］Lasserre JF,Brecx MC,Toma S. Oral Microbes,Biofilms and Their Role in Periodontal and Peri-Implant Diseases［J］. Materials(Basel),2018,11(10):1-17.

［8］Stacchi C,Berton F,Perinetti G,et al. Risk Factors for Peri-Implantitis:Effect of History of Periodontal Disease and Smoking Habits. A Systematic Review and Meta-Analysis［J］. J Oral Maxillofac Res,2016,7(3):e3.

［9］Jung RE,Al-Nawas B,Araujo M,et al. Group 1 ITI Consensus Report:The influence of implant length and design and medications on clinical and patient-reported outcomes［J］. Clin Oral Implants Res,2018,29(16):69-77.

第一章 绪 论

一、口腔黏膜病的定义和范畴

口腔黏膜病(oral mucosal diseases)是指发生在口腔黏膜与软组织上的类型各异、种类众多的疾病总称。口腔黏膜病病因复杂,病种较多,临床表现多样化,往往与全身状况关系密切,有些黏膜病是全身疾病的口腔表现。

口腔黏膜病学是系统研究口腔黏膜病的基础理论和临床诊治的一门独立专业学科,是口腔医学中的重要组成部分。口腔黏膜病学的研究范围包括上述疾病的病因、病理、发病机制、流行病学特征、诊断、治疗和预防等,涉及范围广泛,是口腔各学科中与全身关系最为密切的学科。口腔黏膜病中除少数病种是由局部原因引起外,大多数口腔黏膜病的发病和全身状况有着密切的关系。

在国外,口腔黏膜病学归属口腔内科学(oral medicine)范畴,除研究口腔黏膜软组织疾病外,专业范围还涉及唾液腺、口颌面部疼痛及伴复杂全身状况患者的口腔处置等领域。在我国因唾液腺、关节疾患的研究多属口腔颌面外科或口腔放射学领域,因而口腔黏膜病学在国内目前仅限于研究口腔黏膜软组织疾病,该学科被称为口腔黏膜病学(diseases of oral mucosa)。

二、口腔黏膜病的分类及特点

口腔黏膜病的分类尚未取得一致意见。常用的分类是以临床特征为主干,以便于诊治工作的进行,并兼顾病因及病理学特征。即分为感染性疾病、变态反应性疾病、溃疡类疾病、大疱类疾病、斑纹类疾病、肉芽肿疾病、唇舌疾病、艾滋病、性传播疾病及全身疾病的口腔表征以及口腔黏膜色素异常等。

口腔黏膜病的特点是病种多,临床表现多种多样,常与全身病有关,有的本身就是系统病在口腔的表征,与临床其他学科如皮肤科、风湿免疫科、神经内科、血液病科、内分泌科、儿科等关系密切。

每种口腔黏膜疾病都有其各自特殊的损害特征,同一病变在不同阶段可表现出不同类型的损害。有些不同疾病可以出现同样的口腔表现。如最常见的复发性阿弗他溃疡人群的患病率为10%~25%。白塞病是一种以细小血管炎为病理基础的慢性进行性系统损害性疾病,该病几乎100%的患者会出现口腔溃疡,经常是首先发生,随后会出现生殖器溃疡,眼睛的病损,眼病如不及时治疗会引起失明。白塞病还可能出现心血管、神经、呼吸、消化等多系统病变,严重的可危及生命。在治疗上两者有很大区别,复发性阿弗他溃疡以局部消炎、止痛、促进溃疡愈合为主。白塞病是以免疫抑制剂肾上腺皮质激素为首选治疗。

口腔黏膜病共有近百种,除复发性阿弗他溃疡、扁平苔藓、唇疱疹和慢性唇炎等常见病,其他疾病的发病率不一。很多黏膜病种学生在实习期间很难看全,这使得许多口腔黏膜病被认为是临床诊断比较棘手的疑难之症。多数口腔黏膜病病因不明,尚缺乏特效的治疗药物和方法。特别是存在同病异治、异病同治的特点。

口腔黏膜病临床表现多种多样,多数口腔黏膜病病因复杂,甚至病因不明,多采用局部与全身相结合的综合治疗方法,治疗以药物治疗为主,以缓解症状、控制病情。近年来,激光、光动力疗法在口腔黏膜病中的应用,拓宽了口腔黏膜病治疗的领域。大多数口腔黏膜病预后良好,但某些黏膜病有恶变潜能,某些系统疾病可出现较为严重的并发症。

随着现代化医学理论及技术的不断进步,免疫学、细胞生物学、分子生物学等许多领域的不断发展,对口腔黏膜病发病机制研究不断深入,新的诊断治疗手段和药物不断更新。

三、口腔黏膜病的基本临床病损

1. **斑(macula)与斑片(patch)** 都是指皮肤黏膜颜色的改变,若直径小于 2cm 局限颜色异常,称之为斑;若斑直径大于 2cm 称之为斑片。斑与斑片一般不高出于黏膜表面,不变厚,颜色比周围黏膜深,可呈红色、红棕色或棕黑色。

2. **丘斑(plaque)** 界限清楚,直径大于 1cm,稍隆起而坚实的病损,为白色或灰白色,表面平滑或粗糙。口腔白斑病常表现为丘斑。

3. **丘疹(papule)** 临床表现为小的局限性突出于黏膜表面的黏膜表面小的实体性突起,大小不等,形状不一,直径一般在 1~5mm 左右。

4. **疱(vesicle)** 黏膜内贮存液体而成疱。直径小于 1cm,突出于黏膜表面。可以是单发的,也可堆集成簇,破溃后形成糜烂或溃疡。

5. **大疱(bulla)** 直径大于 1cm 称为大疱。疱性病变的上皮可以是薄的或厚的,紧张的或松弛的;病理表现按照疱性病变发生的部位可以分为上皮内疱和上皮下疱。

6. **溃疡(ulcer)** 黏膜上皮的完整性发生持续性缺损或破坏,因其表面坏死或缺损形成凹陷称为溃疡。溃疡表面有渗出物形成的假膜,多为淡黄色,基底是结缔组织,有炎症细胞浸润。临床上根据溃疡破坏的深浅,分为浅层溃疡和深层溃疡。浅层溃疡只破坏上皮层,愈合后不留疤痕,深层溃疡病变波及黏膜下层,故愈合后留有疤痕。

7. **糜烂(erosion)** 为黏膜上皮浅层的破坏,不损及基底细胞层。一般由机械刺激或药物烧伤引起,也可因上皮内疱破溃而引起,上皮表层剥脱后,下方结缔组织血管更易暴露,因此临床表现为红色病损。

8. **萎缩(atrophy)** 可呈现红色的病变,表面所覆盖的上皮变薄,结缔组织内丰富的血管分布清楚可见。病变部位略呈凹陷,其特有的一些上皮结构消失,被一薄层上皮所取代,如舌乳头萎缩。

9. **假膜(pseudomembrane)** 也称伪膜,为灰白色或黄色膜,由炎性渗出的纤维素、坏死脱落的上皮细胞和炎性细胞组成,它不是组织本身,故可以擦掉或撕脱。溃疡表面常有假膜形成。

10. **皲裂(rhagades)** 表现为黏膜或皮肤的线状裂口。是某些疾病或炎症浸润,使局部组织失去弹性变脆而成。浅层皲裂愈合后不留疤痕,深层皲裂愈合后可留疤痕。

四、口腔黏膜病学的发展情况

口腔黏膜病学在国外归属在口腔内科学。欧美国口腔内科学有较长的发展历史。18 世纪初,英国外科大夫 Jonathan Hutchinson 被认为是口腔内科学的鼻祖,他本人因首先描述了先天梅毒三联征而闻名于世。当时口腔内科学的诊治工作主要由外科医师承担,之后口腔内科学成为内科学、皮肤科学、口腔外科学范畴。1981 年英国口腔内科学学会成立,学会成立旨在加强和促进该领域专业人士在教学、科研等方面的交流与合作,并将口腔内科学定义为一门探讨所有与口腔有关的内科学的原则以及口腔疾病治疗规律的学科。1945 年美口腔内科学学会成立。1947 年召开了全美口腔内科学学会第一次年会。20 世纪50 年代以来欧美口腔内科学得到迅速发展,并逐渐成为一门独立的专业学科前欧美国家均成立有专门的口腔内科学学会如欧洲口腔内科学学会(Europe Academy of Oral Medicine,EAOM)和美国口腔内科学学会(American of Oral Medicine,AAOM),EAOM 每 2 年召开 1 次学术会议,AAOM 每年召开 1 次学术年会。自 2010 年起、两个学会每 4 年召开 1 联合会议。两个学会的成立对欧美口腔内科学(包括口腔黏膜病学)医疗、教学和科研的发展到了很好的规范、引领、促进作用。

我国对口腔黏膜病的研究可追测到远古时代,战国时期(约公元前 400 年)成书的《黄帝内经·素问》中就有"膀胱移热于小肠,鬲肠不便,上为口糜……"的记载。东汉张仲景《伤寒论》中对"狐惑病"(类似现代白塞病)的讨论,至今仍有临床价值。宋、元、明、清各代的名著中对口腔黏膜病都有诸多描述,如明朝·王肯堂的《证治准绳》中记录的专治唇舌疾病的方剂就有 37 种之多。

口腔黏膜病学的研究在我国取得长足进展是在 1978 年以后,1978 年在中华人民共和国卫生部及解放军总后卫生部的领导下,由北京、上海、成都、汉、西安、广州等地的 8 所院校专家共同组成了"口腔白斑、扁平苔藓及其癌变防治研究协作组"。1988 年,成立了中华医学会口腔分会口腔黏膜病专业学组。1998 年,中华口腔医学会口腔黏膜病专业委员会在成立。为规范临床诊治流程,推动学术研究,加强国内外学术交流,创建具有中国特色的口腔黏膜病学做出了积极的贡献。

近年来国内口腔黏膜病学发展呈现以下几个趋势:①重视基础与临床研究相结合有关白斑病或扁平苔藓癌变的机制研究及其干预方法的研究,关于大疱类疾病的免疫机制及诊治的研究、关于白念珠菌的病因学意义和临床防治研究等;②重视诊疗规范及标准制订在中华医学会口腔黏膜病学专业委员会的牵头下制定复发性阿弗他溃疡、口腔扁平苔藓、口腔白斑病、口腔黏膜下纤维化等疾病的诊疗标准;③重视加强不同学科间交叉与病理学、皮肤病学、微生物学、风湿免疫学等学科交叉和合作已有良好的开端。

(孙　正)

参 考 文 献

［1］陈谦明 . 口腔黏膜病学［M］. 5 版 . 北京:人民卫生出版社,2020.
［2］于世凤 . 口腔组织病理病学［M］. 8 版 . 北京:人民卫生出版社,2020.
［3］张学军 . 皮肤性病学［M］. 9 版 . 北京:人民卫生出版社,2018.

第二章 口腔黏膜感染性疾病

第一节 单 纯 疱 疹

单纯疱疹（herpes simplex）临床上以出现簇集性小水疱为特征，有自限性，易复发。人类是单纯疱疹病毒的天然宿主，口腔、皮肤、眼、会阴部及中枢神经系统易受累。

【病因和发病机制】

单纯疱疹是由单纯疱疹病毒（herpes simplex virus，HSV）所致的皮肤黏膜病。单纯疱疹病毒是有包膜的 DNA 病毒。病毒呈球形，病毒核衣壳为由 162 个壳微粒组成的立体对称 20 面体，直径约为 120nm。其内是由线形 DNA 组成的核心。核衣壳周围有一层薄厚不等的非对称形被膜。最外层是病毒的包膜，其表面的刺突由病毒编码的糖蛋白组成。有包膜的成熟病毒体直径为 120~300nm。HSV 可以在人二倍体细胞核内复制，产生明显的细胞病变，核内有嗜酸性包涵体。病毒可通过细胞间桥直接扩散。感染细胞同邻近未感染的细胞融合，形成多核巨细胞。

人初次感染 HSV 后多无明显临床症状，隐性感染约占 80%~90% 的普通人群血清中有增高的抗单纯疱疹病毒抗体，说明曾发生过或正在发生单纯疱疹病毒感染。单纯疱疹病毒在体液及表面可生存数小时，1%~10% 的成人唾液中可有病毒周期性播散。

口腔单纯疱疹病毒感染的患者及无症状的病毒携带者为传染源，主要通过飞沫、唾液及疱疹液直接接触传播。亦可通过被唾液污染的餐具衣物间接传染。传染方式主要为直接经呼吸道、口腔、鼻、眼结膜、生殖器黏膜或破损皮肤进入人体。

单纯疱疹病毒初次进入人体，病毒在侵入处生长、繁殖，造成原发感染，原发感染大多无临床症状或呈亚临床感染，其中只有约 10% 的患者表现出临床症状。原发感染尚无抗单纯疱疹病毒的循环抗体，此后病毒可沿感觉神经干周围的神经迁移而感染神经节，如口面部的三叉神经节，也可潜伏于泪腺及唾液腺内。

单纯疱疹病毒在人体内不能产生永久性免疫力，尽管原发感染后机体产生了抗单纯疱疹病毒的抗体，但该抗体无明显的保护作用。当机体遇到如紫外线、创伤、感染、胃肠功能紊乱、妊娠、劳累、情绪、环境因素等改变时可使体内潜伏的病毒活化，疱疹复发。

单纯疱疹复发的原因尚不清楚，对单纯疱疹病毒感染的免疫学研究显示，单纯疱疹复发的次数与抗单纯疱疹病毒抗体水平无关，说明该抗体保护作用有限；受感染的患者 T 淋巴细胞功能下降，NK 细胞活性下降。此外，在原发感染后，又可能有不同亚型及不同株病毒感染，即使有较高的抗体滴度，也可能再感染，这也是感染易复发的原因。

【临床表现】

1. **原发性疱疹性口炎（primary herpetic stomatitis）** 为最常见的由 I 型单纯疱疹病毒引起的口腔病损，可能表现为一种较严重的牙龈和口腔炎症性疾病，如：急性疱疹性龈口炎。本病以 6 岁以下儿童较多见，尤其是 6 个月至 2 岁婴幼儿更多，原因在于多数婴儿出生后，即有对抗单纯疱疹病毒的抗体，这是一种来自母体的被动免疫,4~6 个月时抗体消失,2 岁前不会出现明显的抗体效价。本病在成人也不少见。

（1）前驱期:原发性单纯疱疹感染,发病前常有接触疱疹病损患者的历史。潜伏期为 4~7 天,以后出现发热、头痛、疲乏不适、全身肌肉疼痛,甚至咽喉肿痛等急性症状,下颌下和颈上淋巴结肿大,触痛。患儿流涎、拒食、烦躁不安。经过 1~2 天后,口腔黏膜广泛充血水肿,附着龈和龈缘也常出现急性炎症。

（2）水疱期:口腔黏膜任何部位皆可发生小水疱,水疱可以单个存在,但更多的是成簇分布,似针头大小,特别是邻近乳磨牙（成人是前磨牙）的腭和龈缘处更明显。水疱的疱壁薄、透明,不久溃破,形成浅表溃疡。

（3）糜烂期:尽管水疱较小,但汇集成簇,溃破后可引起大面积糜烂,并能造成继发感染,上覆黄色假膜。除口腔内的损害外,唇和口周皮肤也有类似病损,疱破溃后形成痂壳。

（4）愈合期:糜烂面逐渐缩小,愈合,整个病程需 7~10 天。但未经适当治疗者,恢复较为较缓慢。患病期间,在血液中可出现抗病毒抗体,发病的 14~21 天抗体滴度最高,以后,抗体下降到较低的水平,虽可保持终生,但不能防止复发。

少数情况下,原发感染可能在体内广泛播散。在极少数病例,单纯疱疹病毒可进入中枢神经系统,引起脑炎或脑膜炎。

2. 复发性疱疹性口炎（recurrent herpetic stomatitis）　原发性疱疹感染愈合以后,不管其病损的程度如何,有 30%~50% 的病例可能发生复发性损害。一般复发感染的部位在口唇或接近口唇处,故又称复发性唇疱疹。复发的口唇损害有两个特征:损害总是以起疱开始,常为多个成簇的疱,单个的疱较少见;损害复发时,总是在原先发作过的位置,或邻近原先发作过的位置。复发的诱因包括阳光、局部机械损伤、感冒、发热等;情绪因素也能促使复发。复发的前驱阶段,患者可感到轻微的疲乏与不适,病损区有刺激痛、灼痛、痒、张力增加等症状。以后出现水疱,周围有轻度的红斑。一般情况下,疱可持续到 24 小时,随后破裂、糜烂、结痂。从开始到愈合约 10 天,合并继发感染常可延缓愈合的过程,并使病损处出现小脓疱,愈合后不留瘢痕,但可有色素沉着。

虽然复发性唇疱疹是本病最常见的复发形式,但少数复发损害可影响到牙龈和硬腭,复发性疱疹感染仍有自限性。总的说来,在复发的疱疹损害中,由于机体的免疫性使病损较为局限,全身反应较轻。

【实验室检查】

口腔单纯疱疹病毒感染的实验室诊断只是用于最终确诊。常用的方法包括:

1. 非特异的疱疹病毒检查　包括水疱组织涂片染色观察有无含嗜酸性包涵体及多核巨细胞、电镜检查受损细胞中是否含有不成熟的病毒颗粒等。

2. 特异的单纯疱疹病毒检查

（1）病毒的分离培养鉴定:是确诊 HSV 感染的金标准。病毒接种于人胚肾、人羊膜或兔肾等易感细胞,经 1~2 天的培养后,细胞出现肿大、变圆、形成融合细胞等病变,然后用免疫学的方法如用Ⅰ型单纯疱疹病毒和Ⅱ型单纯疱疹病毒的单克隆抗体做免疫荧光染色鉴定。

（2）应用荧光素标记或酶标记的单克隆抗体对病损涂片进行直接染色。

（3）应用原位核酸杂交法和聚合酶链反应（PCR）法检测标本中的疱疹病毒 DNA,以区分Ⅰ型单纯疱疹病毒和Ⅱ型单纯疱疹病毒感染等。

【诊断和鉴别诊断】

1. 诊断　大多数病例,根据临床表现都可做出诊断。如原发性感染多见于婴幼儿,急性发作,全身反应重,口腔黏膜的任何部位和口唇周围可出现成簇的小水疱,口腔黏膜破溃后形成浅溃疡,口周皮肤形成痂壳。复发性感染成人多见,全身反应轻,但口角、唇缘及皮肤仍出现典型的成簇小水疱。

2. 鉴别诊断

（1）疱疹样阿弗他溃疡:为复发性阿弗他溃疡的一种,表现为散在分布的单个小溃疡,溃疡数量较多,主要分布于口腔内角化程度较差的黏膜处。病程反复,不经过发疱期;不造成龈炎,儿童少见,无皮肤损害。

（2）三叉神经带状疱疹：是由水痘-带状疱疹病毒引起的颜面皮肤和口腔黏膜的病损。水疱较大，疱疹聚集成簇，沿三叉神经的分支排列成带状，但不超过中线。疼痛剧烈，部分患者损害愈合后在一段时期内仍有疼痛。本病任何年龄都可发生，以老年人及免疫缺陷者多见，愈后较少复发。

（3）手足口病：因感染柯萨奇病毒 A16 或 EV71 所引起的皮肤黏膜病。前驱症状有发热、困倦与局部淋巴结肿大等；后在口腔黏膜、手掌、足底出现散在水疱、丘疹与斑疹，数量不等。斑疹周围有红晕，无明显压痛，其中央为小水疱，皮肤的水疱数日后干燥结痂；口腔损害广泛分布于唇、颊、舌、腭等处，初起时多为小水疱，迅速破溃成为溃疡，经 5~10 日后愈合。

（4）疱疹性咽峡炎：由柯萨奇病毒 A4 所引起的口腔损害，临床表现与急性疱疹性龈口炎相类似，但前驱期症状和全身反应都较轻，病损的分布只限于口腔后部，如软腭、腭垂（悬雍垂）、扁桃体等处，临床表现为丛集成簇的小水疱，不久破溃形成溃疡，损害很少发生于口腔前部，牙龈一般不受损害，病程大约 7 天。

（5）多形红斑：是一种原因尚不明的急性炎症性皮肤黏膜病。重症称史-约综合征。诱发因素包括感染、药物的使用，但也有些找不到明显诱因。口腔黏膜充血水肿，有时可见红斑及水疱。但疱很快破溃，故最常见的病变为大面积糜烂。糜烂表面有大量渗出物形成厚的假膜。病损易出血，在唇部常形成较厚的黑紫色血痂。皮损常对称分布于手背、足背、前臂，损害为红斑、丘疹、水疱、大疱或血疱等。典型皮肤表现为形成靶形或虹膜状红斑。皮损呈圆形或卵圆形，可向周围扩展，中央为暗紫红色，衬以鲜红色边缘，或出现重叠水疱，呈靶形或形如虹膜状。

【病情评估】

HSV-1 引起的疱疹性龈口炎预后一般良好。但有极少数播散性感染的患者或幼儿可引起疱疹性脑膜炎。

原发性单纯疱疹感染均因接触了单纯疱疹患者引起。单纯疱疹病毒可经口-呼吸道传播，也可通过皮肤、黏膜、眼角膜等疱疹病灶处传染。单纯疱疹病毒的活动感染患者与无症状的排毒者，他们的唾液、粪便中皆有病毒存在。故本病患者应避免接触其他儿童与幼婴。复发性单纯疱疹感染的发生是由于体内潜伏的单纯疱疹病毒被激活以后引起的，目前尚无理想的预防复发的方法，主要应消除诱使复发的刺激因素。

【临床处理】

1. 全身抗病毒治疗

（1）核苷类抗病毒药：目前认为核苷类药物是抗单纯疱疹病毒最有效的药物。主要有阿昔洛韦、伐昔洛韦、泛昔洛韦和更昔洛韦。阿昔洛韦可在病毒感染的细胞内利用病毒胸腺嘧啶核苷激酶的催化生成单磷酸盐，进一步转化为三磷酸阿昔洛韦，对病毒 DNA 多聚酶具有强大的抑制作用。不良反应有注射处静脉炎、暂时性血清肌酐升高，肾功能不全患者慎用。伐昔洛韦口服吸收快，在体内迅速转化成阿昔洛韦，血药浓度较口服阿昔洛韦高 3 倍。泛昔洛韦口服吸收快，在体内可转化成喷昔洛韦，后者作用机制与阿昔洛韦相似，组织中浓度高。该类药主要用于单纯疱疹病毒和水痘-带状疱疹病毒感染。

原发性疱疹性口炎：阿昔洛韦 200mg 口服，每天 5 次，5 天 1 个疗程；伐昔洛韦 1 000mg 口服每天 2 次，10 天 1 个疗程；泛昔洛韦 125mg 口服，每天 2 次，5 天 1 个疗程。

原发感染症状严重者：阿昔洛韦 150mg/(kg·d)，分 3 次静脉滴注，5 天 1 个疗程。

频繁复发者（1 年复发 6 次以上）：为减少复发次数，可用病毒抑制疗法，阿昔洛韦 200mg，每天 3 次口服，或伐昔洛韦 500mg，每天 1 次口服，一般需要连续口服 6~12 个月。

（2）利巴韦林：是一种广谱抗病毒药物，主要通过干扰病毒核酸合成而阻止病毒复制，对多种 DNA 病毒或 RNA 病毒有效。可用于疱疹病毒等的治疗。口服 200mg，每天 3~4 次；肌内注射 5~10mg/(kg·d)，每天分 2 次注射；不良反应为口渴、白细胞减少等，妊娠早期禁用。

以上药物用量均为成人用量，儿童用量应根据儿童的体重和药物说明书进行具体计算。

2. 局部治疗

（1）口腔黏膜局部用药：常使用的制剂有溶液、糊剂、散剂及含片。

1）0.1%~0.2% 葡萄糖酸氯己定溶液、复方硼酸溶液、0.1% 依沙吖啶溶液漱口，皆有消毒杀菌作用。

体外研究认为氯己定液对Ⅰ型单纯疱疹病毒的生长有抑制能力,浓度增高,抑制力越强,并对病毒的细胞溶解作用也有抑制作用;体内试验认为 0.2% 的氯己定对Ⅰ型单纯疱疹病毒的生长有抑制作用。

2）3% 阿昔洛韦软膏或酞丁安软膏局部涂擦,可治疗唇疱疹。

3）散剂:如锡类散、养阴生肌散、西瓜霜粉剂等均可局部使用。

4）含片:如西地碘含片 1.5mg 等含化,每天 3~4 次。

5）唇疱疹继发感染时,可用温的生理盐水、0.1%~0.2% 氯己定液或 0.01% 硫酸锌液湿敷。锌可抑制Ⅰ型单纯疱疹病毒 DNA 聚合酶,进而直接影响病毒的复制。抗生素糊剂,如 5% 金霉素甘油糊剂或 5% 四环素甘油糊剂局部涂擦。

（2）物理疗法:口腔单纯疱疹的复发感染可用激光治疗。每次总共照射 3~5 分钟,每日 1 次,共治疗 6~7 次。重型复发性疱疹治疗 10 次。治疗结果显示,激光治疗 1~2 次即有明显的止痛效果,并使病灶局限和上皮形成加快;治疗 2~3 次全身情况改善,平均 6~7 天治愈。若采用一般疗法需 7~9 天治愈。有研究认为,氦氖激光 $100mW/cm^2$ 可刺激细胞三磷酸腺苷（ATP）含量增高。细胞的 ATP 含量的变化可评定细胞的生物能反应水平,而生物能的提高可激活免疫系统和机体的再生修复过程,所以激光治疗单纯疱疹的复发损害是有效的。

3. **对症和支持疗法** 一般来说,在疱疹性龈口炎的临床症状出现以前,患者体内单纯疱疹病毒的复制已发生,并很快造成机体细胞和组织的损伤,故对症处理和全身支持疗法是必要的。

（1）支持疗法:病情严重者应卧床休息,保证饮水量,维持体液平衡。进食困难者可静脉输液,补充维生素 B、维生素 C 等。

（2）对症处理:疼痛剧烈者局部用麻醉剂涂擦,婴幼儿患者高热者可用水杨酸类药退烧。

4. **中医中药治疗** 中医认为急性疱疹性龈口炎属于口糜的范畴,是由脾胃积热上攻口舌、心火上炎或再兼外感风热之邪而致病。针对疾病的不同阶段,相应的辨证施治。疱疹性口炎也可局部应用中成药,如锡类散、冰硼散、西瓜霜等。或口服双黄连口服液、蓝芩口服液等。

第二节 带状疱疹

带状疱疹（herpes zoster）是由水痘-带状疱疹病毒（herpes varicella-zoster virus,VZV）所引起的,以沿单侧周围神经分布的簇集性小水疱为特征,常伴有明显的神经痛。

【**病因和发病机制**】

水痘-带状疱疹病毒为人疱疹病毒Ⅲ型,病毒呈砖形,有立体对称的衣壳,内含双链 DNA 分子,只有一个血清型。VZV 对体外环境的抵抗力较弱,在干燥的痂内,很快失去活性。人是 VZV 的唯一宿主。

带状疱疹由潜伏在神经系统内的 VZV 复活所致。VZV 既是水痘又是带状疱疹的病原体,属于嗜神经及皮肤的疱疹病毒。首次感染通常发生在童年,并导致出现水痘。在病毒血症期,VZV 进入表皮细胞,引起典型的水痘疹。病毒接着进入皮肤黏膜的感觉神经,并通过轴突逆向输送到临近脊髓的脊神经背根感觉神经节或颅神经的感觉神经节内,永久性地潜伏在神经元中,VZV 潜伏在大约 1%~7% 的感觉神经节的神经元内,每个被感染的细胞中基因组复制数少于 10 个。VZV 在潜伏状态中是不传染的,随着年龄的增长,或发生免疫抑制及免疫缺陷时,如艾滋病,VZV 特异性细胞免疫力下降,VZV 在受累的感觉神经元中复活,形成完整的病毒体,接着这些病毒体会通过感觉神经轴突转移到皮肤,从一个细胞传播到另一个细胞,穿透表皮,引起特有的疼痛性的皮肤带状疱疹,表现为簇集的丘疹水疱,密集地分布于受累感觉神经根支配的皮区。

【**临床表现**】

本病夏秋季的发病率较高。发病前阶段,常有低热、乏力症状,将发疹部位有疼痛、烧灼感,三叉神经带状疱疹可出现类似牙痛症状,临床易造成误诊。本病最常见为胸腹或腰部带状疱疹,约占整个病变的70%;其次为三叉神经带状疱疹,约占 20%,损害沿三叉神经的三支分布。但 60 岁以上的老年人,三叉神经较脊神经更易罹患。

疱疹初起时颜面部皮肤呈不规则或椭圆形红斑,数小时后在红斑上发生水疱,逐渐增多并能合为大疱,严重者可为血疱,有继发感染则为脓疱。数日后,疱浆混浊而吸收,终呈痂壳,1~2周脱痂,遗留的色素也逐渐消退,一般不留瘢痕,损害不超越中线。老年人的病程常为4~6周,也有超过8周者。

口腔黏膜的损害,疱疹多密集,溃疡面较大,唇、颊、舌、腭的病损也仅限于单侧。第一支除额部皮肤受累外,尚可累及眼角黏膜,可引起失明;第二支累及唇、腭及颞下部、颧部、眶下皮肤;第三支累及舌、下唇、颊及颏部皮肤。此外,病毒入侵膝状神经节可出现外耳道或鼓膜疱疹,膝状神经节受累同时侵犯面神经的运动和感觉神经纤维时,表现为面瘫、耳痛及外耳道疱疹三联症,称为Ramsay-Hunt综合征,又称带状疱疹膝状神经节综合征。

带状疱疹常伴有神经痛,但多在皮肤黏膜病损完全消退后4周以内消失,少数患者可持续超过4周,称为带状疱疹后遗神经痛(postherpetic neuralgia,PHN),常见于老年患者,可能持续半年甚至更长时间。

【实验室检查】

水痘和带状疱疹的临床症状都较典型,一般可不依赖实验室诊断。实验室内的病毒学诊断是诊断不典型病例及进行鉴别诊断的重要方法。孕妇和新生儿的VZV感染、免疫缺陷患者不典型的感染、可疑中枢神经系统VZV感染必须由实验室诊断确诊。常用的方法是:

1. Tzanck涂片法　检测水疱基底部和皮损标本中的多核巨细胞和核内包涵体,但无法区分VZV和HSV感染。

2. 从皮损基底部做细胞刮片,进行VZV感染细胞的直接荧光抗体(DFA)染色,既快又灵敏。

3. ELISA和免疫荧光技术检测VZV特异性IgG、IgM和IgA　VZV IgG可自发或在HSV感染复发时升高(抗原决定簇的交叉反应),而IgM增高及高滴度的抗VZV IgA抗体常意味着VZV感染复发。

【诊断和鉴别诊断】

根据特征性单侧性皮肤-黏膜疱疹,沿神经支分布及剧烈的疼痛等临床特征,一般易于诊断。

应注意与单纯疱疹和疱疹性咽峡炎等鉴别(见本章第一节单纯疱疹)。

【病情评估】

1. 带状疱疹是一种自限性疾病,即使不进行抗病毒治疗,不伴危险因素的躯干带状疱疹及年轻患者四肢的带状疱疹通常能自愈,且没有并发症。这类患者及时应用抗病毒治疗能缩短病程,并能降低PHN的发生率、严重程度及持续时间。

2. 年龄大于50岁的患者;所有年龄段的头/颈部带状疱疹患者;躯干/四肢严重的带状疱疹及免疫功能低下或缺陷患者的带状疱疹需早期进行系统性抗病毒治疗。

3. 眼部病损应及时到眼科诊治。

【临床处理】

治疗原则为抗病毒、消炎、止痛、促愈合,防止继发感染等并发症。

1. **抗病毒药**　早期应用,尽可能在症状出现后的48至72小时内开始用药,须迅速达到并维持抗病毒药的有效浓度,以减轻症状和缩短病程。共有3种系统性抗病毒药可以应用于带状疱疹的治疗:阿昔洛韦、伐昔洛韦和泛昔洛韦。这3种药都是鸟嘌呤腺苷类似物,对病毒有特殊的亲和力,但对哺乳动物宿主细胞毒性低。

(1) 阿昔洛韦:既能口服又能静脉滴注给药。口服给药方法为每天5次,每次400mg,连续服用7天。阿昔洛韦静脉内给药是治疗免疫受损患者带状疱疹的标准疗法,剂量5~10mg/kg,静滴,每天3次。在给药期间应给予患者充足的水,防止阿昔洛韦在肾小管内沉淀,对肾功能造成损害。

(2) 伐昔洛韦:是阿昔洛韦的前体药物,只能口服,口服吸收快,并在胃肠道和肝脏内迅速转化为阿昔洛韦,其生物利用度是阿昔洛韦的3~5倍。每天2次,每次0.3g,服用7天。与阿昔洛韦相比,能明显减少带状疱疹急性疼痛和PHN的发生率及持续时间。

(3) 泛昔洛韦:它同伐昔洛韦一样,是口服治疗无并发症带状疱疹最常应用的抗病毒药物。给药方法为每天3次,每次250mg,服用7天。对肾功能受损患者,静脉用阿昔洛韦、口服阿昔洛韦、伐昔洛韦及泛昔洛韦的剂量要相应调整。

2. **糖皮质激素**　在带状疱疹急性发作早期的治疗中,系统应用大剂量糖皮质激素可以抑制炎症过程,缩短急性疼痛的持续时间和皮损愈合时间,但对慢性疼痛(PHN)基本无效。在没有系统性抗病毒治疗时不推荐单独使用皮质激素。一般应用泼尼松(30mg/d,疗程为 7 天)。对 50 岁以上、相对健康的局部带状疱疹患者,抗病毒药和糖皮质激素联合治疗能改善患者的生活质量。

3. **神经痛的治疗**　应采用阶梯治疗方案。治疗过程中要注意个体化差异及药物不良反应。必要时应就诊于疼痛门诊。

(1)第一步:非甾体类镇痛药。如对乙酰氨基酚 1.5~5g/d。阿司匹林用于治疗 PHN 的作用有限,布洛芬则无效。

(2)第二步:加服低效力的麻醉性镇痛药如曲马多,200~400mg/d,可待因 120mg/d。

(3)第三步:除"外周"止痛剂外,还可给予高效力的中枢阿片样物质(如:丁丙诺啡 1.5~1.6mg/d、口服吗啡 30~360mg/d)。最后一步适用于对基本治疗方法反应不佳的患者。应到疼痛门诊就诊。

4. **局部治疗**

(1)黏膜溃疡可选用消炎、防腐、止痛类药物局部治疗。唇红部及面部皮肤均可用阿昔洛韦、喷昔洛韦软膏或凝胶涂抹。口内病损可用 0.05% 氯己定或 0.1% 依沙吖啶含漱,辅以消炎、防腐类的药物涂抹。疼痛部位可以局部涂抹利多卡因及苯佐卡因凝胶止痛。

(2)皮肤病损局部可以用 3% 硼酸溶液或冷水湿敷进行干燥和消毒,每日数次,每次 15~20 分钟。水疱少时可涂炉甘石洗剂。

5. **物理治疗**　半导体激光、氦氖激光照射等均可作为带状疱疹的辅助治疗方法。半导体激光对人体组织有良好的穿透性,有效作用深度可达 7cm,能够加快创面愈合,具有消炎、止痛等功效。

氦氖激光对组织穿透力较深。带状疱疹患者早期应用氦氖激光照射能改善血液和淋巴系统循环,促进炎症吸收;激活巨噬细胞,增强其吞噬能力,提高免疫功能;减轻神经炎症,缓解疼痛。

第三节　手足口病

手足口病(hand-foot-mouth disease,HFMD)是由肠道病毒感染引起的一种儿童常见丙类传染病,5 岁以下儿童多发。

【病因和发病机制】

手足口病由肠道病毒引起,主要致病血清型包括柯萨奇病毒(Coxsackie virus,CV)A 组 4~7、9、10、16 型和 B 组 1~3、5 型,埃可病毒(ECHO virus)的部分血清型和肠道病毒 71 型(Enterovirus A71,EV-A71)等,其中以 CV-A16 和 EV-A71 最为常见,重症及死亡病例多由 EV-A71 所致。

【临床表现】

手足口病潜伏期为 3~4 天,多数无前驱症状而突然发病。常有 1~3 天的持续低烧,口腔和咽喉部疼痛,或有上呼吸道感染的特征。皮疹多在第 2 天出现,呈离心性分布,多见于手指、足趾背面及指甲周围,也可见于手掌、足底、会阴及臀部。开始时为玫红色斑丘疹,1 天后形成半透明的小水疱,如不破溃感染,常在 2~4 天吸收干燥,呈深褐色薄痂,脱落后无瘢痕。口内颊黏膜、软腭、舌缘及唇内侧也有散在的红斑及小疱疹,多与皮疹同时出现,或稍晚 1~2 天出现。口内疱疹极易破溃成糜烂面,上覆灰黄色假膜,周围黏膜充血红肿。患儿常有流涎,拒食,烦躁等症状。本病的整个病程为 5~7 日,个别达 10 日。一般可自愈,预后良好,并发症少见,但少数患者可复发。

少数患者可并发无菌性脑膜炎、脑炎、急性弛缓性麻痹、呼吸道感染和心肌炎等,个别重症患儿病情进展快,易发生死亡。

【实验室检查】

1. **血常规及 C 反应蛋白(CRP)**　多数病例白细胞计数正常,部分病例白细胞计数、中性粒细胞比例及 CRP 可升高。

2. **血生化**　部分病例丙氨酸氨基转移酶(ALT)、天门冬氨酸氨基转移酶(AST)、肌酸激酶同工酶

(CK-MB)轻度升高,病情危重者肌钙蛋白、血糖、乳酸升高。

3. **病原学及血清学** 临床样本(咽拭子、粪便或肛拭子、血液等标本)肠道病毒特异性核酸检测阳性或分离到肠道病毒。急性期血清相关病毒 IgM 抗体阳性。恢复期血清 CV-A16、EV-A71 或其他可引起手足口病的肠道病毒中和抗体比急性期有 4 倍及以上升高。

【诊断和鉴别诊断】

1. **诊断** 本病可根据典型的临床症状及体征做出诊断。夏秋季多见于托幼单位群体发病;患者多为 5 岁以下幼儿;手、足、口部位的突然发疹起疱,皮肤的水疱不破溃;一般全身症状轻,可自愈。

在临床诊断病例基础上,具有下列之一者即可确诊。

(1) 肠道病毒(CV-A16、EV-A71 等)特异性核酸检测阳性。

(2) 分离出肠道病毒,并鉴定为 CV-A16、EV-A71 或其他可引起手足口病的肠道病毒。

(3) 急性期血清相关病毒 IgM 抗体阳性。

(4) 恢复期血清相关肠道病毒的中和抗体比急性期有 4 倍及以上升高。

2. **鉴别诊断** 应与水痘、疱疹性龈口炎及疱疹性咽峡炎鉴别。

(1) 水痘是由水痘-带状疱疹病毒初次感染引起的急性传染病,也主要好发于婴幼儿,但以冬春两季多见,以发热及成批出现周身性、向心性分布的红色斑丘疹、疱疹、痂疹为特征,口腔病损少见。

(2) 疱疹性龈口炎四季均可发病,一般无皮疹,偶尔在下腹部可出现疱疹。

(3) 疱疹性咽峡炎为柯萨奇 A4 型病毒引起,其口腔症状与本病相似,但主要发生于软腭及咽周,而且无手足的病变。

【病情评估】

多发生于 5 岁以下儿童,表现厌食、低热、手、足、口腔等部位出现小疱疹或小溃疡,多数患儿一周左右自愈。少数患儿可引起心肌炎、肺水肿、无菌性脑膜脑炎等并发症。个别重症患儿病情发展快,导致死亡。注意患儿的全身状况,如有神情淡漠、头痛、呕吐等症状,应警惕并发症(心肌炎、脑膜炎)的出现。

【临床处理】

手足口病有自限性,只需对症治疗,加强护理。轻症病例以门诊对症治疗为主。对重症病例(出现神经症状或心血管症状等)应转诊或收住院,重点救治。

1. 普通病例门诊治疗。注意隔离,避免交叉感染;清淡饮食;做好口腔和皮肤护理。

2. 积极控制高热。体温超过 38.5℃者,采用物理降温(温水擦浴、使用退热贴等)或应用退热药物治疗。常用药物有:布洛芬口服,5~10mg/(kg·次);对乙酰氨基酚口服,10~15mg/(kg·次);两次用药的最短间隔时间为 6 小时。

3. 目前尚无特效抗肠道病毒药物。研究显示,干扰素 α 喷雾或雾化、利巴韦林静脉滴注早期使用可有一定疗效,若使用利巴韦林应关注其不良反应和生殖毒性。不应使用阿昔洛韦、更昔洛韦、单磷酸阿糖腺苷等药物治疗。

4. 口腔局部用 0.1% 依沙吖啶、0.05% 氯己定含漱剂含漱,口内用西瓜霜喷剂、口腔炎喷剂。皮肤病损可用炉甘石洗剂涂搽。

5. 预防

(1) 一般预防措施:保持良好的个人卫生习惯是预防手足口病的关键。勤洗手,不要让儿童喝生水,吃生冷食物。儿童玩具和常接触到的物品应当定期进行清洁消毒。避免儿童与患手足口病儿童密切接触。

(2) 接种疫苗:EV-A71 型灭活疫苗可用于 6 月龄~5 岁儿童预防 EV-A71 感染所致的手足口病,基础免疫程序为 2 剂次,间隔 1 个月,鼓励在 12 月龄前完成接种。

(3) 加强医院感染控制:医疗机构应当积极做好医院感染预防和控制工作。各级各类医疗机构要加强预检分诊,应当有专门诊室(台)接诊手足口病疑似病例;接诊手足口病病例时,采取标准预防措施,严格执行手卫生,加强诊疗区域环境和物品的消毒,选择中效或高效消毒剂如含氯(溴)消毒剂等进行消毒,75% 乙醇和 5% 来苏对肠道病毒无效。

第四节 球菌性口炎

球菌性口炎（coccigenic stomatitis）是急性感染性口炎的一种，临床上以形成假膜损害为特征，故又称为假膜性口炎。

【病因和发病机制】

主要致病菌有金黄色葡萄球菌、草绿色链球菌、溶血性链球菌、肺炎双球菌等。口腔黏膜球菌感染往往是几种球菌同时致病，引起口腔黏膜的急性损害。

【临床表现】

1. 可发生于口腔黏膜任何部位，口腔黏膜充血，局部形成边界清楚的糜烂或溃疡面。在溃疡或糜烂的表面覆盖着一层厚厚的假膜，呈黄色或灰黄色，界限清楚。假膜不易擦去，如用力擦去后，下方可见出血的创面。

2. 患者疼痛明显，唾液增多，有非特异性口臭。区域淋巴结肿大压痛。常伴有全身不适，体温升高等。

【实验室检查】

1. 血细胞分析白细胞增多。

2. 涂片及细菌培养可协助诊断。

【诊断和鉴别诊断】

球菌性口炎多发生于体弱和抵抗力低下的患者。病损有灰黄色假膜覆盖，假膜致密而光滑，拭去假膜可见溢血的糜烂面。病损周围炎症反应明显，口臭明显，淋巴结肿大压痛，白细胞增高，体温升高。必要时，可作涂片检查或细菌培养，以确定主要的病原菌。

【病情评估】

如体温升高，全身反应明显者要全身使用抗生素，结合药物敏感试验，选用对致病菌敏感的抗生素。

【临床处理】

1. 控制感染　感染程度较严重或伴有全身感染症状者应尽量做细菌学检查和药敏试验，根据药敏试验结果选择具有针对性的抗菌药物。根据不同的感染类型、病情轻重程度、微生物检查结果、宿主的易感性等情况选择用药方式、用药剂量及疗程。

2. 补充维生素　维生素 B_1 10mg、维生素 B_2 5mg、维生素 C 100mg，每日 3 次。

3. 口腔局部止痛可用含有麻药的软膏，如：利多卡因凝胶等。漱口液可选用 0.1% 依沙吖啶，0.05% 氯己定漱口液含漱，每日 4~5 次，每次 1 分钟。局部可用溃疡散，养阴生肌散促进溃疡愈合。

4. 中药可选用清热解毒类的药物如清热解毒胶囊等。

第五节 口腔念珠菌病

口腔念珠菌病（oral candidiasis）是由念珠菌感染所引起的口腔黏膜急性、亚急性和慢性炎症性疾病，是人类最常见的口腔真菌感染。由于 20 世纪 40 年代以来抗生素、糖皮质激素及免疫抑制剂等药物的广泛应用，以及器官移植、糖尿病患者和艾滋病患者的增加，口腔念珠菌病日益常见且危害性逐渐引起人们的重视。其临床表现、病程及所感染念珠菌的种类也有一定的变化，对该病的分类日趋完善。除引起多种多样的口腔黏膜感染外，念珠菌与口腔黏膜癌变的关系也备受关注。

【病因和发病机制】

念珠菌是一种常见的条件致病菌，属于酵母样真菌，有学者译之为假丝酵母菌。迄今为止已发现 230 余种念珠菌，条件致病菌至少有 7 种，包括白念珠菌（Candida albicans）、热带念珠菌（C.tropicalis）、白念珠菌类星形变种（C.albicans var.stellatoidea）、克柔念珠菌（C.Krusei）、近平滑念珠菌（C.parapsilosis）、高里念珠菌（C.glabrata）、季也蒙念珠菌（C.guilliermondii）、乳酒念珠菌（C.Kefyr）和 1995 年新发现的都柏林念珠菌（C.dubliniensis）等。其中白念珠菌和热带念珠菌致病力最强，引起人类念珠菌病的主要是白念珠菌、热带念珠菌和高里念珠菌,占 60%~80%。近年来念珠菌感染中非白念珠菌感染病例报道增多且在病灶中可能存在多种致病性念珠菌的混合感染现象。

白念珠菌又称白假丝酵母菌,为单细胞酵母样真菌,菌体呈圆形或卵圆形,革兰氏染色阳性。念珠菌有芽生孢子(spore,yeast form)和假菌丝(pseudohyphae,mycelial form)两种存在形式,孢子是念珠菌的寄生形式,菌丝一般被认为是白念珠菌的致病形式。

虽然健康人可带有念珠菌,但并不发病,当宿主防御功能降低以后,念珠菌由非致病状态转化为致病状态,故念珠菌为条件致病菌。念珠菌引起的感染又称为机会性感染或条件感染。病原体侵入机体后能否致病,取决于其毒力、数量、入侵途径与机体的适应性、机体的抵抗能力及其他相关因素。

1. 念珠菌的毒力 主要在于侵袭力,其中黏附力和细胞外酶作用较肯定,而菌丝形成、抗吞噬作用等也可能增强其侵袭力。毒力大小与念珠菌对宿主黏膜及树脂塑料表面的黏附力(adherence)、疏水性(hydrophobic)、芽管形成的能力、菌落的转化现象(switching system)、产生蛋白酶和磷酸酶这两种水解酶的能力有关。

2. 宿主的防御能力和易感因素 宿主因素在念珠菌病发病中起着重要作用,以往也曾称念珠菌病是"有病者病"(a disease of a diseased)。各种局部或全身因素导致的皮肤黏膜屏障作用降低;原发和继发免疫功能下降,长期、滥用广谱抗生素造成体内菌群失调以及内分泌紊乱等均可成为宿主发病的易感因素。易感因素包括:修复体因素及其他口腔黏膜病;全身及局部应用广谱抗生素、糖皮质激素、药物性口干、大手术后、放疗后等;营养因素如维生素 B_{12},维生素 A 缺乏;以及罹患免疫及内分泌系统疾病如干燥综合征、糖尿病等。

【临床表现】

有关念珠菌病的分型方法较多。国际上过去公认 Lehner(1966)的经典分型,最新作了修改如下:①假(伪)膜型念珠菌病(pseudomembranous candidosis,thrush),可表现为急性或慢性;②急性红斑型(萎缩型)念珠菌病(acute erythematous candidosis,acute atrophic candidosis);③慢性红斑型(萎缩型)念珠菌病(chronic erythematous candidosis,chronic atrophic candidosis);④慢性增殖性念珠菌病(chronic hyperplastic candidosis)。

1. 念珠菌性口炎(candidal stomatitis)

(1) 急性假膜型念珠菌口炎(acute pseudomembranous stomatitis):可发生于任何年龄,多见于长期使用激素者、HIV 感染者、免疫缺陷者、婴幼儿及衰弱者。其中以新生儿最多见,又称新生儿鹅口疮或雪口病。

临床表现为口腔黏膜充血,表面可见白色乳凝状斑点或假膜,用力可将假膜擦去,下方为充血的基底黏膜。好发于唇、舌、颊、腭黏膜处。病变可向口腔后部蔓延至咽、气管、食管,引起食管念珠菌病和肺部的念珠菌感染。患者有口干、烧灼感及轻微疼痛。

(2) 急性红斑型念珠菌口炎(acute erythematous stomatitis):可原发或继发于假膜型。又称抗生素口炎、抗生素舌炎。多见于长期使用抗生素、激素后及 HIV 感染者,且大多数患者原患有消耗性疾病,如白血病、营养不良、内分泌紊乱、肿瘤放化疗后等。

临床表现为黏膜上出现外形弥散的红斑,以舌黏膜多见,严重时舌背黏膜呈鲜红色并有舌乳头萎缩,双颊、腭及口角也可有红色斑块。黏膜红斑是由于上皮萎缩加上黏膜充血所致,因此,近年来有学者认为该型以红斑型取代以前命名的萎缩型较为合理。若继发于假膜型,则可见假膜。自觉症状为口干、味觉异常、疼痛及烧灼感。

(3) 慢性红斑型(萎缩型)念珠菌病(chronic erythematous candidosis):本型又称为义齿性口炎(denture stomatitis,denture sore mouth),损害部位常在上颌义齿腭侧面接触的腭、龈黏膜。黏膜呈亮红色水肿,或有黄白色的条索状或斑点状假膜,可查见白念珠菌菌丝和孢子。念珠菌唇炎或口角炎的患者中 80% 有义齿性口炎。义齿性口炎还常与腭部的乳突增生同时发生,如果颗粒增生明显,我们认为应归为增殖型念珠菌感染一类。在考虑手术切除前,应先进行抗真菌治疗,可以明显地减轻增生的程度,缩小需要手术的范围。

Newton 1962 将义齿性口炎又分为以下三型:

Ⅰ型：表现为黏膜主要是腭黏膜针尖大小充血，或有出血点，或为局限性的小范围红斑。该型主要由局部创伤或对牙托材料的过敏引起，与念珠菌感染关系不大。

Ⅱ型：表现为广泛的较均匀一致的红斑，使整个基托相应黏膜区均发红。病人可无任何症状，可有口干、烧灼痛症状。该型与念珠菌感染有关。

Ⅲ型：表现为在义齿承托区黏膜红斑的基础上表面有颗粒形成。病人有口干及烧灼感等症状。该型与念珠菌感染及义齿不合适有关。

(4) 慢性增殖性念珠菌病(chronic hyperplastic candidosis)：又称慢性肥厚型念珠菌口炎、念珠菌性白斑。多见于颊黏膜、舌背及腭部。

本型的颊黏膜病损，常对称地位于口角内侧三角区，呈结节状或颗粒状增生，或为固着紧密的白色角质斑块，类似一般黏膜白斑。腭部损害可由义齿性口炎发展而来，黏膜呈乳头状增生。肥厚型念珠菌口炎，可作为慢性黏膜皮肤念珠菌病症状的一个组成部分，也可见于免疫不全综合征和内分泌功能低下的患者。

2. **念珠菌性唇炎**(candidal cheilitis)　本病为念珠菌感染引起的慢性唇炎，多发于高龄(50 岁以上)患者。可同时有念珠菌口炎或口角炎。

3. **念珠菌口角炎**(candidal angular cheilitis)　本病的特征是常为两侧罹患，口角区的皮肤与黏膜发生皲裂，邻近的皮肤与黏膜充血，皲裂处常有糜烂和渗出物，或结有薄痂，张口时疼痛或溢血。此种以湿白糜烂为特征的真菌性口角炎，应与维生素 B_2 缺乏症或细菌性口角炎区别，前者同时并发舌炎、唇炎、阴囊炎或外阴炎，后者多单发于一侧口角，细菌培养阳性(以链球菌为主)；而念珠菌口角炎多发生于儿童、身体衰弱患者和血液病患者。

年长患者的口角炎多与咬合垂直距离缩短有关，口角区皮肤发生塌陷呈沟槽状，导致唾液由口角溢入沟内，故常呈潮湿状态，有利于真菌生长繁殖。

4. **慢性黏膜皮肤念珠菌病**(chronic mucocutaneous candidasis，CMCC)　这是一组特殊类型的念珠菌感染，目前已证实是一种与自身免疫调节基因缺陷相关的疾病，病变范围涉及口腔黏膜、皮肤及指甲。特点多从幼年时发病，病程数年至数十年，易于复发。常伴有内分泌或免疫功能异常、细胞免疫功能低下，因此本组疾病实际上是一种综合征的表现。CMCC 至少可分为四种类型，目前临床采用较多的是 Wells (1972)分类，即早发型、弥散型、内分泌型和迟发型。但并不包括儿童原发性免疫缺陷病。

(1) 家族性早发型 CMCC：与常染色体隐性遗传有关，早发于新生儿或婴儿阶段，早期极类似急性假膜型念珠菌病，但持久不愈，逐渐变成质地较硬类似白斑的表现。主要损及口内黏膜，皮肤损害轻微。

(2) 弥漫性 CMCC：在儿童时期就可发生口腔内广泛的念珠菌性白斑病损，并扩展到咽喉、胃肠道、面部皮肤、指甲、头皮、睑缘等部位，时间稍久可出现肥厚增殖性病损。

(3) 多发性内分泌病型：常在青春期前后发病，初期表现多有甲状旁腺功能低下或肾上腺皮质功能低下及慢性结膜炎，但念珠菌性口炎可能为本病最早的表征。

(4) 迟发性 CMCC：多发于 35 岁以后的中老年女性，常与铁吸收、代谢异常有关。

【实验室检查】

1. **涂片法**　涂片法只能发现真菌而不能确定菌种，对于口腔黏膜干燥的患者阳性率也较低。

(1) 直接镜检：取口腔黏膜区假膜、脱落上皮等标本，涂一薄层于载玻片上，加入 10% KOH 溶液，微加热以溶解角质后在显微镜下直接观察，可见折光性强的芽生孢子和假菌丝，如查到大量的假菌丝，说明念珠菌处于致病状态；该方法对于确定念珠菌致病性有意义。

(2) 革兰氏染色：用棉签或竹片刮取损害组织后趁湿润时固定，常规革兰氏染色呈阳性。

(3) PAS 染色：标本干燥后用 PAS 染色，芽孢呈红色，假菌丝较蓝，较便于观察。

2. **培养法**　将标本接种沙保弱氏培养基，经 3~4 日后，形成乳白色圆形突起的菌落。若接种在玉米琼脂培养基上，则菌落发育更旺盛，中心隆起。镜检若查见厚壁孢子，可确诊为白念珠菌。

(1) 棉拭子法：用棉拭子在病损区取材。

(2) 唾液培养法：收集非刺激性唾液 1~2ml 接种。

（3）浓缩漱口水法：取 10ml 灭菌磷酸盐缓冲液充分含漱 1 分钟，离心后弃上清，取 1ml 接种。

（4）纸片法：应用选择性培养基与化学指示剂吸附于混合纤维素酯微孔滤膜印制的圆片，取刮片标本接种其上，37℃培养 24 小时，可出现棕黑色菌落。

（5）印迹培养和印膜培养：这两种方法可较客观地了解白念珠菌在口腔的分布部位及计数，但操作步骤较繁琐。

病原菌鉴定的方法很多，如芽管试验、厚壁孢子试验、生化检测、商品化的微生物鉴定系统（如 API 20C）等，详见微生物学专著。

3. 免疫法　用间接免疫荧光法测定血清和非刺激性混合唾液的抗念珠菌荧光抗体。因存在较强的免疫交叉反应性，故假阳性率（误检率）较高。

4. 活检法　对于慢性或肥厚性损害可进行活检，将组织切片用 PAS 染色，镜下可见增生的口腔黏膜上皮细胞间有芽生孢子和菌丝。

5. 分子生物学方法　应用基因分型方法对念珠菌进行种间鉴别和种内分型，为临床诊断和流行病学研究提供了更能反映物种本质的工具。

【诊断和鉴别诊断】

主要依靠病史、临床特点并结合真菌学检查。念珠菌实验室检测方法包括涂片法、分离培养、组织病理学检查、免疫学和基因诊断等。一般来说，临床上常用的方法是前三种。

口腔念珠菌病应与另一种以假膜病损为特征的球菌性口炎鉴别，后者黏膜充血水肿明显，有成片的灰黄色假膜，表面光滑致密，且易被拭去，遗留糜烂面而有渗血，区域淋巴结肿大，可伴有全身反应。

增殖型口腔念珠菌病应与过角化性的白色病变，如白斑、扁平苔藓等相鉴别，多为慢性病程，且白色损害不能拭去。

【病情评估】

1. 念珠菌口炎如果发生于 HIV 感染者、免疫缺陷者、婴幼儿及衰弱者。病情均较重，特别是发生于婴幼儿的急性假膜型念珠菌口炎病变可向口腔后部蔓延至咽、气管、食管，引起食管念珠菌病和肺部的念珠菌感染。

2. 慢性增殖性念珠菌病由于菌丝深入到黏膜内，引起角化不全、棘层增厚、上皮增生、微脓肿形成以及固有层乳头的炎症细胞浸润，而表层的假膜与上皮层附着紧密，不易脱落。组织学检查，可见到轻度到中度的上皮不典型增生，有研究表明念珠菌性白斑病有约 4% 的恶变率，特别是高龄患者应提高警惕，争取早期活检，以明确诊断。

【临床处理】

治疗原则为去除诱发因素，积极治疗基础病，必要时辅以支持治疗。分为局部治疗及全身治疗。

1. 局部药物治疗

（1）2%~4% 碳酸氢钠溶液：由于念珠菌不适合在碱性环境中生长繁殖，用该溶液漱口，可以起到抑制念珠菌生长繁殖的作用。本药系治疗婴幼儿鹅口疮的常用药物。用于哺乳前后洗涤口腔，以消除能分解产酸的残留凝乳或糖类，使口腔成为碱性环境，可阻止念珠菌的生长和繁殖。轻症患儿不用其他药物，病变在 2~3 天内即可消失，但仍需继续用药数日，以预防复发。也可用本药在哺乳前后洗净乳头，以免交叉感染或重复感染。

（2）氯己定：氯己定有抗真菌作用，可选用 0.2% 溶液或 1% 凝胶局部涂布，冲洗或含漱，也可与制霉菌素配伍成软膏或霜剂，以治疗口角炎、义齿性口炎等（可将霜剂涂于基托组织面戴入口中）。以氯己定液与碳酸氢钠液交替漱洗，可消除白念珠菌的协同致病菌如某些革兰氏阴性菌。

（3）西地碘：是一种具有高效、低毒和广谱杀菌活性的分子态碘制剂。抗炎杀菌能力强而且适合于混合感染，口感好。每日 3~4 次，每次 1 片含化后吞服。禁用于碘过敏者。

（4）制霉菌素（mycostatin）：本药属多烯类抗生素，可用于治疗皮肤、黏膜以及消化道的白念珠菌感染。局部可用 5 万~10 万单位/毫升的水混悬液涂布，每 2~3 小时 1 次，涂布后可咽下。也可用含漱剂漱口，或制成含片、乳剂等。本药的抑菌作用，可能是通过破坏细胞膜释放钾，从而引起细胞内糖原分解中止而失去活力。本品也可口服,副作用小,偶尔有引起恶心、腹泻或食欲减退者。局部应用口感较差,有的患者难以耐受。

(5) 咪康唑(miconazole):本药为人工合成的广谱抗真菌药,局部使用如硝酸咪康唑贴片、凝胶或霜剂。除抗真菌外,本药尚具有抗革兰氏阳性菌的作用。贴片可用于口腔黏膜,霜剂适用于舌炎及口角炎治疗。另据报道用咪康唑凝胶涂口腔患处与义齿组织面,每天 4 次,治疗义齿性口炎(慢性红斑型口腔念珠菌病)疗效显著。因为咪康唑能直接损害真菌细胞膜,使麦角固醇合成发生障碍达到抗真菌的目的。

此外,克霉唑霜、酮康唑溶液均可局部应用治疗口腔念珠菌感染。

2. 全身抗真菌药物治疗

(1) 氟康唑(fluconazole):为一种双三唑类衍生物,能抑制真菌细胞膜的主要成分麦角固醇的合成。治疗口腔念珠菌病剂量:首次一天 200mg,以后每天 100mg,连续 7~14 天。氟康唑对光滑念珠菌效果较差,克柔念珠菌几乎是完全耐药。近年来耐氟康唑的白念珠菌在临床有逐年增高趋势。

(2) 伊曲康唑(itraconazole):是一种三唑类抗真菌药,包括口服、静脉制剂。口服制剂主要用于治疗浅表真菌感染,它可治愈 80% 以上的浅部皮肤黏膜真菌或酵母菌感染,其作用强于酮康唑。抗菌谱广,对白念珠菌、其他念珠菌均有效,尤其对耐氟康唑的克柔念珠菌、光滑念珠菌可考虑使用此药。口服后在 1.5~4 小时达血浆峰浓度,在进餐时服用可改善吸收,给药 14 天以后达到血浆稳定浓度。剂量:每日口服 100mg。副作用有轻度头痛、胃肠道症状、脱发等。

3. 支持治疗 加强营养,增强机体免疫力。对于身体衰弱、有免疫缺陷或与之有关的全身性疾病,长期使用免疫抑制剂的念珠菌感染患者,以及慢性念珠菌感染者,需辅以增强免疫力的治疗措施,如注射胸腺肽、转移因子等。

4. 手术治疗 对于念珠菌白斑中伴上皮异常增生者,应定期严格观察白斑的变化,定期复查,若治疗效果不明显或为中度以上上皮异常增生者,应考虑手术切除。

5. 预防

(1) 避免产房交叉感染,分娩时应注意会阴、产道、接生人员双手及所有接生用具的消毒。

(2) 经常用温开水拭洗婴儿口腔,哺乳用具煮沸消毒,并应保持干燥,产妇乳头在授乳前,最好用 1/5 000 盐酸氯己定溶液清洗,再用冷开水拭净。

(3) 儿童在冬季宜防护口唇干裂,纠正舔唇吮舌的不良习惯。

(4) 长期使用抗生素和免疫抑制剂的病人,或慢性消耗性疾病患者,均应警惕念珠菌感染的发生,特别要注意容易被忽略的深部(内脏)白念珠菌并发症的发生。

(孙 正)

参 考 文 献

[1] 陈谦明.口腔黏膜病学[M].5 版.北京:人民卫生出版社,2020.
[2] 高岩.口腔组织病理病学[M].8 版.北京:人民卫生出版社,2020.
[3] 万学红,卢雪峰.诊断学[M].9 版.北京:人民卫生出版社,2018.
[4] 李凡,徐志凯.主编.医学微生物学[M].9 版.北京:人民卫生出版社,2018.
[5] 葛均波,徐永健,王辰.内科学[M].9 版.北京:人民卫生出版社出版,2018.
[6] 带状疱疹中国专家共识.中国医师协会皮肤科医师分会[J].中华皮肤科杂志,2018,54(6):403-408.
[7] 手足口诊疗指南(2018 年版)中华人民共和国国家卫生健康委员会,2018.
[8] Haruhiko Terai,Takaaki Ueno,Yoshifumi Suwa,et al. Candida is a protractive factor of chronic oral ulcers among usual outpatients [J]. Jpn Dent Sci Rev,2018,54(2):52-58.

第三章　口腔黏膜溃疡性疾病

第一节　复发性阿弗他溃疡

复发性阿弗他溃疡(recurrent aphthous ulcer,RAU)又称复发性口腔溃疡(recurrent oral ulcer,ROU)或复发性口疮。是口腔黏膜中最常见的溃疡性损害。人群的患病率为10%~30%。特点是周期性反复发作,发作的间隔不等,短的连续不断,此消彼长,长的间隔2~3个月。本病具有周期性、复发性和自限性的特征。

【病因和发病机制】

病因目前尚不清楚,但存在明显的个体差异。多认为RAU的发病与遗传、环境和免疫有关。

1. **免疫因素**　细胞免疫异常。近年对RAU的病因研究多集中在免疫学方面,其中又以细胞免疫为主。患者存在细胞免疫功能下降和T淋巴细胞亚群失衡。

RAU患者的免疫球蛋白、补体成分可正常,γ球蛋白不足,外周血中出现循环免疫复合物(CIC),抗体依赖性杀伤细胞有增加,免疫荧光法研究显示RAU病损组织的棘细胞胞质中可能存在自身抗原。有基底膜荧光效应或抗口腔黏膜抗体。

2. **遗传因素**　对RAU的单基因遗传、多基因遗传、遗传标记物和遗传物质的研究表明,RAU的发病有遗传倾向。

3. **系统性疾病因素**　临床实践经验和流行病学调查均发现RAU与胃溃疡、十二指肠溃疡、溃疡性结肠炎、局限性肠炎、肝胆疾病及由寄生虫引起的各种消化道疾病或功能紊乱密切相关。

4. **感染因素**　尽管在RAU患者的病损部位发现了一些感染证据,例如L型链球菌、幽门螺杆菌、腺病毒、巨细胞病毒、单纯疱疹病毒、乳头状病毒等,但大多数学者认为,这些感染证据是病因还是继发现象有待进一步探讨,感染是否作为RAU的发病因素或RAU是否属于感染性疾病目前仍有争议。

5. **环境因素**　随着"生物—心理—社会"医学模式的转化,对RAU患者的心理环境、生活工作环境和社会环境等的研究引起重视。如人格问卷调查结果表明,RAU患者的A型行为类型得分高于正常人,多数人在发病1年内有明显的重要生活事件存在,说RAU与紧张刺激的心理反应密切相关。研究,发现学生的RAU复发率在考试前明显上升;经常更换工作岗位的人在工作环境变化时期容易复发RAU。

【临床表现】

复发性阿弗他溃疡一般表现为反复发作的圆形或椭圆形溃疡,具有"黄、红、凹、痛"的临床特征(即病损表面覆盖黄白色假膜,周边有充血红晕带,中央凹陷,灼痛明显)和长短不一的"发作期(前驱期-溃疡期)—愈合期—间歇期"周期规律,并且有不治而愈的自限性。按Lehner分类,临床主要表现为三种类型:轻型复发性阿弗他溃疡、重型复发性阿弗他溃疡及疱疹样型复发性阿弗他溃疡。

1. 轻型复发性阿弗他溃疡,占RAU患者的75%~85%,患者初发时多数为此型。

溃疡好发于唇、舌、颊、软腭等无角化或角化较差的黏膜,附着龈及硬腭等角化黏膜很少发病。RAU

初起为局灶性黏膜充血水肿,呈粟粒状红点,灼痛明显,继而形成浅表溃疡,圆形或椭圆形,直径 5~10mm。约 5 天溃疡开始愈合,此时溃疡面有肉芽组织形成、创面缩小、红肿消退、疼痛减轻。7~10 天溃疡愈合,不留瘢痕。轻型复发性阿弗他溃疡一般为 3~5 个,散在分布。溃疡复发的间隙期从半月至数月不等,有的患者会出现此起彼伏、迁延不断的情况。有些患者有较规则的发病周期如月经前后,有的患者常在劳累之后发病。一般无明显全身症状与体征。

2. **重型复发性阿弗他溃疡** 亦称复发性坏死性黏膜腺周围炎,简称腺周口疮。溃疡大而深,愈合后可形成瘢痕或组织缺损,故也称复发性瘢痕性口疮,占 10%~15%。

重型复发性阿弗他溃疡大而深,似"弹坑",可深达黏膜下层腺体及腺周组织,直径可大于 1cm,周围组织红肿微隆起,基底微硬,表面有灰黄色假膜或灰白色坏死组织,溃疡期持续时间较长,可达 1~2 个月或更长。通常是 1~2 个溃疡,但在愈合过程中又可出现 1 个或数个小溃疡。疼痛剧烈,愈合后可留瘢痕。初始好发于口角,其后有向口腔后部移行的发病趋势,发生于舌腭弓、软硬腭交界处等口腔后部时可造成组织缺损,影响言语及吞咽。常伴低热乏力等全身不适症状和重型阿弗他溃疡病损局部区域的淋巴结肿痛。溃疡也可在先前愈合处复发,造成更大的瘢痕和组织缺损。

3. **疱疹样型复发性阿弗他溃疡** 亦称口炎型口疮。占 RAU 患者的 5%~10%。口炎型口疮多发于成年女性,好发部位及病程与轻型相似。但溃疡直径较小,约 2mm,溃疡数目多可达十几个或几十个,散在分布,似"满天星"。相邻的溃疡可融合成片,黏膜充血发红,疼痛最重,唾液分泌增加。可伴有头痛、低热等全身不适、病损局部的淋巴结肿痛等症状。

【诊断及鉴别诊断】

1. **诊断** 根据病史和临床体征即可诊断。具有周期性反复发作史,且病程有局限性。口疮在临床上多见,最常见的是轻型,溃疡为圆形或椭圆形,数目一般较少亦较表浅,故不留瘢痕,若有感染则溃疡扩大且加深,但这种情况少见。重型往往有轻型的病史,多为 1~2 个大而深的溃疡或同时有 1~2 个较小的溃疡。病程长,疗效差。疱疹样口疮,溃疡小而数目多,散在分布呈口炎形式,周围黏膜充血,以上三种类型,不仅溃疡的数目、大小、部位和深浅等不同,其发展过程亦不尽相同,故需对该病有较全面的分析。

2. **鉴别诊断**

(1) 白塞病(Behcet's disease):本病临床表现为反复发作有自限性的口腔溃疡;眼可有虹膜睫状体炎、前房积脓、脉络膜炎、结膜炎、角膜炎、视神经乳头炎、视神经萎缩等病变,眼病由于反复发作,可造成视力逐步减退,甚至失明;生殖器病损,男女生殖器官黏膜均可出现溃疡,但一般间歇期较口腔溃疡长,也有同时出现肛门直肠损害的情况;皮肤损害较常见表现为结节性红斑,毛囊炎及针刺反应阳性;白塞病还可伴有关节、心血管、消化道、神经系统等全身症状或损害,所以在诊断治疗复发性阿弗他溃疡的时候一定要问清病史及时发现白塞病患者,并建议患者到相关科室治疗。

(2) 创伤性溃疡:溃疡的形态常与慢性机械损伤因子基本契合,周围有炎症性增生反应,黏膜发白。除去创伤因子后,损害可逐渐好转。

(3) 鳞状细胞癌:溃疡深大,病变进展迅速,基底有细颗粒状突起,似菜花状;基底有硬结,边缘部位比结核损害更硬,相应的淋巴结坚硬、粘连。

(4) 结核性溃疡:为口腔中最常见的继发性结核损害。可发生于口腔黏膜任何部位,但常见于舌部,为慢性持久性溃疡。通常溃疡边界清楚或呈线形,表现为浅表、微凹而平坦的溃疡,其底覆有少许脓性渗出物,除去渗出物后,可见暗红色的桑葚样肉芽肿。溃疡边缘微隆,呈鼠啮状,并向中央卷曲,形成潜掘状边缘。溃疡基底的质地可能与周围正常黏膜组织近似。仔细观察溃疡表面,有时在边缘处,可看到黄褐色粟粒状小结节。小结节破溃后成为暗红色的桑葚样肉芽肿,溃疡随之扩大。由于小结节在溃疡边缘发生没有固定位置,所以结核性溃疡的外形通常不规则。患者早期即有疼痛,疼痛程度不等,以舌部溃疡较为明显。

(5) 疱疹性口炎:疱疹性口炎多发生在儿童,黏膜上有较大面积的充血区,其上溃疡数目多且较小,有的仅针尖大,融合时溃疡增大呈边缘不整齐,患者疼痛难忍,唾液增多。

【病情评估】

本病具有周期性、复发性和自限性的特征。轻型性阿弗他溃疡，占 RAU 患者的 75%~85%，7~10 天溃疡愈合，不留瘢痕。

重型阿弗他溃疡大而深，似"弹坑"，可深达黏膜下层腺体及腺周组织，疼痛剧烈，愈合后可留瘢痕。发生于舌腭弓、软硬腭交界处等口腔后部时可造成组织缺损，影响言语及吞咽。常伴低热乏力等全身不适症状和病损局部区域的淋巴结肿痛。溃疡也可在先前愈合处复发，造成更大的瘢痕和组织缺损。

疱疹样阿弗他溃疡疼痛最重，可伴有头痛、低热等全身不适、病损局部的淋巴结肿痛等症状。

【临床处理】

由于复发性阿弗他溃疡病因尚不清楚，因此治疗方法虽然很多，但是没有特效治疗方法，因此 RAU 的治疗以对症治疗为主，并将减轻疼痛、促进溃疡愈合、延长复发间歇期作为治疗的目的。

治疗原则为①积极寻找 RAU 发生的相关诱因并加以控制；②优先选择局部治疗，其中局部应用糖皮质激素已成为治疗 RAU 的一线药物。对于症状较重及复发频繁的患者，采用局部和全身联合用药。

1. **局部治疗**　局部治疗主要是消炎、止痛、防止继发感染、促进溃疡愈合。

（1）可选用 0.1%~0.2% 葡萄糖酸氯己定溶液，0.5% 聚维酮碘溶液、0.1% 依沙吖啶溶液、0.2% 西吡氯铵含漱液或康复新液漱口。

（2）曲安奈德口腔软膏、重组人表皮生长因子凝胶局部涂抹。还可以局部贴复方氯己定地塞米松膜促进溃疡愈合。

（3）西吡氯铵含片、溶菌酶片、西地碘片含化，每日 3~4 次。

（4）止痛可选用复方甘菊利多卡因凝胶、苯佐卡因凝胶等。

（5）中药外用：养阴生肌散、锡类散等。

（6）深大的重型复发性阿弗他溃疡经久不愈，可用曲安奈德混悬液或醋酸泼尼松龙混悬液 0.5~1ml，加入 2% 普鲁卡因 0.3~0.5ml 在溃疡基底部注射，每周 1 次。

2. **全身治疗**　目的是对因治疗、减少复发、争取缓解。全身治疗有望在消除致病因素、纠正诱发因子的基础上，改变 RAU 患者的发作规律，延长间歇期，缩短溃疡期，使病情得到缓解，多在重型阿弗他溃疡和疱疹样阿弗他溃疡时选用。常用的药物有：

（1）糖皮质激素临床上常选用包括泼尼松，泼尼松龙和地塞米松，临床上常选用糖皮质激素泼尼松口服，开始时每日 10~30mg，待溃疡控制后逐渐减量。但使用时一定注意禁忌证和不良反应。

（2）免疫抑制剂包括沙利度胺，硫唑嘌呤，环磷酰胺，秋水仙碱，氨甲蝶呤等。

常用的有沙利度胺，每片 25mg，50mg~75mg 每日 1 次，睡前服用，2~4 周溃疡复发控制后减为每日 25mg~50mg，服用 2~8 周；25mg 维持 4~12 周；每周 25mg~50mg 直至停药，总服药时间一般不超过半年。同时服用复合维生素 B_1 每次 2 片，1 日 3 次。主要不良反应为致畸，孕妇禁用。长期应用会引起周围神经炎。硫唑嘌呤每片 50mg，每次 25mg，每日 2 次口服，一般疗程应控制在 2 周以内最长不超过 4~6 周。

（3）免疫增强剂包括转移因子，胸腺肽等。转移因子可提高患者的免疫功能。转移因子口服液 10ml 口服，每日 1~2 次。转移因子胶囊 3mg，每日 2 次。

（4）中医中药：首先应辨证虚实；虚证中阴虚火旺者用地黄汤加减；脾肾阳虚者用参术肾气丸加减；实证者可用成药口炎清冲剂；虚实夹杂型可用甘露饮加味。

（5）物理治疗：如激光疗法、超声波雾化疗法、微波疗法和毫米波疗法。

第二节　创伤性溃疡

创伤性溃疡（traumatic ulceration）是由于物理性、机械性或化学性刺激而产生的口腔软组织损害。特点是慢性、深大的溃疡，周围有炎症增生反应，黏膜水肿明显。

【病因和发病机制】

口内持久的机械刺激,如残冠、残根、不良修复体、锐利的牙齿边缘等,以及化学性灼伤、热刺激伤。

【临床表现】

残根、残冠的尖锐边缘,不良修复物、尖锐牙尖等可使相对应的黏膜形成溃疡或糜烂面,开始时可能仅有轻微疼痛或肿胀,时间久后,周围有炎症性增生反应,黏膜发白。溃疡的大小、部位、深浅不一,但与刺激物相适应,病情的严重程度与刺激物存在时间、患者的身体状况有关。继发感染则疼痛加重,区域性淋巴结肿大、压痛、并出现功能障碍。修复体的尖锐边缘或过长的基板,压迫前庭沟黏膜形成溃疡。常见义齿的边缘不但有溃疡而且可见有组织增生,此称为褥疮性溃疡。

在婴儿腭部双侧翼钩处黏膜,有时因用过硬的橡皮奶嘴人工喂养,经常在该处摩擦,容易发生溃疡,称 Bednar 溃疡。若有乳切牙萌出后切缘较锐,吸奶时间长,舌系带、舌腹与牙切嵴摩擦也会发生溃疡,初起时仅局部充血,继之出现小溃疡,不断刺激的结果不但溃疡扩大,疼痛加重甚至可见组织增生,称 Riga-Fede 溃疡。

化学灼伤性溃疡及热灼伤性溃疡可先发疱,疱破溃后形成浅表糜烂面或表浅溃疡,疼痛明显。

【诊断及鉴别诊断】

有明确的理化刺激因素是比较容易诊断的,因为无论是急性或慢性,均可从患者的主诉及病损的局部找到相对应的刺激物,但需与鳞状细胞癌、重型阿弗他溃疡、结核性溃疡鉴别。

【病情评估】

舌缘是创伤性溃疡的常见部位,首先应想到鳞状细胞癌的可能。而由残根、残冠刺激引起的创伤性溃疡,临床上很像鳞状细胞癌。除了从病史、检查等方面鉴别外,最主要的是首先去除局部刺激因素。若去除刺激物后 2 周溃疡仍不愈合,应及时进行活体组织检查以明确诊断。

【临床处理】

1. 首先应去除局部刺激因素,如拔除残根,修改或拆除不合适的修复体,磨改锐利的牙尖或切嵴。磨钝乳切牙嵴,溃疡未愈时可用汤匙喂养。更换橡皮奶嘴。

2. 可选用 0.1%~0.2% 葡萄糖酸氯己定溶液、0.5% 聚维酮碘溶液、0.1% 依沙吖啶溶液、0.2% 西吡氯铵含漱液或康复新液漱口。

3. 曲安奈德口腔软膏、重组人表皮生长因子凝胶局部涂抹。还可以局部贴复方氯己定地塞米松膜促进溃疡愈合。

4. 西吡氯铵含片、溶菌酶片、西地碘片含化,每日 3~4 次。

5. 止痛可选用复方甘菊利多卡因凝胶、苯佐卡因凝胶等。

6. 中药外用如养阴生肌散、锡类散等。

7. 预防做到尽可能避免局部创伤因素,如及时拔除残根、残冠,修改或拆除不良修复体,克服咬颊、咬唇等不良习惯。

（孙　正）

参 考 文 献

［1］陈谦明. 口腔黏膜病学［M］. 4 版. 北京:人民卫生出版社,2012.

［2］于世凤. 口腔组织病理病学［M］. 7 版. 北京:人民卫生出版社,2012.

［3］万学红,卢雪峰. 诊断学［M］. 9 版. 北京:人民卫生出版社,2018.

［4］中华医学会风湿病学分会. 白塞病诊断和治疗指南［J］. 2011(5):345-347.

［5］葛均波,徐永健,王辰. 内科学［M］. 9 版［M］. 北京:人民卫生出版社出版. 2018.

［6］Preeti L,Magesh K,Rajkumar K,et al. Recurrent aphthous stomatitis［J］. Journal of Oral and Maxillofacial Pathology,2011, 15(3):252-256.

［7］Queiroz S,Silva M,Medeiros A,et al. Recurrent aphthous ulceration:an epidemiological study ofetiological factors,treatment and differential diagnosis［J］. An.bras.dermatol,2018,93(3):341-346.

［8］Al-Omiri MK,Karasneh J,Alhijawi MM,et al. Recurrent aphthous stomatitis（RAS）:a preliminary within-subject study of quality of life, oral health impacts and personality profiles [J]. Journal of Oral Pathology & Medicine, 2015, 44(4): 278-283.

[9] Ge L. Healthy lifestyle habits benefit remission of recurrent aphthous stomatitis and RAS type ulceration [J]. Br Dent J, 2018, 224: 70-71.

[10] Polat C, Duzer S, Ayyildiz H, et al. Association Between Anxiety, Depression, and Salivary Cortisol Levels in Patients with Recurrent Aphthous Stomatitis [J]. Turk Arch Otorhinolaryngol, 2018, 56: 166-16.

第四章　口腔黏膜超敏反应性疾病

第一节　药物过敏性口炎

药物过敏性口炎是指药物通过口服、注射、局部使用等不同途径进入人体后,使过敏体质者发生的一种超敏反应,可引起口腔黏膜损害,常表现为单个或多个大小不等的水疱,水疱破溃后形成糜烂或溃疡,表面有黄白色渗出物。有的病例可伴发皮肤损害,如红斑、水疱、荨麻疹等。严重者可出现机体的多系统损害,甚至危及生命。

【病因和发病机制】

过敏体质者因使用药物引起超敏反应而发病。

1. 药物过敏性口炎多为Ⅰ型超敏反应。有些药物本身为完全抗原,如血清、狂犬疫苗等,但大多数药物为小分子化合物,属于半抗原,进入机体后需与体内的蛋白质载体结合形成全抗原,可致抗体产生,诱发超敏反应。但有时诱发超敏反应的并不是药物本身,而是药物的降解产物或代谢产物或药物中所含的杂质成分。

2. 易引起药物过敏性口炎的药物主要包括:解热镇痛类药物,如阿司匹林、非那西丁等;磺胺类药物,特别是长效磺胺类药物;抗生素类药物,如青霉素等。此外,还有别嘌醇及卡马西平,前者为抗痛风药物,后者为治疗三叉神经痛及癫痫的药物,这两种药物所致的超敏反应近年来呈不断上升的趋势,因此,在临床应用中应给予重视。

3. 有些药物在光波作用下可以发生化学结构的改变,从而具有致敏性,称为光敏感性反应,如四环素类药物、磺胺类药物等。

4. 药物之间或药物与自然物质之间在结构上存在的相似之处,可能引发交叉超敏反应,如磺胺和普鲁卡因都含有相同结构的"苯胺",因此,易发生交叉超敏反应。

5. 维生素类、中草药等也有致敏的可能。

【临床表现】

1. **超敏反应的发生时间**　初次用药后要经过一定时间的潜伏期(4~20 天)才会发生超敏反应,但如果反复发作,潜伏期会逐渐缩短,甚至在用药后数小时、数分钟后即可发病。

2. **口腔损害特点**　口腔损害常先于皮肤损害发生,好发部位是口腔前份,如唇、颊、舌等部位,有时也可累及上腭。初期患者常自觉灼烧样疼痛不适,随即出现黏膜充血水肿,可出现大小不等的水疱并很快破溃,形成外形不规则的较大面积的糜烂或溃疡面,表面渗出较多,常形成灰黄或灰白色假膜,口内往往不易看到完整的水疱。发生于舌部的病损会使舌运动受限,进食困难;发生于软腭的病损常出现吞咽困难;发生于唇部的病损,因出血明显常形成较大的黑紫色血痂。患者自觉张口受限,疼痛,唾液增多,可有局部淋巴结的肿大及压痛。

3. **皮肤损害特点**　皮肤损害好发于口周、颜面部、手足以及躯干等部位,患者初期自觉局部瘙痒不适,继而出现各种损害,如红斑、丘疹、水疱、紫癜等。

4. 固定性药疹（fixed drug eruption）　当反复发生超敏反应时,如果损害总在同一部位、以同一形式发生,则称为固定性药疹。多伴发皮肤病损,以口周皮肤多见,但也可单独在口腔黏膜发生。口腔黏膜损害多累及舌背、上腭及唇内侧黏膜。再次发作时,除原固定部位病损,也可同时在其他部位出现新病损。病损常于停用致敏药物一周左右消退,多遗留色素沉着。

【实验室检查】

1. **血常规、血糖、小便常规检查**　部分患者可出现嗜酸性粒细胞计数增高。

2. **血清特异性 IgE 检测**　可辅助确定致敏药物。

3. **血清组织胺或类胰蛋白酶检测**　可辅助确定脱颗粒细胞的种类(嗜酸性粒细胞或肥大细胞)。

4. **组织病理学检查**　表现为急性炎症性改变,上皮细胞内及细胞间水肿或有水疱形成,结缔组织水肿,弥散炎细胞浸润。早期嗜酸性粒细胞较多,后期中性粒细胞增多,血管扩张较明显。

【诊断和鉴别诊断】

1. **诊断依据**　包括有较明确的用药史及典型的临床表现。

（1）发病较急,发病前有较明确的用药史,且用药时间和发病时间的潜伏期吻合,用药和发病有因果关系。

（2）口腔黏膜出现水疱、糜烂,皮肤可出现红斑、丘疹、水疱等,眼部或外阴等体窍黏膜亦可同时受累。

（3）停用可疑致敏药物后,病损较快愈合。

（4）反复发作的病例有较为固定的病损位置。

（5）斑贴试验及延迟读数的皮内试验（delayed intradermal testing,IDT）有助于明确致敏药物,嗜碱性粒细胞脱颗粒试验、淋巴细胞转化试验等辅助检查有助于明确诊断。

2. **鉴别诊断**

（1）药物过敏性口炎与疱疹性龈口炎鉴别要点

1）前者多有用药史,后者多有感冒、发热史。

2）前者口内病损面积较大,形状不规则,但较少累及牙龈,后者病损为成簇的小水疱,破溃后融合形成大小不等的溃疡,多伴牙龈红肿。

3）前者皮损多累及四肢、躯干等,后者仅累及口周皮肤。

4）前者复发与再用药有关,后者复发多与机体抵抗力下降有关。

（2）药物过敏性口炎与寻常型天疱疮鉴别要点

1）前者多可追溯到明确的用药史,后者是一种自身免疫性大疱性疾病,发病原因不明。

2）前者为急性发病,后者为慢性病程。

3）前者口腔损害炎症反应较重,渗出较多,后者一般炎症反应较轻微。

4）前者皮肤损害多为红斑或在红斑基础上的水疱,后者是在外观正常的皮肤上出现薄壁大疱。

5）前者无特异性的病理学改变,往往只表现为急性炎症反应,后者具有棘层松解或上皮内疱的特征性病理表现。

（3）药物过敏性口炎与黏膜创伤性血疱鉴别要点

1）前者多有用药史,后者有口腔黏膜创伤史。

2）前者疱内容物为透明液体,后者为血液。

3）前者多伴皮损,后者无。

4）前者有的全身反应较重,后者多无全身反应。

（4）药物过敏性口炎与多形红斑鉴别

1）前者病因为致敏药物,后者病因不明,可为药物,也可为其他食物、微生物、花草等。

2）前者波及唇红多为黄褐痂皮,后者多为紫黑厚血痂。

3）前者波及皮肤出现不具特色的红斑、丘疹、水疱,后者波及皮肤多出现"靶形"红斑。

此外,本病还需与糜烂型口腔扁平苔藓、口腔念珠菌病、接触性口炎等疾病进行鉴别。

【病情评估】

1. 轻微病例仅波及口腔。

2. 较严重病例可累及眼部、外阴等其他体窍黏膜,如眼部出现结膜炎、外阴出现红斑、糜烂损害等。

3. 重型药物过敏反应发病较急,患者初期常自觉疲倦不适,可有咽痛、头痛、恶心、呕吐、腹泻及高热(39~40℃)等症状,严重者可出现昏迷;随后,全身皮肤、体窍黏膜可出现广泛的红斑、水疱、糜烂面;严重者累及内脏,可出现肝肾功能障碍、电解质紊乱、内脏出血等并发症而致死。

【临床处理】

1. 治疗原则

(1)停用可疑药物,避免接触类似药物。

(2)多饮水或输液以加速致敏药物的排出。

(3)全身抗过敏治疗结合局部对症治疗,注意保持病损部位的清洁,预防继发感染。

(4)用药力求简单,以免再次过敏。

(5)出现皮肤、眼部等其他部位损害者,应及时转入相应专科治疗。

(6)因药物过敏性口炎引起的疼痛影响进食时,需加强全身支持治疗。

2. 治疗要点

(1)首先应尽量帮助患者寻找并立即停用可疑致敏药物,同时停用可能与该可疑致敏药物存在类似结构的药物,防止药物交叉过敏反应的发生。向患者交代今后禁用此类药物及慎用各种药物。

(2)全身抗过敏治疗

1)抗组胺药物:该类药物可抑制炎症活性介质的释放,降低机体对组胺的反应,减少各种超敏反应症状。常用的抗组胺药物包括:氯雷他定、氯苯那敏、西替利嗪、非索非那丁等。部分抗组胺药物应用时可能出现嗜睡、眩晕、头痛、口干等不良反应,可在停药后消失。

2)糖皮质激素类药物:该类药物可减少免疫活性物质的形成及释放,从而减轻过敏反应的充血、水肿、渗出等症状,对各型超敏反应都有不同程度的疗效。该类药物的使用应视病情轻重而定,多短期使用。病情较重者,可给予氢化可的松静脉滴注,用药3~5天,待病情控制后可改口服泼尼松;病情较轻者,可给予泼尼松15~30mg/d,一般用药一周后病情可缓解。应严格掌握适应证和禁忌证,用药期间注意监测其毒副作用。

3)肾上腺素:该类药物可激活腺苷酸环化酶,促进环磷酸腺苷增加,并可抑制多种致敏活性物质的释放,从而减轻过敏反应引起的充血、水肿、渗出等反应,还可缓解平滑肌痉挛。若病情特别严重时,应立即给予肾上腺素皮下注射。患有心血管疾病、甲亢、糖尿病等疾病者慎用或禁用此类药物。

(3)全身支持治疗:10%葡萄糖酸钙加维生素C静脉注射可增加血管致密性,减少渗出,减轻炎症反应。症状严重者,尤其是中毒性表皮坏死松解症患者,因体内蛋白质、水分及其他营养物质会大量丢失,故应注意补充蛋白质及维生素,保持水、电解质平衡。

(4)局部对症治疗:局部对症治疗的目的是消炎、止痛、促进愈合、防止继发感染。可用0.02%氯己定溶液含漱及唇部湿敷,局部涂擦金霉素倍他米松糊剂或地塞米松糊剂等;皮肤病损可局部涂抹炉甘石洗剂、氟氢可的松软膏等。

(5)应急情况的处理:出现呼吸困难时应立即皮下注射肾上腺素,必要时行气管切开。

(6)特异性脱敏治疗:用已确定的过敏药物的变应原浸出液,经小剂量多次接触患者机体,逐渐增加机体的特异性免疫球蛋白封闭性抗体(主要为IgG),封闭抗体与变应原结合使之被清除,从而提高机体对致敏原的耐受能力,避免再次过敏。

(7)对于大多数病例,如果及时停用可疑药物,给予适当的全身及局部治疗,预后良好。少数重症患者预后较差,应予积极治疗,若抢救不及时,可能危及生命。

第二节　过敏性接触性口炎

过敏性接触性口炎是指超敏体质者的口腔黏膜直接接触一般无毒害物后所引起的局部组织超敏反

应,其表现为口腔黏膜的炎症性病损。临床损害常表现为口腔黏膜红斑、水疱、糜烂、苔藓样反应等,常伴疼痛、烧灼、瘙痒等症状。它不包括由强酸、强碱、高温或强刺激性食物等直接刺激所造成的黏膜损伤。随着食品及其添加剂种类不断增多,口腔护理用品、牙科材料、美容用品及治疗药物的多样化发展,该病发病率呈上升趋势。

【病因和发病机制】

1. 过敏性接触性口炎多为迟发型超敏反应,即Ⅳ型超敏反应,但临床中多为混合型(仍以Ⅳ型超敏反应为主)。接触物本身并不具有刺激性,仅超敏体质者与其接触后发生超敏反应,在接触部位出现炎症性病损。

2. 常见的致敏物质包括义齿修复材料中的甲基丙烯酸甲酯、自凝塑料中的未聚合单体、牙科充填材料中的银汞合金充填物、修复治疗所用的金属冠、正畸治疗中所用橡皮圈、咬合垫、金属弓丝等,还有唇膏、牙膏、口香糖、某些食物以及局部药物制剂,如抗生素软膏等。

3. 致敏物质多数为半抗原,作用于超敏体质患者后,这些半抗原与上皮细胞膜的载体蛋白及上皮内的抗原递呈细胞表面抗原结合,形成完全抗原后作用于机体,可使T淋巴细胞致敏并大量增殖。当再次接触相同过敏原后,致敏的T淋巴细胞就会分化增殖,直接杀伤靶细胞或释放淋巴因子,引起以单核/巨噬细胞、嗜酸性粒细胞及浆细胞浸润,细胞变性坏死为主的局部超敏反应性炎症。

【临床表现】

1. **超敏反应的发生时间**　一般发病较迟缓,多在接触致敏物质后7~10天才出现病理反应,故称迟发型超敏反应,再次接触致敏物质后潜伏期可缩短至12~72小时。

2. **口腔损害特点**　病损主要位于与致敏物质直接接触的部位,但也可向周缘扩展,其邻近组织也可累及。发病初期口腔黏膜出现轻度充血,患者可自觉轻度灼痛;较严重者可在接触部位发生水疱,水疱很快破溃后形成糜烂面,患者疼痛加剧。不同致敏原所致的口腔损害表现可能不同:

(1) 修复材料引起的损害常表现为与义齿基托相接触的口腔黏膜充血,也可形成水疱,水疱破溃后遗留糜烂面,患者可有较明显的灼烧刺痛感。

(2) 金属材质充填或修复材料(如银汞合金充填材料,含锡、铜、锌、钯的修复冠等)引起的损害多表现为与充填物或修复材料对应的口腔黏膜充血,可出现白色条纹状病变,因此,称为苔藓样反应。患者有轻度烧灼不适感,水疱、糜烂较少见。

(3) 由唇膏或纹唇所致的超敏反应多见于青年女性,唇红部出现红肿、糜烂、结痂,患者自觉瘙痒感明显。出血明显时可见紫色痂壳,如有继发感染,则有脓性分泌物及痂壳,患者常自觉疼痛较明显,唇运动受限。

(4) 局部应用抗生素等药物制剂引起的过敏反应,多在用药部位出现充血、肿胀、水疱、糜烂,患者自觉明显瘙痒不适。

(5) 过敏性接触性口炎一种较特殊的口腔表现为浆细胞性龈炎。主要临床表现为附着龈广泛的红斑和水肿。病理检测可见大量浆细胞浸润。可与口腔保健或美容用品、口香糖等有关,但部分病例病因不明。需与恶性浆细胞病进行鉴别,如多发性骨髓瘤、浆细胞瘤等。

【实验室检查】

1. **血常规、血糖、小便常规**　部分患者可出现嗜酸性粒细胞计数增高。

2. **组织病理**　表现为急性炎症性改变,可见上皮细胞内及细胞间水肿,血管扩张充血,炎细胞浸润,苔藓样变病损可见部分上皮细胞颗粒层增生,表层轻度角化。

【诊断和鉴别诊断】

1. **诊断依据**　根据较明确的口腔局部接触异物或药物等过敏原病史以及典型的临床表现即可诊断。口腔黏膜的病损范围与致敏物涉及范围相一致或略向四周延伸扩展。口腔黏膜的病损特点为与致敏物接触的黏膜出现充血、水疱及糜烂。一旦去除致敏物,损害可自行缓慢愈合。斑贴试验、放射性过敏原吸附试验等辅助检查也有助于确诊。

2. **鉴别诊断**

(1) 义齿所致过敏性接触性口炎与义齿性口炎的鉴别要点

1) 前者为过敏性疾病,后者为念珠菌所致感染性疾病。

2）前者多为急性发作,病程较短,后者呈慢性病程,病程较长。

3）前者在与义齿直接接触的口腔黏膜均可累及,后者好发于上腭及牙龈。

4）前者损害特点为黏膜红肿、起疱、糜烂,后者多为黏膜萎缩、充血,部分病例可出现可拭掉的白色假膜。

（2）银汞合金充填体所致苔藓样反应与口腔扁平苔藓的鉴别要点

1）前者为过敏性疾病;后者病因不明确,与免疫、精神、内分泌、系统性疾病等多种致病因素相关。

2）前者多为急性发作,病程较短;后者呈慢性病程,病情常迁延反复。

3）前者累及与充填物直接接触的黏膜或略向周缘扩展;后者可发生于口腔黏膜的任何部位,以颊、舌部最为多见,常对称发生,也可累及皮肤及甲床。

4）前者在去除局部银汞合金充填体后可逐渐消退,后者需进行综合治疗,疗程一般较长。

（3）过敏性接触性口炎与药敏性口炎的鉴别要点

1）前者发病病因强调与口腔黏膜直接接触;后者为药物通过各种途径进入体内后引发。

2）前者致敏物可不限于药物,后者仅限为药物引起。

3）前者为迟发型超敏反应,一般发病较为迟缓;后者为Ⅰ型超敏反应,发病较急。

（4）过敏性接触性口炎与原发性接触性口炎的鉴别要点

1）前者为超敏反应引起;后者为食物、药物或毒物自身的毒性、刺激性或腐蚀性引起。

2）前者发病较迟;后者发病较急,可在接触致病物后数秒或者数分钟后发生。

【病情评估】

目前国际尚无统一的病情评估标准。一般较为轻微,仅波及与致敏物接触的口内黏膜部位。

【临床处理】

1. 治疗原则

（1）积极寻找可疑致敏物,立即停用或去除可疑致敏物。

（2）如致敏物不明确,可实行"诊断性治疗",即去除可疑致敏物质,密切观察病损愈合情况。

（3）以局部用药为主,消炎止痛,促进病损愈合,严重者可辅以全身用药。

（4）用药力求简单无刺激,以免引发新的过敏反应。

2. 治疗要点

（1）首先应找出并立即停用可疑致敏物质。如为义齿修复材料或牙科充填材料应及时去除并更换;如为可疑局部药物或唇膏等化妆品,应及时停用。并向患者交代今后尽量减少接触此类致敏物质。

（2）局部药物治疗:局部治疗以对症治疗、预防继发感染为主。病损区域可用0.02%氯己定等作唇部湿敷或含漱;疼痛明显者可用苯佐卡因凝胶、利多卡因凝胶涂擦于局部;局部病损处可涂抹消炎、防腐类药物制剂,如金霉素倍他米松糊剂、曲安奈德口腔软膏、中药养阴生肌散等。局部使用的药物应注意避免使用易致敏药物。

（3）病情较重者可辅以全身药物治疗:过敏性接触性口炎患者应尽量减少全身药物的使用,以避免接触新的过敏原加重过敏反应。但若患者病情较重,可酌情选用全身用药。可小剂量、短疗程服用抗组胺药物或糖皮质激素。

（4）用药应力求简单且无刺激性,防止诱发新的超敏反应。

（5）本病预后良好,去除可疑致敏物后超敏反应可缓慢消除。若为超敏体质者,应尽量避免接触易致敏物质,如唇膏、自凝塑料义齿、银汞合金充填材料等,若反复接触,则可能复发。

第三节 血管神经性水肿

血管神经性水肿又称"巨型荨麻疹",为一种急性局部超敏反应型的黏膜皮肤水肿,属于Ⅰ型超敏反应性疾病。

【病因和发病机制】

1. 食物因素 包括鱼、虾、蟹、蛋奶类、某些食物添加剂及保存剂等。

2. **药物因素**　血管紧张素转换酶抑制剂、磺胺类、青霉素、血清制品等。

3. **感染因素**　细菌、病灶、上呼吸道病毒感染、真菌、肠道寄生虫感染等。

4. **精神因素**　精神压力较大、情绪激动等。

5. **物理因素**　日光、外伤、压迫、寒冷刺激等。

6. **遗传因素**　家族性遗传，被认为是常染色体显性遗传疾病。

血管神经性水肿属于Ⅰ型超敏反应，其潜在病理机制可大致分为由组胺（肥大细胞介导）或缓激肽介导。当抗原或半抗原进入机体后作用于浆细胞，产生IgE，与肥大细胞表面的特异性受体相结合，当第二次接触到相同抗原时，肥大细胞脱颗粒，释放出大量的组胺、缓激肽、5-羟色胺、慢反应物质等生物活性物质，引起小血管及毛细血管扩张和通透性增加，大量液体突然从血管渗透到疏松的组织中，故使组织迅速肿胀。某些组胺释放剂类药物，如阿司匹林、多黏菌素B、放射造影剂等均可引起效应途径的非免疫活化，导致血管神经性水肿的发生。

此外，血管性水肿也可能以非IgE介导的形式出现，如慢性自发性荨麻疹的伴随表现，通常用常规的抗组胺药治疗。还有其他非IgE介导的直接肥大细胞激活和组胺释放形式，通常是由药物引起的，它们可能导致血管水肿。

缓激肽介导的血管性水肿还包括遗传性血管性水肿（HAE），由C1酯酶抑制剂（INH）缺乏和血管紧张素转换酶（ACE）抑制剂诱导的血管性水肿引起的血管性水肿。

遗传性的血管神经性水肿是由于杂合的C1-INH缺陷导致的常染色体显性遗传，发生率为1∶50 000，无种族和性别差异。获得性的血管神经性水肿近年来随着血管紧张素转换酶抑制剂的广泛应用而日益增多，平均发病率可达0.3%。

【临床表现】

1. **好发人群**　可发于各年龄段，少数患者可能有家族遗传因素。有时可查及患者近期有食物或药物过敏史。

2. **口腔损害特点**　突发局限性肿胀，症状持续数小时至数天。好发于头面部疏松结缔组织处，多为单发，偶见两处以上部位，以上唇最为多见，上唇肥厚，有瓦楞状沟，色泽淡红，如为深部组织水肿则色泽正常。扪肿胀区有弹性，质略韧，无压痛及波动感。症状体征可在数小时或1~2日内消退，不遗留痕迹，但易复发。随复发次数增多而消退变慢或不能完全消退，转为慢性。

3. **全身症状**　一般无全身症状，少数严重患者可出现会厌处水肿，导致呼吸困难甚至窒息。

【实验室检查】

实验室检查包括血常规、血糖、尿常规等项目，可酌情行过敏原检测和免疫功能检查。

【诊断和鉴别诊断】

1. **诊断依据**　包括病史及典型的临床表现。

（1）急性发病，好发部位为头面部疏松结缔组织处，上唇多见。

（2）局限性水肿，界限不清，扪之质韧有弹性，无波动感。

（3）病变消失迅速，不留痕迹，可反复发作。

（4）部分患者可能存在食物或药物过敏史。

（5）遗传性血管性水肿国际工作组（hereditary angioedema international working group）在2014年发表的共识中指出，当患者出现不伴有风疹块的复发性血管水肿症状时，诊断血管性水肿。另外，还指出应当将遗传型与非遗传型区分开。存在以下几点时，将其诊断为遗传型血管性水肿，即：①二级亲属以内存在血管性水肿家族史；②存在与血管性水肿有关的SERPING 1或F12基因突变；③C1-INH家族性缺乏。其余则为获得性。

（6）当血管神经性水肿复发并不伴有明显风疹块时，应当将血管性水肿诊断为不同的疾病，出于此原因，欧洲过敏和临床免疫学研究院赞助了一项旨在对血管性水肿进行分类（表3-4-3-1）的共识会议。

2. **鉴别诊断**　血管神经性水肿需与颌面部蜂窝织炎鉴别要点：

（1）前者为过敏性疾病，常有食物或药物过敏史，后者病因多为牙源性细菌感染或其他口腔感染病灶。

（2）前者发病突然、迅速,后者较缓慢。

（3）前者病损区无压痛,无波动感,后者病损区红、肿、热、痛,压痛明显可伴有波动感。

（4）前者的肿胀可自行消退,后者不治疗不会自行消退,晚期可出现溢脓,需给予抗感染治疗。

（5）前者口腔 X 线检查正常,后者多有根尖阴影或牙槽骨吸收。

【病情评估】

1. 该病一般为急性发作,若反复发作或持续时间较长则可转变为慢性。慢性血管神经性水肿:常在接触变应原十几个小时后发病,多表现为同一部位反复发作的水肿,临床表现与急性血管神经性水肿相似,但症状持续时间较长。

2. 如肿胀发生在舌、腭部则可导致口腔功能障碍,如肿胀发生在会厌处会影响呼吸甚至导致窒息。一般无全身症状,少数严重患者可出现会厌处水肿,导致呼吸困难甚至窒息。

【临床处理】

1. 治疗原则

（1）寻找并及时隔离变应原,消除症状,防止复发。

（2）症状轻微者,仅观察,可不予药物治疗。

（3）症状严重者局部对症治疗,全身抗过敏、抗感染治疗。

（4）呼吸困难者需行积极的抢救。

2. 治疗要点

（1）全身药物治疗

1）抗组胺类药:包括氯雷他定、非索非那丁等。

2）糖皮质激素:病情较重者可给予泼尼松 15~30mg/d,病情缓解后停药。

3）10% 葡萄糖酸钙加维生素 C 静脉注射可增加血管致密性,减少渗出,减轻炎症反应。

4）抗休克的血管活性药物:病情严重者可皮下注射 0.1% 肾上腺素 0.25~0.5ml,视病情可重复注射,心血管疾病患者慎用。

（2）局部药物治疗:可酌情选用 0.02% 氯己定溶液和糖皮质激素制剂。

（3）对呼吸窘迫患者应立即进行积极抢救。

（4）根据 Cicardi M 等发表的共识,总结出不同分类对应的治疗策略（表 3-4-3-1）。

表 3-4-3-1 血管性水肿分类及其治疗策略

血管性水肿	分类	治疗策略
获得性血管性水肿	特发性组胺激活型（IH-AAE）	血管性水肿最常见形式。抗组胺药物和糖皮质激素是最基础的药物
	特发性组胺非激活型（INH-AAE）	关于该型的预防性治疗,大部分数据指向使用氨甲环酸。对于有血栓性疾病的患者,则禁用氨甲环酸。替代药物可选择环孢菌素或 IgE 抗体,但治疗策略经验有限
	ACEI 相关获得性血管性水肿（ACEI-AAE）	病理生理学提示,缓激肽靶向药物经许可治疗 C1 抑制剂缺乏症所致的 HAE,也可有效地逆转 ACEI-AAE 的症状。缓激肽药物对于 ACEI-AAE 的疗效处于临床试验阶段
	C1-INH 缺陷型获得性血管性水肿（C1-INH-AAE）	抗纤溶药物（即氨甲环酸）在 C1-INH-AAE 中的作用比遗传型更有效,专家建议将其作为预防 C1-INH-AAE 首选药物
遗传性血管性水肿	C1-INH 缺陷型遗传性血管性水肿（C1-INH-HAE）	该型治疗旨在避免死亡率和减少发病率。掌握家庭自救方法,即皮下注射或静脉给药。如果以上方法无效,则需要持续的预防性治疗,可使用弱雄激素、血浆来源的 C1-INH 等
	FXⅡ突变型遗传性血管性水肿（FXⅡ-HAE）	两者对于抗组胺和糖皮质激素类药物均不敏感。有几种可能的治疗方案,包括 C1-INH 剂、艾替班特、Ecallantide、黄体酮、达那唑和氨甲环酸。目前使用这些新的治疗方法进行的对照研究较少
	未知原因的遗传性血管性水肿（U-HAE）	

第四节　多形红斑

多形红斑是发生在黏膜、皮肤的一种原因不明的急性渗出性炎症性疾病。

【病因和发病机制】

1. **食物因素**　包括鱼、虾、蟹等。

2. **药物因素**　如磺胺类、青霉素、血清制品如破伤风抗毒素、奎宁、异烟肼等。

3. **感染因素**　单纯疱疹病毒是最常见的病因,其他感染因子,如肺炎支原体、丙型肝炎病毒、柯萨奇病毒、链球菌、结核杆菌、梅毒螺旋体或组织胞浆菌等也可能引发多形红斑。

4. **系统疾病因素**　如白血病、淋巴瘤等肿瘤,红斑狼疮等结缔组织病,结节病及其他体内慢性病灶均可能与多形红斑有关。

5. **精神因素**　精神紧张所导致的应激反应等。

6. **物理因素**　日光、X 射线、寒冷刺激等。其中寒冷刺激诱发的多形红斑较为多见。

7. **其他因素**　妊娠、月经、接触花粉等。

该病是一种多因素疾病,发病机制尚无定论。有学者认为多形红斑属于某些致敏物质导致皮肤-黏膜小血管的过敏反应,其发病机制可能与抗原-抗体变态反应有关;还有观点认为多形红斑发病不仅是传染因子直接侵入机体所致,还有可能是体内原有的病原体作用于机体以致发病;近年来研究认为细胞介导的免疫反应在多形红斑发生中起重要作用。

【临床表现】

1. **好发人群**　多形红斑的发病率大概为 0.01%~1%,任何年龄均可发病,以青壮年多见,男性稍多,另有 20% 发生在儿童。常在春季和秋季发病。

2. **前驱症状**　约 1/3 病例有前驱症状,发病前多有头痛、低热、倦怠、关节痛、咽喉痛、咳嗽等前驱症状。

3. **口腔损害特点**　病损分布广泛,好发于唇、颊、舌、腭等部位。病损起始黏膜充血水肿,有时可出现红斑和水疱,疱破溃后继发为大面积糜烂,糜烂表面有大量较厚假膜,甚至形成胶冻样团块而影响张口。病损易出血,疼痛明显。严重的多形红斑患者可出现含血唾液,口臭明显。唇部可形成紫黑色厚血痂,唇部多而厚的血痂是多形红斑一个突出表征。颌下淋巴结肿大,伴压痛。

4. **皮肤损害特点**　病损在几天内迅速出现,为多种形态的红斑、丘疹或水疱样损害,有瘙痒感和灼烧感。典型病损为虹膜状红斑,即直径为 0.5cm 左右的圆形红斑,中心有粟粒样大小的水疱,又称靶形红斑,多见于踝部,腕部及手背。发病从双手开始,呈对称性向心分布于躯干处。炎症后色素沉着过度在皮肤黝黑的个体中很常见,可持续数月,并且可能因阳光照射而加重。

5. **斯约综合征**　少数多形红斑患者除口腔、皮肤损害外,还同时伴有眼、鼻腔、外阴、肛门、尿道、直肠等黏膜受累,特别是眼睛的病变较严重。

6. **该病具有自限性,轻者 2~3 周可愈合**　多形红斑的复发患者平均每年发作 6 次(2~24 次),发作通常持续 1 周。平均病程 9.5 年,约 20% 的病例可得到缓解。一般预后良好,但若出现严重并发症可导致死亡。

【实验室检查】

1. **血常规、血糖、尿常规等项目**　部分患者可出现嗜酸性粒细胞增多。

2. **组织病理学检查**　主要表现为非特异性炎症,一般可见细胞间及细胞内水肿,基底细胞液化变性和个别角朊细胞坏死。血管扩张,周围有以淋巴细胞为主的炎细胞浸润。

【诊断和鉴别诊断】

1. **诊断要点**

(1) 急性病程,通常在 3~5 天内出现,1~2 周内消退。从发病到消退的时间一般小于 4 周。春、秋季常见,患者常有发病前用药史或摄入某种食物等诱发因素。

(2) 口腔损害为广泛的充血、水肿及大面积糜烂,渗出多,假膜厚,疼痛剧烈,唇红糜烂伴厚血痂。

（3）皮肤损害典型的为虹膜状红斑,又称靶形红斑,多见于踝部、腕部及手背。

（4）重症者全身反应较重。

2. **鉴别诊断**

（1）多形红斑与过敏性接触性口炎的鉴别要点

1）前者病因不明,后者多为局部接触过敏原所致。

2）前者发病急,后者较慢。

3）前者病损范围较为广泛,可累及口腔黏膜、皮肤,后者病损范围为与致敏物接触部位未伴其他区域损害。

4）前者可复发,后者去除致敏原后一般不复发。

（2）多形红斑与药物性过敏性口炎的鉴别要点

1）前者病因不明,后者多为进入体内的药物所致。

2）前者唇部糜烂伴厚血痂,后者唇部渗血少伴黄褐色痂。

3）前者皮肤病损多为靶形红斑、环状红斑,后者皮肤损害多为红斑、丘疹、水疱。

4）前者可复发,后者去除致敏药物不复发。

（3）多形红斑与盘状红斑狼疮的鉴别要点

1）前者病因不明,可能与过敏有关,后者为皮肤-黏膜慢性结缔组织疾病。

2）前者起病急骤,后者病程较慢,病情反复。

3）前者唇部糜烂伴厚血痂,后者唇部呈凹陷性红斑伴糜烂结痂,唇内侧可见放射短白纹,唇红与皮肤交界不清晰。

4）前者皮肤病损多为靶形红斑、环状红斑,后者皮肤病损多为覆盖灰褐色附着性鳞屑的圆形或不规则红斑。

5）前者组织病理为非特异性炎症,后者为上皮过角化或不全角化、棘层萎缩、基底细胞层液化变性,可见角质栓,血管周围可见炎细胞浸润,免疫荧光可见基底层有粗细不均的 IgG 荧光带。

（4）多形红斑与固定性药疹的鉴别要点

1）前者皮肤病损多为靶形红斑,后者为色深斑块伴或不伴中心坏死,病损较少且有明确的用药史。

2）前者组织病理为非特异性炎症,后者为浸润深度越深,中性粒细胞越少。

【病情评估】

根据发病累及的范围以及严重程度,将多形红斑分为轻型和重型。当皮肤受累面积 <10%,黏膜受累程度轻微甚至无受累为轻型;而皮肤受累面积广泛且具有特征性,口腔以及其他黏膜同时受到影响则为重型。

【临床处理】

1. **治疗原则**

（1）积极寻找并消除可疑的致病因素。

（2）全身抗过敏及支持治疗。

（3）局部对症治疗,消炎,止痛,促愈合,防止继发感染。

（4）重型多形红斑患者应及时转入相关专科住院治疗。

2. **治疗要点**

（1）详细询问患者的系统病史、过敏史、近期有无进食特殊食物及药物、有无特殊的日常接触物等,以便找出可能的致病因素。

（2）全身药物治疗

1）糖皮质激素:可给予小剂量短疗程的泼尼松;重症者给予氢化可的松 100~200mg 加入 5%~10% 葡萄糖 1 000~2 000ml 静脉滴注,病情缓解后停药。注意此类药物的毒副作用。

2）抗组胺类药:包括氯雷他定、非索非那丁等。

3）10% 葡萄糖酸钙加维生素 C 静脉注射可增加血管致密性,减少渗出,减轻炎症反应。

（3）局部药物治疗：可用 0.02% 氯己定含漱液含漱及唇部湿敷，用地塞米松糊剂、利多卡因凝胶涂搽口腔损害，皮肤病损可涂搽炉甘石洗剂和氟氢可的松软膏。

（4）支持治疗：病情较重者需给予营养支持，调节电解质平衡。

（周红梅）

参 考 文 献

［1］周红梅,周刚,周威等.口腔黏膜病药物治疗精解［M］.北京:人民卫生出版社,2010.

［2］李秉琦.李秉琦实用口腔黏膜病学［M］.北京:科学技术文献出版社,2011.

［3］Wheatley LM,Plaut M,Schwaninger JM,et al. Report from the National Institute of Allergy and Infectious Diseases workshop on drug allergy［J］.J Allergy Clin Immunol,2015,136(2):262-71.e2.

［4］Feller L,Wood NH,Khammissa RA,et al. Review:allergic contact stomatitis［J］. Oral Surg Oral Med Oral Pathol Oral Radiol, 2017,123(5):559-565.

［5］Lerch M,Mainetti C,Beretta-Piccoli BT,et al. Current Perspectives on Stevens-Johnson Syndrome and Toxic Epidermal Necrolysis［J］. Clin Rev Allergy Immunol,2018,54(1):147-176.

［6］Lerch M,Mainetti C,Beretta-Piccoli BT,et al. Current Perspectives on Erythema Multiforme［J］. Clin Rev Allergy Immunol, 2018,54(1):177-184.

［7］Cicardi M,Aberer W,Banerji A,et al. Classification,diagnosis,and approach to treatment for angioedema:Consensus report from the Hereditary Angioedema International Working Group［J］. Allergy,2014,69(5):602-616.

［8］Fok JS,Katelaris CH. Angioedema Masqueraders［J］. Clinical & Experimental Allergy,2019,49(10):1274-1282.

第五章　口腔黏膜大疱类疾病

第一节　天　疱　疮

天疱疮是一种累及皮肤-黏膜的严重的慢性自身免疫性大疱性疾病,以慢性迁延的皮肤-黏膜松弛性薄壁大疱为特点。临床上根据其病损特点分为寻常型、增殖型、落叶型和红斑型,其中,寻常型天疱疮最常发生口腔损害。

【病因和发病机制】

天疱疮的病因尚不明确,可能与病毒感染、遗传、环境、药物等因素有关。

1. **病毒感染**　肝炎病毒的 DNA 可通过酶联免疫实验在天疱疮患者的外周血单核细胞内及皮肤病损区检测到,据此认为天疱疮的发生与肝炎病毒感染有关。

2. **遗传因素**　具有家族性趋向的天疱疮病例报道使研究者们注意到该病的发生与基因表型间的关系。研究表明,90% 的寻常型天疱疮患者显示了 HLA-DR4 频率表达的增加,据此认为天疱疮可能属于HLA 相关性自身免疫性疾病。

3. **环境因素**　如紫外线照射、环境污染等。

4. **药物因素**　含有巯基结构的药物,如青霉胺及甲巯丙脯氨酸可能与天疱疮的发生有关;另外,含有活化的酰胺基团的药物,如酚类药物、利福平等也可能与该病相关。

5. **其他因素**　包括细菌感染、微量元素缺乏、代谢障碍、内分泌变化等。

目前天疱疮的发病机制多认同自身免疫发病学说,其核心是出现棘层松解。主要过程如下:不明刺激原导致棘细胞间黏合物质成为自身抗原,产生循环天疱疮抗体,抗原抗体在棘细胞膜表面结合,细胞间正常的附着机制被干扰,细胞间黏合物质被破坏,最终致棘层松解,细胞间出现裂隙,如果液体进入裂隙聚集贮存,则可形成上皮内疱。

【临床表现】

1. **好发人群**　发病年龄分布在 25~60 岁之间,高峰年龄段为 40~60 岁,无明显性别差异。

2. **临床表现**

(1)寻常型天疱疮

1)口腔损害特点:均好发于易受摩擦的部位,如上腭、颊、牙龈。基本损害为松弛性薄壁大疱,疱易破溃,留下鲜红糜烂面。

2)皮肤损害特点:基本病损亦为壁薄易破的松弛性大疱,疱破溃后遗留湿红糜烂面,继而结痂,愈合后有色素沉着。

3)尼氏征、揭皮试验和探针试验均为阳性。

4)损害无自愈性,特别是口腔损害较难愈合。

5)全身症状:可出现发热、无力、厌食等症状,严重者可出现恶病质,常合并继发感染。

(2)增殖型天疱疮

1）口腔损害特点：与寻常型基本相同，只是剥落面呈乳头状或疣状增生，在唇红缘增殖较明显。

2）皮肤损害特点：以腋窝、脐部、口角等皮肤皱褶部位和黏膜皮肤交界处最为明显。表现为大疱，疱破后基底部发生乳头状增殖，上覆黄痂及渗出物，有腥臭味，周围有窄的红晕。

3）尼氏征阳性。

4）病情时轻时重，如继发严重感染可致命。

（3）落叶型天疱疮

1）口腔损害特点：较少且轻微，口腔黏膜的外观可表现为完全正常或仅有轻微红肿。

2）皮肤病损与寻常型天疱疮类似，表现为松弛性大疱，大疱干瘪成鳞屑状痂皮，边缘翘起呈落叶状，类似剥脱性皮炎，可有黏稠味臭的黄色液体渗出。

3）尼氏征阳性。

4）全身症状较轻，预后较寻常型好。

（4）红斑型天疱疮

1）口腔损害特点：少见。

2）皮损损害特点：表现为躯干、四肢、面部对称性红斑，在红斑基础上可形成小疱，疱破结痂呈鳞屑状，似全身性红斑狼疮的损害表现。

3）尼氏征阳性。

4）全身症状轻，有的病例可自然缓解。

【实验室检查】

1. 脱落细胞学检查　通过涂片镜检可见典型的棘层解体细胞，即天疱疮细胞。

2. 组织病理学检查　有上皮内疱、棘层松解特征。

3. 直接免疫荧光检测　棘细胞间有免疫球蛋白和补体沉积。

4. 间接免疫荧光检测　患者血清学检测存在抗棘细胞层的循环抗体，抗体效价大于 1∶50 时有确诊意义。

5. 特异性自身抗体检测　是一种简便、敏感、特异性高的天疱疮血清学诊断方法，采用酶联免疫吸附实验检测桥粒芯糖蛋白 1（DSg1）和桥粒芯糖蛋白 3（DSg3）。

6. 2018 年"天疱疮的诊断和治疗：国际专家小组的建议"中提出在使用糖皮质激素或免疫抑制剂之前，应先进行以下基本检查—血细胞计数、空腹血糖、电解质、肝肾功能、乙型肝炎病毒、丙型肝炎病毒、艾滋病毒、结核菌素试验、孕检、骨密度检查、眼科检查等。

【诊断和诊断鉴别】

1. **诊断依据**　包括典型的临床表现、组织病理学检查、直接免疫荧光、特异性自身抗体检测等。

2. **诊断鉴别**

（1）寻常型天疱疮与黏膜类天疱疮鉴别要点

1）前者多发于中年人，后者老年人多见。

2）前者发病无明显性别差异，后者女性多见。

3）前者口腔损害好发于咽旁等易受摩擦部位，无瘢痕形成，后者多见于牙龈，多有瘢痕。

4）前者皮损多见，为松弛性薄壁大疱，后者皮损少见，为张力性厚壁大疱。

5）前者尼氏征阳性，后者阴性。

6）前者多无眼部损害，后者眼部常有累及。

7）前者预后不良，后者预后相对较好。

8）前者组织病理学特点为棘层松解、上皮内疱，后者无棘层松解，为上皮下疱。

9）前者直接免疫荧光见免疫球蛋白在上皮细胞间沉积，后者可见免疫球蛋白和补体沿基底细胞膜带沉积。

（2）寻常型天疱疮与多形红斑鉴别要点

1）前者为慢性病程，后者为急性发病。

2) 前者损害炎症反应一般较轻,后者较重。

3) 前者口腔损害尼氏征和探针试验为阳性,后者为阴性。

4) 前者在外观正常的皮肤上出现大疱,后者皮损多为形态各异的红斑或在红斑基础上的水疱。

(3) 寻常型天疱疮与副肿瘤性天疱疮鉴别要点

1) 后者黏膜损害比前者更严重、顽固。

2) 后者皮肤损害比前者广泛且呈多形性。

3) 前者无内脏肿瘤,后者存在隐匿的内脏肿瘤。

4) 前者不合并肺部损害,后者 20%~30% 病例可合并肺部损害,表现为细支气管的炎症等,且病情较重,常为致死原因。

【病情评估】

可根据病损波及范围及面积对患者进行以下评估:

1. 口腔黏膜损害广泛、活跃,伴广泛活跃的皮肤损害,同时患有全身疾病如糖尿病、高血压等,归为严重病例,应及时将患者转入皮肤专科住院治疗。

2. 口腔黏膜损害广泛、活跃,伴有局限性皮肤损害,为较严重病例,应口腔黏膜专科和皮肤专科联合治疗。

3. 口腔黏膜损害广泛、活跃,但无皮肤损害,为一般严重病例,在口腔黏膜专科进行全身和局部联合治疗。

4. 口腔黏膜损害范围较局限,且无皮肤损害,为轻微病例,可在口腔黏膜专科进行全身和局部联合治疗。

【临床处理】

1. 治疗原则

(1) 糖皮质激素是首选治疗药物。

(2) 辅以免疫抑制剂、血浆置换法等综合治疗方法。

(3) 天疱疮的治疗效果与病情的严重程度和治疗的早晚有关,应尽量做到早期诊断、早期治疗。

(4) 如患者出现广泛活跃的皮肤病损,应及时转入皮肤专科治疗。

2. 治疗要点

(1) 全身药物治疗

1) 糖皮质激素类药物:其主要作用机制是抗炎和抑制免疫。早期合理使用糖皮质激素是治疗成功的关键。使用中应遵循严格的用药原则:起始控制阶段应足量、从速,减量维持阶段应渐减、忌燥。同时应综合考虑病情及患者个体情况选择首剂量。对于严重的天疱疮患者,可选用冲击疗法。用药期间应严密观察,定期检查,避免发生严重的毒副作用。

2) 免疫抑制剂:对糖皮质激素反应差或无法承受较大剂量激素者,可联合使用免疫抑制剂。有糖皮质激素禁忌证患者可单独使用免疫抑制剂。常用的免疫抑制剂有硫唑嘌呤、环磷酰胺、氨甲蝶呤、环孢素等。对病情顽固的重症患者,为提高疗效,在患者可以耐受的情况下采用冲击疗法。

3) 辅助药物:包括维生素 AD、钙制剂、抗酸和胃黏膜保护剂、钾补充剂。

(2) 局部药物治疗

1) 糖皮质激素类软膏、糊剂、凝胶、膜剂等,可减轻口腔创面炎症。

2) 可采用 0.02% 氯己定溶液含漱,以消炎防腐。

3) 采用 2%~4% 的碳酸氢钠液含漱可防治念珠菌感染。

4) 对经久不愈的局限性糜烂面,可用曲安奈德或复方倍他米松注射液与 2% 利多卡因混匀后行糜烂面基底封闭。

(3) 支持和对症治疗:大疱和大面积的糜烂可使血清蛋白及其他营养物质大量丢失,故应给予高蛋白、高维生素饮食。进食困难者可由静脉补充营养,全身衰竭者须少量多次输血。补液时应注意水、电解质与酸碱平衡。

（4）血浆置换疗法：适用于病情严重、血清高滴度抗体进展期患者或糖皮质激素疗效不佳者。可去除循环自身抗体，达到明显缓解病情的作用。

（5）免疫球蛋白疗法：用于对糖皮质激素抵制者的辅助治疗，可与维持剂量的免疫抑制剂联合用药。但作用较短暂，建议用于重症病例的快速作用。

（6）体外光化学疗法：用于对糖皮质激素耐受者，可单独应用，也可与其他免疫抑制联合应用，可巩固和增强疗效。

（7）利妥昔单抗疗法：在机体内可引起 B 淋巴细胞的损耗，用于严重且顽固的天疱疮患者，但复发率较高。

第二节 黏膜类天疱疮

黏膜类天疱疮（benign mucous membrane pemphigoid，BMMP）又称瘢痕性类天疱疮，是一种以 IgG、IgA 或 C3 线性沉积于上皮基底膜带区为特征的慢性自身免疫性疾病。该病主要表现为皮肤-黏膜厚壁张力性大疱、糜烂、瘢痕形成及眼结膜损害。慢性病程，一般预后良好。

【病因和发病机制】

目前普遍认为本病属自身免疫性疾病，可能与遗传、环境、感染、药物、物理等因素有关，具体病因及发病机制仍有待于进一步研究。

1. 50%~80% 的患者可通过直接免疫荧光法检测到基底膜区的自身抗体，主要是 IgG 及 C3。

2. 约 25% 的患者可通过免疫印迹法识别血清中的 240kD 多肽。

3. 黏膜类天疱疮的抗原位于基底细胞外半桥粒下方。

【临床表现】

1. **好发人群** 好发于 50 岁以上的中老年人，女性发病率是男性的两倍左右。

2. **口腔损害特点** 约 85% 的患者可发生口腔黏膜损害，最常累及牙龈和腭部黏膜，唇、舌及颊黏膜较少累及。典型损害包括反复出现的厚壁张力性水疱或血疱，破溃后形成糜烂。累及牙龈的典型表现为剥脱性龈炎样损害，可形成水疱，疱液清亮，疱壁较厚，疱破后遗留红色糜烂面。如果病损累及翼颌韧带、软腭、扁桃体、腭舌弓和腭咽弓等处，患者常出现咽喉疼痛、咽下困难等症状，病损愈合后易形成瘢痕，甚至与邻近组织粘连，从而致张口受限，吞咽困难。水疱无周缘扩展现象，尼氏征、揭皮试验、探针试验均可为阴性。

3. **皮肤损害特点** 25%~30% 的患者可出现皮肤损害，主要累及面部皮肤及头皮，胸、腹、腋下及四肢屈侧皮损也可累及。病损主要表现为红斑和张力性水疱，疱壁厚而紧张，不易破溃，疱破溃后可形成糜烂、结痂，愈合后形成瘢痕和色素沉着，尼氏征阴性。

4. **眼部损害特点** 约 65% 的患者可伴眼部损害。早期表现为持续性单纯性结膜炎，随后可出现小水疱。反复发作后，可形成结膜瘢痕、纤维附着以及睑-球粘连，进而导致睑内翻、倒睫及角膜受损等，严重者可致失明。

5. **其他部位损害** 鼻、咽部、气管、食管、尿道、肛周黏膜等偶有累及，可表现为鼻咽溃疡、鼻出血、吞咽困难、肛周区纤维瘢痕和粘连。

【实验室检查】

1. 组织病理学检查 上皮完整，上皮与结缔组织之间有水疱或裂隙，形成上皮下疱，无棘层松解。大量淋巴细胞、浆细胞及嗜酸性粒细胞浸润并可见扩张的血管。

2. 直接免疫荧光检测 基底膜区有免疫球蛋白沉积形成的均匀连续细长荧光带，主要为 IgG 和 C3，偶有 IgA 和 IgM。

3. 间接免疫荧光检测 仅有少数患者血清中可检测到抗基底膜带的自身循环抗体。

4. 利用盐裂皮肤作为底物行直接或间接免疫荧光检测患者血清中抗基底膜的抗体，可见 IgG 沉积于表皮或真皮侧。

【诊断和鉴别诊断】

1. **诊断依据** 包括典型临床表现、组织病理学检查、直接免疫荧光检测、抗 BP180 和/或 BP230 抗体检测、盐裂皮肤直接免疫荧光检测等。

2. **鉴别诊断**

(1) 黏膜类天疱疮与寻常型天疱疮鉴别要点

1) 前者好发于女性,后者发生无明显性别差异。

2) 前者皮肤病损少见,后者皮肤病损多见。

3) 前者口内损害多累及牙龈,后者可累及口腔黏膜任何部位,好发于上腭、咽旁等易受摩擦部位。

4) 前者出现厚壁张力性大疱,后者出现薄壁松弛性大疱。

5) 前者眼部多有受累,后者无。

6) 前者多有瘢痕粘连,后者无。

7) 前者尼氏征、揭皮试验、探针试验均为阴性,后者均为阳性。

8) 前者组织病理学表现为上皮下疱,无棘层松解,后者表现为上皮内疱和棘层松解。

9) 前者直接免疫荧光检查显示免疫球蛋白和补体沿基底细胞膜呈线状沉积,后者表现为免疫球蛋白在上皮细胞间沉积。

10) 前者预后相对较好,后者预后不良。

(2) 黏膜类天疱疮与大疱性类天疱疮鉴别要点

1) 前者皮肤病损少见,较多累及牙龈,后者皮肤损害多累及易受摩擦部位,较少累及口腔黏膜。

2) 前者多有眼部损害,后者无。

3) 前者多有黏膜瘢痕粘连,后者无。

4) 前者慢性迁延,眼部形成瘢痕可致失明,后者预后良好,虽可复发,但能自我缓解。

(3) 黏膜类天疱疮与糜烂型扁平苔藓鉴别要点

1) 前者皮肤病损少见,后者皮肤病损较常见,表现为紫红色多角形扁平丘疹。

2) 前者可累及眼部,愈后遗留瘢痕,后者一般不伴发眼部损害,愈后无瘢痕形成。

3) 前者口内病损多为剥脱性龈炎表现,后者累及牙龈亦可表现为剥脱性损害,但糜烂邻近区域或口腔其他部位可查见白色条纹。

4) 前者组织病理学表现为上皮下疱形成,无棘层松解,后者表现为上皮过度不全角化,基底层液化变性和固有层有密集的淋巴细胞呈带状浸润。

5) 前者免疫病理显示免疫球蛋白沿基底膜区呈线状沉积,主要为 IgG 及 C3,后者多表现为固有层的胶样小体沉积。

【病情评估】

1. 黏膜类天疱疮病程缓慢,若治疗及时合理,一般预后较好。由该病导致的严重的眼部损害可影响患者视力,甚至造成失明。若损害发生在软腭及咽旁黏膜,损害愈合后易出现瘢痕,周围组织粘连,可致畸形。发生在口角区可因瘢痕粘连致张口受限或小口畸形。

2. 仅累及口腔黏膜或累及口腔-皮肤,一般不会导致严重的功能障碍,预后较好。

3. 预后较差的受累部位包括眼、鼻咽、食管、生殖器等。眼部睑-球粘连是不可逆的进行性病变,可致严重的功能障碍,甚至失明。

4. 有研究表明,黏膜类天疱疮的预后与自身抗体 IgG 和 IgA 的滴度相关。

【临床处理】

1. **治疗原则**

(1) 损害仅累及口腔黏膜且较局限者,局部使用糖皮质激素制剂。

(2) 口腔黏膜损害较严重或同时累及其他部位者,可考虑全身使用糖皮质激素或与免疫抑制剂联用。

(3) 局部消炎、防腐、止痛,防止继发感染。

（4）多数患者可出现眼部损害,应及早建议眼科治疗,防止发生角膜瘢痕、失明等严重并发症。

2. 治疗要点

（1）全身药物治疗

1）糖皮质激素及免疫抑制剂:对于病损严重、广泛、病情发展迅速及对初始治疗无反应的患者应首选糖皮质激素,可与免疫抑制剂联合应用。用药期间应严密监测可能发生的毒副作用及不良反应。

2）氨苯砜:适用于控制局限的、病情发展缓慢的患者。严重贫血、葡萄糖-6-磷酸脱氢酶缺乏、变性血红蛋白还原酶缺乏症及肝、肾功能减退者应慎用。用药期间应定期检查血常规、葡萄糖-6-磷酸脱氢酶水平、肝肾功能等。

3）具有免疫抑制作用的中成药:可酌情给予雷公藤总苷片或昆明山海棠片。

4）研究显示:盐酸四环素和烟酰胺对部分病情较轻的患者有效。

5）利妥昔单抗:对于难治型患者,可考虑注射利妥昔单克隆抗体。

（2）局部治疗

1）糖皮质激素制剂:可选用地塞米松糊剂或金霉素倍他米松糊剂,局涂患处,每日 3 次。

2）消毒防腐制剂:可选用 0.02% 氯己定溶液或复方硼砂溶液,交替含漱,每日 3 次。

3）抗真菌制剂:2%~4% 碳酸氢钠溶液含漱,每日 3 次。

4）对于糜烂面局限且愈合缓慢的患者:可用曲安奈德注射液和等量 2% 盐酸利多卡因注射液混合,在病损基底部行局部封闭。

5）牙龈病损可采用个别托盘,内置糖皮质激素制剂,10min/次,每日 2 次。

第三节　大疱性类天疱疮

大疱性类天疱疮（bullous pemphigoid,BP）是一种慢性自身免疫性大疱性皮肤-黏膜病。主要特点为皮肤上的红斑和张力性水疱,仅 10%~20% 的患者出现黏膜损害。病程较长,预后较好。

【病因和发病机制】

目前认为大疱性类天疱疮是一种自身免疫性疾病,其发生可能与遗传、环境、感染、药物、物理等因素有关。BP180 与 BP230 的 IgG 型抗体和 IgE 型抗体、嗜酸性粒细胞、Th17 细胞以及调节性 T 细胞与自身反应性 Th 细胞之间失衡参与大疱性类天疱疮的发病机制。

1. 嗜酸性粒细胞（eosinophil,EOS）　基底膜带是循环自身抗体（抗基底膜抗体）发生反应的部位。由于 EOS 在病损的早期已出现,故有观点认为 EOS 在基底膜区的损伤、局部水疱的形成以及在上皮-结缔组织界面的分离中发挥了重要作用。此外,在患者的水疱和外周血中,也发现有大量 EOS 及其活化的细胞因子和趋化因子,有研究表明 EOS 可导致真表皮分离。患者的血清及疱液中白细胞介素 5 水平明显增高,该因子由 Th2 细胞及 EOS 分泌,具有调节 EOS 分化、活化和存活的作用。以上证据均表明 EOS 与大疱性类天疱疮的发病有一定相关性。连续皮肤活检显示,在大疱性类天疱疮发病过程中,EOS 通过脱颗粒、细胞外嗜酸性颗粒或游离颗粒蛋白来发挥作用,进一步研究还发现,EOS 脱颗粒促进水疱形成,因此,也证明 EOS 浸润是大疱性类天疱疮皮损形成的原因,而不是组织损伤的结果。但 EOS 作用机制及对于疾病的影响,目前仍不清楚。

2. 大疱性类天疱疮抗原（bullous pemphigoid antigen,BPAg）　BPAg 的两个成分 BPAg1 和 BPAg2 主要由表皮基底细胞产生,这两个抗原均为跨膜蛋白,介导上皮与其下方的结缔组织的联系。免疫印迹及免疫沉淀技术已证实,80%~90% 的患者血清中存在循环抗 BPAg1 抗体,约 50% 的大疱性类天疱疮患者血清中存在抗 BPAg2 的抗体。

3. 越来越多的研究证实,大疱性类天疱疮的发生具有遗传易感性,除某些 HLA 等位基因的超表达、某些细胞因子、IGHV、Km 基因型和免疫球蛋白 Fc 受体多态性外,可能还有许多未知基因与之相关。随着分子克隆技术的发展及应用,可望从分子水平阐明大疱性类天疱疮的发病机制,进而发现基因诊断和基因治疗的新方法。

4. 多种药物如含有巯基的抗高血压药、呋塞米、青霉素类、利福平、柳氮磺胺嘧啶、非甾体抗炎药、灰黄霉素、二肽基肽酶、生物制剂(依那西普、阿达木单抗和生物疫苗等)可诱导大疱性类天疱疮的发生。

【临床表现】

1. **好发人群**　多见于 60 岁以上的老年人,偶发于儿童,无明显性别和种族差异。

2. **皮肤损害特点**　常发生在腋窝、腹股沟、四肢屈侧等易受摩擦处。主要表现为外观正常的皮肤出现红斑或厚壁张力性大疱,可伴有瘙痒,水疱不易破溃,内容物大多清亮,少数为血性或脓性,少有糜烂面,较易愈合,愈合后可遗留色素沉着。早期病损亦可仅表现为红斑而无水疱。

3. **口腔损害特点**　10%~30% 的患者可发生口腔黏膜损害,一般症状较轻,上腭、颊黏膜易受累。主要表现为粟粒样大小的张力性水疱,数量少,疱壁坚实不易破溃。病损发生于牙龈者,可表现为非特异性剥脱性龈炎,严重时可并发出血症状。疱破溃后可形成糜烂面,较易愈合。口内病损疼痛多不明显,并多在皮肤病损出现后发生。

4. 水疱无周缘扩展现象,尼氏征、揭皮试验和探针试验阴性。

5. 一般无明显全身症状,严重时亦可伴发热、乏力等症状。

【实验室检查】

1. **血常规和 IgE**　约 50% 的大疱性类天疱疮患者外周血中嗜酸性粒细胞和 IgE 水平升高,且升高的程度与皮损病变的严重程度相关。

2. **组织病理学检查**　表皮下大疱,疱液和真皮浅层以嗜酸性粒细胞为主的炎症细胞浸润。

3. **直接免疫荧光检测**　皮肤基底膜带处 C3 和/或 IgG 呈线状均匀沉积,通常 C3 的阳性率高于 IgG。

4. **盐裂皮肤直接免疫荧光检测**　C3 和/或 IgG 线状沉积在盐裂皮肤的表皮侧。

5. **间接免疫荧光检测**　患者外周血中存在与正常人或猴食管黏膜基底膜带成分相结合的 IgG 型自身抗体。

6. **特异性自身抗体**　可检测到患者周围外周血中存在 BP180 和/或 BP230 抗体。

【诊断和鉴别诊断】

1. **诊断依据**　包括临床表现、皮损组织病理检查、直接免疫荧光检测、盐裂皮肤直接免疫荧光检测、抗 BP180 和抗 BP230 抗体检测等。

2. **鉴别诊断**

(1) 大疱性类天疱疮与寻常型天疱疮的鉴别要点

1) 前者好发于老年人,女性居多,后者好发于中年人,无明显性别差异。

2) 前者主要临床表现为粟粒样、张力性小水疱,数量少,疱壁厚,不易破,后者主要表现为松弛性薄壁大疱,疱易破溃形成糜烂,不易愈合。

3) 前者尼氏征、揭皮试验、探针试验均为阴性,后者可均为阳性。

4) 前者组织病理学表现主要为上皮下疱形成,无棘层松解,后者表现为上皮内疱和棘层松解。

5) 前者直接免疫荧光检查表现为 IgG 和 C3 沿基底膜呈线状沉积,后者直接免疫荧光可查见免疫球蛋白在上皮细胞间沉积。

(2) 大疱性类天疱疮与黏膜类天疱疮鉴别要点

1) 前者皮肤损害多发于易受摩擦部位,口腔黏膜较少累及,后者皮肤病损少见,较多累及口腔黏膜。

2) 前者多无黏膜瘢痕粘连,后者有。

3) 前者预后良好,后者慢性迁延,眼部瘢痕可致失明。

(3) 大疱性类天疱疮与大疱性表皮松解症鉴别要点

1) 前者为慢性自身免疫性疾病,后者多为先天性遗传性疾病。

2) 前者皮损好发于腋窝、腹股沟、四肢屈侧等易受摩擦处,后者皮损好发于易受摩擦创伤的肢端及肘、膝等关节伸侧。

3) 前者组织病理学表现主要为上皮下疱形成,无棘层松解,后者以中性粒细胞浸润为主。

4) 以盐裂皮肤行直接免疫荧光检查,前者荧光染色在盐裂皮肤的表皮侧,后者在真皮侧。

【病情评估】

目前国际上尚无统一的病情评估标准。一般病情较轻微,仅有 10%~20% 出现黏膜损害,一般无明显全身症状,皮肤损害可伴瘙痒,口腔损害疼痛较轻。

【临床处理】

1. 治疗原则

(1) 病情较轻者,尤其是仅有口腔病损者,以局部用药为主,尽量减少或避免使用糖皮质激素。

(2) 皮肤损害严重者,可考虑全身使用糖皮质激素,并应及时转至皮肤专科治疗。

(3) 年老体弱者,应注意全身支持治疗,防治继发感染。

2. 治疗要点

(1) 全身药物治疗

1) 糖皮质激素:应注意服药期间密切监测毒副作用和不良反应。

2) 可试用氨苯砜或四环素联合烟酰胺治疗该病。

(2) 局部药物治疗

1) 消毒防腐制剂:0.02% 氯己定溶液或复方硼砂溶液,交替含漱,每日 3 次。

2) 糖皮质激素制剂:可选用地塞米松糊剂或金霉素倍他米松糊剂,局涂患处,每日 3 次。

3) 对于糜烂面局限或愈合较慢的病损,可用曲安奈德注射液与等量 2% 盐酸利多卡因注射液混合,于病损基底部行局部封闭。

(周红梅)

参 考 文 献

[1] 周红梅,周刚,周威,等 . 口腔黏膜病药物治疗精解[M].北京:人民卫生出版社,2010.

[2] 沈佳,元慧杰,潘萌 . 嗜酸性粒细胞在大疱性类天疱疮发病机制中的作用[J]. 中华皮肤科杂志,2019.

[3] Murrell DF,Peña S,Joly P,et al. Diagnosis and Management of Pemphigus:recommendations by an International Panel of Experts [J]. J Am Acad Dermatol,2018,82(3):575-585.

[4] Hertl M,Jedlickova H,Karpati S,et al. Pemphigus. S2 Guideline for diagnosis and treatment-guided by the European Dermatology Forum(EDF)in cooperation with the European Academy of Dermatology and Venereology(EADV)[J]. J Eur Acad Dermatol Venereol,2015,29(3):405-414.

[5] Ellebrecht CT,Payne AS. Setting the target for pemphigus vulgaris therapy [J]. JCI Insight,2017,2(5):e92021.

[6] Didona D,Maglie R,Eming R,et al. Pemphigus:Current and Future Therapeutic Strategies [J]. Front Immunol,2019,21(3):25.

[7] Ujiie H,Iwata H,Yamagami J,et al. Japanese guidelines for the management of pemphigoid (including epidermolysis bullosa acquisita) [J]. The Journal of dermatology,2019,46:1102-1135.

[8] Santi CG,Gripp AC,Roselino AM,et al. Consensus on the treatment of autoimmune bullous dermatoses:bullous pemphigoid, mucous membrane pemphigoid and epidermolysis bullosa acquisita-Brazilian Society of Dermatology [J]. Anais brasileiros de dermatologia,2019,94(2):33-47.

第六章 口腔斑纹类疾病

第一节 口腔扁平苔藓

口腔扁平苔藓(oral lichen planus,OLP)是一种口腔黏膜慢性炎性疾病,是口腔黏膜病中仅次于复发性阿弗他溃疡的常见疾病,患病率为 0.1%~0.4%。该病好发于中年,女性多于男性,多数患者有疼痛、粗糙不适等症状。皮肤与黏膜可单独或同时发病,虽然二者在临床表现上不同,但其病理改变非常相似。因口腔扁平苔藓长期糜烂病损可恶变,恶变率为 0.4%~2.0%,WHO 将其列为癌前状态(precancerous condition)。

【病因和发病机制】

1. **免疫因素** OLP 上皮固有层内大量淋巴细胞呈带状浸润是其典型病理表现之一,可见 OLP 与免疫因素相关。浸润的淋巴细胞以 T 淋巴细胞为主,提示 OLP 可能是一种由 T 细胞介导的免疫反应性疾病。临床上使用免疫抑制剂治疗有效,也证明本病与免疫因素有关。有印度学者提出,IL-18 的基因多态性以及其在血清中的含量,可能与 OLP 的发生发展有关。研究发现,OLP 患者血清中 IL-18 含量高于正常人群;IL-18 的基因多态性在-137gg 基因型和等位基因 g 上似乎与基因易感性相关,而-137gc 和等位基因 c 可能对 OLP 发展有保护作用。

2. **内分泌因素** 女性 OLP 患者月经期或绝经期血浆雌二醇(E2)及睾酮(T)含量低于对照组,而男性患者血浆中 E2 水平下降。同时在 OLP 组织切片中雌激素受体(ER)表达也显著低于对照组。对某些患者采用性激素治疗取得一定疗效。

3. **感染因素** 病毒感染可能是致病因素之一,Lipschutz 发现病损内有包涵体存在。也有学者报道未发现任何病毒感染的迹象。国内有学者提出 OLP 发病与幽门螺杆菌(HP)感染有关。有学者发现 OLP 患者外周血中丙型肝炎 RNA 较对照组显著增高。

4. **心理因素** 约 50% 的 OLP 患者有精神创伤史,以致患者机体功能紊乱,使 OLP 病情加重。对这类患者进行心理辅导,病情常可缓解,甚至痊愈。

5. **微循环障碍因素** OLP 患者微血管形态改变明显,其扩张、淤血者显著高于正常组;其微血管血流的流速亦较正常组明显减慢。患者的红细胞电泳时间、全血比黏度、还原黏度、红细胞聚集指数均高于正常组。提示微循环障碍及高黏血症与 OLP 有关。

6. **遗传因素** 有些患者有家族史。一些学者发现 OLP 的 HLA 抗原的 A3、B5、B8 位点有异常,频度增高。但也有学者持相反意见。

7. **其他** 有学者认为高血压、糖尿病、消化道功能紊乱、肝炎与 OLP 发病有关。也有报道称镁、锌、碘等微量元素的异常可能与 OLP 发病有关。

【临床表现】

1. **口腔黏膜病损** OLP 病损大多左右对称,可发生在口腔黏膜任何部位,以颊部最常见(87.5%)。病损为小丘疹连成的线状白色或灰白色花纹,类似皮肤损害的威肯姆线(Wickham straie)。花纹可呈网状、树枝状、环状或半环状等,也可表现为斑块状。多样病损可交互共存,可伴充血、糜烂、溃疡、萎缩和水疱等。愈后可留色素沉着。

OLP患者自觉黏膜粗糙、木涩感、烧灼感,口干,偶有虫爬、痒感。遇辛辣、热、酸、咸味食物刺激时症状加重。

(1) 分型:根据病损局部黏膜状况分型

1) 非糜烂型:黏膜上白色、灰白色线状花纹,无充血、糜烂。患者多无症状,或偶有刺激痛。

网状:花纹稍隆起于黏膜表面,交织成网,多见于双颊、前庭沟、咽旁等部位。

环状:微小丘疹组成细条纹,稍隆起,呈环形、半环形,可发生于唇红、双颊、舌缘、舌腹等部位。

斑块:大小不一,形状不规则,为略显淡蓝色的白色斑块,微凹下,舌乳头萎缩致病损表面光滑,多发生在舌背。

水疱:上皮与下方的结缔组织分离,导致水疱形成。疱为透明或半透明状,周围有斑纹或丘疹,疱破溃后形成糜烂面。可发生在颊、唇、前庭沟及翼下颌韧带处。

2) 糜烂型:白色病损伴有充血、糜烂、溃疡。患者有自发痛、刺激痛。常发生于唇、颊、前庭沟、磨牙后区、舌腹等部位。

(2) 口腔黏膜不同部位OLP病损的表现特征

唇部:下唇唇红多见,多为网状或环状白色条纹,伴有秕糠状鳞屑。唇部OLP病损通常不会超出唇红缘而累及皮肤,该特征是与慢性盘状红斑狼疮的鉴别要点(详见本章第五节)。唇红黏膜乳头层接近上皮表浅部分,基底层炎症水肿常导致水疱发生,黏膜糜烂、结痂。

舌部:多发生在舌前2/3区域。常表现为萎缩型、斑块型损害。舌背丝状及菌状乳头萎缩,上皮变薄,红亮光滑,常伴有糜烂。糜烂愈合后,形成缺乏乳头的平滑表面。舌背病损亦可呈灰白色透蓝的丘疹斑点状,或圆形或椭圆形灰白色斑块状,常与舌背白斑难以区别。舌缘及腹部充血糜烂病损并伴有自发性痛者,应注意观察并进行活体组织检查。

牙龈:萎缩、糜烂型多见,龈乳头及附着龈充血,周边可见白色花纹,牙龈表面常发生糜烂,似上皮缺失,四周的白色细花纹可与良性黏膜类天疱疮相鉴别。

腭部:较为少见,病损常位于硬腭龈缘附近,多由龈缘或缺牙区黏膜蔓延而来。中央萎缩发红,边缘色白隆起。软腭病损呈灰白色网状花纹,多局限于部分黏膜,亦可波及整个软腭,多无糜烂。

2. 皮肤病损　典型的皮损为紫红色多角形扁平丘疹,表面有细薄鳞屑,有光泽,0.5~2cm大小,微高出皮肤表面,边界清楚。单个散在或排列成环状、线状和斑块状。四周皮肤可有色素减退、色素沉着或呈正常肤色。有的小丘疹可见点或浅的网状白色条纹,即为Wickham纹。

病损多左右对称,以四肢伸侧多见。患者感瘙痒,皮肤上可见抓痕。溃疡性损害可伴疼痛。发生在头皮时,破坏毛囊可致脱发。皮损痊愈后可有褐色色素沉着或淡白色斑点。

3. 指(趾)甲病损　常呈对称性,多见于拇指。甲体变薄、表面出现细鳞、纵沟、点隙、切削面,严重者形成纵裂。一般无自觉症状,继发感染时可引起疼痛,严重时可发生溃疡坏死、脱落。

【实验室检查】

1. 病理活检　OLP的典型病理表现为上皮过度不全角化、基底层液化变性以及固有层密集的淋巴细胞呈带状浸润。颗粒层明显,棘层肥厚者居多;上皮钉突不规则延长。基底细胞排列紊乱,基底膜界限不清,基底细胞液化变性明显者可形成上皮下疱。棘层、基底层或固有层内可见嗜酸性红染的胶样小体(colloid body)。电镜下,基底细胞内线粒体和粗面内质网肿胀,胞质内出现空泡。基底细胞之间的桥粒及与基底膜之间的半桥粒松解变性,基底膜增殖、变性、破坏。免疫病理研究表明,OLP上皮基底膜区有免疫球蛋白沉积。直接免疫荧光法可见细小的颗粒状荧光,沿基底膜区呈带状分布。病损基底膜及部分血管壁内亦有纤维蛋白沉积。

2. 内镜窄带成像术(narrow band imaging,NBI)　是一种新兴内镜检测手段,运用特定波长的窄带光谱可以清楚观察到与上呼吸道上皮肿瘤性变相关的微小血管改变情况。OLP属于癌前病变的一种,通过NBI技术可在临床上实现口腔癌的早发现、早诊断。

【诊断和鉴别诊断】

1. **诊断依据**　一般根据病史及典型的口腔黏膜白色损害即可作出临床诊断。典型的皮肤或指(趾)甲损害可作为诊断依据之一。建议结合组织活检,必要时辅以免疫病理等实验室检查进行确诊。

2. **鉴别诊断**

(1) 盘状红斑狼疮:详见本章第五节鉴别诊断。

(2) 口腔白斑病:斑块型 OLP 与白斑有时很难鉴别,特别是舌背部病损。舌背部 OLP 病损灰白而透蓝色,舌乳头萎缩或部分舌乳头呈灰白色小斑块状突起,触之柔软,弹性张力基本正常。而舌白斑为白色或白垩状斑块,粗糙稍硬,有时有沟纹或沟裂,病损不发生在单个或少数几个乳头。病理检查对鉴别有重要意义(详见本章第三节鉴别诊断)。

(3) 黏膜天疱疮、类天疱疮、剥脱性龈炎:OLP 表现为糜烂、溃疡或疱时,缺少明显的白色条纹,易与天疱疮、类天疱疮、剥脱性龈炎相混淆。

天疱疮临床检查可见尼氏征阳性,镜下可见棘层松解,上皮内疱形成,脱落细胞检查可见天疱疮细胞。免疫荧光检查上皮棘细胞周围有 IgG 为主的免疫球蛋白沉积,翠绿色荧光呈网格状。

类天疱疮上皮完整,棘层无松解,上皮下疱形成。免疫荧光检查类天疱疮基底膜处可见均匀细线状翠绿色荧光带。

剥脱性龈炎牙龈充血水肿,上皮剥脱形成糜烂出血,轻微触之疼痛明显。上皮下有散在炎细胞浸润,而非密集的带状。OLP 的牙龈病损充血,四周有白色细网纹,触之疼痛较轻。

(4) 口腔红斑病:间杂型红斑有时与 OLP 易混淆。其表现为在红斑的基础上有散在白色斑点,常需依靠组织病理检查确诊。镜下红斑上皮萎缩,角化层消失,常有上皮异常增生或已是原位癌。对舌腹、舌缘、口底、口角区黏膜上的病损应提高警惕,注意鉴别。

(5) 多形性红斑:疱型 OLP 有时与多形性红斑相类似,但多形性红斑以唇红大面积糜烂、覆有厚血痂为其特点,往往伴有发热等急症。皮肤上出现"虹膜"或"靶环"红斑。

(6) 苔藓样反应(lickenoid reaction):某些患者服用甲基多巴、阿的平、氯喹、氨苯唑、卡托普利、奎尼丁等药物后,或进行口腔治疗后,与充填材料、修复体材料相对应的口腔黏膜出现呈放射状白色条纹或白色斑块,类似 OLP 样病损。有时皮肤上亦伴有丘疹、脱屑及湿疹等苔藓样皮疹,发病机制尚不清楚。

病理检查:苔藓样反应光镜下为基底细胞液化,固有层有混合性炎细胞浸润,可累及固有层浅层和深层血管周围。可有局灶性角化不全,血管增生,吞噬有色素颗粒的巨噬细胞出现。

停用可疑药物,或去除引起病变处的充填物后,苔藓样病变明显减轻或消失。临床上为确诊应作"斑贴试验",停止使用可疑药物或更换充填物进行试验性治疗。

(7) 迷脂症(fordyce disease):为异位的皮脂腺,呈淡黄色颗粒,可丛集或散在,表浅光滑,无自觉症状。多位于颊部及唇红部。患者一般无自觉症状。组织病理表现为上皮固有层内可见小的、成熟的正常皮脂腺,腺体小叶包绕着自腺体中央一直伸向黏膜表面的皮脂腺导管。

【病情评估】

1. **病损类型**　非糜烂型 OLP 患者的临床症状较轻;糜烂型 OLP 患者则疼痛症状明显。

2. **病史**　有槟榔咀嚼史的患者,需留意 OLP 是否存在恶性病变。

3. **精神状态**　病人精神压力较大,容易导致 OLP 病情加重,应注意心理疏导。

4. **感染**　病损存在感染,特别是真菌感染的患者,要注意控制感染,防止 OLP 病情复杂化。

【临床处理】

1. **处理原则**　根据病情的严重程度确定合适的治疗方案。根据 2012 年中华口腔医学会口腔黏膜病专业委员会和中华口腔医学会中西医结合专业委员会制定的《口腔扁平苔藓诊疗指南(试行)》,OLP 的治疗需遵循以下原则:①消除局部刺激因素;②损害程度及有无症状应区别对待;③控制感染;④加强心理疏导;⑤定期随访,防治癌变。

2. **治疗方法**

(1) 心理治疗:加强医患沟通,帮助患者调整心理状态。对病损区无充血、糜烂,患者无明显自觉症状者,可在身心调节的情况下观察。一些患者可自愈。同时注意调节全身状况。

(2) 局部治疗

1) 去除局部刺激因素,消除感染性炎症。

2) 维A酸类药物:0.1%维A酸软膏对于病损角化程度高的患者适用。

3) 肾上腺皮质激素:0.05%氟轻松醋酸酯、0.05%氯倍他索凝胶局部应用安全性高、疗效好。病损区基底部注射对糜烂溃疡型有较好疗效。

4) 抗真菌药物:对迁延不愈的OLP,应考虑有白色念珠菌感染可能,可使用制霉菌素含漱液或碳酸氢钠含漱液、氯己定漱口液。

5) 环孢素、他克莫司等免疫抑制剂:他克莫司具有与环孢素相似的作用特点,但其作用强度是环孢素的10~100倍。可使用他克莫司含漱液或复方环孢素含漱液。

(3) 全身治疗

1) 免疫抑制剂

① 口服肾上腺皮质激素:对急性大面积或多灶糜烂型OLP,可慎重考虑采用小剂量、短疗程方案。成人可每日口服泼尼松20~30mg,服用1~3周。

② 雷公藤与昆明山海棠:雷公藤总苷片的剂量和疗程为0.5~1mg/(kg·d),2个月为一个疗程。昆明山海棠片副作用小,可较长期服用,每次0.5g,每日3次。

③ 羟氯喹(氯喹):羟氯喹较氯喹的毒副作用小。羟氯喹每次100~200mg,每日2次。孕妇忌用。在用药期间,每3~6个月应做眼科检查1次。氯喹的剂量为每次125mg,每日2次。治疗过程中注意血象变化。

④ 硫唑嘌呤或环磷酰胺:用于个别对糖皮质激素不敏感的顽固病例。硫唑嘌呤(50mg/d)或环磷酰胺(50mg/d)。

2) 免疫调节剂:可根据患者自身的免疫状况适当选用口服免疫调节剂,如胸腺肽肠溶片、左旋咪唑、转移因子和多抗甲素等。

3) 中医中药治疗

① 阴虚有热型,予以养阴清热佐以祛风利湿之品。

② 脾虚夹湿型,则清热利湿,健脾和胃。

③ 血瘀型,则理气疏肝,活血化瘀。

④ 其他:灰黄霉素对疱型扁平苔藓效果较好。也可口服维A酸。

3. **监测与随访** 根据上述《口腔扁平苔藓诊疗指南(试行)》要求,OLP患者病情缓解后,一般每3~6个月复查1次,如果持续稳定,1年复查1次;如果病情复发加重,应及时复诊。

第二节 口腔白色角化症

口腔白色角化症(leukokeratosis)又称为口腔白角化病、良性角化病(benign hyperkeratosis)、前白斑。为长期机械性或化学性刺激所造成的口腔黏膜局部白色角化斑块或斑片。

【病因和发病机制】

由长期的机械性或化学性刺激所引起,以残根、残冠、不良修复体或吸烟等刺激因素最为常见。刺激因素去除后,病损可逐渐变薄或消退。

【临床表现】

白色角化症可发生在口腔黏膜的任何部位,以颊、唇、舌部多见。为灰白色、浅白或乳白色的边界不清的斑块或斑片,不高出或略高于黏膜表面,表面平滑、基底柔软无结节。

发生在硬腭黏膜及其牙龈,呈弥漫性分布的伴有散在红色点状的灰白色或浅白色病损,多因长期吸烟造成,因而又称为烟碱性(尼古丁性)白色角化病(leukokeratosis nicotina palati)或烟碱性(尼古丁性)口炎(nicotinic stomatitis),其上的红色点状物为腭腺开口。患者可有干涩、粗糙等自觉症状。

【实验室检查】

口腔白色角化病的病理特点为：上皮过度角化或部分不全角化，上皮层轻度增厚，上皮钉伸长，基底层细胞正常，基底膜清晰完整，固有层无炎细胞浸润或少量浆细胞和淋巴细胞浸润。

【诊断和鉴别诊断】

1. **诊断依据**　口腔黏膜局部白色或灰白色斑块、斑片，患者有长期吸烟史或相对应的区域发现不良修复体、残根、残冠、龋齿或牙折后的锐利边缘、过陡牙尖等，即可诊断。通常去除刺激 2~4 周后，白色损害颜色变浅，范围缩小，甚至消失。对可疑者进行组织活检，病理检查明确诊断。

2. **鉴别诊断**　在临床工作中，口腔白色角化症的诊断需要与以下疾病相鉴别：

（1）白色水肿：好发于双颊黏膜咬合线附近，为灰白色或乳白色半透明斑膜，扪之柔软。有时出现皱褶，拉展黏膜，斑膜可暂时性消失。患者无自觉症状。本病为良性损害，原因不明，可能与吸烟、嚼槟榔有关。组织病理检查，上皮增厚，上皮细胞内水肿，出现空泡性变，胞核固缩或消失；基底层无明显改变。

（2）颊白线：位于双颊部与双侧后牙咬合线相对应的黏膜上，为水平状纵向延伸的白色或灰白色线条，与牙列外形相吻合。多因咀嚼时牙齿持续刺激所引起，患者无自觉症状。组织病理为上皮正角化。不需治疗或调磨尖锐的牙尖。

（3）灼伤：为急性创伤，有明确的创伤史。病损为灰白色假膜，去除假膜后可见出血糜烂面。多因不慎接触腐蚀性药物造成黏膜灼伤。患者自觉局部疼痛，影响进食、说话。组织病理为上皮层凝固坏死及表层剥脱，浅层血管充血。

【病情评估】

1. **病史**　患者有长期吸烟、饮高度酒病史，因生活习惯较难改变，预后较差。

2. **病损类型**　角化区域伴有水疱、充血、糜烂等，预后较差。

3. **病损部位**　白色角化区域位于颊部、舌侧缘等易受摩擦的部位，预后较差。

4. 去除刺激因素 4 周后，白色损害颜色未变浅、面积未减小，则预后较差，需要行组织病理学检查排除其他疾病可能。

【临床处理】

去除刺激因素，观察，角化严重者可局部使用维 A 酸制剂。研究表明，使用维 A 酸治疗口腔白色过角化症，不仅能有效刺激上皮细胞增生，而且还严重干扰上皮角化过程。临床上观察维 A 酸在消退白色网纹，改善溃疡面具有较快效果。副作用：有时患者有轻度的头晕感，不影响治疗，可配合维生素 E，促进上皮细胞的新生。

第三节　口腔白斑病

口腔白斑病（oral leukoplakia，OLK）是发生于口腔黏膜上以白色为主的损害，不能擦去，也不能以临床和组织病理学的方法诊断为其他可定义的损害，属于癌前病变或潜在恶性疾患（potentially malignant disorders，PMD），不包括吸烟、摩擦等局部因素去除后可以消退的单纯性过角化病。

一、病因和发病机制

口腔白斑病的发病与局部因素的长期刺激以及某些全身因素有关。目前仍有相当数量的白斑未能查及明显的病因。

1. **烟草等理化刺激因素**　烟草是口腔白斑病发病的重要因素。喜饮烈酒、食过烫或酸辣食物、嚼槟榔等局部理化刺激也与口腔白斑病的发生有关。

2. **念珠菌感染**　除白色念珠菌外，星形念珠菌和热带念珠菌可能与口腔白斑病的发生也有密切关系。

3. **人乳头瘤病毒感染**　多数学者发现口腔白斑组织中人类乳头瘤病毒（human papilloma virus，HPV）DNA 含量增高，认为 HPV 感染是其发病的危险因素。但也有相当一部分研究认为 HPV 与白斑发病无确切关联。

4. **全身因素**　包括微循环改变、微量元素、易感的遗传素质、脂溶性维生素缺乏等。

二、临床表现

白斑病好发于40岁以上的中老年男性，可发生在口腔的任何部位，龈、舌、颊部为白斑高发部位。患者可无症状或自觉局部粗糙、木涩，较周围黏膜硬。伴有溃疡或癌变时可出现刺激痛或自发痛。

口腔白斑病可分为均质型与非均质型两大类。前者如斑块状、皱纹纸状；而颗粒状、疣状及溃疡状等属于后者。

1. **斑块状**　白色或灰白色均质型斑块，边界清楚，触之柔软，平或稍高出黏膜表面，其表面可有皲裂，不粗糙或略粗糙，周围黏膜多正常。患者多无症状或有粗糙感。

2. **皱纹纸状**　病损呈灰白色或白垩色，边界清楚，表面粗糙，但触之柔软，周围黏膜正常。患者除粗糙不适感外，亦可有刺激痛等症状。多发生于口底及舌腹。

3. **颗粒状**　白色损害呈颗粒状突起，致黏膜表面不平整，病损间杂黏膜充血，似有小片状或点状糜烂，患者可有刺激痛。本型白斑多数可查到白色念珠菌感染。颊黏膜口角区多见。

4. **疣状**　损害呈灰白色，表面粗糙呈刺状或绒毛状突起，明显高出黏膜，质稍硬。疣状损害多发生于牙槽嵴、口底、唇、腭等部位。

5. **溃疡状**　在增厚的白色斑块上，有糜烂或溃疡，可有或无局部刺激因素。患者感疼痛。

三、实验室检查

白斑的主要病理变化是上皮增生，伴有过度正角化或过度不全角化；粒层明显，棘层增厚；上皮钉突伸长变粗，固有层和黏膜下层中有炎细胞浸润。

WHO建议口腔白斑病的组织病理学诊断应写明是否伴有上皮异常增生及其程度（轻、中、重度），以便临床采取相应的治疗措施。

四、诊断和鉴别诊断

1. **诊断依据**　口腔白斑病的诊断需根据临床表现和病理表现作出综合性判断才能完成。脱落细胞检查和甲苯胺蓝染色可辅助判断口腔白斑的癌变情况。

口腔白斑病属于癌前病变，癌变率为3%~5%。病理检查有无异常增生及异常增生程度是目前预测白斑癌变风险的重要指标。口腔白斑患者伴有以下情况者癌变倾向较大，应严密随访，必要时可行多次组织活检。

(1) 病理：伴有上皮异常增生者，程度越重者越易恶变。

(2) 类型：疣状、颗粒型、溃疡或糜烂型及伴有念珠菌感染、HPV感染者。

(3) 部位：白斑位于舌缘、舌腹、口底及口角部位者。

(4) 时间：病程较长者。

(5) 吸烟：不吸烟患者。

(6) 性别：女性，特别是不吸烟的年轻女性患者。

(7) 面积：白斑病损面积大于200mm^{2}的患者。

2. **鉴别诊断**

(1) 白色角化症：长期受机械或化学刺激而引起的黏膜白色角化斑块。表现为灰白色或白色的边界不清的斑块或斑片，不高于或微高于黏膜表面，平滑，柔软。去除刺激因素后，病损逐渐变薄，可完全消退。组织病理为上皮过度角化，固有层无炎细胞或轻度炎细胞浸润。

(2) 白色海绵状斑痣：又称白皱褶病，为一种原因不明的遗传性或家族性疾患。表现为灰白色的水波样皱褶或沟纹，有特殊的珠光色，表面呈小的滤泡状，形似海绵，具有正常口腔黏膜的柔软与弹性，无发硬粗糙。皱褶有时可以揭去，揭去时无痛、不出血，下面为类似正常上皮的光滑面。病理变化为过度角化和不全角化,棘细胞增大、层次增多,结缔组织中少量炎细胞浸润。

（3）白色水肿（leukoedama）：表现为透明的灰白色光滑的"面纱样"膜,可以部分刮去,晚期则表面粗糙有皱纹。白色水肿多见于前磨牙及磨牙的咬合线部位。组织病理变化为上皮增厚,上皮细胞内水肿,胞核固缩或消失,出现空泡性变。

（4）口腔扁平苔藓：斑块型扁平苔藓与白斑有时难以鉴别,鉴别要点详见表 3-6-3-1。

表 3-6-3-1 口腔扁平苔藓与口腔白斑病鉴别表

鉴别点	口腔扁平苔藓	口腔白斑病
发病部位	常具有对称性	多为单一部位
病损颜色	珠光白色	白色或灰白色
病损形态	主要为白纹;在舌背可呈圆形或椭圆形斑块,但其周围仍有白纹	不规则斑块;边缘突起于黏膜表面
病损质地	弹性、质地无改变	弹性降低、质地改变
皮肤损害	可伴有	无
病理特点	角化层较薄	角化层较厚
	棘层增生轻或萎缩	粒层明显,棘层肥厚
	基底细胞液化变性	基底细胞无液化变性
	基底膜界限模糊	基底膜清晰
	可见上皮下疱	无上皮下疱
	炎细胞在固有层呈带状浸润	炎细胞散在于固有层和黏膜下层
	偶见上皮异常增生	常见上皮异常增生

（5）迷脂症：详见本章第一节鉴别诊断。

（6）黏膜下纤维化：早期为小水疱与溃疡,随后为淡白色斑纹,似云雾状,可触及黏膜下纤维性条索,后期可出现舌运动及张口受限,吞咽困难等自觉症状。以颊、咽、软腭多见。病理检查可见过度不全角化,上皮萎缩,钉突消失,有时上皮增生及萎缩同时存在。部分患者伴有上皮异常增生,上皮下胶原纤维增生及玻璃样变。（详见本章第六节鉴别诊断）

（7）梅毒黏膜斑：Ⅱ期梅毒患者颊部黏膜可出现"梅毒斑"。初期为圆形或椭圆形红斑,随后表面糜烂,假膜形成不易揭去,乳白色或黄白色,直径 0.5~1cm,稍高出黏膜表面,中间凹陷,表面柔软,基部较硬。同时伴有皮肤梅毒疹——玫瑰疹的出现。实验室检查,血浆反应素环状卡片快速试验（RPP）及梅毒螺旋体血凝素试验（TPHA）可确诊。

五、病情评估

组织病理学检查结果是评估口腔黏膜白斑病严重程度的金标准。发展成口腔癌是白斑的最差预后,哪些情况下白斑容易发展成口腔癌见本章诊断和鉴别诊断部分。

口腔黏膜白斑病采用 OLEP 分级体系,但尚无证据表明这种分期分级对于口腔白斑病处理有指导意义,详情见表 3-6-3-2。

实际应用方面,OLEP 分级体系可以归为两类：①无或可能为轻度的上皮异常增生；②轻到中或中到可能为重度的上皮异常增生。

六、临床处理

口腔黏膜白斑的治疗一般以预防癌变为主,现多采用药物、手术、冷冻等方法进行治疗,但是目前并未有研究证明以上方法能够减少 OLK 复发率和恶变率。治疗原则为：卫生宣教、去除局部刺激因素、监测和预防癌变。主要的治疗药物为去角化药物,监测和预防癌变的重要手段是组织病理活检和定期随访。

表 3-6-3-2   口腔白斑病 OLEP 分级体系

L 损害的大小

　　L1 单个损害或多个损害的最大径或其和 <2cm

　　L2 单个损害或多个损害的最大径或其和 =2~4cm

　　L3 单个损害或多个损害的最大径或其和 >4cm

　　L4 损害大小不确定

P 组织病理学特点

　　P0 未观察到异常增生(包括无或可能的轻度上皮异常增生)

　　P1 观察到上皮异常增生(包括轻到中度或重度到可能的重度异常增生)

　　PX 病理报告中没有报告上皮异常增生的情况

OLEP 分级

　　Ⅰ L1P0

　　Ⅱ L2P0

　　Ⅲ L3P0 或 L1L2P1

　　Ⅳ L3P1

1. **卫生宣教**　是口腔白斑早期预防的重点。进行卫生宣传及健康保健,以早期发现口腔白斑病患者。对发现口腔黏膜角化异常者,应嘱其尽早去专科医院检查确诊。

2. **去除刺激因素**　如戒烟酒、停止咀嚼槟榔、少食刺激性食物;去除残根、残冠、不良修复体等。

3. **维生素A和维生素A酸(维甲酸)**　维生素A缺乏时会出现上皮干燥、增生和角化。成人每日3万~5万U,分2~3次口服,症状改善后减量。

维生素A酸可促进上皮细胞增生分化及角质溶解,仅用于角化程度较高的口腔白斑病。常使用维生素A酸的局部制剂治疗口腔白斑病。对于非充血、非糜烂型的病损可用0.1%~0.3%维A酸软膏或1%维A酸衍生物——维胺酸局部涂搽。亦可用口腔消斑膜等局部敷贴,鱼肝油涂搽等。

4. **维生素E**　维生素E不但与维生素A有协同作用,能防止维生素A在消化道内氧化而利于吸收,还可延长维生素A在肝脏内的贮存时间。因此可单用或配合维生素A酸类药物治疗白斑,其剂量为10~100mg,每日3次,口服,也可采用局部敷贴。

5. **手术治疗**　对活检发现有重度不典型增生者,应及时手术,轻~中度不典型增生者,建议每3~6个月复查一次,但临床有恶性倾向或位于危险区时,也可手术,特别是当除去可能的刺激因素及保守治疗3~6周后仍未见明显好转者,应做手术。在观察、治疗过程中如有增生、硬结、溃疡等改变时,也应及时手术切除并活检。界限清晰的局限性小范围病变,手术条件较好,病变区过大或周界不清,将影响手术的彻底性和治疗效果。总之,手术治疗应权衡各种条件进行综合考虑。

6. **激光治疗**　近年来兴起的激光治疗,因其操作简单、出血少、视野好、痛苦小、术后瘢痕小等优势,受到越来越多的青睐;临床上常用的治疗黏膜白斑的激光种类较多,如 CO_2 激光、Nd:YAG 激光、PDT 疗法等,其中最常用的是 CO_2 激光,治疗后复发率 0~40.7%,癌变率 0~15.4%,影响白斑 CO_2 激光治疗后复发的因素较多,可能与激光应用的模式、病变切割的范围及深度、病变性质及部位等有关。对于非均质性白斑和轻度不典型性增生,有研究表明,CO_2 激光较 Nd:YAG 激光治疗效果更好,复发率较低。

光动力疗法(photodynamic therapy,PDT)又称光照射疗法(photoradiation therapy,PRT)是一种联合应用光剂及相应光源,通过光动力学反应选择性破坏病变组织的全新技术,具有靶向性强、低毒微创、可重复操作等优点。不同研究数据显示 PDT 治疗 OLK 的有效率、复发率不一,猜想可能与光敏剂类型、光源照射量、治疗频率和治疗持续时间等相关,总之,PDT 有望成为治疗该疾病的新手段。此外,光动力作用还可用于 OLK(或红斑)恶变的临床诊断,从而指导治疗方案的选择。PDT 治疗白斑病最常见的副作用是中度的急性疼痛,其他常见的局部反应还包括红斑、水肿等;其次,口腔应用还有少部分病例可能继发局部的感染。

7. 中医中药治疗

（1）气滞血瘀型：予以活血化瘀,消斑理气。

（2）痰湿凝聚型：则健脾化痰消斑。

（3）正气虚弱型：予补气益血,健脾化湿。

诊疗流程图见图 3-6-3-1。

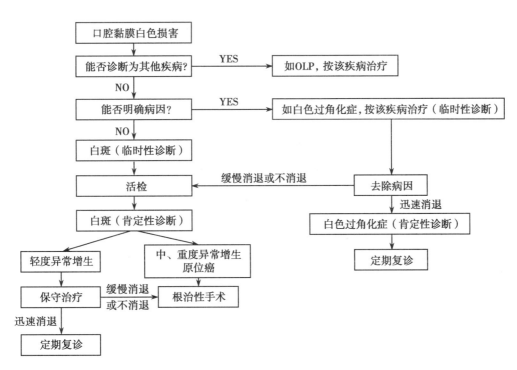

图 3-6-3-1　诊疗流程图

第四节　口腔红斑病

口腔红斑病（oral erythroplakia）又称增殖性红斑（erythroplakia of Queyrat）、红色增殖性病变（erythroplastic lesion）等,是指口腔黏膜上鲜红色斑片,似天鹅绒样,边界清晰,在临床和病理上不能诊断为其他疾病者。口腔红斑不包括局部感染性炎症所致的充血面,如结核及真菌感染等。国内文献及教科书曾译为赤斑,与炎症性红斑相区别。

本病由奎来特（Queyrat）于1911年提出,故也称为奎来特红斑。1912年Bowen报道发生在皮肤和龟头、阴道、口腔等部位黏膜的一种原位癌,称为Bowen病。有人认为红斑是Bowen病亚型,有时难以鉴别。红斑只发生在黏膜或黏膜皮肤交界处,Bowen病除黏膜外,可发生于各处皮肤。

口腔红斑比口腔白斑少见,发病率为0.02%~0.1%。红斑属于癌前病变。口腔红斑的恶变风险是所有口腔癌前病损中最高的,恶变率为20%~68%。

【病因和发病机制】

口腔红斑病因不明。目前研究认为口腔红斑的发生与烟酒的摄入以及在此过程中发生的遗传事件有关。

【临床表现】

口腔红斑多见于中年患者,男性略多于女性。以舌缘部最好发,龈、龈颊沟、口底及舌腹、腭部次之。通常无症状,有些患者有灼烧感或疼痛。临床上分为三种类型：

1. **均质性红斑**（homogenous erythroplakia）　天鹅绒样鲜红色表面,光滑、发亮,状似"上皮缺失",质软,边界清楚,为 0.5~2cm 大小,平伏或微隆起。红斑区内有时也可看到外观正常的黏膜。

2. **间杂型红斑**（interspersed erythroplakia）　病损内散在白色斑点,红白相间。

3. **颗粒型红斑**（granular erythroplakia）　病损内有红色或白色颗粒样微小结节,似桑葚状或颗粒肉芽状,稍高于黏膜表面。有时其外周亦可见散在的点状或斑块状白色角化区(有学者认为此型即颗粒型白斑),此型往往是原位癌或早期鳞癌。

【实验室检查】

口腔红斑的病理特点为:上皮不全角化或混合角化。上皮萎缩,角化层极薄甚至缺乏。上皮钉突增大伸长。钉突之间的乳头区棘细胞萎缩变薄,使乳头层非常接近上皮表面,结缔组织乳头内的毛细血管明显扩张,故使病损表现为鲜红色。

颗粒形成的机制就是钉突增大处的表面形成凹陷,而高突的结缔组织乳头形成红色颗粒。上皮异常增生。有时可见角化珠形成。固有层内炎细胞浸润明显,主要为淋巴细胞和浆细胞。

【诊断和鉴别诊断】

1. **诊断依据**　去除可能的致病因素并观察 1~2 周。如果病损无明显改善则进行活检术以明确诊断。可采用甲苯胺蓝染色来判断上皮细胞状态及指导临床确定组织活检部位。

2. **鉴别诊断**

(1) 糜烂型扁平苔藓:中年女性多见,病损多左右对称。在充血糜烂区周围有白色条纹组成的病损,稍高于黏膜表面,边界不清。充血糜烂病损经常发生变化。病理检查:上皮细胞不全角化,基底细胞液化变性,固有层内有淋巴细胞带状浸润。红斑边缘清楚,天鹅绒样表面柔软平整(均质型)或不平整伴有颗粒或结节,呈肉芽状、磨砂状表面(间质型、颗粒型)。红斑病损相对稳定,不易愈合。病理检查上皮萎缩,上皮异常增生,可能已是原位癌或浸润癌。

(2) 白斑:稍高出黏膜表面的白色斑块。颗粒状病损往往需与红斑相鉴别。病理检查:上皮增生,粒层明显,棘层增厚,上皮钉突增大,有时可见到上皮异常增生。红斑为鲜红色的病损上出现白色斑点。病理检查:上皮萎缩,上皮异常增生,多为原位癌或浸润癌。

【病情评估】

1. **病理**　伴有上皮异常增生者,预后较差。

2. **类型**　均质型红斑预后较好,颗粒型红斑预后较差。

3. **部位**　病损位于舌侧缘、舌腹及口底、口角部位者,预后较差。

4. **发病时间**　病程较长者较易恶变,预后较差。

5. **面积**　病损面积较大者,预后较差。

【临床处理】

1. 手术切除是红斑的标准治疗方法,一旦确诊后,立即做根治术。手术切除较冷冻治疗更为可靠。

2. 口腔红斑的激光治疗　是近年来逐步兴起的口腔红斑治疗方法之一,其中,CO_2 激光治疗具有复发率低、副作用小、术后恢复快(2~4 周内术区可重新上皮化)、创伤小等优点,是目前最理想的激光治疗方法。

3. 口腔红斑的光动力治疗　是近年来逐步兴起的口腔红斑治疗方法之一,研究证明,在众多的光动力疗法中,MAL-PDT 具有治愈率高(62.5%)、不良反应小、创伤小等优点,是目前首选的光动力疗法。

4. 研究表明,5-氟尿嘧啶、5% 咪喹莫特局部应用可有效控制龟头黏膜红斑,口腔黏膜红斑是否可借鉴此疗法尚待进一步研究。

第五节　盘状红斑狼疮

盘状红斑狼疮（discoid lupus erythematosus,DLE）是一种慢性皮肤-黏膜结缔组织疾病,病损特点为持久性红斑,中央萎缩凹下呈盘状。主要累及头面部皮肤及口腔黏膜,皮肤病损表面有黏着性鳞屑,黏膜病损周边有呈放射状排列的细短白纹。盘状红斑狼疮是结缔组织病的典型代表,发病率为 0.4%~0.5%,较其他结缔组织病为高。女性患者约为男性的 2 倍,以 20~40 岁的中青年人最为好发。DLE 亦属于癌前状态。

红斑狼疮临床上可分为六种亚型:盘状红斑狼疮、系统性红斑狼疮(systemic lupus erythematosus,SLE)、深在性红斑狼疮(LEP)、亚急性皮肤型红斑狼疮(SCLE)、红斑狼疮综合征(LES)和新生儿红斑狼疮(NLE)。各型红斑狼疮在临床表现上各有其特点,但也有一些共同或相似之处,约有 15% 的 SLE 患者可有临床和组织学上典型的盘状病损。SLE 等涉及肝、肾、肺、神经系统等多个重要脏器、系统以及皮肤、黏膜、关节、肌肉等组织。头面部及口腔病损多属于 DLE,为狼疮病中最轻的一种。有关 SLE 和 DLE 的相互关系长期存在着争议,有学者认为是两种不同的疾病,也有学者认为两者是同一疾病的不同表现。

目前认为红斑狼疮是一个谱性疾病,病谱的一端为 DLE,病变主要限于皮肤黏膜;另一端为 SLE,除皮肤黏膜损害外尚伴有系统受累,中间有许多亚型。国内报告约 5%DLE 可转变成 SLE,而 SLE 有 6%~20% 以盘状皮疹为初发症状,且 1/4 有口腔损害。

【病因和发病机制】

DLE 病因尚未明确,多认为是一种自身免疫性疾病,其发病可能与免疫学改变、紫外线、创伤、感染、药物等多因素相关。

1. **免疫学改变** DLE 显著的特点是在活动期可出现各种免疫调节失常。B 细胞反应性过高。免疫球蛋白生成增多,伴有可与多种物质(特别是核蛋白)起反应的自身抗体。除体液免疫功能改变外,细胞免疫也有损害。

2. **紫外线、创伤** 紫外线主要通过直接损伤角质形成细胞,导致"隐蔽抗原"释放或者诱导"新抗原"表达等机制诱发 DLE。此外,创伤(包括较大的外科手术)等亦可诱发 DLE。

3. **感染因素** 在真皮血管内皮细胞、血管周围成纤维细胞中,发现直径为 20nm、类似于副黏病毒状结构,但其意义尚不清楚。此外,有的患者在 DLE 发病前曾有结核菌、链球菌等感染或其体内存在某种感染病灶。

4. **其他因素** 某些药物(如氯丙嗪、肼屈嗪、异烟肼、青霉胺等)可使有潜在 DLE 的患者激化。某些食物成分(如苜蓿芽)、寒冷刺激、精神紧张等因素均可诱发 DLE。

DLE 的发病机制可能是:一个具有红斑狼疮遗传素质的人,在上述各种诱因的作用下,机体正常的自身免疫耐受机制被破坏,发生多种免疫异常。

【临床表现】

临床上,DLE 可分为局限型和播散型。局限型损害仅限于颈部以上的皮肤黏膜,而播散型则可累及颈部以下部位。

1. **黏膜损害** 下唇唇红黏膜是 DLE 的好发部位。初起为暗红色丘疹或斑块,随后形成红斑样病损,片状糜烂,中心凹下呈盘状,周边有红晕或可见毛细血管扩张,在红晕外围是呈放射状排列的白色短条纹。病变区亦可超出唇红缘而累及皮肤,唇红与皮肤界限消失,此为 DLE 病损的特征性表现。

唇红糜烂易发生溢血而形成血痂,常继发细菌感染而合并有灰褐色脓痂,导致局部炎症加剧,掩盖了病损的特征。长期慢性病损可导致唇红及唇周皮肤色素沉着或有状似"白癜风"的脱色斑。唇红病损自觉症状少,有时有微痒、刺痛和烧灼感。

口腔黏膜损害易累及颊黏膜,亦可发生在舌背舌腹(缘)、牙龈及软、硬腭。多不对称,边界较清晰,较周围黏膜稍凹下,其典型病损四周有放射状细短白纹。另外,约 5% 的患者在阴道和肛周发生红斑性损害。

2. **皮肤损害** 好发头面部等暴露部位,初始为皮疹,呈持久性圆形或不规则的红色斑,稍隆起,边界清楚,表面有毛细血管扩张和灰褐色附着性鳞屑覆盖。去除鳞屑可见扩张的毛囊孔,而取下的鳞屑状似"图钉",即"角质栓"。其典型病损常发生在鼻梁和鼻侧以及双侧颧部皮肤所构成的、状似蝴蝶形的区域,故称为"蝴蝶斑"。除面部外,头皮、耳郭、颈部、胸背部以及四肢皮肤亦常累及,耳郭病损酷似冻疮,手部病损似皮癣。病程发展缓慢,中心部位逐渐萎缩呈盘状,常伴有色素减退,而四周有色素沉着。

3. 全身症状　部分患者伴有全身症状,如胃肠道症状、关节酸痛或关节炎、不规则发热、淋巴结肿大、肾脏病变、心脏病变、肝脾大等。

4. 儿童 DLE　不常见,其临床特征与成人相似,但无女性发病较高的趋势,光敏感性不明显,发展成 SLE 的可能性较高。

【实验室检查】

1. 常规检查　有 55% 的患者出现血沉加快、血清 γ-球蛋白升高等。有时 Coombs 试验可为阳性,血清中可检出冷球蛋白和冷凝集素。约 26% 的病例梅毒血清学实验结果呈假阳性,15% 患者出现低滴度抗心磷脂抗体(主要为 IgM)。有时红斑狼疮细胞可为阳性(1.7%),1% 患者出现类风湿因子。

2. 抗核抗体及其他免疫指标　20%~35% 的患者出现抗核抗体,其中均质型抗核抗体出现的频率是斑点型的 2 倍。抗双链 DNA 抗体的发生率低于 5%,这些患者无任何系统受累的证据,但更有可能发展为 SLE。20% 的患者查见抗单链 DNA 抗体,经氯喹治疗后,其抗体滴度可下降。42% 的患者查见抗 RNA 抗体。1%~10% 的患者查见低滴度的抗 Ro(SS-A)抗体。低于 5% 的患者查见抗 Sm 抗体。在 DLE 患者尤其女性中,抗甲状腺抗体的发生率高。

【诊断和鉴别诊断】

1. 诊断依据　一般根据皮肤黏膜的病损特点和实验室检查即可作出诊断。

黏膜病损好发下唇唇红,呈圆形或椭圆形红斑或糜烂,中央凹陷,边缘暗红稍隆,病损四周有白色放射状细纹。唇部病损常超出唇红边缘而累及皮肤,使黏膜-皮肤界限模糊。病损区周围有色素沉着或色素减退。

皮肤病损好发于头面部,特征为红斑、鳞屑、毛细血管扩张、毛囊角质栓、色素沉着和/或色素减退和瘢痕形成。鼻部周围“蝴蝶斑”为其典型表现。

实验室检查表现为血沉加快、γ-球蛋白增高、类风湿因子阳性、抗核抗体阳性、CD4/CD8 比率增加等。抗双链 DNA 抗体是 SLE 患者的标志性抗体,其抗体平均结合率大于 30%,最高可达 65%,对 SLE 的诊断有一定特异性。有学者报道,DLE 患者该抗体平均结合率最高为 10%(正常值 <5%),对诊断有一定参考价值。抗单链 DNA 抗体在 SLE 中出现的频率及效价虽然较高,但特异性差。有报道指出,局限于皮肤的 DLE 约 20% 可查见该抗体。

Del Barrio-Diaz P 等人通过研究,指出在皮肤型红斑狼疮患者中,皮损发病程度与口腔中盘状斑块、红/棕色斑块的发生与否显著相关。皮肤型红斑狼疮患者出现黏膜红斑,与贫血和抗核抗体滴定阳性也有显著的相关性。

组织活检具有重要意义。取病变组织应选择时间在糜烂愈合后 2 周左右较为适宜。

免疫荧光检查虽不是 100% 阳性,但对诊断及鉴别诊断有意义。

2. 鉴别诊断

(1) 慢性唇炎:慢性唇炎特别是慢性糜烂型唇炎也好发于下唇,与唇红部位的 DLE 易混淆。

DLE 在唇红部的损害可超过唇红缘,四周有白色放射状细纹。慢性唇炎有时也有白色纹,但不呈放射状排列,病损不超出唇红缘。DLE 有皮肤损害,而唇炎无皮肤损害。

DLE 病理表现为棘层萎缩、基底层液化变性、深层及血管周围炎细胞浸润。直接免疫荧光检查 DLE 在基底层有荧光带。

(2) 扁平苔藓:扁平苔藓的皮肤损害呈对称性,发生于四肢伸侧或躯干,为紫色多角形扁平丘疹,患者自觉瘙痒。口腔黏膜损害为呈不规则形状的白色条纹或斑块,唇红部病损不会超出唇红缘。

DLE 的皮肤损害多发生在头面部、耳郭等。颜面部可有“蝴蝶斑”。病损呈圆形或椭圆形红斑,中央凹下,毛囊角质栓。口腔黏膜损害呈圆形或椭圆形红斑或糜烂,中央萎缩变薄,四周有放射状细短白纹,唇红部病损往往超过唇红缘。病理检查对鉴别有重要意义(表 3-6-5-1)。

表 3-6-5-1 盘状红斑狼疮与扁平苔藓病理变化鉴别表

病理变化	盘状红斑狼疮	扁平苔藓
角化层	过角化,不全角化,角质栓	过角化/不全角化
棘细胞层	上皮变薄,棘层萎缩较显著	棘层可萎缩,以增生为主
炎细胞分布	散在浸润	淋巴细胞浸润带
胶原纤维	变性、分解断裂	—
黏膜下层	血管四周有炎细胞浸润	血管四周少有炎细胞浸润
免疫荧光检查	基底膜区荧光带	基膜上下胶样小体荧光颗粒

(3) 多形性红斑:可从以下几个方面对 DLE 和多形性红斑进行鉴别(表 3-6-5-2)。

表 3-6-5-2 慢性盘状红斑狼疮与多形性红斑的鉴别表

	盘状红斑狼疮	多形性红斑
病因	不明确	不明确,可能是一种变态反应
年龄性别	20~45 岁女性	青壮年,与性别无关
发病情况	发病缓慢,慢性病程	发病急骤,病程 2~6 周
前驱症状	无	有,头痛、发热、倦怠等
光敏感	有	无
好发部位	口腔:下唇唇红 皮肤:颜面部,以两颊、颧部、鼻部等暴露部位为主,常呈蝶形,其次为头皮和耳郭	口腔:下唇唇红 皮肤:颜面、头颈、手掌足背及四肢伸侧面
口腔病损	桃红色盘状红斑,周围有白色放射状花纹,易糜烂	大面积糜烂,有灰色假膜无白色花纹,唇部大量血痂
皮肤损害	盘状红斑,附有鳞屑,可有角质栓,毛细血管扩张	虹膜状红斑或靶形红斑
组织病理	上皮萎缩为主	表(上)皮内或表(上)皮下疱
预后	一般良好,但有极少数可转成 SLE	良好,但可复发,重症者可伴有多窍性损害
癌变情况	为癌前状态,极少数可癌变	不会癌变

(4) 良性淋巴组织增生性唇炎:为好发于下唇的以淡黄色痂皮覆盖的局限性损害,其典型症状为阵发性剧烈瘙痒。组织病理表现为黏膜固有层淋巴细胞浸润,并形成淋巴滤泡样结构。

【病情评估】

通常 DLE 的预后较好,全身系统受累者较少见。

1. **病程** 未治疗的 DLE 皮损倾向于持续存在。经过治疗,伴有少许鳞屑的损害可在 1 个月或 2 个月内完全消失,伴有较多鳞屑的慢性损害和一些瘢痕消退较慢。

2. **转型** DLE 发展成 SLE 的危险性约有 6.5%,而播散型 DLE 的患者发展成 SLE 的危险性(22%)高于局限型 DLE(1.2%)。在 40 岁以前罹患 DLE 的女性,若伴组织相容性类型为 HLA-B8 者,其向 SLE 发展的危险性增高。当 DLE 患者出现原因不明的贫血、血沉快(>50mm/h)、高 γ-球蛋白血症、抗核抗体滴度≥1:320、可溶性 IL-2 受体水平升高、肾病、关节病症状等时,提示 DLE 可能进展为 SLE。如果出现弥漫性脱发、泛发性淋巴结肿大、血管炎、甲周红斑等体征,则提示 DLE 很可能已进展为 SLE。

3. **癌变** 有报道 DLE 可能发生癌变,但其癌变率低,0.5%~4.83%。因此,WHO 也将 DLE 和缺铁性吞咽困难、扁平苔藓、口腔黏膜下纤维性变、梅毒、着色性干皮病及大疱性表皮松解一起归入癌前状态。癌变部位多位于下唇唇红边缘,男性多于女性。如怀疑有恶变倾向时,应及时取病理活检,如发现异常增生应及时手术切除,并长期追踪观察。

【临床处理】

1. 处理原则　目前,对于 DLE 虽无根治性疗法,但恰当的治疗可使大多数患者的病情明显缓解。强调早期诊断、早期治疗,以避免转型、毁容以及癌变的发生。根据中华医学会皮肤性病学分会红斑狼疮研究中心于 2019 年制定的《皮肤型红斑狼疮诊疗指南(2019 版)》,DLE 的治疗一般采用"阶梯式治疗",即根据病情,选择适当的治疗方法。

2. 治疗方法

(1) 基本治疗:应重视对患者的教育,包括正确认识疾病、做好长期治疗的准备、积极配合医生、定期随访等。应避免不良刺激,包括防晒、防寒、戒烟、避免外伤等;注意补充维生素 D,尽量避免高盐饮食及光敏性食物,慎用光敏性药物。

(2) 局部治疗

1) 局部使用糖皮质激素:可单独或联合用药,对 DLE 的疗效较肯定。

① 下唇唇红有血痂或脓痂时,首先用 0.2% 呋喃西林液湿敷,去除痂皮后,外涂糖皮质激素局部制剂。如单纯糜烂无明显感染时,可用局部麻醉药物(如 2% 利多卡因)与曲安奈德等体积混合,行病损局灶封闭。

② 口内黏膜病损处可涂敷含糖皮质激素、抗生素、局部麻醉药、中药等的各种口内制剂。对局灶性的充血糜烂,也可考虑采用糖皮质激素的局部封闭疗法(见上文)。对广泛的糜烂性损害,可辅以超声雾化治疗。

2) 环孢素、他克莫司等免疫抑制剂:有报道采用环孢素或他克莫司局部治疗顽固、难治性 DLE,有一定疗效。可使用他克莫司含漱液或复方环孢素含漱液。

(3) 全身治疗

1) 羟氯喹:是治疗 DLE 的一线药物。推荐治疗剂量为一次 100~200mg,每日 2 次。

2) 雷公藤和昆明山海棠(火把花根):昆明山海棠片副作用小,可较长期服用,每次 0.5g,每日 3 次。雷公藤总苷片,0.5~1mg/(kg·d),分 3 次服用。

3) 糖皮质激素:在服用氯喹、雷公藤效果不明显时,如无糖皮质激素禁忌证,可联合使用泼尼松,每日 10mg。

4) 沙利度胺(反应停):可用于羟氯喹、糖皮质激素等常规治疗无效的难治性或复发加重的 DLE。每日 100mg,可加大剂量达每日 400mg。沙利度胺的副作用除使胎儿致畸外,总量达 40~50g 时,可能出现神经损害、感觉异常或丧失,有些患者停药后不能恢复。孕妇禁用。

5) 细胞毒药物:常用药物有环磷酰胺、硫唑嘌呤、氨甲蝶呤等,对于常规药物治疗效果不佳的病例可选用,但由于该类药物的毒副作用较大,应用受到限制。

6) 中医中药

① 心脾积热型:予以养阴凉血,祛风解毒通便。

② 脾虚夹湿型:清利湿热、健脾和胃。

③ 血瘀型:则活血化瘀,清利湿热。

3. 监测和随访　注意药物的不良反应。服用糖皮质激素者应定期检查血压、血糖、血电解质、骨密度等,必要时行髋关节 MRI 检查。服用羟氯喹第 1 年内应做 1 次眼科检查,异常者或年龄在 60 岁以上者,每年进行 1 次眼科检查;如有视力下降或视物模糊,建议及时到眼科就诊。出现视网膜病变者应停用羟氯喹。

第六节　口腔黏膜下纤维性变

口腔黏膜下纤维性变或称口腔黏膜下纤维化(oral submucous fibrosis,OSF)是一种慢性进行性具有癌变倾向的口腔黏膜疾病。临床上常表现为口干、灼痛、进食刺激性食物疼痛、进行性张口受限、吞咽困难等症状。主要病理变化包括上皮组织萎缩、黏膜固有层、黏膜下层胶原纤维堆积、变性和血管闭塞、减少。

主要发生于印度、巴基斯坦等东南亚国家与地区,我国主要见于湖南、台湾两省。湖南湘潭的 OSF 患病率为 0.96%。该病好发于中年人。OSF 被列为癌前状态。

【病因和发病机制】

病因不明。与下列因素关系密切:

1. **咀嚼槟榔(chewing areca nut)** 咀嚼槟榔是 OSF 主要的致病因素,OSF 患者都有咀嚼槟榔习惯。槟榔提取物可通过刺激口腔角质形成细胞、血管内皮细胞等分泌产生与纤维化有关的细胞因子,促进成纤维细胞(Fibroblast,FB)的增殖等,胶原合成增加。同时槟榔碱能减少 FB 对胶原的吞噬作用,使胶原降解减少。以上研究提示槟榔提取物或槟榔碱在 OSF 的发病机制中起重要作用。

2. **免疫因素** 部分 OSF 患者血清免疫球蛋白、抗核抗体等自身抗体明显高于正常人。OSF 结缔组织中 T 淋巴细胞、巨噬细胞和肥大细胞明显增加。OSF 血清中促纤维化细胞因子 IL-1α、IL-1β、IL-6、TGF-β1、TNF 等水平明显增高,抗纤维化的细胞因子干扰素-γ 等明显减少。

3. **刺激性食物** 进食辣椒、吸烟、饮酒等因素可以加重黏膜下纤维化。

4. **营养因素** 维生素 A、B、C 的缺乏,低血清铁、硒与高血清锌、铜是 OSF 易感性增高的重要因素。

5. **遗传因素** 研究发现 OSF 患者中 HLA-A10、DR3、DR7、B76 表型,外周血淋巴细胞姐妹染色体交换频率(SCE)显著高于对照组。

6. **其他因素** 部分患者存在微循环障碍及血液流变学异常等。

【临床表现】

口腔黏膜渐进性出现苍白或灰白色病损,患者逐渐感到口腔黏膜僵硬、进行性张口受限、吞咽困难等。最常见的症状为口腔黏膜灼痛感,遇刺激性食物时加重,也可表现为口干、唇舌麻木、味觉减退等。颊、软腭、唇、舌、翼下颌韧带、牙龈等处黏膜皆可发病。

颊部常对称性发生,黏膜苍白,可扪及垂直向纤维条索。

腭部主要累及软腭,黏膜出现板块状苍白或灰白色病损,严重者软腭缩短、腭垂变小,舌、咽腭弓出现瘢痕样条索,常伴有水疱、溃疡与吞咽困难。

唇部可累及上下唇黏膜,表面苍白,沿口裂可扪及环形、僵硬的纤维条索。

舌背、舌腹、口底黏膜出现苍白,舌乳头消失,严重时舌系带变短、舌活动度减低。

病损累及咽鼓管时可出现耳鸣耳聋,咽部声带受累时可产生音调改变。

部分患者口腔黏膜可并存有扁平苔藓、白斑、良性黏膜过角化、癌性溃疡等,这种并存性疾病的临床症状在各自的疾病特征基础上还可表现出其特异性,如 OSF 并存 OLP 的患者少见张口受限、OSF 并存口腔癌多见于颊癌和舌癌。

【实验室检查】

病理活检:主要表现为结缔组织胶原纤维出现变性。上皮萎缩,钉突变短或消失。有时上皮增生、钉突肥大,棘层增生肥厚。上皮各层内出现细胞空泡变性,以棘细胞层中较为密集。部分患者伴有上皮异常增生。张口度严重受损的患者,可见大量肌纤维坏死。电镜检查见上皮细胞间隙增宽,可见大量游离桥粒或细胞碎片。线粒体数量减少,部分线粒体肿胀,伴有玻璃样变的胶原纤维呈束状分布。

【诊断和鉴别诊断】

1. **诊断依据** 患者一般有咀嚼槟榔史。口内可见黏膜苍白或灰白色病损,颊部、唇部或翼下颌韧带等处可触及瘢痕样纤维条索,舌乳头萎缩,可伴有水疱、溃疡。患者有口腔黏膜烧灼痛,遇刺激性食物时加重,可伴有口干、味觉减退、唇舌麻木等自觉症状,严重时出现张口受限,吞咽困难,舌运动障碍。病理检查胶原纤维变性,上皮萎缩或增生,上皮层出现细胞空泡变性。

Sudhakaran A 等人最新的研究指出,在感染 HPV 的情况下,P16 的表达量在正常组织、OSF 病损以及 OSCC 中呈递增。P16 有望作为诊断指标应用于临床诊断。

2. **鉴别诊断**

(1)扁平苔藓:斑块型扁平苔藓触之柔软,无纤维条索。可有充血、糜烂,伴刺激性疼痛。有时因咽部病损溃疡、糜烂而影响吞咽,但不会出现张口受限、牙关紧闭、吞咽困难等严重症状。病理检查有助于诊断。

(2)白斑:口腔白斑为白色或灰白色斑块,触之柔软,无纤维条索。白斑可无症状或轻度不适,不伴有牙关紧闭、张口受限、吞咽困难等症状。病理检查有助于鉴别诊断。

(3)白色角化病:为灰白色、浅白色或白色斑块,平滑、柔软。不会触之有纤维条索,更不会有张口受限、吞咽困难等。局部有明显的机械或化学因素刺激,去除刺激因素后,病损可减轻甚或消失。

【病情评估】

根据患者的临床症状和体征,主要是根据口腔黏膜病变的颜色、质地、纤维条索的范围及开口度决定口腔黏膜下纤维性变的临床分度。

轻度(Ⅰ):口腔黏膜有烧灼感,进食刺激性食物时口腔黏膜疼痛,检查可见局灶性或散在性口腔黏膜灰白色改变,质地无改变或粗糙,张口度 >30mm。

中度(Ⅱ):进食刺激性食物时口腔黏膜疼痛,口腔黏膜颜色呈片状灰白色改变,质地变硬,双翼下颌韧带及软腭可扪及纤维条索,张口度 20~30mm。

重度(Ⅲ):进食刺激性食物时口腔黏膜疼痛,口腔黏膜呈灰白色改变,黏膜质地变硬,扪诊呈板状或皮革样,舌运动受限,伸舌困难,病变侵及口咽及喉咽部,张口度 <20mm。

【临床处理】

1. **卫生宣教**　加强人们对咀嚼槟榔危害性的认识,对出现临床症状者,应尽早去专科医院检查。

2. **去除致病因素**　戒除嚼槟榔习惯,戒烟、酒,避免辛辣食物刺激。

3. **糖皮质激素联合丹参局部注射**　激素具有抑制炎性反应和增加炎性细胞的凋亡来发挥抗纤维化作用;丹参能扩张血管,诱导病变区毛细血管增生,抑制 FB 增殖和胶原合成,促进 FB 凋亡和胶原降解。可使用黏膜下注射糖皮质激素加丹参注射液。

4. **干扰素治疗**　干扰素-γ 能抑制 FB 增殖和胶原合成。可使用黏膜下注射干扰素-γ。

5. **透明质酸酶**　透明质酸酶通过降解透明质酸基质来溶解纤维团块,从而减轻张口受限。可局部注射透明质酸酶。若将透明质酸酶与曲安奈德等中长效糖皮质激素联合局部注射,疗效更快、更好。

6. **高压氧治疗**　高压氧能提高血氧含量,促进病损区新生血管形成和侧支循环建立。

7. **手术治疗**　适应于严重张口受限者。手术切除纤维条索,创面用带蒂颊脂垫、前臂游离皮瓣或人工生物膜修复,可取得较好疗效。

8. **中药治疗**　活血化瘀,主药为丹参、玄参、当归、生地、黄芪、红花等。有研究指出,与抗氧化剂相比,姜黄在局部和全身应用在改善开口度和舌头动度方面有显著疗效,但在缓解口腔烧灼感方面的效果不明显。姜黄有望成为 OSF 临床药物治疗的备选药物。

9. **其他**　口服维生素 A、维生素 B、维生素 C、维生素 E、铁剂、锌剂、叶酸等。

(程　斌)

参 考 文 献

[1] 汪涛,赵顺祥.维生素甲酸治疗口腔白色过角化病的临床观察[J].中国现代药物应用,2011,5(21):85.

[2] 洪筠,程斌,李春阳,杨灵澜.口腔白色过角化病与白斑的治疗——国内文献的循证医学分析[J].广东牙病防治,2012,10(3):171-173.

[3] 董毅,曾昕,陈谦明.光动力治疗与口腔黏膜白斑病[J].临床口腔医学杂志,2005,21(7):442-443.

[4] 宋扬,施琳俊,周曾同.口腔白斑治疗的研究进展[J].临床口腔医学杂志,2013,29(4):251-253.

[5] 中华口腔医学会口腔黏膜病学专业委员会.口腔白斑病的定义与分级标准(试行)[J].中华口腔医学杂志,2011,46(10):579-580.

[6] 姚一琳,吴岚.光动力疗法在口腔黏膜病治疗中的应用现状[J].临床口腔医学杂志,2018,34(3):186-188.

[7] 马芮,刘耀然,赵继志.激光治疗口腔黏膜白斑的研究进展[J].中国实用口腔科杂志,2018,11(9):564-568.

［8］ Antonio JR,Antonio CR,Tridico LA,et al. Erythroplasia of Queyrat treated with topical 5-fluorouracil［J］. Clinical case reports,2016,91(5):42-44.

［9］ Maranda EL,Nguyen AH,Lim VM,et al. Erythroplasia of Queyrat treated by laser and light modalities:a systematic review［J］. Lasers in Medical Science,2016,31(9):1971-1976.

［10］ Yokoyama M,Egawa G,Makino T,et al. Erythroplasia of Queyrat treated with imiquimod 5% cream:The necessity of regimen guidelines［J］.Clinical Case Reports,2019,7(4):723-725.

第七章　韦格纳肉芽肿病

韦格纳肉芽肿病（Wegener's granulomatosis，WG）由 Wegener 1936 年首先报告，是一种坏死性肉芽肿性血管炎，病因不明。病变累及小动脉、静脉及毛细血管，偶尔累及大动脉，主要侵犯上、下呼吸道和肾脏。开始为局限于上、下呼吸道黏膜的肉芽肿性炎症，但往往发展成全身坏死性肉芽肿性炎症、恶性脉管炎，最后导致肾衰竭而死亡。

【病因和发病机制】

病因不明，可能与下列因素有关。

1. **免疫介导损伤机制**　患者产生自身抗中性粒细胞胞质抗体（anti-neutrophil cytoplasmic antibody，ANCA），作用于中性粒细胞嗜天青颗粒中蛋白酶 3（proteinase-3，PR3），二者结合后可能诱发血管炎的产生。

2. **遗传易感性**　有研究表明人类白细胞抗原基因与本病的发病有一定关联；转化生长因子 Bl 基因上第 25 位密码子的多态性是具有遗传危害的一个因素。

3. **其他**　有人认为可能是链球菌伴过敏样紫癜导致脉管炎，也可能是药物超敏反应。也有报道金色葡萄球菌是本病的促进因素。

【临床表现】

1. **好发人群**　任何年龄均可发病，中年以后多见。男性发病风险比女性高 2 倍。

2. **典型的韦格纳肉芽肿病有三联征**　上呼吸道、肺和肾病变。无肾脏受累者被称为局限性 WG。还可累及关节、眼、耳、皮肤等。

3. **一般症状**　可以起病缓慢，也可表现为快速进展性发病。病初症状包括发热、疲劳、抑郁、食欲减退、体重下降、关节痛、盗汗、尿色改变和虚弱，其中发热最常见。

4. **呼吸道与肾脏**　表现为鼻和副鼻窦炎、肺病变和进行性肾功能衰竭。起初为呼吸道感染症状，出现鼻出血、脓性鼻涕、鼻孔痂皮与肉芽肿、鼻窦炎症状，咳嗽、咯血等肺部感染症状，可因鼻中隔、咽喉和气管处病变而有呼吸困难。数周或数月后病损可发展到全身各个器官，肾脏发生肾小球肾炎，出现蛋白尿、血尿等。最后形成尿毒症、肾衰竭致死。

5. **口腔黏膜**　出现坏死性肉芽肿性溃疡，好发于软腭及咽部，牙龈和其他部位也可发生。溃疡深大、扩展较快，有特异性口臭，无明显疼痛。溃疡坏死组织脱落后骨面暴露，并继续破坏骨组织使口鼻穿通，抵达颜面；破坏牙槽骨，使牙齿松动、拔牙创面不愈合。

6. **皮肤**　可有瘀点、红斑、坏死性结节、丘疹、浸润块及溃疡等。

【实验室检查】

1. **尿沉渣检查**　镜下血尿（红细胞 >5，高倍视野）或出现红细胞管型。

2. **组织病理**　以血管壁的炎症为特征，表现为坏死性肉芽肿。病损由中性粒细胞、单核细胞、淋巴细胞及上皮样细胞组成；血管呈现坏死为主的炎症，血管壁类纤维蛋白性变，基层及弹力纤维破坏，管腔中血栓形成。大片组织坏死。

3. **直接免疫荧光检查**　可见补体和免疫球蛋白 IgG 散在沉积,电镜下可见上皮基底膜处有上皮下沉积物存在。

4. **X 线检查**　头部可见骨组织破坏;胸部可见双肺广泛浸润,有时有空洞形成。

【诊断和鉴别诊断】

1. **诊断依据**　目前 WG 的诊断标准采用 1990 年美国风湿病学会(ACR)分类标准,符合以下 2 条或 2 条以上时可诊断为 WG,诊断的敏感性和特异性分别为 88.2% 和 92.0%。

(1)鼻或口腔炎症:痛性或无痛性口腔溃疡;脓性或血性鼻腔分泌物。

(2)胸部 X 线片异常:胸部 X 线片示结节、固定浸润病灶或空洞。

(3)尿沉渣异常:镜下血尿(红细胞 >5,高倍视野)或出现红细胞管型。

(4)病理性肉芽肿性炎性改变:动脉壁或动脉周围,或血管(动脉或微动脉)外区域有中性粒细胞浸润形成肉芽肿性炎性改变。

2. **鉴别诊断**　包括复发性坏死性黏膜腺周围炎、口腔结核性溃疡、结节病、恶性肉芽肿等。

【病情评估】

1. **血管炎损伤程度**　评分标准包括 BVAS(Birmingham Vasculitis Activity Score)、VDI(Vasculitis Damage Index)。

2. **疾病的活动程度**　韦格纳肉芽肿的疾病活动性与患者血清中 ANCA、类风湿因子的水平显著相关。

3. **全身健康状况**　包括全身体格检查和实验室检查,了解合并的疾病和危险因素。

【临床处理】

1. **处理原则**　WG 早期诊断和及时治疗至关重要。尽量控制病情进展,缩小重要脏器的侵袭范围及损害程度,最大限度降低治疗过程中/或因治疗而导致的近远期并发症的发生率。治疗可分为 3 期,即诱导缓解、维持缓解以及控制复发。

2. **治疗方法**　目前循证医学显示糖皮质激素与环磷酰胺联合治疗有显著疗效,特别是肾脏受累以及具有严重呼吸系统疾病的患者应作为首选治疗方案。硫唑嘌呤、氨甲蝶呤、环孢素、霉酚酸酯等免疫抑制剂也常与糖皮质激素联合应用;丙种球蛋白、复方新诺明片、生物制剂利妥昔单抗、肿瘤坏死因子-α 受体阻滞剂、抗 CD20 单克隆抗体均有治疗本病有效的报道。

局部治疗:保持口腔卫生,用氯己定含漱液含漱以减轻和消除炎症。在局部抗炎治疗的基础上,可给予各种剂型的局部促愈合药物,如重组人表皮生长因子(金因肽)等。

此外,在应用药物的基础上也可对症使用血浆置换、透析、外科治疗等治疗方法。

3. **监测和随访**　密切监测各种治疗的临床疗效和不良反应,定期随访,及时调整治疗方案。一般来说,本病预后较差。未经治疗的 WG 病死率可高达 90% 以上,经激素和免疫抑制剂治疗后,WG 的预后明显改善。

【学科新进展】

1. 鼻窦成像在肉芽肿中显示了一系列的非特异性表现。鼻中隔糜烂、黏膜增厚、骨改变等综合表现应引起对肉芽肿的怀疑。目前的文献还不足以对鼻窦疾病的时间进程和影像学表现作出任何评价。需要进一步的比较研究来确定鼻腔鼻窦成像在肉芽肿诊断和预后中的作用。

2. 在肉芽肿发病过程中,患者产生自身抗中性粒细胞胞质抗体(ANCA),作用于中性粒细胞嗜天青颗粒中蛋白酶 3(PR3),二者结合后可能诱发血管炎的产生。在此过程中其他多种免疫系统细胞、细胞因子和成分也可能参与,可能是潜在的治疗靶点。最近的一项研究表明,MPO-ANCA(myeloperoxidase ANCA)的存在可能与更高的治疗耐药性相关,而 PR3-ANCA 的存在可能是疾病复发的一个预测因子。

3. 最近的研究数据,包括随机对照的 MAINRITSAN 试验,支持使用利妥昔单抗进行维持治疗,因为它被证明在预防肉芽肿复发方面优于硫唑嘌呤。但是使用常规免疫抑制剂或利妥昔单抗维持治疗的最佳时间和糖皮质激素治疗的最佳时间仍有待确定。

4. 一种可能的治疗方法是通过对先天免疫反应相关细胞的作用,通过诱导对调节性 T 细胞极化具有倾向性的浆细胞样树突状细胞(plasmacytoid dendritic cell,pDCs),重新编程免疫耐受应答,以产生促分解细胞因子(pro-resolution cytokines)。另一种非常适合治疗肉芽肿的创新方法是使用药理学药物调节 PR3 表达,以促进抗炎免疫反应。

(程　斌)

参 考 文 献

[1] D'Anza B,Langford CA,Sindwani R. Sinonasal imaging findings in granulomatosis with polyangiitis(Wegener granulomatosis):A systematic review [J]. Am J Rhinol Allergy,2017,31(1):16-21.

[2] Pagnoux C,Guillevin L. Treatment of granulomatosis with polyangiitis(Wegener's)[J]. Expert Rev Clin Immunol,2015,11(3):339-348.

[3] Kubaisi B,Abu Samra K,Foster CS. Granulomatosis with polyangiitis(Wegener's disease):An updated review of ocular disease manifestations [J]. Intractable Rare Dis Res,2016,5(2):61-69.

[4] Witko-Sarsat V,Thieblemont N. Granulomatosis with polyangiitis(Wegener granulomatosis):A proteinase-3 driven disease?[J]. Joint Bone Spine,2018,85(2):185-189.

第八章 唇舌疾病

第一节 唇 炎

唇炎（cheilitis）是发生于唇部的炎症性疾病的总称,其临床表现多种多样。除了某些全身性疾病和其他口腔黏膜病在唇部的表现外,唇炎是特发于唇部的疾病中发病率最高的疾病。目前对唇炎的分类尚不统一,根据病程分为急性唇炎和慢性唇炎;根据临床症状特征分为糜烂性唇炎、湿疹性唇炎、脱屑性唇炎;根据病因病理分为腺性唇炎、良性淋巴增生性唇炎、肉芽肿性唇炎、梅-罗综合征、光化性唇炎、慢性非特异性唇炎等。

一、光化性唇炎

光化性唇炎（actinic cheilitis）又称日光性唇炎（solar cheilitis）,是过度日光照射引起的唇炎,分急、慢性两种。急性光化性唇炎以水肿、水疱、糜烂、结痂和剧烈瘙痒为主要临床特征;慢性光化性唇炎以黏膜增厚、干燥、秕糠样白色鳞屑为主要临床特征。

【病因和发病机制】

该病为日光中紫外线过敏所致。症状轻重与个体对光线的敏感程度以及日光光线强弱、照射时间长短、光照范围大小有关。卟啉对紫外线具有高度的敏感性,因而引起卟啉代谢障碍的因素可诱发该病,如肝疾病、某些药物或植物。此外,吸烟、唇部慢性刺激因素对该病亦有诱发作用。有些患者可有家族史。

【临床表现】

该病有明显的季节性,往往春末起病,夏季加重,秋季减轻或消退。多见于农民、渔民及户外工作者,以男性为主。

1. **急性光化性唇炎** 起病急,发作前常有曝晒史,表现为糜烂性唇炎。唇红区广泛水肿、充血、糜烂,表面覆以黄棕色血痂或形成溃疡,灼热感明显,伴有剧烈的瘙痒。往往累及整个下唇,影响进食和说话。一般全身症状较轻,2~4周内可能自愈,也可转成亚急性或慢性。

2. **慢性光化性唇炎** 隐匿发病或由急性演变而来,表现为脱屑性唇炎。早期下唇干燥无分泌物,不断出现白色细小秕糠样鳞屑,厚薄不等,易剥去,脱落后又生新屑,病程迁延日久可致唇部组织失去弹性,形成皱褶和皲裂,出现局限性唇红黏膜增厚,角化过度,形成浸润性乳白斑片,称为光化性白斑病,最终发展成疣状结节,易演变成鳞癌,因而该病被视为癌前状态。患者瘙痒感不明显,但常因干燥不适而用舌舔唇,易引起口周带状皮炎。

【实验室检查】

组织病理检查可见黏膜上皮角化层增厚,表层角化不全,细胞内与细胞间水肿和水疱形成,棘层增厚,基底细胞空泡变性,血管周围及黏膜下层有炎细胞浸润。上皮下胶原纤维嗜碱性变,地衣红染色呈弹性纤维状结构,称日光变性。少数可出现上皮异常增生。

【诊断和鉴别诊断】

依据明确的光照史和湿疹糜烂样或干燥脱屑样临床表现可作出临床诊断。组织学检查有助于明确病变的程度。

该病湿疹糜烂样病损应与盘状红斑狼疮、扁平苔藓、唇疱疹、良性淋巴增生性唇炎等鉴别。该病干燥脱屑样病损应与非特异性慢性唇炎鉴别。

【病情评估】

世界卫生组织(WHO)已将光化性唇炎列为潜在恶性病变,部分病损可能发展为鳞状细胞癌,其临床表现与组织学癌细胞的浸润有时无相关关系,即临床尚无癌变迹象而组织学已有改变。因此,对于慢性长期不愈病损应及时取活检做组织病理检查。

【临床处理】

早期诊断和治疗,防止发生癌变。首先应立即减少紫外线照射,停用可疑的药物及食物,治疗影响卟啉代谢的其他疾病。户外活动时要采取防护措施,例如戴遮光帽或戴口罩等。

1. **局部治疗** 可用具有吸收、反射和遮蔽光线作用的防晒剂,例如3%氯喹软膏、5%二氧化钛软膏等。唇部有渗出糜烂结痂时可用浸有消毒抗炎液体(如0.1%依沙吖啶溶液、3%硼酸溶液等)的消毒纱布湿敷于患处,去除痂壳,保持干燥清洁,然后涂布激素类或抗生素类软膏。干燥脱屑型可局部涂布维A酸、激素类或抗生素类软膏。

2. **全身治疗** 可口服硫酸羟氯喹、烟酰胺、对氨基苯甲酸或复合维生素B。

3. **物理疗法** 可使用二氧化碳激光照射、冷冻疗法、光动力疗法等。

4. **手术治疗** 对怀疑癌变或已经癌变的患者应尽早手术。

【学科新进展】

慢性光化性唇炎的治疗旨在避免进展为鳞状细胞癌。治疗方法包括外科手术、二氧化碳激光汽化、电凝术、冷冻疗法(液氮蒸发法)、局部使用5-氟尿嘧啶、咪喹莫特和光动力疗法。有研究表明,对光化性唇炎的手术治疗优于非手术治疗,术后最短随访期为24个月。无论选择何种治疗方法,都应重视光化性唇炎患者术后的长期随访,前2年每6个月随访一次。

二、良性淋巴组织增生性唇炎

良性淋巴组织增生性唇炎(cheilitis of benign lympholasis)又名淋巴滤泡性唇炎,是累及唇部的良性黏膜淋巴组织增生病,多见于下唇,以淡黄色痂皮覆盖的局限性损害伴阵发性剧烈瘙痒为特征。

【病因和发病机制】

病因不明。可能与胚胎发育过程中残留的原始淋巴组织在光辐射下增生有关。

【临床表现】

以青壮年女性较多见,多见于下唇唇红部。损害与慢性糜烂性唇炎相似:唇部损害初为干燥、脱屑或无皮,继之产生糜烂,以淡黄色痂皮覆盖,局限性肿胀,周围无明显充血现象,局部有阵发性剧烈瘙痒感,病人常用手揉搓或用牙咬唇部患处,随即有淡黄色渗出性分泌物自痂皮下溢出,约数分钟后,瘙痒暂缓,液体停止流出,复结黄痂。损害长期反复发作,可造成下唇唇红部组织增生。

【实验室检查】

组织病理检查可见上皮下结缔组织中的淋巴滤泡样结构为特征性表现,由排列的淋巴细胞和组织细胞组成,其中央为组织细胞,周围为淋巴细胞。但少数病例可相反排列,并可见浆细胞和嗜酸性粒细胞,故又称为淋巴滤泡性唇炎。

【诊断和鉴别诊断】

根据局限性损害,反复发作的剧烈瘙痒,淡黄色黏液流出和结痂等临床特征,可作出诊断。组织病理见到淋巴滤泡样结构有助于确诊。

该病下唇唇红部糜烂、红肿、结痂等损害应与慢性糜烂性唇炎、盘状红斑狼疮、唇部扁平苔藓等相鉴别。该病若有淡黄色液体溢出应与腺性唇炎鉴别。

【病情评估】

本病属于黏膜良性淋巴组织增生病(benign lymphoadenosis),是一种反应性增生病变。大部分皆为良性病变,部分病例可伴有上皮异常增生,存在癌变倾向。因此,需仔细询问病史、详细临床检查及组织病理学检查以确诊。一经确诊,应及时治疗、定期随访。

【临床处理】

避免日光曝晒。可用同位素^{32}P贴敷治疗。痂皮可用抗感染溶液或漱口液湿敷,去除痂壳,保持干燥清洁。局部涂布抗炎抗渗出软膏。

三、腺性唇炎

腺性唇炎(cheilitis glandularis)是以唇腺增生肥大、下唇肿胀或偶见上下唇同时肿胀为特征的唇炎,病损主要累及唇红黏膜缘及唇部内侧的小唾液腺,是唇炎中较少见的一种疾病。

【病因和发病机制】

病因及机制不明。先天性因素可能与常染色体显性遗传有关。后天性因素包括使用具有致敏物质的牙膏或漱口液、外伤、吸烟、进食辛辣食物、某些局部药物作用等。

【临床表现】

好发于中年,分3型。

1. 单纯型腺性唇炎是腺性唇炎中最常见的一型。唇部浸润性肥厚,可较正常人增厚数倍,有明显的肿胀感,并可扪及大小不等的小结节。唇红黏膜缘可见针头大小如筛孔样排列的小唾液腺导管口,中央凹陷,中心扩张,有透明的黏液自导管口排出,挤压唇部可见更多黏液,如露珠状。清晨睡醒可觉上下唇粘连,有浅白色薄痂形成。

2. 浅表化脓型腺性唇炎又称Baelz病,由单纯型继发感染所致。唇部有浅表溃疡、结痂,痂皮下集聚脓性分泌物,去痂后露出红色潮湿基底部,挤压可见腺口处排出脓性液体。在慢性缓解期,唇黏膜失去正常红润,呈白斑样变化。

3. 深部化脓型腺性唇炎由单纯型或浅表化脓型反复脓肿引起深部感染而致,深部黏液腺化脓并发生瘘管,长期不愈可发生癌变,是严重的腺性唇炎。唇红表面糜烂、结痂、瘢痕形成,呈慢性病程,此起彼伏,唇部逐渐弥漫性肥厚增大。

【实验室检查】

组织病理检查可见病损以小腺体显著增生为特征。唇腺腺管肥厚扩张,导管内有嗜酸性物质,腺体及小叶内导管周围炎细胞浸润。黏膜上皮细胞胞内轻度水肿,黏膜下层可见异位黏液腺。

【诊断和鉴别诊断】

依据临床表现可作出诊断。如唇部腺体肿大硬韧,病损累及多个小腺体,唇红黏膜缘可见针头大紫红色中央凹陷的导管开口,有黏液性或脓性分泌物溢出,扪诊有粟粒样结节等。组织病理见到小腺体显著增生有助于确诊。

唇部肿胀、有结节状突起物应与肉芽肿性唇炎和良性淋巴组织增生性唇炎鉴别。腺性唇炎结节状损害较大且数目较少时应与唇部黏液腺囊肿鉴别。

【病情评估】

腺性唇炎并不常见,主要依靠临床检查和临床经验对病情进行评估,严重的深部化脓型应警惕癌变可能。

【临床处理】

去除诱发因素及不良刺激,如戒烟戒酒、忌食辛辣食物、避免紫外线照射、保持唇部清洁。局部治疗可注射泼尼松龙混悬液、曲安奈德注射液等皮质激素制剂,或用放射性同位素^{32}P贴敷。有继发感染者可用抗生素控制,感染控制后可用金霉素甘油、氟轻松软膏等局部涂布。对于唇部肿胀明显、分泌物黏性较强者,在小心切除下唇增生的小唾液腺后,行唇部切除术及美容修复。对唇肿明显外翻、疑有癌变者,应尽早活检明确诊断。

四、浆细胞性唇炎

浆细胞性唇炎(cheilitis plasmacellularis)是发生在唇部的以浆细胞浸润为特征的慢性炎症性疾病。

【病因和发病机制】

病因和机制不明。可能与局部末梢循环障碍、高血压等有关;长期局部机械刺激可能是本病的诱因。

【临床表现】

多见于中老年人,以下唇多见。开始在唇黏膜出现小水疱,易破溃。黏膜潮红,糜烂肿胀,可见细小的出血点,部分唇黏膜表面形成明显的痂皮。若表面不糜烂,则可见境界清楚的局限性暗红色斑块,表面有涂漆样光泽。病程缓慢,易反复发作,有时可自然缓解。长期反复发作可发生局灶性上皮萎缩及肥厚性改变,使唇黏膜形成高低不平的表面。除唇部外,口腔其他黏膜也同时受累者,称为浆细胞性口炎。

【实验室检查】

组织病理检查可见黏膜上皮轻度增生,上皮钉突狭长。从黏膜固有层到黏膜下层,有弥漫性密集成团的浆细胞,形状多样,有的浆细胞体积巨大,核位于细胞中央,在细胞内外有许多罗梭小体(Russel's bodies),在浆细胞团之间可见到弹力纤维消失,但有细小的嗜银纤维交织成网状。

【诊断和鉴别诊断】

临床表现作为参考,主要依据组织病理学检查确诊。

该病应与下列疾病相鉴别:浆细胞瘤、良性黏膜淋巴组织增生病、唇扁平苔藓、天疱疮。

【病情评估】

除了唇部以外,同样的临床病理表现可同时发生在牙龈和口腔其他部位,临床检查时应对整体口腔情况作详细观察。过敏是本病的诱因之一,建议详细询问过敏史和接触史。

【临床处理】

有糜烂、痂皮者可唇部湿敷或联合微波治疗。在唇部湿敷的基础上,用特制的微波治疗仪对患者的唇部湿敷部位进行微波照射,能增强局部的血液运行、加快药物的吸收、提高疗效。但需注意微波治疗时必须严格掌握技术参数,以免误伤其他组织;微波治疗仪的工作头不得对准眼睛等富含水分的器官或组织,因微波对这些组织有破坏作用。

表面不糜烂者可局部外用抗生素软膏(如金霉素软膏)、免疫抑制性大环内酯类抗生素软膏(如他克莫司软膏)、皮质类激素软膏(如曲安奈德软膏)。上述治疗无效可使用皮质类激素(如曲安奈德混悬液)病损下局部注射。

因该病对放射治疗比较敏感,严重者可参照良性淋巴增生性唇炎的治疗方法,用X线治疗或用放射性同位素局部贴敷治疗。

五、肉芽肿性唇炎

肉芽肿性唇炎(granulomatosa cheilitis),以唇肥厚肿胀为主要特点。有人认为是梅-罗综合征的单症状型(monosymptomatic form of Melkersson-Rosenthal syndrome)或口面部肉芽肿病的亚型(subtype of orofacial granulomatosis)。又称米舍尔肉芽肿性唇炎(cheilitis granulomatosa miescher)、肥大性唇炎(hypertrophic cheilitis)、巨唇(macrocheilia)。

【病因和发病机制】

病因和机制不明。目前一般认为该病与链球菌、分歧杆菌、单纯疱疹病毒等细菌或病毒感染有关;亦有文献报道可能与慢性根尖周病、鼻咽部炎症等有关,与局部过敏反应、遗传因素、月经周期等也有一定相关性。

【临床表现】

无明显性别差异,多在青壮年发病,上唇多见。起病隐匿,进程缓慢,一般无唇部创伤或感染史。肿胀一般先从唇的一侧开始,逐步向唇的另一侧蔓延。肿胀区以唇红黏膜颜色正常,局部柔软,无痛,无痒,有垫褥感,压之无凹陷性水肿为特征。病初肿胀可能完全消退,但多次复发后则消退不完全或不消退。

随病程发展唇肿可至正常的 2~3 倍,形成巨唇,出现左右对称的瓦楞状纵行裂沟,有渗出液,唇红区呈紫红色,肿胀可波及邻近皮肤区。可伴有面部其他部位肿胀,如颊、鼻等。

【实验室检查】

组织病理检查可见病损以非干酪化类上皮细胞肉芽肿为特征,多位于固有层和黏膜下,有时可见于腺体及肌层内。此外还有淋巴细胞、浆细胞等慢性炎细胞浸润至肌层黏膜腺、血管、淋巴管周围;胶原肿胀,基质水肿,血管扩张增厚等等镜下表现。但有的标本可无特征性肉芽肿,仅有间质和血管改变。

【诊断和鉴别诊断】

根据口唇弥漫性反复肿胀,扪诊有垫褥感,反复发作的病史和肿胀病损不能恢复等典型症状,可以作出临床诊断,但确诊需要组织病理学依据。

该病应与牙源性感染引起的唇部肿胀、唇血管神经性水肿、克罗恩病等相鉴别。

【病情评估】

肉芽肿性唇炎可以是某些系统性疾病如克罗恩病或结节病的口腔表征,因此对于肉芽肿性唇炎患者需进行系统性疾病的排查。

【临床处理】

本病主要采用病变部位皮质类激素局部封闭,并加上抗炎抗过敏等全身处理。肿胀明显者,必要时采用手术治疗,恢复唇部外形。此外,还要去除牙源性感染及与牙有关的病灶、尽量避免再次接触可疑的过敏物。

1. **局部治疗** 唇部肿胀区可采用局部注射醋酸氢化可的松、泼尼松龙、曲安奈德等注射液,每周1~2 次。

2. **全身治疗** 可口服泼尼松,采用小剂量短疗程方案。对皮质类激素疗效不佳或为避免长期应用皮质类激素引起的副作用,可选用抗微生物类药物,如氯法齐明(clofazimine)、甲硝唑、米诺环素等。有自主神经系统调节紊乱的患者可用抗组胺药,如特非那定(terfenadine)。口服沙利度胺(thalidomide)也可有一定疗效。

联合用药:单独用药可能疗效不明显或仅短期显效,有报道联合使用皮质激素类及抗微生物类药物治疗成功的病例。

3. **手术治疗** 反复发作形成巨唇后,患者有强烈的美观要求时,可考虑唇部整形术修复外形,但不能去除病因,因而唇部肿胀复发率较高,术后仍需采用其他治疗措施防止复发。对怀疑或伴发克罗恩病的患者,因其伤口不易愈合,手术治疗须谨慎。

4. **其他治疗** 中医中药治疗、微波治疗与激光治疗。

六、梅-罗综合征

梅-罗综合征(Melkersson-Rosenthal syndrome,MRS)因最早由瑞士 Melkersson(1928 年)和德国 Rosenthal(1931 年)报告而命名。以复发性口面部肿胀、复发性面瘫、裂舌三联征为临床特征。肉芽肿性唇炎是其表现之一。

【病因和发病机制】

病因和机制不明,可能与遗传、感染、免疫变态反应和局部微循环障碍有关。临床上有时可发现牙源性感染性病灶等诱发因素,也有文献报道与过敏有关。也有人认为与链球菌感染、自主神经功能紊乱、局部创伤等有关。

【临床表现】

患者多在青年时发病,男女比例接近或男性稍多。梅-罗综合征的复发性口面部肿胀、复发性周围性面瘫、裂舌三联征可同时或先后发生。三联征同时发生并不常见,多数表现为不完全的单症状型和不全型。单症状型最多见唇部肿胀,表现为肉芽肿性唇炎,不全型包括经典三联征中的任何二种。

复发性口面部肿胀为最常见的临床表现,可表现为唇、颊、牙龈、舌、鼻部、眼睑等部位的肿胀,以唇部肿胀为主。

复发性周围性面瘫以突然发病为特征,与贝尔氏面瘫不易区分,面瘫通常为单侧的,也可双侧受累,可自发地消失,有间歇性,继而成永久性,部分或全部面神经支配区域有麻痹症状。若单侧性唇肿胀时,面瘫可以与唇肿胀不在同侧。有的病例还出现嗅神经、舌咽神经和舌下神经麻痹症状,并有嗅觉异常。

裂舌只在部分患者中出现,被认为有不全显性遗传倾向,舌背面出现深沟,沿主线向周围任何方向放射状排列。舌体可肿大,可出现味觉异常或味觉减退。

除三联征外,梅-罗综合征还可出现复发性颅面自主神经系的症状,包括偏头痛、听觉过敏、唾液分泌过多或过少、面部感觉迟钝等。

【实验室检查】

组织病理检查除唇部标本可见肉芽肿性唇炎的病理表现外,其他特征性临床症状都不能找到病理依据。唇部肿胀区的组织标本有典型的上皮样细胞肉芽肿表现,为慢性肉芽性炎症组织中由上皮样细胞形成的结节和朗汉斯巨细胞,并可见到间质水肿和血管炎。

【诊断和鉴别诊断】

根据梅-罗综合征典型的三联症状,可以作出临床诊断。出现两项主症即可诊断为不全型梅-罗综合征,三项主症俱全可诊断为完全型梅-罗综合征。唇部肿胀应结合组织病理学检查。

该病面瘫应与贝尔面瘫鉴别,舌裂应与沟纹舌鉴别,唇部肿胀应与慢性糜烂性唇炎、腺性唇炎等其他唇部疾病鉴别。

【病情评估】

临床上较常见单症状型和不全型梅-罗综合征,患者可能存在家族遗传背景或合并银屑病等皮肤疾患,查体时应注意询问家族史和全身疾病史。

【临床处理】

治疗主要采取对症支持疗法,此外还应注意纠正可疑诱发因素。早期面瘫可用糖皮质激素类药物,尤其是面瘫出现后的前两周对无激素禁忌证者应抓紧足量使用,可用地塞米松针剂肌注或口服地塞米松,或泼尼松。使用2周后,若症状好转或稳定可逐步减量,每周减量20%。

唇部肿胀区可局部注射泼尼松龙注射液。全身药物治疗可参照肉芽肿性唇炎。对长期唇肿形成巨唇者,可考虑手术、激光、放疗等治疗措施,以改善外形和功能。

裂舌的治疗可用2%碳酸氢钠液、氯己定液等含漱。

此外,有面瘫者可结合针刺穴位、电针、穴位药物封闭或穴位埋线理疗法。

七、慢性非特异性唇炎

慢性非特异性唇炎又称慢性唇炎(chronic cheilitis),是不能归入前述各种有特殊病因或病理改变的唇炎,病程迁延,反复发作。

【病因和发病机制】

病因和机制不明。可能与温度、化学、机械性等因素的长期持续性刺激有关。也可能与精神因素有关。患者一般无全身性疾病。

【临床表现】

病程反复,寒冷干燥季节好发。按临床表现特点分为以脱屑为主的慢性脱屑性唇炎和以渗出糜烂为主的慢性糜烂性唇炎。

1. **慢性脱屑性唇炎**　多见于30岁以下的女性,以下唇较常见。唇红部干燥、皲裂,有黄白色或褐色鳞屑。轻者为单层散在脱屑,重者鳞屑密集成片,可轻易无痛地撕下,暴露鳞屑下方鲜红的"无皮"样组织。邻近的皮肤及颊黏膜常不累及。有继发感染时呈轻度水肿充血,局部干胀、发痒、刺痛或灼痛。病情反反复复,可持续数月至数年不愈。

2. **慢性糜烂性唇炎**　上下唇红部反复糜烂、渗出、结痂、剥脱。有炎性渗出时会形成黄色薄痂,也可形成血痂或脓痂。痂皮脱落后形成出血性创面,灼热疼痛,或发胀发痒。患者常不自觉咬唇、舔唇或用手揉擦,以致病损部位皲裂、疼痛,渗出更明显,继而又结痂。如此反复,致使唇红部肿胀或慢性轻度增生,颌下淋巴结肿大。

【实验室检查】

组织病理检查为非特异性炎症表现。黏膜上皮角化不全或过角化,可有剥脱性缺损。上皮内细胞排列正常或有水肿,固有层有炎症细胞浸润,以淋巴细胞、浆细胞为主,血管扩张充血。

【诊断和鉴别诊断】

根据临床特点并排除前述各种特异性唇炎后,可以作出排他性诊断。

慢性脱屑性唇炎应与干燥综合征、糖尿病引起的唇炎、慢性光化性唇炎、念珠菌感染性唇炎相鉴别。

慢性糜烂性唇炎应与盘状红斑狼疮、扁平苔藓、多形性红斑等鉴别。

【病情评估】

慢性非特异性唇炎的诊断应基于临床表现和详细的病程回顾。必要时可通过活检和病原微生物学检查等辅助手段对病情作出准确适当的判断与评估。慢性非特异性唇炎病程迁延,反复发作,应给予患者充分的告知和宣教。保湿、防晒、抗过敏和纠正不良习惯是治疗唇炎的基本原则,同样适用于本章节其他特异性唇炎的基础处理。

【临床处理】

避免一切刺激因素是首要的治疗措施,改变咬唇、舔唇等不良习惯,戒除烟酒,忌食辛辣食物,避免风吹、寒冷等刺激,保持唇部湿润。

慢性脱屑性唇炎可用抗生素软膏或激素类软膏,如金霉素眼膏、曲安奈德乳膏等。

慢性糜烂性唇炎应以唇部湿敷为主要治疗手段,可联合微波治疗。用抗感染溶液或漱口液湿敷,待痂皮脱落后撒布皮质散、珍珠粉等,然后涂布软膏类药物。局部注射曲安奈德、泼尼松龙混悬液等有助于促进愈合,减少渗出。此外,口服维生素 A 可改善上皮代谢,减少鳞屑。

第二节　口　角　炎

口角炎(angular cheilitis)是发生于上下唇两侧联合处口角区的炎症总称,又称口角唇炎、口角糜烂(perleche)。临床以皲裂、糜烂和结痂为主要症状。根据发病原因可分为营养不良性口角炎、感染性口角炎、接触性口角炎和创伤性口角炎。

一、营养不良性口角炎

【病因和发病机制】

由营养不良、维生素缺乏引起,或继发于全身疾病引起的营养不良。

【临床表现】

口角处水平状浅表皲裂,常呈底在外,尖在内的楔形损害。裂口由黏膜连至皮肤,大小、深浅、长短不等,多数为单条,亦可有 2 条或以上。如有渗出和渗血,结有黄色痂皮或血痂。张口稍大时皲裂受牵拉而疼痛加重。因核黄素缺乏引起的口角炎还伴发唇炎、舌炎和脂溢性皮炎等。继发于全身疾病的口角炎还会有相应的全身症状。

【实验室检查】

可进行营养指标检测,如血清总蛋白、血清钾、血清钙、血清锌、体内微量元素、必需微量元素、白蛋白、尿维生素 B_1、粪便钙等。

【诊断和鉴别诊断】

根据临床表现可作出临床诊断。维生素水平等营养指标的实验室检查结果可作为确诊依据,并与其他类型的口角炎相鉴别。

【病情评估】

营养不良是全身性疾病,临床体查时应关注患者的全身状况,给予针对性的全身治疗。

【临床处理】

首先去除发病因素,如营养不良或维生素缺乏。对于由全身疾病引起的营养不良性口角炎,应强调治疗全身性疾病,以纠正病因为主。①局部治疗:口角区病损可用氯己定等含漱液湿敷,去除痂皮。在渗出不多无结痂时,可用抗生素软膏局部涂布。②全身治疗:补充维生素,叶酸等。

二、感染性口角炎

【病因和发病机制】

由真菌、细菌、病毒等病原微生物引起,其中白色念珠菌、链球菌和金黄色葡萄球菌最为常见。干冷的气候,颌间距离过短、舔唇、体质衰弱等为常见诱发因素。

【临床表现】

急性期呈现口角区充血、红肿、有血性或脓性分泌物渗出、可见血痂或脓痂,疼痛明显。慢性期口角区皮肤黏膜增厚呈灰白色,伴细小横纹或放射状裂纹,唇红干裂,但痛不明显。

【实验室检查】

可对病损部位进行细菌培养、念珠菌直接镜检等微生物学检查。

【诊断和鉴别诊断】

根据口角区炎症的临床表现和微生物学检查结果可以明确诊断,并与其他类型的口角炎相鉴别。

【病情评估】

感染性口角炎常见于牙齿缺失过多或因全口牙重度磨耗所造成颌间垂直距离缩短的患者,或长期慢性疾病、放疗、化疗后体质衰弱的患者。因此,有必要仔细全面询问病史,对可能的因素给予针对性的治疗。

【临床处理】

消除诱因,如纠正过短的颌间距离,改正舔唇等不良习惯,注意口唇的保暖保湿等。

针对不同病原微生物,局部或全身进行相应的抗感染治疗。例如:真菌感染性口角炎可口服氟康唑或酮康唑。口角区渗出结痂可用 2% 碳酸氢钠溶液和 0.02%~0.2% 的氯己定液湿敷,无渗出时用克霉唑软膏涂布。对细菌感染性口角炎可用氯己定液湿敷或涂布 0.5% 氯霉素或金霉素软膏,或口服抗生素。对疱疹性口角炎局部可用氯己定液湿敷,或涂布阿昔洛韦软膏。

三、接触性口角炎

【病因和发病机制】

变态反应,常与变态反应性唇炎相伴发生。变应原可为唇膏、油膏、面霜等。

【临床表现】

接触变应原后迅速发作。口角区局部充血、水肿、糜烂、皲裂、渗出液明显增多、疼痛剧烈。往往伴有唇红部水肿、糜烂、皲裂和口腔黏膜广泛性糜烂等其他黏膜过敏反应症状。变态反应严重者,尚有其他过敏相关的全身症状。

【实验室检查】

血常规检测见有白细胞数增高或嗜酸性粒细胞增高,免疫球蛋白检测 IgE、IgG 增高有助于确诊,过敏原检测也是辅助检查手段。

【诊断和鉴别诊断】

根据变态反应的临床特征以及明确既往过敏史和本次发病有可疑化妆品接触或食物药品内服史,可以作出临床诊断。血常规和血清学检测有助于确诊,并与其他类型的口角炎相鉴别。

【病情评估】

患者常有过敏体质,发病迅速并可能出现继发感染,应及时对症处理。

【临床处理】

首要措施是去除过敏原,停止服用可疑药物或化妆品。

其次应合理使用抗过敏药物,例如氯苯那敏(扑尔敏)、氯雷他定等,口角炎渗出减少后,可用氟轻松软膏或地塞米松软膏等含有皮质类激素的药膏局部涂布。

四、创伤性口角炎

【病因和发病机制】

由口角区创伤、严重的物理刺激或某些不良习惯引起。

【临床表现】

常为单侧性口角区损害,可见新鲜创口,裂口常有渗血、血痂,可伴局部组织水肿、皮下瘀血。

【实验室检查】

一般无须实验室检查,血常规和血清学检测及微生物学检查有助于鉴别诊断。

【诊断和鉴别诊断】

有明确的创伤史,发病突然,常为单侧。其他类型的口角炎多为双侧发生,并有其特殊的致病因素。

【病情评估】

本病临床上不常见,但根据明确外伤史诊断不难,较大的创伤应注意患者颜面部的修复和防止继发感染。

【临床处理】

以局部处理为主。可用消炎溶液局部冲洗或湿敷,后局部涂布抗生素软膏。因外伤而致创口过大过深不易愈合者,可于清创后行手术缝合。

第三节 舌 疾 病

一、地图舌

地图舌(geographic glossitis)又称地图样舌、游走性舌炎(migratory glossitis),是一种浅表性非感染性的舌部炎症。其病损的形态和位置多变,类似地图标示的蜿蜒国界。

【病因和发病机制】

病因尚不明确。可能的主要因素有:①遗传因素:地图舌可与某些有遗传倾向的疾病伴发,如沟纹舌、银屑病、糖尿病;②免疫因素;③精神心理因素:可与心理压力、情绪波动等有关;④其他因素:包括人群起源差异因素、内分泌因素、营养缺乏、口腔局部因素等。

【临床表现】

儿童多发,尤以6个月至3岁多见,也可发生于中青年,成人中女性多于男性。成人常伴沟纹舌。

地图舌好发于舌部,也可见于口腔其他部位。病损由周边区和中央区组成。中央区表现为丝状舌乳头萎缩微凹、黏膜充血发红、表面光滑的剥脱样改变。周边区表现为丝状舌乳头增厚、呈黄白色条带状或弧线状分布,宽约数毫米,与周围正常黏膜形成明晰的分界。病损多突然出现,初起为小点状,逐渐扩大为地图样,持续1周或数周内消退,同时又有新病损出现。新病损的位置及形态不断变化,似在舌背移动"游走"。病损多在舌前2/3游走,一般不越过人字沟。地图舌往往有自限性,可复发。

患者一般无疼痛等不良感觉,但合并感染时,则会有烧灼样疼痛或钝痛。

【实验室检查】

组织病理学检查见病损为非特异性炎症表现。分为萎缩区与边缘区。边缘区呈上皮过角化或不全角化,棘层增厚,基底层完整;固有层血管充血,有淋巴细胞、浆细胞和组织细胞浸润。位于中央的萎缩区乳头消失,上皮表层剥脱,棘层变薄,上皮内棘层细胞变性、水肿,有微脓肿形成。

【诊断和鉴别诊断】

主要依据临床表现作出诊断。应与舌扁平苔藓、舌萎缩性念珠菌病相鉴别。

【病情评估】

一般不需药物治疗,主要以心理疏导消除患者的恐惧心理为主要处理手段。

【临床处理】

本病预后良好,且无明显不适感,故一般不需治疗。如果有疼痛、过敏反应、焦虑等症状,可局部用止痛剂、抗组胺剂、抗焦虑剂和类固醇激素等。伴发沟纹舌或念珠菌感染者,应局部抗炎和对症治疗。避免局部刺激因素。

二、沟纹舌

沟纹舌(fissured tongue),因沟纹的形状或排列方向不同,又称阴囊舌(scrotal tongue)、脑回舌(cerebriform tongue)或皱褶舌(rugae tongue)。发病率 <10%。

【病因和发病机制】

病因尚不明确。可能的因素有①发育异常:先天性舌发育异常,舌上纵肌发育异常,舌黏膜随着舌肌发育的裂隙出现沟纹;②年龄因素:10 岁前发病率较低,10~60 岁随年龄增加而发病率增高,60 岁后上升趋势停止,沟纹舌的严重程度与年龄呈正相关,特别是 40 岁以后更明显;③疾病因素:某些疾病常伴发沟纹舌,如伤寒、梅毒感染、慢性支气管炎、胃炎等;④遗传因素;⑤免疫因素;⑥其他因素,如地理环境、人种及营养因素等。

【临床表现】

男女发病相等,病程发展缓慢,多伴地图舌。临床表现为舌背一条中心深沟纹和多条不规则的副沟,即以舌背形态、排列、深浅、长短、数目不一的沟纹或裂纹为特征,也可发生在舌侧缘。以舌尖抵于下前牙舌侧面将舌拱起,或用前牙轻咬舌体,可清晰见到张开的沟裂样损害。但沟底黏膜连续完整,无渗血。如伴发感染,沟底丝状乳头可缺如,黏膜可呈鲜红色。一般无生理功能改变,患者常无自觉症状,偶有食物刺激痛。当继发感染时也可出现口臭和疼痛。

【实验室检查】

组织病理学检查见沟纹底部上皮明显变薄,无角化层。丝状乳头变大上皮钉突增长。上皮内微小脓肿形成。上皮下结缔组织增厚,大量淋巴细胞、浆细胞浸润。裂纹可深及黏膜下层或肌层。

病原生物学检查可能检出念珠菌阳性。

【诊断和鉴别诊断】

主要依据临床表现作诊断。深沟纹舌应与舌开裂性创伤鉴别。

【病情评估】

该病是良性病变且不会因沟纹加深而裂穿,一般不需药物治疗,应作好解释,消除患者恐惧心理。

【临床处理】

无症状者一般不需治疗。可建议患者用软毛牙刷轻刷舌部防止食物残渣和细菌在沟内积聚产生口臭。局部治疗以抗感染为主。炎症时,用消炎防腐止痛含漱剂或软膏、散剂,如可用 0.5% 氯己定、2% 碳酸氢钠等漱口。合并白色念珠菌感染时,可口含制霉菌素。伴有贫血或维生素缺乏者可用维生素 B、铁剂等内服。精神紧张可用谷维素、地西泮(安定)等。有疼痛症状者,可在饭前局部用麻醉剂漱口。正中纵深沟裂疼痛难忍者,可考虑手术切除沟裂部位后拉拢缝合,恢复外形。

三、舌乳头炎

舌乳头炎(lingual papillitis)包括丝状乳头炎、菌状乳头炎、轮廓乳头炎、叶状乳头炎四种。除丝状乳头炎以萎缩性损害为主外,其他乳头炎均以充血、红肿、疼痛为主。

【病因和发病机制】

全身因素多见,包括营养不良、贫血、维生素缺乏等。局部因素有牙尖过锐、牙结石、不良修复体等刺激。

【临床表现】

1. **丝状乳头炎** 主要表现为萎缩性舌炎。
2. **菌状乳头炎** 乳头肿胀、充血,肿胀的乳头突起明显,上皮薄而呈深红。患者有灼热、疼痛不适感。

3. **轮廓乳头炎** 乳头肿大突起,轮廓清晰,发红。疼痛感不明显,少数患者有味觉迟钝。

4. **叶状乳头炎** 乳头红肿,乳头间皱褶更显凹陷,病人常有明显的刺激痛或不适感,担心其会发展为肿瘤,频频伸舌自检。

【实验室检查】

组织病理学检查见病损除丝状乳头炎黏膜上皮萎缩变薄外,其他乳头炎为非特异性炎症表现。

血常规和微量元素检测可提示贫血及微量元素缺乏。

【诊断和鉴别诊断】

主要依据临床表现作诊断。轮廓乳头炎及叶状乳头炎需与肿瘤相鉴别。

【病情评估】

本病多为全身系统因素的口腔局部表现,接诊时有必要仔细询问病史,进行全面评估。

【临床处理】

有贫血、维生素缺乏等明确病因者应给予纠正贫血、补充维生素等全身治疗。局部可用抗菌含漱液;减少刺激性食物;去除不良局部刺激。应破除伸舌自检习惯。炎症或局部破溃长久不愈时,应取活检排除癌症。

四、毛舌

毛舌(hairy tongue 或 coated tongue)是舌背丝状乳头过度伸长和延缓脱落形成的毛发状损害,可呈多种颜色。依照"毛发"颜色的不同而冠以不同颜色的毛舌,如黑毛舌、白毛舌等。

【病因和发病机制】

某些因素使舌运动减少,舌丝状乳头延迟脱落并有细菌和真菌覆盖而形成毛舌。因此,菌丛变化和缺乏舌运动是主要原因。如长期滥用抗生素后引起口腔真菌感染,引起毛舌的真菌感染以毛霉菌属的黑根霉菌最常见。

【临床表现】

多见于 30 岁以上成人,性别差异不大。毛舌好发于舌背前 2/3 正中部,丝状乳头增生伸长呈毛发状,毛长多为数毫米。过长的丝状乳头会刺激软腭引起反射性恶心,其中黑毛舌较多见。患者口臭明显,无其他不适感。

【实验室检查】

组织病理学表现为非特异性炎症。舌丝状乳头角化细胞显著伸长增生,乳头间有细菌、食物残渣、脱落的角质块等间杂。上皮钉突明显伸长。

病原生物学检查可能检出念珠菌阳性。

【诊断和鉴别诊断】

依据临床表现可作出诊断。通常当丝状乳头伸长超过 3mm 时诊断为毛舌。

黑毛舌应与黑苔鉴别。

【病情评估】

本病一般与吸烟和口腔环境状况不佳有关,应详细询问吸烟史和用药史。根据特征性病损作出诊断,一般不必做活组织检查。

【临床处理】

1. **对因治疗** 保持口腔卫生,正确使用抗生素,停用可疑药物和食物,戒烟酒,积极治疗全身性疾病,纠正口腔酸性环境等。

2. **局部处理** 可用牙刷轻洗舌毛区;或用消毒剪刀仔细修剪过度伸长的丝状乳头,以减少其对腭部的不良刺激,但要避免伤及黏膜表面;或含服制霉菌素片;或局部应用维 A 酸。

五、正中菱形舌

正中菱形舌炎(median thomboid glossitis)是发生在舌背人字沟前方呈菱形状的炎症样病损。

【病因和发病机制】

尚不明确。可能的因素有①白色念珠菌感染;②内分泌失调或继发于其他疾病;③大量应用抗生素或激素等。

【临床表现】

多见于成年人。损害区位于轮廓乳头前方,舌背正中后 1/3 处。一般呈前后为长轴的菱形,或近似菱形的长椭圆形,色红,舌乳头缺如。表面光滑,扪诊柔软的称为"光滑型"。表面呈结节状突起,扪诊有坚硬感,但基底柔软的称"结节型"。患者常无自觉症状,但也可出现痛、痒感。无功能障碍。

【实验室检查】

组织病理学检查一般表现为程度不同的上皮萎缩,细胞形态无改变,固有层少量炎性细胞浸润,但也可表现为上皮增生和不全角化,棘层增厚,上皮钉突伸长等改变。

病原生物学检查可能检出念珠菌阳性。

【诊断和鉴别诊断】

依据临床表现可作出诊断。结节型正中菱形舌炎应与慢性增殖型念珠菌病鉴别。

【病情评估】

舌乳头菱形区白色念珠菌的检出率较高,部分患者可能同时患有糖尿病或缺铁症,建议结合全身情况进行评估。

【临床处理】

无症状的正中菱形舌一般不需治疗,但详细和耐心地解释可起到良好的心理作用,有助于患者消除恐惧感。怀疑有白色念珠菌感染和糖尿病者应作相应检查和对因治疗。定期检查,如基底部出现硬结时,应做活检排除恶变或用冷冻或激光治疗。

六、舌扁桃体肥大

舌扁桃体(lingual tonsil)是舌侧缘后部至咽喉呈环状分布的扁桃体组织,在舌根部侧缘紧靠叶状乳头,一般呈淡红色水滴状或小水疱状。舌扁桃体肥大是一种增生性改变。

【病因和发病机制】

可能与上呼吸道感染或不良义齿刺激有关。在变应性鼻炎患者中,舌扁桃体肥大更为常见。

【临床表现】

发病率女性高于男性,29~49 岁年龄段高发。临床表现为舌根侧缘结节状隆起,暗红色或淡红色,可一侧或两侧发病。患者常有咽部异物感、咽痛等。患者常频频伸舌自检,四处求医,情绪忧虑。

【实验室检查】

组织病理学检查可见黏膜固有层和黏膜下层有数个淋巴滤泡形成。

【诊断和鉴别诊断】

依据临床表现可作出诊断。应注意与舌癌相鉴别。

【病情评估】

舌扁桃体肥大患者可能伴发上呼吸道疾病和伸舌习惯,接诊时应注意询问。

【临床处理】

1. 去除局部刺激因素,控制症状。积极治疗上呼吸道疾病,破除伸舌习惯。

2. 做好病情解释,消除患者疑虑。

3. 有继发感染者可用抗生素和有消炎作用的含漱剂等。怀疑癌症者应及时活检,明确诊断。

七、萎缩性舌炎

萎缩性舌炎(atrophic glossitis)是指由多种疾病引起的舌背黏膜的萎缩性改变,又称光滑舌或镜面舌。常表现为舌黏膜表面的舌乳头萎缩消失,有时舌上皮全层以至舌肌都可萎缩变薄。它仅是一种症状性诊断,可由多种全身性疾病引起。

【病因和发病机制】

可由多种全身性疾病引起,部分病人找不到明确的病因。

1. 白色念珠菌感染。

2. 贫血包括①铁质缺乏引起的低色素性小细胞贫血;②维生素 B_{12}、维生素 B_6 或叶酸缺乏引起的正色素性大细胞贫血;③造血组织抑制引起的再生障碍性贫血;④失血性贫血。

3. 烟酸、核黄素缺乏。

4. 干燥综合征(又称舍格伦综合征,Sjögren syndrome)。

5. 其他疾病,如地图舌,萎缩型扁平苔藓等伴有舌黏膜萎缩。

【临床表现】

好发于有系统疾病背景的中老年妇女。病损初期,舌背丝状乳头萎缩,伴有或不伴有口干、烧灼感等非特异性症状;随着病情进一步发展,菌状乳头也逐渐萎缩,舌背色红绛、光滑而无舌苔;口腔其他部位黏膜也可出现萎缩,进烫食、辛辣食物时烧灼感明显。舌背表面可因损伤而有小面积的溃疡或糜烂。严重时因舌肌变薄而呈现舌体干瘦,甚至累及食管,出现咽下困难的症状。贫血者可伴有皮肤黏膜苍白,头晕耳鸣等症状。烟酸缺乏者可伴有皮肤瘙痒、腹泻、皮炎等。干燥综合征者可同时有口干、眼干或者伴发结缔组织病症。念珠菌感染者可有口干、烧灼感或疼痛、麻木感等。

【实验室检查】

组织病理学检查可见舌乳头萎缩或消失,黏膜上皮细胞层变薄,上皮下结缔组织萎缩,肌层变薄,毛细血管丛接近上皮表层,少量炎症细胞浸润。

病原生物学检查可能检出念珠菌阳性。

血常规和微量元素检测可提示贫血及微量元素缺乏。

【诊断和鉴别诊断】

依据临床表现可作出诊断。全身性疾病在其他系统的表现和血清铁浓度、总铁结合力、维生素 B_{12} 等实验室检查有助于明确病因和针对性治疗。应注意与舌扁平苔藓、红斑、地图舌等疾病相鉴别。

【病情评估】

萎缩性舌炎通常是全身性疾病的口腔表征,应注意全面了解患者的全身状况,作出正确的诊疗方案。

【临床处理】

积极治疗各种系统性疾病。注意饮食均衡,锻炼身体,提高机体抵抗力。

1. **对症治疗**　局部抗菌含漱液漱口,保持口腔清洁;口干明显时可服用小剂量溴己新、人工唾液或口含维生素 C 片。

2. **对因治疗**　根据不同类型的贫血给予相应的治疗。补充铁剂以纠正低色素性小细胞贫血,目前常用的有硫酸亚铁、琥珀酸亚铁和枸橼酸铁胺等。口服叶酸 5~10mg,3 次/d。维生素 B_{12} 100μg 肌内注射,1 次/d。对恶性贫血或全胃切除的患者需终生使用维生素 B_{12} 维持治疗。烟酸缺乏者可给口服烟酸酰胺片。有念珠菌感染者应给予抗真菌治疗。体质较弱者给予免疫增强剂,如甘露聚糖肽、胸腺肽等。

八、舌淀粉样变

淀粉样变是一种罕见的蛋白质代谢障碍性疾病,指身体一些组织内有特殊的蛋白物质沉积,因球蛋白与黏多糖复合物对碘反应类似于淀粉,因而得名。舌淀粉样变(amyloidosis lingual)是指舌部的上述特殊蛋白物质沉积,不是一种独立的疾病,而是全身淀粉样变的口腔表征。

【病因和发病机制】

尚不明确。一般认为与蛋白质代谢紊乱有关。原发性可能与遗传有关,反复刺激、外伤、日晒是诱因。继发性淀粉样物质可与多种疾病相关。多发性骨髓瘤、长期结核病、风湿性关节炎等可产生抗原刺激淀粉样物质形成。

【临床表现】

青少年及中年多发。舌部表现是淀粉样变的早期临床表现之一。舌两侧及舌背可见淡黄色蜡样结节,高出黏膜表面,开始常为单个,后发展为多个;舌体逐渐肿大,病变广泛而有对称性,早期尚软,舌运动不受限制,随舌体淀粉样物质沉积加重而变硬。舌体疼痛,舌背有丘疹、结节、出血、坏死等多种损害。晚期舌体庞大而突出口外,口唇闭合困难,舌系带增厚僵硬,失去弹性,舌体活动受限,舌痛明显,影响咀嚼、吞咽、语言等生理功能。原发型淀粉样变性尚有乏力、体重减轻、轻度头痛、腕骨综合征等多种并发症,预后不良;继发型易侵犯肾、肝、脾和肾上腺,预后较前者好;局限型常发生于舌、乳腺、腭、乙状结肠等部位,预后较好。

【实验室检查】

组织病理学检查见淀粉样物质在光镜下为无定形物质,在不同染色下有特殊表现:HE 染色呈粉红色均质状或细胞颗粒状,苯酚刚果红染色呈红色;PAS 甲基紫染色呈红色;Masson 染色呈蓝色;硫黄素-T 染色呈黄绿色荧光等。

【诊断和鉴别诊断】

根据临床表现以及病理学、免疫组化等检查结果,一般能够确诊。疾病早期应与沟纹舌、梅-罗综合征鉴别。中晚期结节明显时应与舌部脉管瘤、局限性上皮细胞增殖症、舌部纤维瘤、多发性神经纤维瘤鉴别。

【病情评估】

病理学是诊断舌淀粉样变的金标准。同时应注意本病常累及全身多脏器,应及时组织多学科会诊,排除全身系统性淀粉样病变的可能。

【临床处理】

尚缺乏特效疗法。可试用地塞米松等病损区局部注射,每周 1 次,或口服秋水仙碱。此外,青霉胺及免疫抑制剂也可服用。但均需密切注意肝肾功能。对继发性淀粉样变应注意治疗相关疾病。

【学科新进展】

有研究表明,淀粉样变是血液透析治疗中一种罕见的并发症。认识舌淀粉样变的病变,可以最大限度地减少由这种情况引起的并发症,如上呼吸道阻塞,因此必须进行早期治疗。此外,在口腔淀粉样变患者中,创伤区域的病变可能会溃疡、疼痛和吞咽困难,必要时定期手术切除和定期随访,以促进更好的生活质量。

九、灼口综合征

灼口综合征(burning mouth syndrome,BMS)是以舌部为主要发病部位,以烧灼样疼痛为主要表现的一组综合征,又称舌痛症(glossdynia)、舌感觉异常、口腔黏膜感觉异常等。灼口综合征常不伴有明显的临床损害体征,无特征性的组织病理变化,但常有明显的精神因素。在更年期妇女中发病率较高。

【病因和发病机制】

病因复杂,但精神因素占有突出位置。

1. **局部因素** 包括牙石、残根残冠、不良修复体,对义齿材料或口腔充填材料及药物过敏,过度饮酒、大量吸烟等理化刺激因素;舌部微循环障碍,唾液成分的改变,引起有金属修复体的口腔内微电流形成等局部病理因素;过度运动造成的舌肌筋膜紧张或拉伤引起的疼痛;局部真菌与细菌感染因素等。

2. **系统因素** 包括①更年期综合征;②系统性疾病,如甲状腺功能异常,类风湿等免疫性疾病,消化道疾病,激素水平改变等;③维生素和矿物质的缺乏:维生素 B_1、B_2、B_6 等缺乏;④医源性:长期滥用抗生素引起菌群失调。

3. **精神因素** 包括①人格因素,灼口综合征患者多焦虑型、抑郁型性格,情绪不稳定;②恐癌心理;③社会生活应激因素。

4. **神经系统病变** 目前有较多的研究显示神经病变的参与,疼痛感可能涉及中枢与周围神经系统。灼口综合征患者可伴有三叉神经传感器小 C 型神经纤维的改变以及唾液中神经肽的异常检出。

【临床表现】

舌烧灼样疼痛为最常见的临床症状,但可表现为麻木感、刺痛感、味觉迟钝、钝痛不适等感觉异常。

疼痛部位多发于舌根部,其次为舌缘、舌背和舌尖,颊、唇、腭、咽等部位也可发生。舌痛呈现晨轻晚重的时间节律性改变。空闲静息时加重,但注意力分散时(如工作、熟睡、饮食)无疼痛加重,或反而有疼痛减轻甚至消失。灼口综合征患者临床症状与体征明显不协调,口腔检查无明显阳性体征。全身症状除伴有的全身性疾病症状外,一般有更年期症状,如失眠、头痛、疲乏、潮热、易怒、多汗等。患者常精神紧张、抑郁。灼口综合征病程长短不一,多无间歇期,少数患者有明确的突发病史。

【实验室检查】

组织病理学检查可见口腔黏膜无明显异常改变。

【诊断和鉴别诊断】

一般依据舌或口腔其他部位的烧灼样疼痛等异常感觉以及临床症状和体征明显不协调的特征,可以作出诊断。

应与舌部溃疡、舌癌、舌淀粉样变性、三叉神经痛、舌乳头炎等鉴别。以上病损均有明显体征,且与临床症状相符。

【病情评估】

诊断过程中应注意区分原发性和继发性灼口综合征。对于原发性灼口综合征,烧灼样疼痛是疾病本身,应排除任何可能间接引起烧灼感的其他局部或系统性疾病。而继发性灼口综合征,烧灼样疼痛则是与主要原因相关的症状,可通过解决引起症状的根本原因来解决。

【临床处理】

缺乏特殊有效疗法,应侧重心理治疗。

1. **局部治疗** 去除局部刺激因素,如牙石、残根残冠、不良修复体等;避免口腔内产生微电流;避免辛辣刺激性食物,控制或戒除烟酒;停用可疑药物;纠正患者伸舌自检等不良习惯;治疗相关局部疾病;有局部感染因素的可采取相应抗微生物治疗。

2. **系统治疗** 积极治疗甲亢、糖尿病等系统性疾病。更年期症状明显而又无禁忌证者,可试用己烯雌酚。也可在妇科医生指导下服用尼尔雌醇及黄体酮。维生素缺乏或营养状况不佳可补充复合维生素 B 或维生素 B_1、B_6、B_{12} 叶酸及维生素 E 等,维生素相关神经封闭治疗效果优于口服维生素治疗;停止使用可能致病的全身疾病药物。

3. **对症处理** 伴有失眠、抑郁等精神症状者可服用抗焦虑药物、抗精神病药物、镇痛药物。常用的有谷维素、艾司唑仑等。口干唾液黏稠者可用溴己定或人工唾液。α-硫辛酸能有效缓解灼口综合征患者的症状,与抗精神病类药物联合使用效果更佳。

4. **心理治疗** 包括①心理疏导与释疑解虑,并进行详尽的体检;②采取放松训练和音乐疗法松弛负性情绪和心态;③言语暗示疗法;④对明显存在心理障碍的患者随访复查,可消除患者恐癌心理,并给予抗焦虑及抗抑郁药;⑤也可请心理专科医师采用精神支持疗法,暗示疗法等配合治疗。

【学科新进展】

灼口综合征病因尚不清楚,目前也没有基于机制的治疗方法。原发性灼口综合征患者通常存在焦虑、疲劳,有时甚至害怕,因为他们往往遭遇许多无法正确诊断和治疗他们的医生。由于原发性灼口综合征患者没有"明显的原因",缺乏专业知识的医生可能认为他们的疾病是"精神方面的",这是不准确的;他们的主诉是真实的,他们需要知道我们相信这是真实的。目前可用的治疗方法可以部分缓解症状,提高患者的生活质量,但不能治愈或完全缓解疼痛。

(程 斌)

参 考 文 献

[1] 陈谦明. 口腔黏膜病学[M]. 4 版. 北京:人民卫生出版社,2013.

[2] 周红梅. 口腔黏膜病药物治疗精解[M]. 北京:人民卫生出版社,2009.

[3] 孙凯,蒋伟文. 慢性唇炎的临床进展[J]. 临床口腔医学杂志,2013,29(6):371-372.

[4] 郭玉,陈谦明. 肉芽肿性唇炎的治疗进展[J]. 临床口腔医学杂志,2008,24(12):755-756.

[5] 郭玉,王甲一,曾昕 等. 肉芽肿性唇炎的治疗进展[J]. 临床口腔医学杂志,2008,024(012):755-756.

［6］李秉琦.李秉琦实用口腔黏膜病学［M］.北京:科技文献出版社,2011.

［7］Fdez-Freire LR,Serrano Gotarredona A,Bernabeu Wittel J,et al. Clofazimine as elective treatment for granulomatous cheilitis［J］. J Drugs Dermatol. 2005,4(3):374-377.

［8］Kanerva M,Moilanen K,Virolainen S,et al. Melkersson Rosenthal syndrome［J］.Otolaryngology-Head and Neck Surgery, 2008,138(2):246-251.

［9］Kanerva M,Moilanen K,Virolainen S,et al. Melkersson-Rosenthal syndrome［J］. Otolaryngol Head Neck Surg,2008,138(2): 246-251.

［10］Shivpuri A,Sharma S,Trehan M,et al. Burning mouth syndrome:A comprehensive review of literature［J］. asian journal of oral & maxillofacial surgery,2011,23(4):161-166.

［11］Carvalho MV,de Moraes SLD,Lemos CAA,et al. Surgical versus non-surgical treatment of actinic cheilitis:A systematic review and meta-analysis［J］. Oral diseases,2019,25(4):972-81.

［12］Gossman W,Agrawal M,Jamil RT,et al. Cheilitis Granulomatosa(Miescher Melkersson Rosenthal Syndrome). StatPearls. Treasure Island(FL):StatPearls Publishing;2019.

［13］Harris MS,Rotenberg BW,Roth K,et al. Factors associated with lingual tonsil hypertrophy in Canadian adults［J］. J Otolaryngol Head Neck Surg,2017,46(1):32.

［14］Mangold AR,Torgerson RR,Rogers RS 3rd. Diseases of the tongue［J］. Clin Dermatol,2016,34(4):458-469.

［15］Nasri-Heir C,Shigdar D,Alnaas D,et al. Primary burning mouth syndrome:Literature review and preliminary findings suggesting possible association with pain modulation［J］. Quintessence Int,2017,49(1):49-60.

第九章 性传播疾病的口腔表征

第一节 梅　　毒

梅毒（syphilis）是由梅毒螺旋体（treponema pallidum）引起的一种慢性性传播疾病,梅毒螺旋体可侵犯人体几乎所有器官,因此梅毒的临床表现复杂多样。

【病因和发病机制】

梅毒螺旋体,又称苍白密螺旋体苍白亚种,长 5~15μm,宽 0.1~0.2μm,有 8~14 个致密而规则的螺旋,能够以旋转、蛇行、伸缩三种方式频繁运动。由于梅毒螺旋体透明,不易染色,折光力强,故在普通显微镜下难以见到。用 Fontana 镀银染色法将梅毒螺旋体染成棕褐色,在暗视野显微镜下才能观察到。梅毒螺旋体人工培养难以成功,但可在猿猴、荷兰猪、家兔体内繁殖,一般多在家兔睾丸或眼前房内接种或用兔睾丸组织碎片培养,以保存菌株及传代。梅毒螺旋体繁殖缓慢,需 30~33 小时才能分裂一次,微需氧,离开人体不易生存。梅毒螺旋体的抵抗力极弱,对温度和干燥特别敏感。离体后干燥 1~2 小时或 50℃加热 5 分钟即死亡,100℃立即死亡,但耐寒力强,0℃可存活 48 小时,−78℃存活数年。梅毒螺旋体对化学消毒剂敏感,如 1%~2% 石炭酸、0.1% 升汞液、0.1% 苯酚液、1:20 甲醛液、2% 盐酸、过氧化氢及乙醇等均可在短期内将其杀灭,对青霉素、四环素、红霉素、砷剂敏感。

人是梅毒的唯一传染源。后天梅毒约 95% 是通过性接触传染,先天梅毒通过胎盘传染。少数患者可通过接触带有梅毒螺旋体的内衣、被褥、毛巾、剃刀、文具、医疗器械以及哺乳、输血等间接途径感染。

【临床表现】

根据传染途径的不同,梅毒可分为获得性（后天）梅毒和胎传（先天）梅毒。根据病程的长短,分为早期梅毒和晚期梅毒（图 3-9-1-1）。

（一）获得性梅毒（后天梅毒）

1. 一期梅毒（primary syphilis） 主要表现为硬下疳和淋巴结肿大,一般无全身症状。

（1）硬下疳（chancre）:是梅毒螺旋体在侵入部位引起的无痛性炎症反应。2016 年 WHO 发布的《性传播疾病（梅毒）诊疗新指南》指出,无痛、质硬、边界较清、浸润感明显的浅在性溃疡是一期梅毒的典型表现。潜伏期 9~90 日,平均21 日。硬下疳的好发部位主要为外生殖

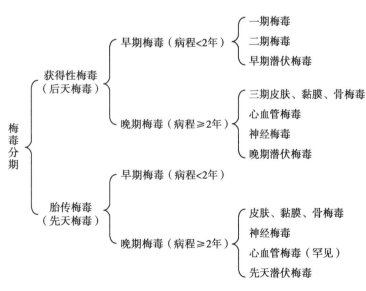

图 3-9-1-1　梅毒的分期

器,男性多见于阴茎的冠状沟、龟头、包皮,女性多见于大小阴唇、阴唇系带、子宫颈。同性恋男性常见于肛门、直肠。其他好发部位有唇、舌、咽、面部、肛门、直肠、乳房、手指等处。硬下疳初起为小片红斑,以后发展为丘疹或结节,表面发生坏死,形成圆形或椭圆形的单个无痛性溃疡,直径1~2cm,边界清楚,溃疡面清洁,边缘微隆起,基底平坦,呈肉红色,触之有软骨样硬度,表面有浆液性分泌物,内含大量梅毒螺旋体,传染性极强。硬下疳从隆起性丘疹到溃疡,再到溃疡愈合持续3~10周,愈合后不留痕迹或遗留暗红色表浅性瘢痕或色素沉着。

1) 唇硬下疳:一期梅毒常见的口腔损害,多由口交引起。上下唇都可发生,但同时发病者少见。唇硬下疳表现为圆形或椭圆形的单个斑块,表面有黄色薄痂或光滑面,可形成溃疡,边界清楚,周缘微隆起,触之较硬,无痛,伴下颌下淋巴结肿大。

2) 舌硬下疳:病变多位于舌前份,表面光滑呈粉红色,覆以灰白色假膜,触之稍硬,无痛,伴颏下及颌下淋巴结肿大。

(2) 淋巴结肿大(lymphadenopathy):硬下疳发生后1~2周,腹股沟或患处附近淋巴结可肿大,常为数个单侧或双侧分布,大小不等,质硬,不粘连,无疼痛,表面皮肤无发红、发热。淋巴结穿刺检查有大量的梅毒螺旋体。肿大的淋巴结消退较硬下疳晚,1~2个月。

2. 二期梅毒(secondary syphilis)　一期梅毒未经治疗或治疗不彻底,梅毒螺旋体由淋巴系统进入血液循环形成菌血症,播散全身,引起皮肤、黏膜、骨骼、眼、内脏、心血管及神经损害,称二期梅毒。2015年英国梅毒治疗指南指出一期梅毒与二期梅毒可重叠出现,约2%的二期梅毒患者可伴发神经梅毒。

二期梅毒皮损出现之前,由于发生螺旋体菌血症,可出现轻重不等的前驱症状,如发热、头痛、头晕、全身关节痛、畏食、食欲减退、全身淋巴结肿大等。皮肤损害为二期梅毒的主要表现,常表现为多形性,对称泛发于躯干、四肢等部位的斑疹、斑丘疹、丘疹、鳞屑性皮损、毛囊疹及脓疱疹等皮损(扁平湿疣除外)。掌跖部暗红斑及脱屑性斑丘疹,外阴及肛周的湿丘疹或扁平湿疣为其特征性损害,可累及毛囊致虫蚀样梅毒性脱发。皮损和分泌物中含有大量的梅毒螺旋体,传染性强。皮疹一般无自觉症状,不经治疗一般持续数周可自行消退。二期复发梅毒皮损局限,数目较少,形态各异,常呈环状、弓状或弧形。

二期梅毒的黏膜损害较一期梅毒多见,常见于口腔、咽、喉、生殖器黏膜,表现为梅毒黏膜斑和梅毒性黏膜炎。

(1) 梅毒黏膜斑(mucous patches):是二期梅毒最常见的口腔损害。可发生在口腔黏膜的任何部位,多见于舌、腭、咽、扁桃体、唇、颊,损害呈灰白色、光亮而微隆的斑块,圆形或椭圆形,边界清楚。一般无自觉症状,若发生糜烂或浅表溃疡则有疼痛。黏膜斑常为多个,含有大量梅毒螺旋体。

(2) 梅毒性黏膜炎:好发于颊、舌、腭、扁桃体、咽及喉部,表现为黏膜充血、弥漫性潮红,可有糜烂。舌背有大小不一的光滑区,舌乳头消失。扁桃体红肿,咽后壁淋巴滤泡充血突出。喉部损害如果累及声带,可有声音嘶哑或失音。

3. 三期梅毒(tertiary syphilis)　也称晚期梅毒(late syphilis)。早期梅毒未经治疗或治疗不充分,经过一定的潜伏期,一般为3~4年,最长可达20年,约40%梅毒患者发生三期梅毒。除皮肤黏膜、眼、骨出现损害外,还侵犯内脏,特别是心血管及中枢神经系统等重要器官,危及生命。三期梅毒的特点为损害发生时间晚,病程长;症状复杂;组织破坏性大。损害内梅毒螺旋体少,传染性弱或无传染性。梅毒血清阳性率低。

(1) 三期梅毒的皮肤损害主要为结节性梅毒疹和树胶肿。

1) 结节性梅毒疹(nodular syphilid):好发于头面部、背部及四肢伸侧,皮损直径为0.2~1.0cm簇集、坚硬的铜红色结节,表面可脱屑。

2) 树胶肿(gumma):又称梅毒瘤,是三期梅毒的标志,也是破坏性最大的一种损害。初起为皮下无痛性结节,逐渐增大,表面呈暗红色的浸润斑块,之后中央逐渐软化、破溃呈穿凿状溃疡,为肾形或马蹄形,直径2~10cm,边界清楚,边缘锐利,基底暗红,表面有黏稠树胶状脓汁渗出,外观似阿拉伯树胶,故名树胶肿。损害迁延数月、数年,愈后留下萎缩性瘢痕,可发生于全身各处,以小腿多见,常单发。

(2) 三期梅毒的口腔黏膜损害主要是树胶肿、梅毒舌炎和舌白斑。

1) 树胶肿:三期梅毒常见的口腔表现,主要发生在硬腭,其次为舌、唇、软腭。腭树胶肿可发生于硬腭、软硬腭交界处或舌腭弓附近。初期仅有吞咽不适而无疼痛,故患者不易察觉。初起黏膜表面有结节,以后结节逐渐肿大,中心软化、破溃,形成溃疡,可造成组织破坏及缺损。硬腭树胶肿可造成腭穿孔,使口腔与鼻腔穿通,患者出现发音和吞咽功能的障碍。

2) 梅毒性舌炎:初起时在舌面出现舌乳头消失区,损害区光滑发红,范围逐渐扩大,表现为萎缩性舌炎。舌部有时呈分叶状,表面光滑,伴沟裂,表现为间质性舌炎。

3) 梅毒性白斑:三期梅毒间质性舌炎可发生白斑,且容易恶变为鳞癌。

(二) 胎传梅毒(先天梅毒)

根据发病时间不同,先天梅毒分为早期先天梅毒、晚期先天梅毒和先天潜伏梅毒。其经过与后天梅毒相似,但不发生硬下疳。晚期先天梅毒多在 2 岁以后发病,到 13~14 岁才有多种症状相继出现,绝大部分为无症状感染,其中以角膜炎、骨损害和神经系统损害常见,心血管梅毒罕见。

胎传梅毒的标志性损害有哈钦森牙(Hutchinson teeth):这种切牙的切缘比牙颈部狭窄,切缘中央有半月形缺陷,切牙之间有较大空隙。桑葚牙(mulberry molars):第一恒磨牙的牙尖皱缩,牙尖向中央偏斜,釉质呈多个不规则的小结节和坑窝凹陷,散在分布于近秴面处,形似桑葚。通常将哈钦森牙、神经性耳聋和间质性角膜炎合称为哈钦森三联征(Hutchinson's triad)。

(三) 潜伏梅毒(隐性梅毒)

凡有梅毒感染史,无临床表现或临床表现消失,除梅毒血清学阳性外无任何阳性体征,并且脑脊液检查正常者称为潜伏梅毒(latent syphilis),其发生与机体免疫力较强或经治疗暂时抑制梅毒螺旋体有关。根据病程可分为早期潜伏梅毒(<2 年)及晚期潜伏梅毒(≥2 年)。诊断潜伏梅毒需要慎重且仔细检查皮肤黏膜及各器官,特别注意检查心血管、神经系统有无累及。若不及时诊治,约 25% 患者发展为三期梅毒。

【实验室检查】

1. **梅毒螺旋体检查** 适用于早期梅毒皮肤黏膜损害,如硬下疳、黏膜斑等,包括暗视野显微镜检查、免疫荧光染色和银染色等。

2. **梅毒血清学试验** 为诊断梅毒必需的检查方法,血清学试验对潜伏梅毒的诊断尤为重要。梅毒螺旋体感染人体后产生两种抗体,即非特异性的抗心脂质抗体和特异性的抗梅毒螺旋体抗体。

(1) 非梅毒螺旋体抗原血清实验(non-treponemal,NTT):基于感染者对心磷脂-胆固醇-卵磷脂抗原的血清反应性半定量检测血清非螺旋体特异性抗体,费用低,操作简便,用于病例初筛、监测疾病活动度及疗效评价,敏感性较高但特异性较差,阳性结果须用螺旋体检查确证。包括快速血浆反应素环状卡片试验(RPR)、性病研究实验室试验(VDRL)、甲苯胺红血清不加热试验(TRUST)。

(2) 梅毒螺旋体抗原血清试验(treponenmal test,TT):为梅毒螺旋体定性试验,敏感性和特异性较高,以前常用作确诊性试验。随着改良版自动化操作增强了简便性和易用性,TT 在许多地方已被用作梅毒初筛试验。包括荧光螺旋体抗体吸收试验(FTA-ABS)、梅毒螺旋体微量血凝试验(MHA-TP)、梅毒螺旋体颗粒明胶凝集试验(TPPA)、梅毒螺旋体酶免疫测定(treponema pallidum enzyme immunoassay,TP-EIA)和化学发光免疫分析(chemiluminescence immunoassay,CIA)。TT 检测的梅毒螺旋体抗原滴度与病情活动度及疗效无关,一旦患者的梅毒螺旋体检查结果阳性,该检查结果通常终生阳性,因此,该法不适用于既往接受过梅毒治疗的患者确诊。一般通过梅毒螺旋体 IgG 免疫印迹法排除 TT 生物学假阳性,而梅毒螺旋体 IgM 主要用于新生儿梅毒及神经梅毒的诊断。

3. **脑脊液检查** 是神经梅毒唯一的确诊方法。脑脊液 VDRL 试验是神经梅毒的可靠诊断依据,具有高度特异性,但敏感性较低。通常将血清学检查阳性结果、脑脊液细胞计数和蛋白质水平以及脑脊液 VDRL 阳性伴或不伴临床表现综合诊断神经梅毒。若脑脊液 VDRL 结果为阴性但仍怀疑有神经梅毒,可再进行敏感性较高的脑脊液 FTA-ABS 检查。

4. **组织病理** 梅毒的基本病变主要为血管内膜炎和血管周围炎,表现为血管内皮细胞肿胀、增生,有大量淋巴细胞、浆细胞浸润在血管周围。晚期梅毒除血管内膜炎和血管周围炎的组织病理学特征外,还有上皮样细胞和巨噬细胞肉芽肿性浸润,有时可见坏死组织。

【诊断和鉴别诊断】

根据流行病学史、临床表现及实验室检查结果进行综合分析,慎重做出诊断。

（一）梅毒的诊断依据

2018 年国家卫生健康委员会发布了《梅毒诊断》(WS 273—2018)的国家卫生行业标准,规定如下：

1. **一期梅毒的诊断依据**

（1）有不安全性行为史、性伴梅毒感染史或多性伴史。

（2）潜伏期平均 3 周。

（3）典型症状:外生殖器单个无痛性硬下。

（4）实验室检查:在硬下疳皮损刮取渗液或淋巴结穿刺液,通过暗视野显微镜、镀银染色观察到运动的梅毒螺旋体,或 PCR 检测梅毒螺旋体核酸阳性,梅毒血清试验早期阴性,后期阳性。

2. **二期梅毒的诊断依据**

（1）不安全性行为史、性伴梅毒感染史或多性伴史,或有输血史(供血者为早期梅毒病人),或有一期梅毒史,病程 2 年以内。

（2）多种皮损伴全身浅表淋巴结肿大,可出现梅毒性骨关节损害、眼损害、神经系统及其他内脏损害。

（3）实验室检查:皮损处刮取渗液经暗视野显微镜、镀银染色检测发现梅毒螺旋体,PCR 检测梅毒螺旋体核酸阳性,梅毒血清学试验阳性。

3. **三期梅毒诊断依据**

（1）不安全性行为史、性伴梅毒感染史或多性伴史,2 年前可有一期或二期梅毒感染史。

（2）三期梅毒的临床表现:结节性梅毒疹、树胶肿等晚期良性梅毒表现,眼梅毒,心血管系统受累,梅毒性脑膜炎、脊髓痨和麻痹性痴呆等神经梅毒多见。

（3）梅毒血清试验阳性,脑脊液检查:白细胞计数 $\geq 10 \times 10^6$/L,蛋白量 >50mg/dL,VDRL 或 RPR/TRUST 试验阳性,或 FTA-ABS 或 TPPA/TPHA 试验阳性。

（4）组织病理检查,以肉芽肿样损害为主。

4. **胎传梅毒的诊断依据**

（1）生母为未经有效治疗的梅毒患者或感染者。

（2）符合胎传梅毒的临床表现。

（3）实验室检查:暗视野显微镜或镀银染色在皮肤黏膜病损组织或胎盘中查到梅毒螺旋体,PCR 检测梅毒螺旋体核酸阳性。

（4）婴儿血梅毒血清试验阳性,其中非梅毒螺旋体抗原试验滴度一般等于或高于母亲的 4 倍,但低于该值并不能排除胎传梅毒,部分患儿在后期随访会出现阴转阳,随访至 18 月龄时梅毒螺旋体抗原血清试验仍持续阳性。

5. **潜伏梅毒的诊断依据**

（1）有不安全性行为史、多性伴史,或性伴梅毒感染史。

（2）无任何梅毒的症状和体征。

（3）实验室检查:梅毒螺旋体抗原血清试验阳性,脑脊液检查无异常发现。

（二）鉴别诊断

1. 发生在唇、舌部的硬下疳应与鳞癌相鉴别,从病史、梅毒血清学反应及活体组织检查等方面进行区分。

2. 二期梅毒黏膜斑应与白色角化病、白斑、盘状红斑狼疮、药疹、口腔扁平苔藓等疾病相鉴别,可从病史、皮肤和黏膜的临床表现、梅毒血清学检查、抗生素治疗效果等方面进行区分。

3. 腭部梅毒树胶肿应与牙源性脓肿、恶性肉芽肿相鉴别。

【临床处理】

1. **治疗原则**

（1）及早发现,及时正规治疗,愈早治疗效果愈好。

（2）剂量足够，疗程规则。不规则治疗可增多复发及促使晚期损害提前发生。

（3）治疗后要经过足够时间的追踪观察。

（4）对所有性伴同时进行检查和治疗。

2. 推荐治疗方案

（1）早期梅毒：苄星青霉素 G 240 万单位，分两侧臀部肌内注射，每周 1 次，共 2 次。美国、欧洲、英国、WHO 最近的梅毒管理指南推荐将普鲁卡因青霉素作为梅毒的替代疗法，但 2014 年中国 CDC 指南仍将普鲁卡因青霉素 G（80 万单位肌注，1 次/d，连续 15 日）作为一线治疗方案。替代方案：选用头孢曲松钠 0.5~1.0g，肌内注射，1 次/d，连续 10 日。2015 年美国 CDC 指南提出，对疑似青霉素过敏的患者需要深究其过敏史的可靠性，行青霉素皮试验证。青霉素过敏者，应注意排除头孢曲松过敏的可能性，不推荐对一、二期梅毒合并 HIV 感染者及孕妇使用阿奇霉素。神经梅毒患者和梅毒孕妇若对青霉素过敏，应积极采取脱敏疗法后进行青霉素治疗，并需在治疗后 30 分钟内密切监测生命体征。但受限于我国的医疗卫生条件，2014 年中国指南未推荐青霉素脱敏疗法，对青霉素过敏者则推荐予多西环素治疗（口服，每次 100mg，2 次/d，连续 15 日），对青霉素过敏患者中孕妇梅毒的替代用药为红霉素治疗（禁用四环素），但其所生婴儿应予青霉素治疗。90 日内有与一期、二期梅毒或早期潜伏梅毒患者发生高危性行为史的性伴侣，即使其无临床症状且梅毒血清试验阴性，基于梅毒的高危险性，推荐应及早启动早期梅毒治疗方案。2014 年中国 CDC 指南特别指出要关注梅毒螺旋体的耐药性。国内 23S rRNA 突变率大于 90%，其中 23S rRNA A2058G 突变与红霉素、罗红霉素、阿奇霉素耐药相关，A2059G 突变与螺旋霉素等耐药有关。四环素有潜在耐药性，须检测 16S rRNA 基因位点。尚未发现青霉素类药物耐药基因突变，相对罕见。

（2）晚期梅毒（包括三期、晚期潜伏、心血管梅毒）及二期复发梅毒：苄星青霉素 G 240 万单位，臀部注射，每周 1 次，共 3 次。或普鲁卡因青霉素 G 80 万单位肌注，1 次/d，连续 20 日为 1 疗程，也可考虑停药 2 周后进行第二疗程。对青霉素过敏者，建议口服多西环素，每次 100mg，2 次/d，连续 30 日，或盐酸四环素口服，每次 500mg，4 次/d，连续 30 日（肝肾功能不全者禁用），不用红霉素等大环内酯类药物。

（3）神经梅毒（包括眼梅毒）：推荐水剂青霉素 G 1 800~2 400 万 U，静脉滴注（300 万~400 万 U，每 4h/次）连续 10~14 日，必要时，继以苄星青霉素 G 240 万 U，肌内注射，每周 1 次，共 3 次。或普鲁卡因青霉素 G 240 万 U，肌内注射 1 次，同时口服丙磺舒 0.5g，4 次/d，连续 10~14 日，必要时，继以苄星青霉素 G 240 万 U，肌内注射，每周 1 次，共 3 次。替代方案：选用头孢曲松钠 2g，1 次/d，静脉给药，连续 10~14 日。对青霉素过敏者：多西环素 0.2g，2 次/d，连服 30 日，或盐酸四环素 0.2g，2 次/d，连服 30 日，不用红霉素等大环内酯类药物。

第二节　淋　病

淋病（gonorrhea）是由淋病奈瑟菌（Neisseria gonorrhoeae）所致的泌尿生殖系统感染，是细菌性性传播疾病中第二常见的疾病，其潜伏期短，传染性强。

【病因和发病机制】

淋病奈瑟菌，俗称为淋球菌，是一种革兰氏阴性双球菌，卵圆形或圆形，常成双排列，直径 0.6~0.8μm。淋病奈瑟菌常位于中性粒细胞内，慢性期则在细胞外。最适生长温度为 35~36℃，最适 pH 值为 7.5。淋病奈瑟菌抵抗力弱，对干燥、热、冷、紫外线等均十分敏感，干燥环境中 1~2 小时死亡，50℃环境中仅存活 5 分钟，100℃时立即死亡，一般消毒剂很易将它杀灭，对磺胺药、青霉素、链霉素等敏感。

人是淋病奈瑟菌的唯一天然宿主，淋病奈瑟菌主要侵犯黏膜。淋病主要通过性接触传播，母体产道感染可引起新生儿淋菌性结膜炎。也可因接触含淋球菌的分泌物或被污染的用具如衣裤、被褥、毛巾、浴盆、坐便器等而间接被传染，但很少见。

【临床表现】

1. 潜伏期一般为 2~10 日，平均 3~5 日，主要发生在性活跃的中青年，潜伏期患者也具有传染性。

2. 男性淋病主要表现为淋菌性尿道炎，90% 的感染者有症状。初起尿道口充血、肿胀，轻微刺痛及发痒,并有稀薄黏液流出。约 2 日后,分泌物变得黏稠,尿道口溢脓,为深黄色或黄绿色脓液,并有尿痛、排尿困难等刺激症状。淋球菌侵犯后尿道表现为尿频、尿痛、急性尿潴留。慢性淋病多为前、后尿道炎联合发生。

3. 女性淋病最常受累的部位是宫颈内膜和尿道,症状较轻。常见的症状是阴道分泌物增多、尿痛、非经期子宫出血等。常见淋菌性宫颈炎、急性尿道炎、急性输卵管炎、前庭大腺炎、盆腔炎等。由于成年女性感染后临床症状不典型,多在出现盆腔炎并发症时才能被发现,可导致输卵管瘢痕形成,引起不孕或异位妊娠。

4. 淋菌性口炎(gonococcal stomatitis) 主要发生在有口交史的患者。表现为口腔黏膜充血、发红,可有糜烂或浅表溃疡,上覆黄白色假膜,假膜易于擦去,呈现出血性创面。

5. 淋菌性咽炎(gonococcal pharyngitis) 多见于口交者。咽部淋球菌的感染率约为 20%,但此类感染中有 90% 无明显症状,少数患者咽干、咽痛、吞咽痛,偶伴发热、颈部淋巴结肿大等。检查可见咽部黏膜充血、咽后壁有黏液或脓性分泌物。

6. 淋菌性肛门直肠炎 多见于男男同性恋等有肛交史者。部分女性可由淋菌性宫颈炎的分泌物直接感染肛门直肠所致。症状轻者,仅有肛门瘙痒和烧灼感,排出黏液和脓性分泌物。重者自觉排便不尽,可排出大量脓性及血性分泌物。

7. 淋菌性结膜炎 多为单侧,常因成人直接接触自身分泌物或间接接触被淋球菌污染的物品所致。新生儿大多数为母亲产道感染,多为双侧。表现为眼睛充血水肿,较多脓性分泌物。严重者可发生角膜溃疡、穿孔,甚至失明。

8. 播散性淋球菌感染 常导致瘀斑、脓疱性肢端皮肤损伤、非对称性多关节痛、腱鞘炎、少关节型的化脓性关节炎,偶可致肝周炎,心内膜炎及脑膜炎罕见。对疑似病例的泌尿生殖器及性器官的标本用 NAATs 或培养法检测阳性,对分离出的菌株进行药敏试验,还需收集并检测散播感染部位(如皮肤、滑膜液、血液及神经系统)的标本。

【实验室检查】

1. **核酸扩增试验(NAATs)** 检测生殖道和非生殖道的淋球菌敏感度优于培养法。对淋球菌培养阴性,但病史和体征可疑者,可用聚合酶链反应检测宫颈拭子、阴道拭子、尿道拭子(男性)、尿液标本(男女均可)的淋球菌 DNA,临床实验室改进修正案认证的实验室可以应用 NAATs 检测直肠、咽部与结膜标本。还可用直接免疫荧光试验协助确诊。

2. **细菌培养** 是目前确诊淋病的唯一推荐方法。适用于男、女性及所有临床标本的淋球菌检查,可出现典型菌落,氧化酶试验阳性。镜检可见到革兰氏阴性双球菌,还可以进行药敏试验,评估疗效。

3. **革兰氏染色直接涂片** 取尿道或宫颈分泌物涂片,革兰氏染色,镜下可见大量多形核白细胞,细胞内可见革兰氏阴性双球菌。适用于男性无合并症淋病的诊断,不推荐用于咽部、直肠和女性宫颈感染的诊断。尿道分泌物亚甲基/结晶紫染色镜检可替代培养法。

【诊断及鉴别诊断】

1. 依据流行病学史、临床表现和实验室检查来综合分析,慎重做出诊断。

美国 FDA 批准应用细菌培养法和 NAATs 诊断淋病。2015 年美国 CDC 淋病的诊断和治疗指南提出对所有的淋病患者检测沙眼衣原体感染、梅毒和 HIV 等其他性传播疾病。

2. 淋菌性口炎应与以下疾病鉴别

(1) 急性球菌性口炎:是由金黄色葡萄球菌、溶血性链球菌、肺炎双球菌等为主的球菌感染所引起的急性炎症。临床上以形成假膜为特征,亦称膜性口炎。可发生于口腔黏膜任何部位,患区充血、水肿,有灰黄色或灰白色假膜覆盖,假膜较厚,易拭去,而遗留溢血糜烂面。局部疼痛明显,区域淋巴结肿大,可伴有全身症状。通过涂片检查和细菌培养可明确诊断。

(2) 急性坏死性龈口炎:本病可发生于营养不良或免疫力明显低下的儿童和成年人。早期龈缘组织坏死,形成溃疡,上覆灰白色假膜,疼痛,易出血,口臭。急性期如未能控制病情,坏死可蔓延到深层牙组织或邻近的黏膜,而形成坏死性龈口炎。坏死区组织涂片和革兰氏染色可见大量螺旋体和梭形杆菌。

(3) 急性假膜型念珠菌性口炎:亦称鹅口疮或雪口病。可发生于任何年龄,但以新生儿和婴儿最为多见。本病可发生在口腔黏膜的任何部位,但以颊、舌、软腭、唇多见。其特征是黏膜上有白色凝乳状斑点或斑片,稍用力可擦掉。全身反应一般较轻。通过念珠菌涂片培养可明确诊断。

【临床处理】

1. 治疗原则 应遵循及时、足量、规则用药的原则,根据不同的病情采用不同的治疗方案,治疗过程中根据病情变化及时调整治疗方案。治疗后应进行随访,在完全治愈前禁止性行为,性伴应同时进行检查和治疗。同时在治疗时还要注意有无其他性病及支原体、衣原体感染等。

2. 由于淋球菌对抗菌药耐药性增加,青霉素已不再作为首选药物。2015 年美国 CDC 淋病的诊断和治疗指南推荐应用两种不同机制的抗菌药物联合治疗,以提高疗效和减缓头孢菌素耐药性的出现和发展,不推荐应用喹诺酮类治疗淋病和相关感染。

(1) 单纯性子宫颈、尿道、直肠淋球菌感染:在同一天内应用头孢曲松 250mg,单次肌内注射,加阿奇霉素 1g 单次顿服。其他第 3 代头孢菌素类亦可选作替代药物:头孢唑肟 500mg 或头孢噻肟 500mg 肌肉注射,或口服头孢西丁 2g 加丙磺舒 1g 等。但在治疗泌尿生殖道感染时以头孢曲松钠的疗效较好。替代方案:选用头孢克肟 400mg 加阿奇霉素 1g 单次顿服。若阿奇霉素过敏,可用口服多西环素 100mg,2次/d,连用 7 日,替代阿奇霉素与头孢克肟或头孢曲松钠联用。大观霉素在患者不能耐受头孢菌素时治疗有效,是治疗泌尿生殖道和肛门直肠淋球菌感染的一种有效方法,但其价格昂贵,并且对咽部感染疗效差。

(2) 单纯淋菌性咽炎:推荐头孢曲松钠 250mg 单次肌内注射加阿奇霉素 1g 单次顿服。若使用替代方案治疗者,需在治疗后 14 日通过培养法或 NAATs 评价疗效,若 NAATs 阳性必须用培养法确定。对治疗失败、培养结果阳性的患者需要做药敏试验。

(3) 淋菌性结膜炎:推荐头孢曲松 1g 单次肌内注射加阿奇霉素 1g 单次顿服。可考虑使用 0.9% 氯化钠溶液冲洗感染眼睛 1 次。如不能排除衣原体感染,加用抗沙眼衣原体感染的药物,氧氟沙星 400mg 单次口服,或环丙沙星 500mg 单次口服。

(4) 播散性淋球菌感染:对播散性淋球菌感染引起的关节炎皮炎综合征,推荐头孢曲松 1g 单次肌内注射或静脉注射 1 次/d,加阿奇霉素 1g 单次顿服。对播散性淋球菌感染引起的心内膜炎及脑膜炎,推荐头孢曲松 1~2g 静脉注射,1 次/12~24 小时,加阿奇霉素 1g 单次顿服。治疗脑膜炎的疗程为 10~14 日,治疗心内膜炎的疗程至少 4 周。

(5) 口腔局部感染可选用消炎防腐含漱剂、擦剂等。

3. 愈合标准 治疗结束后 2 周内,在无性接触史情况下症状体征全部消失。在治疗结束后 4~7 日内,淋球菌涂片和培养阴性。

4. 2015 年美国疾病控制中心淋病的诊断和治疗指南建议,每年对 25 岁以下有性生活的女性及有感染风险的高龄女性进行淋病筛查。对淋病患者近 60 日内接触的性伴进行淋球菌感染评价和治疗,在完全治愈前避免性接触。最后与患者接触的性伴,即使是在 60 日之前接触,也应给予检查和治疗。在患者和其性伴治愈前避免性接触。对不可能前来检查的性伴提供抗淋球菌感染的药物进行治疗。但由于男男同性性行为人群容易存在未确诊的其他性病或 HIV 感染,上述原则不用于此类患者性伴的处理。

第三节 尖 锐 湿 疣

尖锐湿疣(condyloma accuminatum),又称生殖器疣(genital wart),是由人乳头瘤病毒(human papillomavirus,HPV)感染所致的以疣状病变为主的性传播疾病。该病是我国最常见的性传播疾病,传染性强,容易复发。

【病因和发病机制】

HPV 呈球形,直径 52~55nm,衣壳 20 面体立体对称,由 72 个壳微粒组成,无包膜,病毒基因组为一双链环状 DNA,7.8~8.0kb,可分为 100 多种亚型,其中 40 多种能够感染肛门生殖器区域。

尖锐湿疣主要由 HPV6 和 11 型引起,属低危型 HPV。部分高危型 HPV 与宫颈癌等癌症发生有关,约31% 的尖锐湿疣皮损中存在 HPV16、18、52、56 型。HPV 主要感染人的皮肤和黏膜,导致不同程度的增生性病变。大多数生殖器的 HPV 感染具有自愈倾向,当 HPV 感染不能清除时,可能发展为尖锐湿疣等疾病。人是 HPV 的唯一天然宿主。主要通过性接触传染,少数通过间接接触传染。

【临床表现】

1. 潜伏期为 3 周~8 个月,平均 3 个月。好发部位在外生殖器及肛门周围的皮肤黏膜湿润区,男性多见于龟头、冠状沟、包皮系带、尿道口、阴茎及会阴部,女性多见于大小阴唇、阴道口、阴蒂、阴道、宫颈、肛周等。被动肛交者好发于肛门、肛管及直肠,口交者可发生于口腔皮肤黏膜。

2. 尖锐湿疣初起时,为单个、多个或成群的针尖至绿豆大小的淡红色丘疹,顶端稍尖锐,质地柔软,逐渐增大或增多,呈乳头状、菜花状、鸡冠状或蕈状赘生物等。由于分泌物的浸渍,色泽可从粉红逐渐变至深红、灰白或棕黑。位于干燥部位的尖锐湿疣较小,呈扁平疣状。少数患者因免疫功能低下或妊娠而发生大体积疣,可累及整个外阴、肛周以及臀沟,称巨大型尖锐湿疣。

3. 患者大多无自觉症状,少数可有痒感、异物感、压迫感或灼痛感,可因皮损脆性增加、摩擦而发生破溃、浸渍、糜烂,易出血或继发感染。女性患者可以阴道分泌物增多。

4. 口腔尖锐湿疣多由口交感染引起,好发于舌背、唇、牙龈、颊、腭等。表现为单个或多个小的结节,有蒂或无蒂,可逐渐增大或融合,形成菜花状、乳头状赘生物,颜色呈肉色或苍白色。

5. 亚临床感染和潜伏感染　亚临床感染的皮肤黏膜表面外观正常,如涂布 5% 醋酸溶液(醋酸白试验),可出现境界清楚的发白区域。潜伏感染是指组织或细胞中含有 HPV 而皮肤黏膜外观正常,病变增生角化不明显,醋酸白试验阴性。

【实验室检查】

1. **皮肤镜**　有助于协助诊断微小的尖锐湿疣病损。

2. **醋酸白试验**　对于已确诊的尖锐湿疣,可用来评估病变程度及可能累及的区域,便于对可疑病变区域进行针对性活检或切除。但特异性较低,对于不典型病变的试验结果不可靠。

3. **组织病理**　乳头瘤或疣状增生、角化过度、片状角化不全、棘层肥厚、基底细胞增生、真皮浅层血管扩张,周围有淋巴细胞为主的炎性细胞浸润。表皮颗粒层和棘层上部细胞有明显的灶状、片状及散在分布的空泡化细胞。空泡细胞体大,核深染,核周可见程度不同的空泡化改变。有时可在角质形成细胞内可见大小不等浓染的颗粒样物质,即病毒包涵体。

4. **核酸扩增试验**　通过扩增 HPV 特异性基因进行检测和分型,包括荧光实时 PCR、核酸探针杂交试验等,可检测可疑损害标本中 HPV 核酸是否为阳性。该项检测只能在相关机构认定的实验室开展。

【诊断及鉴别诊断】

1. 依据流行病学史、临床表现和实验室检查进行诊断。一般医生可根据体格检查诊断肉眼可见的尖锐湿疣,如不能确诊,可进行活检,削刮的疣体组织具有 HPV 感染特征性空泡细胞的病理学特点。需要注意核查是否需要检测其他的性传播疾病,及评估外部肛门生殖器疣是否合并有尿道、阴道、宫颈或直肠内部受累。

2. 应与以下疾病相鉴别

(1) 乳头状增生:亦称炎性乳头状增生,患者常有不良修复体和口腔卫生不良。病损表现为红色多个乳头状增生。最常发生于腭部和义齿边缘的龈颊沟内。组织学上为多个乳头状突起,每个乳头的中心为结缔组织,表面覆以复层鳞状上皮,上皮呈不全角化或正角化。

(2) 乳头状瘤:好发于唇、舌、腭、龈及颊,为外突的带蒂的肿块,外观如同乳头状或菜花状,边界清楚,大多为孤立的单个病损。组织学可见棘细胞增生成乳头状,表层过度角化。

(3) 疣状黄瘤:病损常为单个,呈疣状、乳头状、扁平状外观,一般无蒂,多为淡黄色。组织学可见黏膜固有层大量泡沫细胞聚集。

(4) 鳞状细胞癌:溃疡可为菜花状,基底硬结,边缘不齐。淋巴结转移表现为固定、坚硬、粘连。通过活体组织检查可明确诊断。

【临床处理】

1. 治疗原则　目前还没有针对 HPV 病原学的治疗，无法有效解决尖锐湿疣复发的问题。治疗原则是尽早去除肉眼可见的疣体，改善症状，尽可能消除疣体周围亚临床感染和潜伏感染，减少复发，改善精神压力，满足美观需求。

2. 药物治疗　可使用 0.5% 鬼臼毒素酊（或 0.15% 鬼臼毒素乳膏）、5% 咪喹莫特乳膏等去除柔软、非角质化的较小疣体。替代方案为使用 80%~90% 三氯醋酸或二氯醋酸治疗小的皮损或丘疹样皮损。含鸦胆子等中药的复方制剂对于去除各部位的疣体及清除 HPV 亚临床和潜伏感染有一定的效果。

3. 物理治疗　包括激光、冷冻、微波、高频电治疗、光动力治疗、手术切除等方法去除外生疣。

4. 目前尚无确切证据表明任何一种治疗方案优于其他治疗方案，亦没有任何一种治疗方法适用于所有的患者及所有疣体。选择治疗方案时，需要根据疣体大小、数目、部位和形态，充分考虑患者年龄、个体差异和患者依从性，选择个体化治疗方案。

5. 大多数患者治疗后皮损可能改善或消退，治疗可能减少 HPV 感染。虽然治疗后尖锐湿疣的复发概率较高，但大多数患者经过正确的治疗最终可实现临床治愈。由于疣体复发多发生在最初的 3 个月，因此治疗后的最初 3 个月，应嘱患者每 2 周复查 1 次，如有新发皮损或创面出血等情况应随时就诊，并根据情况适当延长随访间隔期，直至末次治疗 6 个月后。目前多数学者认为，治疗 6 个月后无复发者，则尖锐湿疣复发机会减少。

6. 患者 6 个月内所有性伴，无论有无症状都必须接受性传播疾病筛查和体格检查，同时提供有效的咨询服务和随访。男性尖锐湿疣患者的女性性伴可做宫颈细胞学筛查及高危 HPV 检查。

（周　刚）

参 考 文 献

［1］中国疾病预防控制中心性病控制中心，中华医学会皮肤性病学分会性病学组，中国医师协会皮肤科医生分会性病亚专业委员会．梅毒、淋病、生殖器疱疹、生殖道沙眼衣原体感染诊疗指南（2014）［J］．中华皮肤科杂志，2014，47（5）：365-372.

［2］中华人民共和国国家卫生和计划生育委员会．梅毒诊断 WS 273-2018．中华人民共和国卫生行业标准，2018.

［3］中华医学会皮肤性病学分会性病学组．尖锐湿疣治疗专家共识（2017）［J］．临床皮肤科杂志，2018，47（2）：125-127.

［4］徐世正，徐文严．安德鲁斯临床皮肤病学［M］．北京：科学出版社，2015.

［5］中华医学会皮肤性病学分会性病学组，中国医师协会皮肤科分会性病亚专业委员会．尖锐湿疣临床诊疗与防治指南（一）［J］．中国艾滋病性病，2015，21（2）：172-174.

［6］中华医学会皮肤性病学分会性病学组，中国医师协会皮肤科分会性病亚专业委员会．尖锐湿疣临床诊疗与防治指南（二）［J］．中国艾滋病性病，2015，21（3）：260-262.

［7］李凡，徐志凯．医学微生物学［M］.9 版．北京：人民卫生出版社，2018.

［8］周刚．口腔黏膜病临床病例精解［M］．北京：人民卫生出版社，2016.

［9］WHO Guidelines Approved by the Guidelines Review Committee. WHO Guidelines for the treatment of treponema pallidum（syphilis）［S］. Geneva：World Health Organization，2016.

［10］Janier M，Hegyi V，Dupin N，et al. 2014 European guideline on the management of syphilis［J］. J Eur Acad Dermatol Venereol，2014，28（12）：1581-1593.

［11］Kimberly A，Workowski KA，Bolan GA. Sexually transmitted diseases：summary of 2015 CDC treatment guidelines［J］. Miss Med Assoc，2015，56（12）：372-375.

［12］Kingston M，French P，Higgins S，et al. UK national guidelines on the management of syphilis 2015［J］. Int J STD AIDS，2016，27（6）：421-426.

［13］Workowski KA，Bolan GA. Sexually transmitted diseases treatment guidelines，2015［J］. MMWR Recomm Rep，2015，64（No. RR-3）.

第十章 艾滋病的口腔表征

艾滋病，即获得性免疫缺陷综合征（acquired immune deficiency syndrome，AIDS），是由人类免疫缺陷病毒（human immunodeficiency virus，HIV）感染引起的以 $CD4^+T$ 淋巴细胞减少为特征的进行性免疫功能缺陷，并继发各种机会性感染、恶性肿瘤和中枢神经系统病变。AIDS 具有传播速度快、波及范围广、死亡率高等特点。

HIV 感染者在发展为 AIDS 之前的很长一段时期内可无明显的全身症状，但大多数感染者出现各种口腔损害，有些还是在感染早期出现。此外，有些口腔病损能预示 HIV 感染后的病情进展。HIV 感染者可能首先就诊于口腔科。因此，AIDS 的防治已成为口腔医生的一项重要任务，口腔医务人员必须具备这方面的知识，以便早发现、早诊断、早治疗，以利于疾病的控制，减少传播，提高患者的生存质量。

【病因和发病机制】

1. HIV 属于病毒科慢病毒属成员，病毒颗粒呈球形，直径为 100~120nm，由核心和包膜两部分组成。核心由衣壳蛋白 p24 组成，内含两条完全相同的病毒单股正链 RNA 及核壳蛋白，并携带反转录酶（p51/p66）、整合酶 p32、蛋白酶 p1。HIV 最外层为包膜，镶嵌有由外膜糖蛋白 gp120 和跨膜蛋白 gp41 三聚体构成的刺突。包膜结构下方是基质蛋白 p17，形成一个病毒内壳。HIV 是一种变异性很强的病毒，含有 3 个结构基因（gag、pol 和 env）、2 个调节基因（tat 反式激活因子和 rev 毒粒蛋白表达调节因子）和 4 个辅助基因（nef 负调控因子、vpr 病毒蛋白 r、vpu 病毒蛋白 u 和 vif 病毒感染因子），以 env 基因变异率最高。

HIV 分 HIV-1 和 HIV-2 两型，两型氨基酸序列的同源性为 40%~60%，我国以 HIV-1 为主要流行株。HIV 需借助易感细胞表面的受体进入细胞，包括第一受体（CD4，主要受体）和第二受体（CCR5 或 CXCR4 等辅助受体）。HIV 对外界抵抗力弱，对理化因素抵抗力较低，对热敏感，56℃处理 30 分钟能使 HIV 在体外对人 T 淋巴细胞失去感染性，但不能完全灭活血清中的 HIV，100℃处理 20 分钟可将 HIV 完全灭活。一般的消毒剂，如 70% 乙醇、0.2% 次氯酸钠、1% 戊二醛、20% 乙醛等均可使 HIV 灭活，但 HIV 对紫外线、γ-射线处理不敏感。

2. 传染途径 AIDS 患者和 HIV 感染者是本病的传染源。HIV 可存在于传染源的血液、精液、阴道分泌物、胸腹水、乳汁、脑脊液、羊水等体液中。但日常生活的一般接触如握手、礼节性接吻、共同进餐，在同一房间生活、办公，接触电话、便具，被蚊虫叮咬不会造成感染，但在口腔黏膜有炎症、出血、破溃状态下的接吻具有危险性。

根据 2021 年《中国艾滋病诊疗指南》，在我国主要有 3 条 HIV 感染和传播途径。性接触传播（包括不安全的同性、异性和双性性接触）是本病的主要传播途径。经血液及血制品传播是指共用针具静脉注射毒品、不安全规范的介入性医疗操作、文身等方式传播。母婴传播包括宫内感染、分娩时或哺乳等方式传播。所有人群对 HIV 都易感。其中，男男同性性行为者、静脉注射吸毒者、与 HIV/AIDS 患者有性接触者、多性伴人群、性传播感染群体是 HIV 感染的高风险人群。

3. 发病机制

(1) $CD4^+T$ 淋巴细胞：HIV 感染最重要的特点是 $CD4^+T$ 淋巴细胞的损耗。HIV 进入人体后，在 24~48

小时到达局部淋巴结,5日左右在外周血中可以检测到病毒成分,继而产生病毒血症,导致急性感染,以CD4⁺T淋巴细胞数量短期内一过性迅速减少为特点。大多数感染者未经特殊治疗,CD4⁺T淋巴细胞数可自行恢复至正常水平或接近正常水平。由于机体免疫系统不能完全清除病毒,形成慢性感染,包括无症状感染期和有症状感染期。无症状感染期持续时间变化较大(数月至数十年不等),平均约8年,表现为CD4⁺T淋巴细胞数量持续缓慢减少。进入有症状期后CD4⁺T淋巴细胞再次快速减少,多数感染者CD4⁺T淋巴细胞计数在350个/μL以下,部分晚期患者甚至降至200个/μL以下,并快速减少。HIV通过多种机制破坏CD4⁺T细胞:①HIV诱导CD4⁺T细胞凋亡或细胞焦亡;②细胞表面的HIV抗原激活CTL的直接杀伤作用,由抗HIV抗体介导的ADCC作用,破坏携带HIV的CD4⁺T细胞;③HIV复制以及非整合的病毒DNA在细胞内大量的积聚,抑制细胞正常的生物合成;④镶嵌于细胞膜的gp120与CD4分子发生自融合,破坏细胞膜的完整性和通透性。病毒出芽释放也导致细胞膜大量丢失;⑤gp41与细胞膜上MHC Ⅱ类分子有同源性,诱导产生具有交叉反应的自身抗体,导致T细胞损伤;⑥嗜T淋巴细胞性HIV毒株感染CD4⁺T细胞后诱导细胞融合,形成多核巨细胞,导致细胞死亡。

(2) 单核-巨噬细胞和树突状细胞等:HIV还能感染表达CD4分子的其他细胞,如单核-巨噬细胞、树突状细胞、神经胶质细胞(主要为小胶质细胞)、肠道黏膜的杯状、柱状上皮细胞及嗜铬细胞。单核-巨噬细胞表面的辅助受体是CCR5,不同于CD4⁺T细胞,单核-巨噬细胞对HIV的细胞病变效应的抵抗力强,HIV可潜伏于这些细胞,随之播散至全身,并长期产毒,因此,单核-巨噬细胞是体内另一个HIV病毒库,且在HIV致病中起重要作用。

(3) 淋巴器官:人体98%淋巴细胞聚集在淋巴器官,特异性免疫应答也在淋巴器官中形成。淋巴结的微环境很适合HIV感染和播散,淋巴结有大量CD4⁺T细胞激活,这些激活的T细胞对HIV高度易感。当HIV感染发展到晚期,淋巴结的组织结构也被破坏。

(4) 机体对HIV的免疫应答:机体细胞免疫和体液免疫均对HIV产生应答,CTL、NK细胞的清除作用以及ADCC等是机体抗HIV的主要机制。

【临床表现】

从感染HIV到发展成AIDS要经历漫长复杂的过程,在此过程的不同阶段,与HIV相关的临床表现多种多样。

(一) 急性期

HIV感染可能无症状,或者仅引起短暂的非特异性症状(急性反转录病毒综合征)。急性反转录病毒综合征通常发生在感染后2~4周,大多数患者临床症状轻微,持续1~3周后缓解。临床表现以发热最为常见,可伴有咽痛、盗汗、恶心、呕吐、腹泻、皮疹、关节痛、淋巴结肿大及神经系统症状。

(二) 无症状期

可从急性期进入此期,或无明显的急性期症状而直接进入此期。此期持续时间一般为6~8年。时间长短与感染病毒的数量、型别、感染途径以及机体免疫状况的个体差异、营养条件及生活习惯等因素有关。在无症状期,由于HIV在感染者体内不断复制,使得机体免疫系统受损,CD4⁺T细胞计数逐渐下降,同时具有传染性。

(三) 艾滋病期

此期为感染HIV后的最终阶段。患者CD4⁺T细胞计数明显下降,多<200个/μL,血浆HIV病毒载量明显升高。此期主要临床表现为HIV相关症状、各种机会性感染及肿瘤。

1. HIV相关症状　主要表现为持续1个月以上的发热、盗汗、腹泻;体重减轻常超过10%。部分患者表现为神经精神症状,如记忆力减退、精神淡漠、性格改变、头痛、癫痫及痴呆等。另外还可出现持续性全身性淋巴结肿大,其特点为:①除腹股沟以外有2个或者2个以上部位的淋巴结肿大;②淋巴结直径≥1cm,无压痛,无粘连;③持续时间3个月以上。

2. 各系统常见的机会性感染及肿瘤　呼吸系统感染包括肺孢子菌肺炎、肺结核及复发性细菌性、真菌性肺炎。中枢神经系统感染包括隐球菌脑膜炎、结核性脑膜炎、弓形虫脑病、各种病毒性脑膜脑炎。消化系统感染包括白念珠菌食管炎、巨细胞病毒性食管炎、肠炎以及沙门菌、痢疾杆菌、空肠弯曲菌及隐孢子虫性肠炎。口腔表现为急性假膜型口腔念珠菌病、毛状白斑、复发性口腔溃疡、牙龈炎等。皮肤感染有带状疱疹、传染性软疣、尖锐湿疣、真菌性皮炎、甲癣。眼部感染有巨细胞病毒性、弓形虫性视网膜炎。肿瘤一般为恶性淋巴瘤、卡波西肉瘤。

【HIV 感染的口腔表现】

1. 真菌感染

(1) 口腔念珠菌病：在 HIV 感染者的口腔损害中最为常见，且常在疾病早期就表现出来，是免疫抑制的早期征象。其特点：①发生于无任何诱因的健康年轻人或成人(指无放疗、化疗史，无长期应用激素、抗生素史以及无其他免疫功能低下疾病史)；②常表现为假膜型、红斑型口腔念珠菌病和口角炎，以假膜型最常见，病情反复或严重；③假膜型表现为黏膜上白色的膜状物，可擦去，常累及咽部、软腭、悬雍垂、舌、口底等部位。红斑型多发生于舌背和上腭，颊黏膜也见，表现为弥散的红斑，严重时伴有舌乳头萎缩。

(2) 组织胞浆菌病：由荚膜组织胞浆菌引起的一种真菌病，其特点是①发生于舌、腭、颊部的慢性肉芽肿或较大的溃疡、坏死；②病理改变为肉芽炎性增生，溃疡渗出液涂片、染色镜检，可查见在单核细胞、多形核细胞内、外存在酵母型荚膜孢子(菌体周围不着色)，沙保葡萄糖琼脂斜面培养、菌落镜检表现为分隔菌丝及圆形、厚壁、有棘突的齿轮状孢子。

2. 病毒感染

(1) 毛状白斑：被认为是患者全身免疫严重抑制的征象之一，主要见于 HIV 感染者，少数患者可见于骨髓或器官移植后患者，其发生与 Epstein-Barr 病毒感染有关，最初多见于男性同性恋者。双侧舌缘呈白色或灰白斑块，有的可蔓延至舌背和舌腹，在舌缘呈垂直皱褶外观，如过度增生则成毛茸状，不能被擦去。毛状白斑的组织学表现为上皮增生，过角化或不全角化，细胞空泡样变，上皮下缺乏淋巴细胞浸润。

(2) 单纯疱疹：为 HIV 感染者常见的疱疹病毒损害，往往病情重，范围广，病程长，反复发作，病损可持续一个月以上，主要由 I 型单纯疱疹病毒引起，也可有 I 型和 II 型的混合感染。

(3) 带状疱疹：疱疹沿三叉神经分布，多发生在 40 岁以内，病情严重，持续时间长，甚至为播散型，预后不良。

(4) 巨细胞病毒感染：口腔黏膜表现为溃疡。

(5) 乳头状瘤、局灶性上皮增生：属口腔疣状损害，其发生与人类乳头状瘤病毒(HPV)感染有关。前者表现为口腔黏膜局部的外生性乳头状新生物，后者表现为多发性丘疹，呈颗粒状外观，有成团趋势，边缘不规则。

3. 恶性肿瘤

(1) 卡波西肉瘤(Kaposi sarcoma)：最早在 1872 年由匈牙利皮肤病医生 Moritz Kaposi 报道。本病是一种罕见的恶性肿瘤，其发生与卡波西肉瘤相关疱疹病毒(KSHV)有关，该病毒亦被称为人类疱疹病毒 8 型(HHV-8)。Kaposi 肉瘤是 HIV 感染中最常见的口腔恶性肿瘤，是艾滋病的临床诊断指征之一，它在非洲和欧洲人群中有更高的患病率。在口腔中好发于腭部和牙龈，其发展阶段分为斑块期和结节期，呈单个或多个褐色或紫色的斑块或结节，初期病变平伏，逐渐发展高出黏膜，可有分叶、溃烂或出血；组织病理学表现为交织在一起的丛状、梭形细胞，血管增生，有淋巴细胞、浆细胞浸润。

(2) 非霍奇金淋巴瘤：是第二大常见的 HIV 相关性肿瘤，常以无痛性颈、锁骨上淋巴结肿大为首要表现，病情发展迅速，易发生远处扩散。口内好发于软腭、牙龈、舌根等部位，表现为固定而有弹性的红色或紫色肿块，伴或不伴有溃疡。

4. HIV 相关性牙周病

(1) 牙龈线形红斑：又称 HIV 相关性龈炎，表现为游离龈界限清楚火红色的充血带，宽 2~3mm。无牙周袋及牙周附着丧失，常规治疗疗效不佳，其发生与口腔卫生状况关系不大，可能与念珠菌感染有关。

(2) HIV 相关性牙周炎：牙周附着丧失，进展快，但牙周袋不深，主要是由于牙周硬软组织破坏所致，牙松动甚至脱落。

(3) 急性坏死性溃疡性牙龈炎：口腔恶臭，牙龈红肿，龈缘及龈乳头有灰黄色坏死组织，极易出血。

(4) 坏死性牙周炎：以牙周软组织的坏死和缺损为特点，疼痛明显，牙槽骨破坏，牙齿松动。

5. **坏死性口炎**　表现为广泛的组织坏死,严重者与走马牙疳相似。

6. **溃疡性损害**　发生复发性阿弗他溃疡,口腔黏膜出现单个或多个反复发作的圆形或椭圆形疼痛性溃疡。患者免疫系统的状况与溃疡严重性有关,疱疹型、重型复发性阿弗他溃疡患者的细胞免疫破坏更为严重。此外,可无明确原因发生非特异性口腔溃疡,病损范围较大,不易愈合。

7. **涎腺疾病**　多累及腮腺,其次为下颌下腺。表现为单侧或双侧大涎腺的弥漫性肿胀,质地柔软,常伴有口干症状。抗核抗体、类风湿因子阴性。随着高效抗反转录病毒治疗的开展,该病的发病率有所上升。

8. **儿童HIV患者的口腔表现**　以口腔念珠菌病、口角炎、腮腺肿大、单纯疱疹多见,口腔Kaposi肉瘤、毛状白斑罕见。

【实验室检查】

1. **HIV/AIDS 检测**　包括 HIV 抗体检测、HIV 核酸定性和定量检测、病毒载量检测、病毒分离培养、HIV 基因型耐药检测。其中,HIV 抗体检测是 HIV 感染诊断的金标准,包括筛查试验和补充试验。筛查试验包括酶联免疫吸附试验(ELISA)、化学发光或免疫荧光法、快速检测(斑点 ELISA 和斑点免疫胶体或胶体硒快速试验、明胶颗粒凝集试验、免疫层析试验)等。补充试验常用蛋白印迹法。HIV 核酸检测(定性和定量)也用于 HIV 感染诊断。HIV 核酸定量(病毒载量)和 CD4$^+$T 淋巴细胞计数是判断疾病进展、临床用药、疗效和预后的两项重要指标。HIV 基因型耐药检测可为高效抗反转录病毒治疗(highly active antiretroviral therapy,HAART)方案的选择和更换提供指导。

2. 免疫功能检查

(1) 外周血淋巴细胞计数:作为 HIV 感染进展的标志之一,淋巴细胞绝对值减少。

(2) CD4$^+$ 细胞计数:用于了解机体免疫状态和病程进展、确定疾病分期、判断治疗效果和 HIV 感染者的临床并发症,是诊断、判断疗效和预后的主要免疫学指标,分绝对计数和相对计数。

(3) CD4$^+$/CD8$^+$T 细胞比值 <1,主要由 CD4$^+$T 淋巴细胞减少所致。

3. 条件致病菌的病原微生物检查。

【诊断及鉴别诊断】

2021 年《中国艾滋病诊疗指南》提出的 HIV/AIDS 诊断标准如下:

1. **诊断原则**　HIV/AIDS 的诊断需结合流行病学史(包括不安全性生活史、静脉注射毒品史、输入未经抗 HIV 抗体检测的血液或血液制品、HIV 抗体阳性者所生子女或职业暴露史等)、临床表现和实验室检查等进行综合分析,慎重做出诊断。

2. **成人及 18 个月龄以上儿童,符合下列一项者即可诊断**　①HIV 抗体筛查试验阳性和补充试验阳性(抗体补充试验阳性或核酸定性检测阳性或核酸定量大于 5 000 拷贝/毫升);②HIV 分离试验阳性。

18 个月龄及以下儿童,符合下列一项者,即可诊断:①为 HIV 感染母亲所生和 HIV 分离试验结果阳性;②为 HIV 感染母亲所生和两次 HIV 核酸检测均为阳性(第二次检测需在出生 6 周后进行);③有医源性暴露史,HIV 分离试验结果阳性或两次 HIV 核酸检测均为阳性。

(1) 急性期:诊断标准:患者近半年内有流行病学史或急性 HIV 感染综合征,结合实验室 HIV 抗体筛查试验阳性和 HIV 补充试验阳性即可诊断。

(2) 无症状期:诊断标准:有流行病学史,结合 HIV 抗体阳性即可诊断。或无明确流行病学史,但符合实验室诊断标准即可诊断。

(3) 艾滋病期:诊断标准:成人及 15 岁(含 15 岁)以上青少年,HIV 感染加下述各项中的任何一项,即可诊为艾滋病或 HIV 感染,而 CD4$^+$T 淋巴细胞数 <200 个/微升,也可诊断为艾滋病。

1) 原因不明的持续不规则发热 38℃以上,>1 个月;

2) 腹泻(大便次数多于 3 次/d),>1 个月;

3) 6 个月之内体重下降 10% 以上;

4) 反复发作的口腔念珠菌感染;

5) 反复发作的单纯疱疹病毒感染或带状疱疹病毒感染;

6) 肺孢子菌肺炎(PCP);

7）反复发生的细菌性肺炎；

8）活动性结核或非结核分枝杆菌病；

9）深部真菌感染；

10）中枢神经系统病变；

11）中青年人出现痴呆；

12）活动性巨细胞病毒感染；

13）弓形虫脑病；

14）马尔尼菲篮状菌感染；

15）反复发生的败血症；

16）皮肤黏膜或内脏的卡波西肉瘤、淋巴瘤。

15 岁以下儿童，符合下列一项者即可诊断：HIV 感染和 CD4$^+$T 淋巴细胞百分比 <25%（<12 月龄），或 <20%（12~36 月龄），或 <15%（37~60 月龄），或 CD4$^+$T 淋巴细胞计数 <200 个/微升（5~14 岁）；HIV 感染和伴有至少一种儿童艾滋病指征性疾病。

【鉴别诊断】

1. HIV 相关口腔念珠菌病须与非 HIV 感染者的口腔念珠菌病相鉴别。后者一般多见于老人和婴幼儿，有一定诱因。而 HIV 感染者发生的口腔念珠菌病多见于中青年人，无明显诱因，病情常严重而反复，累及附着龈、咽部、软腭、腭垂的假膜型和累及颊、舌的红斑型口腔念珠菌病具有高度提示性。

2. 毛状白斑须与口腔白斑、口腔扁平苔藓相鉴别。白斑好发于颊部、软腭、口底或舌腹，临床表现为皱褶型、疣状、结节型及颗粒型白色斑块，病理检查有时伴有不同程度的上皮异常增生。舌背斑块型口腔扁平苔藓表现为灰白色，通常不高出黏膜表面，常伴舌乳头萎缩，病理检查可见固有层内淋巴细胞带状浸润、基底细胞液化变性等特征性病理表现。而毛状白斑好发于舌缘，双侧发生，病理检查很少看到上皮异常增生。毛状白斑须通过药物治疗才能消退，且容易复发。

3. HIV 相关单纯疱疹、三叉神经带状疱疹须与非 HIV 感染者的疱疹损害相鉴别。免疫功能无缺陷的单纯疱疹、三叉神经带状疱疹患者，症状具有自限性，病程约 2 周。而 HIV 感染者发生的疱疹损害往往病情严重，病程长达 1 个月以上。

4. HIV 相关牙周病须与非 HIV 感染者的牙周病相鉴别。非 HIV 感染者的牙龈炎患者龈缘的充血是由牙菌斑和牙结石引起，去除牙菌斑和牙结石后充血可消退。而对 HIV 感染者的牙龈线形红斑局部洁治常无效，HIV 抗体检测阳性。慢性牙周炎病情一般发展较慢，经牙周系统治疗后疗效较好。而 HIV 相关性牙周病病情发展迅速，短时间内发生严重而广泛的牙周软硬组织破坏，骨吸收和附着丧失，牙齿呈进行性松动。

5. HIV 相关非特异性口腔溃疡须与癌性溃疡相鉴别。癌性溃疡患者多为弱或恶病质，病程长，无周期性复发和自限性，溃疡深浅不一，边缘不齐，浸润，质硬，病理检查可见细胞癌变。而 HIV 相关口腔溃疡的发生无明确诱因，病损范围较大，不易愈合，但病理检查无特异性。

【临床处理】

本病目前尚无特效疗法，常用的治疗方法有：

1. **抗 HIV 治疗**　治疗目的是最大限度抑制病毒复制使病毒载量降低至检测下限并减少病毒变异；重建免疫功能；降低异常的免疫激活；减少病毒的传播、预防母婴传播；降低 HIV 感染的发病率和病死率、减少非艾滋病相关疾病的发病率和病死率，使患者获得正常的预期寿命，提高生活质量。

（1）核苷类逆转录酶抑制剂（NRTIs）：齐多夫定（AZT）、拉米夫定（3TC）、阿巴卡韦（ABC）、替诺福韦（TDF）、曲恩他滨（FTC）等。

（2）非核苷类逆转录酶抑制剂（NNRTIs）：奈韦拉平（NVP）、依非韦伦（EFV）、利匹韦林（RPV）、艾诺韦林、多拉韦林（DOR）等。

（3）蛋白酶抑制剂（PIs）：利托那韦（RTV）/洛匹那韦（LPV）、达芦那韦（DRV）/考比司他等。

（4）整合酶抑制剂（INSTIs）：多替拉韦（DTG）、艾维雷韦（EVG）、比克替拉韦等。

（5）膜融合抑制剂（FIs）：艾博韦泰。

（6）CCR5 抑制剂。

由于 HIV 频繁基因突变，其逆转录酶、蛋白酶容易变异，临床上常联合应用多种药物高效抗反转录病毒治疗（HAART），又称鸡尾酒疗法。在抗病毒治疗过程中要定期进行临床评估和实验室检测，通过病毒学指标、免疫学指标和临床症状三方面评估治疗的效果，及时发现抗病毒药物的不良反应，以及是否产生病毒耐药性等，必要时更换药物以保证抗病毒治疗的成功。其中，病毒学指标为最重要的指标。

2. 免疫调节治疗　IFN-α 和 IL-2 等。

3. 支持与对症治疗　输血、静脉高营养及多种维生素等。

4. 心理治疗。

5. HIV 感染口腔疾病的治疗

（1）口腔念珠菌病：局部和全身使用抗真菌药物。口腔念珠菌感染首选制霉菌素局部涂抹，加碳酸氢钠漱口水含漱。疗效欠佳时，口服氟康唑 100~200mg/次，1 次/d，疗程 1~2 周。对口服氟康唑不能耐受的患者，静脉注射氟康唑 100~400mg/d，疗程 2~3 周，也可用伊曲康唑 200mg/次，1 次/d，或口服伏立康唑 200mg，2 次/d，疗程 2~3 周。口角炎可用咪康唑软膏涂擦。对于合并口腔真菌感染的患者应尽快进行 HAART，可在抗真菌感染的同时进行 HAART。

（2）毛状白斑：若无症状，可不需治疗。严重者用阿昔洛韦 2~3g/d，疗程 2~3 周。停药后易复发，可用大剂量阿昔洛韦或更昔洛韦维持治疗。

（3）卡波西肉瘤：肿瘤的诊治不应因感染 HIV 而降低要求，应提倡多学科诊治模式的应用，应与肿瘤科、介入科、外科医师共同制定诊治方案。治疗中注意预防各种并发症尤其是感染的发生。轻度或中度卡波西肉瘤，采用高效抗反转录病毒治疗。重度卡波西肉瘤可进行抗反转录病毒治疗和化疗的联合应用，化疗药物包括长春新碱 + 博来霉素 + 多柔比星、博来霉素 + 长春新碱，或单一使用脂质体蒽环霉素（如多柔比星、柔红霉素）或紫杉醇。局部治疗包括放疗、激光、冷冻治疗、烧灼刮除和手术切除。

（4）单纯疱疹和三叉神经带状疱疹：口唇单纯疱疹可口服阿昔洛韦 400mg，3 次/d，或口服泛昔洛韦 500mg，2 次/d，疗程 5~10 日，伴生殖器疱疹者，疗程为 5~14 日。重型黏膜单纯疱疹者，口服阿昔洛韦 5mg/kg，每 8 小时静脉滴注，待黏膜损伤开始愈合后改为口服阿昔洛韦 400mg，3 次/d，伤口完全愈合后停药。阿昔洛韦耐药者可改用膦甲酸钠 120~180mg/(kg·d)，静脉滴注，分 2~3 次给药，直到治愈。三叉神经带状疱疹患者可口服泛昔洛韦 500mg，3 次/d，或伐昔洛韦 1g，3 次/d，疗程 7~10 日。

（5）HIV 相关牙周炎：按常规进行牙周治疗，如局部清除牙石和菌斑，注意操作时动作宜轻柔。术后用 0.1% 氯己定溶液或聚乙烯吡咯烷酮碘冲洗或含漱。若病情严重，口服甲硝唑 200~300mg，4 次/d，阿莫西林/克拉维酸钾 500mg，2 次/d，疗程 7~14 日。

（6）复发性阿弗他溃疡：局部使用糖皮质激素制剂、消炎防腐含漱液，可选用沙利度胺。

（7）口干症：使用唾液分泌刺激剂如毛果芸香碱。改换引起或加重口干的药物。局部可使用含氟漱口液或凝胶以防止龋齿的发生。

（8）乳头状瘤：可采用手术切除、激光等治疗，有复发的可能。

【预防】

目前尚无临床有效的 HIV 疫苗，预防 HIV 感染应采取综合预防措施，开展宣传教育，为高危人群提供预防 HIV 感染的咨询服务，推荐早期检测，实施控制艾滋病的全球战略。

1. 控制传染源　加强环境检疫及时对高危人群的监测，推荐早期检测，高危人群应定期检测 HIV 抗体，医疗卫生部门对发现的 HIV/AIDS 患者应遵照《中华人民共和国传染病防治法》及时向所在地疾病预防控制中心报告疫情，并采取相应的措施。患者及无症状携带者应适当隔离，其血液、体液及分泌物应进行消毒，为 HIV 感染者早期启动 HAART 等。

2. 切断传播途径　正确使用安全套，采取安全的性行为；不吸毒，不共用针具；推行无偿献血，对献血人群进行 HIV 筛查；加强医院管理，严格执行消毒制度，控制医院交叉感染；预防职业暴露与感染；控制母婴传播；对 HIV/AIDS 患者的配偶和性伴者、与 HIV/AIDS 患者共用注射器的静脉药物依赖者，以及

HIV/AIDS 患者所生的子女,进行医学检查和 HIV 检测,为其提供安全性性行为指导、HIV 核酸检测等相应的咨询服务。

3. 保护易感人群 提倡婚前、孕前体检;对 HIV 阳性的孕妇应进行母婴阻断;推广暴露前预防和 HIV 暴露后预防的应用。

4. 口腔医护人员的防护

(1) 口腔医生应有高度的责任心及良好的职业习惯,注意自我保护,进行可能接触患者血液、体液的诊疗和护理工作时,必须佩戴手套,若手部皮肤存在破损,必须戴双层手套。在进行有可能发生血液、体液飞溅的诊疗和护理操作过程中,医务人员除需佩戴手套和口罩外,还应带防护眼镜。当有可能发生血液、体液大面积飞溅,有污染操作者身体的可能时,还应穿上具有防渗透性能的防护服。应注意机头、器械、工作台消毒,严格执行各项消毒灭菌程序。

(2) 医务人员的职业感染多数由针具刺伤所致,少数从黏膜感染。使用后的锐器应当直接放入不能刺穿的利器盒内进行安全处置;抽血时建议使用真空采血器,并应用蝶形采血针;禁止对使用后的一次性针头复帽;禁止用手直接接触使用过的针头、刀片等锐器。一般说来皮肤无破损则没有感染 HIV 的危险(大面积,长时间接触除外),但是深刺伤、器械上有可视性血迹、刺伤动脉或静脉、污染源来自晚期 AIDS 患者均增加了 HIV 感染的风险。

(3) 如有意外职业性暴露,应立即用肥皂液和流动的清水清洗皮肤。污染眼部等黏膜时,应用大量等渗氯化钠溶液反复对黏膜进行冲洗。存在伤口时,应轻柔地由近心端向远心端挤压伤处,尽可能挤出损伤处的血液,再用肥皂液和流动的清水冲洗伤口,用 75% 酒精或 0.5% 碘伏对伤口局部进行消毒、包扎处理。

(4) HIV 暴露后的推荐治疗方案:替诺福韦/恩曲他滨 + 拉替维拉或洛匹那韦/利托那韦,即 TDF/FTC+RAL 或 LPV/r,对合并肾脏功能下降者,可以使用 AZT/3TC,连续服用 28 日。应在发生 HIV 暴露后尽可能短的时间内(尽可能在 2 小时内)进行预防性治疗,最好不超过 24 小时,即使超过 24 小时,也建议实施预防性用药。

(5) HIV 暴露后的监测:发生 HIV 暴露后立即、4 周、8 周、12 周和 6 月后监测 HIV 抗体。一般不推荐进行 HIV p24 抗原和 HIV-RNA 测定。

【学科新进展】

1. 在继续推行综合、强化的干预措施基础上,WHO 提出 "90-90-90 策略",即存活的 HIV/AIDS 患者 90% 被检测出,诊断的 HIV/AIDS 患者 90% 接受规范的 HAART,治疗的 HIV/AIDS 患者 90% 达到病毒被抑制,并规划到 2020 年,将每年新发感染人数控制在 50 万以下。

2. 2021 年《中国艾滋病诊疗指南》更新了 HIV/AIDS 的诊断,即成人、青少年及 18 个月龄以上儿童 HIV 抗体筛查试验阳性者,如抗体确证试验结果为不确定,可进行核酸试验或 2~4 周后随访,根据核酸试验或随访结果进行判断。

3. 2021 年《中国艾滋病诊疗指南》指出,HIV 感染者无论 CD4$^+$T 淋巴细胞计数水平高低、临床表现与分期如何,均推荐接受 HAART。服药依从性是决定抗病毒治疗成功的最关键因素,因此在任何情况下,均要先做好依从性教育再启动 HAART。近年来,越来越多的研究显示,降低剂量的抗病毒常用剂量治疗方案在保留抗病毒疗效的同时降低了不良反应的发生率,提示个体化进行 HAART 的临床应用价值和必要性。对存在明显药物之间相互作用的治疗方案、明显的肝肾功能损害的患者、剂量相关性不良反应、药物剂量进行了调整的患者、依从性良好而抗病毒疗效差的患者、HAART 风险高的孕妇等人群建议进行治疗性药物监测(therapeutic drug monitoring,TDM),根据血药浓度调整用药剂量。

4. 2021 年《中国艾滋病诊疗指南》提出全程管理的理念,主要包括以下五个环节:①HIV 感染的预防和早期诊断;②机会性感染的诊治和预防;③个体化抗病毒治疗的启动和随访,服药的依从性教育和监督;④非 HIV 定义性疾病的筛查与处理;⑤社会心理综合关怀。推荐按照慢性病管理模式对艾滋病进行随访和管理。随着 HIV 患者生存期的延长,应把对老年综合征的评估纳入 HIV 综合关怀之中。应根据这些慢性疾病特点和分级诊疗要求来进行诊治,鼓励患者在综合医院相应专科门诊接受诊治。

5. 确定具有传染性的暴露源包括血液、体液、精液和阴道分泌物。脑脊液、关节液、胸腔积液、腹腔积液、心包积液、羊水也具有传染性,但其引起感染的危险程度尚不明确。粪便、鼻分泌物、唾液、痰液、汗液、泪液、尿液及呕吐物通常认为不具有传染性。

（周 刚）

参 考 文 献

［1］中华医学会感染病学分会艾滋病丙型肝炎学组,中国疾病预防控制中心.中国艾滋病诊疗指南(2021年版)［J］.中华传染病杂志,2021,39(12):715-735.

［2］沈银忠,李太生.《中国艾滋病诊疗指南(2021年版)》解读［J］.国际流行病学传染病学杂志,2022,49(02):81-85.

［3］周刚.口腔黏膜病临床病例精解［M］.北京:人民卫生出版社,2016.

［4］李凡,徐志凯.医学微生物学［M］.9版.北京:人民卫生出版社,2018.

［5］李兰娟,任红.传染病学［M］.9版.北京:人民卫生出版社,2018.

［6］张学军.皮肤性病学［M］.9版.北京:人民卫生出版社,2018.

第十一章 系统疾病的口腔表征

第一节 造血系统疾病

一、贫血

贫血（animia）是指人体外周血中红细胞容量减少，全血细胞计数中一项或多项主要红细胞检测值低于正常范围下限的一种常见临床症状。临床上常以血红蛋白（hemoglobin，Hb）浓度、红细胞计数和血细胞比容（hematocrit，HCT）作为贫血的评估指标。但在实践中，以 Hb 浓度或 HCT 最为广泛使用。1972 年 WHO 制订的诊断标准认为在海平面地区 Hb 低于下述水平即可诊断为贫血：6 个月到 <6 岁儿童 110g/L，6~14 岁儿童 120g/L，成年男性 130g/L，成年女性 120g/L，孕妇 110g/L。

（一）缺铁性贫血

缺铁性贫血（iron deficiency anemia）是机体对铁的需要增加、摄入不足或丢失过多等造成体内铁的缺乏，影响血红蛋白的合成而导致的贫血。本病为临床上最常见的贫血。

【病因和发病机制】

1. 机体对铁的摄入不足和/或需求增加；
2. 各种慢性失血导致铁的丢失过多；
3. 系统性疾病、药物、基因突变等导致的铁吸收和利用障碍。

【临床表现】

1. 全身表现　轻者可无任何临床表现，重者可出现皮肤干燥或粗糙，蓝色巩膜，指（趾）甲扁平、脆薄，重者凹陷呈匙状，头晕，乏力，无力，头痛，易激惹，运动不耐受，劳力性呼吸困难，眩晕、心绞痛、异食癖等。这些症状的程度不一，有可能在诊断及治疗铁缺乏前完全没有注意到。非常严重的病例可见脱发，肤色苍白或淡绿色的萎黄病，心动过速、心脏杂音，偶有血流动力学不稳定。

2. 口腔表现　口腔黏膜颜色苍白，以唇、舌、牙龈尤为明显。黏膜对外界刺激的敏感性增高，常有异物感、口干、舌灼痛等症状。可出现萎缩性舌炎，舌背丝状乳头和菌状乳头萎缩消失，导致舌背光滑红绛。还可出现口角炎或口炎，严重者口咽黏膜萎缩，造成吞咽困难。

3. Plummer-Vinson 综合征，又称 Paterson-Kelly 综合征或缺铁性吞咽困难，以缺铁性贫血、吞咽困难和舌炎为主要表现，好发于中年白种女性。该病属于潜在恶性疾患，易发生上消化道肿瘤，应定期随访观察。

【实验室检查】

1. 血象　呈小细胞低色素性贫血，成年男性 Hb 低于 130g/L，成年女性 Hb 低于 120g/L。血涂片中可见红细胞体积小，中央淡染区扩大，呈低色素性表现。

2. 铁代谢检查　血清铁 <8.95μmol/L，总铁结合力 >64.44μmol/L，运铁蛋白饱和度 <15%，血清铁蛋白 <14μg/L。

3. 骨髓铁染色　骨髓小粒可染铁消失,铁粒幼细胞 <15%。

4. 红细胞内卟啉代谢　红细胞游离原卟啉(FEP)>0.9μmol/L(全血),血液锌原卟啉(ZPP)>0.9μmol/L (全血),或 FEP/Hb>4.5μg/g Hb。

5. 血清可溶性运铁蛋白受体(sTRF)浓度 >26.5nmol/L(2.25mg/L)。

【诊断】

缺铁性贫血的诊断标准:符合小细胞低色素性贫血,同时满足以下 8 条中任何 2 条或以上即可诊断:

(1) 有明确的缺铁病因和临床表现;

(2) 血清铁蛋白 <14μg/L;

(3) 血清铁 <8.95μmol/L,总铁结合力 >64.44μmol/L;

(4) 运铁蛋白饱和度 <0.15;

(5) 骨髓铁染色显示骨髓小粒可染铁消失,铁粒幼细胞 <15%;

(6) FEP>0.9μmol/L(全血),ZPP>0.9μmol/L(全血),或 FEP/Hb>4.5μg/g Hb;

(7) sTRF 浓度 >26.5nmol/L(2.25mg/L);

(8) 铁治疗有效。

【临床处理】

1. 对因治疗　查清引起缺铁性贫血的病因,并进行针对性的治疗。

2. 补充铁剂　首选口服铁剂,如硫酸亚铁片口服,每片 0.3g(含铁 60mg),成人每次 1 片,3 次/d;可同时口服维生素 C 0.1g 或琥珀酸,增加铁剂吸收。铁剂治疗在血红蛋白恢复正常后至少持续 6 个月,待铁蛋白正常后方可停药。

3. 注意口腔卫生,对口腔损害进行对症治疗。

(二) 巨幼细胞贫血

巨幼细胞贫血(megaloblastic anemia)是由于细胞核 DNA 合成障碍所致的一种贫血,主要是因为各种生理或病理因素导致维生素 B_{12}、叶酸绝对或相对缺乏或利用障碍引起。在我国,以叶酸缺乏所致的巨幼红细胞性贫血较为多见,以山西、陕西、河南及山东等地多发。

【病因和发病机制】

1. 叶酸缺乏　食物加工或偏食导致的摄入减少,需要量增加而未及时补充,吸收障碍,某些药物引起的利用障碍以及血液透析或酗酒导致叶酸排出增多。叶酸体内贮存量(5~10mg)相对于每日需求量(200~400μg)相对较少,因此,在摄取减少后 4~5 月内即可出现叶酸缺乏的症状。

2. 维生素 B_{12} 缺乏　常由恶性贫血相关或胃病引起的吸收不足造成,可见于胃内因子受自身抗体攻击而缺乏,胃酸、胃蛋白酶、胰蛋白酶缺乏,小肠内高浓度细菌和寄生虫,药物的影响等,利用障碍以及摄入减少。由于维生素 B_{12} 体内贮存量相对于每日摄入量非常丰富,在维生素 B_{12} 摄入或吸收不足数年后,才会出现维生素 B_{12} 缺乏的症状。

3. 遗传性或药物等获得性 DNA 合成障碍亦可能导致巨幼细胞贫血。

【临床表现】

1. **全身表现**　通常起病隐匿,常有面色苍白、乏力、耐力下降、头晕、活动后气短心悸等中至重度贫血的症状,重者可有轻度黄疸,伴白细胞和血小板计数减少,偶见反复感染和出血。胃肠消化道症状表现为食欲不振,偶见腹胀、腹泻、便秘等。维生素 B_{12} 缺乏尤其是恶性贫血的患者常有神经系统症状,如乏力、手足对称性麻木、感觉障碍、共济失调、行走困难等。叶酸缺乏患者极少数可出现神经系统并发症。

2. **口腔表现**　常出现明显的反复发作的萎缩性舌炎。在急性发作时,舌尖、舌缘或舌背广泛发红,伴有剧痛,且容易受创伤而出现小血疱、糜烂或浅溃疡。急性期后,舌背丝状乳头和菌状乳头萎缩消失,舌面光滑,舌质红,俗称牛肉舌。可伴有味觉功能迟钝或丧失。因内因子缺乏所致的维生素 B_{12} 吸收障碍而引起的萎缩性舌炎,又称为莫列-亨特舌炎(Moeller-Hunter glossitis)。

3. **特殊类型的临床表现**　麦胶肠病及乳糜泻(非热带性口炎性腹泻或特发性脂肪下痢)、热带口炎性腹泻(热带营养性巨幼细胞贫血)、乳清酸尿症、恶性贫血(我国罕见)。

【实验室检查】

1. **血象**　呈大细胞正色素性贫血,平均红细胞体积(MCV)>100fl,红细胞平均血红蛋白浓度(MCHC)正常,常呈现全血细胞减少。血涂片中可见多数大卵圆形的红细胞,中性粒细胞核分叶过多,可有 5 叶或 6 叶以上的分叶,偶可见到巨大血小板。网织红细胞计数正常或轻度增高。

2. **生化检查**　血清维生素 B_{12} 含量 <75pmol/L,血清叶酸含量 <6.81nmol/L,红细胞叶酸 <227nmol/L。还可检测血清高半胱氨酸和甲基丙二酸水平。

3. **骨髓象**　增生活跃或明显活跃,红系增生显著,各系细胞出现巨幼变,以红系细胞最为显著。红系细胞胞体变大,胞质较胞核发育成熟,核染色质呈分散的颗粒状浓缩,呈"核幼浆老";粒系可见巨中、晚幼粒细胞,巨杆核粒细胞,成熟粒细胞分叶过多;巨核细胞体积增大,分叶过多。

4. **其他**　胃酸降低,恶性贫血时内因子阻断抗体和 Schilling 试验阳性,此时应做维生素 B_{12} 吸收试验。维生素 B_{12} 缺乏时伴尿高半胱氨酸 24 小时排泄量增加。血清非结合胆红素可稍增高。

【诊断】

根据叶酸和维生素 B_{12} 缺乏的病因、临床表现及特征性血象、骨髓象、血清生化检查,结合试验性治疗疗效进行诊断。

【临床处理】

1. **对因治疗**　查清引起巨幼细胞贫血的病因,并进行针对性的治疗;加强营养知识教育纠正偏食及不良的烹调习惯。

2. **补充缺乏的营养物质**

(1) 叶酸缺乏者,口服叶酸,每次 5~10mg,每日 2~3 次,胃肠道不能吸收者可肌肉注射四氢叶酸钙,直至血红蛋白恢复正常,一般不需要维持治疗。

(2) 维生素 B_{12} 缺乏者,肌注维生素 B_{12},每次 500μg,每周 2 次直至血红蛋白恢复正常;无维生素 B_{12} 吸收障碍者可口服维生素 B_{12} 片剂,每次 500μg,1 次/d;若有神经系统表现,治疗维持半年到 1 年,恶性贫血患者,治疗维持终生。对于单纯维生素 B_{12} 缺乏的患者,不宜单用叶酸治疗,否则会加重维生素 B_{12} 的缺乏,特别要警惕神经系统症状的发生或加重。

(3) 防治贫血恢复过程中出现低钾血症:对老年患者和有心血管疾患、食欲减退者应特别注意在补充治疗后及时补充钾盐。

3. **口腔局部对症治疗。**

(三) 再生障碍性贫血

再生障碍性贫血(aplastic anemia)是指除外骨髓浸润和骨髓纤维化引起的骨髓造血细胞减少导致的全血细胞减少。根据患者的骨髓增生程度和网织红细胞、中性粒细胞、血小板计数进行病情严重程度评价可分为极重型、重型和非重型。根据病因分为先天性(遗传性)和后天性(获得性),其中获得性再生障碍性贫血可根据是否有诱因分为继发性和原发性。

【病因和发病机制】

由多种原因导致骨髓造血功能衰竭引起的血液疾病,主要受先天遗传因素和后天获得性因素影响,可能与病毒感染、药物、化学制剂、辐射引起的干细胞破坏、T 淋巴细胞免疫亢进等因素有关,基因突变较少见。

有研究报道了部分再生障碍性贫血的发病与克隆性和遗传性异常相关,包括阵发性睡眠性血红蛋白尿症、范可尼贫血、端粒酶突变和端粒长度、血小板生成素或其受体异常。2016 年英国再生障碍性贫血诊治指南介绍了近几年开展起来的端粒检测、二代基因测序及单核苷酸多态性核型分析技术。这些新兴分子诊断技术具有广阔前景,可能在未来几年内对再生障碍性贫血诊断和鉴别诊断起到重要作用。

【临床表现】

1. **全身表现**　重型患者起病急,进展快,病情重。非重型患者起病缓慢、进展慢、病情轻。主要表现为贫血、出血和感染。皮肤黏膜瘀点、瘀斑,鼻出血,月经过多,严重者可有消化道、泌尿道等部位出血。呼吸道感染多见。

2. **口腔表现**　口腔黏膜苍白,可出现瘀点、瘀斑或血肿。牙龈易出血,特别是再生障碍性贫血发生之前已有牙周病者。黏膜对感染的易感性增加,尤其是在容易受到刺激或创伤的部位,常发生反复感染,出现坏死性溃疡。

【实验室检查】

1. **血象**　全血细胞计数提示全血细胞减少(Hb<100g/L,中性粒细胞 <0.5×10^9//L,血小板 <20×10^9/L,须同时具备 2 项以上),少数病例早期仅 1 系或 2 系细胞减少,伴手工计数网织红细胞绝对值和比例显著下降(<60×10^9/L)。属正常细胞型贫血,亦可呈轻度大红细胞型贫血,一般无幼红细胞出现。

2. **骨髓象**　多部位骨髓呈低增生性,粒、红系及巨核细胞明显减少且形态大致正常,淋巴细胞及浆细胞、肥大细胞、巨噬细胞等非造血细胞比例明显增高,并可见巨噬细胞嗜血现象。骨髓涂片肉眼观察油滴增多,骨髓小粒镜检无造血细胞,呈空虚状,可见较多非造血细胞和脂肪细胞。慢性型不同部位骨髓穿刺所见骨髓象可表现为增生不良或增生象。

3. **骨髓组织活检和放射性核素骨髓扫描**　骨髓组织活检用于评价骨髓造血面积,再生障碍性贫血骨髓组织呈黄白色,造血组织均匀减少,脂肪组织、淋巴细胞和其他非造血组织增加。硫化锝-99m 或氯化铟-111 全身骨髓 γ 照相可反映全身功能性骨髓的分布,再生障碍性贫血患者骨髓放射性摄取低下甚至消失,可间接反映造血组织减少的程度和部位。

4. **其他检查**　造血祖细胞培养既有助于诊断,又有助于检出有无抑制性淋巴细胞或血清中有无抑制因子。成熟中性粒细胞碱性磷酸酶活力增高,血清溶菌酶活力减低。抗碱血红蛋白量在急性再生障碍性贫血中正常或轻度减低,而在慢性再生障碍性贫血中明显增多。染色体检查仅在范可尼贫血中多见染色体畸变,一般再生障碍性贫血检查正常。

5. **发病机制检查**　CD4$^+$/CD8$^+$T 细胞比值降低,Th1/Th2 型细胞比值增高,CD8$^+$ 抑制 T 细胞、CD25$^+$T 细胞和 γδTCR$^+$T 细胞比例增高,血清 IFN-γ、TNF 水平增高;骨髓细胞染色体核型正常,骨髓铁染色示贮铁增多,中性粒细胞碱性磷酸酶染色强阳性;溶血检查均阴性。

【诊断】

根据病史、临床表现以及细胞形态学、细胞遗传学、免疫学、分子遗传学、影像学等多方面检查进行诊断。2009 年和 2016 年英国再生障碍性贫血诊治指南建议的诊断程序如下:首先依据血常规和骨髓检查确定是否为"无纤维化和肿瘤浸润的骨髓增生低下引起的全血细胞减少",继之依据相关检查结果,必要时参考免疫抑制治疗反应,逐步除外克隆性疾病、先天性骨髓造血功能低下、感染、自身免疫、营养缺乏、药物或环境中有毒物质暴露等相关的骨髓衰竭,最后对确诊的再生障碍性贫血进行病情严重程度分型。

【临床处理】

1. 仔细查找病因并加以去除,避免与有害因素的进一步接触。

2. 支持治疗包括输注成分血制品、积极防治感染和去铁治疗。

3. 对非重型再障患者,首选雄激素治疗。对重型再障患者,应予以及时、积极治疗,挽救患者生命,可采用异基因造血干细胞移植、免疫抑制治疗等。

4. 注意口腔卫生,避免局部创伤,防治继发感染。局部止血,可用牙周塞治剂、明胶海绵、淀粉酶纱布压迫止血,也可应用肾上腺素、氨甲环酸等止血药物。

二、血细胞异常

(一) 粒细胞缺乏症

当外周血中性粒细胞绝对数低于 1.5×10^9/L 时,称为粒细胞减少症(granulocytopenia),白细胞计数 <2×10^9/L 且中性粒细胞极度缺乏(<0.5×10^9/L)或完全消失,称为粒细胞缺乏症(agranulocytosis)。

【病因和发病机制】

约 70% 的病例由药物或化学毒物所致,大多数重度中性粒细胞减少或粒细胞缺乏病例出现于开始使用致病药物后 6 个月内,以最初 3 个月内最为常见。药物主要通过免疫介导的毒性(药物依赖性或药物诱发性抗体破坏循环中的中性粒细胞)或直接毒害骨髓粒细胞前体细胞两种基本机制引起中性粒细胞减少和/或粒细胞缺乏。其他因素包括自身免疫性疾病、脾功能亢进等。根据中性粒细胞检查的病因和发病机制,可分为中性粒细胞生成减少、外周血破坏或消耗增加和分布异常三类。

【临床表现】

1. **全身表现**　中性粒细胞轻度减少($\geq 1.0 \times 10^9$/L)者,起病缓慢,多数可有乏力、疲倦、头晕、两下肢沉重、失眠、多梦等症状,部分易出现感冒、肺炎、气管炎等感染。少数患者可无明显症状。中性粒细胞绝对值$<1 \times 10^9$/L时,感染倾向明显增加。急性粒细胞减少症和缺乏症,往往起病急骤,病情凶险,常在数小时至数日内出现严重的全身症状,表现为突发寒战、高热、头痛、肌肉及关节酸痛、虚弱、衰减等。口腔、咽峡、扁桃体、直肠、肛门、阴道等部位发生急性感染,常有咽峡炎、扁桃体脓肿和肛周溃疡等,并迅速恶化蔓延,可引起肺部感染、败血症、脓毒血症等致命性严重感染。

2. **口腔表现**　口腔和咽喉部出现坏死性溃疡,严重者其坏死表面可呈现灰黑色坏疽样。牙龈、颊、软腭等处黏膜容易继发感染,发生坏死性龈口炎。腐败性口臭为坏死性龈口炎的特异症状,可伴有疼痛、流涎、淋巴结肿大、低热等。

【实验室检查】

血象检查发现有白细胞减少,中性粒细胞减少,淋巴细胞百分比相对增加。因粒细胞减少原因不同,骨髓涂片观察到的骨髓象各异。

【诊断】

根据病史、临床表现、血象和骨髓象进行诊断。粒细胞缺乏症的早期损害常发生在口腔,故早期发现本症的口腔损害极为重要。

【临床处理】

1. **去除诱因**　应立即停止接触致病药物、化学物质或放射线;继发于其他疾病者应积极治疗原发疾病。

2. 积极控制细菌和真菌感染,采用有效抗生素和抗真菌药治疗,原则是广谱、高效、足量和联合应用。应用促白细胞增生的药物,如利血生、升白胺、碳酸锂、维生素 B_4 等。及早使用造血生长因子治疗,短期应用多有确切疗效。对免疫因素致病者,可短期用糖皮质激素和免疫球蛋白治疗,但不宜长期应用。严重者应采取严密消毒隔离措施。

3. 加强口腔护理及对症治疗,防止感染。

(二) 白血病(leukemia)

白血病(leukemia)是一类造血干细胞恶性克隆性疾病,主要表现为异常的白细胞及其幼稚细胞(即白血病细胞)在骨髓或其他造血组织中进行性异常增生,浸润体内各种组织。根据白血病的分化程度、自然病程的长短可分为急、慢性白血病。按病变细胞系列分类,可分为淋巴细胞白血病、髓细胞白血病、混合细胞白血病等。

【病因和发病机制】

病因不明,可能与病毒感染、遗传、放射、化学等因素以及其他血液病有关。克隆性白血病细胞由于增殖失控、分化障碍、凋亡受阻等机制在骨髓和其他造血组织中大量增殖累积,并浸润其他非造血组织和器官,并抑制正常造血功能。

【临床表现】

1. **全身表现**　儿童及青少年急性白血病,多起病急骤,贫血呈进行性发展,约半数以上患者以发热为早期表现,常由感染引起。出血可发生在全身各部位。由于白血病细胞浸润,导致全身淋巴结肿大,肝脾肿大及其他器官病变。慢性白血病多发于老年及部分青年病人,病程较缓慢,患者常有低热、多汗、体重减轻、贫血、出血、脾肿大。

2. **口腔表现**　各型白血病都可以出现口腔表现,最容易受侵犯的部位是牙龈,尤以急性型更为明显,患者常因牙龈自发性出血而首先到口腔科就诊。由于异常的白细胞在牙龈组织内大量浸润,牙龈明显增生肿大。病变波及边缘龈、牙间乳头和附着龈,外形不规则,呈结节状,表面光亮,呈中等硬度。牙龈出血常为自发性,且不易止住,这种不易找到明确原因的出血,可能是白血病的早期症状。口腔黏膜可出现瘀点、瘀斑或血肿。牙龈和口腔黏膜颜色苍白,有时可有不规则的溃疡,常不易愈合,易继发感染,发生黏膜坏死。可出现牙痛、牙松动、口臭等。

【实验室检查】

1. **血象**　大部分患者外周血白细胞数目明显增高,具体增高的细胞类型根据不同分型各有不同。也有部分患者外周血白细胞数目正常甚至减少,称为白细胞不增多性白血病。血片分类检查常见原始和/或幼稚细胞。常伴有不同程度的贫血和血小板减少。

2. **骨髓象**　骨髓增生多明确活跃或极度活跃,具体细胞类型根据不同分型各有不同。

3. **其他**　细胞化学、免疫表型、细胞遗传性、分子生物学等检查亦为白血病的诊断及分型提供重要依据。

【诊断】

根据临床表现、血象、骨髓象特点进行诊断。但应与坏死性龈炎、肥大性龈炎、再生障碍性贫血相鉴别。应特别注意的是:白血病患者常于早期出现口腔表现,或在疾病的发展过程中出现顽固性口腔损害,对常规治疗效果欠佳,口腔医师应特别警惕。

【临床处理】

1. 由血液内科医师主持治疗,全身采用联合化疗、放疗、靶向治疗、免疫治疗、干细胞移植等综合治疗措施。

2. 注意口腔、鼻咽部、软组织及肛周皮肤卫生,防止黏膜溃疡及继发感染。

3. 对白血病患者进行口腔治疗时,必须十分谨慎,以保守治疗为主。尽量避免在操作时引起出血和继发感染,切忌手术和活检,禁用具有刺激性或腐蚀性的药物,否则给病人带来更大痛苦,甚至可致命。

4. 保持口腔卫生,对牙周病、牙髓病尽可能姑息治疗。对牙龈出血者,可采用局部或全身应用止血药等方法。

三、出血性疾病

(一)血小板减少性紫癜

血小板减少性紫癜(thrombocytopenic purpura)是一组因外周血中血小板减少而导致皮肤、黏膜或内脏出血的疾病。可分为原发免疫性血小板减少症、继发性血小板减少性紫癜和血栓性血小板减少性紫癜。

【病因和发病机制】

1. 原发免疫性血小板减少症既往亦称特发性血小板减少性紫癜,该病主要发病机制是由于患者对自身抗原的免疫失耐受,导致免疫介导的血小板破坏增多和免疫介导的巨核细胞产生血小板不足。

2. 继发性血小板减少性紫癜与血小板生成障碍或无效生成、血小板破坏增加或消耗过多、血小板分布异常有关。

3. 血栓性血小板减少性紫癜主要发病机制涉及血管性血友病因子裂解蛋白酶活性缺乏、血管内皮细胞血管性血友病因子异常释放、血小板异常活化等方面。

【临床表现】

1. **全身表现**　全身皮肤瘀点、瘀斑,可有血疱、血肿、鼻出血、月经过多,严重者可有内脏出血,如咯血、呕血、血尿等。

2. **口腔表现**　牙龈自发性出血常为本病的早期表现。刷牙、吮吸、洁牙、拔牙或轻微外伤,即可加重出血。口腔黏膜特别是唇红、舌缘、腭、口底和颊容易出现瘀点、瘀斑、血肿。血肿可自行溃破或由于食物摩擦而破裂出血,遗留边缘清楚的圆或椭圆形的糜烂面。

【实验室检查】

1. **血象**　血常规检查仅血小板计数减少(BPC),其余各系血细胞均在正常范围内,部分患者由于失血导致缺铁可伴有贫血。外周血涂片观察血细胞形态无异常,若出现破碎红细胞应除外血栓性血小板减少性紫癜和溶血尿毒综合征,出现巨血小板需要考虑遗传性血小板功能障碍性疾病。

2. **骨髓象**　骨髓涂片观察特发性血小板减少性紫癜骨髓增生活跃,巨核细胞数量轻度增加或正常,巨核细胞核浆成熟障碍,胞浆内颗粒减少,有血小板形成的巨核细胞显著减少或缺乏。

3. **抗血小板自身抗体检测**　绝大多数成人特发性血小板减少性紫癜患者血小板相关免疫球蛋白 G 和/或血小板相关免疫球蛋白 M 升高,有时 IgA 升高。

4. **原发病相关检查**　继发性血小板减少性紫癜原发病的相关检查。

5. **溶血相关检查**　血栓性血小板减少性紫癜可出现血浆结合珠蛋白水平降低,间接胆红素升高,血红蛋白尿等,但抗人球蛋白(Coombs)试验阴性。

6. **血小板生成素(TPO)**　对诊断复杂原因引起的血小板减少可能有所帮助。

【诊断】

根据病史、临床表现、至少 2 次检查显示 BPC 减少和血细胞形态无异常、脾脏不增大、特异性骨髓象等实验室检查,除外其他继发性血小板减少症、溶血尿毒综合征、弥散性血管内凝血、HELLP 综合征、Evans 综合征等疾病可做出诊断。本病须与牙龈炎、过敏性紫癜、再生障碍性贫血相鉴别。

【临床处理】

1. BPC≥30×10^9/L 无明显出血者暂观察,BPC<30×10^9/L,有出血或有治疗要求,使用糖皮质激素治疗,BPC<10×10^9/L 且有严重出血或存在严重出血风险者静注免疫球蛋白、使用大剂量激素、血小板输注治疗,还可酌情采用脾切除、血小板生成药物、免疫抑制剂(长春新碱等)、达那唑、利妥昔单抗、中药等进行治疗。血栓性血小板减少性紫癜首选血浆置换疗法。

2. 保持口腔卫生,可用 1%~3% 过氧化氢等漱口剂含漱。口腔黏膜出现糜烂或继发感染者,可局部用消炎防腐剂。牙龈出血者,可用牙周塞治剂、明胶海绵、纱布压迫止血,或用肾上腺素、凝血酶等药物,或注射维生素 K_1、K_3 等止血剂,出血严重者可缝合止血。

(二) 血友病

血友病(hemophilia)是一组因遗传性凝血活酶生成障碍引起的先天性出血性疾病。2018 年 5 月 11 日,国家卫生健康委员会等 5 部门联合制定了《第一批罕见病目录》,血友病被收录其中。根据所缺凝血因子不同可分为血友病 A(Ⅷ因子缺乏)、B(Ⅸ因子缺乏)和血友病 C(Ⅺ因子缺乏)。该病在先天性出血性疾病中最为常见,其中以血友病 A 最多,占 80%~85%,血友病 C 型最少见(约 1%),血友病 B 患者多数出血症状轻。凝血因子水平通常与出血症状的严重程度相关,根据残余或基线凝血因子活性水平(也称"凝血因子水平"),血友病被分为轻度、中度或重度。

【病因和发病机制】

位于 X 染色体上的凝血因子Ⅷ、Ⅸ、Ⅺ基因缺陷,血友病 A 和 B 为典型的性联隐性遗传,血友病 C 为常染色体不完全隐性遗传。血友病遗传表现度在各个家系中均有不同,特定的血友病家系中病情严重程度往往恒定,分子缺陷的类型和程度相似。值得注意的是,约 30% 的血友病 A 和 B 患者由基因自发突变引起,故缺乏家族史。

【临床表现】

1. **全身表现**　出血轻重与血友病类型及相关因子缺乏程度有关,出血多为自发性,轻度外伤后出血不止。出血症状可从出生时开始,持续终身。皮下和黏膜下组织出血,负重关节如膝、踝关节等反复出血,重症患者可有消化道、泌尿道出血。

2. **口腔表现**　牙龈自发性出血,轻微刺激如刷牙或食物的摩擦,即可引起长时间出血,可持续数小时,甚至数日。血凝块松软,易脱落而再次出血。口腔黏膜特别是舌尖、舌缘、硬软腭交界处、唇颊等部位,在咬伤、擦伤或刺伤后,可迅速出现瘀斑或黏膜下血肿,血肿破裂引起出血。有时在洁治、拔牙、脓肿切开后可出血不止,口腔创伤愈合延迟。

【实验室检查】

1. **一般项目**　血小板计数正常,束臂试验阴性,出血时间正常,血块回缩正常;凝血酶原时间正常,凝血酶时间正常,纤维蛋白原定量正常;凝血时间延长为本病的特征,但仅在 FⅧ:C 活性低于 1%~2% 时才延长,>4% 可正常。

2. **筛选试验**　凝血酶原消耗试验(PCT)、活化部分凝血活酶时间(APTT,当因子Ⅷ、Ⅸ的活性减少至正常的 30% 时,即可延长,可以检测轻型患者)、简易凝血活酶生成试验(STGT)有助于轻型和重型血友病 A、B 的诊断。

3. **确诊试验**　可用 APTT、STGT、Biggs 凝血活酶生成(BiggsTGT)纠正试验来鉴定血友病类型。如凝血酶原消耗及凝血活酶生成试验不正常时,可做纠正试验。正常血浆经硫酸钡吸附后,尚含有 FⅧ、FⅪ;正常血清中含有 FⅨ、Ⅸa 因子,因此如果患者血浆的部分凝血活酶时间仅被正常硫酸钡吸附血浆纠正时,为 FⅧ缺乏症;仅被正常血清纠正时,为 FⅨ缺乏症;如二者皆可纠正,则为 FⅪ缺乏症。可将三者加以鉴别。

4. **其他检查**　FⅧ、FⅨ、Ⅸa 因子活性测定、FⅧRAg 的测定、FⅧCAg 的测定、VWFAg 的测定、基因诊断、血友病 A 携带者及胎儿期的诊断和遗传咨询。

【诊断】

根据家族史、反复出血史和实验室检查可进行诊断。本病须与血管性假血友病(von Willebrand 病)、获得性第Ⅷ因子减少、凝血酶复合体减低症相鉴别。

【临床处理】

1. 局部止血治疗,替代治疗为主,补充凝血因子是治疗血友病的最重要方法。亦可采用药物治疗、基因治疗等。

2. 口腔治疗参见血小板减少性紫癜。

3. 预防损伤是防止出血的重要措施。

第二节　维生素缺乏症

一、维生素 B_2 缺乏症

维生素 B_2 又名核黄素,在体内以游离核黄素、黄素单核苷酸和黄素腺嘌呤二核苷酸三种形式存在于组织中。维生素 B_2 缺乏症(vitamin B_2 deficiency),又名核黄素缺乏症,是一种比较常见的营养缺乏病,在临床上主要表现为阴囊炎、口角炎、唇炎、舌炎、结膜炎及皮炎。

【病因和发病机制】

1. **摄入不足**　摄入肉、蛋、奶类等动物性蛋白质、豆类、谷类、根茎和新鲜绿叶蔬菜不足,可致维生素 B_2 缺乏。食物保存及烹饪方式不当亦可能破坏核黄素的生物活性。

2. **吸收障碍**　某些疾病如严重慢性腹泻、小肠病变大部手术切除者,可致维生素 B_2 吸收不良。嗜酒者也因肠道吸收减少与生物利用度降低,导致维生素 B_2 吸收不良。

3. **药物与金属影响**　某些精神类药物、抗疟疾药物、多种金属都可影响维生素 B_2 的生物活性。

4. **激素失调**　甲状腺功能低下等。

5. **排泄增加**　糖尿病患者停用胰岛素后,或使用硼酸、硫胺素制剂等药物后,可出现维生素 B_2 排泄增加。在高热、禁食等情况下,也可使排泄量反应性增加。

【临床表现】

维生素 B_2 缺乏症的临床症状多为非特异性,但其症状常有群体患病的特点。

1. **全身表现**　阴囊炎是早期和最常见的表现。阴囊瘙痒为始发症状,尤以夜间为重。阴囊出现红斑、湿疹、丘疹。

2. **口腔表现**　口角炎、唇炎和舌炎常为该病的早期损害。口角炎:双侧口角区皮肤对称性湿白糜烂,出现皲裂、结痂;当过度张口或继发感染时,疼痛加重,重者有出血。唇炎:唇部从鲜红色、火红色到暗紫色变化;唇早期微肿胀,纵裂纹加深,后干燥脱屑、皲裂,有烧灼感或刺痛;可见色素沉着。舌炎:早期有舌干燥、烧灼感或刺痛感,进食酸、辣、热食物尤甚;舌体呈鲜红色;菌状乳头红肿,先在舌尖部,后波及其他部位;病程长者,丝状乳头、菌状乳头萎缩,舌面光滑、发亮,呈萎缩性舌炎;有时可呈地图状舌;舌面可出现沟纹或溃疡。其余口腔黏膜可发生溃疡。

【实验室检查】

实验室检查包括尿核黄素/肌酐比值、尿排泄负荷试验及红细胞谷胱甘肽还原酶（EGR）的活性系数测定。其他辅助检查包括局部皮肤细胞学检查，必要时可行皮肤组织活检。

【诊断】

依据营养史、临床特征及实验室检查进行诊断，亦可根据维生素 B_2 治疗后疗效进行治疗性诊断。口服维生素 B_2 剂量为 15~30mg/d，阴囊皮炎症状一般可在 1~2 周内缓解或消失，而口腔症状改善则需 2~4 周。

【临床处理】

1. 均衡营养，多食用含核黄素丰富的食物，如牛奶、鸡蛋、动物内脏、肉、豆类等。

2. 口服维生素 B_2 片，每次 5mg，3 次/d。同时服用烟酸或复合维生素 B，效果更好。个别不能口服用药的病例，可改肌内注射维生素 B_2，5~10mg/d。

3. 口腔局部病损可对症治疗：局部干燥者，可涂抹保护性软膏；口角糜烂者，可涂 0.05% 氯己定软膏或 2% 硼酸软膏等；有渗液、流黄水者，可用 1% 硼酸液湿敷；保持口腔卫生，防止继发感染。

4. 如伴有全身其他疾病，应请有关科室会诊。

二、烟酸缺乏症

烟酸和烟酰胺都是吡啶衍生物，属水溶性维生素。烟酸缺乏症（nicotinic acid deficiency）也称糙皮病（pellagra），是因烟酸类维生素缺乏，临床以皮炎、舌炎、肠炎、精神异常及周围神经炎为特征的疾病。

【病因和发病机制】

1. 摄入不足　烟酸的主要食物来源是动物内脏、瘦肉、家禽、鱼、花生、豆类等。当这些食物摄入不足、缺乏维生素 B_1 和维生素 B_2 时均可引起烟酸缺乏症。另外以玉米为主食者容易发生烟酸缺乏症。

2. 不良生活习惯　酗酒时膳食摄入不足，进食不规律，及营养素摄入不足时可影响烟酸的吸收和代谢。

3. 药物影响　异烟肼可通过干扰吡哆醇，从而影响烟酸胺、色氨酸的代谢。长期服用巯嘌呤等抗癌药物可导致烟酸缺乏。

4. 胃肠道疾患　各种原因引起的长期腹泻、幽门梗阻、慢性肠梗阻、肠结核等可引起烟酸的吸收不良。

5. 先天性缺陷　如 Hartnup 病，由于小肠和肾小管对色氨酸和其他几种氨基酸的转运缺陷引起烟酸缺乏。

6. 类癌综合征中，由于大量色氨酸转变为 5-羟色胺而不转化为烟酸引起烟酸缺乏。

【临床表现】

1. **全身表现**　起病缓慢，一般有食欲减退、淡漠倦怠无力、腹痛不适、腹泻、便秘、消化不良、眩晕失眠等非特异性表现，四肢有烧灼及麻木感。当病情进展时，出现皮炎、精神抑郁、幻视、幻听、精神错乱、谵妄及昏迷等典型症状，检查有感觉异常、肢体麻木、全身疼痛，腱反射早期亢进，晚期消失。

2. **口腔表现**　早期舌尖、舌缘充血发红，菌状乳头红肿。其后全舌、口腔黏膜、牙龈、咽部红肿，有灼热痛，可发生表浅溃疡。病程较长者，舌丝状乳头和菌状乳头萎缩，舌面发红、光亮，呈牛肉红色，对创伤或其他刺激特别敏感，容易发生溃疡和继发感染，可有舌灼痛、触痛，甚至自发性痛。本病常合并核黄素缺乏症，称烟酸-核黄素联合缺乏症，可早期出现口角炎、唇炎和舌炎。

【实验室检查】

包括烟酸尿代谢产物 N-甲基烟酰胺、血浆 2-吡啶酮、红细胞烟酸脱氢酶（NAD）含量测定。

【诊断】

根据营养史和临床特征做出诊断。在疾病早期，需结合实验室检查结果做出判断。

【临床处理】

1. 调整饮食,多食用富含烟酸和色氨酸的食物,如肝脏、瘦肉、家禽、乳类、蛋类及豆制品类。此外,要多吃花生、酵母、绿叶蔬菜等。

2. 可口服烟酸,或烟酰胺 50~100mg,3 次/d,2~4 周为一个疗程。临床症状改善后,逐步减量,同时调整膳食。严重者可肌内注射烟酰胺。

3. 口腔局部对症治疗。

4. 如烟酸缺乏系由其他疾病引起,应同时积极治疗原发性疾病。

三、维生素 C 缺乏症

维生素 C 亦称为抗坏血酸,属于水溶性维生素,是胶原蛋白形成所必需,它有助于保持间质物质的完整,如结缔组织、骨样组织以及牙本质,还是作用很强的还原剂,在新鲜蔬菜水果中含量丰富。维生素 C 缺乏症(vitamin C deficiency)又称坏血病(scurvy),临床特征为出血和骨骼病变。

【病因】

1. **摄入不足**　乳母饮食长期缺乏新鲜蔬菜水果、长期以牛乳或单纯谷类食物人工喂养而未添加含维生素 C 辅食的婴幼儿,易患本病。

2. **吸收障碍**　慢性消化功能紊乱、长期腹泻等可致维生素 C 吸收减少。

3. **需要量增加**　生长发育快的早产儿、患感染性疾病、严重创伤等患者,维生素 C 消耗增多,需要量亦增加,若不及时补充,易引起缺乏。

【临床表现】

1. **全身表现**　早期表现易激惹、厌食、体重不增、面色苍白、倦怠无力,可伴低热、呕吐、腹泻等,易感染或伤口不易愈合。全身乏力、精神抑郁、虚弱、厌食、营养不良、皮肤瘀点、瘀斑,内脏也可有出血现象如消化道出血、血尿、关节腔内出血、甚至颅内出血。骨关节肌肉疼痛,小儿可有髋关节外展、膝关节半屈、足外旋、蛙样姿势,患肢沿长骨干肿胀、压痛明显,微热而不发红。

2. **口腔表现**　牙龈出血、牙龈炎是早期出现的突出表现。牙龈肿胀肥大、松软,呈暗紫色,有时肿大的牙龈可覆盖牙冠,轻探牙龈易出血。牙龈表面可出现糜烂、溃疡,易继发感染,常伴有疼痛和血腥样口臭。若存在局部刺激因素或口腔卫生不良,可使症状加剧,特别是牙周炎患者,在短期内牙齿可松动脱落。患者可有腭、颊、舌缘瘀点、瘀斑。伤口愈合延迟,对感染的易感性增加,可并发坏死性龈炎、坏死性口炎。

【实验室检查】

1. 毛细血管脆性试验阳性,凝血酶时间延长。

2. 白细胞维生素 C 含量、血清维生素 C 浓度降低。

【诊断】

根据长期不吃新鲜水果蔬菜,或有不适当烹调习惯,或婴儿人工喂养的病史,结合典型临床症状及实验室检查结果诊断该病。亦可根据经维生素 C 治疗后的疗效进行治疗性诊断。本病需与牙龈炎、血小板减少性紫癜、血友病进行鉴别。

【临床处理】

1. 选择维生素 C 丰富的水果、蔬菜和肉类食物,如桔、柚、柠檬、番茄、山楂、豆芽、辣椒、动物肝肾等,改进烹调方法。

2. 轻症者口服维生素 C,10~150mg/次,3 次/d。重症静脉注射每日 500mg,待症状减轻后改为口服。有骨骼病变者应固定患肢。如合并贫血,可加大维生素 C 剂量,并视情况补充铁剂或叶酸。

3. 孕妇及乳母应多食富含维生素 C 的食物,提倡母乳喂养,生后 4~6 个月需添加含维生素 C 丰富的食物。

4. 口腔治疗参见再生障碍性贫血。

第三节　内分泌及代谢疾病

一、垂体病

（一）肢端肥大症

肢端肥大症（acromegaly）是由于腺垂体分泌过量的生长激素（growth hormone，GH）所引起的体型、软组织、骨骼、内脏器官的异常增生肥大及相应生物功能异常的内分泌与代谢性疾病。根据病因可分为非生长激素释放激素（growth hormone releasing hormone，GHRH）依赖型和 GHRH 依赖型。

【病因和发病机制】

1. 垂体生长激素细胞腺瘤和极少数异位生长激素肿瘤分泌过量的生长激素，通过负反馈机制抑制下丘脑 GHRH 释放。

2. 下丘脑肿瘤原位或其他脏器肿瘤异位产生 GHRH，刺激垂体前叶增生并分泌过多的生长激素。

3. 生长激素进入循环后可刺激肝脏合成胰岛素样生长因子，引起肢端肥大、骨关节增生、心肌肥厚、内脏肥大增生、胰岛素抵抗、结肠息肉和肿瘤发生等。

【临床表现】

1. **全身表现**　一般起病较缓，病程较长，可达 30 余年。儿童时期与青春期患病常导致骨骺闭合延迟、长骨生长加速而发生巨人症，少数青春期起病至成年后继续发展形成巨人症；青春期后骨骺已融合则形成肢端肥大症。成人发病者表现为占位效应和内分泌紊乱：手足肥大粗厚，额部皮肤皱褶，鼻增宽，头围增大。可有头痛疲乏，糖尿病与甲亢症群。心脏增大，肝脾肿大，基础代谢率增高。

2. **口腔表现**　双唇增厚，下颌骨增大，上颌弓平坦。上颌骨增大不明显，牙体大小正常，导致下颌牙列稀疏、反𬌗、开𬌗等错𬌗，严重者可有颞颌关节紊乱。舌体增大呈巨舌，舌缘齿痕明显。

【实验室及影像学检查】

1. 生长激素水平检测　生长激素基础水平与肿瘤大小、浸润程度和手术效果呈正相关。单克隆抗体法肢端肥大症患者的生长激素水平明显升高，常高于正常值的 50 倍以上。

2. 口服葡萄糖耐量试验（OGTT）　单一时间内一次测定值的意义不大，一般采用口服葡萄糖抑制试验，垂体细胞腺瘤患者呈不抑制状态，注射胰岛素或促甲状腺激素释放激素（TRH）进行兴奋试验生长激素也不能升高。

3. 蝶鞍区 X 线片、薄层（1.5mm）断面 CT、磁共振成像（MRI）、奥曲肽和二乙烯三胺五醋酸盐（DTPA）结合 ^{111}In 闪烁成像等可有助于发现垂体腺瘤。

【诊断】

根据典型面貌、肢端肥大等全身征象，X 线片骨骼检查及内分泌检查、蝶鞍区压迫症群做出诊断。

【临床处理】

1. 经蝶窦垂体瘤切除术和经颅垂体腺瘤切除术等手术治疗。

2. 放射治疗　传统放疗、伽马刀放疗。

3. 药物治疗可选溴隐亭等多巴胺兴奋剂和奥曲肽等生长抑素。

（二）垂体性侏儒症

垂体性侏儒症（pituitary dwarfism）是由于儿童生长期生长激素分泌减少而导致的生长发育缓慢，是身材矮小最常见的原因之一。

【病因和发病机制】

1. **原发性**　多数患者病因不明，亦无家族史，少数有家族史，为常染色体隐性遗传。

2. **继发性**　较为少见，肿瘤、感染、外伤、血管坏死及 X 线损伤等因素损伤垂体前叶或下丘脑时可引起生长发育停滞。

3. **特发性**　单独生长激素缺乏，或同时有多种垂体前叶激素缺乏。

【临床表现】

1. **全身表现**　原发性患者常于婴儿或儿童期开始发病,身材矮小,上身长下身短,毛发稀少,骨骼发育不全,多数性器官发育不全及第二性征缺乏,但智力正常。继发性垂体患者可发生于任何年龄,发病后生长发育开始减慢并伴有原发病的症状,患颅内肿瘤者可见颅内压增高和视神经受压迫的症状及体征,甚至并发尿崩症。

2. **口腔表现**　上下颌骨体积小,牙齿萌出迟缓,乳牙滞留,造成牙列拥挤等错𬌗。X线显示根尖孔闭锁不全。

【实验室检查】

1. 血清生长激素水平低下。

2. 对胰岛素诱发的高血糖及精氨酸、左旋多巴、溴吡斯的明等兴奋试验无反应($<5\mu g/L$)。

3. 青春期后血清促性腺激素水平低下。

【诊断】

根据病史、临床特征及实验室检查结果做出诊断。同时应注意检查是否有原发疾病。须排除体质性青春期延迟、原基性矮小症、儿童甲减症、骨骼疾病(软骨发育障碍、成骨不全)、营养代谢病、先天性心脏病、性腺发育障碍(如Turner综合征)等所致的矮小症。

【临床处理】

1. 继发性患者需进行病因治疗。

2. 特发性患者出现垂体生长激素激素缺乏时,最好用生长激素替代补充治疗。应用生长激素、雄激素、绒毛膜性腺激素进行治疗。

3. 口腔对症治疗。

二、甲状腺及甲状旁腺病

(一) 甲状腺功能亢进症

甲状腺功能亢进症(hyperthyroidism)简称甲亢,是由于甲状腺激素合成分泌过多,导致机体代谢亢进和交感神经兴奋,引起心悸、出汗、进食和便次增多和体重减少的病症。

【病因和发病机制】

弥漫性毒性甲状腺肿(也称Graves病)、炎性甲亢(亚急性甲状腺炎、无痛性甲状腺炎、产后甲状腺炎和桥本甲亢)、药物致甲亢(左甲状腺素钠和碘致甲亢)、hCG相关性甲亢(妊娠呕吐性暂时性甲亢)、和垂体TSH瘤甲亢。约80%以上的甲亢是由Graves病导致的,但其病因尚不明确,可能和发热、睡眠不足、精神压力大、淋巴细胞免疫紊乱等因素有关。

【临床表现】

1. **全身表现**　多发于中青年女性。基础代谢率增高,怕热多汗,食欲亢进但体重明显减轻,大便次数增多,乏力。心悸、心动过速,失眠,精神紧张,易激动,甚至焦虑。甲状腺肿大,严重者用手触摸可有震颤,突眼、眼活动受限,甚至眼睑闭合不全。

2. **口腔表现**　牙萌出较早,可加重牙周病及根尖周病。舌出现纤细震颤,伴有麻木或灼痛感。舌正常活动度也可能丧失。

【实验室检查】

1. **甲状腺功能检查**　血清TT_4、TT_3、FT_4、FT_3增高,同时促甲状腺素(TSH)常降低。

2. **甲状腺相关自身抗体检查**　由Graves病引起的甲亢患者常有甲状腺球蛋白抗体和甲状腺过氧化物酶抗体升高,TSH受体抗体阳性。

【诊断】

根据临床表现及甲状腺功能检查进行诊断。部分患者仅TT_3、FT_3增高,TSH降低,而TT_4、FT_4正常,则为T_3甲亢。

【临床处理】

1. 主要有抗甲状腺药物、放射性^{131}I和手术治疗。

2. 口腔局部治疗　注意口腔卫生,治疗牙体牙髓病和牙周病。

(二) 甲状腺功能减退症

甲状腺功能减退症(hypothyroidism)简称甲减,是由多种原因导致甲状腺激素合成、分泌或生物效应不足所引起的全身性低代谢综合征。根据病变部位可分为原发性、中枢性甲减和甲状腺激素抵抗综合征。根据病情严重程度可分为临床甲减和亚临床甲减。根据发病年龄可分为成年型、幼年型和新生儿甲减。起病于胎儿或新生儿者,称呆小病(cretinism),又称克汀病。

【病因和发病机制】

自身免疫性疾病、甲状腺破坏、药物、垂体疾病、短暂性甲状腺炎、消耗性甲减、碘缺乏或过量、甲状腺内的广泛病变、基因突变等先天性原因。

【临床表现】

1. **全身表现**　发病隐匿,病程较长。轻症患者多无特异性症状。克汀病患儿出生后数周内出现症状。皮肤苍白、增厚、起皱、多鳞屑。颜面发育畸形,鼻短且上翘,鼻梁塌陷,眼距增宽。身材矮小,四肢粗短。心率缓慢,体温偏低。发育迟缓,智力差。

2. **口腔表现**　克汀病患儿双唇肥厚,舌大,舌常伸出口外,言语不清,口常张开多流涎。牙萌出迟缓,引起牙列拥挤等错𬌗。

【实验室检查】

1. 甲状腺功能检查　血清 TT_4、TT_3、FT_4、FT_3、TSH。原发性甲减 TSH 明显升高,FT_4/TT_4 下降。原发性亚临床型甲减血清 TSH 轻度升高,FT_4/TT_4 正常。中枢性甲减 TSH 降低或正常,FT_4/TT_4 降低。

2. 血清甲状腺过氧化物酶抗体(TPOAb)、甲状腺球蛋白抗体(TgAb)可用于判断甲减的病因是否与自身免疫因素相关。

【诊断】

根据临床表现及实验室检查进行诊断。

【临床处理】

1. 治疗愈早,疗效愈好。标准治疗为每日使用合成甲状腺激素左甲状腺素(L-T_4)。

2. 若正在服用可能导致或加重甲减的药物,需要与开具这些药物的医师咨询,权衡利弊,决定是否可以停用相关药物。

3. 对碘缺乏地区的患者予以足量的碘剂补充,纠正碘缺乏。

4. 合并贫血者可遵医嘱补充铁剂、维生素 B_{12} 和叶酸等。

5. 口腔对症治疗。

(三) 甲状旁腺功能减退症

甲状旁腺功能减退症(hypoparathyrodism)是由于多种原因导致甲状旁腺素分泌减少或生物效应不足而引起的一系列临床症候群。

【病因和发病机制】

甲状旁腺发育不全、甲状旁腺损伤、金属中毒、甲状旁腺浸润性疾病、自身免疫性多腺体疾病、甲状旁腺素分泌缺陷、甲状旁腺素分泌的调节异常、靶组织对 PTH 生物学作用反应的缺陷。

【临床表现】

1. **全身表现**　神经肌肉应激性增加,初期感觉异常,四肢发麻,当血钙降低到一定水平时,严重者手足搐搦,甚至全身肌肉收缩而有惊厥发作。小儿多出现惊厥。常伴焦虑、记忆力减退等。皮肤粗糙、色素沉着,指(趾)甲脆弱、萎缩,头发脱落。

2. **口腔表现**　小儿出现牙釉质发育不全,出牙延迟,磨牙根变短、龋齿多、甚至缺牙。口腔易发生念珠菌感染。

【实验室检查】

1. 血清钙降低到 2.13mmol/L 及以下,多数患者血磷增高到 2.0mmol/L 以上,部分正常。

2. 24 小时尿钙和磷排量　尿钙排量减少。肾小管回吸收磷增加,尿磷排量减少,部分患者正常。

3. 血碱性磷酸酶一般正常。

4. 血 PTH 值常与血钙同时分析。

【诊断】

根据典型的临床表现如手足搐搦反复发作史及实验室检查进行诊断。

【临床处理】

1. 应早期诊断和及时治疗,控制病情,使症状缓解。

2. 全身治疗主要是补充钙剂和维生素 D,维持血清钙在正常浓度,降低血磷,防止手足搐搦的发生。

3. 甲状旁腺替代治疗和甲状旁腺移植。

4. 口腔对症治疗。

三、肾上腺皮质病

(一) 皮质激素增多综合征

皮质激素增多综合征(hypercortisolism)是由于肾上腺皮质分泌过多的糖皮质激素而引起的一组临床综合征,又称库欣综合征(Cushing syndrome)。根据病因可分为促肾上腺皮质激素(ACTH)依赖性和 ACTH 非依赖性两大类。

【病因和发病机制】

1. 垂体分泌促肾上腺皮质激素(ACTH)过多垂体瘤或下丘脑-垂体功能紊乱导致的 ACTH 或促肾上腺皮质激素释放激素(CRH)分泌过多,刺激双侧肾上腺皮质增生,致糖皮质激素分泌增多,产生相应的临床症状,是库欣综合征最常见的病因。

2. 原发性肾上腺皮质肿瘤　大多为良性的肾上腺皮质腺瘤,少数为恶性的腺癌,肿瘤自主分泌大量的糖皮质激素,反馈抑制了下丘脑和垂体的分泌功能,使血浆 ACTH 浓度降低,腺瘤以外同侧及对侧肾上腺皮质明显萎缩。

3. 垂体外肿瘤分泌过多 ACTH　部分垂体-肾上腺外的肿瘤,可异位分泌类似 ACTH 活性的物质,进而引起本病。

4. 其他　原发性色素结节性肾上腺病、ACTH 非依赖性大结节增生、异位 CRH 综合征等也是较为罕见的病因。

【临床表现】

1. **全身表现**　20~40 岁女性多发。向心性肥胖,满月脸,水牛背,四肢相对瘦小。面色暗红、皮肤变薄,易出现皮下瘀斑,色素沉着。骨质疏松,多毛。有精神症状,有糖尿病倾向、高血压、性功能改变、骨骼肌肉异常和造血系统改变等。

2. **口腔表现**　舌和咀嚼肌活动度减退,口腔黏膜可出现棕褐色色素沉着。口腔易发生念珠菌感染。

【实验室检查】

24 小时尿中 17-羟皮质类激素(17-OHCS)、血清 ACTH 测定、皮质激素测定及昼夜节律变化、血电解质和血气分析、1mg 过夜地塞米松抑制试验(DST)、标准小剂量地塞米松抑制试验(LDDST)、大剂量地塞米松抑制试验(HDDST)、CRH 兴奋试验。

【诊断】

根据典型的临床表现及实验室检查进行诊断。DST 用于门诊患者的有效筛选,LDDST 是本病重要的定性诊断试验,HDDST 影像学检查常用于定位诊断。

【临床处理】

1. 治疗方式取决于病因。

2. 治疗的方法　首选手术,无法手术或手术失败者进行放疗或同位素治疗、药物治疗等。

3. 保持口腔卫生,防止念珠菌感染。

(二) 慢性肾上腺皮质功能减退症

慢性肾上腺皮质功能减退症(chronic adrenocortical hypofunction)分为原发及继发性两类。原发性者又称艾迪生病,是由于自身免疫、结核、真菌等感染或肿瘤、白血病等原因破坏双侧肾上腺的绝大部分所引起的肾上腺皮质激素分泌不足。继发性者指下丘脑分泌 CRF 或垂体分泌 ACTH 不足所致。临床上表现为衰弱无力、体重减轻、皮肤黏膜色素沉着、血压下降等症群。详见本篇第十二章。

四、卵巢功能低下

性腺功能的状态与口腔软组织的变化密切相关。卵巢功能低下,即早发型卵巢功能不全(premature ovarian insufficiency),指 40 岁以前出现的获得性高促性腺发育不良,是常见病症之一。

【病因和发病机制】

染色体异常 Turner's 综合征、卵巢不发育或先天缺陷、卵巢手术史、盆腔手术史、疾病累及、精神压力、高龄及其他因素。

【临床表现】

1. **全身表现**　月经量稀少、不规则甚至绝经。阵发性潮红,皮肤干燥、弹性减弱或消失。有一定的精神及心理症状。

2. **口腔表现**　口腔黏膜常有烧灼感,以舌灼痛最为明显,对外界刺激的敏感度增高,舌乳头可萎缩,味觉异常,感口干、口苦。

【实验室检查】

1. **基础体温(BBT)测定**　以评价治疗效果及掌握治疗时机,助孕或行试管。

2. **内分泌检测**　$10IU/L \leqslant FSH \leqslant 40IU/L$,或年轻患者 FSH 正常,但 FSH/LH 比值 >2。可高度提示卵巢储备功能下降。

3. **基础抑制素 B(INH-B)、基础抗苗勒管激素(AMH)**数值出现异常,则高度怀疑卵巢储备功能不良。

4. **B 超检查**　卵泡数量少,双侧卵泡数量相加 <5~7 个,卵巢长短径相加总的一半 <20mm;卵泡发育异常,出现数量少、长速慢及小卵泡。

【诊断】

根据临床表现及实验室检查进行诊断。诊断需同时具备月经异常和生化指标异常:①月经稀发/闭经超过 4 个月;②两次 FSH 水平 >25IU/L(两次监测时间需间隔 4 周以上)。

【临床处理】

1. 可选用雌激素如尼尔雌醇、炔雌醇等激素替代疗法。应加强随访,及时调整用药剂量及适当停用。

2. 免疫治疗。

3. **生育治疗**　促排卵治疗、卵母细胞、卵巢组织或胚胎冷冻技术。

五、糖尿病

糖尿病(diabetes mellitus)是一组因胰岛素绝对或相对分泌不足和/或胰岛素利用障碍引起的碳水化合物、蛋白质、脂肪代谢紊乱性疾病,以血糖升高为特征。糖尿病可分为 1 型、2 型及其他特殊类型,在我国以 2 型居多,约占糖尿病患者的 95% 以上。

【病因和发病机制】

糖尿病的病因尚未明确,不同类型的糖尿病病因不同,甚至同一类型中也有不同。总的来说,是遗传因素和环境因素共同作用导致了本病的发生。

1. **遗传因素**　1 型或 2 型糖尿病均存在明显的遗传异质性。糖尿病存在家族发病倾向,1/4~1/2 患者有糖尿病家族史。临床上至少有 60 种的遗传综合征可伴有糖尿病。1 型糖尿病有多个 DNA 位点参与发病,其中以 HLA 抗原基因中 DQ 位点多态性关系最为密切。在 2 型糖尿病已发现多种明确的基因突变,如胰岛素基因、胰岛素受体基因、葡萄糖激酶基因、线粒体基因等。

2. **环境因素**　进食过多、体力活动减少导致的肥胖是 2 型糖尿病最主要的环境因素,使具有 2 型糖尿病遗传易感性的个体容易发病。柯萨奇病毒,风疹病毒,腮腺病毒等病毒感染后可直接损伤胰岛素 β 细胞。

3. 自身免疫系统缺陷 研究提示1型糖尿病患者存在免疫功能异常,属自身免疫性疾病。

【临床表现】

1. 全身表现 出现多尿、多饮、多食和体重减轻的"三多一少"症状。久病者常伴发心脑血管、肾、眼及神经等病变。严重病例或应激时,可发生酮症酸中毒、高渗昏迷、乳酸酸中毒。常发生化脓性感染、尿路感染、肺结核等并发症。

2. 口腔表现 牙龈炎症明显,易出血,反复出现牙周脓肿,牙槽骨吸收迅速,以致牙松动脱落。龋齿、牙髓炎、根尖周炎的患病率增高。唾液少而黏稠,口腔黏膜干燥,舌体肿大,丝状乳头萎缩,菌状乳头充血,患者常感黏膜灼痛、口干及味觉异常。常伴发细菌、真菌感染,并有组织坏死倾向。创口愈合迟缓,即使轻微创伤,也可导致炎症扩散及广泛的组织坏死。

【实验室检查】

1. 空腹血糖测定和口服葡萄糖耐量试验 血糖升高是诊断糖尿病的主要依据,又是判断糖尿病病情和控制情况的主要指标,空腹血糖大于或等于7.0mmoL/L,和/或餐后两小时血糖大于或等于11.1mmoL/L即可确诊。当血糖高于正常范围而又未达到诊断糖尿病标准时,须进行口服葡萄糖耐量试验。

2. 尿糖试验 尿糖阳性是诊断糖尿病的重要线索,但尿糖阴性不能排除糖尿病可能。

3. 糖化血红蛋白(GHbA1)和糖化血浆白蛋白(GA)测定 糖化血红蛋白有a、b、c三种,以GHbAlC(A1C)最为主要。血糖控制不良者A1C升高,并与血糖升高的程度相关,A1C反映患者8~12周总的血糖水平,为糖尿病控制情况的主要监测指标之一。血浆蛋白(主要为白蛋白)可与葡萄糖发生非酶催化的糖化反应而形成果糖胺,其形成的量与血糖浓度相关,反映患者近2~3周总的血糖水平,为糖尿病患者近期病情监测的指标。

4. 胰岛β细胞功能检查 胰岛素释放试验和C肽释放试验,反映基础和由葡萄糖介导的胰岛β细胞释放胰岛素的能力。

【诊断】

根据典型的代谢紊乱临床表现及实验室检查如空腹血糖升高(≥7.0mmol/L)、糖化血红蛋白血糖≥11.1mmol/L等进行诊断。特别注意对1型和2型糖尿病进行鉴别诊断。

【临床处理】

目前还无法治愈糖尿病,但通过科学合理的综合治疗,可使大多数糖尿病患者具有与非糖尿病者同等的生活质量和寿命。2017年中国2型糖尿病防治指南公布了糖尿病综合控制目标。

1. 应重视患者及家属的糖尿病教育,医学营养治疗是糖尿病的基础治疗,运动治疗对于伴肥胖的2型糖尿病患者尤为重要。

2. 药物治疗 口服降糖药和注射胰岛素及胰岛素类似物、胰高血糖素样多肽-1受体激动剂。

3. 病情监测 以血糖监测为主的病情监测对于糖尿病的治疗十分重要。还应注意心血管危险因素和并发症的监测。

4. 口腔治疗 注意保持口腔卫生,用3%过氧化氢溶液、0.2%氯己定液交替含漱,防止细菌感染;用2%~4%碳酸氢钠液和制霉菌素糊剂防治口腔真菌感染。治疗牙体牙髓病和牙周疾病,手术操作应细致,并于术前给予抗生素、维生素,以防止术后感染或组织坏死。血糖未控制时不宜手术。

第四节 传染性疾病

一、猩红热

猩红热(scarlet fever)是由A组溶血性链球菌所致的急性呼吸道传染病,可分为普通型、轻型、中毒型、脓毒型、外科型或产科型。

【病因和发病机制】

A组链球菌亦称化脓性链球菌,可感染人体任何部位,以上呼吸道最常见。细菌菌体成分及其产生的毒素和蛋白酶,均参与了致病过程,引起了一系列化脓性、中毒性和变态反应性病变。链球菌多由呼吸道侵入人体,通过分泌蛋白酶,使炎症扩散并引起组织坏死。同时,细菌产生的致热外毒素(红疹毒素)可引起全身毒血症表现。

【临床表现】

1. **全身表现**   5~15 岁为好发年龄。起病急,发热,多为持续性,常有咽峡炎。发热后第 1~2 日开始发疹,典型皮疹是在弥漫性充血的皮肤上出现分布均匀的针帽大小的丘疹,压之褪色,伴有痒感。皮疹退后,皮肤有脱屑。

2. **口腔表现**   颜面部皮肤充血潮红而无皮疹。口鼻周围充血不明显,与充血的面部相比显得发白,称为口周苍白圈。在发疹同时出现舌菌状乳头肿大,初期舌苔发白,肿胀的舌乳头凸出覆以白苔的舌面,称为草莓舌。2~3 日后舌苔脱落,舌面光滑呈绛红色,舌乳头凸起,称为杨梅舌,此可作为猩红热的辅助诊断条件。口腔和咽喉黏膜充血发红。

【实验室检查】

1. **血象**   白细胞总数和中性粒细胞比例均升高,白细胞计数可达 $(10~20) \times 10^9/L$,中性粒细胞可达 0.8 以上,胞浆中可见中毒颗粒,有化脓性并发症者更高。出疹后血象中嗜酸性粒细胞增多,可占 5%~10%。

2. **病原学检查**   咽拭子或其他病灶分泌物培养可有溶血性链球菌生长。免疫荧光法检查咽拭子涂片有助于进行快速诊断。

【诊断】

根据典型的临床表现及咽拭子或脓液培养分离出 A 组溶血性链球菌即可确诊。

【临床处理】

1. 隔离患儿。

2. 全身支持疗法,卧床休息,予以易消化、营养丰富的食物。

3. 早期给予抗生素,首选青霉素,对重症患者应加大用药剂量。

4. 保持口腔卫生,口腔局部对症治疗。

二、白喉

白喉(diphtheria)是由白喉杆菌引起的急性呼吸道传染病。根据发病部位可分为咽白喉、喉白喉、鼻白喉和其他部位的白喉。

【病因和发病机制】

白喉杆菌(Corynebacterium diphtheriae)是引起小儿白喉的病原菌,属于棒状杆菌属。本菌的致病物质主要是白喉毒素,经蛋白酶水解后形成的 A 片段可使细胞蛋白质合成受阻,促进细胞死亡,导致病变产生。仅携带 β-棒状杆菌噬菌体的溶源性白喉杆菌才能产生外毒素。白喉杆菌还能产生一些侵袭性物质,如类似于结核杆菌的索状因子,破坏细胞的线粒体膜,导致呼吸和氧化磷酸化作用受到抑制。

【临床表现】

1. **全身表现**   咽、喉、鼻等处假膜形成,全身中毒症状如发热、气憋、乏力、恶心、呕吐、头痛、声音嘶哑、犬吠样咳嗽等,严重者可并发心肌炎和周围神经麻痹。

2. **口腔表现**   咽、喉、悬雍垂、扁桃体区及口腔黏膜出现程度不同的点状、片状灰白色假膜,边缘清晰,不易拭去,若用力拭去假膜,则留下出血创面,并在 24 小时后形成新的假膜。伴有颌下淋巴结肿大及压痛。

【实验室检查】

1. **血象**   白细胞计数轻度升高,中性粒细胞百分比增高(0.80 左右)。

2. **细菌学检查**

(1)咽、鼻黏膜拭子涂片:奈瑟或庞氏染色镜检,找到有异染颗粒的棒状杆菌。

(2)荧光抗体染色检查阳性。

(3)鼻咽拭子或患处取材培养生长白喉杆菌,毒力试验阳性。

【诊断】

根据流行病学资料和临床表现可做出诊断。鼻、咽等拭子培养及涂片染色检查可帮助确诊。咽白喉应与急性扁桃体炎、樊尚咽峡炎、鹅口疮相鉴别。

【临床处理】

1. 患者应进行隔离,卧床休息 3 周以上。

2. 全身支持疗法,给予高热量易消化饮食。

3. 注射白喉抗毒素,及早足量给予青霉素,80 万~160 万 U,2~4 次/d,连用 7~10 日。

4. 治疗心肌炎和神经麻痹。喉白喉有喉梗阻或应用抗毒素后喉假膜脱落堵塞气道者,应行气管切开。

5. 白喉带菌者的处理　先做白喉杆菌毒力试验,阳性者隔离,并用青霉素或红霉素治疗,不必用抗毒素。培养连续 3 次阴性后解除隔离。对顽固带菌者可考虑扁桃体摘除。白喉恢复期带菌者如需做扁桃体摘除,必须在痊愈后 3 个月,且心脏完全正常时进行。

6. 保持口腔卫生,局部对症处理。

三、麻疹

麻疹(measles,rubeola)是由麻疹病毒引起的儿童最常见的急性呼吸道传染病之一,传染性极强。

【病因和发病机制】

麻疹病毒属副黏液病毒科,为单股负链 RNA 病毒,直径为 100~250nm,衣壳外有囊膜,囊膜有血凝素(HL),有溶血作用。

【临床表现】

1. 全身表现　儿童多发,出现发热、咳嗽、流涕,眼结膜充血,2~3 日口腔出现损害,再经 1~2 日,皮肤出现淡红色斑丘疹。常见并发症为肺炎、喉炎、中耳炎,2 岁以下儿童可出现心肌炎。

2. 口腔表现　在病程的 2~3 日,与双侧第二磨牙相对应的颊黏膜上出现直径约 1mm 的灰白色小点,周围有红晕环绕,称为麻疹黏膜斑或科普利克斑(Koplik spots),为本病早期特征之一,具有早期诊断价值。12 小时内此斑可逐渐增多,可累及整个颊黏膜,互相融合,有时扩大成片,似鹅口疮。也可见于下唇内侧及牙龈,大多数于出疹后 1~2 日内消失,留下暗红色小点。

【实验室检查】

1. 早期鼻咽分泌物发现多核巨细胞及尿中检测包涵体细胞有利于早期诊断。

2. 在出疹后第一天或第二天检测血清麻疹抗体阳性。

【诊断】

根据流行病学资料及临床表现进行诊断。非典型病人可分离病毒及测定病毒抗原或血清特异性抗体。

【临床处理】

1. 早期发现,隔离患儿,切断传染途径。

2. 全身支持疗法,卧床休息,给予易消化和营养丰富饮食。

3. 对症治疗,预防并发症。

4. 保持口腔卫生,局部对症处理。

第五节　重金属及非金属中毒

一、铅中毒

铅中毒(lead poisoning)以无机铅中毒多见,主要损害神经系统、消化系统、造血系统和肾脏。

【病因和发病机制】

1. 职业暴露　接触铅的行业有铅矿开采、铅冶炼、铸件、浇版、焊接、喷涂、蓄电池制造、釉彩等。铅以铅烟、铅尘两种形态存在。汽车废气中含有铅。

2. 服用过量黑锡丹、樟丹等含铅的药物,长期使用含铅容器贮存的食物、饮料,可导致铅中毒。

3. 铅及其化合物可经呼吸道、皮肤、消化道吸收,进入血液循环,最后约有 95% 的铅以不溶性磷酸铅沉积于骨骼系统,其中以长骨小梁最多。吸收的铅主要通过肾脏排出。

【临床表现】

1. **全身表现**　慢性铅中毒时,神经衰弱是早期和较常见的症状,有头痛、头晕、疲倦乏力、消化不良,还可出现腹绞痛、贫血、周围神经炎。

2. **口腔表现**　口内有金属味,牙龈上可出现铅线,常位于前牙至第一磨牙颊侧牙龈,由距龈缘约 1mm、宽约 1mm 的蓝黑色的硫化铅点状颗粒组成,呈带状或不规则斑块状。有时在黏膜表面也可有棕黑色或墨绿色色素沉着。铅线只能说明铅的吸收,不能视为铅中毒的根据。

【实验室检查】

1. 血铅、尿铅增高,提示体内吸收了过量的铅。

2. 血锌原卟啉(ZPP)、游离原卟啉(FEP)和尿 δ-氨基-乙酰丙酸增加以及尿粪卟啉半定量≥2+,均说明有铅过量吸收。

【诊断】

根据职业史、临床表现和实验室检查结果进行诊断。

【临床处理】

1. 驱铅治疗,多采用螯合剂,如依地酸二钠钙、二亚乙基三胺五乙酸三钠钙、青霉胺、二巯丁二钠、二巯丙醇等。

2. 牙龈上的铅线无须特殊处理,但应特别注意口腔卫生,清除牙结石,治疗牙周病。

二、汞中毒

汞中毒(mercury poisoning)以慢性中毒多见,主要发生在生产活动中,长期吸入汞蒸气和汞化合物粉尘所致。大剂量汞蒸气吸入或汞化合物摄入可发生急性汞中毒。对汞过敏者,即使局部涂抹汞油基质制剂,亦可发生中毒。以精神-神经异常、齿龈炎、震颤为主要症状。

【病因和发病机制】

1. 主要是由于长期吸入汞蒸气或汞化合物粉尘,见于汞矿开采、汞合金冶炼、金银提取、真空汞、照明灯、仪表、温度计、雷汞、颜料、制药、核反应堆冷却剂和防原子辐射材料、补牙等作业人员中。人类生产活动导致的汞对环境的污染作用也不容忽视。

2. 汞蒸气经呼吸道进入机体,与血液中的脂质结合,分布到全身各组织。汞的排出主要经肾脏,还可由头发、粪便、乳汁、汗液、唾液等排出少量。

【临床表现】

1. **全身表现**　慢性汞中毒时,首先出现神经衰弱症状,如头昏、健忘、多梦、多汗、情绪不稳定。病情发展到一定程度时,出现三大典型表现:易兴奋症、意向性震颤和口炎。

2. **口腔表现**　口炎是慢性汞中毒的早期症状之一,口中有金属味,唾液量多而黏稠,口腔黏膜充血,可出现溃疡。牙龈红肿、出血,之后可出现牙槽骨吸收、牙松动脱落,后期可发生骨坏死。少数病例牙龈上出现灰蓝色的汞线。舌尖震颤明显。

【实验室检查】

1. 尿汞和血汞测定在一定程度上反映体内汞的吸收量,但与汞中毒的临床症状和严重程度无平行关系。

2. 慢性汞中毒者血中 a_2 球蛋白和还原型谷胱甘肽增高,以及血中溶酶体酶、红细胞胆碱酯酶和血清巯基等降低。同时,伴脑电图波幅和节律电活动改变。

3. X 线胸片可见两肺广泛不规则阴影,多则融合成点、片状影,或呈毛玻璃样间质改变。

【诊断】

根据接触史和典型的临床表现进行诊断。急性汞中毒的诊断多无困难;尿汞明显增高具有重要的诊断价值。慢性汞中毒的诊断必须具备明确的长期汞接触史;可根据诊断标准分为轻、中、重三级。驱汞试验可用于确诊。

【临床处理】

1. 急救治疗。

2. 驱汞治疗和对症支持治疗。

3. 口腔局部对症治疗。

三、铋中毒

铋中毒常因治疗腹泻时过量服用次硝酸铋所引起,多见于儿童。

【病因和发病机制】

1. 主要是由于大量误服、治疗用量过大或长期应用含铋的药物,如次硝酸铋、次水杨酸铋、复方铝酸铋、碳酸铋、硅酸铋等所引起。静脉或肌注可溶性铋盐过量可导致急性中毒。哺乳期妇女由于乳头破裂而多次涂拭鱼肝油铋剂,婴儿可因吮入量过多引起中毒。

2. 职业性中毒少见。

【临床表现】

1. **全身表现**　主要表现为肾损害和皮肤过敏。

2. **口腔表现**　铋线是铋吸收的主要特征,出现较早。铋线界限清晰,呈黑色,约 1mm 宽,上下前牙牙龈为好发部位。有时在舌、唇、颊可出现灰黑色斑。铋中毒主要表现为口炎、龈炎和龈脓肿,严重者出现坏死性龈炎。常伴有口腔灼痛,唾液增多,淋巴结肿大压痛。

【实验室检查】

1. **尿便常规**　尿内可见蛋白尿及管型,大便潜血可阳性。

2. **血液生化**　肝、肾功能指标异常。

3. **动脉血气**　发生高铁血红蛋白症时,动脉血氧分压与经皮血氧饱和度不符。

4. **毒物检测**。

【诊断】

根据药物史和临床表现,结合实验室检查进行诊断。

【临床处理】

1. 中毒后应催吐、洗胃,用盐类泻剂导泻,内服牛乳或蛋清等,同时选用二巯基丙磺酸钠等治疗。

2. 出现铋线时即应考虑停药或换用其他药物。

3. 注意口腔卫生,局部对症治疗。

四、磷中毒

磷中毒(phosphorus poisoning)是由于接触磷剂引起的中毒,主要侵犯骨组织和肝脏,特别是颌骨。磷进入机体的主要途径为呼吸道、消化道及皮肤。

【病因和发病机制】

磷有四种同素异构体:黄磷、红磷、紫磷和黑磷。其中黄磷的毒性最大,红磷其次,紫磷和黑磷非常少见,毒性很小,故磷中毒通常是指黄磷中毒。本病多由于误服含磷的灭鼠药如磷化锌所致,偶由吞食含黄磷的火柴头引起。由于赤磷中一般含有 0.6%~1% 黄磷,若多次嚼食含磷化物或赤磷的火柴盒边,亦可出现中毒症状。因吸入黄磷烟雾或磷化氢导致中毒者甚少。

【临床表现】

1. **全身表现**　急性有机磷中毒可出现毒碱样症状,如食欲减退、恶心、呕吐、腹痛、腹泻多汗视物模糊、瞳孔缩小、呼吸道分泌物增多等;烟碱样症状,如全身紧束感、动作不灵活,胸、上肢、颈、面等部位肌束震颤,语言不清等;中枢神经系统症状,如头晕、头痛、烦躁不安、共济失调、语言障碍,重者昏迷、脑水肿危象,甚至因呼吸中枢麻痹或呼吸肌麻痹而危及生命。慢性中毒主要表现为胆碱酯酶活力明显下降,但症状较轻。

2. 口腔表现 口腔分泌物增加,唾液黏稠,有蒜臭味。牙龈红肿糜烂,牙槽骨吸收,牙齿松动。可发生化脓性和溃疡性骨膜炎,继而出现骨坏死和严重的下颌骨畸形(磷毒性颌骨坏死),但上颌骨较少发生。由于颌骨坏死,并继发感染可形成窦道。

【实验室检查】

1. 肝肾功能试验异常。

2. 血尿、蛋白尿、管型尿。

【诊断】

根据接触史和临床表现进行诊断。

【临床处理】

1. 迅速清除毒物。

2. 使用解毒药物。

3. 治疗时应注意磷毒性颌骨骨髓炎的早期症状,及早治疗牙龈炎、牙周炎,拔除不能保留的患牙。

4. 应用抗菌药物,防止继发感染。

5. 已发生颌骨坏死者,应外科治疗。

第六节 皮肤黏膜淋巴结综合征

皮肤黏膜淋巴结综合征(mucocutaneous lymph node syndrome,MCLS)又称川崎病(Kawasaki disease),是一种病因未明的血管炎综合征,幼儿高发。临床特点为急性发热、皮肤黏膜病损和淋巴结肿大。多数自然康复,心肌梗死是主要死因。

【病因和发病机制】

尚不清楚。感染、免疫反应和其他因素如环境污染、药物、化学试剂等可能与本病的发生有关。

【临床表现】

本病好发于婴幼儿,80% 以上患儿小于 5 岁,男多于女。发病无明显季节性。一般为自限性,病程多为 6~8 周,有心血管症状时可持续数月至数年。

1. 全身症状 发热为最早出现的症状,体温达 38~40℃以上,可持续 1~2 周,呈稽留热或弛张热。

2. 皮肤黏膜表现

(1) 皮疹:于发热同时或发热后不久发生,呈向心性、多形性,最常见为遍布全身的荨麻疹样皮疹,其次为深红麻疹斑丘疹,还可见到猩红热样皮疹,无水疱或结痂。

(2) 肢端变化:肢端变化为本病特点,在急性发热早期,手足皮肤广泛硬性水肿,指、趾关节呈梭形肿胀,并有疼痛和强直,与急性类风湿性关节炎相似,继之手掌、脚底弥漫性红斑,体温渐降时手足硬性水肿和皮疹亦随之消退,同时出现膜样脱屑,即在指、趾端和甲床交界处,沿甲床呈膜状或薄片脱皮,重者指、趾甲亦可脱落。

(3) 黏膜表现:口腔、咽部黏膜呈弥漫性充血,唇红干燥、皲裂、出血或结痂,舌菌状乳头突起呈杨梅舌。双眼球结膜充血,但无脓性分泌物或流泪,持续于整个发热期或更长。

(4) 淋巴结肿大:一般在发热同时或发热后 3 日内出现,质硬。常位于单侧颈部,少数为双侧,有时枕后或耳后淋巴结亦可受累。

3. 血管症状和体征 远较上述症状少见,可因冠状动脉炎伴有动脉瘤和血栓梗死而引起猝死。症状常于发病 1~6 周出现,也可以迟至急性期后数月,甚至数年才发生。在急性发热期,如心尖部出现收缩期杂音、心音遥远、心律不齐和心脏扩大,即提示冠状动脉损害。发热末期可出现充血性心力衰竭、心包炎和二尖瓣关闭不全等,亦可发生高血压或心源性休克。在亚急性期和恢复期,可因冠状动脉和动脉瘤而发生心肌梗死,其中约半数病人的动脉瘤可在 1 年内消失。

4. 其他伴随症状 病人可能出现脓尿和尿道炎,或腹泻、呕吐、腹痛,少数患儿可发生肝大、轻度黄疸和血清转氨酶活性升高。少见肺部感染,偶有无菌性脑膜炎。

【实验室检查】

1. **血液改变**　轻度贫血,白细胞计数升高,且以中性粒细胞占优势;早期血小板数正常,以后升高。发热期血沉明显增快,C 反应蛋白增高。激活的 $CD4^+$ T 细胞增多,$CD8^+$ T 细胞减少,病初 IgE 增高,恢复期 IgA 和 IgM 增高,总补体和 C_3 正常或降低。

2. **尿与脑脊液等检查**　尿中白细胞可能增多或有脓尿,脑脊液也可出现以淋巴细胞为主的白细胞增高。

3. **心血管系统检查**　少数患儿心电图有改变,主要为 ST 段和 T 波改变、P-R 间期和 Q-T 间期延长、低电压、心律失常等。R 波和 T 波下降是预测冠状动脉病变的主要线索。二维超声为诊断冠状动脉瘤最可靠的无创伤方法。

4. **组织病理学检查**　基本病理变化为血管周围炎、血管内膜炎或全层血管炎,涉及动脉、静脉和毛细血管。皮疹活检可见到毛细血管周围炎性改变,单个核细胞浸润,皮肤水肿。淋巴结活检呈现类似急性淋巴炎的病变。

【诊断】

本病的诊断主要依靠临床表现和排除其他类似的发疹性热病,实验室检查仅作参考。日本 MCLS 研究会的诊断标准为:

1. 持续发热 5 日以上;

2. 结膜充血;

3. 口唇鲜红、皲裂和杨梅舌;

4. 手足硬肿、掌趾红斑、指趾脱皮;

5. 多形性红斑样皮疹;

6. 颈淋巴结肿大。

6 条中具备包括发热在内的 5 条即可确诊。一旦做出 MCLS 的诊断即应进行各种心血管检查,以便及时评估心血管病变。

【临床处理】

1. **初始治疗**　一旦诊断确立,应立即开展治疗。急性期的治疗目标为减轻炎症及动脉损伤,预防冠状动脉血栓形成。

(1) 大剂量丙种球蛋白静脉滴注(IVIG):早期(病程 10 日以内)应用可明显减少冠状动脉病变发生。美国心脏学会推荐对发病 10 日内的患者尽早应用 2g/kg 单剂量 IVIG。对于病程超过 10 日的儿童患者,如出现不明原因的持续发热或冠状动脉异常,同时合并持续的全身性炎症(表现为 ESR 或 CRP 升高),也应采用 IVIG 治疗。对于病程超过 10 日的患者未出现上述症状和体征,则无须使用 IVIG 治疗。

(2) 阿司匹林:具有抗炎、抗凝作用。初期治疗使用中等剂量[30~50mg/(kg·d)]到大剂量[80~100mg/(kg·d)],持续用药直至发热症状消失。

2. **对初始治疗抵抗患者的治疗**　初始治疗≥36 小时后仍持续或反复发热,定义为对初始治疗抵抗。此时可考虑再次使用 2g/kg IVIG 治疗,大剂量糖皮质激素[甲泼尼松龙 20~30mg/(kg·d),静脉滴注,连用 3 日]冲击治疗,联合应用糖皮质激素、2g/kg 单剂量 IVIG 及阿司匹林治疗,环孢素,免疫调节单克隆抗体,细胞毒性药物,血浆置换等替代疗法。

3. **急性期血栓的预防**　对于无冠状动脉损伤者,使用低剂量阿司匹林[3~5mg/(kg·d)]治疗直至发病后 4~6 周。对于合并急性冠状动脉瘤样扩张者,可联合低剂量阿司匹林及抗凝药如低分子肝素或华法林治疗。对于血栓形成的高危患者,可采取"阿司匹林-抗血小板药-抗凝药"三联疗法。

4. **冠状动脉血栓的治疗**　对于发生或即将发生动脉闭塞的冠状动脉血栓患者,采用溶栓治疗或介入治疗。溶栓药物应与低剂量阿司匹林和低分子肝素联合使用,治疗期间应注意出血的监测。

5. **预防血栓及心肌缺血**　对出现心肌缺血或心梗的患者可考虑行冠状动脉导管介入治疗、冠状动脉搭桥手术、心脏移植等外科手术治疗。

6. 患者须随访半年至一年,有冠状动脉扩张者须长期随访,至少每半年作一次超声心动检查,直至冠状动脉扩张消失。

（周　刚）

参 考 文 献

［1］葛均波,徐永健,王辰.内科学［M］.9 版.北京:人民卫生出版社出版,2018.

［2］汪正清.医学微生物学［M］.北京:人民卫生出版社,2013.

［3］陈文明,黄晓军.血液病学［M］.北京:科学出版社.2012.

［4］周刚.口腔黏膜病临床病例精解［M］.北京:人民卫生出版社,2016.

［5］中华医学会血液学分会红细胞疾病(贫血)学组.铁缺乏症和缺铁性贫血诊治和预防多学科专家共识［J］.中华医学杂志,2018,98(28):2233-2237.

［6］中华医学会血液学分会血栓与止血学组.血栓性血小板减少性紫癜诊断与治疗中国专家共识(2012 年版)［J］.中华血液学杂志,2012,33(11):983-984.

［7］中华医学会血液学分会止血与血栓学组.成人原发免疫性血小板减少症诊断与治疗中国专家共识(2016 年版)［J］.中华血液学杂志,2016,37(2):89-93.

［8］中华医学会糖尿病学分会.中国 2 型糖尿病防治指南(2017 版)［J］.中华糖尿病杂志,2018,10(1):4-67.

［9］张清友,简佩君,杜军保.风湿热、心内膜炎及川崎病委员会,美国心脏病学会及美国儿科学会川崎病的诊断、治疗及长期随访指南介绍［J］.实用儿科临床杂志,2012,27(13):1049-1056.

［10］S á nchez-Manubens J,Bou R,Anton J. Diagnosis and classification of Kawasaki disease［J］. J Autoimmun,2014,48-49:113-117.

［11］McCord C,Johnson L. Oral Manifestations of Hematologic Disease［J］. Atlas Oral Maxillofac Surg Clin North Am,2017,25(2):149-162.

［12］Glick M. Burket's Oral medicine:diagnosis and treatment ［M］.12th ed. Hamilton,Ont.:B.C.Decker Inc.,2015.

［13］Killick SB,Bown N,Cavenagh J,et al. Guidelines for the diagnosis and management of adult aplastic anaemia ［J］. Br J Haematol,2016,172:187-207.

［14］McCrindle BW,Rowley AH,Newburger JW,et al. Diagnosis,Treatment,and Long-Term Management of Kawasaki Disease:A Scientific Statement for Health Professionals From the American Heart Association ［J］. Circulation,2017,135(17):e927-e999.

第十二章　口腔黏膜色素异常

第一节　内源性色素沉着

由机体自身合成的色素称为内源性色素,包括黑素、血色素、胆红素等,如果上述色素在黏膜表面过度沉着,则可能为病理性改变。

一、黑素沉着异常

黑素沉着异常主要是由于黑素细胞分泌黑素的数量异常或功能发生紊乱所致。

(一)黏膜黑斑

黏膜黑斑是指与种族性黑素沉着、系统性疾病、外源性物质所致的口腔黏膜色素沉着无关的黑素沉着斑。该病为良性的色素沉着。

【病因和发病机制】

病因不明,有研究报道该病可能具有家族病史。发病机制不清,可能与黑素细胞分泌黑素量增加有关。

【临床表现】

1. 好发人群　常见于中年,女性多见。

2. 典型表现　好发于唇部,尤以下唇多见,牙龈、颊、腭黏膜亦可累及;病损多为孤立散在分布,常呈黑、灰或蓝黑色的均匀一致的片状或小团块状,直径一般小于1cm,少数形状不规则且面积较大;黑斑周界清楚,不高出黏膜表面,其色泽依不同的种族、个体、黑素的数量以及黑素聚集部位的深浅和时间而有所差异,黑素在上皮中的部位愈浅,黑斑色泽愈黑。

3. 该疾病无明显全身症状和体征,多为偶然发现。

【实验室检查】

组织病理:上皮基底层的黑素量增加,而黑素细胞数量无明显增多,上皮钉突无延长。

【诊断和鉴别诊断】

1. **诊断依据**　本病临床上表现为口腔黏膜黑色斑片,存在的时间可能较长,同时全身及局部无明显体征及症状,依据临床表现及病史一般即可诊断,若需进一步确诊,可行组织病理检查。

2. **鉴别诊断**　须注意与黏膜雀斑、色素痣等相鉴别。

(1)黏膜雀斑:与本病相似,但黏膜雀斑具有一定的季节性,临床表现为散在褐色斑点,口腔黏膜常以唇部多见,表现为1~3mm棕褐色或褐色的黄斑。有研究发现MC1R基因的多态性与儿童雀斑的发展相关。

(2)色素痣:为常染色体显性遗传病,根据组织病理学可分为交界痣、皮内痣及混合痣,组织病理特点有助于鉴别诊断。一般镜下表现为圆形或多角形的痣细胞,呈巢状分布,但交界痣的痣细胞巢位于表皮和真皮之间,皮内痣的痣细胞巢位于真皮内,混合痣为皮内痣和交界痣同时存在。

【病情评估】

国际尚无统一的病情评估标准,该疾病临床危害轻微,但当口腔黏膜黑斑色泽、大小出现变化或发生溃疡出血等时,应警惕恶变的可能。

【临床处理】

无须进行全身治疗,但要定期观察,当出现恶变可能时,可考虑行手术切除。

(二)色素沉着息肉综合征

色素沉着息肉综合征又名普杰病(Peutz-Jeghers syndrome,PJS)、口周雀斑样痣病,国内常称为色素沉着胃肠息肉综合征。其特征为口腔黏膜、口周皮肤黑素沉着伴胃肠道息肉。

【病因和发病机制】

黏膜黑斑是一种常染色体显性遗传疾病。

1. 最常见的病因是19p13.3号染色体上STK11的基因突变。STK11是调节细胞极性的抑癌基因,该基因编码丝氨酸/苏氨酸激酶11,在调节细胞周期中起重要作用,因此STK11突变可能通过干扰正常的细胞凋亡等引起PJS消化道息肉及恶性肿瘤的发生。

2. 研究报道脆性组氨酸三联体(fragile histidine triad,FHIT)基因可能也与该病有关,但目前对FHIT基因在PJS患者突变情况的研究较少,因此FHIT是否为PJS的致病基因及其与其他突变基因间是否有关联,是否还存在其他致病基因等,尚需更深入的研究加以认证。

【临床表现】

1. **好发人群**　具有家族遗传性,患者多从幼年开始出现症状及体征。

2. **典型表现**

(1)胃肠道息肉病:胃肠道多发性息肉是本病的重要特点,小肠是最常见的部位,息肉大小不等。

(2)皮肤黏膜色素斑:患者多在幼年即出现黑色素斑沉着,随年龄增长色素斑可增大、增多、变深,而至成年后色泽多有所减退。口腔黏膜以唇红、口周皮肤和颊黏膜最常见,也可见于鼻内、结膜、直肠黏膜和四肢皮肤等,损害为茶褐色的圆形、椭圆形或不规则的斑块,大小不一,直径常为2~5mm,不隆起,散在或群集分布。通常口周及唇红部色素沉着较皮肤先出现。色素斑的大小、数目和分布情况与胃肠道息肉的严重程度无关。

3. **不典型表现**　可出现肠梗阻、直肠出血、肠系膜缺血、胃出口阻塞、缺铁性贫血等并发症;约50%的病人在20岁以前出现症状,主要表现为腹痛、反复发作的肠套叠和胃肠道出血。

【实验室检查】

1. **组织病理**　上皮真皮连接处可见黑素细胞增多,伴基底细胞黑素增加。

2. **胃肠镜检查**　可见胃肠道多发性息肉,大小不等。

3. **分子和基因检测**　了解该病是否具有基因突变,一般而言绝大多数可发现STK11杂合致病性变异。

【诊断和鉴别诊断】

1. **诊断依据**　PJS基于以下临床发现,具有下列3种临床标准中的至少2种方可诊断:

(1)有家族病史。

(2)可见多个深蓝色到棕色色素(斑)病变,多见于颊黏膜或牙龈、唇、口周、指尖、手掌和足底。

(3)胃肠道错构瘤性息肉。

2. **鉴别诊断**

(1)青少年息肉病:是常染色体显性遗传病,由于BMPR1A、SMAD4或ENG基因突变所致,可伴有小肠的错构瘤性息肉,但无皮肤及黏膜病损。

(2)班纳扬-赖利-鲁瓦卡巴综合征(Bannayan-Riley Ruvalcaba syndrome,BRRS)和Cowden综合征:与PJS一样均属于错构性息肉病综合征家族,因此它们具有相似的临床特征,例如胃肠道息肉病,但在基因突变位点上却有所不同。BRRS和Cowden综合征属于PTEN1基因突变,最常见的色素部位位于龟头。BRRS患者可出现大头畸形、发育迟缓、脂肪瘤和血管异常,而Cowden综合征患者则出现毛囊畸形,面部丘疹/口腔乳头状瘤和急性角化病。

（3）劳吉尔-亨齐克尔综合征（Laugier-Hunziker syndrome，LHS）：一般出现于童年后期，自发性、缓慢进展、并持续存在，除此之外还可以发现脚趾和指甲上的纵向色素沉着带（黑色甲癣）等其他皮肤病学表现，LHS 的色素斑随年龄的增大而加重，不伴有结肠息肉，不伴有腹部症状，也无 STK11 基因突变，一般不需要特殊治疗。

【病情评估】

对口腔黏膜黑斑尚无统一的病情评估标准，但口腔黏膜黑斑病情轻微；而患者可出现不同程度的胃肠道疾病，因此应当至专科及时诊治。

【临床处理】

1. **全身治疗**　对胃肠道息肉应请相关科室诊治。

2. **局部治疗**　对口腔色素斑一般不需治疗。

（三）原发性慢性肾上腺皮质功能减退症

原发性慢性肾上腺皮质功能减退症又称 Addison 病。

【病因和发病机制】

1. 本病常由肾上腺皮质激素分泌不足刺激腺垂体分泌促肾上腺皮质激素增多，进而最终导致黑激素增加而引起的疾病。

2. 常见病因可能有自身免疫病、肾上腺结核、肾上腺转移性癌肿、淋巴瘤、白血病、全身真菌感染。

【临床表现】

1. **好发人群**　本病多见于成年人，老年人和幼儿少见。

2. **典型表现**　Addison 病早期的症状和体征有疲乏、无力和直立性低血压。色素沉着是本病早期症状之一，也是最具特征性的表现，其最明显之处位于暴露部位、易受摩擦部位、黏膜及瘢痕之处。全身皮肤弥漫性色素沉着，呈青铜色、褐色或黑褐色。口腔黏膜色素沉着一般出现较早，好发于唇红、颊、牙龈、舌缘等，表现为大小不一的点状、片状的蓝黑色或暗棕色色素沉着。由于该疾病起病缓慢，早期症状无特殊性，开始时常被误诊为神经官能症。体重减轻、脱水和低血压是 Addison 病晚期的特点。

3. **不典型表现**　严重时可出现肾上腺危象，表现为极度乏力、腹部、腰部或腿部均出现的剧烈疼痛、外周血管疾病、急性肾衰竭；氮质血症；合并其他自身免疫性内分泌和非内分泌疾病在肾上腺脑白质营养不良患者可有中枢神经系统症状。

【实验室检查】

1. **血液化学检查**　血钠 <135mmol/L、血钾 >5mmol/L、血钠钾比 <30∶1、空腹血糖 <50mg/dl、血浆碳酸氢盐 <15~20mmol/L、血尿素氮 >20mg/dl。

2. **血常规检查**　血细胞比容升高、白细胞计数降低、淋巴细胞相对增多、嗜酸性细胞增多。

3. **影像检查（X 线或 CT）**　可见肾上腺钙化、肾结核、肺结核的影像表现。

4. **特殊生化检查**　促肾上腺皮质激素（adrenocorticotropic hormone，ACTH）增高、血皮质醇降低、ACTH 兴奋试验低于正常。

5. **激发试验**　如外源性 ACTH 不能使血皮质醇增高，可确诊为 Addison 病。

【诊断和鉴别诊断】

1. **诊断依据**　包括典型的临床表现以及电解质、血皮质醇、ACTH、ACTH 兴奋试验、影像检查等。

2. **鉴别诊断**

（1）色素沉着也可由支气管癌、摄入重金属（如铁、银）、慢性皮肤病或血色病引起。PJS 的特点为口腔和直肠黏膜有色素沉着。色素沉着常伴白斑，这种情况可能是 Addison 病，但也可见于其他疾病。

（2）Addison 病的疲乏无力在休息后可减轻，而神经精神性的疲乏无力常在早晨较重，活动后反而好转。大多数肌病也能引起软弱无力，鉴别可根据无力肌肉的分布、有无色素沉着及实验室检查结果。

（3）肾上腺皮质功能减退患者因糖原异生减少在禁食后可发生低血糖,而胰岛素分泌过多所致的低血糖可在任何时候发作,这些患者通常食欲亢进、体重增加、肾上腺皮质功能正常。

（4）Addison 病的低血钠应与下列疾病相鉴别:心脏或肝脏病伴水肿(特别是服用利尿剂者),抗利尿激素不适当分泌综合征中的稀释性低血钠以及失盐性肾炎。这些患者不会有色素沉着、高血钾和高血尿素氮。

【病情评估】

对于黏膜皮肤色素沉着尚无统一的评估标准。患者早期的症状和体征较为轻微,主要表现为有疲乏、无力、直立性低血压以及色素沉着;随着疾病的发展会经常出现厌食,恶心,呕吐和腹泻,可以出现对寒冷不耐受,基础代谢率降低,出现低血钠、高血钾以及高尿素氮,此外,还可能会出现头晕和晕厥;到疾病的晚期出现体重减轻、脱水和低血压,甚至肾上腺危象,可危及生命。

【临床处理】

1. **全身治疗** 行病因治疗及基础治疗。

2. **局部治疗** 尚无有效治疗方法,应注意保持口腔卫生。

（四）多发性骨性纤维发育异常

多发性骨性纤维发育异常即 McCune-Albright 综合征,是一种发生于儿童和青少年少见的先天性疾病,主要表现为咖啡色皮肤色素沉着、骨纤维异常增殖症及自发性内分泌功能亢进。

【病因和发病机制】

目前已知是由定位于染色体 20q13.3 的 GNAS1 基因突变引起,GNAS1 基因编码一种信息转运蛋白刺激物 G 蛋白。G 蛋白位于各种组织的细胞膜上受体与效应底物分子之间,GNAS1 基因突变导致 G 蛋白被激活,该蛋白导致腺苷酸环化酶不断开启(组成性激活)。腺苷酸环化酶的组成性激活会导致几种激素的过度产生,从而导致异常的骨骼生长以及 McCune-Albright 综合征的其他体征和症状。在皮肤病变组织中 Gsα 基因突变,导致黑色素细胞中环磷酸腺苷表达增加,介导酪氨酸酶基因表达相应增加,引起黑色素合成增加,出现咖啡斑。

【临床表现】

1. **好发人群** 疾病呈散发,各种族人群都有患者,女性多于男性。

2. **典型表现**

（1）皮肤咖啡色斑:常于唇周、背部、腰臀部及下肢等处出现黄褐色或黑褐色斑块,直径 1cm 至数厘米不等,个别患者可无色素沉着。

（2）骨骼变形:患者常在 5~15 岁即表现出多骨性骨纤维结构不良,累及源于中胚层的组织,主要包括颅颌面中轴骨和四肢骨,也可发生于单个骨,表现为薄层骨皮质和"磨玻璃"样的髓内基质,可出现骨骼畸形和/或病理性骨折;颅颌面部位主要表现为牙颌面畸形、面部不对称、错殆畸形、听力和视力受损等,还可伴随牙本质发育不良、牛牙症和高患龋风险。

（3）内分泌改变:包括性早熟、肢端肥大症或巨人症、高泌乳素血症等。

3. **不典型表现** 有时骨骼增殖可造成局部压迫症状,如颅骨病灶压迫附近神经可造成失明、失聪,压迫垂体造成内分泌功能障碍等。

【实验室检查】

1. **性激素检查** 血雌激素水平增高而促性腺激素水平低下,雌激素水平的波动常与卵泡功能的自主性变化一致。

2. **GnRH 刺激试验** 促黄体素反应低下。

3. **分子与基因检测** 经超声穿刺卵巢滤泡吸取囊内液或从异常骨组织或受累腺体等病灶取材行基因分析,发现 Gsα 基因的突变,可确诊 McCune-Albright 综合征。

【诊断和鉴别诊断】

1. **诊断依据** 根据临床上典型的皮肤咖啡斑、多发性骨纤维异常增殖和一个或多个内分泌腺体自主性功能亢进的三联征,结合实验室及影像学检查异常结果可以诊断该病。

2. **鉴别诊断**

(1) 真性性早熟症可根据促性腺激素释放激素试验中促黄体素及促卵泡激素反应,及有无典型的三联症鉴别,真性性早熟症促性腺激素释放激素试验促黄体素反应高于促卵泡激素反应。卵泡液基因诊断可以发现 McCune-Albright 综合征的 Gsα 基因突变。

(2) 其他原因导致的内分泌腺功能亢进 McCune-Albright 综合征有典型的三联征,腺体活检可以发现 Gsα 基因突变。

(3) 多发性神经纤维瘤病 I 型为 17 号染色体长臂 11.2 区缺失所致的显性遗传病,也可有皮肤色斑,但边缘较 McCune-Albright 综合征的色斑规则。

【病情评估】

国际上对于该疾病尚无统一的病情评估标准。

【临床处理】

1. 治疗措施取决于患者年龄、病变部位、范围及严重程度、有无功能障碍及并发症等。

2. 单骨型骨纤维异常可根据具体情况采取适当的手术治疗。

3. 局部治疗 对色素斑可不作处理。

(五) 黑棘皮病

黑棘皮病是一种少见的以皮肤色素沉着、乳头状增生、对称分布为特征的少见疾病。Ollendorff Curth 将其分为不伴内脏肿瘤的良性黑棘皮病和常与内脏腺癌相关的恶性黑棘皮病。

【病因和发病机制】

1. 该病发病机制还不清楚,可能与成纤维细胞的增殖和表皮角质形成细胞的刺激增强有关。

2. 病因较多,可能为:

(1) 肥胖。

(2) 良性型:此种由显性遗传引起,多有家族集聚情况,此种情况只表现于皮肤异常,与内脏无关。

(3) 症候群引发:糖尿病、结缔组织病变、多囊卵巢症候群。

(4) 癌症。

(5) 药物:类固醇、避孕药、雌性激素等。

(6) 内分泌:甲状腺功能亢进(甲状腺激素过高)、甲状腺激素不足、肢端肥大症。

【临床表现】

1. **好发人群** 恶性黑棘皮病主要发生于中老年人;非恶性黑棘皮病可发生于任何年龄。

2. **典型表现** 恶性黑棘皮病属于副肿瘤性疾病,与胃癌、肺癌、肠癌有关。非恶性黑棘皮病属显性遗传病,常伴有先天缺陷或内分泌疾病。两者皮损好发于颈、腋、脐、腹股沟、肘窝、外生殖器、肛周等,表现为局部灰棕色或黑色素沉着、乳头状增生呈天鹅绒样,触之柔软,严重时可出现疣状隆起。口腔黏膜出现无色素的小乳头瘤样增生伴色素性斑点。

3. **不典型表现** 黑棘皮症引起的并发症主要有肝豆状核变性、Bloom 综合征、狼疮性肝炎、肝硬化、红斑狼疮、皮肌炎和硬皮病、肾上腺皮质增生和糖尿病等。

【实验室检查】

组织病理:各型黑棘皮病组织病理改变相同,表皮呈中等程度角化过度及乳头瘤样增生,基底细胞层色素增多是其典型特征,组织图像似扁平的脂溢性角化症和表皮痣。

【诊断与鉴别诊断】

1. **诊断依据** 根据皮肤皱褶部位色素增加,伴疣状增殖,组织病理显示乳头瘤样增生,应考虑诊断本病。重要的是区分良恶性。恶性黑棘皮病通常在成年发病,损害严重,四肢与黏膜常受累,色素沉着显著,皮损逐日严重,且伴瘙痒。

2. **鉴别诊断** 应与增殖性天疱疮、增殖性类天疱疮鉴别。

【病情评估】

国际上对于该疾病尚无统一的病情评估标准;但在临床中要注意恶性黑棘皮病与非恶性黑棘皮病的

区别,因此需明确诊断,选择合适的治疗方式,以免耽误病情。

【临床处理】

1. 全身治疗   对于非恶性黑棘皮病,应依据不同的病因进行治疗,皮损引起的面容缺陷者,可做美容手术。对恶性黑棘皮病应积极寻找原发肿瘤并给予相应治疗。

2. 局部治疗   恶性黑棘皮病经手术切除肿瘤后,病损一般可消退。

(六)炎症后色素沉着

炎症后色素沉着是指皮肤黏膜在出现急性或慢性炎症后所发生的色素沉着。

【病因和发病机制】

本病与慢性炎症(如:口腔扁平苔藓、慢性盘状红斑狼疮)有关,可能的发病机制为炎症释放的炎性介质,如前列腺素和白三烯以及炎症反应过程中释放的细胞因子、活性氧和氮化物等,可刺激黑色素细胞活跃,合成黑色素增多,导致色素异常沉着。

【临床表现】

1. **好发人群**   与原疾病有关,但更常见于深肤色人群。

2. **典型表现**   口腔扁平苔藓、慢性盘状红斑狼疮愈合后,常在黏膜上遗留色素沉着,多发生于唇红、口周皮肤及颊黏膜。色素斑呈淡褐色或黑色,其形态和分布与原有疾病相吻合。炎症完全消退后,色素也可缓慢消退。

3. 无明显全身症状和体征。

【实验室检查】

本病诊断主要依据病史及临床表现,无较为特异的实验室检查。

【诊断和鉴别诊断】

1. **诊断依据**   根据原有的口腔黏膜炎症史及随后的色素沉着易于诊断。

2. **鉴别诊断**   须与其他表现为口腔黑斑的疾病相鉴别。

【病情评估】

国际尚无统一的病情评估标准。一般较为轻微,仅波及发生慢性炎症的口内黏膜部位。

【临床处理】

1. 无须进行全身处理。

2. 局部治疗   口腔黏膜色素斑无须治疗。

二、血色素沉着症

血色素沉着症又称青铜色糖尿病。

【病因和发病机制】

1. 本病可能是一种常染色体隐性遗传性疾病。

2. 病因可能为高铁饮食、大量输血或全身疾病造成体内铁质蓄积过多而发生铁质代谢障碍所致的疾病,也可见于珠蛋白生成障碍性贫血等溶血性疾病。

【临床表现】

1. **好发人群**   好发于中年男性,女性少见。

2. **典型表现**   好发于面部、上肢、手背、腋窝和会阴部,初期皮肤发灰变暗,然后逐渐加深成青铜色或金属样灰色。常见表现特征包括疲乏和关节痛,其他症状包括嗜睡、体重减轻、性功能减退、腹痛等。多数患者还可伴有肝功能异常、糖尿病、心脏病、胰腺病等。

3. **不典型表现**   少数患者有口腔黏膜的蓝灰色或蓝黑色色素沉着。

【实验室检查】

1. 铁营养参数

(1)血清铁浓度增高,新生儿 >45μmol/L、婴儿 >18μmol/L、儿童 >22μmol/L。

(2)运铁蛋白饱和度增高,超过 0.55(55%)。

2. 肝、脾、肾等实质脏器影像学检查双能量 CT 扫描技术及核磁共振（MRI）检查可较准确地显示脏器铁超载，其中以肝脏铁超载较先发现并最为显著。

【诊断和鉴别诊断】

根据皮肤黏膜色素沉着伴糖尿病、心脏病或肝脏疾病、肝功异常、血清铁含量增高等即可诊断。基因检测是诊断血色素沉着症的新技术。血色素沉着症基因的 C282Y 突变存在于典型血色病患者的 90% 以上。

【病情评估】

国际尚无统一的病情评估标准。

【临床处理】

全身治疗可采用去铁胺、铁络合疗法或放血疗法，口腔黏膜的色素沉着不需特殊处理。一旦确诊患有血色素沉着症，应检查患者配偶、兄弟姐妹和子女。

三、胆红素沉着症

胆红素沉着症即黄疸，是一种常见的临床表现。

【病因和发病机制】

1. 该症多由肝病、溶血性疾病及胆道阻塞所引起。

2. 由于血清内胆红素浓度增高（高胆红素血症），使巩膜、皮肤、黏膜、体液及其他组织被染成黄色。

【临床表现】

1. **好发人群**　多见于新生儿及肝病、溶血性疾病及胆道阻塞患者。

2. **典型表现**　程度不同的巩膜、皮肤黄染伴有发热、体重减轻、消化不良、腹痛，尿粪颜色改变、肝脾及胆囊肿大等全身症状。硬软腭交界处及颊部黏膜可出现黄染。

【实验室检查】

1. **肝功能检查**　血清总胆红素和非结合胆红素增高，其他常规肝功能试验和血清酶测定均正常。

2. **尿液检查**　尿内胆红素阴性，尿胆原含量正常。

【诊断和鉴别诊断】

1. **诊断依据**　根据病史、临床表现和实验室检查结果进行综合分析，以确定诊断。

2. **鉴别诊断**　应和假性黄疸相鉴别，假性黄疸见于过量进食含有胡萝卜素的胡萝卜、南瓜、西红柿、柑橘等食物。胡萝卜素只引起皮肤黄染，巩膜正常；假性黄疸时血胆红素浓度正常。

【病情评估】

国际尚无统一的病情评估标准。

【临床处理】

全身治疗：经内科病因治疗，黄疸可消除。

第二节　外源性色素沉着

由体外进入人体组织中的色素称为外源性色素，主要包括重金属、药物、化妆品、染料及植物性色素等，外源性色素可通过血液循环吸收到体内而沉积于内脏器官、皮肤或黏膜，也可由外部应用直接渗透到皮肤、黏膜而使之着色。

一、金属性色素沉着症

金属性色素沉着症是由于职业接触或因疾病长期应用某些金属制剂所引起的皮肤黏膜色素改变，常见的有铅、铋、银、汞沉着病。

【病因和发病机制】

1. 常见金属如铅、汞、铋、铜、银等，会导致金属在口腔黏膜组织中沉积，引起色素沉着。多见于职业暴露者。

2. 长期使用含重金属药物的患者亦可发生。

3. 当使用含铅等重金属的化妆品,清洁不到位时,也会导致色素在皮肤中沉积。

【临床表现】

1. **好发人群** 好发于长期暴露于重金属工作环境中的工人。

2. **典型表现**

(1) 铅沉着病:可出现慢性铅中毒的症状。口内牙龈边缘出现一灰蓝色线条称为"铅线"。有时在牙齿表面也可有棕黑色或墨绿色色素沉着。

(2) 铋沉着病:全身皮肤尤其是面、手部皮肤出现蓝灰色或青灰色色素沉着。口内在上下前牙牙龈边缘出现一黑色线条称"铋线"。有时在唇、颊、舌黏膜也可出现灰黑色晕斑。

(3) 银沉着病:颜面及肢体暴露部位的皮肤出现淡蓝色或蓝灰色色素沉着。口腔黏膜也可出现蓝灰色色素沉着。

(4) 汞沉着病:可出现汞中毒的症状如"汞毒性震颤"等,面颈部皮肤出现青灰色色素沉着。口内在牙龈上可出现一灰黑色线条称"汞线",但并不常见。

【实验室检查】

血常规和尿常规检查:检测血尿中重金属含量。

【诊断和鉴别诊断】

1. **诊断依据** 根据应用金属制剂的病史和临床表现进行诊断。

2. **鉴别诊断** 应注意与内源性色素沉着相鉴别。

【病情评估】

尚无统一的病情评估标准。

【临床处理】

1. **全身治疗** 由职业病防治机构进行治疗;停用金属制剂或换用其他药物;肌内注射二巯丙醇可治疗铋、银、汞所致色素沉着。

2. **局部治疗** 口腔黏膜色素沉着无须特殊处理,但应特别注意口腔卫生,清除牙结石,防止牙龈炎及牙周炎的发生。

二、药物性色素沉着症

药物性色素沉着症是由于使用药物所引起的皮肤黏膜色素异常,而口腔黏膜药物性色素沉着症主要由药物过敏引起,如固定性药疹。

【病因和发病机制】

1. 多种药物包括博来霉素、多柔比星、环磷酰胺、齐多夫定、氯丙嗪、咪唑环素、酮康唑、避孕药等,可引起药物性色素沉着且不同药物引起色素沉着的程度、部位、类型各不相同。

2. 一些含漱液如氯己定或中药如汉防己甲素等也可引起黏膜一过性色素沉着。

【临床表现】

1. **好发人群** 好发于长期服用能够引起口腔黏膜色素沉着药物的人群。

2. **典型表现** 在口周皮肤及唇红与皮肤交界处出现圆形或椭圆形的棕褐色色素斑。

【实验室检查】

组织病理检查:表皮黑色素细胞黑色素合成增加。

【诊断和鉴别诊断】

1. **诊断依据** 根据口腔表征,询问既往用药史和药物过敏史,判断口腔色素沉着与用药之间的关联性以及根据组织学检查结果来诊断。

2. **鉴别诊断** 应注意与内源性色素沉着相鉴别。

【病情评估】

尚无统一的病情评估标准。

【临床处理】

无特殊治疗方法,减少用药剂量或停药后色素沉着可逐渐消退。

三、烟草性色素沉着

烟草性色素沉着是由于长期吸烟所引起的皮肤黏膜色素异常。

【病因和发病机制】

1. 烟雾中所含的刺激性成分或有害物质,特别是尼古丁等,使机体抗氧化系统受损,从而加速黑色素的生成和沉积。

2. 尼古丁可作用于脑垂体,使促黑色素激素增多,进一步刺激黑色素细胞产生黑色素。

3. 尼古丁还可使毛细血管收缩,使局部血流量较少,而导致黑色素代谢变慢而在组织中沉积。

【临床表现】

1. **好发人群**　好发于吸烟人群中,长期被动吸烟者也可能会发生口腔黏膜色素沉着。

2. **典型表现**　多发于唇部、颊部和近唇的牙龈黏膜。黑色素斑呈棕色至黑色,形状不规则。其色素沉着的程度与抽烟时间、抽烟量成正比。

【实验室检查】

组织病理检查:皮损处上皮基底层色素增加。

【诊断和鉴别诊断】

1. **诊断依据**　结合吸烟史和临床表现诊断。

2. **鉴别诊断**　注意与内源性色素沉着相鉴别。

【病情评估】

尚无统一的病情评估标准。

【临床处理】

患者戒烟后 6~36 个月色素可消失。

第三节　色素脱失

白癜风是一种常见的色素脱失性皮肤病,表现为局部或泛发性色素脱失。

【病因和发病机制】

1. 本病的发生涉及黑素细胞的内在缺陷和针对这些细胞的自身免疫。

2. $CD8^+T$ 淋巴细胞介导黑素细胞的破坏,并最终引起皮肤色素脱失。

【临床表现】

1. **好发人群**　任何年龄均可发病,但多见于青壮年。

2. **典型表现**　好发于面额部皮肤,皮损为局部色素脱失斑,呈乳白色,大小不一,形状不定,表面平滑无鳞屑,界限清楚,病损区可见散在的正常皮岛,损害区的毛发也可变白。

3. **不典型表现**　眼、耳亦可发生病变。口周皮肤、唇红黏膜也可出现局部色素脱失斑。

【实验室检查】

1. **Wood 灯检查**　Wood 灯检查显示白癜风患者皮损区域皮肤白色增强,这有助于白癜风的诊断和判断疾病的程度。

2. **组织病理检查**　皮损内黑色素细胞密度降低或无黑色素细胞,周围黑色素细胞异常增大。

【诊断和鉴别诊断】

1. **诊断依据**　根据本病后天发生、损害区为乳白色斑、周边有色素带沉着及无自觉症状等可诊断。

2. **鉴别诊断**　需与色素减退疾病相鉴别,如进行性斑状色素减退、花斑糠疹、色素减退性蕈样肉芽肿等。

【病情评估】

1. 在进展期,脱色斑向正常皮肤移行、扩大,发展快,边界不清,并有同形反应,即受到压力、摩擦、外伤后会形成继发性白癜风。

2. 在稳定期,白斑停止发展,边界清楚,病损边缘色素加深。

【临床处理】

1. **全身治疗**　8-甲氧基补骨脂素,口服,0.3~0.6mg/kg,1.5~2 小时后照长波紫外线或晒太阳,每周 2~3 次,疗程 3 个月或更长;小剂量醋酸泼尼松,口服,待起效后每月递减 5mg,至 5mg/d,维持 3~6 个月,要注意密切观察其不良反应和毒副作用;还可使用其他免疫抑制剂。

2. **局部治疗**　用 0.1% 的 8-甲氧基补骨脂素溶液涂搽患处,0.5~1 小时后照长波紫外线或晒太阳,每周 2~3 次;对早期病损也可用氟轻松霜涂搽。

(周红梅)

参 考 文 献

［1］周红梅,周刚,周威,等. 口腔黏膜病药物治疗精解［M］.北京:人民卫生出版社,2010.

［2］刁丽,彭军,王淑梅,等. 药物诱导的皮肤色素沉着研究进展［J］.中国皮肤性病学杂志,2013,27(12):1289-1291.

［3］Rodrigues M,Ezzedine K,Hamzavi I,et al. New discoveries in the pathogenesis and classification of vitiligo［J］. Journal of the American Academy of Dermatology,2017,77(1):1-13

［4］Zhao HM,Yang YJ,Duan JQ,et al. Clinical and Genetic Study of Children With Peutz-Jeghers Syndrome Identifies a High Frequency of STK11 De Novo Mutation［J］. Journal of pediatric gastroenterology and nutrition,2019,68(2):199-206.

［5］Duan N,Zhang YH,Wang WM,et al. Mystery behind labial and oral melanotic macules:Clinical,dermoscopic and pathological aspects of Laugier-Hunziker syndrome［J］. World Journal of Clinical Cases,2018,6(10):322.

［6］Burton C,Cottrell E,Edwards J. Addison's disease:identification and management in primary care［J］. The British journal of general practice,2015,65(638):488-90.

［7］Benhamou J,Gensburger D,Messiaen C,et al. Prognostic factors from an epidemiologic evaluation of fibrous dysplasia of bone in a modern cohort:the francedys study［J］. Journal of Bone and Mineral Research,2016,31(12):2167-2172.

［8］Brissot P,Pietrangelo A,Adams P C,et al. Haemochromatosis［J］. Nature Reviews Disease Primers,2018,4(1):18019.

第十三章　口腔黏膜病的临床检查

一、口腔黏膜病的病史采集

口腔黏膜病的检查与诊断需要书写简明扼要的病历。初诊病历首先要记录患者的姓名、性别、生日(年龄)、职业、籍贯、工作单位或住址。主诉、现病史、既往史、家族史、系统疾病史、治疗史及药物过敏史，各种阳性体征和对诊断具有提示意义的阴性体征、辅助检查结果、诊断或印象及治疗处理意见等内容需记载于病历上，由医师签全名。

复诊病历要着重记录初(前)次就诊后病情的变化、疗效情况、药物应用过程中是否出现药物不良反应及相关情况，并且记录阳性体征、根据病情变化所做的辅助检查结果及治疗处理意见，由医师签全名。

口腔黏膜病的病史较口腔医学领域所涉及的其他临床学科所要求的更为详尽，这是由于口腔黏膜疾病种类繁多，且常与患者全身状态有关。

在询问和记录病史中首先应注意主诉症状的特征、程度、性质(如疼痛是阵发性剧痛、持续性烧灼痛或痒痛等)发作时间的规律、加剧或减轻的因素、部位等。在治疗史中应特别注意药物过敏情况，是否用过免疫制剂等。既往史中应注意有无全身系统性疾病，妊娠史等。家族史中注意遗传因素与家族患病的简要情况。个人史中注意询问烟酒嗜好。

溃疡是口腔黏膜中最常见的病损，在病史采集中应该注意到以下问题：

(一) 现病史及相关内容

1. 溃疡是否有周期性发作特点。
2. 溃疡持续的时间。
3. 溃疡的大小、深浅及数目。
4. 溃疡的好发部位。
5. 溃疡的疼痛情况。
6. 是否有创伤因素，如残根、残冠及不良修复体。

(二) 既往病史

1. 是否有结核病史。
2. 药物过敏史。
3. 是否有恶性肿瘤史。

(三) 全身情况

1. 是否有外生殖器溃疡。
2. 皮肤病发病情况。
3. 眼病发病情况。

(四) 其他

根据患者的主诉和医师提出的有关问题，分析并考虑最有可能的几种常见疾病的范围：

1. 溃疡是否有周期性发作特点。如果溃疡反复发作,具有发作期、愈合期和间歇期等周期规律,而且有自限性。首先应该考虑的疾病是复发性阿弗他溃疡,这是最常见的口腔黏膜溃疡类疾病,溃疡反复发生,此消彼长。同时还要考虑白塞病,临床表现为反复发作、有自限性的口腔溃疡,同时有眼部疾病、外生殖器溃疡和皮肤病损,所以在接诊复发性阿弗他溃疡的时候一定要详细询问病史及时发现白塞病患者。

2. 溃疡持续的时间对诊断溃疡非常重要。最常见的轻型阿弗他溃疡 7~10 天溃疡自行愈合,不留瘢痕。重型阿弗他溃疡,溃疡大而深,持续时间较长,可达 1~2 个月或更长,愈合后留有瘢痕。癌性溃疡,溃疡持续变大,病变进展迅速,基底有细颗粒状突起,似菜花状;基底有硬结,边缘部位比结核损害更硬,相应的淋巴结坚硬、粘连。

3. 溃疡的大小、深浅及数目。癌性溃疡、重型阿弗他溃疡、创伤性溃疡、结核性溃疡和三期梅毒的树胶样肿多数都表现为深大溃疡。

4. 溃疡的好发部位;有些溃疡类疾病多发于某个特殊的部位。如轻型阿弗他溃疡好发于非角化黏膜区。疱疹性龈口炎可发生在任何黏膜。创伤性溃疡 常与慢性机械损伤因子基本契合。三期梅毒的树胶肿常见于腭部。

5. 溃疡的疼痛情况。复发性阿弗他溃疡、癌性溃疡和疱疹性龈口炎疼痛明显。硬下疳疼痛较轻。

6. 创伤性溃疡是由残根、残冠及不良修复体引起的,溃疡的形态 常与慢性机械损伤因子基本契合,周围有炎症性增生反应,黏膜发白。除去创伤因素后,损害可逐渐好转。

7. 结核性溃疡的患者多有结核病史和局部创伤史。白塞病常有皮肤病史,损害较常见表现为结节性红斑,毛囊炎及针刺反应阳性。

二、口腔黏膜病的临床检查特点

1. **全身情况** 口腔黏膜病的临床检查以视诊及触诊为主。除局部检查外,要注意患者有无全身症状及体征。如多形红斑、天疱疮等,通过这些检查往往有助于做出正确的诊断。

2. **口腔情况** 口腔黏膜病损的部位、大小、颜色、表面及基底的情况。

(1) 视诊:通过视诊,可以区别口腔黏膜损害的特征与类型。在口腔黏膜病的视诊检查时应利用自然光线。有时可用放大镜对损害进行细致观察。还要注意检查皮肤有无典型皮疹。检查时要注意病损的形态、色泽、范围,假膜的颜色和厚薄。

(2) 触诊:用橡皮指套或手术手套对损害区做触诊,尤其对慢性损害,应注意损害基底有无浸润、坚硬度如何、有无粘连和淋巴结肿大等情况。

(3) 探诊:在大疱性疾病中可以用探针探查疱壁的边缘有无扩展。

(4) 嗅诊:在口腔黏膜病检查时很重要,一般的口腔黏膜细菌性感染为炎性口臭;坏死性龈口炎有特殊腐败性臭味;恶性肿瘤为组织腐败坏死气味。

三、口腔黏膜病的临床检查

进行口腔黏膜检查时,对每个被检查者都应进行口腔和口周黏膜及软组织的检查。检查要全面和系统,按如下顺序进行:

1. **唇黏膜和唇沟(上、下)** 注意唇线的对称性,唇的张力和形态,唇红的色泽,有无皲裂、脱屑及结痂。少数被检查者唇红部可见异位皮脂腺颗粒。

2. **口角的唇侧部分和颊黏膜(左、右)** 注意唇系带的位置及唇前庭部位黏膜形态。在上下牙的咬合线的位置可见颊白线,颊黏膜有时可见异位皮脂腺颗粒。

3. **舌(舌腹,舌背,舌侧缘)** 患者伸舌检查时应注意其对称性及有无歪斜或震颤;舌背乳头有无增生或萎缩(丝状乳头,菌状乳头);舌苔的形态及颜色。

检查舌根部时,用纱布包绕舌前份,用手握持并向前拉出,可以较清楚地检查舌背后部及舌缘后部,前者分布有 8~12 个轮廓状乳头,有时被患者误认为肿瘤,后者可见舌侧后份的纵形排列的叶状乳头,常有水肿或炎症,其后有数目不等陷凹状或颗粒状淋巴滤泡,也常有炎症或水肿,常成为患者就诊的主诉。

4. **口底**　口底黏膜较薄,有时隐约可见舌下腺及血管。注意观察口底黏膜的完整性、颜色等有无改变。

5. **硬腭和软腭**　硬腭前部有腭皱襞,软硬腭交界处有腭凹,磨牙区有时可见稍隆起的腭皱隆突,检查软腭应注意其活动性及悬雍垂的形态。

6. **牙槽嵴/牙龈(上、下)**　应注意牙槽嵴和牙龈黏膜的形态,色泽,有无起疱、上皮脱屑及白色斑纹的分布。

四、常用辅助检查

1. **血液学检查**　除血常规外,可考虑进行凝血功能检查,血清铁、叶酸、维生素 B_{12} 测定,红细胞沉降率的测定,血糖测定以及血清生化学等的检测,特别是近年来研究较多的血清免疫标志物和肿瘤标志物,对一些口腔黏膜病的诊断、选择治疗方案与预后判定,有一定的帮助。

2. **免疫学检查**　最近开展的项目较多,如血清免疫球蛋白含量测定、淋巴细胞亚群分类,抗核抗体、类风湿因子试验、B细胞测定等均已较普遍地作为口腔黏膜病的辅助检查项目。此外,白介素系列的测定,细胞趋化因子及化学趋化因子的测定,都具有一定的临床参考价值。

3. **活体组织检查口腔黏膜病活检**　目的一是确定诊断,辅助鉴别诊断;二是排除恶变。病变范围较小的损害一般采用切除活检,切取的部位、大小和深度均应合适,标本应含有与正常组织相连的损害边缘,深度至少达到黏膜下层。

4. **脱落细胞学检查**　主要了解上皮细胞的种类和性质,可作为口腔潜在恶性疾患病、毒性疾病和大疱性疾病的辅助诊断。

5. **微生物学检查**　临床常用白念珠菌的直接涂片检查和培养。

6. **免疫组织化学检查**　是利用特异免疫反应以定位组织中某类抗原成分分布的技术,具有敏感、快速且能在组织细胞原位检测目标抗原的优点,有助于某些黏膜疾病的诊断,如天疱疮和黏膜类天疱疮。

7. **分子生物学检查**　分子生物学技术如聚合酶链反应(PCR)、印迹杂交等已较普遍地应用于病原微生物的检测和鉴定。

(孙　正)

参 考 文 献

[1] 陈谦明. 口腔黏膜病学[M]. 4 版. 北京:人民卫生出版社,2012.
[2] 于世凤. 口腔组织病理病学[M]. 7 版. 北京:人民卫生出版社,2012.
[3] 张学军. 皮肤性病学[M]. 9 版. 北京:人民卫生出版社,2018.
[4] 万学红 卢雪峰. 诊断学[M]. 9 版. 北京:人民卫生出版社,2018.

第十四章 辅助诊断技术

第一节 真菌涂片检查术

【原理】

在显微镜下直接发现折光性强的真菌菌丝和孢子。

【适应证】

疑似有念珠菌感染的口腔黏膜疾病。

【禁忌证】

口腔黏膜糜烂创面。

【操作前准备】

准备钝的金属刮片或竹制刮片,载玻片,盖玻片及10%氢氧化钾溶液。

【操作步骤】

1. 标本采样前需用钝的金属刮片或竹制刮片反复刮取损害表面,以获取一定数量的损害脱屑。

2. 涂片制备将待检标本涂在洁净载玻片上,加10%氢氧化钾溶液1滴,用盖玻片覆盖,以火焰稍稍加热,再在盖玻片上轻轻加压,使之密合。

3. 光镜观察首先在低倍镜下检查,当发现折光性强的菌丝或孢子时,进一步在高倍镜下观察确诊。

【注意事项】

1. 将标本涂在载玻片上呈分散状均匀铺开,不宜过厚,以利于发现菌丝或孢子。

2. 火焰加热标本时,不应至沸腾。

第二节 真菌培养检查术

【原理】

将标本接种沙保弱氏培养基,经3~4日后,形成乳白色圆形突起的菌落。若接种在玉米琼脂培养基上,则菌落发育更旺盛,中心隆起。镜检若查见厚壁孢子,可确诊为白念珠菌。

【适应证】

1. 确定病原微生物的种类。

2. 微生物药敏情况。

【操作前准备】

唾液培养法:收集非刺激性唾液1~2ml。

浓缩漱口水法:让患者含漱10ml无菌0.1mol/L磷酸盐缓冲液(pH 7.2)或等渗盐水分钟后吐于无菌小烧杯内。

【操作步骤】

1. 棉拭子法

(1) 用无菌棉拭子擦拭病损处。

(2) 把棉拭子上的微生物直接接种在平板培养基上或液体培养基中。

2. 浓缩漱口水法

(1) 让患者含漱 10ml 无菌 0.1mol/L 磷酸盐缓冲液(pH 7.2)或等渗盐水分钟后吐于无菌小烧杯内。

(2) 将收集的漱口液以 4 000r/min 离心 10 分钟后,去除上清液,再用 1ml 10.1mol/L 磷酸盐缓冲液(pH 7.2)重悬后,菌液用于接种培养。

3. 唾液培养法　收集非刺激性唾液 1~2ml 接种。

【注意事项】

1. 防止取样过程中受到非取样区微生物的污染。

2. 如取龈沟或牙周袋内的微生物应在隔湿消毒条件下进行。

第三节　口腔黏膜尼氏征试验

【原理】

口腔黏膜尼氏征试验是棘层细胞松解现象检查法之一,用于检查水疱的位置是在表皮内还是在表皮下,是口腔黏膜大疱性疾病辅助诊断中常用的临床检查方法之一。

【适应证】

临床印象为口腔黏膜大疱类疾病者。

【禁忌证】

因该试验需在外观正常的黏膜上进行操作,故表面有糜烂或溃疡的黏膜,即无完整上皮的黏膜为禁忌证。

【操作前准备】

将患者调至检查椅位,调节灯光,准备口镜、医用棉棒等。

【操作步骤】

1. 用医用棉棒稍用力摩擦外观正常的口腔黏膜,迅速形成水疱或脱皮。

2. 用医用棉棒轻轻推赶原有的水疱,能使其在黏膜上移动。

如果出现上述表现之一者即为尼氏征阳性。

【注意事项】

1. 出现尼氏征阳性表现即停止试验,忌扩大水疱或脱皮面积。

2. 活跃期的寻常型和落叶型天疱疮常出现尼氏征阳性,用药稳定期天疱疮不一定出现尼氏征阳性,而有些类天疱疮病例也可能出现尼氏征阳性体征。

第四节　口腔黏膜揭皮试验

【原理】

口腔黏膜揭皮试验是棘层细胞松解现象检查法之一,用于检查水疱的位置是在表皮内还是在表皮下,是口腔黏膜大疱性疾病辅助诊断中常用的临床检查方法之一。

【适应证】

临床印象为口腔黏膜大疱类疾病者。

【禁忌证】

因该试验需在破溃水疱上皮的边缘即外观正常的黏膜上进行操作,故表面有糜烂或溃疡的黏膜,即无完整上皮的黏膜为禁忌证。

【操作前准备】

将患者调至检查椅位,调节灯光,准备口镜、镊子等。

【操作步骤】

用镊子将已破溃的水疱壁边缘提起轻轻撕去,可连同邻近外观正常的口腔黏膜一并无痛性地撕去,并遗留鲜红色创面。

【注意事项】

出现揭皮试验阳性表现即停止试验,忌扩大脱皮面积,避免造成新的大创面。

第五节　口腔黏膜探针试验

【原理】

口腔黏膜探针试验是棘层细胞松解现象检查法之一,是口腔黏膜大疱性疾病辅助诊断中常用的临床检查方法之一。

【适应证】

临床印象为口腔黏膜大疱类疾病者。

【禁忌证】

因该试验需在破溃水疱上皮的边缘即外观正常的黏膜上进行操作,故表面有糜烂或溃疡的黏膜,即无完整上皮的黏膜为禁忌证。

【操作前准备】

将患者调至检查椅位,调节灯光,准备口镜、探针等。

【操作步骤】

在已破溃的水疱壁边缘将探针轻轻平行置入黏膜下方,探针可无痛性深入。

【注意事项】

出现探针试验阳性即停止试验,忌暴力探入。

第六节　口腔黏膜免疫荧光检查术

【原理】

免疫荧光技术是将抗原抗体特异性结合与荧光标记技术结合起来,通过识别沉积在细胞或组织内的免疫球蛋白或自身抗原,从而辅助疾病的诊断。

【适应证】

1. **口腔黏膜大疱类疾病**　天疱疮、类天疱疮、副肿瘤性天疱疮、线性 IgA 病等。
2. **口腔黏膜斑纹类疾病**　口腔扁平苔藓、盘状红斑狼疮等。

【禁忌证】

1. 直接免疫荧光技术所需样本为患者的病损组织,患者的全身情况是术前评估的重要因素,对于凝血功能障碍、肝功能严重受损及对麻药过敏等患者,可能出现术中术后出血及过敏性休克等情况,应完善术前检查。

2. 间接免疫荧光需要的样本为患者的血清,无特殊禁忌症。

【操作前准备】

1. 完善术前全血图、凝血及血生化检查,评估术中术后出血风险。

2. 排除麻药过敏史及严重的全身性疾病。

3. 准备所需要的物品。

4. 术前向患者或其家属进行充分的沟通,解释说明口腔黏膜免疫荧光检查术的目的及意义、简要的操作方法、优点、不良反应,取得患者及其家属配合,签署知情同意书。

5. 使用免洗手消毒液洗手,戴口罩、帽子和手套。

【操作步骤】

1. 直接免疫荧光技术

(1) 从患者受累或可能受累的黏膜组织处切取活检标本,标本用 OCT 包埋剂包埋,放入冷冻切片机内,待冷冻变硬后进行冷冻切片(3~5μm),贴附在防脱玻片上,用 Tris 缓冲液处理 5 分钟。

(2) 用 ddH$_2$O 洗 3 次,每次 2 分钟,将组织用免疫组化专用笔圈起来。

(3) 根据抗体说明书的浓度,用抗体稀释液配置荧光素标记的特异性抗体(IgG、IgM、IgA、C3、C4 等),混匀后滴加于组织上,37℃孵箱孵育 60 分钟,使组织抗原与抗体充分结合。

(4) 用 ddH$_2$O 洗 3 次,每次 2 分钟。复染 DAPI 5 分钟。ddH$_2$O 洗 3 次,每次 2 分钟,缓冲甘油封片。

(5) 在荧光显微镜下观察,如发现反应部位出现荧光,即为阳性反应,根据荧光分布及形态确定抗原的位置及性质。

2. 间接免疫荧光技术

(1) 抽取患者静脉血,分离血清备用。

(2) 待检血清倍比稀释后,以人皮肤或猴食管等上皮为底物,在底物的表面滴加稀释后的血清,设定适宜的孵育温度及时间,使组织抗原与抗体充分结合,漂洗吹干后加入一定浓度的荧光素标记的羊抗人 IgG 抗体,重复上述孵育、漂洗、吹干等步骤,在荧光显微镜下观察结果。

【注意事项】

1. 行直接免疫荧光检测时,术前应根据病损部位、范围、患者的全身情况,评估手术风险;该操作属于有创操作,术前应和患者及其家属充分沟通,在患者充分知情并同意后,完善医疗文书的签署和记录;此外,术中、术后应注意严密止血。

2. 直接免疫荧光技术应尽可能使用新鲜组织样本,要包含上皮组织。

3. 操作时应严格控制抗体的浓度、孵育温度及时间,减少假阳性或假阴性结果的发生。

4. 免疫荧光检查结果不可单独作为疾病的诊断依据,应结合患者的病史、临床表现及常规组织学检查等相关辅助检查进行分析,必要时行二次活检。

第七节　口腔黏膜活体染色检查术

【原理】

用于口腔黏膜活体染色检查术的染料有甲苯胺蓝、卢戈氏碘液、孟加拉红等,其中甲苯胺蓝最为常用。甲苯胺蓝是一种活性的噻嗪类碱性染料,与细胞核内的 DNA 及细胞质内的 RNA 有极强的亲和力。当细胞代谢活跃、核酸大量增加时,其能与核酸结合,使黏膜呈现深蓝色。黏膜着色处为可疑癌变部位。

【适应证】

1. 辅助确认口腔黏膜潜在恶性病损是否发生癌变。

2. 口腔黏膜潜在恶性病损可疑病灶活检部位的辅助选择。

3. 口腔黏膜恶性病损的初筛。

4. 辅助确认口腔黏膜高危病损的范围。

5. 口腔潜在恶性病损的无创动态监测及恶性病损治疗后随访。

【禁忌证】

1. 孕妇或哺乳期妇女。

2. 对此项目所用试剂有过敏史者。

3. 因其他原因不能配合检查者。

【操作前准备】

1. 准备所需要的物品　消毒棉签、1% 甲苯胺蓝溶液、1% 醋酸溶液、压舌板等。

2. 术前应向患者或其家属解释说明口腔黏膜活体染色检查术的目的意义、简要的操作方法、优点及不良反应等,取得患者及其家属配合,签署知情同意书。

3. 术前进行手消毒,戴口罩、帽子和手套。

【操作步骤】

1. 病损区域照相　嘱患者清水漱口,去除口内食物残渣,对所有病损区域进行拍照并存档。

2. 病损区黏膜活体染色检查　嘱患者用清水漱口 3 次,每次 20 秒;使用消毒棉签擦干病损表面,保持病损表面干燥;用消毒棉签蘸 1% 甲苯胺蓝溶液涂于病损表面,停留 20 秒后用蘸有 1% 醋酸的消毒棉签擦拭病损表面,更换棉签直至棉签无染色。

3. 在良好的灯光照射条件下观察口腔黏膜病损部位的染色情况。

4. 记录染色结果　阴性(无蓝色着色,标记为"-")、阳性(蓝色染料点状或片状着色,标记为"+")或可疑(较为浅淡的点状着色,标记为"±")。

5. 对染色结果进行拍照存档。

【注意事项】

1. 1% 甲苯胺蓝溶液应使用棕色的消毒瓶盛放,保存时注意避光。甲苯胺蓝溶液与醋酸溶液应放置于 4℃冰箱中保存。

2. 甲苯胺蓝染色检查在口腔黏膜的糜烂或充血部位,可能出现假阳性,记录时应注意鉴别,最终以口腔组织病理活检结果为金标准。

第八节　口腔黏膜自体荧光检查术

【原理】

口腔黏膜组织内存在一定的内源性荧光基团可产生天然荧光,在适当波长的光激发下,其自身会发出波长更长的光,但由于反射光较强而难以发现该现象。口腔黏膜自体荧光检查仪利用金属卤素灯,发射波长 405~436nm 蓝光,激发口腔黏膜自发荧光,并通过专用光学过滤技术屏蔽反射光,从而使组织荧光可视化。正常口腔黏膜会分散并吸收施加在其上的一小部分能量,发出波长更长的光,呈现为绿色荧光。口腔黏膜恶变组织则会分散并吸收最大的发射能量,反射的波长不在肉眼可见的光谱范围内,呈现为暗区(荧光缺失)。

【适应证】

1. 确定口腔黏膜潜在恶性病损是否向癌进展。

2. 口腔黏膜恶性病损的初筛。

3. 辅助选择口腔黏膜潜在恶性病损的活检部位。

4. 辅助确认口腔黏膜高危病损的范围。

5. 口腔黏膜潜在恶性病损的无创动态监测。

【禁忌证】

有光过敏史或服用光敏药物的患者。

【操作前准备】

1. 准备所需要的物品　口腔黏膜自体荧光检查仪、护目镜等。

2. 术前向患者或其家属解释说明口腔黏膜自体荧光检查术的目的意义、简要的操作方法、优点及不良反应等,取得患者及其家属配合,签署知情同意书。

3. 术前进行手消毒,戴口罩、帽子和手套。

【操作步骤】

1. 病损区域照相　嘱患者清水漱口,去除口内食物残渣,对所有病损区域进行拍照并存档。

2. 病损区域自体荧光检查　调暗室内灯光,关闭椅位光源,患者佩戴护目镜;检查者手持口腔黏膜自体荧光仪,使蓝光尽量垂直照射于受检部位,照射时保持仪器末端与照射部位距离 8~10cm,检查者从目镜中观察受检部位,结果记为阴性(组织呈现绿色自体荧光,标记为"-")、阳性(表现为黑色暗区,标记为

"+")或可疑(组织呈现较周围组织暗的绿色荧光,标记为"±")。

3. 连接相机,拍摄检查部位照片并存档,在病历中记录检测部位和检测结果。

【注意事项】

1. 检查前为患者佩戴防护镜,并嘱患者避免直视检查仪器的发光口,防止仪器激光损伤患者眼睛。

2. 在少数情况下,患者被检查系统发出的蓝光照射后,可能暂时感到不适,包括口干、口唇灼烧感和/或味觉丧失。凡出现以上症状的患者,应由医生对其进行评价,并停止进行荧光仪检查,观察恢复情况,必要时内科及时就诊治疗。

3. 口腔黏膜自体荧光检查术前,均应在白炽灯光下进行传统口腔黏膜检查。

4. 自体荧光检查在口腔黏膜的糜烂或充血部位,可能出现假阳性,记录时应注意鉴别,最终以口腔组织病理活检结果为金标准。

第九节　口腔黏膜组织活检术

【原理】

从病损部位取一小块最具代表性的组织制成切片,通过适当的染色,在显微镜下观察病损区域细胞的形态和结构,以确定病损性质、辅助鉴别诊断,或排除黏膜癌变。

【适应证】

1. 通过临床症状、体征及其他辅助检查难以确诊的疾病。包括天疱疮、类天疱疮的确诊;口腔扁平苔藓、口腔白斑病、类天疱疮样扁平苔藓、盘状红斑狼疮、口腔黏膜下纤维性变等斑纹类疾病的鉴别诊断等。

2. 需排查癌变的黏膜病损。如口腔白斑病、口腔红斑病、慢性增殖性念珠菌病、正中菱形舌炎或其他疑有癌变的包块、溃疡等。

【禁忌证】

血管性肿瘤或血管畸形、恶性黑色素瘤一般不做活检,以免造成大出血或肿瘤快速转移。

【操作前准备】

术前应对患者的全身情况进行评估,排除手术禁忌证;根据病损位置、范围、大小,确定切取部分组织或完整切除病损组织;与患者充分沟通,告知病情、费用、疗程、注意事项等;准备手术所需物品、标本固定液等。

【操作步骤】

1. 局部阻滞麻醉。

2. 消毒铺巾。

3. 切取或切除病损组织。

4. 压迫止血或严密缝合。

5. 将组织放入 4% 甲醛溶液中固定送检。

【不同部位手术特点】

1. **舌部**　舌组织脆、血管丰富、活动性大,术后易肿胀,缝合处易撕裂,应采用较粗的丝线缝合,进针距创缘要大于 5mm,进针要深,缝线松紧适度,以防因肿胀使创口裂开或缝线松脱;舌部切口应按前后纵行方向设计和缝合,不影响舌的长度和运动。

2. **腭部**　硬腭组织张力大,不易缝合,因活检创口一般较小,可采用塞治剂压迫止血。

3. **牙龈**　牙龈组织薄、易破裂,牙龈取材时应剥离黏骨膜全层,并避开龈乳头;创面一般采用塞治剂压迫止血。牙龈活检排查天疱疮时,应特别注意避免损伤上皮组织。

4. **唇部**　唇部活检应顺应唇红褶皱作纵行切口,避免缝合后影响唇部美观;下唇内侧组织唾液腺丰富,应避免损伤唾液腺,如切取病损时波及唾液腺,应将受损腺体完整切除,以免引起黏液囊肿。

5. **颊部**　颊部活检应避开腮腺导管口,近口角区应避免作沿咬合线走向的切口,以免术后张口活动时切口撕裂或愈合后瘢痕挛缩影响开口。

【注意事项】

1. 活检术不宜采用局部浸润麻醉。

2. 切取的部位应较典型或具有代表性,不宜在坏死部位切取,对于有多处、多种损害的病变,可在不同部位分别取材。

3. 切取组织应含有与正常组织相连的损害边缘,取材不小于 0.2cm×0.6cm,深度至少达到网状层或黏膜下层。

4. 切取活检应尽量减少机械损伤,且不宜使用染料类消毒剂,以免细胞变形或着色影响判断;因电刀可引起细胞内蛋白变性,活检时不宜采用。

5. 切口设计应避开重要的组织结构,且术后瘢痕应尽量不影响美观和功能。

第十节 唾液总流量测定术

【原理】

测定唾液总流量是评估唾液腺整体功能的基础,也是对患者口干症状的客观评价指标。唾液总流量是指在一段时间内收集并测量口腔内分泌的唾液总量。

【适应证】

干燥综合征、头颈部放疗术后、各种唾液腺疾病、糖尿病、更年期综合征、各种不明原因的口干症等。

【禁忌证】

严重运动障碍不能直立头部者,严重张口受限或经口插管者,因精神或智力障碍无法配合检查者。

【操作前准备】

1. 准备所需要的物品 包括试管、漏斗、真空吸引器、0.1mol/L 枸橼酸溶液、滤纸、医用白蜡、无菌橡胶条、方糖等。

2. 术前进行充分的沟通 向患者或其家属解释说明测定唾液总流量的意义,术前注意事项、简要的操作方法和用时。取得患者及其家属配合,并签署知情同意书。

3. 使用免洗手消毒液洗手,戴口罩、帽子和手套。

【操作步骤】

测定唾液总流量包括测定静态唾液总流量和动态唾液总流量两大类。静态唾液总流量是指在一定时间内,无任何刺激状态下,唾液腺的分泌总量。动态唾液总流量是指在一定时间内,唾液腺在刺激状态下的分泌总量。正常情况下,静态唾液总流量不低于 0.4ml/min,酸刺激唾液总流量不低于 2ml/min,咀嚼刺激唾液总流量不低于 1ml/min。可根据检查目的有选择性地进行其中一项或两项。

1. 静态唾液总流量的收集

(1) 在凉爽的环境中患者笔直地坐在椅子上,头部微微前倾。

(2) 在规定时间内(通常为 5~10 分钟)收集患者产生的全部唾液。静态唾液总流量的测定可采用以下收集方式:①滴取法:手持带漏斗的试管,使唾液沿下唇逐渐滴入试管,结束时受试者将口内剩余唾液全部吐入试管。②吐取法:使唾液在口底聚集,受试者每隔 1 分钟将其吐入试管。③吸引法:用真空吸引器将唾液自口底唾液池持续吸入试管,结束时用吸引头环绕口腔前庭及口底一周,吸取剩余唾液。

2. 动态唾液总流量 动态唾液总流量的测定是指在测定唾液总流量前给予以下刺激:①酸刺激法:将 0.1mol/L 的枸橼酸滴于舌背前部或直径约 2.0cm 的滤纸上,置于舌背前 1/3,隔 1 分钟更换 1 次。②咀嚼刺激法:咀嚼温水泡软的 5g 医用白蜡或 2cm×2cm 无菌橡胶条,咀嚼频率为 20 次/min。③方糖法:取 1.5cm×1.5cm 的方糖放于舌背,在正常分泌情况下,30 分钟内方糖应全部溶解,否则为分泌功能低下。

3. 计算唾液总流量(ml/min)并与参考值进行比较。

【注意事项】

1. 唾液收集时间应在上午,在安静凉爽的房间里采用坐位进行。不同日期对同一患者的唾液收集,应在同一环境、同一时间段内进行,以避免环境及昼夜生理节律的影响。

2. 在收集唾液前至少 1 小时避免进食、饮水和刷牙。

3. 患者被告知不要讲话或打断收集过程。否则需重新收集。

第十一节 味 觉 实 验

【原理】

味觉实验是通过对舌背不同区域分别给予酸、甜、苦、咸四种刺激,评估舌背各区域味觉是否正常的一种临床检查方法。特定区域的舌背味觉障碍通常提示相应感受神经通路异常或受到侵害。

【适应证】

有味觉减退症状的患者。

【禁忌证】

意识障碍或认知功能障碍者,严重张口受限或经口插管者,因精神或智力障碍无法配合检查者。

【操作前准备】

1. 准备所需要的物品 包括棉签、2mmol/L 柠檬酸溶液、8mmol/L 奎宁溶液、10mmol/L 氯化钠溶液、20mmol/L 蔗糖溶液、写有不同味觉的卡片、温水等。

2. 术前进行充分的沟通 向患者或其家属解释说明味觉实验的意义,术前注意事项、简要的操作方法。取得患者及其家属配合,签署知情同意书。

3. 使用免洗手消毒液洗手,戴口罩、帽子和手套。

【操作步骤】

1. 患者取坐位,伸舌并保持不动。

2. 依次将试剂用棉签蘸于舌前 2/3 的左右侧、舌后 1/3 的左中右侧味觉乳头上,然后请病人在卡片上指出所感觉的味道的字样。更换试剂前需用温水漱口。

3. 记录味觉测试结果,未辨出味觉或辨错味觉则为相应区域味觉功能障碍。

【注意事项】

1. 味觉实验前 2 小时应刷牙漱口,2 小时内避免进食或抽烟,半小时内避免饮水。

2. 检查时,患者不能说话,以免舌运动后试剂扩散而影响检查结果。

第十二节 口腔黏膜醋酸白试验

【原理】

人乳头瘤病毒(HPV)感染的上皮细胞与正常上皮细胞产生的角蛋白不同,醋酸能使其蛋白成分发生凝固从而变白。醋酸白试验是一种安全、简便且敏感度高的辅助检测 HPV 感染的方法。对于已确诊的尖锐湿疣,可用该试验评估病变程度及可能累及的区域,便于对可疑病变区域进行针对性活检或切除。

【适应证】

1. 口腔尖锐湿疣、乳头状瘤等疣状病损。

2. 疑似 HPV 感染的潜伏感染或亚临床表现。

【禁忌证】

对冰醋酸试剂过敏者。

【操作前准备】

1. 检查前进行充分的沟通 向患者及家属解释说明该检查的目的和意义、操作方法、优势、不良反应等,取得患者及家属的配合,签署知情同意书。

2. 准备所需要的物品 3%~5% 冰醋酸溶液、医用棉球、医用纱布。

3. 使用免洗手消毒液洗手,戴口罩、帽子和手套。

【操作步骤】

1. 调节椅位、灯光,检查口腔,确认口腔黏膜待检部位。

2. 嘱患者清水漱口,清洁受检部位,用棉球干燥受检部位并隔湿。

3. 用纱布或棉球蘸取 3%~5% 冰醋酸溶液,湿敷或涂于待检皮损部位及周围皮肤黏膜组织,3~5 分钟后观察黏膜变色情况。

4. 结果判读　受检部位黏膜呈均匀一致的变白区,边界清晰,判断为阳性,颜色无变化则为阴性。

5. 检查完毕后,去除隔湿棉球,嘱患者清水漱口,记录结果。

【注意事项】

1. 操作过程应为患者佩戴护目镜,防止酸性试剂溅入眼睛。

2. 检查过程应严格按照院感控制要求进行操作。

3. 该试验并非 HPV 感染的绝对特异反应,其敏感性和特异性尚不清楚。口腔黏膜慢性炎症、表皮增厚、外伤或浅表糜烂均可能出现假阳性结果,试验阴性也不能排除 HPV 感染的可能,应结合临床表现进行判读。

(孙　正　周红梅　程　斌　周　刚)

参 考 文 献

[1] 陈谦明. 口腔黏膜病学[M]. 4 版. 北京:人民卫生出版社,2012.

[2] 王兴. 临床技术操作规范 口腔医学分册[M]. 北京:人民卫生出版社,2017.

[3] 周红梅,周刚,周威,等. 口腔黏膜病药物治疗精解[M]. 北京:人民卫生出版社,2010.

[4] 陈谦明. 口腔黏膜科诊疗与操作常规[M]. 北京:人民卫生出版社,2018.

[5] 李晨曦,施琳俊,唐国瑶. 无创筛查技术早期诊断口腔潜在恶性病患癌变的研究进展[J]. 临床口腔医学杂志,2017,33 (06):381-383.

[6] 张志愿,俞光岩. 口腔颌面外科学[M]. 7 版. 北京:人民卫生出版社,2012.

[7] 陈杰,李甘地. 病理学[M]. 北京:人民卫生出版社.2005.

[8] 李栋,杜欢乐,尤慧华等. 鼓索神经损伤引起味觉障碍的临床研究[J]. 中国中西医结合耳鼻咽喉科杂志,2014,22(04): 262-265.

[9] 中华医学会皮肤性病学分会性病学组,中国医师协会皮肤科分会性病亚专业委员会. 尖锐湿疣临床诊疗与防治指南 (一)[J]. 中国艾滋病性病,2015,21(2):172-174.

[10] Odell I D,Cook D. Immunofluorescence techniques [J].The Journal of investigative dermatology,2013,133(1):e4.

[11] Li YN,Lu R,Zhang J,et al.Inter-and Intra-Observer Agreement on the Judgment of Toluidine Blue Staining for Screening of Oral Potentially Malignant Disorders and Oral Cancer [J].Clin Oral Investig,2019,23(4):1709-1714.

[12] Cicci ù M,Cervino G,Fiorillo L,et al.Early Diagnosis on Oral and Potentially Oral Malignant Lesions:A Systematic Review on the VELscope Fluorescence Method [J].Dent J(Basel),2019,7(3):93-110.

[13] Amirchaghmaghi M,Mohtasham N,Delavarian Z,et al.The diagnostic value of the native fluorescence visualization device for early detection of premalignant/malignant lesions of the oral cavity [J].Photodiagnosis Photodyn Ther,2018,21:19-27.

第十五章　辅助治疗技术

第一节　口腔超声雾化治疗术

【原理】

用专门的超声雾化装置将药物溶液雾化成微小颗粒,喷雾至口腔和咽喉黏膜病损部位,使药物沉积在病灶处治疗疾病的方法。这种治疗方法给药量小,直达病损部位,有效地降低了副作用。

【适应证】

1. 口腔黏膜广泛糜烂或溃疡。

2. 口腔内手术创口。

3. 全麻经鼻腔插管后引起的喉头和鼻腔黏膜水肿。

【禁忌证】

对雾化药物过敏者不可应用。

【操作前准备】

配制雾化药液。根据病情和治疗方案配制,可包括抗生素、糖皮质激素、酶、稀释剂等。

【操作步骤】

1. 将蒸馏水加入雾化器水槽内至规定刻度,治疗前检查槽内水位,若水浅应及时添加。

2. 将 10~20ml 雾化液倒入雾化罐,将雾化罐放入水槽内嵌紧。

3. 连接螺纹管和面罩,将面罩贴近患者口鼻处,雾化喷嘴距患者口鼻 5~10cm。

4. 接通电源,预热 3 分钟后打开雾化开关,见指示灯亮并有气雾逸出,按需要调节雾量,吸入 10~20 分钟。

5. 面罩浸泡消毒后,清洗干净,擦干备用。

【注意事项】

1. 按说明书操作超声雾化器,用毕要擦净消毒。

2. 雾化器械及管道应定期消毒,防止发生交叉感染。

3. 对药液配方中容易引起过敏的药物治疗前需行皮试。

4. 对神志不清或配合欠佳的患者或儿童,雾化吸入时一定要有护士看护。

5. 注意观察病情,吸入时如感不适,应停止雾化。

第二节　口腔黏膜红外线照射疗法

【原理】

利用不发光红外线辐射器,主要发射长波红外线,利用其可深入人体组织的特性及红外线温热效应,升高组织温度,扩张毛细血管,促进血液循环,增强物质代谢,提高组织细胞活力及再生能力。红外线治疗慢性炎症时,能改善血液循环,增加细胞的吞噬功能,消除肿胀,促进炎症消散。主要用于治疗亚急性及慢性损伤和炎症。

【适应证】

1. 复发性阿弗他溃疡、创伤性溃疡。

2. 长期糜烂不愈的口腔扁平苔藓或盘状红斑狼疮的糜烂性病损。

3. 带状疱疹及其后遗神经痛。

【禁忌证】

癌性溃疡及有出血倾向的疾病。

【操作前准备】

充分暴露病损区域。去除照射范围内的金属物品。

【操作步骤】

1. 根据病情选择合适的技术参数。

2. 辐射器距离病损部位 20~60cm,一般以患者有舒适的温热感觉作为调节照射灯与黏膜距离的参考。

3. 每次照射 20~30 分钟,每天一次,也可根据需要增加照射次数。

4. 一般亚急性疾患 7~10 次为 1 个疗程。慢性病变 15~20 次为 1 个疗程。

【注意事项】

1. 治疗时注意不要移动,以免烫伤。

2. 注意保护患者和术者的眼睛,避免辐射损伤。

第三节　口腔黏膜病损局部封闭术

【原理】

口腔黏膜损害下局部封闭术适用于口腔黏膜难愈性溃疡或肿胀等,以助消炎、消肿,促进溃疡愈合。

【适应证】

1. 复发性坏死性黏膜腺周围炎的口腔深大溃疡。

2. 长期糜烂不愈的口腔扁平苔藓或盘状红斑狼疮的糜烂型病损。

3. 肿胀不消的肉芽肿性唇炎。

【禁忌证】

1. 对所注射药物过敏者。

2. 明确诊断为恶性溃疡者。

【操作前准备】

1. **环境准备**　诊室宽敞、明亮、整洁、保持空气流通。

2. **用物准备**

(1) 无菌隔离薄膜、一次性无菌铺巾、医用棉签、口镜、无菌纱布、手套、一次性漱口杯。

(2) 注射药物、灭菌注射用水和/或局部浸润麻醉药物、一次性 5ml 无菌注射器。

【操作步骤】

1. 一般选择糖皮质激素注射液,如倍他米松或曲安奈德注射液。

2. 对于糜烂或溃疡病损,在病损边缘旁 0.5cm 处的正常黏膜处选择进针点,以碘伏消毒后,经进针点向病损基底下方进针,缓慢推入药物。

3. 对于肉芽肿性唇炎,于肿胀唇组织边缘选择进针点,以碘伏消毒后,经进针点向组织深部方向渐进性进针,推药直至注射药物达全部肿胀组织。

【注意事项】

1. 注射速度不宜太快,可边推药边进针,以减少疼痛。

2. 对糖尿病、胃溃疡、高血压、真菌感染者以及女性月经不调者等应慎用该法。

3. 对原因不明的慢性深大溃疡可进行诊断性治疗,但对于恶性溃疡不宜使用。

4. 嘱病人注意休息,清淡饮食,勿进食硬物。

第四节　舌神经封闭术

【原理】

舌神经封闭治疗是一种通过对舌神经进行阻滞麻醉达到治疗目的的治疗方法。常用药物为维生素 B_1、维生素 B_{12} 和利多卡因。维生素 B_1、维生素 B_{12} 在体内参与了核酸合成及蛋白质和脂肪的代谢,并降低了传导痛觉纤维的兴奋性,起到维持正常神经功能的作用。利多卡因在封闭时既有麻醉止痛作用,又能使相关传入神经的兴奋性延长,使处于痛敏状态的口腔黏膜兴奋性降低,达到协同治疗的作用。

【适应证】

1. 舌神经分布区域内的病痛,且药物治疗效果不佳,如灼口综合征等。

2. 原发性味觉障碍。

【禁忌证】

1. 对所注射药物过敏者。

2. 明确诊断为恶性溃疡者。

【操作前准备】

1. **环境准备**　诊室宽敞、明亮、整洁、保持空气流通。

2. **用物准备**

(1) 无菌隔离薄膜、一次性无菌铺巾、医用棉签、口镜、无菌纱布、手套、一次性漱口杯、碘伏。

(2) 0.1% 氯己定溶液、营养神经药物(如维生素 B_1、维生素 B_{12} 注射液)、局部浸润麻醉药物(如 2% 利多卡因注射液)、一次性 5ml 无菌注射器。

【操作步骤】

1. **药物选择**　根据病情和治疗方案选择合适的注射药物,常用药物有:营养神经药物如维生素 B_1、B_{12},局麻药如利多卡因。常用配伍和比例为维生素 B_1、维生素 B_{12} 和 2% 利多卡因按 1：1：1 比例混合。

2. **确定进针点**

(1) 磨牙后方,腭舌弓前有翼下颌韧带,其中点稍外方为进针点。

(2) 颊脂垫尖端,正居翼下颌韧带中点稍外方。

(3) 若遇颊脂垫尖不明显或磨牙缺失的病人,可在大张口时,以上、下颌牙槽突相距的中点线与翼下颌皱襞外侧 3~4mm 的交点作为进针点。

3. **注射方法**　病人大张口,下颌牙平面与地面平行。碘伏局部消毒注射区域黏膜后,将注射器放在对侧口角,即第一、第二前磨牙之间,与中线成 45°,注射针应高于下颌平面 1cm 并与之平行,经进针点推进 1~1.5cm,回抽无血后,缓慢推入药物。

【注意事项】

1. 操作时,应严格遵守无菌原则,以防并发感染。

2. 当针头到达神经干附近,注射药物之前,必须进行回抽操作且回抽无血后方可注射药物。

3. 注射部位要精确,否则起不到应有的作用。

4. 注射前应了解病人以往是否出现过对注射药物的不良反应,如有,则不可应用此法。

5. 对注射药物成分过敏者禁用。

第五节 口腔黏膜光动力疗法

【原理】

特定波长的激光照射使组织吸收的光敏剂受到激发,而激发态的光敏剂又把能量传递给周围的氧,生成活性很强的单态氧或活性氧,从而靶向杀伤病灶处细胞。

【适应证】

早期且表浅的口腔癌(对于中晚期的恶性肿瘤可协同手术治疗等提高疗效),伴有顽固性糜烂的扁平苔藓、口腔白斑、口腔黏膜下纤维性变等潜在恶性病变,以及口腔念珠菌病及口腔黏膜炎等非肿瘤性的良性病变。

【禁忌证】

光敏性疾病史者,对光敏剂过敏者。

【操作前准备】

1. 准备所需物品。

2. 术前进行充分沟通,向患者或家属解释说明光动力疗法的目的意义、简要操作方法、优点、不良反应(光过敏反应、局部反应性水肿、疼痛、瘢痕形成、色素沉着等),取得患者及其家属配合,签署知情同意书。

3. 使用免洗手消毒液洗手,戴口罩、帽子和手套。

4. 表面预处理,使用 CO_2 激光或微针处理等去除表面角质层。

【操作步骤】

1. **光敏剂给予** 局部孵育:①以口腔黏膜荧光检查仪(VELscop)、甲苯胺蓝染色及 Wood 灯多种口腔黏膜检查技术定位口腔潜在恶性病变(OMPDs)病损范围,拍照定点指导光敏剂放置;②以保湿凝胶或灭菌注射用水调配 ALA 溶液,常用浓度为 20%,但可根据患者耐受程度及局部组织反应调整为 10%;③根据病损面积确定照射光斑数量,用无菌棉签制作棉片,每光斑 1 片,每片大小约 $1cm^2$,蘸取配置好的 ALA 凝胶溶液覆盖于病损表面(以完全覆盖病损及周缘 0.3~0.5cm 为宜),将裁剪好的江米纸(折叠 3~4 层)和保鲜膜先后覆盖蘸有药物的棉片表面,再以无菌纱布加压固定 2 小时。

局部注射法:将以灭菌注射用水配制的 ALA 溶液注射于病损基底部至黏膜发白。

2. **止痛** 局部孵育光敏剂则应在 2 小时后局部浸润注射麻醉药物;局部注射光敏剂则应提前注射麻醉药物。

3. **光照射** 照光参数:光源波长 630±5nm(OPMDs),150~300mW/cm²,辐照时间为 180~360 秒,避光环境下照射;推荐治疗间隔为 7~14 天,3~4 次为一疗程,结束后根据治疗效果确定是否继续治疗。

【注意事项】

1. 使用光敏药物前,患者及家属认真阅读医护人员提供的《患者须知》,按要求做好避光的各项准备。

2. 再次告知患者及其家属治疗后不良反应,若出现皮肤发红、肿胀、丘疹水疱及瘙痒等皮肤光过敏反应及时到医院处理。

3. 注射过光敏药物的哺乳期妇女不应用母乳喂养婴儿。

第六节 口腔黏膜微波疗法

【原理】

微波交变电磁场作用下生物体细胞内外液中的带电离子和分子发生振动和转动,相互碰撞产生热效应,在短时间内使局部组织温度急剧升高,继而发生脱水、凝固、坏死,从而达到消除病损的目的。

【适应证】

1. 乳头状瘤、息肉、黏液囊肿、血管畸形、化脓性肉芽肿等良性肿物。

2. 口腔白斑、口腔红斑、口腔扁平苔藓、光化性唇炎等。

【禁忌证】

结核病、带有心脏起搏器者及孕妇禁用。

【操作前准备】

1. 治疗前进行充分的沟通,向患者及家属解释说明该治疗的目的和意义、操作方法、优势、不良反应等,取得患者及家属的配合,签署知情同意书。

2. 准备所需要的物品:微波治疗仪、护目镜、局麻药物及注射器、负压吸引器。

3. 根据病种、病损范围、深度选择合适的治疗参数。

4. 使用免洗手消毒液洗手,戴口罩、帽子和手套。

【操作步骤】

1. 嘱患者半卧位,病损及周围皮肤黏膜组织局部浸润麻醉,常规消毒、铺巾,充分暴露病损部位,患者和操作者均佩戴好护目镜。

2. 调整设备治疗参数,将微波辐射头接触病损表面,进行辐射治疗,直至病损完全消融,基底正常组织脱水发白,表面轻度碳化为止。

3. 术中助手应及时使用吸引器吸除消融过程中产生的废气及烟雾。

【注意事项】

1. 微波辐射应避开重要的血管神经,以免造成不必要的功能障碍。

2. 患者、操作者及其他所有的在场人员均应佩戴护目镜,以避免微波对眼部的损害。

3. 术中因组织气化产生废气、烟雾、细胞化颗粒、病毒颗粒等,应及时使用吸引器吸除,防止医源性污染。

4. 术后嘱患者保持口腔清洁,并清淡饮食,可开具消毒防腐类、止痛类局部用药,预防术后感染及疼痛。

5. 定期随访观察。

第七节　口腔黏膜冷冻疗法

【原理】

液氮产生的极度低温使细胞内形成冰晶,细胞脱水、脂蛋白复合物变性,引起细胞膜破裂、局部血循环障碍,从而导致病变部位组织细胞的坏死。

【适应证】

1. 乳头状瘤、息肉、黏液囊肿、血管畸形、化脓性肉芽肿等良性肿物。

2. 口腔白斑、口腔红斑、口腔扁平苔藓、光化性唇炎等。

3. 较局限的口腔黏膜炎性溃疡、糜烂病损的辅助治疗。

【禁忌证】

1. 对寒冷过敏者,如冷纤维蛋白血症、冷球蛋白血症等。

2. 病损范围较广者。

3. 慎用于软腭、舌腹、口底等组织疏松部位,避免引起较严重的组织水肿。

【操作前准备】

1. 治疗前进行充分的沟通,向患者及家属解释说明该治疗的目的和意义、操作方法、优势、不良反应等,取得患者及家属的配合,签署知情同意书。

2. 准备所需要的物品　冷冻治疗仪。

3. 根据病种、病损范围、深度选择合适的治疗参数。

4. 使用免洗手消毒液洗手,戴口罩、帽子和手套。

【操作步骤】

1. 嘱患者半卧位,常规消毒、铺巾,充分暴露病损部位,严格隔湿。

2. 根据病损大小选择合适的探头,提前通电制冷 10 分钟,待探头表面形成冰霜后开始治疗。

3. 对于范围局限的病损可选择接触冷冻法,对于范围较广泛、渗出较多者可选用喷射冷冻法。治疗范围一般为病损边缘外 1~2mm 处组织。治疗直至病损表面发白变硬即可。

【注意事项】

1. 操作时应注意严格隔湿,保护周围正常皮肤黏膜。

2. 部分患者在治疗区可出现短暂的烧灼痛,解冻时疼痛可能加剧,应提前与患者进行沟通解释。

3. 术后嘱患者保持口腔清洁,并清淡饮食,可开具消毒防腐类、止痛类局部用药,预防术后感染及疼痛。

4. 定期随访观察。

第八节 口腔黏膜激光疗法

【原理】

激光具有光热作用、光化作用、压强作用、光电磁作用、生物调节等功能。低能量激光治疗可发挥止痛、杀菌、调节免疫细胞功能等作用,起到减轻疼痛症状、促进病损愈合的疗效。高能量激光消融可使组织发生脱水、凝固、碳化、气化等变化,可直接去除病损,与传统手术相比,具有操作时间短,出血量少,术后反应小,患者舒适度好等优势。

【适应证】

1. **低能量激光治疗** 复发性阿弗他溃疡、口腔扁平苔藓、灼口综合征、唇疱疹、放射性口炎等。

2. **高能量激光消融** 乳头状瘤、息肉、黏液囊肿、血管畸形、化脓性肉芽肿等良性肿物,口腔白斑、口腔扁平苔藓等。

【禁忌证】

疑似或明确诊断为恶性病变者忌用。

【操作前准备】

1. 治疗前进行充分的沟通,向患者及家属解释说明该治疗的目的和意义、操作方法、优势、不良反应等,取得患者及家属的配合,签署知情同意书。

2. 准备所需要的物品

(1) 低能量激光治疗:激光设备、护目镜。

(2) 高能量激光消融:激光设备、护目镜、局麻药物及注射器、负压吸引器。

3. 根据病种、病损范围、深度、治疗目的选择合适的激光设备及治疗参数。治疗口腔黏膜病常用的激光类型及治疗参数见表 3-15-8-1。

4. 使用免洗手消毒液洗手,戴口罩、帽子和手套。

表 3-15-8-1 治疗口腔黏膜病常用的激光类型及治疗参数

低能量激光治疗			高能量激光消融		
激光类型	波长	治疗参数	激光类型	波长	治疗参数
He-Ne 激光	632.8nm	10~20mW	半导体激光	630~980nm	2.5~3W
半导体激光	630~980nm	0.1~1.5W	Nd:YAG 激光	1 064nm	2~4W
Nd:YAG 激光	1 064nm	2~2.5mW	Er:YAG 激光	2 940nm	1~7W
			CO_2 激光	10 600nm	0.5~15W

【操作步骤】

1. 低能量激光治疗

(1) 嘱患者半卧位,患者和操作者均佩戴好护目镜。

(2) 调整设备参数,进行照射治疗。

2. 高能量激光消融

(1) 嘱患者半卧位,病损及周围皮肤黏膜组局部浸润麻醉,常规消毒、铺巾,充分暴露病损部位,患者和操作者均佩戴好护目镜。

(2) 调整设备治疗参数,部分类型的激光预先行引发处理后,再进行消融治疗,有蒂的病变从蒂部切割去除,无蒂的病变从表面气化,烧灼至基底部正常组织。

(3) 术中助手应及时使用吸引器吸除消融过程中产生的废气及烟雾。

【注意事项】

1. 患者、操作者及其他所有的在场人员均应佩戴护目镜,以避免激光对眼部的损害。

2. 高能量激光消融术中因组织气化产生废气、烟雾、细胞化颗粒、病毒颗粒等,应及时使用吸引器吸除,防止医源性污染。

3. 高能量激光消融术后嘱患者保持口腔清洁,并清淡饮食,可开具消毒防腐类、止痛类局部用药,预防术后感染及疼痛。

4. 定期随访观察。

第九节　口腔黏膜生物反馈疗法

【原理】

生物反馈疗法(biofeedback therapy)是一种借助医学电子设备采集并处理患者的一些生理活动信息(如血压、皮温、肌电活动、脑电活动等),将其以视觉或听觉信号的形式反馈给患者,配合在医生指导下的放松、意象等学习训练,使患者逐渐学会在一定程度上通过意识来控制自身生理活动,从而改善生理活动紊乱状态的行为治疗技术。

【适应证】

1. 用于灼口综合征、口腔异感症、口干症等疾病的辅助治疗。

2. 用于伴有紧张、焦虑、睡眠障碍的各类口腔黏膜病的辅助治疗。

【禁忌证】

1. 因神经功能紊乱或精神心理障碍需常规服药者。

2. 脑部患有器质性病变(如脑瘤、脑出血等)者。

3. 孕期或哺乳期妇女。

4. 认知程度低、无法正确理解及填写调查问卷者。

5. 头皮感染可能影响电极安装者。

6. 有严重的视觉障碍、听觉障碍,无法配合生物反馈仪进行训练者。

【操作前准备】

1. 记录患者基本生命体征(包括心率、呼吸、血压等)。

2. 和患者进行充分解释和沟通,告知该疗法的基本原理和可能出现的不良反应,签署知情同意书。

【操作步骤】

1. 对患者进行压力情绪测评,并指导患者填写综合医院焦虑/抑郁情绪测定量表(HAD 量表)。

2. 启动电脑,连接放大器和蓝牙,打开生物反馈治疗软件。指导患者取下头部佩戴的金属饰物,放松坐于显示屏前,粘贴脑电电极片。

3. 根据压力情绪测评和 HAD 量表测评结果,选择合适的波形进行治疗。

4. 医生全程给予必要的训练指导,并观察患者是否存在不良反应。

5. 治疗结束后,打印治疗报告,关闭程序、蓝牙及电脑,对相关配件清洗消毒。

6. 每次治疗时间 20 分钟,一个疗程治疗 5~10 次,隔天 1 次。

【注意事项】

1. 在治疗前沟通环节,有的患者不能完全集中注意力,所以,讲解需突出重点,并邀请患者陪伴参加。

2. 需在安静、放松的环境下进行治疗。

3. 在下午进行治疗时,患者容易入睡而不能完成治疗,所以,应尽量安排在上午进行治疗。

(孙 正　周红梅　程 斌　周 刚)

参 考 文 献

[1] 陈谦明. 口腔黏膜病学[M]. 4 版. 北京:人民卫生出版社,2012.

[2] 王兴. 临床技术操作规范 口腔医学分册[M]. 北京:人民卫生出版社,2017.

[3] 陈谦明. 口腔黏膜科诊疗与操作常规[M]. 北京:人民卫生出版社,2018.

[4] 刘宏伟. 光动力疗法在口腔黏膜病治疗中的应用[J]. 中华口腔医学继续教育杂志,2019,22(6):353-357.

[5] 万勃,邓文婷. 光动力疗法的研究进展[J]. 广东化工,2019,46(7):124-127.

[6] 陈越,郑军,谭潇. 光动力疗法在肿瘤治疗中的研究进展[J]. 实用医学杂志,2019,35(16):2517-2521.

[7] 余兵,高君,肖文. 5-氨基酮戊酸光动力疗法在皮肤性科的应用进展[J]. 中国皮肤性病学杂志,2016,30(10):1070-1072.

[8] 陈博然. 生物反馈疗法对灼口综合征的辅助疗效及对患者脑电波的影响研究. 成都:四川大学,2017.

[9] YANG M,YANG T,MAO C. Enhancement of Photodynamic Cancer Therapy by Physical and Chemical Factors [J]. Angewandte Chemie International Edition,2019,58(40):14066-14080.

[10] Ozog DM,Rkein AM,Fabi SG,et al. Photodynamic Therapy:A Clinical Consensus Guide [J]. Dermatol Surg,2016,42(7):804-827.

[11] Spanemberg JC,Figueiredo MA,Cherubini K,et al. Low-level Laser Therapy:A Review of Its Applications in the Management of Oral Mucosal Disorders [J]. Altern Ther Health Med,2016,22(6):24-31.

[12] Arora KS,Bansal R,Mohapatra S,et al. Prevention of Malignant Transformation of Oral Leukoplakia and Oral Lichen Planus Using Laser:An Observational Study [J]. Asian Pac J Cancer Prev,2018,19(12):3635-3641.

[13] Kujan O,Azzeghaiby SN,Tarakji B,et al. Cryosurgery of the oral and peri-oral region:a literature review of the mechanism, tissue response,and clinical applications [J]. J Investig Clin Dent,2013,4(2):71-77.

[14] Feng H,Wang S,Liu Y,et al. Microwave Ablation:A Novel Treatment for the Mucoceles of Anterior Lingual Salivary Glands[J]. J Oral Maxillofac Surg,2017,75(3):530-535.

[15] Micoulaud-Franchi JA,McGonigal A,Lopez R,et al. Electroencephalographic neurofeedback:Level of evidence in mental and brain disorders and suggestions for good clinical practice [J],Neurophysiologie Clinique,2015,45(6):423-433.

[16] Imamura Y,Shinozaki T,Okada-Ogawa A,et al. An updated review on pathophysiology and management of burning mouth syndrome with endocrinological,psychological and neuropathic perspectives [J].Journal of Oral Rehabilitation,2019,46(6):574-587.

[17] Thabrew H,Ruppeldt P,Sollers JJ.Systematic Review of Biofeedback Interventions for Addressing Anxiety and Depression in Children and Adolescents with Long-Term Physical Conditions [J].Applied psychophysiology and biofeedback,2018,43(3):179-192.

第一章 绪 论

一、儿童口腔医学的概念

儿童口腔医学（pediatric dentistry）是研究胎儿至青少年时期口腔器官的生长发育、保健和疾病防治的口腔医学分支学科。美国儿童牙科学会（American Academy of Pediatric Dentistry，AAPD）认为"儿童牙科是以治疗身体、精神、情绪等正在生长发育变化中儿童为对象的牙科学分科"。日本的教科书中提出"儿童齿科是以生长发育中儿童为对象的牙科学分科，其主要任务是预防和治疗儿童口腔疾病和牙齿发育异常，促进儿童口腔的正常发育。"

虽然各国对儿童口腔医学概念表述不同，但都强调儿童口腔科面临的是正在生长发育中的人群，无论在其解剖、生理、病理、免疫系统以及精神、心理等方面，都处在不断变化的状态。因此，在疾病的诊断、治疗和预后诸方面都与成人有一定区别。所以在国内外一些儿童口腔科的教科书中特别告诫牙科医师"儿童不是小大人"，不应把儿童口腔医学看成是成人口腔医学的缩影。

儿童时期机体随生长发育的各个阶段而发生变化，由小变大，由单纯变复杂，在牙、牙列、咬合、颌骨等部分也都有明显的变化。儿童口腔和成人口腔最大的不同是，儿童时期要长两次牙齿，即乳牙和恒牙。因此，对儿童口腔疾病的治疗从乳牙早期一直到恒牙的发育完成都需要定期进行口腔健康管理。

儿童口腔治疗的目的不仅是恢复受损牙体、牙列等的形态和功能，还应考虑其在生长发育过程中的变化，对恒牙的生长发育进行生理性诱导。例如在临床治疗中，3岁和8岁的患儿，年龄差距为5年，前者刚形成乳牙列，而后者已处于混合牙列期，口腔内情况较为复杂，既有年轻恒牙的萌出，又有近脱落期的乳牙。在牙科治疗中，对上述两名患儿所考虑的方法和内容均有所不同。而在33岁和38岁两名患者间，年龄差亦为5年，由于两者均属生长发育已完善的成人，在牙科治疗的原则和方法上是相同的。

在医患关系上，对于成人患者只是医生和患者二者之间的关系，而对儿童患者来说是医生、患儿和家长（监护人）三者之间的关系，在治疗实施和管理中家长起着十分重要的作用。所以医生（护士）要认真听取家长的希望和要求，完成详尽的检查后，将患儿口腔状况、治疗计划、内容原理，甚至治疗次数、所需费用等讲清楚，征得家长同意，签署知情同意书后才能开始治疗。

二、儿童口腔医学的学科范畴

儿童口腔医学的学科范畴包括维持和增进从胚胎至成人这一生长发育过程中的口腔健康，预防和治疗口腔疾患和发育异常，进行定期口腔健康管理和研究口腔机能的理论和方法等。其包括的范围较为广泛，概括起来有以下几个方面：

1. **儿童牙齿、牙列、颅颌面的生长发育和发育异常** 儿童时期牙齿、牙列、颅颌面生长发育的变化最大，也最为活跃，只有正确认识并掌握其规律特点，才能准确地判断其异常的倾向。儿童牙齿发育异常包括牙齿数目异常、形态异常、结构异常和萌出异常等。儿童口腔科医生需要选择合适的时机，进行多学科合作治疗。早期的治疗和适宜的处置有利于儿童正常发育。

2. **乳牙、年轻恒牙牙齿疾患**　主要包括乳牙、年轻恒牙龋病及因龋或非龋疾患所引起的牙髓和根尖周病、牙外伤等。对牙齿疾病的早期诊断和治疗是非常重要的,否则会对儿童生长发育产生影响。这种影响既有局部的,又有全身的,甚至对儿童身心发育产生影响,一定要引起重视。

3. **儿童口腔软组织疾患**　牙周组织疾病是发生在牙周组织的慢性疾病,其发展需要一定时间,成人时有较重的临床表现,但最早往往发生在儿童。由于儿童没有养成良好的口腔卫生习惯,早期牙龈炎症未得到及时治疗,或缺乏牙周疾病的预防知识等,就会造成成年时牙周病的发生。由于儿童牙周组织解剖的特殊性,牙周组织疾患表现也有其特点。儿童黏膜疾患往往和全身疾患有关,也应积极进行防治。

4. **口颌系统疾患**　近年来许多学者认为口颌系统疾患是继龋齿和牙周病之后第三大影响口腔健康的疾病。儿童时期咬合和咀嚼功能障碍及口腔不良习惯对颞下颌关节疾患有着重要的影响。对儿童口颌系统疾患的积极防治,也是临床医师不可忽视的问题。

5. **牙列和咬合关系异常**　许多研究表明大约 60% 青少年错𬌗畸形的发生是由于替牙期发育障碍引起的并开始有所表现。所以积极治疗乳牙和年轻恒牙牙齿疾病,并注意恢复牙齿的解剖形态和生理功能,及时纠正口腔不良习惯,对影响颌面发育的错𬌗畸形进行早期矫治,诱导儿童牙列和咬合功能的正常发育是极其重要的。

6. **残障儿童口腔治疗**　由于身体或心理障碍,残障儿童口腔状况要比正常儿童差。残障儿童口腔疾患的发病特点和治疗方法都和正常儿童有所不同。许多调查显示残障儿童的龋齿发病率高于同龄儿童。随着社会的进步,残障儿童牙科治疗会越来越受到重视。

7. **儿童遗传性疾病及相关综合征的口腔表现**　儿童龋病、牙周病、错𬌗、牙齿及颌面部发育异常存在遗传及环境因素,儿童口腔科医生应仔细询问病史,认真检查后对疾病的遗传和环境因素进行分析。对相关的口腔综合征,特别是常见的牙齿先天缺失、乳恒牙替换异常、多生牙、形态异常、颅面发育异常、早期牙周疾患等,近年来此方面研究开始增多。本专业医师应正确诊断,制定系统治疗计划。

8. **儿童口腔治疗的行为管理**　由于儿童的心理和生理发育特点,儿童对口腔科治疗易产生惧怕情绪,诱导儿童配合完成牙科治疗的所有方法和措施,称为儿童口腔治疗的行为管理。儿童的就诊行为受发育、心理、环境等因素影响。行为管理的方法有药物和非药物,是儿童口腔医师必须掌握,并不断研究的内容。

三、学科发展简史

儿童口腔医学是致力于儿童牙齿及颌面部问题的口腔医学。随着学科的发展,儿童口腔医学的范畴逐渐发生变化,这一点也体现在学科的英文名称上。最初国际上多用“pedodontics”一词,译为“儿童牙科学”,治疗内容仅限于传统的牙体修复、保存和预防。近年来,越来越多的国家使用“pediatric dentistry”,其概念已经完全不同于过去的“儿童牙科学”,治疗、研究内容既包含儿童存在的牙科问题,还涉及儿童所存在的牙颌问题和与牙齿有关的儿童身体、心理发育及社会问题。其次,儿童口腔科主要根据年龄来确定本专业的治疗对象,而其他临床科室主要是根据所诊疗疾病的范围和方法来分科,涉及生长发育阶段儿童、青少年的口腔相关问题,都是本专业的研究范围。随着国人口腔保健意识的增强,患者前来就诊的目的不单是为了治疗牙病,有些儿童的就诊目的是进行健康管理、咨询。还有一个原因是鉴于我国自 20 世纪 50 年代以来采用“口腔医学”一词,2003 年第二版专业教材的名称启用“儿童口腔医学”。自此本专业学科名称定为“儿童口腔医学”,临床专业分科称“儿童口腔科”。

作为口腔医学中的一门独立学科,儿童口腔医学是以处于生长发育阶段的儿童为对象,研究其口腔范围内之牙、牙列、颌及软组织等的形态和功能,诊断、治疗和预防其口腔疾病及畸形,使之形成有健全功能的咀嚼器官。儿童口腔医学的目的确定了儿童口腔科的服务对象,由于主观、客观等原因,其服务对象的年龄划分在各国及各诊疗单位并不一致。基于牙齿的形成并非仅从出生后开始,所以一些学者主张胎儿期及出生后的无牙期亦为此专业的研究和服务对象。第二恒磨牙萌出及其牙根完全形成,此时口腔处于恒牙列阶段,牙列的生长发育也基本完成,因此一些医学院校儿童口腔科的诊疗年龄为 15 岁以下。近年来,我国许多专家建议,儿童口腔科诊疗年龄应为 18 岁以下。其理由为此时儿童青少年身心发育为成人,第三恒磨牙萌出,颌面部发育成熟;我国大多数儿童医院诊疗年龄在 18 岁以下。

四、儿童口腔医学的发展趋势

儿童口腔医学作为一门临床学科,大量借鉴了其他专业领域的重大成就,包括口腔牙体牙髓科、牙周科、口腔黏膜科、口腔修复科、口腔外科、口腔正畸科和口腔预防科等专业的技术和方法。在临床上,儿童口腔科医生应结合儿童的解剖、生理、心理等特点,研究、开展、创新适合本专业的诊治方案与方法。

近年来,随着对龋病病因学和病理过程的进一步认识,以及材料学、激光、影像学的发展和计算机的广泛应用,使得龋病的早期发现和干预成为可能,儿童龋病管理模式发生了重要改变,药物治疗和微创治疗受到越来越多的关注。在牙髓治疗方面,基于牙髓干细胞的发现及其在组织修复与再生方面作用的研究,以及新型生物活性盖髓材料的研发,活髓保存和牙髓再生治疗成为儿童口腔医学的研究热点,也在再生医学领域占据了重要地位。另外,在过去的几十年中,遗传学和基因检测技术的迅猛发展使得我们对于口腔疾病,包括常见病如龋病,以及牙齿发育异常和口腔相关遗传性疾病等有了更深入的认识,致病基因的筛查及基因功能的研究有助于医生更好地了解疾病的发病机制及个体易感性,有针对性地制定群体或个体防控措施。

随着社会的进步,对儿童心理健康的关注日益加强,在儿童口腔医学中儿童行为管理的重要性也日益突出,采取个性化管理措施、帮助儿童适应并配合口腔治疗、降低诊疗风险,是儿童口腔科治疗的基础。

(赵玉鸣)

参 考 文 献

[1] 秦满,夏斌.儿童口腔医学[M].3 版.北京:北京大学医学出版社,2020.
[2] 葛立宏.儿童口腔医学[M].5 版.北京:人民卫生出版社,2020.
[3] 秦满,译.麦克唐纳-埃弗里儿童青少年口腔医学[M].10 版.北京:北京大学医学出版社,2018.

第二章 儿童龋病

第一节 乳牙龋病

儿童的乳牙在萌出后不久即可患龋,临床上最早可见 6 个月的儿童,上颌乳中切牙尚未完全萌出即可发生龋坏。

(一) 好发牙位及好发牙面

1. 乳牙龋病好发的牙位依次为上颌乳中切牙、下颌第一乳磨牙、下颌第二乳磨牙、上颌第一乳磨牙、上颌第二乳磨牙。

2. 上颌乳牙龋好发的牙面为乳中切牙之近中面,其次为远中面和唇面;乳侧切牙以近中面、唇面多见;乳尖牙则多见于唇面,其次为远中面;第一乳磨牙多见于咬合面,其次为远中面;第二乳磨牙则多发于咬合面和近中面。

3. 下颌乳牙龋好发的牙面为第一乳磨牙咬合面,其次为远中面;第二乳磨牙咬合面,其次为近中面;乳尖牙多见于唇面,其次为远中和近中面;下颌乳中切牙和侧切牙少患龋,如患龋则多出现在近中面。

4. 各年龄段的乳牙龋病发生部位有其明显特点,2 岁以下时乳牙龋主要发生于上颌乳前牙的唇面和邻面,3~4 岁时多发于乳磨牙咬合面的窝沟,4~5 岁时好发于乳磨牙的邻面。

(二) 乳牙龋的特殊类型

由于乳牙自身的解剖和组织结构特点及儿童的饮食特点,乳牙龋在临床上除了可根据龋坏波及的程度分为浅、中、深龋以外,还可表现为一些不同于恒牙龋的特殊类型。

1. **环状龋** 发生在乳前牙唇面、邻面的牙冠中 1/3 至颈 1/3 处、围绕牙冠的广泛性环形龋损称为环状龋。最早由 Neuman 于 1987 年报道,在恒牙很少见,多见于乳牙。有学者认为与乳牙新生线的矿化薄弱有关,但有学者经组织病理学观察分析,认为环状龋的形成与出生后乳牙牙颈部釉质的矿化程度低有关。龋向两侧扩展,而不易向矿化程度高、抗酸力强的出生前釉质扩展,以致形成环状。环状龋的发生还与幼儿的自洁作用较差及局部食物滞留相关。

2. **奶瓶龋** 延长哺乳时间或者长时间的奶瓶喂养可导致低龄儿童发生较为严重的龋患,这一类乳牙龋损称为奶瓶龋。Fass(1962 年)首次提出了"奶瓶喂养龋(nursing-bottle caries)"的概念,此后,这一儿童乳牙龋病类型又出现过各种名称,如喂养龋(nursing caries)、婴幼儿奶瓶龋(baby bottle caries)、奶瓶喂养综合征(nursing bottle syndrome)婴幼儿奶瓶牙龋损(baby-bottle tooth decay,BBTD)"等。许多学者认为由于长时期用奶瓶人工喂养,瓶塞贴附于上颌乳前牙,奶瓶内多为牛奶、果汁等易产酸发酵的饮料,加之低龄儿童的乳牙刚萌出不久,牙齿表面不成熟,更易受酸的作用而使低龄儿童发生龋损。近年来随着对奶瓶龋研究的深入,逐渐认识到奶瓶喂养虽与奶瓶龋的发生有关,但并不是唯一因素。

3. **低龄儿童龋** 1994 年美国疾病控制中心(certer's for disease control and prevention,CDCP)会议上首次提出低龄儿童龋(early childhood caries,ECC)的概念,其定义不是依据受累牙的个数,而是患者的年龄和患牙的位置。ECC 可较好地反映儿童龋多因素致病的特征,但在各国学者的调查中其发生率差异较明显(3%~79.9%)。Damle(2006 年)将重症低龄儿童龋(severe early childhood caries,S-ECC)定义为 3 岁以下的儿童发生有光滑面的乳牙龋患,或 3~5 岁的儿童发生一个以上的上颌乳前牙的光滑面龋损或 3 岁的儿童 dmf≥4,4 岁的儿童 dmf≥5,5 岁的儿童 dmf≥6。ECC 患儿在 2、3 或 4 岁时具有典型的临床特征,可早期累及上颌乳前牙,也可累及上下颌第一乳磨牙,上颌乳前牙光滑面患龋是其主要特征,且病损牙位呈明显的对称性。

(三) 乳牙龋的临床特点

与恒牙龋相比,乳牙龋的临床表现有如下的特点:

1. 患龋率高,发病时间早 乳牙的患龋率高,且发病时间早,在牙齿刚萌出不久,甚至牙尚未完全萌出,即可发生龋坏。

2. 龋患发展速度快 由于乳牙的釉质和牙本质均较薄,且矿化程度低,髓腔大、髓角高,龋坏易波及牙髓,很快发展为牙髓病、根尖周病甚至形成残冠和残根。

3. 自觉症状不明显 因为乳牙龋进展快,自觉症状不明显,常被患儿家长忽视。临床上常见患儿龋已发展成牙髓病或根尖周病时才来就诊。

4. 龋齿多发,龋坏范围广 在同一儿童的口腔内,多数牙齿可同时患龋,如两侧上下颌第一、第二乳磨牙可同时患龋;也常在一个牙的多个牙面同时患龋。

(四) 乳牙龋的临床管理

1. 口腔卫生指导

(1) 乳牙萌出前的口腔卫生行为指导:从婴幼儿出生后,家长应为婴幼儿清洁口腔,每天用软纱布为孩子擦洗口腔,使孩子逐渐养成良好个人卫生习惯。

(2) 乳牙萌出期的口腔卫生行为指导:牙齿萌出后,家长应当用温水浸湿消毒纱布或指套牙刷轻轻擦洗婴幼儿口腔和牙齿,每天 2 次,每次清洁时间不少于 1 分钟。当多颗牙齿萌出后,家长应使用指套牙刷或儿童牙刷为孩子刷牙,并确保清洁上下颌所有的牙面,特别是接近牙龈缘的部位。每天刷牙 2 次,每次 1~2 分钟。

(3) 婴幼儿第一次口腔检查的时间:婴幼儿应该在第一颗牙齿萌出后 6 个月内,就由家长带去医院检查牙齿,请医生帮助判断孩子牙齿萌出情况,并评估其患龋病的风险,提供有针对性的口腔卫生指导,如果发现龋病等口腔疾病应及早诊治。

2. 药物治疗:也称非手术治疗,包括阻断性治疗和再矿化治疗两种方式,主要是指不切割或少切割牙体龋损组织,仅在龋损部位涂抹适当的药物使龋损停止发展或消失。

(1) 适应证:主要适用于龋损面广泛的浅龋、白垩斑或剥脱状的环状龋及一些不易制备洞型的乳牙。这类龋损常见于乳前牙邻面和唇面,有时也可见于乳磨牙的咬合面与颊面。若有条件应尽可能作修复治疗,因为非手术治疗并不能恢复牙体外形,仅起抑制龋损进展的作用。

(2) 常用药物:2% 氟化钠溶液、8% 氟化亚锡溶液、1.23% 酸性氟磷酸钠溶液、75% 氟化钠甘油糊剂、10% 氨硝酸银溶液和 38% 氟化氨银溶液、氟保护漆等。

(3) 作用原理:氟与牙齿中的羟基磷灰石作用,可形成氟化钙,起到再矿化的作用;可形成氟磷灰石,因氟磷灰石较羟基磷灰石抗酸力提高,起到防龋和抑龋作用。氨硝酸银涂布,又称氨银浸镀法,主要是氨硝酸银中的银离子与有机质中的蛋白质作用,形成蛋白银,有凝固蛋白的作用,起到抑菌和杀菌的作用。氟化氨银涂布时,形成氟化钙和磷酸银,增加牙齿的抗酸力。

3. 修复治疗 乳牙患龋致牙体缺损后可致咀嚼功能降低,多个乳牙牙冠破坏严重时可致乳牙牙弓长度缩短、咬合高度降低,对恒牙列的形成及颌面部的正常生长发育均带来不良影响。故去除病变组织、恢复牙体形态、提高咀嚼功能的修复治疗非常重要。

充填修复治疗指去除龋坏组织,制备大小与形态适当的窝洞,在保护牙髓的状况下,选用合适的充填材料充填窝洞、恢复牙体外形的一种治疗方法。

儿童口腔临床常用的牙体修复材料有玻璃离子水门汀,复合树脂材料、复合体材料及银汞合金材料。

银汞合金因其毒性和不美观在儿童牙体缺损修复治疗中的应用越来越少,逐渐被一些性能优良的牙色材料,如树脂改良型玻璃离子材料、复合体材料所替代。

儿童乳牙牙体缺损修复的操作基本同于恒牙牙体修复,但在修复乳牙邻面外形时应考虑到乳牙列生理间隙的存在,不必勉强恢复接触点。在多个牙的牙冠崩坏时,应恢复其咬合高度以恢复患牙的咀嚼功能。

(五)学科新进展

1. 0~3岁低龄儿童龋的治疗原则　适应婴幼儿生长发育规律,以"慢病管理"的方式将预防与临床诊疗技术相结合,降低患龋儿童龋齿活跃性,预防龋病向其他健康乳牙(新发龋)和健康牙面蔓延(再发龋),采用诊疗风险相对较低的、相对简单的治疗操作技术阻断龋坏牙病损进一步发展(龋引起的并发症),最大程度上降低婴幼儿龋对儿童口腔健康的影响,最终阻断乳牙龋向恒牙迁延,维护儿童一生的口腔健康。

2. 0~3岁低龄儿童龋的治疗应尽量少地使用侵入性治疗手段,最大程度上保存活髓。对尚未波及牙髓的龋坏,推荐使用化学去腐辅助下非创伤性充填技术(atraumatic/alternative restorative technique,ART),采用对隔湿要求稍低的释氟材料充填窝洞。

第二节　年轻恒牙龋病

年轻恒牙(young permanent teeth 或 immature permanent teeth)是指恒牙已萌出,在形态和结构上尚未形成和成熟的恒牙。保护与及时治疗年轻恒牙,形成健全的恒牙列是儿童口腔科的主要任务之一。

(一)年轻恒牙龋的临床特点

1. **第一恒磨牙发病早,龋患率高**　第一恒磨牙于儿童6岁左右即萌出,因萌出时间早又处于口腔的后位,因而发生龋患率最高(约占年轻恒牙患龋率的90%),且常被家长将其误认为乳牙,不予重视,从而耽误其早期发现早期治疗的时机。第一恒磨牙的龋坏可影响到整个混合牙列和恒牙列的功能,影响到颌骨的发育及面颌的形态。值得注意的是,儿童的第一恒磨牙患龋常常呈左右对称,40%以上的第一恒磨牙龋累及两个以上的牙面。

2. **耐酸性差,龋坏进展快**　因年轻恒牙存在萌出后的再矿化现象,因此刚萌出的年轻恒牙表面釉质不成熟,硬度较差,渗透性较大,耐酸性差而易患龋,且进展较快。不仅如此,年轻恒牙的髓腔大、髓角尖高,牙本质小管粗大,病变快,容易引起牙髓感染和根尖周组织的炎症。

3. **受乳牙患龋状态的影响**　有研究已经证实乳牙患龋可增加年轻恒牙患龋的概率,相邻乳牙的龋坏可能波及相邻年轻恒牙的邻面。

(二)年轻恒牙易患龋的因素

1. **年轻恒磨牙解剖形态复杂**　新萌出的年轻恒磨牙咬合面积大,窝沟点隙复杂,易滞留细菌和食物残渣。上下颌恒磨牙的咬合面、上颌恒磨牙的腭沟、下颌恒磨牙的颊沟、上颌切牙的舌侧窝均为龋易发生且发展迅速的部位。

2. **年轻恒磨牙萌出时间长,难自洁**　恒磨牙新萌出时其咬合面远中部分龈瓣覆盖时间较长,龈瓣下的牙面长期处于不洁状态,容易发生龋坏。另外,年轻恒磨牙的咬合面在较长时间内低于咬合平面,容易滞留菌斑,也容易导致龋病的发生。

3. **第一恒磨牙萌出时期儿童年幼,口腔卫生措施常不彻底**　因第一恒磨牙多在6岁左右萌出,这时候的孩子因年龄小,口腔健康意识薄弱,刷牙效果相对较差,加上第一恒磨牙位于口腔后部,常被家长误认为是乳牙而不予重视,导致第一恒磨牙患龋率高居恒牙列榜首。

4. **替牙期的暂时性拥挤**　年轻恒牙新萌出时可出现暂时性拥挤和不规则排列,被拥挤的隐蔽部位很难自洁,也容易导致菌斑堆积,龋病发生。

(三)年轻恒牙龋的好发部位

在混合牙列期,随着恒牙逐渐萌出,恒牙的患龋率开始升高。其好发部位为:第一、二恒磨牙咬合面、邻面、上颌腭沟和下颌颊沟,上颌切牙邻面和舌面窝沟。

（四）年轻恒牙龋的临床治疗

1. **再矿化治疗**　适用于早期脱矿无牙体缺损的牙釉质龋,或正畸治疗后托槽周围的白垩斑治疗。

2. **修复治疗**　在混合牙列期,由于年轻恒牙存在萌出过程中垂直向和水平向的移动,龋病的修复治疗往往注重恢复患牙的解剖形态,而不强调邻面接触点的修复。龋病的修复治疗多为过渡性治疗,待恒牙列期稳定建𬌗后方可行永久性修复。目前临床上研究较多的修复治疗方法为充填修复、金属预成冠修复、嵌体修复治疗。

（1）充填治疗:目前临床上常用的充填材料主要为光固化复合树脂、玻璃离子水门汀等。由于复合树脂类材料依靠粘接剂与牙体组织产生固位,因此临床应用技术敏感性较高,应使用橡皮障及四手操作等手段对窝洞严格隔湿,以延长充填体使用寿命并减少微渗漏。玻璃离子水门汀材料与牙体组织可形成化学结合,操作便利,可极大缩短在患儿口内操作的时间,同时还可吸收并释放氟离子,具有一定的防龋能力。当年轻恒牙萌出不全时患龋,难以进行严格隔湿,此时可使用对操作环境要求不高的玻璃离子水门汀类材料行暂时充填修复治疗。

（2）金属预成冠修复治疗:该技术主要用于修复大面积龋坏,经牙髓切断术、根尖诱导成形术等牙髓治疗后,或其他修复方式无法取得良好效果（如邻面龋扩展至相邻轴面、患者有磨牙症等）的已完全萌出的年轻恒磨牙。

（3）嵌体修复治疗:该修复技术在儿童口腔临床治疗中的开展是微创理念在儿童口腔医学中的良好诠释。嵌体不仅满足美观和功能的需求外,还减少了牙体预备,能最大限度保存患牙的牙体组织,维护牙列完整,提高咀嚼效率,促进颌面部正常发育以及恒牙列正常咬合关系的建立。对于嵌体修复应用于年轻恒牙,应根据患牙具体情况,充分考虑修复材料性能、患儿自身条件等多方面因素,制定个性化治疗计划,选择安全、恰当、适合患儿的修复材料和修复方式。

（五）学科新进展

1. **年轻恒牙龋病治疗的原则**　采用微创、无痛的治疗方式,最大限度地保存健康牙体组织;尽力保存牙髓活力,保证牙根继续发育;恢复牙体解剖外形,维护儿童身心健康。

2. **年轻恒牙龋病治疗的目标**　控制龋病进展,预防继发龋、再发龋和新发龋的发生;尽全力保存年轻恒牙牙髓活力,促进第三期牙本质沉积,诱导牙根持续发育;恢复年轻恒牙的解剖外形和咀嚼功能,最终建立健全的恒牙列。

（邹　静）

参 考 文 献

［1］中华口腔医学会.临床技术操作规范口腔医学分册［M］.北京:人民卫生出版社.2017.

［2］葛立宏.儿童口腔医学［M］.5版.北京:人民卫生出版社,2020.

［3］周学东.实用牙体牙髓病治疗学［M］.2版.北京:人民卫生出版社,2013.

［4］McDonald RE,Avery DR. Dental caries in the child and adolescent. Dentistry for the child and adolescent［M］. 10th ed. Mosby Inc,2016.

［5］Cameron AC,Widmer RP. Dental caries. Handbook of pediatric dentistry［M］. 4th ed. Mosby Inc,2013.

第三章 儿童牙齿发育异常

牙齿的发育是一个连续的过程,包括牙胚的发生、牙体组织的形成和牙齿萌出 3 个阶段,从胚胎第 6 周乳牙胚开始发生至第三恒磨牙牙根发育完成,整个发育需要约 20 年的时间。牙齿发育异常(dental developmental anomalies)是指牙齿数目异常、牙齿形态异常、牙齿结构异常、牙齿萌出及脱落异常,是儿童牙病中重要的一部分。牙齿发育异常的病因目前还不十分明确,有的来自遗传或家族性,有的来自环境或局部性的。其中遗传因素在牙齿发育异常中起着重要的作用。

第一节 牙齿数目异常

牙齿数目异常(abnormality of teeth number)表现为牙齿数目不足和数目过多,牙齿数目异常在乳牙列很少发生,恒牙列则较常见。

一、牙齿数目不足

牙齿数目不足又称先天缺牙(congenitally absent teeth),先天缺牙是在牙胚形成过程中未能发育或未形成牙齿,或是在牙胚发育早期,即牙蕾形成期的先天性异常。按照牙齿缺失的数目,先天缺牙可分为个别牙缺失(hypodontia)、多数牙缺失(oligodontia)和先天性无牙症(anodontia)。

按照与全身疾病的关系,先天缺牙可分为单纯型先天缺牙和伴综合征型先天缺牙。与缺牙相关的综合征有多种,常见的如外胚叶发育不全综合征、Rieger 综合征等。单纯型先天缺牙是指不伴有其他系统异常的先天缺牙。

（一）个别牙或部分牙先天缺失

个别牙缺失是指除第三磨牙外缺失牙齿数目少于 6 颗;多数牙缺失是指除第三磨牙外,缺失 6 颗或更多牙齿。

【病因】

个别牙缺失的病因尚不明确,可能与牙板生成不足,或与牙胚增殖受到抑制有关。

牙齿的先天缺失主要受遗传因素影响。先天缺牙具有常染色体显性遗传、常染色体隐性遗传和多基因遗传特性。已证实与牙齿发育相关的一些调节基因包括:PAX9,MSX1,AXIN-2,EDA 等。

除遗传因素外,也有学者认为胚胎早期受到有害物质的影响会导致先天缺牙,如,在牙胚发育早期受到 X 线照射影响会导致部分牙齿缺失。另外,创伤、药物、感染和一些先天性疾病以及母亲妊娠期的全身性疾病,如佝偻病、严重的子宫内膜紊乱都有可能导致先天缺牙。

【临床表现】

1. 牙齿先天缺失是先天缺牙的临床特征,个别牙先天缺失通常不伴有全身其他组织器官发育异常。

2. 口腔内先天缺牙的数目和位置不一,先天缺牙可发生在乳牙列,也可发生在恒牙列,恒牙较乳牙多见。乳牙列缺牙者,恒牙列有 75% ± 15% 的缺牙,发现乳牙先天缺失时,应注意检查和追踪观察恒牙有无先天缺牙。

3. 牙齿缺失可发生在单侧也可发生在双侧,缺失牙位多呈对称分布。

4. 恒牙列中任何一颗牙齿都有缺失的可能,除第三磨牙外最常缺失的牙齿是下颌第二前磨牙、上颌侧切牙和上颌第二前磨牙,下颌切牙也是先天缺牙的好发牙位。最少缺失的牙齿是第一恒磨牙、第二恒磨牙。

5. 乳牙列的牙齿缺失情况较少,可见于下颌乳切牙、上颌乳切牙和乳尖牙。

【诊断】

1. 牙齿数目和形态、缺牙位置、间隙情况是先天缺牙的诊断依据。

2. 明确有无外伤史和拔牙史,并拍摄全口曲面体层片排除埋藏牙或阻生牙。

3. X线片排除埋藏牙或阻生牙。全口曲面断层显示,5岁半应可见第二前磨牙牙胚,3岁半应可见侧切牙牙胚,超过此年龄段未见相应牙胚者应高度怀疑先天缺牙。

【治疗原则】

先天缺牙的治疗原则是恢复咀嚼功能,保持良好的咬合关系。

1. 缺牙数目较少时,对咀嚼功能、牙列形态和美观的影响不大,可以不处理。

2. 缺牙数目较多时,可做活动性义齿修复体,恢复咀嚼功能,促进颌面骨骼和肌肉的发育。

3. 恒牙先天缺失时,若恒牙排列拥挤,继承恒牙缺失的乳牙可以拔除,为拥挤的恒牙列提供间隙。当恒牙列稀疏有散在间隙时,可保留滞留的乳牙,以维持完整的牙列和咀嚼功能,待乳牙脱落后再行义齿修复。

(二) 先天性无牙症

先天性无牙症(congenitally total anodontia)是先天完全无牙或大多数牙先天缺失,通常是外胚叶发育不全综合征的口腔表现,同时合并有皮肤、毛发、指甲等外胚叶器官的发育异常。

【病因及发病机制】

为遗传性疾病,遗传方式尚不明确,可能为常染色体显性遗传或隐性遗传,其多数病例为伴X隐性遗传。目前已有2个相关性基因,一个是外胚叶发育不全综合征(ectodermal dysplasia, EDA)基因,另一个是Rieger综合征的基因。外胚叶发育不全在家族内或家族之间存在着临床异质性。有文献报道,无牙症可能是由WNT10A基因中的纯合子或复合杂合子突变引起的。WNT10A基因的突变也是引起孤立的(非综合征)个别牙缺失的原因。

本病由于外胚叶及其附属器的先天发育异常,部分汗腺或全部汗腺缺失,以及由于外胚叶的牙板未发育或发育不足,缺乏牙齿的始基,不能诱导间叶成牙本质细胞的发生,而导致部分或全口无牙畸形。

【临床表现】

遗传性外胚叶发育不全综合征具有典型的三联征:毛发稀少(无毛或少毛)、牙齿缺如(无牙或少牙)、汗腺缺少而不能出汗(无汗症或少汗症)。

无汗型外胚叶发育不全的主要临床表现如下。

1. 汗腺、皮肤、毛发的异常 汗腺缺失或缺少,不出汗或很少出汗,不能耐受高温。缺少毛囊和皮脂腺,皮肤干燥而多皱纹,尤其眼周围皮肤;毛发、眉毛、汗毛干枯稀少;指(趾)甲发育不良。

2. 面部发育异常 前额部和眶上部隆凸而鼻梁下陷,口唇突出,耳郭明显。

3. 口腔表现 最突出的表现是先天缺牙,乳牙或恒牙多数或全部缺失,有的仅有寥寥无几的牙齿,余留牙间隙增宽,牙形小,呈圆锥形。无牙的部位无牙槽嵴,但颌骨发育不受影响。有的涎腺发育不良,唾液少,口干。

有汗型外胚叶发育不全又称毛发-指甲-牙齿综合征(trichoanycho-dental-syndrome),主要表现是汗腺发育正常,其他表现与无汗型外胚叶发育不全相似。如:毛发、眉毛纤细、色浅、稀疏;指甲发育迟缓,菲薄脆弱,有条纹无光泽,常可出现甲沟感染而使指甲基质崩解、缺失或变厚;牙齿先天缺失,缺失牙数不等,或形态发育异常,前牙多呈锥形牙,或釉质发育不良,釉质薄,横纹明显或出现小陷窝。

【诊断】

1. 患儿的汗腺、皮肤、毛发、面部发育等异常表现。

2. 牙齿部分或全部缺失,余留牙齿形态或结构异常,通过全口曲面体层片可确诊其缺牙状况。

【治疗原则】

在患儿能够接受和配合的前提下尽早行活动义齿修复,来恢复咀嚼功能,尽量促进颌面达到正常的垂直高度,维持颌面软组织功能。随着儿童的生长发育,义齿需要适当调整或替换。有的病例可能需要结合正畸治疗来调整基牙的位置。

二、牙齿数目过多

牙齿数目过多(hyperdontia)是指多于正常牙类、牙数以外的额外牙,又称多生牙(supernumerary tooth)。牙齿数目过多除多生牙外,还可表现为牙瘤。

(一) 多生牙

多生牙是人类正常牙列以外发生的牙齿。

【病因】

多生牙病因至今仍未认定。对其形成的原因有数种推测:进化过程中的返祖现象、牙胚的分裂、牙板局部的活性亢进(是解释多生牙发生得到最广泛接受的理论)、遗传因素、综合征疾病的一种表现。

【临床表现】

1. 可在牙列中多生一个或几个牙,较少见于乳牙列,多见于混合牙列、恒牙列,发生率在 1%~3% 之间。

2. 多生牙的形态变异很多,有锥形、三角形或结节形等。但也有发育完好的多生牙,与正常邻牙形态相似。

3. 多生牙可位于颌骨的任何部位,最常见发生于上颌前牙区域,上颌发生率大约是下颌的 8 倍,男性多于女性。可萌出于口腔内,也可埋伏于颌骨内。也可发生于牙弓外,唇颊侧和舌腭侧,有的甚至位于鼻腔、上颌窦内。

4. 多生牙常导致正常恒牙发育和萌出障碍,表现为恒牙迟萌或阻生、牙根弯曲、牙齿移位或萌出方向改变。伴随的表现有乳牙滞留、邻牙扭转、牙间隙的出现等。多生牙还可造成邻牙异常的牙根吸收,可能形成滤泡或牙源性囊肿。还可能与正常牙融合或出现含牙囊肿。

【诊断】

口腔中出现形态异常的超出正常牙数目的额外牙,拍摄 X 线片明确诊断,以确定多生牙的数目和位置。常用的 X 线片有根尖片、全口曲面断层片和 CBCT。

【治疗原则】

为减少多生牙对恒牙和恒牙列的影响,应尽早发现,及时处理。

1. 已萌出的多生牙应及时拔除。当多生牙牙冠形态近似正常牙,或牙根有足够长度,而正常恒牙存在牙根吸收或弯曲畸形等问题,可考虑拔除正常恒牙而保留多生牙。

2. 对于埋伏多生牙,如果影响恒牙的发育、萌出及排列,在不损伤恒牙胚的情况下应尽早拔除,拔除时必须仔细小心,切勿损伤正在发育的恒牙牙根。若不影响恒牙胚发育和萌出,可等恒牙牙根发育完成后再拔除。

(二) 牙瘤

牙瘤(odontoma)是成牙组织的错构瘤或发育畸形,牙胚细胞异常增殖所致,不是真性肿瘤。肿物内含有成熟的牙釉质、牙本质、牙骨质和牙髓组织,根据这些组织排列结构不同,可分为两种类型:混合性牙瘤,组合性牙瘤。

【临床表现】

混合性牙瘤仅仅是牙组织的混合,没有牙齿的形态,多发生于后牙区,X 线表现为阻射团块。组合性牙瘤是由许多牙样结构组成,虽然不同于正常牙,但牙釉质、牙本质、牙骨质和牙髓的排列如同正常牙的排列方式。多发于尖牙和切牙区,上颌比下颌多见。X 线表现为阻射影像,呈小的牙齿样结构。

【诊断】

牙瘤通常没有症状,常在 X 线检查中发现,临床常用 CBCT 明确诊断。

【治疗原则】

在不损伤恒牙胚的情况下尽早拔除,一般预后较好。

第二节　牙齿形态异常

牙齿形态异常是指在牙齿发育过程中,受遗传因素或环境因素的影响,造成了牙齿形态的变异。临床常见的牙齿形态异常有:畸形牙尖、畸形牙窝、牙过小、牙过大、双牙畸形、弯曲牙和牙髓腔异常。

一、畸形牙尖与畸形窝

(一) 畸形舌尖与畸形舌窝

畸形舌窝和畸形舌尖为切牙的牙齿发育畸形,是牙齿发育时期成釉器出现皱褶向内陷入牙乳头所致,当向内陷入牙乳头形成窝状畸形时称畸形舌窝(invaginated lingual fossa),又称牙内陷(dens invaginatus)。当舌隆突呈圆锥形凸起而形成牙尖畸形时称畸形舌尖。临床根据舌窝深浅程度和舌窝形态变异,又分为畸形舌沟、畸形舌尖和牙中牙。

畸形舌窝多见于恒牙,上颌侧切牙多见,其次是上颌中切牙。畸形舌尖可发生于恒牙也可发生于乳牙,恒牙多见于上颌侧切牙,其次是上颌中切牙,偶见尖牙。乳牙多见于乳中切牙,其次是乳侧切牙。

【病因】

与遗传因素有关。

【临床表现】

1. **畸形舌窝**　是牙内陷较轻的一种,牙齿形态无明显变异,致使舌窝较深,易堆积食物和菌斑,好发龋病。

2. **畸形舌尖**　有的完全无害。多数畸形舌尖较粗大,容易妨碍咬合,有的畸形舌尖尖细,有髓角突入尖内,易于磨损或折断,导致牙髓感染。有的畸形舌尖伴有畸形舌窝。

3. **畸形舌沟**　是釉质内陷的裂沟,裂沟可越过舌隆突,将其一分为二。若裂沟达根尖部,感染即可由此通过引起牙周或根尖周炎症。

4. **牙中牙**　是内陷较严重的一种,由于内陷深入的部位有釉质和牙本质,在X线片上可以看到牙冠中央内陷的空腔,好似包含在牙中的一个小牙,故称牙中牙。牙中牙表面为内陷的釉质,内陷部位的釉质和牙本质可能有缺陷或缺失,有时内陷的釉质盲端有一小孔,很可能是与髓腔间的交通,这些特点使得该部位的龋坏容易进展影响牙髓。牙中牙最多见于上颌侧切牙,其次是上颌中切牙,具有一定的对称性。在引起牙髓病之前一般无临床症状。

【诊断】

依据畸形舌窝和畸形牙尖的上述临床症状及X线片进行诊断。临床上如果遇到上颌侧切牙或乳上颌中切牙出现不明原因的牙髓根尖周炎时,应考虑到畸形舌窝或畸形舌尖类疾病。

【治疗原则】

1. 畸形舌尖若呈圆钝不妨碍咬合可不处理。

2. 畸形舌尖较高妨碍咬合,可采用分次磨除法,每周调磨1次,共调磨3~4次,调磨后涂布氟制剂,以防牙本质敏感。

3. 局部麻醉下磨除舌尖,视牙髓情况选择行间接盖髓、直接盖髓或部分冠髓切断。

4. 如果牙髓已受累,根据牙髓感染情况和牙根发育程度,选用冠髓切断、根尖诱导成形、根管治疗或牙髓血管再生。

5. 畸形舌窝应早期进行窝沟封闭或预防性充填,以预防龋病的发生。

6. 畸形舌沟引起牙周和根尖周炎症者,可进行牙周翻瓣手术,必要时可以考虑拔除。

7. 牙中牙治疗较为困难,除需治疗导致牙髓、尖周组织感染的"小牙",还需对包绕它的根管进行治疗。有的换牙在非手术治疗效果不佳时,也可考虑意向再植,即在麻醉下将换牙拔除,立即在口外进行根管治疗封闭根尖,并原位再植,定期观察。

(二) 畸形中央尖

畸形中央尖(central cusp)是指在前磨牙的中央窝处或接近中央窝的颊尖三角嵴上,突起一个圆锥形的牙尖。最多出现于下颌第二前磨牙,其次为下颌第一前磨牙、上颌第二前磨牙和上颌第一前磨牙。可单发或多发,常见左右侧同名牙对称性发生。

【病因】

为常染色体显性遗传,好发于中国、日本、菲律宾、马来西亚等地人种的前磨牙,发生率为 1%~5%,女性高于男性。

【临床表现】

1. 畸形中央尖的高低不等,一般 1~3mm,大部分结构为釉质,中央为薄层牙本质,可有髓角突入。

2. 畸形中央尖基底部直径约 2mm,游离端可尖细、圆钝或为结节状。此尖磨损或折断后,可见底部的环状痕迹,颜色较深的中心为突入到尖内的髓角或形成的继发性牙本质。

3. 通常无明显临床症状,常在口腔检查时偶然发现。有时在检查相应乳磨牙的 X 线片上,可看到其继承恒𬌗面高耸的牙尖,此时应提醒患者家长注意,在继承恒牙萌出后及时就诊进行必要的预防性处理。

4. 尖而高细的中央尖极易折断,折断后牙髓暴露易引起牙髓感染、坏死以至根尖周炎症,属无龋性根尖周感染(periapical infection of caries free teeth)。由于折断时多为年轻恒牙,常常影响牙根的发育甚至导致牙根停止发育,X 线片显示患牙牙根短、根管粗、根尖孔敞开或呈喇叭口状。

有报道,下颌乳磨牙尚未脱落,其继承恒磨牙尚未萌出即发生畸形中央尖折断并导致根尖周炎的病例,甚至局部出现反复肿胀且于颌面部出现皮瘘的病例。因此,对接近替换期的无龋损或牙体缺损的乳磨牙出现明显肿胀时,应考虑其下方的继承恒牙有无畸形中央尖等牙齿发育异常的可能,如有可能,应立即拔除乳磨牙,开髓、根管引流,使炎症尽快消退,以免延误治疗。

【诊断】

1. 前磨牙中央窝处有圆锥形突起,折断后可见环状痕迹。

2. 多见于下颌第二前磨牙,常对称性发生。

3. X 线片是检查和诊断的必要手段。

4. 多数患者是在中央尖折断引起牙髓根尖周炎症后就诊,故在就诊患儿中,如果发现无龋坏或牙体缺损的前磨牙有根尖周炎症时,应考虑到中央尖的可能。

【治疗原则】

小而圆钝的中央尖可不作处理,让其自行磨损。为防止畸形中央尖折断和并发症发生可进行预防性治疗,阻断可能因畸形中央尖折断导致牙髓感染的途径。主要方法有预防性充填法和中央尖加固法。分次调磨法由于临床效果不肯定,不建议使用。

中央尖折断并出现轻度牙髓或尖周病变时,需要根据牙髓感染的情况和牙根发育情况,选择治疗方法。

牙根没有发育完成的年轻恒牙可采用冠髓切断术、根尖诱导成形术、牙髓血管再生术等控制炎症,促进牙根的发育。牙根发育完成的患牙,可采用根管治疗术。牙根过短且根尖周病变范围过大的患牙,可予以拔除。

二、过大牙、过小牙

(一) 过大牙

过大牙(macrodontia)是指大于正常牙的牙齿,又称为牙过大。

【病因】

过大牙有个别牙过大和普遍性牙过大。个别牙过大的病因尚不清楚,普遍性牙过大多见于脑垂体功能亢进的巨人症。环境因素与遗传因素共同决定牙的大小。Townsend(1985)报告 47 例 XYY 男性,其牙齿一般较大,Y 染色体似能直接作用于牙齿的大小。

【临床表现】

1. 过大牙的形态与正常牙相似,但体积较正常牙显著过大。

2. 个别牙过大多见于上颌中切牙和下颌第三磨牙。普遍牙过大表现为全口所有牙都较正常牙大。例如,全口巨牙症,巨牙的髓腔中多有髓石。

【治疗原则】

个别牙过大对身体健康无任何影响可不作处理,或可进行适当调磨,调磨应以不引起牙髓敏感症状为原则。

(二)过小牙

过小牙(microdontia)是指小于正常牙的牙齿,又称为牙过小。过小牙的形态常呈圆锥形,又称锥形牙(cone-shaped tooth)。过小牙与锥形牙统称牙过小畸形。

【病因】

过小牙有个别牙过小和普遍性牙过小,其病因多与遗传有关。

普遍性牙过小多见于脑垂体功能低下的侏儒症,临床比较罕见。有的牙过小与缺牙症同时存在,或伴随一些结构异常与萌出异常,有的是综合征的一个表现。例如遗传性外胚叶发育不全综合征,除无汗、缺汗外还出现部分或全部无牙、牙齿过小并呈锥形等异常现象。

【临床表现】

过小牙体积较正常牙显著过小,与邻牙之间有间隙,但钙化正常。个别牙过小多见于上颌侧切牙和上颌第三磨牙,多生牙也常为过小牙,呈锥形。若为综合征的一种表现,除某些牙齿过小之外,还有口腔或全身的其他异常现象。

【治疗原则】

牙过小影响美观,可进行牙冠、贴面修复,或用光固化树脂修复外形。对身体健康无任何影响,可不作处理。

三、双牙畸形

双牙畸形是指牙齿在发育时期,由于机械压力因素的影响,使2个正在发育的牙胚融合或结合为一体的牙齿形态异常。根据形态和来源,可分为融合牙、结合牙和双生牙。

(一)融合牙

融合牙(fused tooth)是由2个正常牙胚的牙釉质或牙本质融合在一起而成。除牙齿发育受压力因素影响外,还有遗传倾向。根据融合时间的早晚,可以形成冠根完全融合,也可以形成冠部融合而根部分离,或根部融合而冠部分离。其中,冠部融合现象较多见。通常情况下,两颗融合的牙齿有独立的髓腔和根管,少数情况下根管也可以是一个。

【病因】

牙齿发育期间,由于机械压力的因素,使2个正在发育的牙胚融合为一体。可能有遗传因素。

【临床表现】

1. 乳恒牙都可出现融合,乳牙列的融合牙比恒牙列多见。

2. 乳牙列多见下颌乳中切牙与乳侧切牙的融合,或乳侧切牙与乳尖牙的融合。乳牙的融合多发生于单侧,也可对称性出现于双侧。

3. 恒牙多为多生牙与正常牙融合,也有恒侧切牙和恒尖牙融合。

4. 融合牙一般为2颗牙的融合,也有3颗牙的融合,但临床较少见。

5. 乳牙的融合牙常并发其中一颗继承恒牙先天缺失。此外,由于乳牙融合牙的近远中径小于非融合牙近远中径之和,因而对牙弓周长和牙齿的排列会造成影响。所以当乳恒牙替换时,应予以观察并做好预防性矫治。

【诊断】

1. 牙釉质或牙本质融合一体的牙冠异常形态。

2. 融合牙的融合处呈沟状、嵴状或切缘处有不同程度的局限性分离现象。

3. X 线片显示冠部融合根部分离、根部融合冠部分离或冠根完全融合，以及髓腔、根管的状况。

【治疗原则】

融合牙对牙列影响不大时，可不做处理。融合线处可通过窝沟封闭预防龋齿，也可做预防性充填。替牙前后应摄片检查有无恒牙先天缺失，及时进行间隙管理。影响继承恒牙萌出的乳前牙融合牙，可考虑拔除。

（二）结合牙

结合牙（concrescence of tooth）是 2 个或 2 个以上基本发育完成的牙齿，由于牙齿拥挤或创伤，使两个牙根靠拢，由增生的牙骨质将其结合在一起而成。可发生在牙齿萌出前或萌出后。任何两个相邻的牙都可能发生结合，通常为 2 个牙的结合，也有 3 个牙的结合。结合牙的牙本质是完全分开的。

（三）双生牙

双生牙（geminated tooth）是在牙胚发育期间，成釉器内陷将牙胚分开而形成的畸形牙。

【临床表现】

1. 双生牙有 1 个牙胚发育而来，有 1 个共同的牙根和根管，牙数目不少。

2. 乳牙列和恒牙列均可发生，双生乳牙常伴有继承恒牙的先天缺失。

3. 双生牙与融合牙尤其是与牙列中正常牙与多生牙之间形成的融合牙不易区分，故有的分类已取消双生牙。

4. 双生牙的牙冠通常比正常牙大，会影响其他牙齿的排列，此时，可对该牙进行片切减径，或进行根管治疗并磨去非功能牙冠。

四、弯曲牙

弯曲牙（dilaceration of tooth）是牙冠和牙根形成一定弯曲角度的牙齿，多指的是前牙弯曲。

【病因】

1. 弯曲牙形成的原因主要是乳牙外伤，特别是乳切牙的嵌入使正在形成和矿化的恒牙改变方向，其余的牙胚组织继续发生而与改变方向的部分形成一定的弯曲角度。

2. 乳牙慢性根尖周炎症影响了恒牙胚发育并致其位置改变而造成恒牙牙根弯曲。

3. 多生牙对临近恒牙胚的挤压也可造成恒牙的弯曲畸形，或在拔除多生牙过程中的手术创伤，尤其是埋藏多生牙的拔除过程中，若损害恒牙胚也可造成牙齿弯曲。

4. 其他因素。如牙源性肿瘤和异位萌出的干扰，系统性或遗传性疾病的影响等。

【临床表现】

1. 弯曲牙多见于上颌中切牙。

2. 发生弯曲的部位取决于乳牙受伤的时间，由于受伤时间的不同，使恒牙胚可在冠根间弯曲，也可在牙根中部或近根尖处弯曲。因而，临床可见到牙冠弯曲、冠根弯曲、牙根弯曲或唇向弯曲、腭向弯曲、侧向弯曲等。多数弯曲牙牙根发育不足或牙根细小。

3. 因弯曲牙的冠根形成一定角度，多数出现萌出困难或不能自动萌出，患儿往往因乳牙脱落多时恒牙未能萌出而就诊；或因牙冠萌出方向异常，或唇黏膜被异常方向的牙冠造成创伤性溃疡而就诊。

【诊断】

上颌切牙，尤其是埋藏阻生的上颌中切牙不能按时萌出或萌出位置异常，并有乳切牙龋病史、外伤史与拔牙史等。

通过 X 线根尖片、咬合片、全口曲面断层片和锥形束 CT 进行检查可以确诊。X 线片可以显示患牙的冠根轴向的改变及牙根发育状况。采用牙科 CT 的三维重建图像技术可以明确弯曲牙的弯曲方向与角度、埋藏部位、牙根发育状况及弯曲牙牙根与牙槽骨的关系等，以此评估导萌、牵引技术的难度、实施和效果。

【治疗原则】

弯曲牙的治疗取决于弯曲程度、牙根发育状况及牙埋藏位置等。冠根弯曲角度越大，治疗难度愈大。

对牙根尚未发育完成、弯曲程度轻的弯曲牙,可手术开窗助萌,或手术翻瓣结合牙齿牵引复位,使患牙排入牙列的功能位置上。一般认为,翻瓣术后牙龈位置恢复较开窗好。弯曲严重者不宜保留而需拔除,拔牙后的间隙是否保留,可根据患儿牙列的具体情况而决定。

五、牙髓腔异常

牙髓腔异常的牙齿是指牙冠长而牙根短小,牙髓腔大而长,或髓室顶至髓室底的高度大于正常,根分歧移向根尖处的牙齿。因为此类牙齿形似有蹄类动物的牙,故又称牛牙样牙(taurodontism)。根据牙体和髓室延长的程度,将牙髓腔异常分为3度:轻度,为比正常牙的髓室稍长的牙;重度,为根分叉接近根尖的牙;中度,为介于这两者之间的牙。

【病因】

牙髓腔异常的病因尚不清楚。有人推测可能是一种原始型,也有人推测可能与遗传有关,有些综合征可能出现牛牙样牙现象,例如无汗型外胚叶发育不全、毛牙骨综合征、多发性肾功能障碍性难治性佝偻病等。

【临床表现】

1. 牙体长牙根短,根分叉到牙颈部的距离大于殆面到牙颈部的距离,髓室底的位置比正常牙明显移向根尖方向。

2. 乳、恒牙均可发生,乳牙多见于下颌第二乳磨牙,恒牙多见于下颌第二磨牙。可为单发或与综合征并发。

3. 牙髓腔异常的牙无明显临床症状,常是在摄取X线片时发现该牙牙髓腔的异常表现。

【诊断】

通过摄取X线片确诊。在乳磨牙或恒磨牙做根管治疗时,由于其髓室底位置较低,根管口定位较困难时,再从摄取的X线片中发现其髓腔的异常。

【治疗原则】

髓腔异常的牙对身体无明显影响,可不作处理。在需做根管治疗时由于髓室底位置低,根管口难以定位时,可通过根管显微镜寻找根管口进行治疗。

六、釉珠

釉珠是牢固附着于牙骨质表面的釉质小块,大小似粟粒,呈球形。

【病因】

釉珠的形成是牙根发育时期上皮根鞘的某一局部异常分化,再度出现造釉功能而形成的附着在牙骨质表面的珍珠状釉质突起。

【临床表现】

釉珠多位于磨牙根分叉内或其附近,或见于釉牙骨质界附近的根面上,以上颌恒磨牙居多。多数是单个,有时也可沿牙根的纵沟成串排列。

在显微镜下观察,常见的釉珠完全为釉质所构成,釉珠基底直接附丽在牙本质上。有的釉珠包含有牙本质,但含有牙髓者甚为罕见。

釉珠能影响牙龈与牙体之间的良好附着关系,形成滞留区,引起龈炎。还可能妨碍龈下刮治术。另外,釉珠在X线片上可被误认为髓石或牙石,故应加以鉴别。

【治疗原则】

釉珠一般不必治疗,必要时可将其磨去。

第三节　牙齿结构异常

牙齿结构异常通常指的是在牙齿发育期间,在牙基质形成或钙化时,遇到各种障碍造成牙齿发育的不正常,并在牙体组织留下永久性的缺陷或痕迹。

临床常见的牙齿结构异常有釉质发育不全、牙本质发育不全、氟牙症、四环素着色牙和先天性梅毒牙等。

一、釉质发育不全

釉质发育不全是釉质在发育过程中,受到某些全身性或局部性因素的影响而出现的釉质结构异常。根据病因可分为遗传性釉质发育不全和外源性釉质发育不全。

(一) 遗传性牙釉质发育不全

【病因】

遗传性牙釉质发育不全(amelogenesis imperfecta,AI)是一组影响釉质发育的遗传性疾病,有特定的遗传方式。根据遗传方式可分为常染色体显性、常染色体隐性及 X 性连锁遗传。已证实与遗传性釉质发育不全相关的基因有:AMELX 基因、ENAM 基因、MMP-20 基因、KLK4 基因以及 DLX3 基因。AMBN 基因和 TUFT1 基因也可能与遗传性釉质发育不全相关。

【临床表现】

正常釉质发育经历釉质的形成、矿化和成熟。遗传性釉质发育不全分为 4 型。

1. **I 型釉质发育不良型**　主要是釉基质形成缺陷,变现为釉质形成的数量不足。釉质硬度正常,矿化好。受累牙齿比较小,无接触点。釉质未达到正常厚度,釉质很薄甚至无釉质覆盖,患者对温度刺激极敏感。表面可呈点窝状或粗糙颗粒状改变,严重者部分牙体组织缺失。也可表现为光滑型釉质发育不全,牙冠颜色由白到棕色不等;X 线片显示釉质与牙本质对比度正常。

2. **II 型釉质矿化不良型**　障碍发生在釉质矿化阶段。釉质数量正常,但基质矿化不良,质地软。表现为牙萌出时釉质呈橘黄色,易碎,厚度正常,但表面釉质很快剥脱并暴露出牙本质。X 线片显示,釉质阻射率低于牙本质。

3. **III 型釉质成熟不全型**　釉基质形成基本正常,但釉质晶体成熟阶段受累,X 线密度值和矿物质含量低。表现为釉质厚度正常(釉质数量没有减少),硬度有减低(少许矿化不良),探针尖端用力可刺入,易于从正常的牙本质上碎落丧失。釉质矿物含量低,牙齿表面多孔易着色。X 线片显示釉质射线阻射率接近于牙本质。

4. **IV 型釉质发育不全/成熟不全伴牛牙样牙**　釉质表现为黄棕色斑块及唇面点样凹陷,具备上述发育不全和成熟不全遗传性釉质发育不全的特征,磨牙表现为牛牙样牙,牙体长,牙根细,髓腔大。

【诊断】

临床检查、影像学检查有无家族遗传史是临床诊断遗传性釉质发育不全的主要依据。家族遗传史并不是诊断遗传性釉质发育不全的必要条件,新发突变引起的散发病例可以没有家族遗传史。临床检查时需重点观察釉质的量、质地和色泽的变化;探诊时,残余釉质的硬度可作为区分釉质发育不良型和2种矿化不全型的重要参考指标;影像学检查多以曲面断层片为主,重点查看釉质的阻射密度是否明显高于下方牙本质,这是区分釉质发育不良型、矿化不良型和成熟不全型的标准。

遗传性釉质发育不全在临床和影像学上的特征较突出,但有时严重龋坏、过度磨耗、牙齿早失等会对确诊造成影响,此时,基因学检查可作为明确诊断的重要手段。

(二) 外源性釉质发育不全

【病因】

在牙齿发育过程中,周围环境的变化常会影响成釉细胞的功能而造成釉质的缺陷。环境因素又可分为全身因素和局部因素。

1. **全身因素**　营养不良,特别是钙、磷、维生素 A、维生素 D、维生素 C 的失调。脑损伤和神经系统的缺陷,肾病综合征,严重过敏,铅中毒,过量 X 线照射,化学治疗,风疹等。

由于釉质发育不全是既往牙齿发育状态的记录,根据各牙齿发育期先后不一和釉质发育不全的部位,可以推断影响其的全身性因素发生的时间。如 11、13、16、21、23、26、31、32、33、36、41、42、43、46 牙的切缘和尖处出现釉质缺损,表示发育障碍发生在 1 岁以内;如果上侧切牙切缘也累及,表示发育障碍发生在或延续到 2 岁。如前牙无影响,只在前磨牙和第二恒牙出现釉质发育不全,则表示发育障碍发生在 3 岁以后。

2. **局部感染和创伤**　最常见的为特纳牙(Turner tooth)。在继承恒牙的牙冠形成期间,乳牙的慢性根尖周感染,或是乳牙外伤影响到恒牙胚时,可能导致继承恒牙釉质发育不全,其严重程度取决于乳牙根尖周感染的程度以及感染发生时恒牙的形成阶段。由于乳牙的慢性根尖周炎导致的继承恒牙釉质发育不全称为 Turner 牙。

【临床表现】

乳恒牙列均可发生。恒牙受累时,同期发育的牙,成组、左右对称出现釉质发育不全。在釉质基质形成时遇到障碍,就会出现釉质实质性缺损,牙表面有带状或窝状凹陷。全身因素导致的釉质发育不全主要表现为牙齿变色和釉质缺损。按照病损程度不同,釉质发育不全可分为轻、中、重度:

1. **轻度釉质发育不全**　釉质表面形态基本完整,表现为色泽改变,呈白垩或黄褐色着色;釉质表面可有少量浅沟、小凹点、细横纹,探诊不平。

2. **中度釉质发育不全**　釉质表面出现实质性陷窝或带状缺损;色泽改变加重,为黄、棕或深褐色。

3. **重度釉质发育不全**　釉质大面积缺失,成蜂窝状缺损或釉质消失,前牙切缘变薄。

特纳牙的临床表现:釉质发育不全可能只发生在单个牙齿上。程度轻重不一,从轻度釉质变棕黄色,到严重的缺损和不规则牙冠。

【诊断】

1. 牙釉质出现程度轻重不一的发育异常,以轻度的釉质变色到重度牙釉质缺损或牙冠变形。

2. 单个牙或成组的对称牙或全口牙出现上述釉质发育异常现象。单个牙出现釉质发育异常多与相应乳牙的慢性根尖周感染或外伤有关;成组对称牙釉质发育异常则与儿童 3 岁前后机体障碍有关;乳牙釉质发育异常则与胚胎或新生儿发育障碍有关。

【治疗原则】

对釉质发育不全的牙齿应注意早期防龋,可涂氟化钠等防龋制药。仅为釉质矿化不良或只有很表浅的小陷窝,可不做处理。

大面积釉质发育不全有时发生在第一恒磨牙的合 1/3,治疗应在牙齿未完全萌出前开始,可局部涂氟降低牙髓敏感性,及早行充填治疗,必要时可行预成冠修复。

对于釉质着色而无实质缺损的牙齿,可采用釉质微磨除法结合使用牙漂白剂,或冷光美白技术与 YAG 激光治疗。

对于着色深、牙体组织缺损多的釉质发育不全,可使用树脂、瓷贴面甚至烤瓷冠、金属冠,在取得美学效果的同时稳定𬌗关系。对于遗传性釉质发育不全的患者,患牙易发生快速磨耗和釉质崩脱,建议早期使用全冠修复磨牙,稳定𬌗关系,同时避免患牙的进一步破坏。

二、其他牙齿结构异常

牙本质发育不全、氟牙症、四环素着色牙、先天性梅毒牙、牙根发育不良、萌出前牙冠内病损详见牙体牙髓篇。

第四节　牙齿萌出与脱落异常

牙齿萌出异常多见于恒牙,临床上常见的萌出异常有牙齿萌出过早、牙齿萌出过迟、牙齿异位萌出和低位乳牙、乳牙滞留等。

一、牙齿萌出过早

牙齿萌出过早又称牙齿早萌(early eruption),是指牙萌出的时间超前于正常萌出的时间,而且萌出牙齿的牙根发育尚不足根长的 1/3。

（一）乳牙早萌

乳牙早萌指的是儿童出生时或出生不久口腔内就有牙齿萌出的现象。这类早萌有以下 2 种现象，一种称为诞生牙（natal tooth），另一种称新生牙（neonatal tooth），诞生牙是指婴儿出生时口腔内已萌出的牙，新生牙指婴儿出生后 30 天内萌出的牙。但区分它们并无实际临床意义。

【病因】

乳牙早萌的原因不甚了解，一种说法是由于牙胚距口腔黏膜过近而过早萌出。也有人认为可能与种族特性有关。

【临床表现】

多见于下颌乳中切牙，偶见于上颌乳切牙与第一乳磨牙。诞生牙多数是正常牙，少数是多生牙。经常成对发生。多发生在正常儿童，可有或无家族性。

早萌的乳牙牙冠形态基本正常，牙根尚未发育或根发育很少，松动或极度松动。松动不明显的早萌乳牙，因牙齿切缘锐利，可能造成舌系带附近黏膜的创伤性溃疡。此类溃疡又称 Riga 病（Riga-Fede disease）。

【诊断】

儿童出生时或出生不久即有乳牙萌出。需与上皮珠鉴别，上皮珠（epithelial pearl）是新生儿牙槽黏膜出现的角质珠，是牙板上皮剩余形成的角化物，或是类似牙的白色或有些灰色的球状物，米粒大小，数个或数十个，散在分布，可自行脱落，并非真正的牙齿，出生后数周可自行脱落。

【治疗原则】

极度松动的早萌乳牙应及时拔除，以免自行脱落时吸入呼吸道。若是正常乳牙，拔除后，在继承恒牙萌出前则出现乳牙缺失现象。

松动不明显者可保留观察，尔后牙齿将会逐渐稳固，有利于邻牙的萌出与排列。

（二）恒牙早萌

恒牙早萌指恒牙牙根长度发育不足 1/3 即萌出于口腔。

【病因】

多因先行的乳磨牙根尖周病变将继承恒牙牙胚周围牙槽骨破坏，并有炎性肉芽组织将恒牙胚推出牙槽骨外，使恒牙过早暴露于口腔中。

【临床表现】

早萌的恒牙松动或极度松动，常伴有釉质矿化不良或釉质发育不全现象。

【诊断】

萌出的时间超前于正常牙萌出的时间。X 线片显示早萌恒牙牙根发育不足根长的 1/3。

【治疗原则】

早萌恒牙松动不明显，可不处理；若对颌乳牙缺失，为防止早萌牙过长，可做阻萌器。对早萌牙进行局部涂氟或窝沟封闭，以预防龋病的发生。

控制乳牙根尖周炎症是预防恒牙早萌的重要措施。

二、牙齿萌出过迟

牙齿萌出过迟又称牙齿迟萌，是牙齿萌出时期显著晚于正常萌出时期。全部乳、恒牙或个别牙均可发生。

（一）乳牙萌出过迟

婴儿出生后 1 年，萌出第一颗乳牙，均属正常范围。如果超过 1 周岁后仍未见第一颗乳牙萌出，超过 3 周岁乳牙尚未全部萌出为乳牙迟萌，此时需查找原因，排除是否有"无牙畸形"。

【病因】

乳牙迟萌或萌出困难多与全身因素有关。如佝偻病、甲状腺功能减退症、良性脆骨症，即全身性骨化症及营养缺乏等。

【临床表现】

超过 1 周岁后仍未见第一颗乳牙萌出,超过 3 周岁乳牙尚未全部萌出。

【诊断】

显著晚于正常乳牙的萌出时期为其诊断要点。

【治疗原则】

查明原因,针对全身性疾病进行治疗,以促进乳牙萌出。

（二）恒牙萌出过迟

恒牙萌出过迟是指儿童恒牙显著晚于正常恒牙萌出时期,其牙根发育至根长的 2/3 或基本发育完成而尚未萌出的恒牙。有个别恒牙萌出过迟,也有多数恒牙或全部恒牙萌出过迟。

【病因】

1. 遗传因素　多数恒牙或全部恒牙萌出过迟或萌出困难多与遗传因素有关。例如颅骨锁骨发育不良、先天性甲状腺分泌缺乏等。这些疾病主要是遗传性成骨不全,牙槽骨重建困难而恒牙萌出动力不足所致。

2. 个别恒牙萌出过迟多与乳牙病变、过早脱落或滞留有关。乳尖牙或乳磨牙过早脱落,邻牙移位间隙过小,造成恒尖牙、恒前磨牙萌出困难或异位萌出。多生牙、牙瘤或囊肿的阻碍也可造成邻近恒牙萌出困难。恒牙牙胚发育异常,如切缘卷曲、冠根弯曲致其萌出困难或不能萌出。

【临床表现】

1. 恒牙的萌出期显著晚于正常恒牙萌出时期。

2. X 线片显示,恒牙牙根发育至根长的 2/3 或基本发育完成而牙齿却未能萌出,而且乳牙牙根也无明显生理性吸收现象。

3. 有的萌出过迟的恒牙邻近部位有局部干扰因素。

4. 有的多数恒牙或全部恒牙萌出过迟者伴有全身疾病的临床表现。

【诊断】

上述临床表现为其诊断要点。

【治疗原则】

1. 与全身因素有关者,查明原因,进行针对性的治疗。

2. 与局部干扰因素有关者,针对局部因素进行治疗。例如:手术摘除牙瘤、囊肿,拔除多生牙等。

3. 因乳切牙过早脱落,龈组织增厚、角化而阻碍恒切牙萌出者,需施行开窗助萌术。其适应证为:X 线片显示萌出受阻牙齿的牙轴方向正常,冠根无弯曲;牙根发育以至根长的 2/3,牙胚切缘已突破牙槽骨或位于黏膜下;受阻牙邻近无干扰因素,如牙瘤、囊肿、多生牙等。

三、牙齿异位萌出

牙齿异位萌出(ectopic eruption)是指恒牙在萌出过程中未在牙列的正常位置萌出。多发生于上颌尖牙和上颌第一恒磨牙,其次是下颌侧切牙和第一恒磨牙。

（一）第一恒磨牙异位萌出

第一恒磨牙异位萌出是指第一恒磨牙萌出时近中阻生,同时伴随第二乳磨牙牙根吸收和间隙丧失。

【病因】

1. 第二乳磨牙和第一恒磨牙的牙冠较大。

2. 颌骨短小,特别是上颌结节发育不足。

3. 第一恒磨牙萌出的角度异常,尤其是向近中萌出的角度增加。

【临床表现】

1. 第一恒磨牙异位萌出的发生率为 2%~6%,其中 2/3 发生在上颌,男孩比女孩多发。

2. 可发生于 1 个或多个象限。

3. 第一恒磨牙近中边缘嵴阻生在第二乳磨牙远中牙颈部下方,远中边缘嵴可以萌出,牙冠向近中倾斜。

4. 约有 2/3 异位磨牙可以自行调整其位置而正常萌出,第二乳磨牙保持于原有位置,称为可逆性异位萌出。多数可逆性异位萌出的第一恒磨牙在 7~8 岁前自行解除。若异位的第一恒磨牙不能自行脱出受阻部位,与第二乳磨牙的根颈部保持接触,则为不可逆性异位萌出。

【诊断】

1. 第一恒磨牙生理性的萌出轨迹,萌出时期的确认。

2. 上述临床表现。

3. X 线检查。

【治疗原则】

早期发现可以追踪观察,判断是否为可逆性异位萌出。对于判断为不可逆性的异位萌出,应当积极治疗,最简单的方法是铜丝分离法。如果第二乳磨牙的远中根完全吸收,而近中根完好,可采用截冠法,建立空间诱导第一恒磨牙萌出。如果第二乳磨牙牙根吸收严重无法保留,可以拔除第二乳磨牙,采用口外弓推第一恒磨牙向远中。也可采用固定矫治器或者腭弓式的矫治器推第一恒磨牙向远中,到达理想位置后,改做合适的间隙保持器。

(二) 恒尖牙异位萌出

上颌尖牙的异位萌出可分为唇向移位和腭向异位,多为唇向异位萌出。

【病因】

恒尖牙之所以位置多变,是由于尖牙萌出时间迟于侧切牙和第一前磨牙,先萌出的恒牙占据了尖牙的间隙,使尖牙萌出时,间隙不足而错位。另外,尖牙处在牙弓转弯处的解剖位置,易受邻牙变化的影响。

【临床表现】

尖牙腭侧异位并不常伴牙列拥挤,腭侧异位的尖牙经常伴有其他牙列发育异常,包括锥形牙、上颌侧切牙缺失、其他牙齿缺失、牙间隙或牙发育迟缓。15% 上颌尖牙未正常萌出的病例中,尖牙唇颊向异位常伴有牙列拥挤,而腭侧异位常伴上颌牙齿过小。触诊尖牙区牙槽骨的颊侧是否存在尖牙的膨隆,可初步提示尖牙的位置。

1. 恒尖牙未在牙列的正常位置上,而在牙列的唇向位或腭向位萌出。

2. 有时恒尖牙与侧切牙相互异位或与第一前磨牙相互异位。

3. 异位的尖牙还可斜位、横位埋藏于颌骨内。

4. 异位恒尖牙与邻近的侧切牙牙根接触时,可使侧切牙牙根发生压迫性根吸收。

【诊断】

1. 乳尖牙滞留,而触诊时尖牙区牙槽骨的唇侧或腭侧有恒尖牙膨隆的触觉。

2. 侧切牙牙冠过度远中和唇舌向倾斜。

3. X 线片检查,观察与评估恒尖牙的间隙大小,萌出路径,朝向相邻侧切牙和乳尖牙的方向,以及牙根发育状况等。

【治疗原则】

保护好乳尖牙,并尽可能地保持到正常替换。其次及时治疗侧切牙和第一乳磨牙根尖周病,也可防止恒尖牙位置的变异。对已经异位的恒尖牙,可结合整个牙列情况进行矫治复位。

四、牙齿脱落异常

牙齿脱落异常最常见的表现为牙齿固连和乳牙滞留。

(一) 牙齿固连

牙齿固连(ankylosis of tooth)是牙骨质与牙槽骨的直接结合,固连部位牙周膜丧失,患牙的颌面低于邻牙正常的𬌗平面,有人称之为下沉牙或低𬌗牙。

【病因】

病因尚不明了,可能与以下因素有关。

1. 乳牙牙根生理性吸收过程中,牙骨质和牙槽骨修复过于活跃,使牙根根面与牙槽骨的骨质发生粘连及牙周膜丧失而使乳牙下沉。

2. 牙周膜或牙槽骨受到创伤,使牙骨质和牙槽骨沉积过度而导致牙齿固连。

3. 局部代谢障碍,可能与破骨和成骨活动不平衡有关。

4. 有的有家族遗传倾向。

【临床表现】

牙齿固连的发生率为 1.3%~8.9%。乳牙比恒牙好发,下牙比上牙好发。恒牙列中最常累及第一恒磨牙。乳牙列中最易受累的牙齿是下颌第一乳磨牙,其次是下颌第二乳磨牙。

患牙的殆面低于正常殆平面,根据牙齿下沉程度可分为 3 度:

1. **轻度**　患牙殆面低于殆平面,位于邻牙接触点上方。

2. **中度**　患牙边缘嵴平或低于邻牙接触点。

3. **重度**　患牙整个殆面平或低于邻面牙龈。

下沉牙无自觉症状,但牙齿的生理性动度消失,叩诊声音较邻牙清脆。固连乳牙可发生脱落延迟,邻面正常接触关系改变,容易发生食物嵌塞;严重者造成恒牙延迟萌出或阻生,或使继承恒牙异位萌出,或发生扭转异位。固连牙殆面位置低,使得邻牙向该处倾斜,对颌牙过长,造成间隙丧失,牙弓长度减小。

【诊断】

固连牙的殆平面低于正常邻牙的殆平面,无生理性动度,或延迟脱落等临床特征。X 线表现为患牙牙周膜消失,或牙周膜连续性中断,牙根面和牙槽骨融为一体,或牙根面与牙槽骨连接面不清晰。有的出现继承恒牙先天缺失,或发育受阻,或位置变异。

【治疗原则】

1. 定期观察,观察患牙能否自行替换。

2. 修复维持颌间高度,防止邻牙倾斜及对颌牙过长。

3. 拔除患牙,保持间隙。适用于快速进展型、重度低位和牙根吸收缓慢的患牙。

4. 松解法。在保持根尖周血供的情况下破坏牙周膜的固连处。

(二) 乳牙滞留

乳牙滞留(retained deciduous tooth)是指继承恒牙已萌出,未能按时脱落的乳牙,或恒牙未萌出,保留在恒牙列中的乳牙。

【病因】

1. 继承恒牙萌出方向异常。

2. 继承恒牙先天缺失、埋伏阻生、异位萌出。

3. 继承恒牙萌出无力,乳牙根不被吸收。

4. 全身因素,如佝偻病、侏儒症、外胚叶发育异常。

5. 遗传因素。

【临床表现】

混合牙列时期,最常见的是下颌乳中切牙滞留,后继之恒中切牙于舌侧萌出,乳牙滞留于唇侧成双排牙现象。其次是第一乳磨牙的残根和残冠滞留于第一前磨牙的颊侧或舌侧。第二乳磨牙滞留多因继承恒牙的先天缺失或埋伏阻生。

【诊断】

已到达替换时期尚未替换的乳牙,而且该乳牙根部或唇、颊、舌侧又有继承恒牙萌出。也有因无继承恒牙而致先行乳牙很久滞留于牙列中,乃至呈现在恒牙列中。

【治疗原则】

当恒牙异位萌出,乳牙尚未脱落时,应及时拔除该乳牙。X 线片显示,无继承恒牙胚的超过替换期的滞留乳牙,一般尽量予以保留。

(王小竞)

参 考 文 献

[1] 葛立宏. 儿童口腔医学[M]. 5 版. 北京:人民卫生出版社,2020.

[2] 文玲英,吴礼安. 实用儿童口腔医学[M]. 北京:人民军医出版社,2016.

[3] McDonald R,Avery D,Dean J Mosby. Dentistry for the Child and Adolescent [M]. 10th ed. St. Louis:Missouri,2016.

[4] van den Boogaard M-J,Creton M,Bronkhorst Y,et al. Mutations in WNT10A are present in more than half of isolated hypodontia cases [J]. J Med Genet,2012,49:327-331.

[5] A Gallacher,R Ali,S Bhakta.Dens invaginatus:diagnosis and management strategies [J]. British dental journal.2016,221(7):383-387.

[6] Balavenkata Bharathi Chaturvedula,Arvind Muthukrishnan,Aarthi Bhuvaraghan,et al.Dens invaginatus:a review and orthodontic implications [J]. British dental journal.2021,230(6):345-350.

[7] Amanda Mourão Ley,Francisca Lívia Parente Viana,Suyane Maria Luna Cruz,et al.Fused tooth:clinical approach to endodontic treatment [J].General dentistry,2019,67(6):59-61.

[8] Martin M I Sabandal,Edgar Schäfer.Amelogenesis imperfecta:review of diagnostic findings and treatment concepts [J]. Odontology,2016,104(3):245-56.

[9] K Gadhia,S McDonald,N Arkutu,et al.Amelogenesis imperfecta:an introduction [J]. British dental journal,2012,212(8):377-9.

[10] Susanne Strauch,Sebastian Hahnel.Restorative Treatment in Patients with Amelogenesis Imperfecta:A Review [J]. Journal of prosthodontics:official journal of the American College of Prosthodontists,2018,27(7):618-623.

第四章　儿童牙髓病和根尖周病

第一节　乳牙牙髓病和根尖周病

一、乳牙牙髓病

(一) 乳牙急性牙髓炎

乳牙急性牙髓炎(acute pulpitis of primary tooth)是指发生在乳牙牙髓组织中的急性炎症,多发生在受过意外创伤和近期进行过牙体治疗的牙。例如:①制洞时切割牙体组织过多;②充填时使用树脂类材料或银汞合金材料而未垫好基底;③制洞时意外露髓而未能发现给予充填者;④来源于龋病的急性牙髓炎多是慢性牙髓炎急性发作。

【临床表现】

1. **自发痛**　在患儿未受到任何外界刺激的情况下发生疼痛是急性牙髓炎的重要症状。患儿常在玩耍时或睡觉时疼痛,有时可在熟睡时痛醒。

2. **刺激痛**　冷热温度刺激可诱发疼痛或使疼痛加重,但乳牙对温度刺激的反应不如成人恒牙牙髓炎强烈。

3. **探痛**　探查龋洞底较为敏感,如探到穿髓孔时即感到疼痛,有的可见少量脓液或血液自穿髓孔中溢出,溢出后疼痛缓解。

4. **叩痛**　慢性牙髓炎急性发作的患牙,炎症已持续较长时间,多有叩诊疼痛。

5. **X线片显示**　根尖周正常,但随着病变范围的扩展,有的可见牙周膜间隙增宽、硬骨板破损等现象。

【诊断要点】

1. 患牙曾有外伤史或有龋病、充填物。

2. 患牙出现较剧烈的、影响患儿睡眠的自发痛。

3. 患牙对冷热刺激可引起或加重疼痛。

4. 患儿疼痛侧有多个可疑患牙时,应逐牙检查,明确急性炎症的患牙,以便立即解除疼痛。

(二) 乳牙慢性牙髓炎

乳牙慢性牙髓炎(chronic pulpitis of primary tooth)是指发生在乳牙牙髓组织中的慢性炎症,多因龋病和急性牙髓炎演变所致。来源于龋病的牙髓炎多是慢性牙髓炎,出现急性症状的多是慢性牙髓炎急性发作。

慢性牙髓炎可根据穿髓与否分为两类,未穿髓者称慢性闭锁性牙髓炎,穿髓者称慢性开放性牙髓炎。慢性开放性牙髓炎又分为慢性溃疡性牙髓炎和慢性增生性牙髓炎。

【临床表现】

慢性牙髓炎的症状轻重不一,相差较为悬殊。多数患牙有轻微自发痛,主要表现在患儿玩耍时或入睡时疼痛。X线片可显示乳磨牙根分叉部位的牙周膜间隙增宽、硬板破损等异常表现。

1. 慢性溃疡性牙髓炎较为多见,因深龋已经穿髓,利于引流,仅有轻微症状,探查穿髓孔时感觉疼痛。

2. 慢性增生性牙髓炎常见龋病穿髓孔较大的乳磨牙,或外伤冠折露髓后的乳前牙。可见增生的牙髓息肉穿出露髓孔,充满整个龋洞或冠折的露髓孔外。牙髓息肉对刺激不敏感,也无明显症状,咀嚼食物压迫深部牙髓可引起疼痛,检查时可见龋洞中或冠折露髓处有红色肉芽组织,探触时不痛但易出血。

3. 慢性闭锁性牙髓炎是深龋接近牙髓,龋蚀感染通过薄层牙本质而产生的慢性炎症。一般有不定时的自发痛,有的则无明显症状,仅有冷热刺激痛,且刺激去除后多数情况下疼痛还可延续一段时间。

【诊断要点】

1. 患牙疼痛或有冷热刺激症状。

2. 患牙有深龋,已穿髓,穿髓孔较大,龋洞内有增生的牙髓息肉,是慢性增生性牙髓炎的特征;牙髓仍有活力,是慢性溃疡性牙髓炎的特征。

3. 深龋未穿髓的慢性牙髓炎需与深龋鉴别,深龋仅有激发痛,并且在刺激去除后疼痛即可消失。

【临床处理】

1. 早期轻度慢性牙髓炎,或炎症较局限的慢性牙髓炎可行活髓切断术。

2. 通常多采用根管治疗术。即在麻醉下去髓或失活后去髓,去髓后根管充填。

(三)乳牙牙髓坏死

乳牙牙髓坏死(pulp necrosis)是指乳牙牙髓组织因感染、外伤或毒性药物作用后而造成的死亡,常是牙髓炎症发展的自然结局。牙髓组织因感染而死亡或坏死后继发感染者称为牙髓坏疽。

【临床表现】

1. 通常无疼痛症状,但当引起根尖周炎症或时可出现疼痛。

2. 患牙多有变色,是牙髓坏死组织分解产物渗入牙本质小管的结果。

3. 深龋露髓无探痛,开髓时也不痛,探触根髓时也无反应,为牙髓坏死,有的开髓后有恶臭,为牙髓坏疽。

4. X线片可显示根尖周和/或根分叉部位的硬板破损、骨质疏松现象。

【诊断要点】

1. 有牙髓炎症病史或牙外伤史。

2. 牙髓已无活力,牙变色。

3. 深龋露髓无探痛,开髓后或有恶臭。

4. 浅层冠髓已坏死,深层冠髓仍有活力,冠髓已死亡,根髓仍有活力者均为牙髓部分坏死。

【临床处理】

采用乳牙牙髓摘除术进行治疗。

(三)乳牙牙髓钙化

两种形式:①结节性钙化(又称髓石)游离于牙髓组织或附在髓腔壁上;②弥漫性钙化 可造成整个髓腔闭锁,多见于外伤后的牙。

【临床表现】

一般无明显症状,可出现与体位相关的自发痛,与温度刺激无关。X线检查示髓腔内有阻射钙化物或弥漫性阻射影像而使原有髓腔的透射区消失。

【诊断要点】

X线是重要诊断依据,外伤史及氢氧化钙治疗史可作为参考。

【临床处理】

采用乳牙牙髓摘除术进行治疗。

(四)乳牙牙体吸收

乳牙牙体吸收有生理性吸收和病理性吸收。生理性吸收是指当儿童到达一定年龄时,由于继承恒牙牙胚的渐渐萌出,使乳牙牙根发生的吸收。乳牙因为其牙根的生理性吸收而脱落,同时被萌出的恒牙所替换。

病理性吸收有牙体内吸收和外吸收,其中,乳牙牙髓炎、根尖周炎、牙外伤和经牙髓切断术治疗的乳牙都有可能出现内吸收或外吸收,此类病理性吸收可导致乳牙的过早脱落。

【临床表现】

1. 乳牙牙体吸收一般无自觉症状,常在 X 线片检查时才发现。

2. 乳牙牙体内吸收(internal resorption of primary tooth)是牙髓组织转变为炎症性肉芽组织的结果。是从髓腔壁开始的牙体吸收,当吸收使牙面破坏穿孔、牙髓暴露时,可引起疼痛或出血等症状;乳牙牙髓炎引起的髓腔内吸收,可使性根管口或根管腔某部位对称性扩大甚至穿通。乳磨牙髓室的内吸收可使髓底穿通,位于根管内的吸收可使牙根折断。

3. 乳牙牙体外吸收(external resorption of primary tooth)是由牙根表面向着髓腔内发展,吸收根面的牙骨质和牙本质可出现凹陷或蚕食状,当外吸收限于牙体组织时,牙髓组织一般是正常的;当外吸收侵蚀到牙髓时,牙髓组织可 X 出现炎性变;当外吸收使牙根折断或使牙根变短,可出现牙齿松动。

【诊断要点】

牙体吸收的主要诊断依据是 X 线的典型表现。

1. 髓室壁出现边缘不规则的透射区,或根管内某部位呈圆形扩大等影像为牙体内吸收。

2. 大范围的内吸收显示出穿通牙的透射区或窝状透射区。

3. 外吸收则显示某段根面粗糙或牙根缩短。

【临床处理】

1. 一旦诊断为牙体内吸收则应立即去除炎性牙髓,行根管治疗术。

2. 因根尖周炎症或根分叉部位的根周组织炎症出现的牙体外吸收也应进行根管治疗术。

3. 大范围牙体吸收的患牙则拔除。

二、乳牙根尖周病

(一)乳牙急性根尖周炎

乳牙急性根尖周炎多为慢性根尖周炎的急性发作,即当根尖周组织破坏严重,炎性渗出引流不畅,以及机体抵抗力较差时可致急性炎症的发作。牙遭受外力的创伤,及牙髓治疗过程中药物或充填材料使用不当时可导致急性根尖周炎症。

【临床表现】

1. 有较剧烈的自发性痛、咀嚼痛和咬合痛。

2. 穿通患牙髓腔时,常见穿髓孔溢血、溢脓。

3. 患牙松动并有叩痛。若脓液从龈沟排出,则加剧患牙松动。

4. 患牙根尖部或根分叉部的牙龈红肿或出现脓肿。

5. 相应的颌面部肿胀,相关淋巴结增大,并伴有全身发热等症状。

6. 若患牙为慢性根尖周炎急性发作,X 线片可见其根尖部和/或根分叉部位有牙槽骨破坏、吸收现象。

【诊断要点】

患牙出现自发痛、咬合痛,穿髓孔溢脓和溢血,叩痛和松动,局部或颌面部肿胀,以及较明显的全身症状等。

【临床处理】

1. 明确患牙后立即建立髓腔引流。

2. 局部牙龈肿胀区切开引流。

3. 抗生素全身应用。

4. 待急性炎症消退后进行根管治疗。

(二)乳牙慢性根尖周炎

乳牙慢性根尖周炎是根尖周或根分叉部位的牙周膜、牙槽骨和牙骨质发生的慢性炎症性病变。

【临床表现】

1. 多无明显症状,仅时而感咀嚼痛、咬合痛。

2. 牙冠变色,失去光泽。

3. 牙龈反复肿胀,反复溢脓。

4. 患牙有深龋,或有充填史、外伤史。

5. X线片显示根尖部或根分叉部的牙周硬板破损和牙槽骨破坏。在X线片的观察中,还需注意观察恒牙胚的牙囊骨壁及恒牙胚是否受损,特别注意位于乳磨牙根分叉下方的恒牙胚发育是否受到影响。

【诊断要点】

1. 患牙深龋、露髓、无探痛。

2. 患牙牙龈反复肿胀、反复溢脓。

3. 患牙牙冠变色并有外伤史或充填史,以及X线片显示的根尖周或根分叉根周组织的异常表现。

4. 慢性根尖周炎须与颌骨内囊肿鉴别如下。

(1) 颌骨内囊肿病变涉及的患牙牙髓活力多为正常。

(2) 颌骨内囊肿X线片显示所涉及患牙根尖周膜及骨硬板是连续、规则的透射影像。

【临床处理】

根管治疗术是治疗乳牙根尖周病的有效方法。即通过根管预备、根管消毒和用可吸收的根管充填材料充填根管,以促进根尖周病变愈合的治疗方法。

第二节　年轻恒牙牙髓病和根尖周病

一、年轻恒牙牙髓病

(一) 年轻恒牙可复性牙髓炎

年轻恒牙可复性牙髓炎是指炎症初期的病变较轻的,主要表现为组织血管扩张和充血的病变。此类病变的牙髓在彻底去除病原刺激因素,并经适当治疗后即可恢复正常状态。

【临床表现】

1. 当患牙受冷、热、甜、酸等刺激时,立即出现瞬间疼痛反应。尤其对冷刺激反应更敏感、迅速和强烈。当去除刺激后,疼痛症状即可消除,或仅持续数秒钟随即缓解。可复性牙髓炎不出现自发痛。

2. 深度龋病近髓,去净龋坏组织无穿髓孔,或前牙冠折近髓,髓角透红。

【诊断要点及鉴别诊断】

1. 患牙对温度刺激,尤其对冷刺激敏感及反应迅速。

2. 无自发痛史。

3. 检查患牙可见引起牙髓病的龋病、牙外伤或牙发育异常等牙体病损。

4. 可复性牙髓炎应与深龋鉴别。深龋是已发展到牙本质深层,接近牙髓的龋病。可复性牙髓炎是牙髓组织发生了充血的病理变化。

【临床处理】

1. 保护牙髓、恢复牙髓健康和功能。

2. 彻底去除作用于患牙的病原刺激因素,同时给予患牙相应的治疗。当刺激因素去除后,牙髓的初期炎症可得到控制,牙髓组织即可逐渐恢复正常。

3. 深龋近髓的年轻恒牙,不论其临床症状如何,治疗时均应于洞底覆盖盖髓剂,以此保护牙髓,促使牙髓康复,并促进近髓处牙髓沉积修复性牙本质。

(二) 年轻恒牙急性牙髓炎

急性牙髓炎(acute pulpitis)多发生受过意外创伤和最近进行过牙体手术的牙。例如,在制洞时切割牙体组织过多,使用银汞合金类材料或树脂类材料充填窝洞时未垫基底或未垫好基底;制洞时意外穿髓而未发现给予充填的患牙。因龋病的进展多是缓慢过程,源于龋病的急性牙髓炎则多是慢性牙髓炎急性发作,当龋源性牙髓炎症引流受阻,微生物感染和外界刺激加强,或身体抵抗力降低时可导致急性发作。

【临床表现】

1. 自发性疼痛是年轻恒牙牙髓炎的重要症状,可在未受到任何外界刺激的情况下发生。

2. 冷热温度刺激可诱发疼痛或使疼痛加重。但年轻恒牙急性牙髓炎对温度刺激的反应不如成人恒牙牙髓炎强烈。

3. 探查龋洞底较为敏感,当探到穿髓孔时可感到较剧烈的疼痛,有的可见少量液体从穿髓孔处溢出,溢出后疼痛随即缓解。

4. 慢性牙髓炎急性发作的患牙,因牙髓炎症已存在相当长时间,多数有叩痛,故疼痛发作时,患儿大多数能指出患牙。

5. X线片显示根尖周无明显异常,但随着病变范围的扩散,有的患牙可显示膜腔增宽,骨硬板破损或骨小梁致密等异常现象。

【诊断要点】

1. 疼痛的特征,例如较尖锐或较剧烈的自发痛,影响患儿睡眠,冷热刺激可引起或加重疼痛。

2. 患牙有深龋或其他牙体损害病变。

【临床处理】

1. 去除龋蚀组织,扩大穿髓孔,建立髓腔引流,丁香油棉球安抚镇痛。

2. 待急性炎症消退后,行根尖诱导成形术或根管治疗术。

(三) 年轻恒牙慢性牙髓炎

慢性牙髓炎(chronic pulpitis)是牙髓组织的慢性炎症,也是年轻恒牙常见的牙髓炎。可由急性牙髓炎转化而来。

【临床表现】

1. 慢性牙髓炎的疼痛症状轻重不一,相差极为悬殊,一般不发生剧烈的自发性疼痛。

2. 有的患牙出现较长时期的冷热刺激痛,去除刺激后持续一段时间。

3. 有的患牙有不明显的自发性隐痛或钝痛。

4. 有的患牙除有轻微的自发痛外还伴有轻度咬合痛,此时可明确指出患牙。

5. 深龋穿髓,探查穿髓孔时感觉疼痛或有少量血液溢出;叩诊患牙时可感轻度不适或疼痛。

6. X线片显示根尖周无明显异常,或根尖周硬板破损、根周膜增宽,骨小梁致密等年轻恒牙慢性牙髓炎中,依据深龋是否露髓,露髓处牙髓是否增生有以下几种类型:

(1) 慢性溃疡性牙髓炎:龋病穿通髓腔而并发的牙髓炎为慢性溃疡性牙髓炎,临床较为多见。

因髓腔穿通,有利于炎性渗出物引流,一般无明显自发痛,只有当食物嵌入患牙龋洞时引起疼痛,或冷热刺激时发生较剧烈疼痛检查患牙可见深龋,并可查见露髓孔;用探针探查露髓孔有明显疼痛,并有极少量血液溢出;冷刺激较为敏感;叩诊时有轻度不适或疼痛;X线片显示根尖周无明显异常,或根尖周膜腔增宽、骨硬板破损或骨小梁致密等。

(2) 慢性增生性牙髓炎:由于年轻恒牙根尖端未闭合,根尖孔大,血供丰富,抵抗力较强,在缓慢而持久的微弱刺激下易使慢性发炎的牙髓组织过度增生为肉芽组织,而过度增生的肉芽组织穿过较大穿髓孔向外生长则形成息肉,称慢性增生性牙髓炎或牙髓息肉。一般无明显自发痛,但由于咀嚼食物压迫息肉深部牙髓时可出现咀嚼痛。因为咀嚼痛,患儿长期不愿用患侧咀嚼而使该侧牙石堆积。检查时可见患牙龋洞中,或外伤冠折露髓处肉芽组织充满整个龋洞或突出露髓处,探触时不感疼痛并易出血。

(3) 慢性闭锁性牙髓炎:深龋而未穿髓或去净龋坏组织还未见穿髓孔的牙髓炎一般有不定时的自发痛,有的存在自发性痛病史,就诊时却无明显症状;有的无自发痛和自发痛史,但多数有长期冷热刺激痛症状刺激诱发较短时间疼痛,表明牙髓炎较局限或较轻度;刺激诱发较长时间疼痛,表明牙髓炎症广泛或较重度。当牙髓炎症波及全部牙髓时,则出现叩痛,或叩诊时感觉不适。由于年轻恒牙牙体组织较薄,矿化度较低,患龋后龋病进展快,且易穿通髓室波及牙髓,故年轻恒牙慢性闭锁性牙髓炎较为少见。

【诊断要点】

1. 患牙深龋、穿髓并有探痛或牙髓仍有活力者为慢性溃疡性牙髓炎。

2. 患牙深龋，已穿髓，穿髓孔较大，龋洞内充满息肉，此息肉蒂部是来源于牙髓者为慢性增生性牙髓炎。

3. 深龋未穿髓，而有一定症状者为慢性闭锁性牙髓炎。但深龋未穿髓而无明显症状者需与深龋鉴别。深龋无自发痛，仅有刺激性痛并在刺激去除后疼痛随即消失。在难以鉴别诊断时，对深龋未露髓的年轻恒牙应尽可能地保护牙髓，用盖髓剂覆盖洞底，保存其牙髓活力临床观察，预后可能良好。

【临床处理】

年轻恒牙牙髓组织不仅具有营养、感觉、形成和防御的功能，而且与牙的发育有密切关系，牙萌出后，牙根的继续发育有赖于牙髓的功能。因此，在牙髓病治疗中，保存生活牙髓应是年轻恒牙的首选治疗。其治疗原则是：尽力保存活髓组织，如不能保存全部活髓，也应保存根部活髓；如不能保存根部活髓，也应施行根尖诱导成形术，使根尖继续发育而保留患牙。故年轻恒牙牙髓治疗应尽力选择盖髓术和牙髓切断术。

1. 症状轻微或无明显症状的局部性慢性牙髓炎行牙髓切断术。

2. 症状较重或疼痛持续时间较长的全部性牙髓炎应行根尖诱导成形术。

3. 深龋或可疑慢性闭锁性牙髓炎应尽可能保护牙髓，于洞底覆盖盖髓剂，暂时密封窝洞，观察 4~6 周，如无症状，再行永久充填。

（四）年轻恒牙牙髓变性

牙髓变性（pulp degeneration）是指牙髓组织发生代谢障碍而出现的不同程度和不同类型的退行性变。常见的牙髓变性有：成牙本质细胞空泡性变（vacuolar degeneration of the odontoblastic）、牙髓钙变（pulp calcification）、牙髓网状萎缩（pulp reticular atrophy）和牙髓纤维性变（fibrous degeneration of pulp）。年轻恒牙牙髓退行性变主要表现牙髓钙变或根管腔的变化，如管腔缩小、管壁模糊、管腔闭塞、根管影像消失等。根管内的牙髓组织学表现为细胞数目减少，纤维成分增多，或出现钙化团块，或几乎纤维化。

【临床表现】

1. 一般无明显临床症状。

2. 在牙髓活力测试时，患牙反应迟钝或无反应。

3. 常常是对外伤牙、再植牙、切髓术治疗牙的 X 线片检查中发现其髓腔或根管腔出现了变化。

【诊断要点】

1. 患牙的外伤史与治疗史。尤其是外伤冠折露髓的年轻恒前牙行活髓切断术后的定期观察中，出现根管腔的变化。

2. X 线片检查结果可作为重要的诊断依据。

【临床处理】

外伤的年轻恒前牙，或切髓术后的年轻恒牙，一旦发生牙髓退行性变化致使管腔缩小、闭塞，当牙根发育完成时，则应去除剩余根髓，进行根管治疗术，以利于牙冠修复需利用根管固位修复牙冠的儿童外伤冠折露髓的前牙，切髓术只是一种暂时性治疗或过渡性治疗。

（五）年轻恒牙牙体吸收

牙体吸收（tooth resorption）有牙体内吸收和牙体外吸收。牙体内吸收（internal tooth resorption）是指从牙髓腔内侧壁向牙表面吸收牙体组织。牙体外吸收（external tooth resorption）是指从牙体表面开始的吸收过程。牙体内吸收是牙髓组织变化为炎性肉芽组织的结果，因这种肉芽组织可分化出许多破骨细胞或破牙质细胞，使牙体组织从髓腔壁开始吸收。

【临床表现】

1. 牙体内吸收的吸收部位各不相同，可发生于髓室，也可发生于根管内或根管口；当髓室吸收接近牙面时，牙冠内富有血管的肉芽组织颜色可透过菲薄的牙釉质，使牙冠显示出"粉红色"；当吸收使牙面破损穿孔，牙髓暴露时，可引起疼痛，出现症状。

2. 牙体外吸收一般无症状,它是由牙根表面向着髓腔内发展,吸收的牙骨质可出现凹陷或蚕食状。当吸收开始于根尖,可使牙根逐渐变短,甚至缩短至牙颈部。牙根变短或缩短的患牙可出现牙齿松动。

【诊断要点】

X 线片的典型表现是诊断牙体吸收的主要依据。

1. 内吸收显示髓腔壁出现边缘不规则的透射区;根管内某部位出现圆形的扩大;大范围的吸收显示出穿通牙的透射区或窝状透射区。

2. 外吸收显示牙根的某段根面呈蚕食状粗糙或牙根缩短。

【临床处理】

1. 一旦出现牙体内吸收,则需立即去除牙髓组织,使其停止吸收。

2. 出现牙体外吸收,治疗相当困难。

二、年轻恒牙根尖周病

(一) 年轻恒牙急性根尖周炎

急性根尖周炎(acute apical periodontitis)是发生于尖周组织的急性炎症。早期,根尖周膜内血管充血、扩张、血浆渗出、组织水肿和少量急性炎性细胞浸润,为浆液性炎症。随后,炎症继续发展,血浆和炎细胞渗出增多,组织水肿明显,血管破裂出血,甚至组织破坏溶解化脓或脓液积聚,为化脓性炎症或尖周脓肿。年轻恒牙急性根尖周炎大多数也是慢性尖周炎急性发作。因为,根尖周炎绝大多数是由牙髓病而来,而牙髓病大多数是慢性炎症过程。虽然根尖周组织对来自牙髓病的不断刺激有较强的防御和修复能力,但在这些刺激的不断作用下,根尖周组织可呈现慢性炎症,而当炎症引流不畅,或机体抵抗力较差时,即可导致炎症的急性发作。

【临床表现】

主要临床表现是自发性疼痛咬合痛,患牙局部软组织或颌面部肿胀。

1. 急性尖周炎

(1) 初期咬合时,感觉患牙与对颌牙先接触,有伸长感或浮出感,不舒适或轻度疼痛;此时咬紧患牙疼痛可暂时缓解,这是因为咬合压力可将尖周膜血管中充血的血液挤压出去。

(2) 随着炎症继续发展,尖周膜内血液淤积,渗出增多,咬合时可使疼痛加重,患牙的伸长感浮出感更为明显,而且出现范围局限的,能明确指出患牙部位的持续性疼痛。

(3) 检查时,患牙轻度松动,叩诊会引起剧烈疼痛,根尖部牙龈充血、肿胀、触压痛。

(4) 牙髓已坏死的患牙牙冠变色失去光泽,温度试验、电活力试验均无反应。

(5) 患牙有深龋、牙体发育异常,或有外伤史等。

2. 急性化脓性根尖周炎

(1) 有剧烈的持续的自发性跳痛。

(2) 牙有明显叩痛、触痛、不能咬合,根尖部牙龈红肿并有触压痛。

(3) 相应面颊部软组织呈反应性水肿,所属淋巴结增大、触痛。

(4) 全身感觉不适,体温稍升高。

(5) 当积累在尖周组织的脓液得到合适的引流,疼痛和肿胀可迅速缓解或消退。

(6) 当根尖周化脓性炎症向着牙槽骨内扩散,脓液经骨髓腔并穿破致密的骨密质硬板停留于骨膜下时为骨膜下脓肿。

(7) 当脓液穿破骨膜达黏膜下或皮下软组织时,为黏膜下脓肿。此时疼痛明显减轻,但肿胀仍很明显,且显波动。如未及时治疗或切开引流,则可自行破溃溢脓,形成龈瘘或皮瘘,急性炎症转为慢性炎症,全身症状缓解。

尖周脓肿穿过牙槽骨形成骨膜下脓肿、黏膜下脓肿的全过程又称为急性牙槽脓肿。自尖周炎症开始到形成黏膜下或皮下脓肿需 3~5 日。

当脓液经黏膜或皮肤排出后,所有症状均随之减轻而逐渐消退,并于相应部位形成瘘管。

龈瘘管：是尖周脓肿的脓液穿过牙槽骨和黏膜在口腔内形成的瘘管。

皮肤瘘管：是尖周脓肿的脓液穿过牙槽骨与皮肤在颌面部皮肤形成的瘘管。瘘管形成后，脓液或炎性渗出物得到引流，此时急性炎症转为慢性炎症。

【诊断要点】

1. 依据患牙的疼痛性质、持续时间、能否定位、有无伸长感和咬合痛等临床表现。

2. 依据患牙是否受伤或治疗，有无牙体缺损或折裂，有无龋洞或修复等病史，牙髓有无活力，牙冠色泽是否改变；患牙对探诊、叩诊触诊的反应；局部黏膜有无充血、水肿和颌面部有无肿胀、局部淋巴结是否肿痛等体征。

3. 年轻恒牙的急性尖周炎过程中，炎症性质不同，所表现的临床症状与体征不完全相同。例如，根尖脓肿阶段的持续性跳痛可与浆液性尖周炎区别：骨膜下脓肿时，疼痛更为剧烈，根尖红肿和叩痛明显，且伴有全身症状；黏膜下脓肿时疼痛有所减径，但黏膜下肿胀明显。

4. 由于年轻恒牙牙髓活力较强，常见到牙冠色泽未变，牙髓还有活力而出现牙龈或颌面部肿胀的情况。

5. 急性根尖周炎时，X 线片显示不出根尖部的明显变化。而慢性根尖周炎急性发作时，X 线片可显示出根尖部有不同程度的牙槽骨破坏形成的透影区。

【临床处理】

1. 开放根管建立有效引流，经髓腔引流数日，急性炎症消退后可采用消除根尖周炎症并可促使根尖形成或根端闭合的根尖诱导成形术进行治疗。

2. 切开脓肿排脓已形成黏膜下脓肿者除建立髓腔引流外，还需在口腔内的肿胀部位局部切开排脓，也可酌情先局部切开脓肿引流。

3. 抗菌药物的全身治疗通常采用口服或注射途径给予抗生素类药物，加速炎症的消退。

(二) 年轻恒牙慢性根尖周炎

慢性根尖周炎（chronic apical periodontitis）是发生于根尖周组织的慢性炎症。是根尖周围组织对根管内细菌、毒素等刺激的慢性炎症反应，或对根管内低度刺激的防御反应。年轻恒牙慢性尖周炎的病变特点是纤维和肉芽组织的形成以及尖周组织的形态改变。其病变类型有慢性尖周肉芽肿、慢性尖周脓肿、慢性尖周囊肿和慢性尖周致密性骨炎等。

【临床表现】

1. 慢性尖周炎多无自觉症状，有时感咀嚼不适，咬合无力。

2. 患牙有深龋、牙发育异常或其他牙体硬组织破损，或有充填修复史，或有牙外伤史等。

3. 患牙牙冠变色，失去光泽，叩诊时有轻微疼痛等。

4. 有的患牙有瘘管。如有瘘管更易诊断，但应认真检查与患牙的关系。瘘管的临床表现如下。

(1) 瘘管口大多位于患牙根尖部的唇、颊侧牙龈表面，也有的位于舌、腭侧牙龈处，偶尔还可见瘘管口远离患牙。

(2) 瘘管有时溢脓，有时闭合，当尖周脓液、渗液压力大时，闭合的瘘管可再度开放。

(3) 有的患牙出现瘘管反复溢脓的现象与病史。

5. 不同慢性根尖周炎的具体临床表现如下。由于慢性尖周炎的病变类型不同，其临床表现不完全相同。

(1) 根尖周肉芽肿（periapical granuloma）：根尖周肉芽肿是根尖周组织受到来自根管内的轻微感染刺激后产生的一团炎性肉芽组织。

肉芽组织中有慢性炎症细胞浸润，主要是淋巴细胞、浆细胞、巨噬细胞和少量中性粒细胞，此外还有成纤维细胞和增生的毛细血管，有的还有呈条状或网状增殖的上皮细胞。根尖周肉芽肿周围常有纤维膜包绕并与牙周膜相连。当儿童抵抗力较强时，根尖周肉芽肿病变可维持较长时间，并保持相对稳定的状态。

(2) 慢性根尖周脓肿（chronic periapical abscess）：慢性根尖周脓肿又称慢性牙槽脓肿（chronic alveolar

abscess），是局限于根尖周区的慢性化脓性炎症，可以由根尖周肉芽肿或根尖周囊肿发展而来，也可由急性根尖周脓肿转变而来。

慢性根尖周脓肿中，除脓腔中心的坏死、液化组织外，脓腔壁为炎性纤维结缔组织或肉芽组织，组织中有密集的炎性细胞浸润，有的还有成纤维细胞和少许新生毛细血管。

慢性根尖周脓肿的脓液有时可逐渐穿通骨壁和软组织而得到引流；当局部引流不畅，或机体抵抗力降低，病原毒力增强时，慢性根尖周脓肿又可急性发作。通常，有瘘管的慢性根尖周脓肿不易转为急性炎症，而无瘘管的慢性根尖周脓肿较容易转为急性根尖周脓肿。

（3）根尖周囊肿（periapical cyst）：根尖周囊肿是由上皮衬里充满液体，被肉芽组织包绕的根尖周炎症。可以由肉芽肿发展而来，也可以由慢性根尖周脓肿发展而来。

根尖周囊肿分囊腔和囊壁，囊腔中充满浆液性、清澈透明或黄褐色囊液，液体中含变性、坏死和脱落的上皮细胞和渗出细胞。囊壁内层为上皮组织，成为囊腔的上皮衬里，外层为致密的纤维结缔组织，构成囊腔外壁，内外层之间为慢性炎症细胞浸润的肉芽组织层。

根尖周囊肿生长缓慢，体积较小局限于牙槽骨内。①当囊液增多，囊肿逐渐增大引起周围骨质吸收，囊壁可达颌骨表面直接位于口腔黏膜下，检查时，可见患牙根尖部隆起，扪诊时富有弹性或乒乓球感；②当囊液增多，囊肿破溃时，可形成瘘管；③当囊肿过大时，增大的囊肿可压迫邻牙，使邻牙移位或使邻牙根吸收。

（4）根尖周致密性骨炎：是根尖周组织对来自牙髓或根管感染的长时间轻度刺激的炎症反应或防御反应。其临床表现为根尖周的骨质增生，骨小梁密度增大，而且伴随有少量慢性炎性细胞浸润。对于儿童年轻恒牙，由于根尖孔粗大，牙髓组织疏松，血液供应丰富，当牙髓发生炎症时根尖周组织亦可表现骨质增生，骨小梁密度增大的慢性炎症反应，即慢性致密性骨炎。而当区进行牙髓治疗之后，这种防御性的炎症反应即可消失。

（5）不同类型慢性根尖周炎X线片上的显示特点：①慢性根尖周脓肿的X线片显示特征是尖周有边界不清的弥散性稀疏区。②根尖周肉芽肿的X线片显示特征是根尖周有边界清楚的圆形或椭圆形骨质稀疏区。③根尖周囊肿的X线片显示特征是根尖周有边界清楚、轮廓分明并有条阻射白线的骨质透射区。这是由于缓慢生长的囊肿，周围骨质形成致密硬骨板包绕囊壁所致。④致密性骨炎的X线片显示特征是根尖周局限性的骨质密度增大的阻射影像。

【诊断要点】

1. **X线片检查**　根尖周囊肿的X线片显示患牙根尖有一圆形的、边界整齐的透射区，典型的表现是透射区周围有白线围绕。但若尖周囊肿继发感染，其周围则无明显的白线影像，而且边界不一定整齐。较大的尖周囊肿需与颌骨囊肿相鉴别。颌骨囊肿所涉及的牙根尖周膜腔是连续的，而且其硬板完整。

2. **患牙的临床表现**　例如包括龋病、牙发育异常、牙外伤在内的牙体硬组织疾病，牙冠色泽，牙髓活力，患牙根尖处牙龈或邻近、远离的牙龈窦道、皮肤窦道等。

对于儿童年轻恒牙，由于牙髓活力较强常出现牙髓还有活力而同时又有牙龈、皮肤接管的情况。这种情况多见于第一恒磨牙龋源性的牙髓感染。

3. **患牙病史可作为诊断参考依据**　例如，患牙的外伤史、龋病充填史及牙髓治疗史等。有的甚至于活髓保存治疗后并无症状，但X线片显示尖周有病变或出现瘘管现象，则表明已转为慢性尖周炎症。

【临床处理】

因为恒牙萌出后2~3年牙根才达到应有长度，3~5年根尖才发育完成。年轻恒牙牙髓一旦发生严重病变或牙髓坏死，牙根则停止发育。因此，年轻恒牙牙髓坏死，或牙髓坏死并发根尖周病的治疗原则是采用促使根尖继续发育或根端闭合的治疗方法，即根尖诱导成形术（apexification）。

（王小竞）

参 考 文 献

［1］葛立宏.儿童口腔医学［M］.4版.北京：人民卫生出版社，2013.

［2］文玲英,吴礼安.实用儿童口腔医学［M］.北京:人民军医出版社,2016.

［3］McDonald R,Avery D,Dean J Mosby. Dentistry for the Child and Adolescent ［M］. 10th ed. St. Louis:Missouri,2016.

［4］Soxman JA. Handbook of Clinical Techniques in Pediatric Dentistry ［M］. John Wiley & Sons,Inc,2015.

［5］Dentistry AAOP. Pulp Therapy for Primary and Immature Permanent Teeth ［J］. Pediatr Dent,2017,39(6):325-333.

［6］Dentistry AAOP. Use of Vital Pulp Therapies in Primary Teeth with Deep Caries Lesions ［J］. Pediatric Dentistry,2017,39(6): 173-186.

［7］Pramila R,Muthu MS,Deepa G,et al. Pulpectomies in primary mandibular molars:a comparison of outcomes using three root filling materials ［J］. INT ENDOD J,2016,49(5):413-421.

［8］Garrocho-Rangel A,Quintana-Guevara K,Vazquez-Viera R,et al. Bioactive Tricalcium Silicate-based Dentin Substitute as an Indirect Pulp Capping Material for Primary Teeth:A 12-month Follow-up ［J］. Pediatr Dent,2017,39(5):377-382.

［9］Wunsch PB,Kuhnen MM,Best AM,et al. Retrospective Study of the Survival Rates of Indirect Pulp Therapy Versus Different Pulpotomy Medicaments ［J］. Pediatr Dent,2016,38(5):406-441.

［10］Chauhan A,Dua P,Saini S,et al. In vivo Outcomes of Indirect Pulp Treatment in Primary Posterior Teeth:6 Months' Follow-up ［J］. ContempClin Dent,2018,9(1):S69-S73.

［11］Trairatvorakul C,Sastararuji T. Indirect pulp treatment vs antibiotic sterilization of deep caries in mandibular primary molars［J］. INT J PAEDIATR DENT,2014,24(1):23-31.

［12］George V,Janardhanan SK,Varma B,et al. Clinical and radiographic evaluation of indirect pulp treatment with MTA and calcium hydroxide in primary teeth(in-vivo study)［J］. J Indian SocPedodPrev Dent,2015,33(2):104-110.

［13］Garrocho-Rangel A,Quintana-Guevara K,Vazquez-Viera R,et al. Bioactive Tricalcium Silicate-based Dentin Substitute as an Indirect Pulp Capping Material for Primary Teeth:A 12-month Follow-up ［J］. Pediatr Dent,2017,39(5):377-382.

第五章　儿童牙外伤

牙外伤(dental trauma)是指牙齿受急剧创伤,特别是打击或撞击所引起的牙体硬组织、牙髓组织和牙周支持组织损伤。牙外伤是仅次于龋病造成儿童牙齿缺损或缺失的第二大疾患。近年来,儿童牙外伤的发病率在不断升高。牙齿的意外损伤会直接影响和干扰儿童的口腔,甚至造成后天发育的缺陷和畸形,因此,对儿童牙外伤的预防和治疗应引起家长及医务人员的高度重视。

牙齿外伤包括牙体硬组织损伤、牙髓组织损伤和牙周支持组织损伤。目前得到广泛认可的牙齿外伤分类是 Andreasen 分类法。涉及以下几个方面:①牙体硬组织和牙髓组织损伤;②牙周支持组织损伤;③支持骨组织损伤;④牙龈或口腔黏膜软组织损伤。李宏毅参考国际上各种分类方法所提出的牙外伤分类包括:牙齿震荡(tooth concussion)、牙齿折断(tooth fracture)、牙齿移位(tooth displacement)和牙齿完全脱出(tooth total extrusion)四类。

儿童牙外伤的临床检查如下:

1. 即刻临床检查　在进行口腔的临床检查前,若伤口污染严重,应首先用温和的清水或生理盐水清洁,此外,应该观察患者的全身情况,排除口腔以外其他组织严重损伤后,再着手进行临床口腔检查。

口腔检查应注意:①牙齿的完整性和颜色:检查牙体硬组织是否有裂纹和折断,应确认折断部位、范围、程度和有无露髓;②牙龈和口腔软组织情况;③牙齿位置有否改变;④叩诊和牙齿动度检查;⑤牙髓活力测试;⑥检查咬合;⑦X线片检查:牙根有否折断;牙周间隙有否改变、是否存在牙槽骨骨折;年轻恒牙应观察牙根发育情况;乳牙应观察外伤牙下方继承恒牙胚情况及邻牙情况;是否存在陈旧性外伤,应注意牙根有无吸收及吸收方式。

2. 外伤复查及其注意点　对儿童牙外伤的患者,需要定期复查。年轻恒牙应至少复查至外伤牙根发育完成后;对外伤时牙根已基本发育完成的牙齿,随损伤程度和类型不同,复查期长短有所差别,但原则上不应少于12个月。对牙齿全脱出后的再植牙,可能需要终身复查。在完成外伤初期治疗后,可在1个月、3个月时复查,如果复查结果为阴性,以后可每6个月复查。

外伤复查应重点进行以下检查:①牙齿修复体是否完整,及时发现微渗漏;②牙齿是否有变色,分析变色的原因;③叩诊和牙齿动度检查;④牙髓活力测试,大多数外伤牙可在受伤后3个月内牙髓恢复反应,牙髓恢复反应时间的长短和外伤时患牙牙根形成状态有关;⑤复查咬合,特别是正中牙合时是否存在咬合创伤;⑥原有牙龈、牙周和口腔软组织损伤的愈合情况,是否存在继发感染;⑦X线片检查:应对比外伤初诊 X 线片,观察原片中存在的病理性改变的转归,是否出现新的病变。对于乳牙,还应观察继承恒牙情况;对于年轻恒牙应观察牙根继续发育的情况。

第一节　儿童恒牙外伤

恒牙外伤的发生在恒牙列,牙齿外伤发生高峰期为 7~9 岁,男孩发生率高于女孩,外伤牙齿多发生于上颌中切牙,其次为上颌侧切牙,下颌切牙较少见。

恒牙外伤牙齿折断较常见，牙根未完全形成的牙齿松动、移位、脱出较常见。牙根完全形成后，牙周支持组织相应坚固，易引起冠折或根折。最易发生外伤的上颌中切牙牙根 9~10 岁左右完全形成，这一年龄阶段较易发生牙齿折断。

恒牙外伤的危害：①可造成牙齿折断或牙齿松动、移位，影响咀嚼功能；②可能会造成牙髓炎症、根尖周组织炎症、影响年轻恒牙牙根的正常发育、牙齿丧失等，对儿童的牙齿、咬合等生长发育会产生影响；③牙齿缺损严重或外伤导致牙齿缺失时，未及时修复，造成错颌畸形，成年后永久修复困难；④若伴发牙齿支持骨组织和牙龈黏膜组织的损伤，引起感染、瘢痕和组织畸形等不良后果时，影响儿童的身心发育；⑤此外，还会对儿童心理造成不良影响，特别是严重牙外伤时，会影响患儿的发音、美观，成为患儿和家长的长期心理负担。

一、釉质裂纹和冠折

【临床表现】

1. **釉质裂纹**（enamel infraction） 在光线平行于牙体长轴时最易发现，单纯釉质裂纹患者可没有不适症状，但常合并有轻重不等的牙周和牙髓损伤，检查时应注意牙齿有无叩痛或松动度改变。

2. **釉质折断**（enamel fracture） 仅限于釉质的牙体组织缺损，为简单冠折。一般无自觉症状，断面粗糙。

3. **釉质牙本质折断**（enamel-dentin fracture） 局限于釉质和牙本质的牙体组织缺损，而未伤及牙髓，为简单冠折。常出现冷热刺激痛，其疼痛程度与牙本质暴露的面积和牙齿发育程度有关。牙髓表面牙本质较薄时，可以见到牙本质下面的粉红色牙髓。注意探诊时不要用力，以免穿透牙本质暴露牙髓。

4. **冠折露髓**（complicated crown fracture with pulp exposure） 牙釉质、牙本质折断，牙髓暴露，患儿可有明显疼痛，不敢用舌舔牙齿，也可有冷热刺激痛，影响进食，应及时处理。

【临床处理】

1. **釉质裂纹** 一般来说，不需要特殊处理，但对深的釉质裂纹可用无刺激性的保护涂料或复合树脂粘接剂涂布，以防止细菌侵入裂隙刺激牙本质或食物和饮料引起的色素沉着。

当釉质裂纹合并牙髓-牙周组织损伤时，要密切追踪观察。当存在正中殆咬合创伤时应做必要的调殆，严重时需做全牙列殆垫，消除咬合创伤。

2. **简单冠折** 简单冠折的治疗原则是恢复正常功能和美观。

釉质表面折断，不影响美观时，只需要磨钝表面就可。缺损较大时，可采用断冠粘接或树脂修复。若上述两种方法均不可行时，可采用玻璃离子应急处理。

在年轻恒牙，由于牙本质较薄，离牙髓腔近，加之牙本质小管较粗大，外界任何刺激都会通过牙本质小管传入牙髓。虽然年轻恒牙牙髓组织具有较强的防御和修复能力，但这种能力是有限度的。因此，当牙本质暴露时，无论牙本质外露面积多少，都应该封闭牙本质断面，注意保护牙髓。

另外，年轻恒牙冠折造成切角缺损后，应及时修复外形，以防随着邻牙的萌出，外伤牙齿会丧失应有的三维间隙，导致成年后修复困难。

3. **复杂冠折（即冠折露髓）** 生活的牙髓是年轻恒牙继续发育的保障，年轻恒牙冠折露髓后应尽可能保存活牙髓。年轻恒牙的牙髓组织抵抗力较强，若露髓孔不大（1mm 以内）且外伤时间短（1~2 小时内），可作直接盖髓治疗。但临床经验表明，直接盖髓不易成功，有学者认为与牙齿受震荡和牙髓损伤的程度有关。

冠髓切断术（pulpotomy）或部分冠髓切断术（partial pulpotomy）是年轻恒牙露髓后首选的治疗方法。如露髓时间较长，发生牙髓弥漫性感染，甚至牙髓坏死时，应去除感染牙髓，行根尖诱导成形术（apexification）或再生性牙髓治疗术（regenerative endodontic therapy）。治疗中应注意尽可能多地保存活的根髓和/或根尖牙乳头，使牙根能够继续发育。

各种活髓保存治疗的外伤牙，术后有并发髓腔和根管闭塞的可能，故在日后复查中要注意髓腔钙变的现象，及时做根管治疗，为永久修复做准备。

通常情况下冠折露髓后,牙体组织缺失较多,及时修复牙齿外形,保持外伤牙的三维间隙显得尤为重要。可采用断冠粘接或树脂修复。从目前的粘接材料和技术来讲,断冠粘接是一种过渡性的修复方法,要嘱咐患儿不要用患牙咬太硬的东西,待患者成年后可改用其他的永久性修复方法。

二、冠根折

【临床表现】

冠根折断是指由外伤引起牙齿牙釉质、牙本质和牙骨质的同时折断。根据是否露髓,临床上分为简单冠根折断和复杂冠根折。冠根折通常起于牙冠唇面中部,延展至腭面龈下。冠方断片会向切端方向移位,引起咬合痛。可伴有牙龈撕裂,龈沟溢血。

【临床处理】

冠根折的治疗方法依据损伤程度有很大差别:

1. 简单冠根折　断端常在龈下 1~2mm 内,通过排龈止血,可行光固化复合树脂修复,亦可根据断端情况施行断冠粘接术。

2. 复杂冠根折　此类损伤严重,治疗复杂,应根据情况采取断冠再接术,冠延长术,根管治疗-正畸联合治疗或拔牙的方法。

近年来,随着种植技术的普及,越来越多的恒牙缺失患者选择种植治疗,为减少儿童恒牙拔除后牙槽骨吸收,可对不能利用的恒牙根进行根管治疗,把根埋伏在颌骨内,上方做功能性间隙保持器,为成年后种植修复预留比较好的条件。

三、根折

【临床表现】

临床上分为根尖 1/3、根中 1/3 和近冠 1/3 三种根折情况。

根折的主要症状可有牙齿松动、咬合痛,牙冠稍显伸长,常伴发咬合创伤。越近冠方的根折,症状越明显;近根尖 1/3 部位的根折,症状较轻或不明显。

X 线片是诊断根折的主要依据。由于根折线显像变化较多,临床上常有误诊和漏诊的可能。需结合临床症状进行诊断,有可疑时,应变换投照角度再次拍摄,也可结合 CBCT 片进行诊断。

【病理学】

根折愈合方式可分为三类:①根折缝间形成牙本质和牙骨质沉积,临床检查牙齿动度正常,牙髓活力正常,X 线片示依稀的根折线,称硬组织愈合;②牙周膜细胞侵占整个根折间隙,封闭两端,牙齿动度增加,牙髓活力正常,根折线清晰可见,称结缔组织愈合;③肉芽组织作为感染后冠根髓的反应性病变在两断端间形成,牙齿过度松动,牙髓反应阴性,根折处断端距离增宽,有骨吸收。

【临床处理】

根折治疗的总原则是:使断端复位并固定患牙,消除咬合创伤,定期观察牙髓状态。

1. 近冠 1/3 根折

(1) 残留牙根长,牙周情况良好者,在根管治疗术联合正畸根牵引术,或辅以龈切除术和去骨术后桩冠修复。

(2) 残留牙根长度和强度不足以支持桩冠修复,需要拔除该牙,进行义齿修复。随着种植技术的普及,越来越多的患者希望成年后种植修复,对残留牙根行根管治疗,埋伏无感染的牙根于牙槽骨内,避免过早的牙槽骨塌陷,为成年后的种植修复,创造好的条件。

2. 根中 1/3 根折　患牙如有错位应在局麻下先行复位,再固定患牙。根中 1/3 折断的牙齿需固定2~3 个月左右,坚固固定 1~2 周后应改为弹性固定,保持牙齿一定的生理动度。固定后应注意检查咬合,消除咬合创伤。

定期复诊拍摄 X 线片检查断端愈合情况,并观察牙髓状态。检查若发现牙髓已发生坏死,应进行根管治疗。如此时断端尚未完全愈合,根管治疗时可在根管内放入合金根管固位桩或纤维桩,做根内固定,增加根折牙齿的牢固度。

3. 根尖部 1/3 根折 一般来说,根尖 1/3 折断可以不予以处理,只需嘱患儿不要用受伤部位咀嚼,可以不用固定等处理,进行定期追踪复查。如有明显松动并伴有咬合创伤时,应对患牙进行固定,定期观察牙髓、牙周组织状态和断面愈合情况。如发现根尖出现病变或牙髓钙化时,可在做根管治疗后行根尖切除术和根尖倒充填术。

四、牙齿震荡和亚脱位

【临床表现】

牙齿震荡是单纯牙齿支持组织损伤而没有异常的牙齿松动和移位,患者自觉牙齿酸痛,咬合不适。X线片显示根尖周无异常。亚脱位亦是牙周支持组织损伤,有异常动度,无明显移位。患者可有叩痛,龈沟渗血。X线片显示根尖周无异常或牙周间隙稍增宽。牙齿震荡和亚脱位的牙髓组织近期表现为充血,出血和感觉丧失,远期可表现为牙髓钙变,牙齿吸收,根尖周囊肿等。

【临床处理】

一般来说,牙齿震荡和亚脱位在没有咬合创伤时,可不做特殊处理,嘱患者该牙避免咬硬物 2 周左右,并定期复查,观察期应在 6 个月以上。当存在明显咬合创伤(特别是正中𬌗咬合创伤)时,应注意消除创伤。

五、半脱出、侧方移位和挫入

【临床表现】

半脱出时牙齿部分脱出牙槽窝,明显伸长,通常腭向移位,牙齿非常松动,龈沟内出血;侧方移位时牙齿发生侧方离心性移位,伴有牙槽嵴骨的粉碎或折断,由于牙齿与牙槽窝的锁结关系,牙齿不松动,叩诊可呈高调固连音,龈沟内有或无出血,根尖可于移行区触到;挫入时患牙比相邻牙短,常不松动,叩诊呈高调金属音,牙龈可有淤血样改变。在恒牙列上述三种移位性损伤均不难判断,但对于正在替牙的混合牙列儿童,有时会存在判断困难,此时,X线片检查是诊断的关键手段。

X线片示挫入的牙齿,根尖区牙周间隙变小,或消失;半脱出的牙齿,根尖区牙周间隙增宽;侧方移位的牙齿可表现为近、远中两侧牙周间隙不对称,一侧减少,另一侧增宽。但当牙齿唇舌向移位时,普通的根尖片上可看不出变化,必要时需配合拍摄 CBCT 诊断。

【临床处理】

1. 半脱出和侧方移位 半脱出和侧方移位的治疗原则是:及时复位并固定牙齿,同时消除咬合创伤,严密观察牙髓状态的转归。

复位:应在局部麻醉下进行,手法应轻柔,首先应解除唇腭侧根尖锁结,然后向根方复位。复位后的牙齿需固定 2 周左右,如果正中𬌗存在咬合创伤,应使用全牙列𬌗垫治疗。

固定:脱位性损伤的牙齿,患牙应保持一定的生理动度,采用弹性固定。常用的固定单位是 1 个外伤牙 + 两侧各 2 个正常邻牙构成的 5 牙固定单位。

消除咬合创伤:全牙列𬌗垫是最佳治疗方法。临床上制取印模时,对极其松动的牙齿,应先行固定后再取印模。

全牙列𬌗垫在口腔中佩戴时间因损伤程度、类型和患者咬合情况不同存在较大差异。临床上应佩戴至外伤牙基本不松动,正中咬合时没有异常动度。

2. 挫入 对于挫入牙齿的即刻复位价值尚未肯定,应视挫入的程度、患儿的年龄和牙齿发育的程度区别对待:

(1)根尖开放的年轻恒牙:不宜将牙拉出复位,应观察牙齿自行再萌出。一般可观察 2~3 周,挫入的牙齿应有再萌出的迹象,整个再萌出过程时间较长,一般为 6 个月,但存在很大变异,可 2~14 个月不等。对严重挫入的牙齿(如:牙冠挫入 2/3 以上),观察 4 周左右仍没有再萌出迹象,牙齿生理动度降低,应及时采取正畸牵引的方法,拉出该牙。

（2）根尖闭合的挫入牙齿：挫入较少时，可以观察其再萌出，如果没有再萌出迹象，应在发生牙齿固连前，采用正畸牵引的方法，使该牙复位；对于挫入较多的牙（2/3 以上），可用拔牙钳即刻钳出挫入的牙齿，复位固定，或者进行部分复位后粘接托槽，采用正畸牵引的方法，复位患牙。

牙齿移位性损伤对牙髓组织预后最重要的影响因素是外伤时牙根的发育阶段。牙根形成越多牙髓坏死的发生率就越高。对于牙根尚处于开敞状态的年轻恒牙，牙髓血管神经愈合能力较强，有可能保持活髓；牙根基本发育完成的牙齿，出现牙髓坏死的危险性明显增高，在复查中应密切观察牙髓状态的转归。对于移位严重的牙齿，复位固定治疗后，除可发生牙髓坏死外，还可能出现牙根外吸收或替代性吸收。X 线片上出现根外吸收或替代性吸收时，可考虑摘除牙髓，用氢氧化钙类药物充填根管，治疗根吸收。

六、全脱出

【临床表现】

牙全脱出是牙齿受外力完全脱出牙槽骨，临床上见牙槽窝空虚或充满血块。全脱出是最严重的一种牙齿损伤，可以造成牙周膜韧带撕裂，牙髓组织丧失血供，以及对牙骨质造成损伤。恒牙全脱出常见于单个年轻恒牙，上颌中切牙最好发。这主要由于年轻恒牙牙根尚未发育完成，而且牙周膜具有弹性，水平外伤撞击常导致牙齿完全脱出。牙齿全脱出的治疗方法是牙齿再植术。

【愈合方式】

再植牙的愈合方式：由于多数再植牙都不能成功保留活髓，谈到再植牙预后时更多考虑牙周组织预后。

1. **牙周膜愈合**（healing with a normal periodontal ligament）　牙周膜愈合是最理想的愈合方式，在牙骨质和牙槽骨间的牙周间隙可见新生的结合上皮，结合上皮可在釉牙骨质界再附着。牙周膜愈合常发生在即刻再植之后。

2. **表面吸收愈合**（healing with surface resorption, repair-related resorption）　是一种常见的较为成功的愈合方式，常发生在牙齿再植后 3 个月左右。最大的特点是这种吸收具有自限性和可修复性。

3. **牙齿固连或称替代性吸收**（healing with ankylosis, replacement resorption）　病理上，牙齿固连代表牙根表面和牙槽骨融合，没有正常的牙周间隙。发生在牙根表面缺乏活的牙周膜覆盖的再植牙。这种替代吸收分为暂时性替代性吸收和进行性替代性吸收。

4. **炎性吸收**（healing with inflammatory resorption, infection-related resorption）　延迟再植、不当的离体牙保存和不当的再植处理等常导致再植后牙根发生炎性吸收，导致治疗失败。

七、儿童恒牙外伤预后评估

1. **牙齿外伤后牙髓组织损伤的风险性评估**　牙齿外伤后，牙髓组织的转归可分为：牙髓存活、髓腔钙化、牙髓坏死，与以下因素有关：

（1）外伤本身的冲击力对牙髓组织的损伤：包括因牙齿折断导致的直接牙髓暴露、因牙齿震荡和移位造成的根尖血管的扭曲、伸拉或断裂。

（2）外伤后外界不良刺激对牙髓组织的损伤：如：长时间的牙本质外露，咬合创伤等。

（3）外伤牙的自身情况：如牙齿发育程度、个体差异等。

研究表明外伤后牙髓组织预后与患者牙根发育情况、外伤类型、就诊时间等因素可能相关。其中，外伤时牙根发育情况和外伤类型与牙髓组织预后有显著相关性，牙根发育成熟的牙发生牙髓坏死的风险是牙根发育未成熟牙的 2~5 倍。

2. **牙齿外伤后牙周组织损伤的风险性评估**　牙周组织损伤也是一种普遍存在于牙齿外伤中的损伤，其程度可从最轻的牙周膜仅受到牵拉，到严重的牙周膜撕裂，甚至完成断开（如全脱出），其预后与损伤程度高度相关，另外也与外伤后的治疗和牙齿发育程度、组织修复能力有关。

在牙周膜仅受到牵拉时（如牙齿震荡、亚移位），如果外伤后没有严重的咬合创伤，一般预后良好，应为牙周膜愈合。在牙齿发生移位性损伤，移位不严重，牙周膜可部分撕裂，愈合时牙根可出现表面吸收，严重的牙齿移位,特别是牙齿挫入,会引起牙根替代性吸收。

牙齿外伤未经治疗,经过长时期以后,还可能出现创伤性根尖周囊肿。这种情形只在陈旧性外伤病例中发现。

第二节　乳牙外伤

乳牙外伤造成牙根或牙冠折断的较少,更容易造成牙齿移位或脱出,这是由于乳牙列期牙槽骨较疏松。发育早期恒牙牙胚位于乳牙的腭侧,严重的乳牙外伤可能影响或损伤继承恒牙牙胚。这种损伤往往在受伤以后较长的时期产生,医师要在最初检查时给予评估,决定患牙是否可以保留,判断外伤乳牙的预后和对继承恒牙的影响。

儿童乳牙外伤的发病情况和危害如下:

1. 乳牙外伤的发生　发生高峰期为 1~2 岁。近年也有学者报道 2~4 岁左右儿童乳牙外伤有增加趋势。

由于乳牙牙槽骨较薄,具有弹性,上颌乳切牙牙根向唇侧倾斜,乳牙牙根未发育完成或存在生理性吸收,牙根较短等原因乳牙外伤造成牙齿移位较常见,特别是在刚刚萌出的乳牙,主要表现为嵌入、脱出、唇舌向移位及不完全脱出等。

2. 乳牙外伤的危害　乳牙外伤后须考虑对继承恒牙胚的影响及其影响程度:由于儿童上前牙区继承恒牙位于乳牙根尖区,乳牙挫入和伴发的牙槽骨骨折,可直接伤及其下方的继承恒牙胚;在婴幼儿,严重的牙齿脱出会使牙齿极度松动或全脱出,处理不当可能造成误吞和误吸,若误吸入气道可危及生命;乳牙硬组织折断和牙周组织损伤还可继发牙髓、牙周组织感染,如不能及时治疗,同样可危害恒牙胚的正常发育,导致不良后果。

创伤对正在发育中的恒牙牙齿发育的影响在临床和动物实验中已得到证实,主要表现如下:

(1) 恒牙牙胚的萌出异常:牙胚的位置异常、萌出的位置异常、迟萌。

(2) 牙冠部形成异常:釉质发育不全、白斑或黄褐色斑、牙冠形态异常。

(3) 牙根部形成异常:牙根弯曲、短根、双重牙根、牙根部分发育或全部停止。

(4) 严重的创伤甚至可使恒牙胚坏死,牙胚停止发育,牙齿埋伏、倒生、牙瘤样形态等。

乳牙外伤的总的治疗原则是:应使乳牙外伤对继承恒牙生长发育的影响降到最低。

在处理乳牙外伤时,应考虑以下因素:乳牙牙根与继承恒牙胚间关系的密切程度;距替牙的时间;患儿的配合程度。

一、牙齿折断

1. 简单冠折　如果折断边缘尖锐,可采取调磨的方法。对患儿家长有美观要求,或大面积牙本质外露近髓的牙齿,可采取光固化复合树脂修复的方法。一般在术后 3 个月、6 个月复查,如果发现牙髓感染的症状,应及时行牙髓摘除术。

2. 复杂冠折　对露髓时间短(24 小时以内)的牙齿,可采取部分冠髓切断术或冠髓切断术;如果牙冠缺损大,不易修复者,或露髓时间长的牙齿,可采取牙髓摘除术。

3. 冠根折　多数情况下乳牙冠根折的牙齿需要拔除。

4. 根折　乳牙根折常发生在根中或根尖 1/3。

(1) 根尖 1/3 折断:牙齿一般只有轻微松动,不做其他处理,让患儿避免使用该牙咬合 2~3 周,根尖部断端常被生理吸收。一般在术后 3 个月、6 个月复查,如果发现牙髓感染的症状,应及时行牙髓摘除术。

(2) 根中部折断时:如果冠方牙齿极度松动,应拔除冠部断端,避免极度松动的牙齿脱落而被患儿误吸。根部断片可被生理吸收。如果患儿配合良好,冠部断端没有严重移位,可考虑复位 + 钢丝树脂固定 4 周左右,但这种治疗的效果不肯定,通常拆除固定后乳牙仍松动,根部断端仍被吸收,造成乳牙早失。

二、脱位性损伤和全脱出

1. **乳牙牙齿震荡和亚脱位**　乳牙牙齿震荡和亚脱位常不做临床治疗,定期观察,嘱患儿勿咬坚硬物2周。同时,注意维护口腔健康,避免牙龈炎症。一般在术后4周、3个月、6个月复查,如果发现牙髓感染的症状,应及时行牙髓摘除术。

2. **乳牙侧方移位和半脱出**　是否保留侧方移位和半脱出的乳牙取决于该牙移位的程度和松动度。如果牙齿极度松动,移位严重,应考虑拔除;如果没有及时就诊,由于牙槽窝内血凝块已经开始机化而不能复位,应考虑拔除。对于就诊及时,牙齿移位不严重,可顺利复位的牙齿,可考虑复位后钢丝+复合树脂固定10~14天,术后应观察乳牙髓转归,一般在术后4周、3个月、6个月复查,如果发现牙髓感染的症状,应及时行牙髓摘除术。

3. **乳牙挫入**　临床上需要鉴别乳牙全挫入和全脱出。必要时应拍摄X线片帮助诊断。如果乳牙挫入二分之一以内,X线片检查没有伤及恒牙胚,不做处理,可观察其自动再萌出。但应观察牙髓转归,术后4周、3个月、6个月复查,如果发现牙髓感染的症状,应及时行牙髓摘除术。

如果乳牙严重挫入,特别是乳牙冠向舌侧移位,根向唇侧移位时,X线片检查发现乳牙牙根与恒牙胚大量重叠,过去的观点应及时拔除乳牙。目前多数学者认为,乳牙严重挫入亦有再萌出的可能,推荐进行保守的观察。一般在术后4周、6个月、1~2年复查,观察继承恒牙胚的发育情况。

4. **乳牙全脱出**　拍X线片确认缺失牙齿未挫入。乳牙全脱出,一般不再植。应定期拍摄X线片,观察恒牙胚情况。

第三节　牙外伤伴发的支持组织损伤

一、支持骨组织损伤

牙齿支持骨损伤包括:牙槽窝粉碎性骨折(comminution of alveolar socket)、牙槽窝壁折断(fracture of alveolar socket wall)、牙槽突骨折(fracture of alveolar process)和下颌骨或上颌骨骨折(fracture of mandible or maxilla, jaw fracture)。一般来说,与儿童牙齿外伤关系最密切的是前三者。

【临床表现】

牙槽窝粉碎性骨折和牙槽窝壁折断是牙槽窝受压后发生的损伤,牙槽窝壁折断时损伤局限于牙槽窝的面壁或口内侧壁,牙槽窝粉碎性骨折时损伤更为严重,整个牙槽窝粉碎性骨折。牙槽突折断时可波及或不波及牙槽窝。

【愈合方式与预后】

在外伤后短期内牙槽窝壁折断和牙槽窝破碎的愈合常常是不完全愈合,之后在牙齿移位的愈合中,随着牙槽窝骨改建,折断部分愈合,此过程中,外伤累及的牙齿可能发生根吸收,还可以造成牙髓内出血,甚至牙髓坏死。

在年轻恒牙,牙槽突骨折多为不全骨折,个别严重病例中,也可发生牙槽突完全断裂分类,累及的牙齿也随断裂的牙槽突与颌骨整体分类。在牙槽突骨折后应严密观察牙髓和根尖周组织的感染。牙槽突折断后,可发生牙髓坏死、髓腔钙变、牙根吸收和牙槽骨吸收。牙槽突折断的预后与外伤的程度和固定治疗相关。外伤后1小时内行夹板固定的牙齿发生牙髓坏死的风险性明显低于延迟固定的牙齿。

二、牙龈和口腔黏膜损伤

【临床表现】

软组织损伤包括:擦伤(abrasion)、挫伤(contusion)、撕裂(laceration),甚至组织缺失(tissue loss, avulsion)。较严重的软组织损伤是牙龈撕裂伤和唇撕裂伤。

【临床处理】

1. 挫伤一般不用特殊处理,但应警惕下方骨组织损伤,甚至骨折。如颏部皮肤挫伤,应检查髁突是否存在骨折。

2. 擦伤和撕裂伤应注意彻底清创,清除异物,如伤口污染严重,应注射破伤风疫苗,配合全身使用抗生素。

3. 大片的软组织缺损应建议病人到专业的整形外科就诊。

（宋光泰）

参 考 文 献

［1］葛立宏.儿童口腔医学［M］.5 版.北京:人民卫生出版社,2020.

［2］樊明文.牙体牙髓病学［M］.4 版.北京:人民卫生出版社,2012.

［3］Andreasen JO,Andreasen FM. Textbook and color atlas of traumatic injuries to the teeth［M］. 4th ed. Copenhagen: Munksgaard,2007.

［4］Blackwell Science. Traumatic Dental Injuries-A Manual［J］. Emergency Medicine,2004,16(3):250-250.

［5］Diangelis AJ,Andreasen JO,Ebeleseder KA,et al. Guidelines for the Management of Traumatic Dental Injuries:1. Fractures and Luxations of Permanent Teeth［J］. Dental Traumatology Official Publication of International Association for Dental Traumatology,2017,23(1):66.

［6］Barbro,Malmgren,Jens,et al. Guidelines for the Management of Traumatic Dental Injuries:3. Injuries in the Primary Dentition［J］. Pediatric Dentistry,2018,40(6):432-440.

第六章　儿童牙周组织疾病与常见口腔黏膜病

第一节　儿童常见的牙周组织疾病

长期以来人们认为牙周病是一种成人疾病(adult disease)。目前已有证据表明,牙周病可以在儿童时期产生并随年龄增长进入破坏期。近年来对成年人牙周病的研究已进入分子生物学水平,对儿童青少年牙龈、牙周病的研究有利于牙周病的早期诊断和治疗,有利于牙周病的预测和早期控制。

一、儿童牙周组织特点

1. 儿童时期由于颌骨的生长发育,乳牙的萌出和脱落,年轻恒牙的萌出,儿童的牙周组织随年龄增长而不断地发生着变化。

2. 乳牙列时期的儿童牙龈上皮薄,角化程度差,血管丰富,固有层的结缔组织疏松,质地松软,颜色通常呈粉红色。

3. 儿童龈沟深度平均为 1.00mm 左右。新萌出恒牙的龈沟深度可达 5~7mm,随着牙冠逐渐达到咬合平面,其龈沟逐渐接近成人正常龈沟深度。

4. 儿童乳牙附着龈宽度随年龄增长而增加,下颌乳尖牙及下颌第一乳磨牙的附着龈最窄,上颌乳中切牙和侧切牙的附着龈最宽。

5. 年轻恒牙列,附着龈的宽度为 0.75 ± 0.71mm 至 3.53 ± 0.73mm,下颌尖牙及下颌第一前磨牙的附着龈最窄,上颌侧切牙及上颌第一磨牙的附着龈最宽。

6. 儿童各牙列时期附着龈上的点彩均不明显。乳牙牙龈乳头扁平,乳牙列尚无生理间隙时,牙齿接触紧密,牙龈乳头充满牙间隙。随着乳牙间生理间隙出现,牙龈上皮呈鞍状完全填充牙间隙。

7. 混合牙列期的牙龈色淡红而柔软,年轻恒牙初萌时,常致牙龈局部充血水肿,龈缘圆钝,稍似卷曲状,牙龈与牙冠连接疏松,龈沟深。磨牙的远中可有龈瓣覆盖,随着恒牙的萌出而逐渐退缩至牙颈部。

8. 儿童的牙周膜较宽,纤维束不太致密,单位面积内的纤维含量较少,细胞含量多,血管、淋巴管丰富,活力较强。

9. 儿童的牙槽骨硬骨层较薄,骨小梁较少,骨髓腔较大,骨质钙化度低,血液和淋巴液的供应也较丰富。乳牙的牙槽嵴稍呈扁平状,牙槽骨内有正在发育的恒牙胚,恒牙完全萌出后牙槽嵴逐渐达到最大高度。随着儿童咀嚼功能的增强、年龄的增大,牙槽骨进一步钙化,血管减少,纤维增加,逐渐接近成人的正常牙周组织结构。

二、儿童牙龈病

儿童牙龈病是指一组发生于儿童牙龈组织的病变,包括儿童牙龈组织的炎症及全身疾病在牙龈的表现。牙龈病一般不侵犯深层牙周组织。

牙龈炎(gingivitis)在儿童和青少年中较普遍,患病率70%~90%,最早可见于3~5岁的儿童,随着年龄的增长其患病率和严重程度逐渐增加,在青春期达到高峰。青春期后,牙龈炎的患病率随年龄的增长而缓慢下降。

2017年美国召开的关于牙周病新分类的国际研讨会将牙龈病仍然分为两大类,包括菌斑诱导引起的牙龈病以及非菌斑引起的牙龈病。菌斑的刺激是导致牙龈组织感染的主要原因。

儿童由于牙龈上皮薄、角化差,受细菌感染或外伤刺激后易发生炎症,不良修复体如金属冠边缘伸展不当、充填体的悬突、不合适的矫治器以及一些口腔不良习惯、新生恒牙萌出等都可能造成牙龈的损伤和菌斑的滞留堆积而诱发牙龈炎。

(一) 单纯性龈炎

单纯性龈炎(simple gingivitis)又称为边缘性龈炎(marginal gingivitis),是菌斑性牙龈病中最常见的疾病,牙龈的炎症只位于游离龈和龈乳头,是一种在儿童和青少年中患病率较高的牙龈病。

【病因】

龈缘附近牙面上堆积的牙菌斑是单纯性龈炎的始动因子,其他如不良修复体、牙齿错位拥挤、口呼吸等因素均可促进菌斑的积聚,引发或加重牙龈的炎症。

【临床表现】

牙龈炎症一般局限于游离龈和龈乳头,以前牙区为主,表现为龈缘和龈乳头红肿、易出血,龈沟液量增多,局部有牙垢和食物残渣附着,一般无自发性出血,探诊出血(bleeding on probing,BOP)对龈炎的早期诊断有意义。

【诊断】

根据上述主要临床表现,龈缘附近牙面有明显的菌斑、牙石堆积,以及存在牙列拥挤等菌斑滞留因素即可诊断。

【治疗】

彻底清除菌斑、牙石,消除造成菌斑滞留和局部刺激牙龈的因素,帮助掌握正确的刷牙方法,保持患儿的口腔清洁。如有口呼吸不良习惯的患儿,应注意检查患儿鼻咽部的疾患,经治疗去除口唇闭锁不全的有关因素,改变其口呼吸习惯。牙列不齐和拥挤引起的菌斑牙石堆积,经矫治和掌握良好的口腔卫生习惯后牙龈炎症会逐渐减轻、消失。

(二) 萌出性龈炎

萌出性龈炎(eruption gingivitis)是在乳牙和第一恒磨牙萌出时常可见的暂时性牙龈炎。乳牙萌出前,临床上有时可见覆盖牙的黏膜局部肿胀,呈青紫色,内含组织液和血液,称为萌出性囊肿(eruption cyst)和萌出性血肿(eruption hematoma)。

【病因】

牙齿萌出时,牙龈常有异样感,使儿童喜用手指、玩具等触摸或咬嚼,使牙龈黏膜擦伤;牙齿萌出过程中,尚有部分残留的牙龈覆盖于牙面,易因咀嚼咬及而受伤;在牙冠周围或覆盖牙冠的龈袋内常由食物残屑等堆积而易导致炎症发生。

【临床表现】

正在萌出的牙齿冠周牙龈组织充血,但无明显的自觉症状,随着牙齿的萌出而渐渐自愈。第一恒磨牙萌出时常见冠周红肿,远中龈袋内可有溢脓,患儿诉疼痛,严重时炎症扩散可引起间隙感染、面肿。

【诊断】

患者处于乳牙或恒牙萌出期,牙冠周围的牙龈组织或远中龈瓣充血或红肿,探诊出血,感染较重时可扪及同侧淋巴结肿大等,即可诊断。

【治疗】

轻微的炎症无须特殊处理,改善口腔卫生即可减轻牙龈症状。炎症较重时可用3%的过氧化氢溶液和0.9%的生理盐水冲洗,局部上消炎防腐药。伴发淋巴结肿大或间隙感染时需要全身应用抗生素。萌出性囊肿可以随着牙齿的萌出而消失,影响萌出时可切除部分组织暴露牙冠。

（三）青春期龈炎

菌斑引起的慢性龈炎在某些全身或局部因素的影响下,其临床表现、组织病理学改变以及疾病转归可发生变化。牙周病新分类法将菌斑引起的牙龈病分为"仅与菌斑有关的"和"受全身因素影响的牙龈病"。青春期龈炎(puberty gingivitis 或 puberty-associated gingivitis)是受内分泌影响的牙龈炎之一,男女均可患病,女性稍多于男性。

【病因】

1. **局部因素**　菌斑仍然是青春期龈炎的主要病因。这个年龄段的儿童由于乳恒牙的更替、牙齿排列的暂时性不齐、口呼吸或佩戴矫治器等原因,牙齿不容易清洁,加之孩子不易保持良好的口腔卫生习惯,容易造成菌斑在牙面及邻面间隙的滞留,引起牙龈炎的发生,而牙石一般较少。

2. **全身因素**　青春期儿童体内性激素水平的变化是青春期龈炎发生的全身原因。牙龈是性激素的靶向组织,由于内分泌的改变,牙龈组织对菌斑等局部刺激物的反应性增强,产生较明显的炎症反应,或使原有的慢性龈炎加重。

【临床表现】

好发于前牙唇侧的牙龈乳头和龈缘,唇侧牙龈肿胀明显,龈乳头常呈球状突起,颜色暗红或鲜红,松软发亮,探诊出血明显,龈沟可加深形成龈袋,但附着水平无变化,也无牙槽骨的吸收。舌侧和后牙区牙龈炎症较轻。患儿主诉常为刷牙或咬硬物时出血,口腔有异味等。患儿因害怕刷牙出血而不刷牙,口腔卫生差时可加重病情。

【诊断】

患儿处于青春期,且牙龈的炎症反应较重,主要累及前牙唇侧牙龈,据此,诊断较易。

【治疗】

青春期龈炎反映了性激素对牙龈炎症的暂时性增强,青春期过后牙龈炎症可有部分消退,但原有的龈炎不会自然消退。因此,去除局部刺激因素、改善口腔卫生状况仍是青春期龈炎治疗的关键。多数患儿经基础治疗后可痊愈,对个别病程长且牙龈过度肥大增生的患儿,必要时可采用牙龈切除术。完成治疗后应定期复查,同时教会患儿正确刷牙和控制菌斑的方法,养成良好的口腔卫生习惯。特别是对于准备接受正畸治疗的患儿,在正畸治疗过程中更应进行仔细的牙周检查和预防性洁治,避免正畸过程中由于矫治器或患儿口腔卫生不良造成的对牙周组织的刺激和损伤。

（四）药物性牙龈增生

药物性牙龈增生(drug-induced gingival hyperplasia)主要是指因长期服用某些药物,如抗癫痫药和免疫抑制剂等所致的牙龈纤维性增生和体积增大。

【病因】

长期服用抗癫痫药苯妥英钠(大仑丁)、钙通道阻滞剂、免疫抑制剂等药物是本病发生的主要原因。药物引起牙龈增生的真正机制目前尚不十分清楚,一般认为牙龈增生程度与性别、服药剂量、持续用药的时间、血清和唾液中苯妥英钠的浓度均无关系,但也有报道认为牙龈增生程度与服药剂量有关。另有研究认为药物性牙龈增生患者的成纤维细胞对苯妥英钠的敏感性增强,易产生增殖性变化,这可能是本病的基因背景,但关于此病的遗传因素尚无定论,有待进一步的探讨。

【临床表现】

苯妥英钠所致的牙龈增生一般开始于服药后的1~6个月内,增生起始于唇颊侧或舌腭侧龈乳头,呈小球状突起于牙龈表面,继而增生的龈乳头继续增大而互相靠近或相连,并向龈缘扩展,盖住部分牙面,使牙龈外观发生明显的变化。

增生牙龈的表面呈颗粒状或小叶状。近、远中增生的龈乳头在牙面相接处如呈裂沟状。牙龈增生严重时能使牙齿发生移位、扭转,以致牙列不齐。增生的牙龈组织一般呈淡粉红色,质地坚韧,略有弹性,不易出血,多数患儿无自觉症状,无疼痛。

增生的好发区域依次为:上颌前牙唇面最好发,其次是下颌前牙唇面、上颌后牙颊面和下颌后牙颊面。牙龈增生的临床表现与服药的年龄阶段有关。在恒牙萌出前开始服用,牙龈组织增生和纤维化会使恒牙萌出受阻。

【诊断】

根据牙龈实质性增生的特点以及长期服用上述药物的病史,对药物性牙龈增生做出诊断并不困难。

【治疗】

1. **立即停止使用引起牙龈增生的药物** 这是对药物性牙龈增生最根本的治疗。对那些病情不允许停药的患儿,需与相关医生协商,考虑更换使用其他药物或与其他药物交替使用,以减轻副作用。

2. **去除局部刺激因素** 通过洁治、刮治清除菌斑、牙石,并消除一切可能导致菌斑滞留的因素。一些症状较轻的病例,经上述处理后,牙龈增生可明显好转或痊愈。

3. **局部药物治疗** 对于牙龈有明显炎症的患儿,可用 3% 过氧化氢溶液冲洗龈袋,并可在袋内放置抗菌消炎药物,待炎症减轻后再做进一步的治疗。

4. **手术治疗** 对于牙龈增生明显,虽经上述治疗,增生牙龈仍不能完全消退者,可采用牙龈切除术可以去除增生的牙龈组织,并修整其外形。

5. **口腔卫生指导** 教会患儿控制菌斑、保持口腔清洁的方法,以减少和避免术后的复发。对于需要长期服用苯妥英钠、环孢素或钙通道阻滞剂的患儿,应在开始用药前先进行口腔检查,消除一切可能引起牙龈炎的刺激因素,减少本病的发生。

(五) 遗传性牙龈纤维瘤病

遗传性牙龈纤维瘤病(hereditary gingival fibromatosis)又名家族性(familial)或特发性(idiopathic)牙龈纤维瘤病,为牙龈组织的弥漫性纤维结缔组织增生疾病。此病的发病率很低,未发现有性别差异。

【病因】

病因尚不清楚。有的患儿有家族史,但有的患儿并无家族史,有家族史者可能为常染色体显性或隐性遗传。

【临床表现】

牙龈开始纤维增生可在乳牙萌出时、恒前牙萌出时或恒后牙萌出时,一般开始于恒牙萌出之后,牙龈逐渐增生,可累及全口的牙龈缘、龈乳头和附着龈,甚至达膜龈联合处,但不影响牙槽黏膜。增生的牙龈组织致密而硬,色泽正常略白。增生的范围可呈局限性,也可呈广泛性增生。增生通常是对称性,也有单侧增生。一般下颌症状轻于上颌,上颌磨牙区、上颌结节部及下颌磨牙区的病变,均为舌腭侧比颊侧明显,其中以上颌磨牙腭侧最为严重。

【诊断】

根据典型的临床表现,或有家族史,即可作出诊断。无家族史者并不能排除诊断本病。诊断本病时应与药物性牙龈增生和以增生为主要表现的慢性龈炎进行鉴别。药物性牙龈增生有服药史而无家族史,且牙龈增生主要累及龈缘和龈乳头,一般不波及附着龈。

【治疗】

牙龈纤维瘤病的治疗以牙龈成形术为主,切除增生的牙龈并修整成形,以恢复牙龈的生理功能和外观。但是应注意恰当地选择手术的时期。在发病后 1~2 年,或是 X 线片显示牙齿已萌出于牙槽骨,表面仅为软组织所覆盖时行手术为宜。7~8 岁时行前牙区牙龈切除术,14 岁左右行后牙区牙龈切除术,疗效较佳。

(六) 急性龈乳头炎

急性龈乳头炎(acute inflammation of gingival papilla)是指病损局限于个别牙龈乳头的急性非特异性炎症,是一种较为常见的牙龈急性病损。

【病因】

因儿童乳牙相邻之间为面的接触,且存在一定生理间隙,或乳牙邻面龋的发生使儿童进食时容易引起食物嵌塞,造成牙龈乳头的压迫,再加上食物代谢产物的刺激,引起龈乳头的急性炎症。充填体悬突、预成冠不良的边缘等均可刺激龈乳头,造成龈乳头急性炎症。

【临床表现】

牙龈乳头发红肿胀,探触和吸吮时易出血,可有自发性的胀痛感。有时局部可检查到刺激物或邻面龋,去除嵌塞的食物牙龈可有渗血,患牙可有轻叩痛。

【诊断】

单个牙龈乳头出现上述临床表现,不难诊断为本病。

【治疗】

去除嵌塞的食物、充填体的悬突等局部刺激物,去除邻面的菌斑、牙石,局部使用抗菌消炎药物如3%的过氧化氢溶液冲洗等,待龈乳头的急性炎症消退后,彻底去除病因,如消除食物嵌塞的原因,治疗邻面龋和调改不良修复体的边缘等。

三、儿童牙周病

儿童牙周炎也是由牙菌斑生物膜引起的牙周组织的感染性疾病,导致牙齿支持组织的破坏,牙周袋形成、进行性附着丧失和牙槽骨吸收。大多数学者认为儿童易患牙龈炎,但很少患牙周炎。有的学者认为儿童可能存在防御因素,或许是免疫因子阻止了牙龈炎发展成为牙周炎,这方面还需要进一步研究证实。

乳牙列由于牙槽骨丧失引起牙齿早失往往伴有全身性疾病,如低磷酸酯酶血症、慢性粒细胞减少症、掌跖角化牙周破坏综合征等。

发生在儿童的牙周炎病因、临床表现及治疗与成人慢性牙周炎相比并无特异性,故本章节不再赘述。

(一)反映全身疾病的牙周炎

反映全身疾病的牙周炎所涵盖的是一组以牙周炎作为其突出表征之一的全身疾病,而不仅仅是受某些全身的影响而出现或加重的牙周病变。过去大多数被诊断为广泛性侵袭性牙周炎的患儿实际上都患有某种全身疾病,这些疾病能影响患儿对细菌的抵抗力,因而大大增加了牙周炎的易感性。

1. 低磷酸酯酶症患儿的口腔表征　按发病年龄低磷酸酯酶症一般分为婴儿型、儿童型和成人型三型。婴儿型为常染色体隐性遗传,6个月前发病,骨骼为佝偻病表现,许多患儿在婴儿期就已死亡。儿童型为常染色体显性或隐性遗传,6个月以后发病,症状较婴儿型轻,主要口腔表征为乳牙早失,下颌前牙好发,其次为上前牙,磨牙较少累及。成人型为常染色体显性遗传,是三型中较轻的一型,在病史中可有乳牙早失和佝偻病的表现。

X线片显示牙槽骨水平性破坏,主要在前牙区。牙本质钙化不良和髓腔扩大,牙根牙骨质形成不全或发育不良。

其治疗方案包括积极治疗全身性低磷酸酯酶血症,义齿修复早失乳牙,注意口腔卫生,控制菌斑,并定期复查。

2. 朗格汉斯细胞组织细胞增生症患儿的口腔表征　朗格汉斯细胞组织细胞增生症(Langerhans cell histiocytosis)可发生在任何年龄、任何器官,主要好发于儿童和青少年,发病率为百万分之三左右,1~4岁是发病高峰期,牙槽骨或颌骨经常被累及。

可在口腔表现为牙龈糜烂、红肿、出血,牙根暴露,牙齿松动甚至脱落。发育不同时期的牙齿由于牙槽骨破坏而萌出于口腔。X线片显示牙槽骨或颌骨内有单发或多发的边缘不规则的溶骨性缺损,不同发育期的牙齿悬浮在病灶中成为"浮牙"(floating teeth)。组织病理学检查是本病诊断的重要依据,镜下可见大量的组织细胞浸润,电子显微镜可见病损细胞中有诊断意义的Birbeck颗粒。

确诊本病后,应及时将患儿转诊到儿童专科医院,继续做全面细致的检查并按分型施治。目前的治疗方法有免疫治疗、化学药物治疗、手术及放射治疗。

(二)创伤性牙周炎

咬合时牙齿的早接触、牙尖干扰、正畸治疗时加力不当均可造成牙周组织创伤。创伤性𬌗力(traumatic occlusal force)是指超出牙周组织和/或牙齿适应能力的力,这种不正常的咬合力除了引起牙周组织病变外,还可以引起牙齿过度磨耗或折裂、牙根吸收和牙髓病变。

1. 橡皮圈引起的创伤性牙周炎　在混合牙列期恒中切牙萌出时牙冠常向远中倾斜,其中间产生一暂时性的间隙,此间隙随着侧切牙和尖牙的萌出而逐渐关闭。有些家长和牙医不了解此生理现象,擅自用橡皮圈直接套在中切牙上进行间隙的关闭。橡皮圈逐步滑向根尖,可引起急性创伤性牙周炎。

橡皮圈引起的急性创伤性牙周炎病变仅局限于两个中切牙,牙龈红肿,牙周袋深,可伴有溢脓,患牙松动,甚至伸长。

本病的处理首先要去除埋入牙龈中的橡皮圈,局部涂抹消炎防腐药物,松动患牙可应用超强石英纤维或正畸托槽固定法予以固定。

其预后与病程长短有关,若发现及时、治疗得当、牙槽骨吸收未达根尖尚可保留患牙。发现时牙周破坏已达根尖、牙槽骨吸收明显、松动明显的患牙多数情况下无法保留。

2. 个别牙反𬌗引起的创伤性牙周炎 个别恒前牙反𬌗可引起对𬌗牙的牙周组织创伤,常合并下切牙的唇侧牙龈退缩和牙周袋形成,下切牙突出于下颌𬌗曲线唇侧,出现异常松动度。

引起个别恒前牙反𬌗的常见原因有:

(1) 唇向的多生牙导致恒切牙位置发生扭转和舌向异位;

(2) 受外伤的乳切牙可引起正常发育的继承恒切牙牙胚位置发生改变;

(3) 由于外伤或龋齿导致乳牙牙髓坏死,引起乳牙脱落延迟,滞留乳牙阻挡了继承恒切牙的唇向移动,导致恒前牙异位萌出;

(4) 牙弓长度不足引起上颌侧切牙舌向萌出,发生反𬌗。

临床上对个别恒牙反𬌗的矫治详见咬合诱导一章。一旦解除个别恒牙的反𬌗,经局部的牙面清洁及菌斑控制,下颌前牙的牙周破坏会逐渐修复。

第二节 儿童常见的口腔黏膜疾病

(一) 急性假膜型念珠菌口炎

婴幼儿口腔黏膜因白色念珠菌感染所患之口腔念珠菌病主要是急性假膜型念珠菌口炎(acute pseudomembranous candidiasis),又称“鹅口疮”或“雪口病”(thrush)。

【病因】

致病菌为白色念珠菌,又称白假丝酵母菌(*Candida albicans*)。新生儿、婴儿体内的抗真菌成分含量低于成人,因此新生儿和 6 个月以内的婴儿易患此病。

分娩是使新生儿受感染的重要环节。乳头或哺乳用具等感染白假丝酵母菌时,也常致婴儿纤嫩的口腔黏膜发生感染。

【临床表现】

婴幼儿多表现为假膜型,感染好发于唇、舌、颊、软腭与硬腭等黏膜,若不及时治疗,任其扩展,假膜可蔓延至咽喉部。最初,受损黏膜充血、水肿,随后表面出现散在的凝乳状斑点,并逐渐扩大而相互融合,形成色白微凸的片状假膜。假膜由纤维蛋白、脱落的上皮细胞、炎症细胞等构成,内含菌丛,假膜与黏膜粘连,若强行剥离假膜,则露出黏膜的出血创面。患儿全身反应多不明显,部分婴儿可稍有体温升高,拒食与啼哭不安等症状较为多见。

【诊断】

通常根据发病年龄、临床表现不难作出诊断。若需作真菌学检查,可采用涂片法做直接镜检,可取少许假膜置于载玻片上加 1 滴 10% 氢氧化钾溶液,微加热后在显微镜下直接观察,可见折光性强的芽生孢子和假菌丝即可确诊。

【治疗】

由于白色含珠菌不适合在碱性环境中生长繁殖,用 1%~2% 碳酸氢钠溶液轻轻擦洗患儿口腔可起到抑制白色含珠菌生长繁殖的作用。该溶液为治疗婴幼儿鹅口疮的常用药物,用于哺乳前后擦洗口腔,以消除能分解产酸的残留凝乳或糖类,使口腔成为碱性环境,阻止白色含珠菌的生长和繁殖。轻症患儿不用其他药物,病变在 2~3 天内即可消失,但仍需继续用药数日,以预防复发。也可用本药在哺乳前后洗净乳头,以免交叉感染或重复感染。

在药物治疗的同时,应提醒家长注意口腔卫生及食具的消毒。母乳喂养者应用碳酸氢钠溶液清洗乳头,及时换洗内衣,以消除感染源。

(二) 疱疹性口炎

原发性疱疹性口炎(primary herpetic stomatitis)属于一种急性感染性炎症,多发于 6 岁前的儿童,特别是在出生后 6 个月至 3 岁的婴幼儿更为多见,因为多数婴儿出生后即有对抗单纯疱疹病毒的抗体,这是一种来自母体的被动免疫,4~6 个月时即行消失,2 岁前不会出现明显的抗体效价。

原发性疱疹感染愈合以后,不管其病损的程度如何,有 30%~50% 的病例可能发生复发性损害。一般复发感染的部位在口唇或接近口唇处,故又称复发性唇疱疹。

【病因】

病原体为单纯疱疹病毒(herpes simplex virus,HSV)。口腔周围与颜面部皮肤等部位的疱疹主要由单纯疱疹病毒 I 型感染所致。口腔单纯疱疹病毒感染的患儿及无症状的病毒携带者为传染源,主要通过飞沫、唾液及疱疹液直接接触传播。

【临床表现】

患者常有与疱疹患者的接触史,潜伏期为 4~7 天,儿童发病多急骤。可出现唾液增多而流涎,拒食、烦躁不安、发热,且有时发生高热,颌下淋巴结肿大、压痛、咽喉部轻度疼痛等前驱症状。全身症状往往在出现口腔损害后逐渐消退。

疱疹可发生于口腔黏膜角化程度不等的任何部位,例如唇、颊、舌、牙龈与上腭等处,而且并不完全局限于单侧,常伴有急性龈炎,舌背有明显的白苔。临床表现可分为前驱期、水疱期、糜烂期和愈合期,详见口腔黏膜感染性疾病中的单纯疱疹部分。

【诊断】

根据临床表现不难作出诊断,如儿童急性发作时,发热、淋巴结肿大等全身反应明显,口唇周围皮肤出现成簇的小水疱以及口腔黏膜常见散在的有簇集迹象的溃疡,疱液中分离病毒诊断最为准确。临床应与儿童易罹患的疱疹性咽峡炎和手-足-口病相鉴别。

【鉴别诊断】

1. **疱疹性咽峡炎(herpangina)** 为柯萨奇病毒(Coxsackie virus)A4 所引起的口腔疱疹损害,临床表现较似急性疱疹性龈口炎,但前驱期症状和全身反应都较轻,病损的分布只限于口腔后部,如软腭、悬雍垂、扁桃体等口咽部,初为丛集或成簇的小水疱,破裂后形成溃疡。损害少发于口腔前部,牙龈不受损害,病程大约 1 周。

2. **手足口病(hand-foot-mouth disease)** 由肠道病毒引起的婴幼儿常见传染病,最常见的病原微生物为柯萨奇 A16 型病毒与肠道病毒 71 型。在我国主要为前者。柯萨奇 A16 型病毒多在婴幼儿中流行,肠道病毒常致较大儿童及成年人罹患。患者口咽部分分泌物及唾液中的病毒可通过空气飞沫传播,或唾液、粪便污染手和用具,接触或饮用被污染的水源也可致病。

托幼单位是本病的主要流行场所,3 岁以下的幼儿是主要罹患者。手-足-口病可发生于四季,但夏秋季最易流行。前驱症状为低热、困倦、淋巴结肿大,口腔和咽喉部疼痛,皮疹多在第 2 天出现,呈离心性分布,多见于手指、足趾背面及指甲周围,也可见于手掌、足底、会阴及臀部。开始时为玫红色丘疹,1 天后形成半透明的小水疱,如不破溃感染,常在 2~4 天吸收干燥,呈深褐色薄痂,脱落后无瘢痕。口腔黏膜发生散在的水疱、丘疹或斑疹,斑疹直径约为 2~10mm,数量不等,可几个至近百个。斑疹四周红晕,无明显压痛,中央有小水疱,数日后干燥结痂。唇、颊、舌、腭等口腔黏膜出现小水疱后极易破溃变为溃疡,上覆灰黄色假膜,周围黏膜充血红肿,患儿常有流涎、拒食、烦躁等症状。本病的整个病程为 5~7 日,个别长达 10 日。一般可自愈,预后良好,并发症少见。

【治疗与预防】

1. **局部治疗** 消炎防腐止痛剂涂布或撒敷,年龄较大的儿童尚可用含漱法。详见口腔黏膜感染性疾病中单纯疱疹的临床处理部分。

2. **全身治疗** 保证患儿充分休息,并给以大量维生素 B、C 以及有营养价值的易消化的饮食。全身用药见口腔黏膜感染性疾病单纯疱疹的临床全身抗病毒治疗。

3. **预防**   由于儿童初发者症状比较严重,因此在托儿所及幼儿园等儿童聚集的场所,一旦出现本病应立即做好消毒隔离工作。除隔离患儿外,尚需做到以下各点:衣服被褥曝晒,食具、玩具消毒,房间需有良好的通风换气。

(三) 创伤性溃疡

创伤性溃疡(traumatic ulcer)是由物理性、机械性或化学性刺激引起的病因明确的黏膜病损,婴幼儿创伤性溃疡多由于局部机械刺激与不良习惯所致。

1. **Riga-Fede 病**   专指发生于儿童舌腹的创伤性溃疡。

【病因】

本病的发生主要有两种原因,一是新萌出的下颌乳中切牙的锐利切缘不断与舌系带摩擦而发生溃疡;另一个原因是舌系带过短,且偏近舌尖,或下颌乳中切牙萌出过早,即使是正常的吮乳动作也可发生此病。

【临床表现】

损害常位于舌系带中央的两侧,类似希腊字母的"φ"形,左右对称。局部起始为充血、糜烂,随后形成溃疡。由于常受摩擦刺激,溃疡面可扩大。病程长者可形成肉芽肿,甚至局部发生质硬、颜色苍白的纤维瘤而影响舌的运动。

【治疗】

局部可涂 1% 龙胆紫或美蓝,忌用腐蚀性药物。牙齿应作磨改,以减少刺激。损害明显者可适当改变喂养方式,尽量减少吸吮动作,促进溃疡的愈合。对舌系带过短者,可行舌系带修整术。

2. **Bednar 溃疡(Bednar's ulcer)**   婴儿上腭黏膜较薄,常因吸吮拇指、橡胶乳头或玩具等摩擦,或在护理婴儿口腔时用纱布擦洗不当,造成上腭黏膜损伤。损伤为潜在性溃疡,常呈圆形或椭圆形,且左右对称。上腭翼钩处易致糜烂溃疡,用指轻压即可触及翼钩。问明病史,去除刺激因素,局部涂布消毒防腐类药物,能促使损害愈合。

3. **创伤性溃疡**   乳牙残冠、残根以及慢性根尖周炎而根尖外露等刺激,持续损伤相对应的黏膜,可形成局部溃疡。

幼儿在口腔注射局部麻醉药物后,尤其是下颌神经阻滞麻醉后,颊、舌、唇黏膜出现增厚和麻木感,患儿常用牙咬麻木部位的黏膜造成口腔黏膜损伤,形成糜烂、溃疡。

对儿童乳牙残冠、残根以及慢性根尖周炎引起的创伤性溃疡治疗时,应及时拔除患牙,局部应用消毒、抗感染药物;对需要应用局部麻醉进行治疗的患儿,应在治疗后向家长及患儿交代勿在麻木感未消失前进食,勿咬麻木侧的黏膜;如已经产生局麻注射后的咬伤,应局部应用消炎、抗感染药物,注意保持口腔清洁,避免溃疡的进一步扩大和感染。

(四) 儿童常见唇舌疾病

1. **地图舌**   地图舌(geographic glossitis)是幼儿或少儿口腔中较为常见的一种浅表性非感染性舌部炎症。因其表现类似地图样标示的蜿蜒国界,故又名地图样舌。又因其病损的形态和位置多变,又被称为游走性舌炎(migratory glossitis)。

【病因】

确切病因尚不明了,可能与遗传、免疫因素、微量元素及维生素缺乏有关。任何年龄都可发病,但多见于幼儿期和少儿期,随年龄增长有可能自行消失。

【临床表现】

地图舌好发于舌背、舌尖、舌缘部。病损部位由周边区和中央区组成。中央区和周边区的表现详见口腔黏膜病学唇舌疾病中的"地图舌"部分。患儿一般无明显的自觉症状,局部无痛,可有灼热感、轻度瘙痒或对刺激性食物稍有敏感。女孩发病多于男孩。

【诊断】

根据舌背、舌尖、舌缘等病损好发部位和地图状形态不断变化的游走特征不难作出诊断,一般不需要进行病理检查。

【治疗】

一般不需药物治疗。尽量避免食用热、辣、酸及干咸坚果等可引起刺激的食物。局部以注意口腔卫生为主，可适当地给予消毒防腐剂含漱、清洗。伴发沟纹舌或念珠菌感染者，应局部抗炎和对症治疗。

2. **口角炎**　口角炎(angular cheilitis)是儿童常见的一种发生于上下唇两侧联合处口角区的炎症。临床特点为口角区皮肤对称性潮红、脱屑、糜烂及皲裂。

【病因】

口角炎的发病因素大致包括以下几个方面：

(1) 创伤：如口腔治疗时使用粗糙的一次性口镜，口角牵拉时间过长造成口角破损；儿童经常以舌舔口角与口唇，咬手指，咬铅笔等异物摩擦口角等不良习惯导致口角损害。

(2) 感染：儿童唾液分泌过多经常使口角区潮湿，给链球菌、葡萄球菌或白色念珠菌感染提供了有利条件。口角潮湿、皲裂或长期服用抗生素容易导致白色念珠菌感染，儿童患猩红热时口角区易感染链球菌，此外还有疱疹性病毒感染、梅毒螺旋体感染、HIV 感染等，分别引起念珠菌性口角炎、球菌性口角炎、疱疹性口角炎、艾滋病非特异性口角炎等。

(3) 变态反应：患儿常有过敏体质，一旦接触变应原或毒性物质即可引起发病，常与变态反应性唇炎相伴发生。变应原通常是某些唇膏等化妆品以及可能引起Ⅱ型或Ⅳ型变态反应的某些食物药品。

(4) 营养不良：由营养不良、维生素缺乏引起，或继发于全身疾病引起的营养不良。B 族维生素广泛参与生物氧化过程中的递氢作用，在维生素 B_2(核黄素)缺乏的情况下，可引起生物氧化、脂肪与蛋白质的代谢障碍。核黄素缺乏常因由食物摄入的量不足，或因消化功能不良，机体吸收少所致。烟酸、泛酸、吡多醇和维生素 B_1 等缺乏时，也可发生口角炎。

【临床表现】

主要为对称性的口角区皮肤的潮红、脱屑、形成糜烂面，发生皲裂，皲裂呈水平状，可见浅表的裂隙。局部皮肤因被口角溢出的唾液浸湿而呈苍白色，其周围为范围不等的轻度皮炎。皮肤皲裂长约数毫米，并与黏膜皲裂相连，但黏膜损害不如皮肤明显。皲裂的渗出液可结成淡黄色痂，化脓性感染后为黄褐色痂，张口可导致痂裂出血、疼痛，影响患儿的说话与进食，口唇的活动又延缓损害的愈合。

一般口角炎为双侧性，但因咬手指、铅笔、钢笔或其他异物摩擦唇角所致的口角炎则为单侧性。

【治疗】

局部可用消炎防腐类溶液清洗，如 0.1% 高锰酸钾溶液、1.5% 过氧化氢溶液等。皲裂处可涂布 1% 龙胆紫溶液。无渗出时可涂含有抗生素或激素的软膏。在疑有白色念珠菌感染时，可涂以克霉唑软膏或制霉菌素混悬液。

由接触变应原或毒性物质引起者，首要措施是去除过敏原，其次是合理应用抗过敏药物。口角渗出减少后，可用地塞米松软膏等含有皮质类固醇的药膏局部涂布。

缺乏核黄素引起者，应给予核黄素 5mg/片，每日 3 次口服，即可获得良好的效果。也可同时给予复合维生素 B，每次 1~2 片，每日 3 次。

3. **慢性唇炎**　慢性唇炎(chronic cheilitis)又称慢性非特异性唇炎，是一种病程迁延、反复发作、不能归为各种有特殊病因或病理变化的唇部炎症。

【病因】

病因不明，可能与温度、化学、机械性因素的长期持续性刺激有关，如气候干燥、风吹、身处高原寒冷地区，喜欢舔唇或咬唇等不良习惯等。

【临床表现】

寒冷、干燥季节多发。下唇唇红部好发，以干燥脱屑、发痒灼痛、渗出结痂为主要临床表现。唇红部淡黄色干痂，伴灰白色鳞屑，周围轻度充血。患处干胀、痒痛。患儿经常舔唇或咬唇，有时可引起皲裂，可见血痂形成于唇红部，反复感染可有脓痂。

【诊断】

根据病程反复,时轻时重,寒冷干燥季节好发,唇红部反复干燥、脱屑、痛痒、渗出结痂等临床特点,排除各种特异性唇炎后即可做出诊断。

【治疗】

消除刺激因素是首要的治疗措施,如改变咬唇、舔唇的不良习惯,避免风吹、寒冷刺激,保持唇部湿润等。干燥脱屑者可涂布抗生素软膏,如金霉素眼膏等局部涂布,进食前应用温水将残留的软膏洗净,然后涂布医用甘油。

(邹　静)

参 考 文 献

[1] 孟焕新 . 2018 年牙周病和植体周病国际新分类简介 [J]. 中华口腔医学杂志,2019,54(2):73-78.

[2] 葛立宏 . 儿童口腔医学 [M]. 5 版 . 人民卫生出版社,2020.

[3] McDonald RE and Avery DR. Gingivitis and Periodontal Disease. Dentistry for the child and adolescent [J]. 10th ed. Mosby Inc,2016.

[4] Drummond BK,Brosnan MG,Leichter JW. Management of periodontal health in children:pediatric dentistry and periodontology interface [J]. Periodontology 2000,2017,74(1):158-167.

[5] Periodontal Diseases of Children and Adolescents [J]. Pediatr Dent,2017,39(6):431-439.

第七章 咬合发育异常

第一节 乳牙及年轻恒牙早失

牙齿在牙弓中保持正确的位置是多方面因素共同作用的结果。如果这些因素失去平衡，与相邻牙齿的紧密接触关系就会改变并出现牙齿错位。乳牙过早丧失，将可能影响继承恒牙的正常萌出而造成恒牙排列不齐。恒牙列受影响的程度因儿童丧失乳牙时的年龄、牙列阶段、牙位与丧失牙齿的多少而不同。乳尖牙或乳磨牙早失后，发生恒牙列错𬌗畸形的机会比无乳牙早失者高3~4倍。同样，对于正在生长发育中的儿童，恒牙的早期丧失，也会引起邻牙移位，导致错𬌗畸形的发生。

【病因】

1. 严重龋病、牙髓病及根尖周病导致牙齿过早脱落或被拔除。
2. 恒牙异位萌出，乳牙根过早吸收脱落。
3. 牙齿因外伤脱落。
4. 先天性牙齿缺失。

【临床表现】

乳牙早失后，因邻牙移位，对颌牙伸长，使间隙的近远中径和垂直径变小。乳牙早失时患儿年龄越小，牙列越拥挤，间隙变小的可能性就越大。

1. **乳切牙早失** 由于恒切牙均比乳切牙大，在颌骨的发育过程中，前牙区牙槽骨增长显著，以容纳恒切牙。所以，乳切牙早失，间隙变小或消失的可能性较小。

2. **乳尖牙早失** 乳尖牙常受恒侧切牙萌出时的压迫吸收而早期脱落。间隙极易变小，甚至消失，致使恒尖牙异位萌出。

3. **乳磨牙早失** 第二乳磨牙早失发生间隙丧失的情况较第一乳磨牙多见，但上颌第一乳磨牙早失可能影响恒尖牙的萌出。如果第一恒磨牙正在萌出时，磨牙间隙很容易缩小或消失。尤其第二乳磨牙早失，间隙变化明显。

【病情评估】

乳牙早失后应该及时进行间隙保持。乳牙早失后间隙变小与拔牙后的时间长短有关，时间间隔越长，间隙变小量越大。乳磨牙早失后，最初4个月缺隙缩窄的量最大。间隙变小的速度上颌大于下颌，上颌第二乳磨牙早失缺隙减小的量最大，其次为下颌第二乳磨牙，上、下颌第一乳磨牙近乎相等。乳磨牙缺失于第一恒磨牙及其他相邻的恒牙活动萌出期（指牙根开始发育至牙根形成，根尖孔闭合），缺隙缩窄的速度每日可达1mm。

【治疗计划】

1. **乳牙早失** 积极治疗乳牙，去除引起儿童牙齿早失的各种因素。

儿童牙齿早失后，为了防止邻牙向缺隙部位倾斜和对颌牙伸长，应设计间隙保持器来保持早失牙齿的近远中和垂直间隙，保证继承恒牙的正常萌出。这种方法也叫被动咬合诱导。

2. **年轻恒牙早失**　恒前牙早失后,短期内牙齿就可能移位。因此,需尽可能早做间隙保持器。如已有间隙丧失,则应扩展间隙后再制作间隙保持器。第一恒磨牙是恒牙中患龋率最高的牙齿,临床上因龋丧失的情况比较常见。第一恒磨牙早失后,不论第二恒磨牙萌出与否均会向近中移位。8~10 岁儿童的第二恒磨牙近中移位距离较大。年龄大一些的儿童,如第一恒磨牙在第二恒磨牙萌出之后丧失,第二恒磨牙只向近中倾斜,前磨牙则向远中移位,该侧的其他牙,包括侧切牙都明显地向远中移位,前磨牙远中移位时因失去与邻牙的接触关系还同时发生扭转,导致创伤性咬合。所以,第一恒磨牙早失应及时采取措施,否则可导致复杂的错𬌗畸形。恒前牙外伤和第一恒磨牙因龋坏造成牙齿大面积缺损后也会引起间隙变化,造成错𬌗畸形,应及时恢复外形。

3. **根据缺牙间隙分析结果决定治疗方案**　如间隙不足量为 1.0~1.5mm,可直接用间隙保持器维持现有间隙;如引起牙弓长度缩短,第一恒磨牙近中移位,间隙不足量为 1.5~3.0mm,需远中移动第一恒磨牙,待其回到正常位置后,再行间隙保持;如间隙不足量大于 5mm 考虑序列拔牙。

【间隙保持应考虑的有关因素】

1. **儿童的年龄和牙龄**　乳牙丧失时年龄越小,越易造成邻牙倾斜。乳牙接近脱落时拔除,邻牙就很少倾斜移位。

乳牙早失后 1 个月内牙槽骨出现快速吸收,4 个月左右吸收基本终止。如继承恒牙于近期内不能萌出,间隙就会减小,需及时制作间隙保持器。判断继承恒牙萌出的时间对于决定是否制作间隙保持器非常重要。通常根据年龄来判断牙齿萌出时间。由于牙齿萌出时间差异很大,牙龄往往与实际年龄不完全相符,可根据 X 线片所显示牙冠和牙根矿化与形成的情况推测牙齿发育的程度和可能萌出时间。研究发现大多数牙齿是在牙根发育 2/3 时才萌出。用这种方法预测早失牙的继承恒牙萌出时间较使用牙齿萌出的平均年龄更可靠。需要注意的是,乳牙的早失也会使继承恒牙的萌出时间提前或延后。有学者研究报告 7 岁前第一乳磨牙早失使下方的继承恒牙推迟萌出,7 岁后第一乳磨牙早失则使继承恒牙提前萌出。这种影响随年龄增长而减少。

2. **恒牙胚发育情况**　通过 X 线片了解继承恒牙牙胚发育情况,有无扭转、弯曲和异位,能否正常萌出。还要注意观察恒牙胚表层覆盖的骨质厚度及其是否完整,来预测继承恒牙萌出时间。若骨质已被破坏,即使牙根发育不足,牙齿也可能提前萌出;若覆盖的骨质完好且较厚,则恒牙胚近期内不会萌出。

根据 X 线片可确定有无继承恒牙胚存在。若恒牙先天缺失,则应与正畸、修复医师会诊,综合观察全口牙咬合情况,决定保持间隙以后义齿修复或使邻牙前移以关闭间隙。

3. **牙齿萌出的先后顺序**　应观察早失牙的邻牙与正在发育及萌出牙齿之间的关系,判断是否需制作间隙保持器和应用何种间隙保持器。

第一乳磨牙早失的影响取决于咬合发育的阶段及第一恒磨牙和恒侧切牙萌出情况。如第一乳磨牙在第一恒磨牙活动萌出时丧失,则后者之近中倾斜移动力施加于第二乳磨牙,使第一前磨牙所需的间隙缩窄。同样,如第一乳磨牙在侧切牙活动萌出阶段丧失,则可能导致乳尖牙向远中移位,使中线向远中偏移。在下颌则造成下前牙向舌侧倾斜,加深覆盖。

第二乳磨牙早失后,第二恒磨牙和第一恒磨牙的发育萌出情况对第二前磨牙的萌出影响较大。当第二恒磨牙早于第二前磨牙萌出时,将对第一恒磨牙近中移位起强大的推动作用,第一恒磨牙占据第二前磨牙的位置。如第二乳磨牙丧失在第一恒磨牙萌出之前,有可能使第一恒磨牙萌出之前即向近中移位,从而使第二前磨牙部分阻生或完全阻生。如第二乳磨牙丧失在第一恒磨牙萌出之后,第一恒磨牙亦常向近中移位使第二前磨牙阻生。因此,除第二前磨牙先天缺失而有意关闭间隙的病例外,第二乳磨牙早失均应及时制作间隙保持器。

4. **骨量与牙量的关系**　若患儿骨量明显大于牙量,患儿牙列中有散在的间隙,无拥挤的趋势,可暂时进行临床观察,选择时机决定是否制作间隙保持器。

第二节　口腔不良习惯

儿童口腔不良习惯主要包括:吮指、吐舌、异常唇习惯、口呼吸、偏侧咀嚼及夜磨牙习惯等,均可影响咬合的正常发育。危害的产生及其程度,依不良习惯的频率、强度、持续时间而异。据调查,儿童的发生率为7.42%~40.06%,女生高于男生。有口腔不良习惯的群体中错殆畸形患病率为77.43%~89.94%,明显高于自然人群,应尽早防治,对其治疗首先破除不良习惯。可能与心理因素有关,包括亲子关系、生活环境、心理需求得不到满足等。治疗应配合说教法。

【病因及临床表现】

1. 吮指习惯(finger and thumb sucking) 吮指多为吮拇指或示指。一般从婴儿3~4个月开始,2岁以后逐渐消失。如果持续到3岁以后,会出现牙列或骨的改变,造成明显的牙颌面部畸形。

手指含在上下牙弓之间,牙受力而引起上前牙前突形成深覆盖或呈局部开殆。做吸吮动作时,两颊收缩使牙弓狭窄,腭弓高拱,出现上前牙前突,开唇露齿等。同时吮指动作有压下颌向后的作用,可形成远中错殆。另外,手指压在腭弓上,还可能使其凹陷,妨碍鼻腔向下发育。有吮指习惯者,常见被吮的手指有胼胝,甚至出现手指弯曲。

2. 吐舌习惯(tongue thrusting) 成熟的吞咽特点为唇部的放松,舌体位于上颌切牙之后,下颌向上前提升至后牙接触。这种成熟的吞咽模式在儿童4~5岁以后方能被观察到。

吐舌习惯多发生在替牙期,如口腔中有松动的乳牙或刚萌出的恒牙,有些儿童常用舌尖去舔,日久会形成吐舌习惯。此外,吐舌习惯也可继发于其他口腔不良习惯,如异常吞咽习惯等。

患儿有伸舌习惯时,经常将舌尖伸在上下颌牙齿之间,形成开殆,致上下颌牙齿无咬合接触,长期持续,由于舌的中央厚于两侧边缘,开殆间隙呈梭形,两侧后牙咬合尚属正常范围。若将舌顶在上下前牙可形成双颌前突,若舌肌的压力分别抵在上、下颌前牙舌侧,前者可导致上前牙唇向倾斜,形成深覆盖;后者可导致下前牙唇向倾斜,甚至形成反殆。

3. 异常唇习惯(abnormal lip habit) 咬唇习惯多发生在6~15岁之间。以咬下唇多见,女孩较男孩多见。

咬下唇增加了推上前牙向唇侧及下前牙向舌侧的压力,妨碍下牙弓及下颌向前发育,下前牙出现拥挤,同时使上前牙向唇侧倾斜移位而出现牙间间隙,使牙列稀疏。前牙形成深覆盖,深覆殆,上前牙前突,下颌后缩,开唇露齿,前牙切割和发音功能障碍。

咬上唇习惯者较少见,可形成前牙反殆,上前牙舌向倾斜,下颌前突呈近中错殆。

下唇内卷指前牙深复合、深覆盖,下颌后缩时下唇位于上下颌牙之间。

4. 口呼吸(mouth breathing) 常由于过敏性鼻炎、鼻咽结构异常、扁桃体肥大或上呼吸道感染等原因引起。由于张口呼吸破坏了口腔、鼻腔气压的正常平衡,影响了口腔和鼻腔的正常发育,口腔气压加大,而鼻腔相对气压减小,致使鼻腔不能向下扩展,而造成腭盖高拱。又因口呼吸时,两侧颊肌压迫牙弓两侧,妨碍了牙弓宽度的发育,形成牙弓狭窄,上前牙前突,患儿的颜面改变,出现开唇露齿。为了扩大鼻咽通道,经常将头抬起前伸,下颌被牵引向下,下颌下垂,久之可发展为下颌后缩畸形。

5. 偏侧咀嚼习惯(unilateral mastication habit) 牙弓一侧有严重的龋病、多数牙缺失或严重错位牙,都可能迫使患儿废弃患侧咀嚼,形成偏侧咀嚼习惯。

患侧因无咀嚼功能刺激而发育不足,久之面部两侧出现显著大小不对称,废用侧的牙齿因无咀嚼功能的自洁作用,致使牙石、牙垢堆积,易产生牙周组织疾病。下颌牙弓出现偏殆移动,下前牙中线也向对侧偏移。

6. 夜磨牙习惯(bruxism habit) 目前,对夜磨牙症的病因学争论较多,其中牙源性的殆因素及精神因素是争论的焦点,此外有研究表明夜磨牙与睡眠姿势有一定关系,特别是俯卧位时下颌受到头部的压力。而此时全身肌肉处于放松状态,下颌为了摆脱受到的压力即产生磨合,形成夜磨牙。

夜磨牙习惯是一种非功能性的咬牙或磨牙。这种习惯如果持续一定的时间,能导致乳恒牙的磨损,使牙齿高度变低,形成深覆殆。

【治疗原则】

首先分析病因进行行为管理,要求患儿及家长的充分合作,主动纠正口腔不良习惯,不能自行纠正的患儿应尽早戴用矫治器,破除不良习惯,使口腔功能恢复正常,促进牙颌面软硬组织的正常生长发育。

第三节　反　　𬌗

一、乳前牙反𬌗

前牙反𬌗(anterior crossbite)是指在正中咬合时,前牙呈反覆𬌗和反覆盖关系,俗称"地包天",是我国儿童中较为常见的一种错𬌗畸形。

乳前牙反𬌗可分为牙性、骨性和功能性前牙反𬌗。牙性前牙反𬌗主要是因为上下颌乳前牙牙轴倾斜度异常所致,骨性前牙反𬌗是指上颌骨发育不足和/或下颌骨过度生长等造成上下颌骨骨量不调。功能性前牙反𬌗是指由于存在前牙的咬合干扰,诱导下颌前伸,导致前牙反𬌗。牙性前牙反𬌗多伴有功能性前牙反𬌗。

【病因】

1. **遗传因素**　据有关资料统计,近50%的患者1~3代的血缘亲属中有类似错𬌗畸形存在。

2. **先天性疾病**　腭裂患者上颌骨发育不足,易造成前牙反𬌗及近中错𬌗。

3. **全身性疾病**　佝偻病、内分泌紊乱患者,其钙代谢障碍或脑腺垂体功能亢进,常导致严重的下颌前突畸形。腭/舌扁桃体慢性炎症或肥大导致呼吸不畅而前伸下颌,日久可导致下颌前突。

4. **后天局部原因**　奶瓶哺乳不良姿势;乳尖牙磨耗不足;口腔不良习惯;多数乳磨牙早失;乳磨牙邻面龋。唇侧萌出的多生牙可能导致切牙的扭转和舌倾,继而导致咬合关系的错乱及反𬌗关系。乳前牙的外伤可能导致发育中的继承恒牙损伤移位,从而在反𬌗位置萌出。乳切牙因外伤或龋坏导致牙髓坏死而延迟脱落,有可能导致该区域恒牙移位。无牙髓乳牙通常无法完成正常的根吸收过程,常常在咬合发育的过程中造成严重并发症。

【临床表现及检查】

1. 前牙呈反覆𬌗和反覆盖关系。

2. 下颌能否后退至对刃𬌗。

3. 颜面及肌功能检查:

牙性反𬌗:牙和牙槽发育异常,上下颌骨的形态、大小、矢状向关系基本正常,牙尖交错位侧貌正常。

骨性反𬌗:有牙和牙槽发育异常,伴有上下颌骨位置失调,牙尖交错位侧貌凹面型,下颌姿势位侧貌凹面型。

功能性反𬌗:牙尖交错位侧貌凹面型,下颌姿势位正常侧貌。

辅助检查:严重骨性反𬌗患儿可辅助X线头颅定位侧位片判断生长型,评估预后。

【治疗原则】

反𬌗会限制上颌发育,应尽早矫治。乳牙反𬌗,儿童若能合作,最佳矫治年龄为3~5岁,因为,此时乳牙牙根发育完全,且未开始吸收,是治疗的最佳时期。过早矫治,儿童因年龄较小,不予合作。

治疗目的:解除反𬌗,恢复下颌正常位置,刺激上颌发育。

矫治器的选择:要根据病因、反𬌗类型以及前牙反覆𬌗、反覆盖的深度选择合适的矫治方法。

二、乳后牙反𬌗

乳牙列期后牙反𬌗(posterior crossbite),不仅对之后的混合牙列期、恒牙列期的咬合关系造成严重影响,长此以往还会影响下颌的正常发育,增加下颌永久性偏斜及面部发生不对称的可能性。

【病因】

1. 一侧多数牙龋坏,只能用另一侧咀嚼,日久可导致单侧多数后牙反𬌗。

2. 一侧下颌的不正常压力,如长期托腮的习惯。

3. 口呼吸患者两腮压力增大,上牙弓逐渐变窄。

4. 腭裂患者,上颌牙弓宽度发育不足。

5. 巨舌症等造成下颌牙弓过度宽大。

6. 90% 患儿在出生时曾使用过助产器械,如产钳等。

【临床表现】

单侧或双侧后牙区呈反覆𬌗及反覆盖,伴或不伴前牙反𬌗,多数伴有上颌牙弓狭窄,并且多数是双侧性狭窄,牙弓形态常常是对称的。

【治疗原则】

后牙反𬌗一经发现,应及时治疗。此类治疗多采用扩大上颌牙弓的方法。

三、混合牙列期反𬌗

【病因】

滞留乳切牙可引起继承恒切牙舌向错位,而导致个别牙反𬌗最为常见。此外,乳尖牙磨耗不足造成𬌗干扰、单侧多数牙龋坏造成的单侧咀嚼和口腔不良习惯等均可致混合牙列期的牙齿反𬌗。少数病例是遗传性的骨性反𬌗。

【临床表现及检查】

1. 个别牙反𬌗最为常见。

2. 前牙或后牙呈反覆𬌗和反覆盖关系。

3. 下颌能否后退至对刃𬌗。

4. 颜面及肌功能检查

牙性前牙反𬌗:牙和牙槽发育异常,上下颌骨的形态、大小、矢状向关系基本正常,牙尖交错位侧貌正常。

骨性前牙反𬌗:有牙和牙槽发育异常,伴有上下颌骨位置失调,牙尖交错位侧貌凹面型,下颌姿势位侧貌凹面型。

功能性前牙反𬌗:牙尖交错位侧貌凹面型,下颌姿势位正常侧貌。

辅助检查:严重骨性反𬌗患儿可辅助 X 线头颅定位侧位片判断生长型,评估预后。

【治疗原则】

治疗与乳牙列期反𬌗相同,采用上颌𬌗垫式矫治器,或配合上颌前方牵引矫治器,也可视情况采用功能性矫治器。当后牙也存在反𬌗问题时,可采用螺旋弓扩大器扩大牙弓。

四、混合牙列期个别牙反𬌗

混合牙列期,出现个别牙因异位萌出(牙胚位置异常或萌出异常)可能形成个别前牙反𬌗,常伴错位切牙的早接触及𬌗创伤,同时由于形成咬合锁结,影响开闭口型,可能影响关节的正常发育。另外,个别牙反𬌗如不矫治,还可能导致功能性错𬌗畸形。个别牙反𬌗危及牙体、牙周健康及口周功能发育,应当及早矫治。

【病因】

1. 滞留乳切牙可引起继承恒切牙舌向错位,而导致个别牙反𬌗最为常见。

2. 前牙区拥挤、萌出错位。

【临床表现及检查】

1. 反𬌗牙早接触,反𬌗的牙齿,特别是唇向错位的下切牙可能发生𬌗创伤。

2. 患儿面型无明显Ⅲ类畸形,X 线片确诊患儿无骨骼发育畸形,检查反𬌗牙牙周情况。

3. 伴或不伴牙列拥挤。

【治疗原则】

1. 解除早接触及𬌗创伤,保证牙齿的健康发育。

2. 𬌗垫式矫治器打开咬合,解除反𬌗前牙锁结。

3. 反𬌗牙无足够间隙唇倾时,应先进行间隙扩展或扩弓矫治。

4. 使用舌簧唇倾前牙时,注意矫治器设计,勿过度唇倾。

5. 可使用上颌双曲舌簧𬌗垫式活动矫治器,或 2×4 局部固定矫治器。

6. 反𬌗解除后检查在牙尖交错位时是否有早接触。

第四节　混合牙列期的牙列拥挤

牙列拥挤即个别牙或多个牙在各个方向的错位,如唇(颊)舌向错位、近远中向错位、高位低位、扭转,破坏牙弓正常形态或上下牙弓关系。牙列拥挤在恒牙列最常见,乳牙列则少见,特别在混合牙列期,新长出的恒前牙参差不齐,经常是家长带儿童就诊的原因。

【病因】

1. **遗传因素**　各咀嚼器官之间的退化不平衡。

2. **环境因素**　乳恒牙替换过程中出现局部障碍;第一恒磨牙前移,牙弓长度减小;口腔不良习惯;长期食用精细柔软食物。

【临床表现】

1. 牙列拥挤主要发生在混合牙列期,并延伸至恒牙列期。

2. 拥挤大多发生在前牙部,且多数就此固定。

3. 前牙从萌出开始就发生拥挤。

【治疗原则】

混合牙列时,牙列拥挤多是由于牙弓不够容纳牙的数量造成。治疗原则是根据牙列拥挤度预测结果,采用增大牙弓长度及宽度或减少牙齿体积及数量的方法。牙弓长度增大是有限度的,一般认为增加 3mm 以内的长度是可能的。严重的牙弓长度不足必须用减少牙数的方法解决。但是在低年龄儿童,牙弓还有一个生长发育的问题。因此,在混合牙列拔牙时,必须对牙弓长度做仔细的分析,确定牙弓长度不足的程度。对于中重度拥挤病例,多采用拔牙治疗。

(王小竞)

参 考 文 献

［1］町田幸雄. 乳牙列期咬合诱导［M］. 王小竞,译. 陕西:世界图书出版社,2015.

［2］町田幸雄. 混合牙列期咬合诱导［M］. 2 版. 白玉娣,译. 陕西:陕西科学技术出版社,2018.

［3］Jeffrey A Dean. 麦克唐纳埃弗里儿童青少年口腔医学［M］. 10 版. 秦满,译. 北京:北京大学医学出版社有限公司,2018.

［4］王林,当代口腔正畸学［M］. 5 版. 北京:人民军医出版社,2014.

［5］Watt E,Ahmad,Adamji,et al. Space Maintainers in the Primary and Mixed Dentition-A Clinical Guide［J］,Br Dent J,2018, 225(4):293-298.

［6］Simon T,Nwabueze I,Oueis H,et al. Space Maintenance in the Primary and Mixed Dentitions［J］.J Mich Dent Assoc,2012,94 (1):38-40.

［7］Pereira da Silva HCF,de Paiva JB,Rino Neto J. Anterior crossbite treatment in the primary dentition:Three case reports［J］. Int Orthod,2018,16(3):514-529.

［8］Foersch M,Jacobs C,Wriedt S,et al. Wehrbein H. Effectiveness of maxillary protraction using facemask with or without maxillary expansion:a systematic review and meta-analysis［J］. Clin Oral Investig,2015,19(6):1181-92.

［9］Neiva PD,Kirkwood RN,Mendes PL,et al. Postural Disorders in Mouth Breathing Children:A Systematic Review［J］.Brazilian Journal of Physical Therapy,2018,22(1):7-19.

［10］Grippaudo,Cristina,Paolantonio,et al. Association Between Oral Habits,Mouth Breathing and Malocclusion［J］.Acta Otorhinolaryngologica Italica,2016,36(5):386-394.

第八章 有口腔表征的系统性疾病

口腔是机体的重要组成部分,儿童时期患有某些血液病、传染性疾病、内分泌和遗传性疾病等,在口腔内会有一定的表现,应该引起临床医生的重视。正确全面诊断和及时治疗,避免病情延误是口腔医生的主要工作内容。

第一节 血 友 病

血友病(hemophilia)是一组由于缺乏某种血液凝结物质导致的疾病。

一、临床分型

血友病根据缺乏的因子不同分为血友病 A、血友病 B、血友病 C 和血管性假血友病。

（一）先天性Ⅷ因子缺乏症

先天性Ⅷ因子缺乏症(factor Ⅷ deficiency)又名血友病 A 或抗血友病球蛋白缺乏症(hemophilia A 或 AHG deficiency)。

【流行病学】

先天性Ⅷ因子缺乏症是遗传性凝血障碍中最常见的一种出血性疾病,发病率占血友病的 80%。

【病因及发病机制】

1. 由于缺乏抗血友病因子 FⅧ而发病。

2. 伴性隐性遗传,多有家族史。遗传基因位于 X 染色体长臂 2 区 8 带(Xq28)。

【临床表现】

1. 其特点是轻微外伤后即可出血不止。血浆中 AHG 活性减低,凝血时间延长。由于Ⅷ因子不能通过胎盘,因而重症者在新生儿期即可发生出血现象。可有自发性出血,但多发生在轻伤、小手术后出血不止。发病年龄和出血程度与Ⅷ因子缺乏的程度有明显关系。发病越早,病情越重的多是 FⅧ:C 含量极低的患者,其一生中Ⅷ因子的含量大致不变。

2. 根据Ⅷ因子缺乏程度不同又可分为四型

（1）重度型:FⅧ:C 含量为正常的 1% 以下。自幼即有自发性或轻微外伤出血史。随年龄增长,外伤后出血不止的情况加重。反复皮下、肌肉和关节血肿,尤多见于膝、踝、肘和肩等大关节出血,急性期局部肿胀、疼痛。多次出血可刺激滑膜引起慢性增生性关节炎,导致滑膜软骨破坏,关节肿胀、机化、强直、肌肉萎缩、局部活动受限。此外,尚可出现内脏出血,如消化道出血,自发血尿等。头部外伤可致颅内出血。

（2）中等重度型:FⅧ:C 含量为正常的 1%~5%。偶有自发性出血或关节血肿,轻度外伤可致严重出血。

（3）轻型:FⅧ:C 含量为正常的 5%~20%。无自发出血或关节血肿,但外伤、拔牙或手术后出血时间延长。

(4) 亚临床型:FⅧ:C 含量为正常的 20%~50%。无临床症状,仅在严重外伤及大手术时有渗血现象。

【实验室检查】

确诊试验:确诊血友病有赖于 FⅧ活性(FⅧ:C)、FⅨ活性(FⅨ:C)以及血管性血友病因子抗原(VWF:Ag)的测定。血友病 A 患者 FⅧ:C 减低或缺乏,VWF:Ag 正常,FⅧ:C/VWF:Ag 明显降低。血友病 B 患者 FⅨ:C 减低或缺乏。

【诊断和鉴别诊断】

1. 诊断依据　主要根据家族史、临床特点和实验室检查明确诊断。

2. 鉴别诊断须与出血性疾病鉴别

(1) 对血友病 A、B、C 的鉴别主要是作纠正试验和凝血活酶生成试验。

(2) 血管性假血友病:可出现严重的皮肤和黏膜出血。男女皆可发病,FⅧ:Ag 减少至正常的 50% 以下。凝血时间延长,出血时间也延长,血小板黏附试验降低,阿司匹林耐量试验阳性,束臂试验阳性。

(3) 凝血酶复合体减低症:出血症状和凝血时间延长与血友病相似,但凝血酶原时间延长,应用维生素 K 治疗有效。

(4) 纤维蛋白原缺乏症:大多为获得性,遗传性的少见。除出血外,尚有原发病的征象。凝血时间显著延长,凝血酶和凝血酶原时间延长,纤维蛋白原定量减低。

【临床处理】

1. 根据 2017 年中国医学会血液分会血栓与止血学组,中国血友病协作组制定的《血友病诊断与治疗中国专家共识》血友病 A 的替代治疗首选基因重组 FⅧ制剂或者病毒灭活的血源性 FⅧ制剂。

2. 仅在无上述条件时可选用冷沉淀或新鲜冰冻血浆等。

(二) Ⅸ因子缺乏症

Ⅸ因子(血浆凝血活酶成分)缺乏症又名血友病 B,也叫克雷司马斯病。

【流行病学】

约占出生男性的 1/20 000。

【病因及发病机制】

1. 由于缺乏Ⅸ因子引起的疾病。PTC 在肝脏合成、依赖维生素 K,故后天获得性 PTC 缺乏亦不少见。

2. 性联隐性遗传,由于遗传基因缺陷而导致Ⅸ凝血活性或/和抗原水平的降低。因子Ⅸ基因位于 X 染色体长臂,FⅨ遗传基因位于 X 染色体长臂 2 区 6-7 带(Xq26-27)。

【临床表现】

1. 其临床表现与Ⅷ因子缺乏很难区别,唯出血较轻,有些患者平时无出血症状,只有外伤和术后才出血不止。其出血程度与血浆中 PTC 含量相平行。

2. 根据Ⅸ因子活性不同可分为 3 度。①重度:FⅨ活性 <1%;②中度:FⅨ活性 1%~5%;③轻度:FⅨ活性 5%~25%。

【临床处理】

PTC 比较稳定,在储存的血浆和血清中也存在,能被硫酸钡吸附。一般治疗同血友病 A。PTC 在体内的半衰期约 24 小时,故每 24 小时输血一次即可。

(三) Ⅺ因子缺乏症

因子Ⅺ缺乏症又称血友病 C。

【流行病学】

比较少见,仅占血友病的 5%,主要见于犹太人,男女皆可患病。

【病因及发病机制】

Ⅺ因子缺乏症是缺乏Ⅺ因子导致的,常染色体隐性遗传。

【临床表现】

出血症状较轻,偶见自发性关节血肿,多在手术或拔牙后发现。

【临床处理】

出血后可输新鲜血或血浆 10ml/kg,PTA 半衰期为 40~48 小时,故可 2~3 天输血一次。

（四）血管性假血友病

血管性假血友病首先由 Vonebrand 描述,故又称 Von Willebrand 病。

【病因及发病机制】

1. 患者血浆中缺乏一种可使血小板黏附的因子,称为 VWF,它与血小板特殊受体结合后血小板才能黏附于血管内皮下组织。

2. 常染色体显性或隐性遗传。由于遗传基因位点的变异,导致血浆中该因子质或量的异常。

【临床表现】

差异很大,轻者可完全无症状,重者可因大出血而致命。出血常于幼儿期开始,随年龄的增长,出血症状可逐渐减轻。以皮肤和黏膜出血常见,鼻出血、牙龈出血、拔牙或牙脱落时出血;外伤或手术后出血不止,甚至可持续数天至数周。青春期女性可有月经过多。与血友病相比,深部肌肉或关节血肿少见。

【实验室检查】

1. 出血时间延长,凝血时间正常,血小板计数正常。

2. 血小板黏附率减低,加瑞斯托霉素不凝集。

3. FⅧ:Ag 与 FⅧ:C 皆减低。

4. 阿司匹林耐量试验阳性。

【临床处理】

1. 出血严重者可输新鲜全血、血浆或冷沉淀物,冷沉淀物剂量 1~1.5U/10kg·24h。

2. 拔牙时应特别慎重,术前可输血浆,术后局部加压止血。忌服阿司匹林等药物。

二、口腔治疗

1. **口腔预防保健** 轻微出血可以通过局部加压来控制,如果出血持续几分钟,可局部应用凝血酶。

2. **牙周治疗** 去除牙石和局部刺激可以减少组织出血的危险。如果计划行龈下刮除术,需根据可能出血量和凝血因子缺乏的严重程度,决定是否需要补充凝血因子。对于有牙周手术需求的患者术前 FⅧ水平应达到 50%~75% 以上。

3. **修复治疗** 血友病患者应综合考虑各种修复方法。需要局麻下修复治疗时,可以行牙周膜局部浸润麻醉,如果行下颌阻滞或上牙槽阻滞麻醉,凝血因子浓度应达到 40% 水平,或在抗纤溶治疗后进行。所有的修复治疗应尽量一次完成。

4. **牙髓治疗** 应尽量避免牙髓暴露,深龋近髓时可做间接盖髓术治疗。行牙髓切断术或牙髓摘除术时,可以在局麻下顺利完成。如果牙髓已经暴露,髓腔内注射比较安全,可以用棉拭子压迫止血而不会发生严重的出血问题。

5. **口腔外科治疗** 血友病病人能否拔牙,需要听从血液病学专家的建议。拔牙完成后,局部直接应用止血药如凝血酶,可以协助局部止血。拔牙后应放置可吸收明胶海绵,然后用纱布压迫创面止血。

乳牙的正常脱落通常不会导致出血,不需要凝血因子治疗。如出血,通过手指和纱布直接按压几分钟即可控制。如果有持续缓慢出血,可用抗纤溶治疗。

6. **正畸治疗** 正畸矫治时,带环必须安置适当,以免凸起的锋利边缘或结扎丝造成口腔溃疡。若意外划伤或者轻微牙龈撕裂引起出血,则应压迫伤口 5 分钟止血。建议使用高效结扎丝和弹簧以减少调整次数,从而减少局部创伤机会。保持良好的口腔卫生可以避免牙龈组织炎症、水肿和出血,建议使用牙周冲洗设备。

7. **牙齿外伤** 儿童时期容易发生牙颌面外伤,除出血伤口的处理外还应注意血肿的发生。治疗时需要综合考虑,必要时进行抗纤溶治疗及止血处理。

8. **种植治疗** 临床上对血友病患者进行种植治疗尚未建立循证医学方案。因此在种植治疗前应与血液病学专家进行详细讨论,评估风险。

第二节　唐氏综合征

唐氏综合征(Down syndrome)又称为 21 三体综合征(Trisomy 21 syndrome)或先天愚型(mongolism)，是儿童最为常见的一种由于染色体异常所导致的先天性疾病。主要临床特征为智能障碍、体格发育落后和特殊面容，并可伴有多发畸形。最早发现于 1865 年，直到 1959 年才研究阐明。

【流行病学】

在人群中的发生率约为 1/700。随着母亲生产年龄的增大，发生率随之增加，在 20 岁组约为 1/2 300，而在 54 岁组则达 1/54。

【病因及发病机制】

1. **病因**　第 21 号染色体组型多了一条染色体即 47 条染色体。

2. **发病机制**　是由于胚胎发生期 21 号染色体不分离，而多余的 21 号染色体来源于母亲。

【临床表现】

1. **临床分型**　有三种类型的唐氏综合征，但临床表现相同：

(1) 21 三体综合征：占 94%。多出的 21 号染色体成为 47 条染色体中的补充，因此 21 三体综合征也称为三体 G 综合征。

(2) 转化型：占 5%。21 号染色体的部分结合到其他染色体对上，常见在 14 号染色体，又称为 14/21 染色体转化，这种情况在 46 条染色体间补充。

(3) 镶嵌型：占 1%。染色体不分离发生在细胞分裂后期，因此部分细胞拥有正常的 46 条染色体，另一部分细胞 47 条染色体，即多出了 21 号染色体。

2. **智力表现**　智力低下、发育迟缓和家族聚集性是唐氏综合征的特征。患者智力低下，且大部分表现为中度到严重程度的智力低下，IQ 一般为 20~50。尽管少数患者的 IQ 超过 69 达到一般正常人水平，但智力发育明显迟缓。

3. **面容表现**　唐氏综合征的典型特征为面中部发育不良。鼻部畸形患者中，59%~78% 表现为鼻根部宽平。鼻中隔或鼻甲偏离，阻碍鼻腔呼吸而引起张口呼吸。耳部畸形患者中，54% 表现为小耳、招风耳、扁平状或无耳郭。眼部畸形中，内眦赘皮的歪斜状杏仁眼占 78%，斜视占 14%~54%，此外还有眼球震颤和屈光不正等表现。患者大部分表现为小头畸形、鼻梁塌陷、额窦缺如、上颌窦缺如或发育不足。

4. **全身系统表现**　唐氏综合征患者易患二尖瓣脱垂等先天性心脏病、上呼吸道缩窄、乙型病毒性肝炎和白血病等。老年性痴呆发生率约为 100%，寰枢椎失稳的约占 10%~20%。患者常表现语言迟钝，声音嘶哑，听力障碍，眼睛白内障，脑瘫，肥胖和驼背。

5. **口腔表现**

(1) 牙周病：与其他智力低下患者相似，唐氏综合征患者的口腔健康状况非常差。90%~96% 的患者发生严重、早发、动态进展的牙周病。在 6~16 岁的唐氏综合征患者中，常能发现牙槽骨丧失，这种牙周病的高发生率与牙石或菌斑的堆积程度无明显关系，唐氏综合征患者的牙周病临床发展过程与青少年牙周炎相似，但不仅限于几个牙齿患病。急性坏死性溃疡性龈炎的发生率较高，其原因可能是由于宿主免疫反应低下。

(2) 龋病：唐氏综合征患者龋病发生率较低，可能与牙齿的萌出时间延迟有关。

(3) 错殆畸形：唐氏综合征患者错殆畸形发生率高，主要是Ⅲ类错殆多见。有研究报道Ⅲ类错殆约 32%~70%；Ⅱ类错殆 3%~32%；后牙双侧或单侧锁殆为 71%；开殆为 5%。小牙畸形特别是近远中径的减少常见，侧切牙缺失占 35%~43%，扭转牙、低殆牙、畸形舌侧尖和多个恒牙缺失较常见。有些唐氏综合征患者还发生乳牙固连、恒牙迟萌、多个牙齿阻生、牙齿形态异常等。有报道认为唐氏综合征患者的恒牙根较短而出现冠根比不调，还有牛牙症的报道。

(4) 其他：有报道唐氏综合征患者可能出现巨舌症、裂舌和伸舌、悬雍垂裂和隐性腭裂等。

【临床处理】

1. **牙周治疗与口腔卫生**　记录最初的牙周病情况,主要是牙槽骨丧失和牙周袋形成情况。与唐氏综合征患者的家长建立良好的沟通非常必要,强调定期口腔检查的重要性。

对唐氏综合征患者的牙周疾病,要进行积极主动的治疗。可长期局部使用抗菌药物含漱剂、凝胶或喷雾剂。全身给药推荐使用四环素类药物。早期预防性处理很重要。唐氏综合征患者能否配合,是治疗能够进行的重要和决定性条件。

患者抵抗力低下,或牙周外科手术愈合延迟时,建议使用抗菌药物。有证据表明,唐氏综合征患者的外周循环系统存在毛细血管和脉管问题,可能会影响牙周翻瓣等手术的成功。当患者有进展期急性坏死性溃疡性牙龈炎和其他牙周病时,建议拔除松动不能保留的乳牙,以减少牙根吸收的速度。牙列拥挤的患者,增加了牙周病发生的机会,可以考虑选择性拔除乳牙或恒牙。

2. **充填治疗**　对已发生的龋病进行充填治疗。使用复合树脂修复畸形舌侧窝可有利于牙周健康。

3. **正畸治疗**　早期扩弓和矫正后牙锁𬌗可以减少错𬌗畸形的进一步加重。

4. **义齿修复**　唐氏综合征患者义齿修复的选择有限。由于牙周病和牙齿松动等情况,限制了固定和活动义齿的选用。所有义齿修复的方法,都要在制定治疗计划时与家长充分沟通并得到许可。

第三节　遗传性外胚叶发育不全综合征

外胚叶发育不全综合征(ectodermal dysplasia syndrome,EDs)是一组外胚叶结构发育不良而导致的发育缺陷,表现为少汗症、毛发稀少、指甲异常、先天缺牙或无牙症。

【流行病学】

1. 男性多于女性,在出生男婴中的发病率为 1/100 000。

2. 女性患者较少且表现型不完全,多为致病基因携带者。

【病因及发病机制】

1. **病因**　为遗传性疾病,遗传方式尚未完全明了,多数病例是伴 X 隐性遗传,也可为常染色体显性或隐性遗传。目前已知的发病基因为外胚叶发育不全综合征基因,该基因突变引起无汗型外胚叶发育不全。

2. **发病机制**　由于外胚叶及其附属器的先天发育异常,导致部分汗腺或全部汗腺缺失;由于来源于外胚叶的牙板未发育或发育不足,缺乏牙齿的始基,不能诱导间叶成牙本质细胞的发生,而导致部分或全口无牙畸形。

【临床表现】

1. **临床分型**　分为有汗型和无汗型外胚叶发育不全综合征。无汗型最常见,约占外胚叶发育不全综合征的 80%,表现为毛发、牙齿和汗腺发育不良。无汗型外胚叶发育不全综合征为遗传性,又称为 X-linked disorder(XLEDA)。而有汗型患者的汗腺正常,但牙齿、毛发和皮肤等结构异常。

2. **无汗型外胚叶发育不全**　具有典型的三联征,包括毛发稀少(无毛或少毛)、牙齿缺如(无牙或少牙)、汗腺缺少而不能出汗(无汗症或少汗症)。

(1) 主要表现:患儿全身汗腺缺失或缺少,不出汗或很少出汗,不能耐受高温,故在气温稍有增高时,或在运动、轻度感染时,即出现明显的不适或高热,不少患儿常常因为不明原因的发热而就诊,如在婴儿期未能及时发现,体温过高可导致脑损伤或夭折。患儿缺少毛囊和皮脂腺,皮肤干燥而多皱纹,尤其眼周围皮肤;毛发、眉毛、汗毛干枯稀少;指(趾)甲发育不良;患儿躯体发育迟缓,矮小,前额部和眶上部隆凸而鼻梁下陷,口唇突出,耳郭明显。性发育正常,30%~50% 患儿智力较差。女性携带者也有一些形态特点,如汗腺稀少,头发和体毛、眉毛、睫毛缺如。临床发现的携带者女性中,大约 1/3 健康,1/3 中等程度症状,1/3 表现典型症状,但症状轻于男性患者。

(2) 口腔表现:患儿先天缺牙,乳牙和恒牙常常全部缺失,或仅有几颗牙齿,牙齿形态小,前牙呈圆锥状。无牙部位的牙槽骨不发育,但颌骨发育不受影响。有的涎腺发育不良,唾液少,口干。家长常因患儿不长牙而就诊咨询。

3. **有汗型外胚叶发育不全,又称毛发-指甲-牙齿综合征**(trichoanycho-dental-syndrome)。

(1) 主要表现:患儿汗腺发育正常,其他表现与无汗型外胚发育不全相似,例如毛发和眉毛纤细、色浅、稀疏,指甲发育迟缓,菲薄脆弱,有条纹而无光泽,常可出现甲沟感染而使指(趾)甲基质崩解,或指甲缺失或变厚。

(2) 口腔表现:牙齿先天缺失,缺失牙数不等,或形态发育异常,前牙多呈锥形牙,或釉质发育不良,釉质薄、横纹明显或出现小陷窝。

【诊断及鉴别诊断】

通过典型的临床症状一般可以确诊。最明显的特征是男性缺牙且形态异常,通常因为牙齿迟萌而就诊,伴早老型面容。

【临床处理】

1. **主要治疗措施**　应尽早进行全口或部分义齿修复,在患儿能够配合的前提下,一般建议 2~3 岁就应开始进行,义齿基托应经常修改以适应牙齿萌出、牙槽骨生长以及咬合关系的发育性变化。

2. **义齿修复的作用**　以恢复咀嚼功能,促进颌面部达到正常垂直高度,维持颌面软组织功能。

第四节　锁骨颅骨发育不全综合征

锁骨颅骨发育不全综合征(cleidocranial dysostosis syndrome,CCD),别名锁颅骨发育不全综合征,颅锁发育不全,Marie-Sainton 综合征,Hulkerantt 骨形成不全,Schenthaurer 综合征。又称为骨-牙形成障碍或全身性骨发育障碍,是一种罕见的先天性骨骼系统发育异常的遗传性疾病。

【流行病学】

出生发病率为 1/100 000。

【病因及发病机制】

1. 病因　多属于常染色体显性遗传,半数以上有家族史,具有明显的家族聚集性。

2. 致病基因　CCD 的致病基因经遗传连锁分析定位于 6p21,并于 1997 年证实 RUNX2 基因为 CCD 的致病基因,主要为转录因子 Runx2/Cbfa1 基因的错义突变、无义突变、剪切突变及其核苷酸序列在染色体上易位。

3. CCD 的病变可累及人体所有的膜内成骨和软骨内成骨的骨骼,多数 CCD 患者幼年时难以诊断,其临床特征到成年后才表现出来。

【临床表现】

有家族史,亦有自发者,2 岁以下畸形最明显,容易确诊。

1. **典型临床表现**

(1) 头颅增大,囟门和颅缝增宽、延迟闭合或不闭合。

(2) 面骨相对较小,眼距增宽,鼻梁塌陷。

(3) 双肩陡峭下垂,肩关节活动大,双肩可向前胸相互靠拢。

(4) 牙齿发育不良,排列不齐,出牙或脱牙不正常,易患龋齿,牙脱落早。

(5) 身材矮小,但智力正常。

2. **锁骨及锁骨区域表现**　患者可表现为患侧肩胛骨较小呈翼状,有时有肱骨头半脱位,肩下垂和胸部狭窄。由于锁骨残疾压迫而致神经系统和心血管系统症状。锁骨缺损常伴有肌肉异常,如三角肌前部纤维或斜方肌的锁骨部缺如。臂丛可因残损的锁骨刺激引起疼痛和麻木,偶见并发脊髓空洞症、皮肤和软组织钙化。

3. **颅骨及颅骨区域表现**　头部发育异常(短头畸形)。儿童及成人期仍存留有额骨缝,囟门不完全闭合而骨小且发育欠佳。常呈侏儒状,可存在眼距过远。颅骨膜部骨化不完全,但颅底正常。骨缝推迟闭合或不能闭合,前囟门增大,有时可达到眶上嵴部位。一些病儿的前囟直至成人仍不闭合。在蝶骨部和乳突部也出现"囟门"。病变严重的颅顶大部分骨不能骨化,鼻骨、泪骨和颧骨部分或完全缺如。上颌发育差,下颌正常,但在下颌联合部不融合。腭弓高而窄,下颌有凸出畸形。乳牙生长正常。恒牙生长延迟并有发育不良。

4. 周围骨异常及表现　常伴有单侧或双侧髋内翻和股骨颈短。胸椎和腰椎的神经弓不连接,胸廓也有畸形。有时并发脊柱侧弯、颈椎横突加大和脊椎滑脱。骨盆的两侧骨化均不正常,耻骨联合宽,有时骶髂关节也增宽。腕骨和跗骨骨化缓慢,有时可发生指骨短小或缺如。并发症:伴有脊柱后凸、脊柱侧弯或脊柱前凸,脊柱裂等各种骨骼畸形。常有病理性骨折。亦见报道有癫痫、精神分裂症、精神迟滞者。

【诊断及鉴别诊断】

1. **诊断**　典型的临床症状及颅骨 X 线片可提供诊断参考。

2. **鉴别诊断**　应与佝偻病相鉴别。CCD 无佝偻病的实验室检查以及 X 线长骨骨骺端佝偻病的特征性改变,补充维生素 D 和钙剂治疗无效等亦可助鉴别。

【临床处理】

1. **口腔处理原则**　通过一系列外科及正畸方法综合治疗。

2. **外科手术**　首先应该分批拔除滞留的乳牙和多生牙,然后通过外科手术的方法去除部分骨质以暴露阻生牙。值得注意的是,当拔除滞留的乳牙后,即使继承恒牙牙冠距离牙龈黏膜很近,也不能自行萌出,因此这些迟萌恒牙必须经过外科手术开窗,结合正畸牵引方法才能达到正常牙位。

3. **正畸及修复治疗**　正畸治疗的目的是协调上下颌骨的发育,通过上颌扩弓矫治器扩大狭窄的牙弓,解决颌骨的宽度不调;面具式前牵引治疗纠正上颌骨矢状向发育不足。修复治疗考虑局部义齿用以暂时重建咬合功能,当颌骨发育完成后,可以行种植义齿和固定桥修复。

第五节　低磷酸酯酶症

低磷酸酯酶症(hypophosphatasia)是一种罕见的遗传性疾病,其特点为骨骼和牙齿矿化不全,血清及骨组织中碱性磷酸酶活性降低。为常染色体隐性遗传。其临床表现有很大的变异性,从严重的全身性骨骼形成不良,导致新生儿死亡;到仅表现为年轻恒上前牙过早脱落。由于该病有典型的口腔表现,90% 的低磷酸酯酶症儿童是被口腔医生发现的。

【流行病学】

发病率约为 1/100 000。

【病因及发病机制】

1. **病因**　常染色体显性或隐性遗传,致病基因定位在染色体 1p36.1。

2. **发病机制**　由于肝脏、骨骼和肾脏中编码组织非特异碱性磷酸酶的碱性磷酸酶基因发生突变,使得钙和磷向硬组织中的沉积减少,从而导致骨和牙齿发育的异常。

【临床表现】

1. **临床分型**　按照出现症状的年龄,分为围生期型、婴幼儿型、儿童型和成人型。

(1) 围生期型:首发症状出现在宫内或生后几天内,通过放射线检查可发现严重的骨骼形成不良,通常导致患儿死亡。

(2) 婴幼儿型:骨骼形成不良可以是致命性的,只是严重性稍低于围生期型。一般出生后 6 个月内发现患儿厌食,体重不增加,亦可出现连枷胸和肺炎。眼部表现包括青色巩膜、花斑眼眶和病理性睑退缩。宽囟门和宽颅缝,在小颅畸形患儿身上出现囟门消失,病死率约为 50%。患儿在儿童期可仅表现少数症状,如所有颅缝未发育成熟即融合,伴有明显的头盖骨内层剥脱,未发育成熟的乳牙脱落,一般性的骨质疏松和成骨缺陷伴有长骨的弓状畸形。

(3) 儿童型:主要为表现为佝偻病、身材矮小和步履不稳;也可由于牙骨质部分或全部形成不全,导致无牙周膜形成。父母一般没有临床症状,也有表现为尿中焦磷酸盐浓度升高,血清中碱性磷酸酶活性降低等。

（4）成人型：主要表现为未发育成熟的上下前牙脱落，并伴有乳牙早失病史。脱落的牙齿常有釉质发育不全，并继发龋齿。由于颅缝的过早融合，可导致颅内压增高性突眼和脑损伤。关节内的焦磷酸钙沉积可导致软骨钙质沉着病或焦磷酸钙沉积。

2. 口腔表现　牙根牙骨质形成不全或发育不良是其主要表现，牙本质钙化不规则和牙髓腔扩大以及边缘牙槽骨的改变。患儿乳恒牙根表面结构的改变相似，表现为牙根表面牙骨质缺失，牙本质表面存在深的吸收区，牙根表面存在一层厚的菌斑，在吸收窝内有大量的细菌。有学者认为，牙槽骨最早期形成不全或发育不良，而后细菌侵入，造成其吸收，是牙齿过早脱落的根本原因。

【实验室检查】

1. 生化检查　血清碱性磷酸酶（alkaline phosphatase，ALP）活性明显减低是低磷酸酯酶症最重要的诊断依据。患者血钙、磷、维生素 D 水平常是正常的，病情严重者可有高钙血症或高尿钙。

2. 基因学检测　ALP 基因分析将是诊断的重要方法，尤其适用于临床表现以及实验室检测对既往生育低磷酸酯酶症婴儿的孕妇无法确诊时。

【诊断及鉴别诊断】

1. 诊断　具有明显牙齿脱落、佝偻病或骨矿化不全表现或 X 线征象，而血清碱性磷酸酶水平呈现反常性、特异性降低的患者应怀疑低磷酸酯酶症。

2. 鉴别诊断　低磷酸酯酶症需与以下疾病相鉴别：

（1）成骨不全：婴儿型低磷酸酯酶血症与婴幼儿成骨不全都有普遍性骨密度减低。骨脆性增加，易反复骨折，但成骨不全患者可见蓝巩膜，身高随年龄增长而生长，骨折后有大量骨痂形成。

（2）佝偻病：与低磷酸酯酶血症的放射学影像表现相似，但佝偻病患者缺乏其干骺端多发结节样充盈缺损，且生化检查多有维生素 D 缺乏、血钙低，低磷酸酯酶血症患者的血清 ALP 水平低下，尿中 PEA 水平升高，血钙高。

（3）无软骨形成：放射学影像及超声影像表现与重型低磷酸酯酶血症患者相似，但是没有低磷酸酯酶血症患者相应的生化指标改变。

【临床处理】

1. 特异性的酶替代治疗（enzyme-replacement therapy，ERT）　是目前最为有效的治疗方法。现已在日本、加拿大、欧盟和美国被批准用于治疗低磷酸酯酶血症患者。

2. 口腔治疗　目前为止，对于低磷酸酯酶血症患者并无针对性治疗指南。口腔卫生宣教以及适当的饮食指导都是有效的预防方法。与其他特殊患者一样，减少菌斑堆积，保持口腔卫生有助于缓解牙齿早失的风险。

第六节　掌跖角化-牙周破坏综合征

掌跖角化-牙周破坏综合征（syndrome of palmar-plantar hyperkeratosis and premature periodontal destruction）又称为 Papillon Lefèvre sydrome，是一种较为罕见的遗传性皮肤病。

【流行病学】

发病率为 1~4/100 000，男女发病概率相同，无人种差异，1~4 岁幼儿中易发生。

【病因及发病机制】

1. 病因　常染色体隐性遗传，父母不罹患。

2. 发病机制　致病基因为组织蛋白酶 C，位于常染色体 11q14-q21。组织蛋白酶 C 是一种含半胱氨酸的溶酶体二肽酶，在上皮组织和免疫炎症细胞中表达较高，主要功能是去除蛋白质或肽链 N-末端的二肽，激活免疫炎症细胞中多种丝氨酸蛋白酶，这些蛋白酶的失活导致机体的免疫反应失调。

【临床表现】

1. 临床特点　掌跖角化-牙周破坏综合征的典型特征是皮肤过度角化，严重的牙周破坏，部分患者伴发硬脑膜。皮肤和牙周的病变通常在 4 岁前发生，约有 25% 的患儿伴发其他部位的炎症。但患儿的智力与生长发育并不受影响。

2. **皮肤损害**　包括手掌、足底、膝部、肘部皮肤的局限性过度角化,可有鳞屑、皲裂、多汗和臭汗等。

3. **牙周损害**　早期炎症变化导致牙槽骨丧失和牙齿脱落。5~6 岁时乳牙相继脱落,恒牙正常萌出,但随着牙周支持组织的破坏,恒牙也相继脱落。表现为深的牙周袋和严重的炎症状态,溢脓和口臭明显。一般到 15 岁左右,除了第三磨牙外,其他牙齿几乎已完全脱落而呈无牙𬌗状态。患者牙周主要菌群与慢性牙周炎相似,但在根尖部的牙周袋内多量螺旋体聚集,牙骨质上有螺旋体吸附。病理学上与牙周炎一致,但根部牙骨质发育不良。

【诊断及鉴别诊断】

主要是根据患者典型的皮肤和牙周临床表现,实验室检查可以辅助诊断。检测到 CTSC 基因突变及组织蛋白酶 C 活性降低是确诊的金标准。

【临床处理】

1. **治疗基本原则**　是关键时间内拔除一切患牙,以减少或破坏致病菌生存的环境,防止新病变发生。

2. **乳牙阶段**　对于预后差的乳牙应积极拔除,根除牙周致病菌为继承恒牙创造良好环境。

3. **恒牙阶段**　应积极治疗牙周病,包括口服抗菌药物、牙周刮治等,有时需全口拔牙。对于深牙周袋患者建议翻瓣刮治。口服抗菌药通常包括四环素,红霉素。

第七节　朗格汉斯细胞组织细胞增生症

朗格汉斯细胞组织细胞增生症(Langerhans cell histiocytosis,LCH),旧称组织细胞增生症 X(histiocytosis X),是一组朗格汉斯细胞克隆性增生造成的疾病。

【流行病学】

1. 年发病率约为 4/1 000 000,男性略多于女性。

2. 多见于 20 岁以下青少年,5~10 岁为发病高峰,成人发病率低。

【病因及发病机制】

1. 目前认为 LCH 是一种以丝裂原活化蛋白激酶信号通路激活为主要特征的克隆性血液系统肿瘤,属于炎性髓系肿瘤。

2. 约 50%LCH 患者的病变组织存在着 $BRAF^{V600E}$ 突变。

【临床表现】

LCH 临床表现多样,病情从轻至重差异大。常见特征为单发性或多发性溶骨性骨病变。

1. **临床分型**　根据累及部位和程度的不同将其分为嗜酸性肉芽肿、汉-许克病及勒-雪病 3 种类型。近年来根据疾病的范围分为以下三型:单灶疾病、单系统多灶性疾病和多系统多灶性疾病。

单灶性 LCH 常发生于儿童和青少年。最常累及骨,也可见侵犯肺、淋巴结、胸腺、甲状腺和颌下腺,以往的嗜酸性肉芽肿属于此类型。单系统多灶性 LCH 常累及骨骼系统,其次为淋巴结、皮肤、消化系统等。多系统多灶性也称广泛播散性 LCH,多发生于 3 岁以内的婴幼儿,相当于以往的 Letterer-Siwe 病,临床常有肝、脾、淋巴结肿大,多发性溶骨损害,发热,反复感染(中耳炎、肺炎),病变进展快,预后差。此型也可见于成人。

2. **口腔表现**　口腔颌面部是 LCH 常发生或累及的部位。首发部位可以是颌面部软组织、上下颌骨及淋巴结。颌面部 LCH 多发生于幼儿,从轻型的孤立性嗜酸性肉芽肿至累及多系统的 Letterer-Siwe 病均可见。最常累及的部位是上、下颌骨,如上颌骨的腭部,下颌骨的牙槽部及下颌骨升支部,伴牙龈肿胀、牙齿松动。骨骼病变的影像学改变为溶骨性骨质破坏、缺损,甚至是多骨(颅骨)性缺损,周围软组织有肿块影。

【病理表现】

1. LCH 主要的病理改变为病变组织中存在数量不等的组织细胞,即朗格汉斯细胞。其中夹杂多少不等的嗜酸性粒细胞、淋巴细胞、多核巨细胞。

2. 朗格汉斯细胞是在皮肤及黏膜的树突细胞,一种抗原呈递细胞。此细胞为体积较大的单个核细胞,胞体不规则。电镜下胞浆中可见特征性朗格汉斯颗粒或者 Birbeck 颗粒的分散的细胞器,末端可呈泡沫样扩张,形态如网球拍。细胞核不规则,常呈扭曲状,核仁明显,多为 1~3 个。

【诊断和鉴别诊断】

1. 正确诊断必须依据临床症状体征、影像学检查及病理学改变进行综合分析。其中免疫表型 CD68、CDla、S-100 及 Langerin(CD207)蛋白阳性对诊断有重要意义。

2. 病理诊断是 LCH 诊断的金标准。

3. 鉴别诊断　发生于口腔颌面部的朗格汉斯细胞组织细胞增生症,其组织病理表现常有多少不等的多核巨细胞,因此须与颌骨的巨细胞病变加以鉴别诊断,如颌骨中心性巨细胞肉芽肿、骨巨细胞瘤、甲状旁腺机能亢进等。

【临床处理】

1. 预后　大部分病人有自限性过程,但病程的不可预知性可能带来不同的结果。肝脏、肺和骨髓多脏器累及是病程恶化的重要因素;首次发病患者 50% 在 2 年内死亡;如果发展到不同骨骼或软组织,则发病年龄越低其预后越差。通常需要多学科配合治疗,抗菌药物治疗、化疗、放疗、外科手术、促肾上腺皮质激素和糖皮质类激素都可采用。

2. 处理原则　依据病变部位、范围大小和功能影响的程度确定。单灶性病变由于存在自发转化而较少需治疗,对多发性和弥漫性病变,可能需要采取包括刮治术等数种方法的联合治疗。全身化疗用于弥漫性和不能外科手术的病变、局部病变疗效不佳、多脏器病变时。有人建议对多灶性病变和大的病变手术后进行低剂量放疗。由于存在对恒牙胚的伤害和诱发恶性肿瘤的风险,特别是在儿童保守治疗复发概率高,现在已较少应用。

3. 颌骨区病变处理　局部和孤立的下颌骨病灶外科刮除有较好效果。如果病变区骨缺损较大,可以考虑骨移植减少病理性骨折的风险,促进骨再生。

4. 口腔处理　LCH 患者即使病变区牙齿显著松动、根尖吸收性病变,也不必拔除全部牙齿。积极牙周治疗包括牙石洁治、根面刮治和平整,认真做好口腔卫生可以保存牙齿和牙周组织。

第八节　Axenfeld-Rieger 综合征

Axenfeld-Rieger 综合征是罕见疾病,目前研究的病例十分有限,相关研究仅限于各种形态学的变化和相关异常表现的描述,是指双眼发育性缺陷,伴或不伴有全身发育异常的一组发育性疾病。

【流行病学】

发生率估计为 1/200 000,可呈家族性,患者确诊年龄一般在 5~30 岁,无明显种族和性别差异。

【病因及发病机制】

1. 病因　为常染色体显性遗传。其致病基因定位于染色体 4q25、6p25 和 13q14,目前已明确的致病基因有 PITX2 和 FOXC1。其中 PITX2 变异引起 I 型,FOXC1 变异引起Ⅲ型。

2. 发病机制　PITX2 和 FOXC1 编码的转录因子在胚胎眼睛发育前参与了此过程。

【临床表现】

1. 临床特点　大多数病例在婴幼儿和儿童期发现:①双眼发育缺陷;②可伴有全身发育异常;③继发性青光眼;④常染色体显性遗传,多有家族史,也有散发病例的报道;⑤男女发病率相同。约 50% 的患者发生青光眼,较多见于儿童或青少年期,如仅有角膜和房角的病变称 Axenfeld 异常,如还有虹膜病变则称 Rieger 异常,如伴有眼外的发育缺陷,则称为综合征。近年来的研究认为这两种发育缺陷是同一起源不同程度的表现,因此又统称为 Axenfeld-Rieger 异常或综合征。

2. 口腔表现　牙齿发育不良,有报道同胞兄弟牙齿不发育,但较为罕见。过小牙是 Axenfeld-Rieger 综合征的典型表现,发生率为 0.1%~0.4%,牛牙症也是其牙齿发育异常的表现。Axenfeld-Rieger 综合征患者正畸治疗存在牙根吸收的危险。

【临床处理】

应关注牙齿与颌骨的发育，修复缺失牙，增进美观改善功能。在儿童期，及时矫正排齐牙齿，结合过渡性修复弥补缺牙状态，促进颌骨的正常发育。成年后可行种植义齿修复。

（赵玉鸣）

参 考 文 献

[1] 中华医学会血液学分会血栓与止血学组，中国血友病协作组. 血友病诊断与治疗中国专家共识(2017年版)[J]. 中华血液学杂志，2017，38(5)：364-370.

[2] Dean JA，Jones JE，Vinson LAW. Dentistry for Child and Adolescent [M]. 10th ed. St. Louis：Elsevier，2016.

[3] Little JW，Falace DA，Miller CS，et al. Dental Management of the Medically Compromised Patient [M]. 7th ed. St. Louis：MOSBY ELSEVIER，2008.

[4] Anderson JA，Brewer A，Creagh D，et al. Guidance on the dental management of patients with haemophilia and congenital bleeding disorders [J]. British Dental Journal，2013，215(10)：497-504.

[5] Hobkirk JA，Gill DS，Jones SP，et al. Hypodontia：a team approach to management [M]. New Jersey：Wiley-Blackwell，2010.

[6] Scully C，Flint SR，Porter SR，et al. Oral and maxillofacial diseases [M]. 4th Edition. New York：Thieme Medical Pub，2010.

[7] Nirmala S and Degala S. Dental Concerns of Children with Down's Syndrome-An Overview [J]. Journal of Pediatrics and Neonatal Care，2017，6(3).

[8] Sreeramulu B，Shyam ND，Ajay P，et al. Papillon-Lefèvre syndrome：clinical presentation and management options [J]. Clinical，Cosmetic and Investigational Dentistry，2015，2015：75-81.

第九章 儿童口腔检查及治疗计划的制定

一、病史的采集

病史的采集主要是问诊。在儿童口腔科中,由于儿童身心发育的不成熟性,医生应同时与患儿及家长共同进行交谈,以了解疾病的发生、发展和诊疗情况。在对低龄儿童或伴有精神心理障碍的患儿采集病史时,仔细倾听家长对病史的陈述,即间接采集病史是非常重要的,但同时也应注意到由家长代述可能会存在一定的偏差,需要进行鉴别分析。在病史询问过程中要注意态度和蔼亲切,与儿童交流时应采用与患儿年龄相应的语言和方式,并注重与家长的沟通,语言通俗易懂,以取得他们的信任,要尊重患儿和家长的隐私,并为其保密。同时注意不能用暗示性言语或语气来诱导家长或患儿,以免造成误诊。病史采集的内容包括:

1. **一般项目** 在初次就诊建立病历档案时,应记录患儿的一般情况,包括姓名、性别、出生年月、年龄、家庭地址、家长姓名、联系方式、病史叙述者与患儿的关系,等等。

2. **主诉** 主诉是用病史提供者的语言来描述就诊的主要原因。同一患儿可能会同时存在多个方面的问题,应进行归纳总结。

3. **现病史** 现病史要围绕主诉内容展开,按时间顺序详细描述患病的情况,包括从目前所患疾病的首发症状起,至就诊时整个疾病的发生、发展、演变过程、主要症状、伴随症状及其诊疗情况,对于儿童患者还应关注病症对生长发育的影响。同时还需询问并记录有鉴别诊断意义的阴性症状。

4. **全身健康状态** 包括生长发育情况、精神状态、睡眠等以及其他系统健康状况。

5. **既往史** 包括患儿既往的口腔健康及治疗史以及全身其他器官系统的健康状况、医疗史、过敏史等,特别是与口腔疾病密切相关的疾病及其治疗情况。还应注意询问既往接受牙科治疗的方式和效果,以及患儿在口腔治疗中的行为表现。

6. **家族史** 某些牙齿发育异常、反映全身疾病的牙周炎以及错𬌗畸形等疾病可能有家族史。要求儿童口腔科医生熟悉相关遗传性疾病,仔细询问父母、兄弟姐妹和其他直系亲属有无口腔和全身表现,对某些系统性疾病儿童还要询问母亲孕期情况、父母职业及居住地污染情况等。

二、儿童口腔检查

儿童口腔处于生长发育的不断变化过程中,而且不同年龄阶段儿童的心理行为特点有所不同,因此儿童口腔检查有别于成人,具有一定的特殊性。

(一)检查时的注意事项

1. 医护人员从询问病史开始就应该和患儿建立良好的关系,取得患儿的信任和合作。

2. 为增加患儿的安全感,检查时应尽量让孩子与家长在一起,婴幼儿可采用"膝对膝"方式进行检查。

3. 避免将灯光直接投照到患儿的眼睛上引起不适。

4. 使用锐利的检查器械或医护人员传递注射器时,应尽量避开患儿视线,以免引起患儿恐惧。

5. 对于口腔卫生较差的患儿,应先进行口腔清洁后再进行检查。

6. 按照一定的顺序进行检查,以免遗漏。对患儿有刺激的检查方法和检查部位应放在最后进行。

7. 动作要轻柔,避免突然的动作及刺激性操作,尽量避免引起疼痛。

8. 应注意加强健侧与患侧对照检查。

除对主诉牙齿及症状进行详细检查外,儿童口腔患者的全面检查还应包括:全身发育及健康状况;口面部软组织和颞下颌关节评估;口腔内软组织及黏膜检查;口腔卫生和牙周健康状况;主诉牙外其他牙齿及硬组织检查;咬合检查;同时注意关注患儿的龋病危险因素及行为表现。

（二）儿童口腔基本检查方法

1. **视诊**　视诊时先检查主诉部位,再检查其他部位。通常按一定顺序全面检查以免遗漏。

（1）颌面部情况:表情与意识神态检查:尤其对牙外伤患儿,注意排查颅脑损伤。智力障碍儿童多表现出异常表情。

颜面部外形和色泽检查:颜面部是否对称、各部分之间比例关系是否协调,有无颌面部畸形,皮肤颜色及毛发是否正常。

（2）口腔内部情况

1）口腔前庭检查:依次检查唇、颊、牙龈黏膜、龈颊沟以及唇颊系带情况,注意有无颜色异常、质地改变、瘘管或窦道、溃疡、假膜、组织坏死或新生物;腮腺导管乳头有无红肿、溢脓。

2）牙齿检查:观察患儿所处的牙列时期;牙齿的萌出状态、有无牙齿发育异常;记录牙石、软垢和充填体情况,评估口腔卫生状况,必要时可使用菌斑染色剂。对龋坏牙齿的视诊要注意位置、范围、深浅、洞内腐质颜色等。对外伤牙的视诊要注意有无牙釉质裂纹、牙冠折断及折断的部位、范围、程度,有无露髓等,并观察牙齿是否存在移位及移位的方向和程度。视诊前应注意清洁牙面,必要时气枪吹干牙面,有助于对牙齿颜色及牙齿表面釉质透光性改变的检查。

3）开口度:正常的开口度约相当于患儿自身的食指、中指、无名指三指末节合拢时的宽度。儿童牙齿根尖周炎合并间隙感染,颌面部外伤时都可出现开口受限。

4）固有口腔和口咽检查:包括腭、舌、口底、口咽等。唇、舌系带附着是否正常,舌体大小、形态是否正常,有无运动障碍、伸舌是否偏斜及伸舌时舌尖是否呈"W"形。

2. **探诊**　探诊是应用牙科探针检查以确定病变部位、范围和组织反应情况,包括牙、牙周和窦道的探诊等。探诊时采用握笔式,动作要轻柔,必须有支点,探查刚萌出的年轻恒牙窝沟时,避免用力过大损伤正常的牙齿结构。

探诊的内容包括:

1）牙体缺损部位:范围、深浅、质地、敏感程度及露髓与否。若初步判定为活髓牙深龋近髓,明确或有疑似穿髓点时,未进行局麻前不可探入,以免探针刺穿牙髓引起剧痛,增加患儿的痛苦。

2）充填体边缘:用探针的直角钩尖端检查充填物与牙体之间的密合程度、是否有继发龋、有无悬突。

3）皮肤或黏膜的感觉:探查麻醉效果。

4）皮肤或黏膜窦道:主要探查其方向与深度。儿童需在局麻下探查,应缓慢顺势推进。也可用牙胶尖自窦道口顺其自然弯曲插入,拍摄X线片可显示与窦道相通的根尖周病变处。

3. **触诊**　触诊也称扪诊,是用手指轻柔触摸或按压患部,根据患儿的反应和医师的感觉进行检查和诊断的方法。如用食指轻轻挤压牙龈,了解病变的范围、质地,检查是否有压痛及波动感,牙周袋溢脓或肿胀范围;检查增生的牙龈组织质地是否坚韧、是否有弹性等。此外,在进行固有口腔、颌面部组织和器官、颈部病变和淋巴结以及颞下颌关节检查时也常使用触诊检查方法。

4. **叩诊**　叩诊是通过叩击牙齿,观察患儿对叩击的反应。根据叩击的方向分为垂直叩诊(即叩击方向和牙齿长轴方向一致)和水平叩诊(即叩击方向和牙齿长轴方向垂直)两种方法。垂直叩诊痛提示根尖周炎,水平叩诊痛提示根侧牙周膜炎症。检查牙齿劈裂的部位可由不同方向叩诊后的疼痛来判定。

儿童叩诊时需注意以下几点:①先叩健康的正常牙(如对侧同名牙或邻牙)作为对照,再叩可疑患牙;

②叩诊的力量一般以叩诊正常牙不引起疼痛的力量为适宜,从轻到重进行。③叩诊的同时观察患儿的反应;④低龄儿童不宜做叩诊检查;⑤若患儿对叩诊恐惧时,可进行"咬诊"检查,将小棉签放在可疑牙的殆面,让患儿咬合观察是否出现疼痛。咬合痛常见于急慢性根尖周炎、牙隐裂或冠根折;⑥对于主诉有明显咬合痛、局部肿胀明显的患牙,为避免引起患儿不必要的痛苦,可不用器械叩诊,用镊子或手指轻压牙冠,通过观察患儿的反应来进行判断。

在叩诊的同时结合听诊,即判断叩击牙齿时发出声音的清或浊对于疾病的诊断有一定的参考意义,例如在外伤牙发生牙齿挫入,牙齿固连等情况下,叩诊可听到金属高调音;而叩诊浊音常提示有根折。

5. 牙齿松动度检查　检查前牙松动度时用镊子夹持切缘摇动,检查后牙则将镊子并拢后抵在咬合面窝沟中央,向唇(颊)、舌(腭)及近远中方向摇动,垂直方向松动度检查时应沿牙长轴方向进行。

正常情况下牙齿有一定的生理性动度,不超过0.02mm。对于刚萌出的年轻恒牙和牙根吸收的替换期乳牙,可以检查到有一定的动度,这种情况仍属于生理性松动,应根据患儿年龄、牙龄及与健康对照牙对比进行判断。

6. 殆的检查　检查覆殆、覆盖,磨牙关系(末端平面),牙弓的形状、对称性、间隙和拥挤情况,以及是否存在口腔不良习惯及导致的错殆畸形。注意有无个别牙齿早接触造成的咬合创伤。

(三)儿童口腔辅助检查方法

1. 牙髓状态检测　牙髓状态检测包括牙髓感觉测试和牙髓活力检测。

牙髓感觉测试是根据患牙对外界刺激的反应来检查牙髓的状态,测试结果的判定多依赖于患者的主观感觉,而且受儿童感知和语言表达能力的限制,难以客观反映牙髓的活力。相对牙髓感觉测试而言,牙髓活力检测是对牙髓血流的检测,更能客观地反映出牙髓的活力状态。

(1)牙髓感觉测试:温度测试法是利用冷热刺激检查牙髓反应。电测试法是通过观察牙齿对不同强度电流的耐受程度对牙髓状态进行判断的方法。

儿童牙髓感觉测试应注意以下事项:①对乳牙不适用,因为乳牙的根尖孔较大,尤其在生理性吸收期时呈开放状态,对检查反应的可靠性差。②牙根未发育完成的年轻恒牙较牙根发育完成的成熟恒牙阈值高,甚至最大刺激时也可能没有反应,因此检查结果往往不准确,常有假阴性结果出现,临床上仅作为参考。③外伤牙在3个月内可能对牙髓感觉测试无反应,但对外伤牙牙髓状态的恢复与否进行复查时,牙髓电测试数值结果可以做参考。④对装有心脏起搏器的患儿以及有金属冠或银汞合金修复体的牙禁忌做牙髓活力电测。

(2)牙髓活力检测:牙髓活力状态在一定程度上取决于牙髓的血流量变化,因此多数学者认为牙髓血流量的检测才是真正的牙髓活力检测。

牙髓活力检测方法是通过检测获得能反映血氧饱和度、血细胞移动速率等的信号波形,以此来反映牙髓的血供情况和状态变化。目前常用的是激光多普勒血流仪(laser doppler flowmetry,LDF)检测,它对牙无刺激,且可检测年轻恒牙和外伤牙,但在应用时易受髓腔形态、周围组织等干扰。

总之,儿童牙髓状态检测必须结合病史和其他检查结果,进行全面分析,才能做出正确的判断。

2. X线检查　X线检查仍是目前应用最普遍的辅助检查手段,可用于儿童龋病、牙髓病与根尖周病、牙周病、口腔颌面部的感染、外伤、先天发育异常、良恶性肿瘤等疾病的辅助检查。

(1)儿童进行口腔X线检查时的注意事项

1)患儿的年龄不是进行X线检查要考虑的绝对因素,应该在全面了解现病史和进行基本口腔检查之后,判断缺少X线检查可能影响正确的诊断和治疗计划的制定时才考虑做该项辅助检查,并且要有针对性地选择X线投照的种类,在尽可能获取最佳质量影像的同时将辐射剂量控制在尽可能低的水平。

2)儿童处在生长发育阶段,垂体、甲状腺、性腺功能活跃,进行放射检查时,需尽量避开这些部位,应常规使用铅领和铅围裙进行有效防护;避免直接照射眼睛。

3)儿童口腔结构与成人相比有明显不同,因此在投照条件、胶片的制作规格、附属支架等方面需要进行调整。X射线剂量一般相当于成人的2/3~3/4,对婴儿拍摄时更要降低剂量。并应根据年龄大小及投照牙齿选择曝光条件。

4）儿童口腔颌面部 X 线影像也具有不同于成人的特点。儿童颌骨结构发育不完善,疾病极易扩散,因此其 X 线阳性征象出现较成年人早。例如牙外伤 3 周后可以发现牙髓坏死引起的根尖周透射影和炎症性吸收的征象;6~7 周后可观察到替代性吸收或牙固连的影像。临床 X 线诊断中也应注意儿童口腔颌面部疾病发展快,修复也快的特点。

(2) X 线平片:儿童口腔科常用的 X 线平片检查包括根尖片、殆翼片、曲面体层片、头影测量片、殆片等。

1）根尖片:用于检查牙体、牙周、根尖周及根分叉病变,是儿童口腔科应用最广泛的 X 线检查方法。同时可用于辅助根管治疗,评价根管充填的质量,术后复查治疗效果,儿童牙外伤初诊和复查。在根尖片上可以观察到牙体硬组织:牙釉质、牙本质、牙骨质的密度、结构完整性,有无发育异常,乳牙牙根有无生理或病理性吸收、恒牙胚是否存在、发育阶段、冠周骨硬板是否完整、萌出方向,年轻恒牙牙根发育程度。龋洞的位置和深度、与髓腔的关系。外伤牙有无冠折、根折,折断线与髓腔的关系,牙根在牙槽窝内的位置有无改变。髓腔的大小、形态和根管系统的形态和完整性、有无牙髓钙变和牙根内外吸收、有无异物。牙周膜间隙和硬骨板是否完整,根尖周骨质有无破坏。修复体有无悬突、继发龋。根管治疗时可用以确定工作长度、检查根管充填是否完善。

2）殆翼片:可用于检查前磨牙和磨牙区上下颌牙牙冠结构、髓腔大小、邻面龋的深度及与髓腔的关系、髓石、牙槽嵴顶高度、邻面充填体边缘密合情况等。是判断磨牙区邻面早期龋的首选方法。

3）曲面体层片:用于检查儿童颌骨、乳恒牙发育的整体状况,包括牙齿数目、形态及萌出方向等,并可观察牙齿周围组织结构发育异常及其疾患,如口腔颌面部囊肿、肿瘤,涉及颌骨的外伤,颞下颌关节病变以及研究记录口腔颌面部的生长发育。其缺点是对细微结构的观察尤其是前牙区细微结构显示不清。

4）X 线头影测量片:包括正位和侧位投照。利用头颅 X 线定位照相获得影像,通过对牙颌、颅面特定标志点描绘出的线角进行测量并分析,获得全面的量化信息,用于研究分析正常及错殆畸形儿童牙颌、颅面形态结构,颅面部生长发育及记录矫治前和矫治后的牙颌、颅面形态结构变化。

5）殆片:分上颌前部殆片、上颌后部殆片、下颌前部殆片及下颌横断殆片四种。在儿童口腔科主要用于上下颌前部多生牙、阻生牙或异物、下颌颏部骨折及骨质变化的辅助检查。

3. 锥形束计算机体层摄影　锥形束计算机体层摄影(cone-beam computed tomography,CBCT),简称锥形束 CT。可用于口腔颌面部硬组织的检查,包括根尖周病变、颞下颌关节疾病以及肿瘤、外伤、畸形等疾病的诊断。

由于 CBCT 可以更好地使组织显影,并且在良好的解剖图像背景上显示病变部位的三维立体影像,因此,在牙齿发育异常的诊断,尤其在弯曲牙、多生牙和阻生牙等的定位上具有重要意义。但是需要注意的是,虽然 CBCT 与全身 CT 相比辐射剂量小,但其放射量相对于根尖片及曲面体层片仍较大,并不能作为首选的临床 X 线检查手段,在低龄儿童中应慎用。同时,照射过程中尤其要做好必要的防护。

4. 龋病的其他辅助检测工具　电子技术和激光荧光技术的发展,使龋病的诊断有了新的检测方式。①红外线激光荧光龋检测仪(DLAGNOdent):红外线激光荧光龋检测仪可检测殆面和光滑面龋。但其检测受到牙齿上修复体种类、龋坏部位的脱水程度、牙菌斑及色素沉着的影响。通常情况下,仪器读数越高,代表龋损越广泛。使用该仪器可识别早期龋损,进而实施预防措施。②光导纤维透照数字影像技术:光导纤维透照技术发出的强烈光束可通过光纤电缆传导至一种特殊设计的探头,从而可以在后牙邻面产生透照作用,因此该仪器不仅可检测殆面龋,也可用于邻面龋的检测。同时,光导纤维透照数字影像技术为该技术的进一步发展,可直观地看到数字化电荷耦合器相机捕捉到的图像并将其发送至电脑进行分析。③定量光导荧光技术(quantitative light fluorescence,QLF):是研究最为广泛地用于龋病早期检测的技术。大量研究证实荧光量与龋损部位矿物质含量存在相关性,这使得这项技术可用于评估龋病进展或发生。但其不足之处是在检测和监测邻面龋方面有较大的局限。

(四) 龋病风险评估及龋活跃性检测

龋病风险评估及管理是婴幼儿及青少年口腔健康的重要组成部分。目前常用的龋病风险评估工具为"Cariogram",这是一种计算机龋病风险评估软件,将受试者的危险因素,包括患龋经历、口腔卫生习惯、氟化物使用情况、唾液分析结果,输入后进行分析,进行风险评估。目前,其有效性已经在数个临床研究中得到了肯定,并证实其能够成功预测患龋风险。但也有研究提出 Cariogram 预测恒牙龋比预测学龄前儿童龋更加有效。目前,AAPD 已经发布了龋病风险评估和管理指南,并颁布了龋病风险评估工具(caries-risk assessment tool,CAT)。

龋活跃性是指一定时间内新龋的发生和龋进行性发展速度的总和,也就是患龋的易感性和倾向性。龋活跃性检测(caries activity test,CAT),是检测个体或群体可能发生龋的敏感程度,也是一种预测性试验,对高危人群龋的预防与监控有重要意义。

通过实验室操作以确定口腔细菌的数量及其产酸能力的技术已经得到开发和应用,目前,常用的龋活跃性检测方法有 Cariostat、Dentocult SM 试验,是以牙菌斑、唾液为采样标本,通过测定变形链球菌的水平、产酸能力或唾液缓冲能力来判断机体患龋的危险性。

通过龋病风险评估及龋活跃性检测,可指导临床医生对高危患者提出有针对性的治疗计划及预防措施,进行良好的龋病管理。

(五) 模型分析

取印模灌注牙列石膏模型,是重要的儿童口腔辅助检查手段。医生可以在体外利用模型分析牙列形态、牙弓大小、牙齿位置和𬌗关系,设计治疗方案,尤其在进行牙齿发育异常和咬合诱导研究时,牙列石膏模型检查记录是必需的。

(六) 实验室检查

针对某些儿童口腔黏膜病,反映全身疾病的牙周炎以及伴有全身综合征的各类牙齿发育异常性疾病,可考虑做进一步的血清学检查以及基因筛查与突变检测等遗传学检查以助于诊断和治疗。

三、儿童口腔疾病治疗计划的制定

在仔细询问患儿病史,全面进行口腔检查,并结合 X 线等辅助检查结果进行综合分析,做出正确诊断之后,方可进行儿童口腔治疗计划的制定。需要注意到儿童口腔科是一个综合性学科,临床诊疗范围包括儿童口腔的各类疾病,如龋病、牙髓根尖周病、牙外伤、牙齿发育异常和咬合诱导等,因此制定治疗计划时应详细全面;同时,儿童时期个体在不断地生长发育,儿童口腔疾病的治疗强调系统的综合性治疗,不仅包含对主要疾病的治疗,也包括对其他口腔问题的治疗和预防,尤其应注意对患儿及其家长进行口腔卫生宣教和合理饮食的指导。

(一) 儿童口腔治疗计划的内容

1. **急症的处理**　对于患儿主诉的疼痛、肿胀、感染和外伤等急性症状立即处理,缓解疼痛并控制感染。尽可能在无痛下完成第一次口腔治疗,以减少和避免患儿对口腔治疗的恐惧。

2. **治疗方式的选择**　根据患儿的身心发育情况及合作程度,所需治疗的难易程度,患儿家长的治疗需求等,合理选择治疗方式。如需要束缚下治疗或镇静全身麻醉等治疗方式。

3. **合理安排口腔治疗顺序**　从儿童行为管理角度来讲,应首先选择操作简单快捷、不产生明显疼痛的口腔治疗,如局部涂氟、窝沟封闭、浅龋充填等,使患儿的初诊经历比较愉快。在以后的复诊中再进行复杂的治疗。在完成牙体修复治疗和实施必要的预防措施(包括窝沟封闭,牙齿涂氟等)之后,再进行咬合诱导和正畸治疗。

4. **相关学科会诊**　复杂的口腔问题需要安排必要的牙周科、口腔正畸科、口腔修复科、口腔颌面外科等其他口腔学科的会诊,甚至需要儿科等临床学科的会诊,以确定全面的治疗计划。

5. **菌斑控制及口腔健康指导**　包括必要的洁治、饮食指导和口腔卫生宣教。口腔健康咨询与指导是每次口腔检查与治疗必须包含的一项重要内容。

6. **定期复查**　每隔 3 个月到半年进行一次口腔检查,以评估治疗效果,对发现的新问题给予及时处理,并且在复查时给予患儿口腔健康指导和必要的预防措施。

(二) 儿童口腔治疗前的安排与告知

1. **治疗计划的内容**　首先需要制定初步治疗计划。计划不是一成不变的,随着病情的变化和治疗进展,原有计划可能有所变动。术者应在每次就诊后,向患儿家长交代下一次复诊的治疗内容。

2. **诊疗时程**　应告知患儿及家长大致的就诊时间、就诊次数,复诊周期等信息,这些对于家长和儿童安排好工作和学习时间来院就诊极为重要。

3. **治疗费用**　按照初步的治疗计划,在治疗开始之前,需要粗略计算治疗所需的费用并告知家长。

4. **治疗过程中可能出现的问题和预后等情况**　必要时与患儿家长或监护人签署知情同意书,以减少和避免医疗纠纷的发生。

(三) 不同年龄阶段儿童的口腔检查与治疗计划侧重点

生长发育是一个连续变化的过程,不同年龄阶段的儿童所处的牙列时期不同,在生理和心理上有其各自的特点,因此进行口腔检查和制定治疗计划时应该有不同的侧重点。

1. **3 岁以下**　婴儿在长出第一颗乳牙后就应到医院接受口腔专科医生检查,最迟不超过 12 个月龄。婴幼儿口腔检查最好采取膝对膝的姿势。

婴幼儿口腔检查是终生性预防教育和口腔护理的基础,通常是对健康孩子的口腔状况进行评估,治疗计划的主要内容是预防性指导。在检查中,向家长询问孩子的口腔卫生习惯、喂养方式、食物种类、饮食习惯等,为家长和/或保姆提供牙齿的生长发育、饮食与营养、氟化物的补充、口腔习惯、口腔卫生以及牙外伤等方面的预防性指导;必要时使用龋齿风险评估工具进行患龋风险评估。

这一年龄段也是乳牙外伤及某些口腔黏膜疾病的好发时期。新生儿和 6 个月以内的婴儿口腔黏膜好发假膜型念珠菌口炎;6 个月至 3 岁的婴幼儿好发疱疹性口炎。

3 岁以内的婴幼儿由于心理和生理上的需求常常有各种吮咬习惯,不必强行破除。但是如果持续到 3 岁以后,则属于口腔不良习惯,可以导致不同的错𬌗畸形。

2. **3~6 岁**　此阶段为乳牙龋的好发年龄。3~4 岁时,乳磨牙的𬌗面窝沟好发龋;4~5 岁时,乳磨牙的邻面好发龋。因此,口腔检查的重点应是龋的好发牙位和牙面。

氟化物的局部应用通常在这段时期开始实施,建议应用于因菌斑控制不佳或不良喂养习惯所导致的釉质脱矿区,需要由专业人员来进行。对有患龋风险的乳磨牙可以做窝沟封闭,并且需要定期复查。对已经发生的龋齿进行治疗,严重根尖周炎的患牙需要拔除,并及时制作间隙保持器。

在学龄前期,对发育中的错𬌗畸形进行早期检查、诊断和治疗是十分重要的。检查时应注意牙齿数目、萌出、位置,有无口腔不良习惯(包括吮咬习惯、异常吞咽习惯、吐舌习惯、口呼吸习惯、偏侧咀嚼习惯、夜磨牙习惯等)、反𬌗、开𬌗、牙齿固连等异常情况,酌情进行必要的会诊。

3. **6~12 岁**　牙齿在萌出阶段以及萌出后的成熟过程中,具有患龋高危险性,因此要仔细检查刚萌出的恒磨牙和前磨牙的窝沟,以及前牙的畸形舌侧窝,并做窝沟封闭以减少窝沟龋的发生。

这一年龄段儿童处于混合牙列期,在进行口腔检查时应注意鉴别暂时性错𬌗。同时检查与评估牙齿数目、形态、萌出以及𬌗的发育情况,及时开展咬合诱导也是这一时期的口腔检查与治疗重点。

学龄期儿童是牙外伤的好发年龄。治疗时应尽量保存年轻恒牙的活髓,以促进牙根的继续发育。此外,前牙冠折后未及时修复可能会导致间隙缩小,因此外伤牙部位的间隙保持也是非常重要的。

4. **12 岁以上**　除了第三磨牙,此时期如果还有未萌出的恒牙,则应对可疑部位进行 X 线检查。错𬌗畸形的早期诊断和治疗,以达到正常的咬合关系与功能是这一时期的重点。

由于性激素水平的变化,青春期牙龈组织对菌斑等局部刺激物的反应性增强,易患牙龈炎,牙周疾病的发病率开始上升,因此青少年的口腔检查中更强调牙周检查。

在正畸矫治过程中应定期检查菌斑和牙龈出血情况,以发现活动性牙周疾病,并注意采取适当的防龋措施。

(赵玉鸣)

参 考 文 献

[1] 秦满,夏斌. 儿童口腔医学[M].3 版. 北京:北京大学医学出版社,2020.
[2] 徐倩荣,叶玲,谭红. 牙髓活力检测的新进展[J]. 国际口腔医学杂志,2011,38(2):234-238.

［3］Dean JA. 麦克唐纳-埃弗里儿童青少年口腔医学［M］. 10 版 . 秦满，译 . 北京：北京大学医学出版社，2018.

［4］Periodicity of Examination，Preventive Dental Services，Anticipatory Guidance/Counseling，and Oral Treatment for Infants，Children，and Adolescents. American Academy of Pediatric Dentistry（AAPD）. 2018.

［5］Prescribing Dental Radiographs for Infants，Children，Adolescents，and Individuals with Special Health Care Needs. American Academy of Pediatric Dentistry（AAPD）. 2017.

［6］Policy on Oral Health Care Programs for Infants，Children，and Adolescents. American Academy of Pediatric Dentistry（AAPD）. 2016.

［7］Caries-risk Assessment and Management for Infants，Children，and Adolescents. American Academy of Pediatric Dentistry（AAPD）. 2014.

第十章 儿童口腔科行为管理

行为管理（behavior management）是指在儿童口腔医学临床工作中，医务人员为了使诊疗能够高质高效地完成，并同时培养孩子良好口腔卫生态度所采用的各种方法的总称。

（一）儿童口腔科医患关系的特点

与在其他口腔临床专业中医生与患者一般是一对一的关系不同，在儿童口腔科临床工作中，患者（孩子）、监护人与医护人员构成一个三者相互影响相互作用的三角关系，其共同的目标是保持和促进孩子的口腔健康，而这三者同样受到社会大环境的影响。在儿童口腔诊疗这一特定的场景中孩子是中心，医护人员及监护人都服务于孩子的口腔健康；医护人员掌握了口腔疾病诊治的专业知识和技能，负责制定计划和实施口腔治疗，在诊治过程中起主导性作用，引领整个团队向着共同的目标前进；监护人对诊疗的了解与配合是完成既定诊疗目标所必不可少的，因为孩子尤其是年幼的孩子不能独立参与到治疗计划的制定、实施和反馈中，实施和完成这些过程在很大程度上都需要监护人参与。因此在对儿童进行口腔治疗时，医护人员不仅要关注作为患者的孩子，还必须事前向其监护人介绍患病情况、治疗计划、疾病预防以及风险、费用等问题，取得监护人的理解和信任，这样才能取得良好的疗效。

（二）行为管理内容及其目的

在儿童口腔医学临床工作中，行为管理的目的绝不仅仅是"控制"孩子的行为，2003年，美国儿童牙科学会（American Academy of Pediatric Dentistry，AAPD）关于行为管理的会议讨论强调，行为管理的目的是加强与患儿、家长的沟通和合作，从而使患儿获得一个积极的就诊态度和健康的口腔环境。这就意味着在诊疗过程中，儿童口腔医生不仅要保证预定的治疗能够高质高效完成，避免因治疗给孩子造成身心伤害，同时还要培养孩子良好的口腔卫生态度，帮助其养成良好的口腔卫生习惯。

作为很可能是孩子最早接触到的口腔科医生，儿童口腔卫生工作从业者的一言一行都可能会对孩子产生深远影响。因此在医护人员与患者接触、检查、诊断和治疗过程中，医护人员需采用适当的语言与情感交流，及时发现和消除患儿紧张、焦虑和恐惧情绪，并逐步与患儿和家长建立相互信任关系，帮助患儿逐步适应口腔治疗这一新奇的环境，提高诊疗操作中患儿的配合能力，保证治疗顺利进行。

儿童口腔科行为管理按是否使用药物分为非药物介导的行为管理和通过药物介导的行为管理。医生应该根据儿童不同的心理行为特点、疾病状况、年龄、家长意愿等因素来制定行为管理的策略，大部分儿童都可以通过非药物的行为管理措施而顺利完成预定的诊疗，对于药物介导的行为管理，应严格掌握适应证。

第一节 儿童口腔科非药物行为管理

一、儿童口腔诊治过程中的合作程度及不良心理行为反应

（一）患儿的合作程度

当患儿接受检查时，儿童口腔医生就应开始关注其合作行为及能力，因为这是决定治疗方案的一个

关键因素。

大多数患儿是合作的,他们通常是放松的,甚至会积极接受治疗,对于这些孩子,只需要简单的行为塑造,他们一般会遵从医生的行为指令,顺利地完成治疗。

没有合作能力的患儿通常为年龄较小的孩子,身心发育异常的儿童。低龄儿童及精神心理障碍的儿童通常没有沟通能力和理解能力,而身体过度虚弱或残疾的儿童合作能力会受到限制,其身体状况可能会导致他们不能按照常规方式合作,不会产生明显积极的行为转变,可能会更加需要保护性固定这种特殊的行为管理方式,或需要采取药物介导的行为管理方式。

而"有潜在合作能力"的患儿,如蛮横型、胆怯型、紧张合作型及抱怨型儿童可能更需要非药物性行为管理方式,因为这些孩子是有合作能力的,意味着其行为是可以被引导纠正的,可以变得合作。

(二)患儿的不良心理行为反应

1. **恐惧**　由于患儿既往就医的不良感受,容易泛化到牙科治疗,即使没有不良的口腔诊疗经历也容易处于高度紧张和防卫状态。监护人在就诊前过分叮嘱,新奇的牙科器械和噪音等都可能强化儿童的恐惧心理,而恐惧常使儿童痛觉过敏、痛阈下降,使治疗过程中所出现的些许不适被放大,从而加重儿童内心的恐惧体验,久而久之可能发展成牙科恐惧症(dental fear)。

2. **焦虑**　与恐惧不同,焦虑情绪一般是出现在尚未面对口腔诊疗之际,表现为患儿在进行治疗前的紧张性升高,烦躁、出汗、脸色发白、心跳加快、情绪波动,甚至打呃、发呕、尿频等,其症状有轻有重,严重时可能干扰患者的日常生活。

3. **歇斯底里**　一种情绪异常激动,患者不能控制自己情绪的状态。在这种状态下医生很难与患者建立有效交流,不能取得患者对诊疗的配合,需要进行强制治疗或改期治疗。

4. **拮抗**　分为冲动型拮抗和被动型拮抗,前者常表现为哭闹、喊叫、乱打乱踢或躺在地上要脾气,谁的话也不听;后者则表现为不说话、不哭闹,动作上有意与医生要求背道而驰,说理和恐吓均无作用。

二、影响儿童口腔治疗行为的因素

1. **患儿的年龄**　各年龄段孩子在口腔诊疗中都会产生焦虑和紧张。一般情况下,孩子年龄越大,医生越容易与孩子建立有效交流,其对口腔诊疗的适应也越快,医生比较容易通过常规的行为管理方法诱导儿童配合治疗。

2. **监护人**　孩子在诊疗过程中通常是由监护人陪伴,监护人对治疗的焦虑不安情绪对孩子的影响很大,高度焦虑的家长会对孩子的行为产生负面影响。对监护人进行相关知识的普及教育后其情绪、行为表现能有所改善,相应其孩子的行为表现也会有所改善。

3. **口腔诊疗史**　在儿童的口腔诊疗史中,疼痛的经历值得重视。疼痛可以是其自发的也可以是医源性的,可以是客观存在的或主观想象的。帮助患儿和家长建立对口腔疾病和治疗的客观认识,也能够促进其对后续治疗的积极态度。

4. **医源性因素**　医护人员的个人因素,如言谈举止,共情能力,与孩子交流的方式,甚至是医生的性别等都可能会影响儿童的就诊行为。儿童口腔科医疗环境也会影响儿童的就诊行为。

5. **孩子的性格**　某些孩子的焦虑人格特征会表现在口腔诊疗环境中,对这样的孩子常规行为管理方法见效慢效果不明显,多需要辅于药物介导的镇静或全身麻醉的方式来完成预定的治疗。

6. **治疗内容**　每次的治疗内容要考虑患儿的适应能力和过程,尤其是首次治疗,在不影响治疗效果的前提下,先做侵入性小、简单、持续时间短的治疗,如口腔检查、涂氟、教刷牙、简单充填等。有痛的或/和复杂治疗待患儿适应环境并与医生建立信任关系后再进行。也有学者建议第一次就诊不做治疗,孩子只和医务人员适应性交流。

三、不同年龄组儿童口腔行为管理技术

进行行为管理时要注意了解不能年龄段儿童的心理特征,有利于行为管理的有效开展,有助于消除患儿紧张心理。

1. **3 岁以下**　该年龄段儿童的理解和交流沟通能力有限,难于理解治疗的必要性和因治疗的获益,缺乏自制力,对过于恐惧、躁动者可用适量镇静剂帮助控制其不合作行为。在诊疗中,孩子的姿态需要稳定的支持,可在健侧加上咬合垫,严防分泌物呛入气管,另多需对其肢体进行制动以防突然的体动导致器械划伤。在诊疗中医生不应因孩子年幼而忽视与孩子间的交流,此阶段儿童喜欢观察和触摸,且想象力丰富,喜欢听故事,医生可以用儿童能理解的语言告知将要做什么,会有什么感觉。医生张口诱导儿童模仿张口,也可以让儿童摸摸口镜、镊子,使其减少对医疗器械的恐惧。开始用慢而轻柔的动作操作,观察儿童的适应能力,逐步增加力度和速度。

2. **3~6 岁患儿**　该年龄段的儿童心理远未成熟,交流沟通能力不成熟。医护人员和蔼的表情和关心的语言就显得非常重要,要让儿童明白他所接受的检查和治疗是必要的。另一方面,这一阶段的儿童会试图展示自己的"能力",希望学会更多的自主能力,能够加入小团体中,医生可以鼓励儿童自我控制和约束。在每一诊疗单元结束时都应给予口头表扬,以强化患儿的主动合作性,并把下一步要做什么诊疗简略地告诉患儿,让他感觉自己不仅是被检查者,也是参与者。

对有治疗需要而又不配合治疗的儿童,不能轻易放弃诊疗,应该了解孩子该年龄段的心理特征,避免出现不耐烦的态度。在常规行为管理方法无效时可考虑采取保护性固定的方法,但要注意的是此种方法更适用于 4 岁以下患儿。

3. **6~12 岁儿童**　这个时期儿童,心理日趋成熟,也具有基本的个性,心理处于一种相对平静和冲突较少的阶段。绝大多数孩子已经受过学校严格的组织纪律训练,有一定的自我约束力和忍耐力,医生能很好地与孩子进行交流沟通,常规的行为管理方法可以获得很好的效果。其行为中具有社会性情绪色彩,一般不应采用强制。诊治过程中要注意激发孩子配合治疗的意愿,在治疗中随时给予一些保证和赞许是很有效的。

四、非药物行为管理方法

1. **非语言性交流**　非语言性交流(nonverbal communication)是指通过医生与孩子间的接触,姿势及面部表情的变化来强化并诱导孩子的行为。其目的是提高其他交流管理技术的有效性并获得或保持病人的注意及合作。这是一种可以用于所有患者的行为管理技术。具体方式多样,如:赞许的眼神,拍拍肩膀等。

2. **告知-演示-操作**　告知-演示-操作(tell-show-do)是儿童口腔科门诊常用的简单有效的行为管理方法,自提出以来,一直是行为管理的基础。在具体应用时医生要注意循序渐进,控制每次新引入的器械或方法,语言上要使用孩子能理解的描述方式。

3. **治疗前的体验**　治疗前的体验(pre-appointment experience)是指带孩子到医院儿童口腔科门诊参观和体验,事先让孩子明白这次不做治疗,只是熟悉环境。这是一种能有效消除因对陌生环境不了解而导致恐惧的方法。另外在该过程中也可以先让患儿看别的患儿配合完成治疗,被观摩的对象最好是同龄的或年龄稍小些的患者,这样示范作用的效果更明显。但是不要让他们看到不愉快的治疗和过程。为让幼儿第一次到儿童口腔科门诊适应治疗,可做一些简单治疗,如口腔检查、指导刷牙及涂布氟化物等。

4. **正强化**　正强化(reinforcement)指医生在操作过程中注意观察孩子的行为表现,当其出现配合治疗的良性行为时便及时给予肯定鼓励,通过这样的方法来不断强化诱导孩子形成配合治疗的行为。与此相对,对那些不配合的行为可以忽视,当患者反复出现这些行为时则可以明确提出要求,希望其减少这些不配合的行为。在整个诊疗过程中要以鼓励表扬为主,少用批评,不用惩罚。尤其是 3~6 岁幼儿,随着其活动范围扩大,观察力、注意力、记忆力有了明显发展,但心理活动带有很大的不稳定性,因此周围环境对其心理有很大影响。此时应多与患儿交流,不论他的表现如何,哪怕只有一点点进步,也要予以赞扬和鼓励,使其更有信心,医护人员切忌沉默无言对孩子的言行缺乏反应。

5. **分散注意力**　分散注意力(distraction)指在进行有可能引起儿童不适的操作时使用某些方法来分散转移患儿对操作本身的注意力,从而提高孩子的耐受力,减少其对治疗的不良印象,避免出现躲避和干扰治疗的行为。在使用该方法时要注意不能因此干扰了医生与孩子之间的有效交流,以免喧宾夺主。

6. **语音语调控制** 语音语调控制(voice control)指医生通过语气、语调的变化来与孩子建立有效交流,并最终诱导患儿形成良好口腔诊疗行为的方法。这种语气语调的变化可以用于唤起孩子的注意,也可以用于明确提出要求或对孩子良好行为进行鼓励。该方法一般适用于 3 岁以上年龄较大的儿童。

7. **保护性固定** 保护性固定(protective stabilization)指医护人员用手和一些工具,如约束板和约束包来帮助固定儿童患者,以避免其在治疗中因突然的体动而受伤。该技术只能用于其他非药物行为管理方法无效,而又有治疗需求的患者。绝不能将此作为一种惩罚措施或仅仅为了医务人员的方便而使用,在具体应用中医生不可忽视与患者和监护人之间的交流。在使用该方法前医生需要评估患者通过治疗的获益是否大于束缚治疗可能造成的伤害,就此与监护人进行充分沟通,并签署知情同意书。在诊疗过程中医生应尽一切可能将潜在的伤害降到最小,在整个治疗的过程中尽可能多地与孩子交流,告知他/她治疗的目的,束缚不是惩罚而只是为了避免受伤。监护人应该在整个治疗过程中和治疗结束后为孩子提供足够的心理支持和安抚。

8. **其他方法** 儿童口腔科临床的行为管理是一项综合性技术,除上面提到的方法外还有一些其他方法可用于临床工作中,如母子分离、行为塑造、系统脱敏、设定时限、积极倾听、适度反应等。由于孩子的年龄、个性不同,治疗条件不同,医生个人能力不同,在实际工作中可根据实际情况采用不同方法。

五、监护人在行为管理中的作用

在儿童口腔医学临床工作中,监护人是不可或缺的重要角色。当给患儿进行口腔治疗时,了解家长的期望很重要。医务人员与其关系处理得当时,监护人是完成诊疗计划的重要助手,不仅治疗中能事半功倍,还能更好维持长远疗效。相反,医患沟通不畅有可能导致医疗纠纷,影响疗效。

在临床实际工作中,监护人就是普通人,其口腔健康知识水平与普通人一样,医生对此不能有过高期望,因此在整个口腔检查、治疗计划制定和具体实施治疗时,在不影响儿童口腔诊疗的前提下医务人员可抓紧时间,有针对性地进行口腔卫生知识讲解和宣教,监护人口腔健康意识的树立是儿童口腔健康行为确立的前提条件。

第二节 儿童口腔科治疗中的焦虑和疼痛控制

大多数儿童口腔患者可以在通常的牙科环境下接受治疗。医生可以通过与孩子建立良好融洽的医患关系,依靠各种常规行为管理技术,并采用口腔局部麻醉的手段就可以有效地减轻或消除绝大多数患者的紧张焦虑情绪从而使治疗能顺利进行。对于那些采取了有效的局部麻醉,通过非药物行为管理手段仍不能很好适应牙科治疗的患儿,医生必须采取进一步的措施,如药物介导的行为管理来控制其恐惧情绪。

一、儿童口腔治疗中局部麻醉的应用和疼痛控制

一般认为儿童行为诱导中疼痛控制是很重要的一个方面,口腔局部麻醉的应用在此方面发挥了巨大的作用。但调查同时发现注射是引起儿童最强烈抵触的牙科操作步骤,所以在通过局部麻醉达到疼痛控制的同时,儿童口腔医生也应在帮助儿童克服牙科注射恐惧方面不断努力。

(一)常用口腔局部麻醉技术

1. **表面麻醉** 表面麻醉剂可能是凝胶状、液体、软膏或喷雾剂,对儿童患者来说,味道好、起效快的液体、凝胶和软膏较容易被接受。这些剂型的药物可以用棉签涂在口腔黏膜和牙周组织表面,从而减轻局部麻醉针头刺入时的疼痛感。

2. **传统注射技术的局部麻醉**

(1)局部浸润麻醉:浸润麻醉是将局麻药注入组织内,以作用于神经末梢,使之失去传导痛觉的能力而产生麻醉效果。儿童骨质较疏松,使用局部浸润麻醉效果较好。目前儿童口腔科局部浸润麻醉常用药物为复方盐酸阿替卡因注射液,其主要成分是 4% 盐酸阿替卡因和 1∶100 000 肾上腺素,其渗透性好,麻

醉力强,持续时间长,出血少,临床中极少发生过敏反应及其他明显的不良反应。也可使用 0.25% 盐酸利多卡因注射液或甲哌卡因等进行局部浸润麻醉。

儿童口腔科常用的局部浸润麻醉为骨膜上浸润麻醉,是将麻醉药注射到牙根尖部位的骨膜浅面。一般 2~4 分钟内即显麻醉效果。

(2) 牙周膜麻醉:牙周膜麻醉需要的麻醉药剂量较少,且麻醉可以立即见效。注射剂量大约为 0.2ml/位点,对于多根牙来说,要在近远中分别注射。

牙周膜麻醉的优点是能简单而迅速地提供可靠的疼痛控制,麻醉药用量较小,不会产生唇舌黏膜的麻醉,避免因感觉异常导致的误伤,它能够麻醉牙髓 30~45 分钟,这段时间可以足够完成大部分单颗牙的治疗而不会导致术后长时间的麻醉。

(3) 传导阻滞麻醉:传导阻滞麻醉是将局麻药液注射到神经干或其主要分支周围,以阻断神经末梢传入的刺激,使被阻滞的神经分布区域产生麻醉效果。对于局部骨组织较致密,局部浸润麻醉效果不佳的部位,如下颌磨牙区,此种麻醉能够产生良好的麻醉效果。

但由于儿童自制力差,注射时疼痛可能会使患儿体位突然变动,存在着引起针头折断或血管神经损伤的风险,而麻醉剂注入血管会引起中毒或血肿。且儿童生长发育变化较快,很难把握其准确的解剖部位,容易引起麻醉并发症。因此,只有对于有多个牙齿治疗、需要长时间处理,同时配合性较好的患儿,可选择传导阻滞麻醉。

3. 计算机控制局部麻醉传输系统　计算机控制局部麻醉系统一般包括一个常规局部麻醉针和一次性棒状注射器,注射时,可以执笔式握持,可以更好地控制进针点和进针方向。同时,可以脚踏控制注射及注射速率,可通过精密控制的流速、持续的压力输送麻醉药物。这种技术在进行局部浸润、传导阻滞麻醉时均可使用,与常规麻醉技术相比,其注射麻醉时更为舒适。

(二) 口腔局部麻醉的并发症

1. 麻药毒性　儿童体重较轻,更容易发生毒性反应。当局部麻醉药物与镇静剂一起使用时,发生毒性反应的可能性就会增加。早期表现为头晕、焦虑、迷茫、心跳过速、血压升高;晚期表现为癫痫、心跳过缓、心脏骤停。研究表明,局麻药物的用量和严重反应的发生率之间存在直接的线性关系。因此,在使用局麻药物时,要掌握所用麻药的最大推荐剂量。在儿童来说,该剂量是建立在体重基础上的。

2. 感觉异常　为麻醉后出现超过正常期限的持续性感觉缺失。通常由于传导阻滞注射中神经损伤所致,大多数在 8 周内恢复。因儿童传导阻滞不常用,临床中不常见。

3. 软组织创伤　由于进行局部麻醉后软组织会在一定时间(通常为数小时)内失去知觉,患儿咀嚼或咬伤麻木的软组织所致。咬伤后 24 小时后表现为溃疡,称为创伤性溃疡。

二、药物介导的行为管理方式在疼痛和焦虑控制中的应用

药物性性行为管理是指用药物管理接受牙科治疗的儿童的行为,所使用的药物种类可能有吸入性气体、口服药物、静脉注射用药物、肌肉注射用药物等。通过药物性行为管理,患儿达到的状态可能为轻、中、深度镇静或全身麻醉状态。部分镇静药物和气体有一定程度的镇痛作用,但是不能达到完全的止痛效果,因此,在进行镇静下治疗时,还应使用局部麻醉药物来完成对疼痛的控制。

在口腔科临床工作中,笑气-氧气吸入镇静、口服药物镇静及静脉镇静是比较常用的镇静方法。

(一) 笑气-氧气吸入镇静技术(nitrous oxide/oxygen inhalation)

笑气-氧气吸入镇静是目前公认的最安全、最有效而且是患者易于接受的镇静方式。口腔科医师经过培训认定后,可独立进行操作。

笑气-氧气吸入镇静应用得当时,患者处于轻度或中度镇静状态下,此时患者自身具备持续保持气道通畅的能力,能对物理刺激和医生的指令如"睁眼"做出反应。需要强调的是,如果患者出现没有体动或丧失意识就说明其镇静深度超过了中度镇静,医生应该避免出现这种情况。一般笑气的浓度在 50% 以下是安全的,绝对不能超过 70%。

1. 笑气的药代动力学　笑气发挥作用迅速,摄入后 3~5 分钟即出现临床效应高峰。笑气不通过肝

脏代谢,99% 由肺部排泄,约 0.004% 经胃肠道厌氧单胞菌代谢,并产生有毒的自由基,但该过程对机体影响较小。

2. 笑气-氧气的作用

(1) 镇静及镇痛:笑气-氧气具有镇静及镇痛双重作用。吸入 50% 以下浓度的笑气可产生镇静及轻度镇痛作用,能有效控制恐惧或焦虑情绪,而情绪放松也利于提高痛阈。其间患者呼吸和心血管功能不受影响,保护性反射存在。但不能达到完全无痛的效果,因此在进行有可能伴随疼痛的操作如拔牙术、开髓等操作时,单纯的笑气-氧气吸入不足以产生足够的镇痛作用,还需要局部麻醉。笑气与其他镇静药的联合应用必须非常小心,药物的协同作用可能导致镇静深度超过预期。

(2) 失忆性:有学者研究发现经过笑气-氧气吸入镇静后,患者往往感觉治疗持续时间非常短暂,甚至忘记手术过程,其情绪体验也没有紧张焦虑。笑气-氧气的应用能产生不完全的顺行性遗忘。

(3) 快速起效复苏迅速:笑气的药代动力学特点决定了笑气-氧气作用起效很快(30~60 秒),使用约 5 分钟后可发挥最大效应,停止吸入后迅速失效,其复苏快速、完全。复苏阶段存在的比较确定的潜在并发症是弥漫性低氧症,患者可出现头痛、嗜睡、恶心等症状。为避免及减少这些不良反应,可在笑气停止吸入后给予 3~5 分钟 100% 氧气吸入。

3. 笑气-氧气吸入镇静技术的优点

(1) 起效快:因为笑气具有很低的血浆溶解度,易于通过血脑屏障,它可以快速达到起效浓度,因而起效快。

(2) 复苏速度较快:当停止笑气吸入后,血浆中的笑气浓度可以快速降低,其速度比口服、直肠给药、鼻内、或肌肉内注射镇静均要快。笑气在 3~5 分钟之后就能完全从体内排出。

(3) 镇静深度可调控:笑气-氧气吸入镇静的镇静深度可随时通过调节吸入笑气浓度和总量来控制,以保证患者处于安全状态,相比其他镇静技术在镇静深度的可调控性上该方法具有显著的优点。

(4) 副作用小:笑气-氧气吸入镇静无须注射,无创,不会出现肝脏、肾脏、脑、心血管系统和呼吸系统的副作用。吸入笑气最常见的副反应是恶心,但这种反应多出现于使用高浓度笑气时,一般情况下很少见。

4. 笑气-氧气吸入镇静技术的局限性

(1) 需要患者的配合:只有当患者自身有治疗意愿,并且能遵从医嘱通过鼻罩进行呼吸时该方法才有可能成功,因此对年幼,智障,歇斯底里及医生根本不能与之有效交流的孩子该方法不适用。

(2) 从业者需自我保护:微量的笑气对医护人员是安全的,但笑气可能干扰维生素 B_2 的代谢,因此应控制暴露于笑气中的时间,并在治疗时注意通风。

(3) 技术和设备要求较高:操作人员需经有资质的机构进行培训。使用笑气-氧气吸入镇静技术前期需要购买、安装设备;后期笑气和氧气的持续供应也需要经费投入。

(4) 笑气鼻罩影响上颌前牙术野:笑气鼻罩可能会影响某些区域如上颌前牙区术野的暴露,特别是年幼患者。

5. 适应证的选择及禁忌证 多数学者认为笑气-氧气吸入镇静技术只适用于 4 岁以上轻度焦虑的患儿,因为该年龄段的儿童已能领会医生的指示,并懂得使用鼻罩通过鼻子呼吸。且该技术用于 4 岁以上者安全性高、不良反应少。

笑气吸入的相对禁忌证包括:强迫性人格、幽闭恐惧症;儿童行为问题、人格障碍;上呼吸道感染或其他急性呼吸系统疾病;慢性阻塞性肺病。同时要注意当笑气与中枢神经系统抑制剂共同使用时应慎重,因为笑气可以协同增强这种抑制效应。

6. 操作流程

(1) 选择符合适应证的患者,就相关情况与监护人和/或患者进行充分的交流沟通,必要时签知情同意书。

(2) 治疗前患者的评估:在儿童口腔医学临床工作中,只有 ASA 分级为 I 级和 II 级的患者才适于在门诊进行镇静治疗。笑气-氧气吸入前需要测量患者的血压、脉搏和呼吸频率,为其生命体征的监护提供基线参考值。在吸入镇静开始前还需做心肺听诊和呼吸道的评估,以排除呼吸道梗阻等气道异常情况的存在。

(3)患者的准备:虽然小剂量笑气-氧气吸入镇静一般不会发生呕吐,但是使用笑气-氧气吸入镇静的患者术前应在相应时间内禁食水,使胃内排空,以降低患者因胃内容物呕吐造成误吸的危险。

(4)患者的监护:患者的监护包括意识状态、肺通气量、血氧饱和度。

(5)镇静流程:首先使用符合孩子年龄特点的告知-演示-操作(TSD)技术,用其能理解的语言告知将要进行的操作和需要孩子如何配合。选择适合的鼻罩,以手指轻压使鼻罩与上唇紧贴,以便用鼻呼吸,年龄较小的孩子建议使用质地柔软的鼻罩。固定好鼻罩后,先吸 3~5 分钟的纯氧,成年人流速控制在 5~7L/min,3~4 岁的儿童控制在 3~5L/min,可以通过询问患者的舒适度来确定最终的气体流速。

观察气囊的收缩和膨胀情况,调节每分钟的气流量,开始给予笑气,通常浓度从 5% 开始,然后按每次 5%~10% 的浓度增加,在每个浓度维持 3 分钟左右以观察患者的镇静深度是否合适,最终将笑气的浓度逐渐升至能达到理想镇静水平的最低浓度。理想镇静深度的体征为:四肢及颌面部肌肉轻度放松;上睑下垂;目光呆滞;手掌打开,温暖、微湿;音调出现轻度变化;自述舒适放松。对儿童来说,笑气的最大浓度一般不要超过 50%。当儿童表现很舒适,并能观察到最佳的镇静体征时说明该浓度是合适的。若在治疗过程中患者出现恶心、呕吐或过度镇静的表现(如出汗,脸色苍白),则应马上关闭笑气而给患者吸入纯氧。

治疗结束后停止笑气吸入,继续吸入 3~5 分钟纯氧,使血液内的笑气迅速扩散进入肺泡,以使患者尽快复苏。吸氧不足时会出现恶心、轻度头痛、头晕等副作用,适当延长吸氧时间可以减少这些反应。

7. 过度镇静及急救准备 虽然笑气-氧气吸入镇静技术在绝大多数情况下是相当安全的,但不同镇静深度之间没有明确的界限。随着笑气浓度的增加、使用时间延长,患者可能出现过度镇静甚至全身麻醉及其他并发症,临床医师应有效监控并具备相应急救技能以避免上述情况的发生。镇静过程中必须确保氧气浓度不低于 30%,并且配备专门的监护、急救设施,从治疗开始到结束直至患者完全复苏的全过程中,对患者的心率、血氧饱和度、血压、呼吸等生命体征进行监护(表 4-10-2-1)。

表 4-10-2-1 N_2O-O_2 吸入镇静的症状和体征

深度	症状	体征
早期理想镇静	头昏(头晕)、手脚刺痛 温暖的浪潮 感觉振动遍及全身 手脚麻木 口腔软组织麻木 欣快感 四肢轻飘飘或沉重感 镇痛	早期血压和心率轻度升高,然后转为镇静前水平 呼吸正常平缓 外周血管扩张 四肢及面部潮红 肌肉松弛(上肢和腿松弛) 焦虑减轻
轻度过度镇静	自发性张口呼吸 听力、声音遥远、急躁 视觉模糊(天花板晃动) 睡眠、出汗 梦境、大笑、叫喊 恶心	活动增加 血压和心率升高 呼吸频率增加 出汗增加 可出现流泪
过度镇静	恶心	呕吐 意识消失

注:引自葛立宏主译《实用口腔诊疗镇静技术》(2014)。

8. 笑气的职业性暴露的防控　恰当使用符合医疗质量的笑气对患者几乎没有任何毒性,对毒性的关注主要集中在牙科工作人员暴露在高浓度笑气环境中,长期暴露在高浓度笑气环境中可能导致神经毒性、性及生殖问题、肝毒性和肾功能障碍。因此,在使用笑气进行药物性行为管理过程中,医护人员要注意对职业暴露的防控。措施可包括:

(1) 患者呼气时使用净化系统清除笑气。

(2) 确保排气系统将废气充分排到室外,同时远离新鲜空气通风口。

(3) 尽可能利用室外空气进行诊室通风换气。

(4) 定期检查和维护笑气/氧气输送设备。

(5) 在使用笑气前仔细评价患者的配合程度(适应证和禁忌证)。

(6) 为患者选择合适的鼻罩尺寸。

(7) 操作期间密切观察患者反应,将笑气流量/百分比滴定至最低的有效笑气剂量。

(8) 在使用笑气时,鼓励患者减少说话和口呼吸。

(9) 使用笑气过程中,使用橡皮障及强效牙科吸引器。

(10) 终止笑气使用后,给予患者 100% 氧气至少 5 分钟,以排除气体传输系统中的笑气。

(二) 口服药物镇静(oral sedation)技术

口服药物镇静是儿童口腔科临床较为常见的轻、中度镇静时的用药途径。

1. 口服药物镇静的优点

(1) 经济、方便:口服给药患儿及家长较易接受,且无需注射,无需专用器械,操作方便,费用较低。但也应注意监测患者的生命体征和镇静水平。

(2) 毒副作用小:只要牢记用药的原则,合理用药,口服药物镇静是比较安全的。但联合用药或者同时使用两种或两种以上镇静途径时,其风险会增加。

2. 口服药物镇静的缺点

(1) 个体差异:口服用药的最大缺点就是医生很难做到对镇静深度的精确调控,患者对药物反应存在差异,同时药物在胃肠道内的吸收速度和量也受到很多因素的影响,例如:有无食物、自主神经张力、恐惧、情绪变化、劳累、药物以及胃排空的时间等。

(2) 起效时间长:口服给药途径是所有镇静用药途径中起效最慢的一种。基于药物的不同,从给药到可以治疗大概需要 15~90 分钟的时间。

3. 口服药物镇静的应用　口服镇静药治疗应在单独安静的房间中进行,避免儿童受到其他干扰。医生应正确计算患者所需镇静药物的剂量。目前在儿童口腔临床工作中常用的是一种短效的苯二氮䓬类药物——咪达唑仑,其用量以不超过 700μg/kg 体重为宜。

在患儿口服镇静药物后,一般应提供一个舒适安静的环境,以便患儿能够更快放松。在此期间可有家长的陪同,但患者必须处于医护人员的监控之下。

在观察到患儿呼吸平稳,情绪放松后,可以开始进行口腔治疗。但要注意的是,在术中进行可能引起刺激或疼痛的操作前,必须进行良好的局麻,同时操作尽量轻柔。口腔治疗具体操作方法详见各相关章节。但由于口服药物镇静在儿童一般为轻度镇静,治疗内容不宜过于复杂,刺激性不宜过强,治疗时间不宜过长。在治疗前和治疗过程中都应对患儿的生命体征进行监测。

治疗结束后也应记录患者的生命体征,并将患者的体位调整舒适,进行恢复评估。恢复过程中及回家途中必须有专人对患儿进行监护。应告知家长患儿可能会有一段时间表现为易瞌睡,为药物逐渐代谢所致。在口服药物镇静治疗后,应注意避免剧烈运动,以免受伤或摔倒。

与其他镇静方法一样,口服药物镇静也存在潜在的镇静过度导致患者呼吸抑制而危及患者生命安全的问题,因此在具体使用时医生必须经过专业的培训,充分掌握药物的药理作用和代谢相关知识,当镇静深度不理想时切忌追加用药,以免药效叠加引起呼吸抑制危及患者的生命安全。

(三) 静脉注射镇静技术(intravenous sedation)

1. 静脉注射镇静技术优点　静脉注射镇静是一种能准确滴定使用药量以达理想镇静深度的给药方

式。这是因为药物被直接注射到血液中,没有吸收过程的限制,几个循环后便可达到药物的最佳效果,在使用静脉靶控输入的方式下,医生可以通过调节单位时间内进入体内的药量来达到并维持所需的镇静水平。

2. 静脉注射镇静技术的缺点

(1) 技术缺点:注射本身可能就是引起儿童恐惧的原因,因此要建立静脉通路存在一定的困难,同时技术难度较大,整个过程要求操作者训练有素。

(2) 潜在的并发症:由于静脉给药直接入血,其风险也较其他给药方式大。错误放置静脉导管可能造成的并发症有:药物外渗入组织中、血肿、药物误注射到动脉内等。如果注射速度过快,则可能引起更严重的并发症。等剂量药物静脉注射所引起的过敏反应要比口服或肌肉注射所引起的反应更快。静脉注射前要先做皮肤试验,注射操作要正确且仔细,这样才能避免并发症的发生。静脉插管可能引起少见的并发症——血栓性静脉炎。

3. 静脉镇静技术的操作　首先需对患儿进行静脉穿刺,穿刺位置常可为手背、腕部、足背,这是静脉镇静技术的基础。根据口腔治疗的难易程度及操作时长选择合适的静脉镇静药物,常用药物包括咪达唑仑、异丙酚等。治疗时患者采取仰卧位,开始给药时速度要缓慢,过程中结合患者的镇静状态调整给药剂量。治疗过程中应注意放置开口器,保持呼吸道通畅,在进行可能产生疼痛的操作前进行良好的局麻,并尽量在橡皮障下进行口腔操作,防止呛咳。治疗过程中要严格监测患者的生命体征及麻醉深度。

4. 静脉注射镇静技术操作注意事项

(1) 皮肤试验:在静脉注射前,需要先给病人注射初始试验剂量,在短时间内观察病人有无过敏反应或是否对该药物敏感。

(2) 病人的监护:由于可能发生快速进展性并发症,通过静脉注射镇静剂的患者需要接受严格的监护。

(3) 静脉通路:急救时最佳的给药途径是静脉给药。急救开始后再建立静脉通路会增加困难并浪费宝贵的抢救时间。

(四) 全身麻醉下儿童牙科治疗技术(dental treatment under general anesthesia for children)

全身麻醉技术是利用麻醉药物诱导意识丧失,在这种状态下语言和疼痛刺激都不能使患者清醒;自主通气功能受损,保护性反射部分或全部丧失,必须依靠气道管理保证患者安全。其与深度镇静的区别在于后者为意识受到抑制,刺激后能够做出特定反应但强度较弱,故依然有不能制动的可能。其与外科全麻的区别在于后者要求麻醉达到催眠、镇痛和肌肉松弛的效果,而牙科全麻不需过高的镇痛效果,一般也不需要肌肉松弛。

1. 儿童牙科治疗使用全身麻醉的适应证

(1) 需要进行牙齿治疗,但因心理或情绪方面成熟度不足,和/或患有脑性瘫痪、智力障碍等残障的儿童。

(2) 非常不合作、恐惧、焦虑、抵抗或不能交流的儿童或青少年,多数牙需要治疗,并且在短期内其行为不能改善者。

(3) 患儿有多数牙需要治疗,患儿或/和监护人无多次就诊条件。

(4) 为避免束缚下牙齿治疗可能会对患儿心理造成的伤害,使用全身麻醉可以保护其心理免受伤害并避免医疗危险。

(5) 日间门诊患者须为 ASA 分级为 Ⅰ 或 Ⅱ 级的患者。

2. 儿童牙科治疗使用全身麻醉的禁忌证

(1) 患者全身状况不适宜进行全身麻醉。

(2) 有恶性高热病史或有麻醉相关病史的患者应谨慎进行全身麻醉。

(3) ASA 分级为 Ⅲ 级及以上的患者。

口腔治疗简单且需治疗的牙数很少,无使用药物性行为管理指征的患儿属于全麻下牙病治疗的非适应证。

3. 全身麻醉下牙科治疗患儿的术前评估及医患沟通   术前的检查评估应包括全身状况的检查及评估。其中对患儿全身情况的评估应包括：

（1）详细的全身病史采集，建议采用格式化问诊表的形式进行，内容包括：母亲孕期情况及患儿出生时情况；药物及食物过敏史、服药情况；全身各种相关系统性疾病、遗传性疾病等；任何形式的惊厥或癫痫发作情况；既往相关住院史；既往镇静、麻醉治疗史及不良反应；相关家族史，尤其与麻醉相关病史；近期是否有呼吸道感染病史等。

（2）全身情况的检查，内容包括：基本情况及生命体征；评估上呼吸道通畅性，必要时至相应科室采取各种相应辅助检查手段；血液检查；尿常规检查；必要的医学影像学检查以及根据患者全身情况所需的其他检查。

对有全身疾病的患者（包括正在接受心理或精神治疗、有药物滥用问题的患者）是否适用镇静全麻下牙齿治疗，需要与进行相关治疗的专科医生评估后决定，必要时应该将患者收住入院进行相关治疗。

口腔检查及评估包括：

（1）口腔病史采集包括婴幼儿期喂养习惯，口腔卫生习惯，其他口腔不良习惯及口腔疾病史。

（2）口腔疾病检查包括开口度、开口型；是否存在可能影响气道通畅的情况；牙列检查，建议使用儿童口腔检查表；牙周状况及黏膜软组织情况；及相关 X 线片检查。

医患沟通内容应包括：

（1）交代初步治疗计划包括：初步检查需要治疗的牙齿数量、可能需要拔除的牙齿、是否需要进行间隙保持器、保持器种类等。

（2）交代并确认费用及医保情况。

（3）告知患儿法定监护人使用药物镇静或全身麻醉技术的适应证、禁忌证及潜在风险，并签署知情同意书。

（4）告知家长并确认理解药物镇静及全身麻醉术下牙齿治疗术前注意事项。

4. 全身麻醉下口腔治疗的治疗特点及注意事项   手术医生根据术前检查及评估制定详细的牙齿治疗计划并完成操作。对全身麻醉来说一般不超过 4 小时，除特殊情况外应一次完成所有需要进行的治疗。在操作过程中需遵循牙齿治疗相关的规范，并实施适当的预防措施。在制定治疗计划或选择治疗方法时应考虑到患儿门诊配合程度，或者患儿是否由于心理发育等原因无法进行门诊治疗，注意评估患儿对再治疗的接受程度。

对于龋坏牙齿的治疗原则是终止龋坏进展，保护牙髓，恢复牙体组织形态及功能，同时除了对龋坏牙齿进行必要的牙体修复等治疗内容外，也应选择适当的预防措施，尽量减少继发龋或新发龋坏，对治疗后牙齿（如累及 3 个或以上牙面的龋坏牙及牙髓治疗后牙齿）要行预成冠修复。

对于出现根尖周炎的乳牙，需严格遵循根管治疗的适应证。对牙根出现吸收，根尖病变范围大、恒牙胚周围硬骨板有破坏，可疑根尖肉芽肿、根尖周囊肿的患牙建议拔除。全麻下进行乳牙根管治疗时，由于不能诊间封药，术中根管消毒及炎症控制较困难，建议使用足量、高效的根管消毒药物（建议使用 1%~1.25% 次氯酸钠溶液），同时可结合超声荡洗等。

对患儿进行药物镇静或全麻下牙齿治疗的最终目的是阻断患儿口腔内疾病的发展，建立良好口腔健康行为，预防继发龋、再发龋的发生，并从进行长期的口腔健康维护。因此，应对镇静全麻术后患儿进行长期随访。

术中其他注意事项还应包括：

（1）建议使用橡皮障。

（2）注意软组织保护：避免口唇过度牵拉、避免黏膜的过度摩擦或机械划伤、避免化学药物烧伤口内黏膜组织。

（3）避免异物进入口腔甚至咽部。

（4）为避免防止磨牙碎屑及水雾误入眼内治疗前贴眼膜，全麻患者注意固定好气管插管。

（5）术中操作轻柔，尽量减少出血。

（6）防止患儿在术中、术后躁动,发生坠床。

5. 全麻术中监测及术后医嘱,注意事项　全麻术中监测必须由有资质的麻醉科医生进行,监测内容包括:

（1）术前及术中监测基本生命体征。

（2）同时建议进行呼气末二氧化碳及脑电双频指数监测。

（3）除配备监护仪外,还应配备负压吸引装置及吸痰设备器械、氧气及正压供氧装置、简易人工呼吸器、急救药品、建立静脉通路的器具和一次性耗材、直接喉镜,气管插管相关器械、除颤器等急救设备。

在全麻术后应注意看护患儿、防止因躁动哭闹而坠床、保持气道通畅、注意保暖;门诊日间手术术后留观至少2小时;离院前必须确认患儿状态恢复平稳,并进行评估。评估内容包括生命体征、活动能力、是否有恶心呕吐、疼痛情况及外科伤口出血情况,评分合格后,可在监护人陪同下离开医院。离院前需家长签字确认。

术后应告知家长以下内容:离院回家途中患儿要尽量保持坐卧位;回家后无恶心、呕吐等情况后可进流食,之后逐渐过渡到常规食物;全麻术后当天需有专人看护,减少外出,避免大运动量的活动,注意防护,避免摔伤;全麻术后因气管插管可能会有鼻腔不适、声音嘶哑、咽喉部不适情况,多数可自行缓解;因全麻术中治疗患牙较多,治疗后咬合关系可能有轻微改变,患儿需逐渐适应新的咬合关系;其他常规的局麻、根管治疗及拔牙后医嘱;同时要向家长强调定期复查的重要性。

（赵玉鸣）

参 考 文 献

［1］葛立宏.儿童口腔医学［M］.2版.北京:北京大学医学出版社,2013.

［2］夏斌,刘克英,王春丽,等.口服咪唑安定镇静术在儿童口腔科临床应用的效果评价［J］.北京大学学报（医学版）,2010, 42（1）:78-81.

［3］Dean JA,Jones JE,Vinson LAW. Dentistry for Child and Adolescent［M］. 10th ed. St. Louis:Elsevier,2016.

［4］Xia B,Wang CL,Ge LH. Factors associated with dental behaviour management problems in children aged 2-8 years in Beijing, China［J］. International Journal of Paediatric Dentistry,2011,21（3）:200-209.

［5］Ray J,Boman UW,Bodin L,et al. Heritability of dental fear［J］. J of Dental Research,2010（89）:297-301.

［6］Policy for Selecting Anesthesia Providers for the Delivery of Office-Based Deep sedation/General Anesthesia. American Academy of Pediatric Dentistry（AAPD）. 2018.

［7］Behavior Guidance for the Pediatric Dental Patient. American Academy of Pediatric Dentistry（AAPD）. 2015.

［8］Protective Stabilization for Pediatric Dental Patients. American Academy of Pediatric Dentistry（AAPD）. 2015.

［9］Use of Local Anesthesia for Pediatric Dental Patients. American Academy of Pediatric Dentistry（AAPD）. 2015.

［10］Use of Nitrous Oxide for Pediatric Dental Patients. American Academy of Pediatric Dentistry（AAPD）. 2015.

第十一章 儿童龋病的治疗

第一节 非手术治疗

一、药物治疗

【原理】

龋病的药物治疗是指采用合适的药物促进早期脱矿的牙体组织再矿化或终止龋病进展。

【适应证】

1. 高龋风险患儿。

2. 局限在釉质的早期龋坏、白垩斑,未形成牙体缺损或缺损较表浅。

3. 釉质大片剥脱不易形成固位洞形。

4. 静止龋,龋坏部位易被清洁的患牙。

5. 对于龋坏已成洞的牙体组织,因经济、技术条件或患儿极不合作而无法实施修复治疗者。

【非适应证】

1. 药物过敏的患儿。

2. 进行性龋坏,特别是位于邻面的潜行性龋,难以自洁。

3. 龋坏已导致牙髓感染的患牙。

【操作前准备】

1. 药物准备

(1) 含氟制剂:如含氟凝胶、氟化泡沫、含氟涂料等。

(2) 再矿化液:分单组分(主要为氟盐)及复合组分(氟盐、钙盐、磷酸盐等)。

(3) 含银制剂:硝酸银液、氨硝酸银液、氟化氨银等。

2. 术前进行充分沟通,向患儿及其家长介绍选择药物的相应操作方法,可能出现的预后及注意事项,取得家长理解及患儿的配合,签署知情同意书。

【操作步骤】

1. 龋病的药物治疗一般为无创操作,但必要时可磨除较浅的龋坏组织及尖锐边缘、无基釉,以终止龋坏进展,形成自洁区。

2. 彻底清洁牙面。

3. 隔湿,干燥牙。

4. 按照不同药物使用说明进行,一般用小毛刷涂布药物(含氟凝胶/泡沫需使用一次性聚乙烯托盘)。涂药为保证有足够的时间浸润牙面,应反复涂擦 2~3 分钟,1~2 次/周,3 周为一疗程(具体视用药而定)。切忌浸药过多,以免引起误吞或黏膜损伤。

【注意事项】

1. 使用氟化物应根据患儿年龄严格掌控用量,避免氟摄入过多。

2. 涂布含氟药物前应避免使用含碳酸钙的清洁剂清洁牙面,以免碳酸钙与氟离子结合形成氟化钙影响药物作。

3. 含银制剂会使牙体永久性着色,变暗甚至变黑,一般只用于乳牙;但其只对皮肤造成暂时性的色素沉着,当角质层细胞经 14 天的代谢脱落后便会恢复;可腐蚀金属和玻璃,使用时需放置在塑料盘中,涂布前给患儿佩戴防护眼镜;清洁牙面或窝洞内的软垢、食物残渣后,用压缩气体轻轻吹干后直接将药物涂布在龋坏的牙面上,并注意保护牙龈黏膜等软组织,擦掉多余的液体,轻吹至少 1 分钟以干燥药液;涂布完成后建议保持术区隔离至少 3 分钟。深龋患牙在涂布后需行临床和影像学的密切观察。

4. 叮嘱患儿家长术后 30 分钟内不应漱口或进食(医嘱视具体用药而定)。

二、窝沟封闭术

窝沟封闭术又称为点隙裂沟封闭术。指在牙齿的殆面、颊面或舌面的点隙裂沟涂布一层粘接性树脂或玻璃离子为基质的封闭剂,保护牙齿不受细菌及代谢产物侵蚀。窝沟封闭术是预防窝沟龋的有效方法,也可用于儿童早期龋及可疑龋的阻断。

【适应证】

1. 高龋风险的牙齿:窄而深的窝沟,特别是可以插入或卡住探针的牙齿(包括可疑龋);有患龋倾向或对侧同名牙患龋的新萌牙。

2. 发育异常的牙齿:釉质发育不全,畸形舌侧窝,有深窝沟的融合牙或双生牙等。

3. 早期龋及可疑龋损:窝沟点隙有早期龋损,尚未形成龋洞。

【非适应证】

1. 牙面无深的沟裂点隙、自洁作用好。

2. 窝沟处已有龋坏或已有较大充填物。

3. 牙齿尚未完全萌出,有牙龈覆盖,且未见早期龋损。

4. 患儿不能配合常规门诊操作。

【操作前准备及操作步骤】

详见第五篇 口腔预防医学 第八章 窝沟封闭技术。

三、渗透修复术

【原理】

渗透修复术是利用虹吸作用使得高流动性的树脂材料进入釉柱间隙并将其封闭。渗透树脂在乳牙和恒牙都适用,不仅恢复了患牙的美观,也阻止了龋坏的进展,是目前早期龋微创治疗的新技术。操作无须麻醉及机械磨除,但操作隔湿要求较高,时间较长,年幼患儿的临床耐受度欠佳,故该项技术多用于年轻恒牙和成熟恒牙。

【适应证】

1. 早期邻面龋。

2. 唇颊面白垩斑。

3. 轻症的氟斑牙。

4. 轻度的釉质矿化不良。

【非适应证】

1. 龋坏已达牙本质中层或深层、暴露的牙本质龋。

2. 潜行性龋、薄层釉质覆盖的牙颈部龋。

【操作前准备】

1. 物品准备。

2. 术前进行充分沟通,向患儿及其家长介绍渗透修复术的操作方法,可能出现的预后及注意事项,取得家长理解及患儿的配合,签署知情同意书。

【操作步骤】

1. 彻底清洁患牙及邻牙,上橡皮障。低速手机微研磨,处理釉质表层。

2. 使用专用注射头涂布酸蚀剂,酸蚀 2 分钟,范围大于龋损范围 2mm 左右,若为大面积龋损则应酸蚀整个牙面。

3. 冲洗去净酸蚀剂,吹干牙面。若酸蚀效果不明显可重复步骤 2 进行二次酸蚀。吹干后使用配套的无水乙醇干燥剂辅助干燥牙面 30 秒,再次吹干。

4. 将树脂涂布于酸蚀处理后的牙面,等待 3 分钟使树脂进行渗透,去除表面多余树脂后光固化 40。

5. 打磨、抛光。

【注意事项】

1. 避免使用热塑性橡胶材质的橡皮障。

2. 树脂渗透过程中应关闭牙椅灯光,避免树脂过早固化影响渗透效果。

3. 邻面早期龋治疗时,应从颊、𬌗、腭/舌三个面分别进行光固化,以确保树脂固化完。

4. 渗透树脂无 X 线阻射性,应保留治疗记录。

第二节   充填修复治疗

一、玻璃离子水门汀充填修复术

【原理】

玻璃离子水门汀(glass ionomer cements,GIC)与牙齿为化学粘接,热膨胀系数与牙体组织相近,具有较好的边缘封闭性;对牙髓刺激性较小,具有释氟性和抗菌效应,较其他材料更能有效抑制继发龋。临床上,其隔湿要求不如树脂材料高,应用于乳牙充填修复日益增多。但玻璃离子的耐磨和抗压性能较差,作为后牙充填材料时容易折断和磨损,且抛光性欠佳。

【适应证】

1. 乳牙各类洞形,恒牙的Ⅲ类洞和Ⅴ类洞;

2. 隔湿条件欠佳,如靠近龈缘的龋坏、尚未完全萌出的年轻恒牙的龋坏;

3. 高龋风险患儿,或无法配合常规复合树脂粘接修复的患儿;

4. 等待镇静/全麻下牙病综合治疗患儿的多数牙龋损过渡性修复。

【非适应证】

1. 对材料过敏的患儿。

2. 残冠、残根、牙体缺损过大,无法获得良好的固位的患牙。

【操作前准备】

1. 物品准备。

2. 术前进行充分沟通,向患儿及其家长介绍玻璃离子充填术的操作方法,可能出现的预后及注意事项,取得家长理解及患儿的配合,签署知情同意书。

【操作步骤】

1. 中龋和深龋建议在阿替卡因/甲哌卡因局部浸润麻醉下操作。

2. 窝洞预备   基本原则同恒牙窝洞预备,但应考虑患儿的患龋风险、乳牙牙体解剖特点。在去除全部龋坏组织和无基釉后,完成窝洞的预备,窝洞应具有一定的抗力形与固位形。充分冲洗窝洞,清除残屑,吹干洞壁。

3. 窝洞的护髓和垫底   乳牙釉质和牙本质均较薄,凡深达牙本质中层以上的窝洞均应护髓后再行充填。在近髓的窝洞,可采用硬质氢氧化钙制剂垫底。

4. 窝洞充填　取适量调拌好的玻璃离子水门汀充填窝洞,恢复牙体外形,调𬌗。儿童乳牙牙体缺损修复操作基本同恒牙,但在修复邻面时应考虑到乳牙列生理间隙的存在,不必勉强恢复接触点。

5. 完成外形修整和调𬌗后应于玻璃离子表面涂布一层防水制剂,常用为凡士林。

【注意事项】

1. 在采用玻璃离子行暂时性充填修复时,可根据患儿的配合情况及龋坏深度,可考虑保留部分或全部软化牙本质而尽量保存活髓,降低不合作患儿去龋操作时的医疗风险。

2. 玻璃离子水门汀的充填和外形修整应在工作时间内完成。

3. 玻璃离子水门汀为亲水性材料,固化初期如吸入水分将导致其溶解性增加、强度下降。因此在充填操作时应注意隔湿,充填完成后涂布防水剂。

4. 玻璃离子初步固化时间为2~6分钟,24小时后才能基本固化,因此若需调𬌗理论上应在24小时后进行。

二、复合树脂充填修复术

【原理】

复合树脂材料是树脂基复合材料中最常用的一类,按操作性能可分为流动性树脂和可压实树脂。流动性树脂无机填料较少,具有较大的流动性,可进入较小窝洞内,固化后柔韧性较好,聚合收缩小;可压实树脂无机填料较多,可塑性强,固化后抗压性能较好。临床上可根据牙体缺损的部位和程度进行灵活选择。

【适应证】

乳牙和恒牙的各类洞型。

【非适应证】

1. 材料过敏的患儿。

2. 无法保证隔湿的情况下。

3. 牙体缺损大,无法提供足够固位形和抗力形。

【操作步骤】

1. 中龋和深龋建议在局部浸润麻醉下操作。

2. 窝洞预备　去除全部龋坏组织和无基釉后,完成窝洞的预备,窝洞应具有一定的抗力形与固位形。充分冲洗窝洞,清除残屑,吹干洞壁;为减少树脂固化收缩造成的微渗漏,制备洞形时应注意使所有线角圆钝,适当在洞缘作釉质斜面以增加粘接面积。在制备Ⅰ、Ⅱ类洞时,以去除龋坏及无基釉为原则,不需再作倒凹加强固位。制备Ⅲ、Ⅳ类洞时,可在唇、舌面洞缘作斜面。但在制备Ⅳ类洞时,斜面不能到达切端处,因此处直接承担咬合压力,不宜过薄。

3. 窝洞的护髓和垫底　乳牙釉质和牙本质均较薄,凡深达牙本质中层以上的窝洞均应护髓后再行充填。在近髓的窝洞,可使用硬质氢氧化钙制剂护髓和/或玻璃离子水门汀垫底。

4. 涂布粘接剂　蘸取适量粘接剂涂布至窝洞各面,轻吹使粘接剂铺匀、溶剂挥发。光固化粘接剂。若选用全酸蚀粘接系统则应先酸蚀窝洞。

5. 比色,选取与患牙颜色最接近的树脂,分层充填、修整外形并光固化,直至整个窝洞充填完毕。理论上第一层树脂的厚度应在1mm以内,其余每层不超过2mm。

6. 调𬌗,抛光。

【注意事项】

1. 树脂材料对隔湿要求高,唾液、龈沟液等都有可能影响粘接效果,因此推荐在橡皮障隔湿下进行操作。

2. 由于乳牙釉质厚度大约只有恒牙的一半,因此粘接效果较恒牙差,备洞时仍需考虑洞形的机械固位。

3. 乳牙深窝洞的复合树脂充填前,采用玻璃离子垫底,利用其良好粘接性、持续性释放氟离子的优点,既可避免复合树脂材料对牙髓的刺激性,又降低了因树脂固化时的聚合收缩及其导致的微渗漏,既弥补了单独使用玻璃离子充填材料在强度和抗压等机械性能方面较差的缺点,又发挥和增强了复合树脂材料抗压和美观的优点。

4. 涉及邻面的修复时应考虑到乳牙列生理间隙的存在,不必勉强恢复接触点。

5. 使用光固化灯时应注意保护患儿和术者的眼睛,避免直视灯光,并使用防护装置。

第三节　树脂透明成形冠套修复治疗

【原理】

乳前牙树脂透明成型冠套是一种预成的、近似于天然乳牙外形的、辅助修复乳前牙牙体缺损的透明树脂套,可辅助乳前牙牙体缺损的复合树脂修复,树脂透明成形冠套与复合树脂联合应用的乳前牙牙体外形修复是儿童口腔临床常用的一种治疗乳前牙龋损的美容修复方式。

【适应证】

1. 上颌乳前牙多个牙面龋坏。

2. 牙冠缺损后剩余牙体组织≥1/2,牙根吸收≤1/3。

【非适应证】

根尖感染严重或根尖骨质破坏严重,累及继承恒牙胚者。

【操作前准备】

1. 物品准备。

2. 术前进行充分沟通,向患儿及其家长介绍乳前牙树脂冠套修复术的操作方法,可能出现的预后及注意事项,取得家长理解及患儿的配合,签署知情同意书。

【操作步骤】

1. **局部麻醉**　未行牙髓治疗的乳切牙中龋或深龋治疗前均应进行局部浸润麻醉,以消除患儿疼痛、保证治疗的顺利进行;建议局麻前使用表面麻醉,减少注射针头穿透软组织时的疼痛感。

2. **隔湿及软组织保护**　可采用橡皮障或扩口器,或者棉卷隔湿及软组织保护。

3. **微创去腐**　采用与龋坏窝洞大小适宜的高速球钻和低速球钻进行去腐,不做预防性扩展,尽量保存健康牙体组织。

3. **护髓**　窝洞较深或近髓时应采用氢氧化钙制剂护髓。

4. **牙体预备**　去除尖锐的边、嵴、部分无基釉,避免咬合时折裂;近远中邻面有生理间隙存在者可不预备近远中面,生理间隙缺失者可应用锥形金刚砂针在尽量保存正常牙体组织的前提下预备近远中邻面使之出现间隙。

5. **选择冠套及试戴**

(1) 选择解剖外形和大小合适的透明树脂冠套;

(2) 采用弯剪剪掉透明冠的手柄,修整颈部,使冠套边缘位于龈下约 0.5~1.0mm 处;

(3) 在修剪恰当后,在冠套的远中切角处用探针刺一小孔形成充填材料的溢出孔后备用。

6. **树脂冠套戴入前的粘接准备**

(1) 选择合适颜色的树脂及树脂粘接系统;

(2) 将树脂充满透明冠套内约 2/3,充填时应避免气泡产生。

7. **处理牙面**　按树脂粘接修复的常规步骤进行牙面的酸蚀、干燥,涂粘接剂。粘接剂涂布 5~10 秒,气枪轻吹使之形成一薄层,光照固化。

8. **冠套就位及修复**　将装有复合树脂的冠套就位于待修复的乳前牙,待多余树脂材料从冠套颈缘和溢出孔溢出,固定好就位的树脂冠套,3~5 秒光照行点固化。小挖匙去除颈缘部和溢出孔溢出的多余树脂,再 20~40 秒光照固化。

9. **去除冠套、调殆**　用探针从唇面和远中面相交的轴面颈部挑破并去除透明冠套,或在腭侧轻轻切开冠套的表面,拆除整个冠套,修整外形,调整咬合,打磨抛光。

【注意事项】

1. 应根据治疗牙齿部位的不同选用适当的局麻方法,操作动作轻柔准确,缓慢均匀推注;麻醉过程中给予患儿分散注意力等行为管理措施,以减少患儿的不适感。

2. 酸蚀处理后用清水冲洗,压缩空气吹干,但不宜过度干燥。

3. 装有树脂的冠套就位时从腭侧向唇侧缓慢就位,应避免产生气泡。

第四节　金属预成冠修复治疗

【原理】

金属预成冠,又称不锈钢冠(stainless steel crown,SSC),是一个预先成型的、与牙齿外形相似的不锈钢金属牙冠。行 SSC 修复后的乳磨牙可恢复患牙的外形和功能。恒牙列未发育完成前,第一恒磨牙因龋坏、釉质发育不全等导致的牙体缺损,可采用金属预成冠行暂时性修复,以维持其形态和功能。

【适应证】

1. 大面积龋坏的乳磨牙或年轻恒牙。

2. 牙髓治疗后、面临冠折危险的乳磨牙或年轻恒牙。

3. 发育异常　大面积釉质发育不全或釉质发育缺陷、牙本质发育不全的乳磨牙或年轻恒牙。

4. 纠正不良习惯等的矫治器的固位体。

5. 各种固定间隙保持器的固位体。

6. 冠折乳磨牙或年轻恒牙的修复。

7. 高龋风险患儿行全麻下牙病治疗时的乳磨牙。

【非适应证】

1. 金属过敏者。

2. 磨牙牙体形态异常或缺损面积过大难以获得足够固位者。

3. X 线片显示乳磨牙牙根吸收 >1/2。

【操作前准备】

1. 物品准备。

2. 术前进行充分沟通,向患儿及其家长介绍金属预成冠修复术的操作方法,可能出现的预后及注意事项,取得家长理解及患儿的配合,签署知情同意书。

【操作步骤】

1. **局部麻醉**　建议牙体预备前行局部浸润麻。

2. **牙体预备**

(1) 邻面制备:经牙体的切割使近远中面相平行,或使牙体呈很轻微的圆锥形。若第二乳磨牙为牙列中最后一个牙时,远中面的制备比近中面稍深达龈下。

(2) 颊舌面一般不需要制备,除非颊面近颈部 1/3 处特别隆起,此处预备时应掌握适度,以免使牙体与预成冠间的空隙过大。颊舌面与邻面相交线角应制备成圆钝移行状。

(3) 咬合面制备应注意对殆关系,去除约 1.0~1.5mm 的牙体。

3. **预成冠的选择**　现儿童口腔临床上常用的预成冠以其近远中径的大小标号,选择时应测量修复牙的近远中径,按牙位及其大小选择合适的预成。

4. **修整预成冠**　参照所制备牙的牙冠高度及颈缘曲线形态,剪除、修整成品冠的高度及颈缘,颈缘以达龈下 0.5~1.0mm 为宜。用各种冠钳调整咬合面的凹凸、恢复牙冠应有的隆起、缩紧牙颈部,尽力形成合适的解剖形态。

5. **抛光颈缘、试戴**　用金属剪修剪过的颈缘必须以细砂轮、橡皮轮等抛光,以免刺伤牙龈;粘固前必须调试,仔细检查咬合有无过高、牙颈部是否密合、预成冠的轴对修复牙及其在牙列中是否协调并观察其与邻牙的关系等。

6. **粘固**　确认预成冠合适后,调拌玻璃离子水门汀或聚羧酸锌水门汀进行粘接。

【注意事项】

1. 选用的金属冠过大、冠缘与牙颈部不密合、粘接冠的粘固粉被溶解等,都可使冠修复后容易脱落,因此在冠修复时一定要选用大小合适的冠,使冠与牙体紧密接触。

2. 年轻恒牙预备时强调尽量保存牙体组织,𬌗面去除尖锐的尖、嵴;颊舌面一般不需要制备;邻面预备使近远中面呈轻度的锥形,刃状边缘,牙颈部不能有肩台,边缘位于游离龈边缘下即可。

3. 金属预成冠咬合不宜过高,边缘不宜深入游离龈过长,以免刺激牙龈。

4. 有条件的情况下,推荐年轻恒牙金属冠在粘固之前拍摄咬翼片评估近远中冠边缘的位置及密合性。

5. 治疗完成后嘱患儿咬纱球 10 分钟,当日进食不用治疗侧咀嚼,不进食过黏食物。

6. 医嘱时强调儿童应每 3~6 个月定期检查。

第五节　树脂嵌体修复治疗

【原理】

恒牙列未发育完成前,年轻恒牙龋坏面积较大,或需要恢复邻接面咬合面时,嵌体可作为一种年轻恒牙缺损的美容修复方式,树脂是常采用的嵌体材料。树脂嵌体可避免口内树脂充填的聚合收缩,降低微渗漏,提高修复体的密合性和美观性。随着 CAD/CAM 技术的发展,过去需两步法完成的嵌体修复也可以在一个诊疗单元内完成。

【适应证】

缺损面积较大或邻接面、咬合面缺损的年轻恒牙。

【非适应证】

1. 缺损面积过大无法获得足够固位形和抗力形的患牙。

2. 患儿不合作。

【操作前准备】

1. 物品准备;

2. 术前进行充分沟通,向患儿及其家长介绍年轻恒牙嵌体的操作方法,可能出现的预后及注意事项,取得家长理解及患儿的配合,签署知情同意书。

【操作步骤】

1. 局部麻醉　建议牙体预备前行局部浸润麻醉。

2. 去净腐质,预备具有一定抗力形和固位形的洞型,洞壁无倒凹,所有轴壁应相互平行或向外展 2°~5°,与嵌体的就位道一致。

3. 预备洞缘斜面　一般在洞缘起于釉质厚度 1/2 处预备出宽度约 1.5mm 的 45°斜面,以去除无基釉预防釉质折断,增加边缘密合度。

4. 采用 CAD/CAM 技术获得印模,对树脂块切割成形,打磨抛光;若为开展 CAD/CAM 技术,则需取模,外送加工所制作嵌体,取模完成后采用暂时性充填材料封闭窝洞。

5. 试戴嵌体,检查咬合及密合性。

6. 选用合适的树脂粘接系统进行粘固后,再次检查咬合、邻接、密合性等。

【注意事项】

1. 推荐采用硅橡胶印模材料取模。

2. 牙体预备时注意保护牙髓。

3. 注意暂时性封闭窝洞时材料的密合性,避免刺激牙髓。

4. 粘固时注意严格隔湿。

(邹 静)

参 考 文 献

[1] 葛立宏.儿童龋病.儿童口腔医学[M].4版.北京:人民卫生出版社,2012.

[2] 简 A.索克斯曼.儿童口腔科临床技术手册[M].葛立宏,赵玉鸣,译.沈阳:辽宁科学技术出版社,2017.

[3] McDonald RE and Avery DR. Dental caries in the child and adolescent. Dentistry for the child and adolescent [M]. 10th ed. Mosby Inc,2016.

[4] John R. Christensen et al. Pediatric Dentistry:Infancy through Adolescence [M].6th ed.Elsevier Inc,2019.

第十二章　儿童牙齿发育异常的治疗

第一节　个别牙或部分牙先天缺失的治疗

可摘局部义齿修复

可摘局部义齿是利用天然牙和基托下黏膜及骨组织作支持,依靠义齿的固位体和基托来固位,利用人工牙恢复缺失牙的形态和功能,用基托材料恢复缺损的牙槽嵴及软组织形态,患儿能够自行摘戴的一种修复体。

【适应证】

过长的缺牙间隙,固定修复体无法获得足够的固位力,先天畸形导致的牙齿缺失,外伤导致的牙齿及牙槽骨缺失。

【禁忌证】

患儿无法配合者

【操作前准备】

1. 准备所需要的器械及材料。

2. 术前进行充分的沟通,向患儿家长解释说明制作可摘局部义齿目的意义、简要的操作方法、取得患儿家长的配合,签署知情同意书。

3. 使用免洗手消毒液洗手,戴口罩、帽子和手套。

【操作步骤】

1. **获取初印模,灌注石膏模型**　根据患儿颌弓的大小选择合适的成品托盘,托盘的宽度应比牙槽嵴宽 2~3mm,周围边缘高度应距离前庭沟底等黏膜反折处 2~3mm,唇、颊、舌系带处应充分避让开,呈切迹。上颌托盘后缘两侧应至翼上颌切迹,腭侧至颤动线后 3~4mm。下颌托盘后缘应盖过磨牙后垫。

2. **制作个别托盘**　标出余留牙及牙槽骨组织的倒凹,用蜡填倒凹。为保证余留牙部位的印模材料厚度,在其上包一层蜡片留作间隙。涂布分离剂,取厚度为 2mm 的光敏树脂预成片将其按压于初模型上,去除多余树脂,制作手柄,光照硬化后修整托盘边缘。

3. **制取精细印模**　将制作好的个别托盘在患儿口内试戴,检查托盘边缘是否适度,若边缘过长可用钨钢磨头修整。在患儿能配合的前提下可用边缘整塑膏对托盘进行边缘整塑,之后将边缘整塑膏材料均匀削去 1mm 厚度,最后用藻酸盐或者聚醚硅橡胶制取终印模,围模灌注。

4. **确定、转移颌位关系**　口内余留牙有充分的咬合支持且比较稳定时,只需要将口内明确的咬合关系复制到模型上即可。余留牙在口腔内有稳定咬合关系,但在模型上不太稳定,或不能再现口内情况或口内咬合关系亦不明确的情况,需要制作𬌗托记录上下颌的颌间关系。

5. **排牙**　根据缺隙的大小、宽窄、邻牙外形和颜色以及面型和对颌牙情况等选择相应的人工牙。

6. **戴义齿**　检查咬合关系、义齿基托边缘嵴组织面,调整咬合。

【注意事项】

获取初印模和精细印模时,一定要掌握好印模材料的用量,尤其是取上颌印模时,防止用量过多引起患儿恶心,影响下一步的治疗。另外,义齿需要随患儿年龄增长和颌骨发育而进行替换。

第二节　先天性无牙症的治疗

全口义齿修复

全口义齿由基托和人工牙组成,靠义齿基托与黏膜紧密贴合及边缘封闭产生的吸附力和大气压力产生固位,吸附在上下颌牙槽嵴上,借基托和人工牙恢复患者的面部形态和功能。

【适应证】

牙列缺失者。

【非适应证】

患儿无法配合者

【操作前准备】

1. 准备所需要的器械及材料。

2. 术前进行充分的沟通,向患儿家长解释说明制作全口义齿目的意义、简要的操作方法、取得患儿家长的配合,签署知情同意书。

3. 使用免洗手消毒液洗手,戴口罩、帽子和手套。

【操作步骤】

1. **获取初印模,灌注石膏模型**　根据患儿颌弓的大小选择合适的成品无牙颌托盘,托盘的宽度应比牙槽嵴宽 2~3mm,周围边缘高度应距离前庭沟底等黏膜反折处 2~3mm,唇、颊、舌系带处应充分避让开,呈切迹。上颌托盘后缘两侧应至翼上颌切迹,腭侧至颤动线后 3~4mm。下颌托盘后缘应盖过磨牙后垫。

2. **制作个别托盘**　在初模型上标出无牙颌应缓冲的部位,均匀涂厚度约 1mm 的蜡。对于上颌结节、下颌舌骨嵴下方的倒凹部位应用蜡完全消除,对于牙槽嵴顶部的组织凹陷、黏膜反折处等也应均匀涂厚度约 1mm 的蜡。涂布分离剂,取厚度为 2mm 的光敏树脂预成片将其按压于初模型上,去除多余树脂,制作手柄,光照硬化后修整托盘边缘。

3. **制取精细印模**　将制作好的个别托盘在患儿口内试戴,检查托盘边缘是否适度,若边缘过长可用钨钢磨头修整。在患儿能配合的前提下可用边缘整塑膏对托盘进行边缘整塑,之后将边缘整塑膏材料均匀削去 1mm 厚度,最后用藻酸盐或者聚醚硅橡胶制取终印模,围模灌注。

4. **颌位关系记录与转移**　为患儿转移颌位关系较为困难,𬌗平面规、面弓、𬌗叉、哥特式弓、肌电仪等无法用于患儿,确定垂直距离时可采用面形观察法,即在将上、下颌蜡合堤戴于患儿口内嘱其咬合时,上下唇刚好接触。确定水平关系可用触摸颞肌动度法。然后进行颌位关系转移,即上𬌗架。

5. **排牙**　该步骤主要由技师在技工室完成,由于患儿的髁道斜度小,故补偿曲线、横𬌗曲线宜平直。义齿的基托宜薄勿厚,以减小患儿不适感。

6. **戴义齿**　检查咬合关系、义齿基托边缘嵴组织面,调整咬合。

【注意事项】

与可摘局部义齿的注意事项相同。

第三节　畸形中央尖的治疗

对于已经萌出的畸形中央尖患牙,需要拍摄根尖片观察是否有髓角突入畸形尖内。低而圆钝的中央尖可不做处理,让其自行磨损。为防止中央尖折断和并发症的发生,可进行预防性充填法和中央尖加固法。分次调磨的方法由于存在不可预测性和牙髓暴露的风险,临床效果不肯定,不建议使用。

一、预防性充填法

【适应证】

细而高、易于折断的畸形中央尖;或者畸形中央尖已经折断,无自觉不适,临床及辅助检查均未发现牙髓状况异常者。

【操作前准备】

1. 准备所需要的器械及材料。

2. 术前进行充分的沟通,向患儿家长解释说明预防性充填法目的意义、简要的操作方法、可能出现的预后及注意事项,取得患儿家长的配合,签署知情同意书。

3. 使用免洗手消毒液洗手,戴口罩、帽子和手套。

【操作步骤】

1. 对畸形中央尖患牙进行局部浸润麻醉。

2. 安装橡皮障。

3. 一次磨除中央尖,在基底部制备洞型,深度 1.5~2mm,仔细检查是否有髓角暴露,根据情况用氢氧化钙制剂进行间接盖髓、直接盖髓或者部分冠髓切断术。

4. 充填修复。

【注意事项】

治疗过程中要严格进行无菌操作,再次告知患儿家长治疗后可能出现的牙髓症状。如疼痛、牙龈肿胀等情况,需及时到医院处理,根据牙髓感染情况和牙根发育情况,选择合适的治疗方法。

二、中央尖加固法

【原理】

伴随牙齿自然磨耗使得髓角内部修复性牙本质逐渐沉积,达到保护牙髓的作用。

【适应证】

适用于相对较粗,尚未建合的畸形中央尖。

【操作前准备】

1. 准备所需要的器械及材料。

2. 术前进行充分的沟通,向患儿家长解释说明中央尖加固法目的意义、简要的操作方法、可能出现的预后及注意事项,取得患儿家长的配合,签署知情同意书。

3. 使用免洗手消毒液洗手,戴口罩、帽子和手套。

【操作步骤】

1. 安装橡皮障。

2. 干燥牙面,酸蚀,冲洗吹干,涂布粘接剂,光照固化。

3. 树脂充填,高度平畸形尖,呈圆钝的塔状。

【注意事项】

需要对树脂磨耗情况进行定期监测,若出现明显磨耗甚至脱落,需要进行再加固,并检查牙根发育情况及髓角退缩情况。

第四节　弯曲牙的治疗

关于弯曲牙的诊疗,国内外文献资料多为单独病例报道,尚无统一的分类标准及治疗规范导萌牵引术,目前,牵引复位方法在临床上应用较为广泛,是利用年轻恒牙牙根正在形成的有利条件及年轻恒牙萌出潜力,使未发育完成的牙根部分在正常位置继续发育。

【适应证】

冠根及牙根弯曲,倒置或水平阻生的患牙。

【禁忌证】

牙根发育完成,且牙根弯曲严重者。

【操作前准备】

1. 准备所需要的器械及材料。

2. 术前进行充分的沟通,向患儿家长解释说明制作可摘局部义齿目的意义、简要的操作方法、取得患儿家长的配合,签署知情同意书。

3. 使用免洗手消毒液洗手,戴口罩、帽子和手套。

【操作步骤】

1. 固定矫治器排齐整平牙列,同时为弯曲牙开辟间隙。

2. 翻瓣暴露弯曲牙的部分牙冠,粘接附件,连接牵引装置。

3. 牵引加力。

4. 排齐整平牙齿。

5. 制取印模制作保持器,牙根稳定后去除保持器。

【注意事项】

牵引加力时前期采用微力,后期可适当加力,待牙齿于黏膜下可触及并且继续加力移动效果不明显时,切开牙龈暴露弯曲牙切端,在唇侧粘接托槽,上弓丝。施加不大于60g轻力,以免刺激牙髓与损伤牙周,引导弯曲牙类似牙齿自然萌出,以利牙周附着正常形成。牙齿排齐后,可适当修整牙龈形态,以达到较好的美学效果。

（王小竞）

参 考 文 献

［1］葛立宏. 儿童口腔医学［M］. 5 版. 北京:人民卫生出版社,2020.

［2］文玲英,吴礼安. 实用儿童口腔医学［M］. 北京:人民军医出版社,2016.

［3］吴国锋,张玉梅. 全口义齿临床修复规范［M］. 北京:人民军医出版社,2012.

［4］McDonald R,Avery D,Dean J Mosby. Dentistry for the Child and Adolescent［M］. 10th ed. St. Louis:Missouri,2016.

［5］Sreekanth K Mallineni,Sivakumar Nuvvula,Alex C H Cheung,et al.A comprehensive review of the literature and data analysis on hypo-hyperdontia［J］.Journal of oral science,2014,56(4):295-302.

第十三章　儿童牙髓病和根尖周病的治疗

第一节　乳牙牙髓病和根尖周病的治疗

一、间接牙髓治疗

乳牙间接盖髓术：间接盖髓术是指深龋近髓患牙，于洞底覆盖一层氢氧化钙相容性材料的盖髓剂，以保存牙髓活力的治疗方法。但是，因为深龋近髓，治疗时，一方面为了避免露髓，可保留洞底近髓处少量龋坏牙本质；另一方面，深龋的牙髓难免受到龋病感染的影响，其组织状况难以确定。通过盖髓治疗，不仅可促进龋坏牙本质再矿化，以及其下方修复性牙本质沉积，而且还可使牙髓组织，即使是可复性炎症或早期轻度的炎症，在消除感染的基础上也可恢复健康。因而，乳牙间接盖髓术是对牙髓的间接治疗，故又称之为间接牙髓治疗（indirect pulp therapy）。

【适应证】

深龋近髓患牙，没有不可逆性牙髓炎症状和体征，X线检查无病理性改变。

【操作步骤】

1. **去龋、制备洞型**　去净窝洞侧壁龋坏组织，在不露髓的情况下尽可能多地去除髓壁或洞底的腐质，保留洞底近髓处少量龋坏牙本质，去龋时使用低速球钻，避免使用高速球钻和挖匙。去龋同时制备洞型。

2. **盖髓**　清洗窝洞，棉球拭干，洞底覆盖盖髓剂。

3. **垫底、充填**　若不能确定牙髓状况需要观察牙髓反应时，可在盖髓后用丁香油氧化锌糊剂暂时充填观察，4~6 周若无症状可去除表层暂时充填材料、垫底永久充填。为了促进坏牙本质再矿化和修复性牙本质形成，也可观察更长时间，3 个月后再次永久充填。对于儿童，多数患牙是在覆盖盖髓剂后，即刻垫基底充填，一次性完成治疗。

4. **定期观察**　治疗后 3~6 个月复诊，经临床和 X 线检查，评估牙髓状况。若无敏感疼痛或软组织肿胀及牙根瘘管等症状和体征，修复体完好，X 线片观察未见牙根和根周病理性变化，则可继续观察。

二、乳牙牙髓切断术

乳牙牙髓切断术（pulpotomy-primary teeth）是在局部麻醉下切除或去除冠髓组织，用药物处理并覆盖于牙髓创面以保存根部健康牙髓组织的治疗方法。乳牙牙髓切断术依据使用的药物可分为两种类型：一种是在局部麻醉下将冠部牙髓组织切断与去除，于牙髓断面上覆盖氢氧化钙制剂或矿物三氧化物凝聚体（mineral trioxideaggregate，MTA）盖髓剂保存根部牙髓活力，并在创面上形成一层硬组织屏障的治疗方法。又称活髓切断术。

另一种是在局部麻醉下切除冠髓后，用甲醛甲酚（FC）处理牙髓创面并覆盖其糊剂，利用甲醛甲酚的作用，使其接触的牙髓组织固定防腐，此种治疗称 FC 切髓术。因切髓后根尖部分牙髓仍有活力，故又称为半失活牙髓切断术。

【适应证】

1. 乳牙深龋露髓或外伤冠折露髓,不宜进行直接盖髓者。

2. 乳牙部分冠髓牙髓炎。

【禁忌证】

1. 乳牙全部性牙髓炎或牙髓部分坏死。

2. 乳牙牙根吸收 1/3 以上者。

【操作步骤】

1. **麻醉和隔湿**　局部浸润麻醉,隔离手术区,隔湿,提倡使用橡皮障,并用吸引器排除唾液污染。

2. **去龋、制备洞型**　去净洞壁龋蚀组织,制备洞型。

3. **揭髓顶、去冠髓**　冲洗窝洞,用消毒牙钻沿洞底周边钻磨,揭去髓室顶,用锐利挖匙或用大号球钻去除冠髓。

4. **牙髓断面处理、盖髓**　生理盐水冲洗髓室,生理盐水湿棉球轻压断面止血,依据选择的药物对牙髓断面进行处理。

（1）甲醛甲酚或戊二醛液糊剂盖髓:用小棉球蘸取 1∶5 甲醛甲酚稀释液或 2% 戊二醛液放置牙髓断面上 1 分钟,以固定表面组织,然后将调制好的甲醛甲酚糊剂或戊二醛糊剂覆盖于牙髓断面,分别用该药液的湿棉球轻压使其与根髓密切贴合。

（2）氢氧化钙制剂盖髓:将调制成的氢氧化钙制剂盖于牙髓断面,厚度约 1mm,用盐水棉球轻压与根髓密切贴合。

（3）MTA 盖髓:将调制好的 MTA 盖于牙髓断面,厚度约 2mm,用盐水棉球轻压与根髓创面密切贴合。

5. **充填、修复、调𬌗**　盖髓后用聚酸锌水门汀、玻璃离子水门汀严密垫底,如果牙体组织能够提供足够支持,可用复合树脂或银汞合金充填、修复洞型并进行调𬌗。

6. **定期观察**　乳牙牙髓治疗后需定期观察般术后 3~6 个月复查有无病理性症状或体征,X 线检查有无病理性骨吸收或牙根吸收,以评估术后治疗效果。若有牙髓、根尖周炎症表现,需考虑进行根管治疗;若出现内吸收或牙根外吸收,则考虑拔除。

三、牙髓摘除术(乳牙根管治疗术)

牙髓摘除术(乳牙根管治疗术)是通过根管预备和根管消毒(药物消毒)去除感染物质对根尖周组织的不良作用,并用可吸收的充填材料充填根管,防止发生根尖周病或促进根尖周病变愈合的治疗方法。

过去,对于乳牙根管治疗一直存在争议:①乳牙根管系统很复杂,尤其是乳磨牙,常有副根管或侧支根管纵横交错,使牙髓坏死组织清理或根管预备相当困难;②乳牙尤其是乳磨牙根管壁薄,机械性预备时易导致根管壁侧穿;③乳牙牙根存在生理性吸收,其根尖孔位置常常不明确,根管预备时感染物质或器械易超出根尖,可能损伤继承恒牙胚。据此,曾有学者认为乳牙不宜进行根管处理。但临床研究表明,乳牙根管治疗的预后较好,保留了大量本需拔除的牙髓坏死或根尖周感染的患牙。目前是,乳牙根管治疗已成为乳牙牙髓病和根尖周病的最终治疗手段。

【适应证】

1. 牙髓炎症广泛可能涉及根髓,不宜行牙髓切断术的乳牙。

2. 牙髓坏死而应保留的乳牙。

3. 根尖周炎症而具保留价值的乳牙。

【禁忌证】

1. 牙冠破坏严重,或髓室底缺损明显而无法再修复的乳牙。

2. 根尖及根分叉区骨质破坏广泛,炎症累及继承恒牙胚的乳牙。

3. 广泛性根内吸收或外吸收超过根长的 1/3 者。

4. 下方有含牙囊肿或颌骨囊肿的乳牙。

【操作步骤】

1. 术前须摄取 X 线片了解根尖周病变牙根吸收和恒牙胚发育状况。

2. 局部麻醉或牙髓失活 对牙髓炎症或牙髓部分坏死的患牙,需要局部麻醉或牙髓失活后去除病变牙髓。

3. 常规备洞 去龋备洞,揭去髓室顶,使髓室充分暴露。

4. 根管预备 包括根管器械的预备、根管冲洗和吸干,其主要目的是清除根管内病变牙髓组织及其分解产物,微生物及其毒素,并除去根管内的残留感染物质或碎屑,及根管壁表层感染的玷污层等。用根管器械预备或清理根管,分别使用 3% 过氧化氢液,2%~5.25% 次氯酸钠液与生理盐水交替冲洗根管,随后吸干或吹干根管。

5. 根管消毒 根管干燥后,将蘸有上述的酚醛类药物的木榴油小棉球置于髓室内,或将上述的氢氧化钙糊剂、抗生素糊剂导入根管内与髓室底,以氧化锌丁香油糊剂封固窝洞消毒根管。

6. 根管充填

(1) 3~7 天若无症状,去除原封药,冲洗,吸干,在有效的隔湿条件下,将根管充填材料加压注入根管或反复旋转导入根管,玻璃离子垫底,常规充填修复。

(2) 3~7 天,若炎症未能控制或瘘管仍有渗液,可更换封药继续根管消毒,待症状消退后再行根管充填。

【注意事项】

1. 根管预备时勿损伤根尖周组织和恒牙胚。因临床上准确确定乳牙根管的工作长度有一定困难。通常,参照 X 线片,其工作长度较 X 线片上根尖距离短约 2mm 即可。

2. 勿用不可吸收材料充填根管,仅可以采用可吸收的,不影响乳恒牙替换的糊剂充填。

3. 不宜对乳磨牙牙龈瘘管进行搔刮术,以避免损伤乳磨牙根分叉下方的继承恒牙胚。乳磨牙根尖周病,包括根分叉部位的根周组织炎症,可通过根管治疗消除病变,达到治愈瘘管的目的。

4. 定期观察。根管治疗后须定期观察,术后 3~6 个月复查其临床表现与体征,修复体是否密合,有无继发龋及 X 线片观察是否有异常。

第二节 年轻恒牙牙髓病和根尖周病的治疗

一、年轻恒牙活髓保存治疗

活髓保存治疗(vital pulp therapy)是指保存活性牙髓的治疗,包括保存全部生活牙髓的治疗和保存部分生活牙髓的治疗。前者称盖髓术(pulp capping)后者称牙髓切断术(pulpotomy),故活髓保存治疗是指盖髓术和牙髓切断术。其中盖髓术又包括间接盖髓术和直接盖髓术。保存活髓治疗时应用的药物为盖髓剂。

临床上根据牙髓炎症的性质、程度,以及牙髓是否外露而选择上述不同的治疗,达到保存生活牙髓的目的。

由于生活牙髓和牙乳头对年轻恒牙萌出后的继续发育至关重要,在牙根尚未发育完全的年轻恒牙牙髓病治疗中,保存活性牙髓应是最符合生物学观点的首选治疗。对于儿童年轻恒牙,经过活髓保存治疗后,可使牙根续发育与根尖形成,故又称为根尖成形术(apexogenesis)。

(一) 间接牙髓治疗

间接盖髓术(indirect pulp capping)是指将药物(盖髓剂)置于接近牙髓的洞底,通过药物的作用,控制牙髓炎症,促进软化牙本质再矿化和修复性牙本质的沉积,保存全部牙髓活力,恢复牙髓健康的治疗。

【适应证】

1. 深龋近髓或外伤冠折近髓无明显牙髓炎症状的患牙。

2. 症状轻微,发病时期较短的可复性牙髓炎的患牙。所谓深龋近髓,即龋蚀破坏接近牙髓或牙髓即将暴露的状态,或于洞底髓角处出现透红点、脱钙点、极为敏感或极为疼痛点。而可复性牙髓炎即相当于炎症初期的牙髓充血。即当患牙受到冷、热温度刺激或酸、甜化学刺激时,立即出现瞬间疼痛反应,尤其对冷刺激反应更为敏感、迅速和强烈。但当刺激去除后,疼痛症状即可消除,或仅持续数秒随即缓解。

【禁忌证】

闭锁性牙髓炎、牙髓坏死等牙髓感染。

【操作步骤】

有一次法与二次法治疗。

一次法治疗如下:

1. 患牙局部麻醉。

2. 去龋、制洞。去幅、开扩洞口、用球钻尽可能去除深龋洞底感染软化牙本质,或保留接近牙髓处可能穿髓部位的少量软化或变色牙本质,以防露髓。

3. 冲洗、盖髓。去龋、制洞后用生理盐水冲洗窝洞,棉球拭干,于洞底覆盖盖髓剂(1~2mm 厚)。

4. 垫底、充填修复、调𬌗。

二次法治疗如下:

1. **第一次治疗**　患牙局部麻醉、去龋制洞冲洗、盖髓等均与一次法治疗相同,但于洞底覆盖盖髓剂后用氧化锌丁香油酚糊剂暂时封固窝洞,观察。

2. **第二次治疗**　暂封观察 8~12 周,如无症状,检查无异常,X 线片可见洞底处软化牙本质密度增强,近髓处有修复性牙本质沉积即可去除表层暂封材料,垫基底,充填修复与调𬌗,或者去除暂封材料与盖髓剂,再次去除洞底残留的软化牙本质,确认无露髓后,再行窝洞冲洗、盖髓、垫底、充填修复、调𬌗完成治疗。

通常,在完全去除感染的软化牙本质后有可能穿髓时,或不能判断牙髓状况而需观察牙髓反应时采用二次法治疗。而对深龋的年轻恒牙,若难以确定牙髓状况,应常规在洞底覆盖盖髓剂,使之尽可能得到保存生活牙髓的机会,有利于牙根的继续发育。

【注意事项】

1. **深龋牙髓状况的判断与治疗**

(1) 无自发性疼痛,仅有对冷刺激敏感反应的深龋牙髓的患牙方可选择间接盖髓术。

(2) 在难以判断其牙髓状况时,应采用治疗性诊断方法继续判断,即通过盖髓治疗再继续观察牙髓状况。观察中,一旦出现热刺激或自发性痛即改变治疗方案。

(3) 临床诊断已属不可复性牙髓炎不推荐间接盖髓术。可复性牙髓炎与不可复性牙髓炎鉴别的关键在于是否出现自发痛和对温度刺激的反应。前者无自发史,但对冷刺激可出现一过性敏感疼痛;后者一般有自发痛史,而且对温度刺激引起的疼痛反应程度重,持续时间长。不可复性牙髓炎可发生在牙髓的某一局部,也可能波及全部牙髓,甚至在炎症中心部位发生程度不同的化脓与坏死,故其自发痛的程度相差甚远。

2. **如何去除深龋的龋蚀组织,即可保留多少龋蚀组织**　为避免露髓带来的损伤和感染,去龋时应采用球钻轻轻操作,尤其洞底近髓处的去龋宜采用慢速球钻小心操作为宜。因软化牙本质为感染牙本质,非软化的变色牙本质细菌侵入较少,治疗时应将大部分感染的软化牙本质去除,仅保留近髓处少量软化的牙本质或变色的非软化牙本质。因前者治疗后可以再矿化,后者治疗后矿化度更高。

3. **术后定期观察哪些内容**　间接盖髓术后需定期观察,观察的内容包括有无临床症状牙髓是否有活力;X 线片显示洞底近髓处有无修复性牙本质沉积、髓室与根管内有无异常表现、根尖周有无病变,以及牙根是否继续发育等情况。若出现根尖延长、管腔缩小、管壁增厚等牙根继续发育现象,则说明牙髓是具有活力的。术后须定期观察到牙根发育完成为止。

（二）直接盖髓术

直接盖术（direct pulp capping）是用药物覆盖于新鲜暴露的牙髓面上，以保护牙并促进牙髓修复的治疗方法。

【适应证】

1. 外伤、去制洞造成的牙髓新鲜暴露点为针尖大小。

2. 无明显症状或症状轻微的深龋露髓。

【非适应证】

湿软的细菌侵入层腐质未去净而露髓；外伤后露髓时间过长或露髓孔有严重污染；有自发痛史等各种牙髓炎症状态。

【操作步骤】

1. 外伤、备洞造成牙髓暴露，或深龋备洞、去除深层软龋后，洞底髓角部位露髓，立即用生理盐水冲洗窝洞，并在有效的防混中尽快将盖髓剂覆盖露髓处，氧化锌丁香油水门汀暂时密封窝洞，观察。

2. 8~12 周，如果无症状，去除表层暂时封闭材料，磷酸锌水门汀垫底，充填修复，调𬌗。

3. 继续定期观察至根尖发育完成。

【注意事项】

1. 适应证的选择严格

（1）深龋露髓是否可直接盖髓术。过去认为，直接盖髓术仅适应于健康牙髓的新鲜暴露病例，而因龋病露髓的患牙则不宜使用。目前认为，对于年轻恒牙，如果症状轻微，损伤小，去龋后露髓也可试行直接盖髓术，术后可取得较好效果。但是，由于临床评价与组织学评价的不一致性，使龋损露髓的适应证选择较为困难，核心问题在于牙髓的健康状况难以明确。

（2）露髓点大小的问题。通常是牙髓的新鲜暴露，直径不超过针尖大小（约 1mm），可施行直接盖髓术。因露髓点越大，牙髓组织损伤越重，术后引起炎症反应的可能性愈大，从而影响暴露牙髓的硬组织愈合。但是有关露髓点大小对牙髓组织愈合的影响仍需继续观察与研究。

2. 手术操作无菌　直接盖髓术的所有操作都需注意无菌、隔湿与防止污染，而且还需避免对牙髓暴露点的探查致使机械损伤牙髓组织。

（三）牙髓切断术

牙髓切断术（pulpotomy）又称切髓术是指在局部麻醉下，切除病变牙髓，将药物（盖髓剂）覆盖于牙髓断面上，促使断面硬组织愈合，保存剩余牙髓活力的治疗。通常，切髓术是切除病变的冠部牙髓，于根管口的牙髓断面上覆盖盖髓剂，促使根管口部位的修复性牙本质沉积，保护根部牙髓活力的治疗。不论前牙或后牙，之所以多数选择根管口或牙颈部切断冠髓，是因为①限于目前检查手段，正确判断牙髓病变所涉及的范围较为困难，若判断失误，留下炎症感染的牙髓常可导致治疗失败，故目前仍多采用常规的切除炎症冠髓组织的切髓术；②于根管口或牙颈部切除冠髓，易掌握手术的切断部位；③根管口处的创面小，易使牙髓断面愈合。牙髓断面的愈合是沉积修复性牙本质的愈合，是硬组织的愈合。

【适应证】

1. 前牙外伤冠折、牙髓外露不宜直接盖髓者。

2. 深龋轻度牙髓炎或部分冠髓牙髓炎。

【非适应证】

各种牙髓的弥漫性感染的患牙。

【操作步骤】

1. 局部麻醉　用药、注射部位和注射剂量同拔牙麻醉。

2. 去龋、备洞　常规去龋制备洞形，冲洗窝洞，1% 碘酊擦拭各洞壁，有效隔湿。

3. 切除冠髓　用球钻沿一侧髓角或露髓点进入髓室，用提拉力量揭去髓室顶。用锋利刮匙刮除冠髓，或用慢速球钻磨去冠髓至根管口下 1mm 处。

4. **盖髓剂盖髓**　切除冠髓后生理盐水反复冲洗髓室,棉球拭干,立即将调制好的盖髓剂覆盖于根管口的牙髓断面上,约 1mm 厚,轻压,使盖髓剂与断面组织贴合,氧化锌丁香油酚水门汀暂时封固,观察。

5. **充填修复**　暂封观察 8~12 周,如无症状与异常,去除上层暂封料、磷酸锌水门汀基底、永久充填修复,调殆。

6. **定期观察**　至根尖发育完成。

【注意事项】

1. **无菌操作,轻巧操作**　手术全过程始终注意严格的无菌操作,备洞后立即吸唾并采用有效的隔湿。建议采用橡皮障隔湿法进行手术全过程治疗。采用锋利器械切髓轻巧操作,切忌拉扯,避免损伤剩余牙髓。

2. **冲洗清创,覆盖盖髓剂**　切髓后用生理盐水反复多次冲洗,以去净感染物质,达到清创目的。用生理盐水棉球拭压根管口以止血,止血后在牙髓断面上未形成血凝块之前立即覆盖盖髓剂,并使盖髓剂与牙髓断面贴合,而非与血凝块接触,氧化锌丁香油酚水门汀封固窝洞,观察。

3. **定期复查**　切髓术后,每 3 个月定期复查,当根尖继续发育完成后,可去除大部分暂封材料,垫底行外形修复。

二、年轻恒牙感染牙髓的治疗方法

(一) 根尖诱导成形术

根尖诱导成形术(apexification)是指牙根完全形成之前发生牙髓严重病变或根尖周炎症的年轻恒牙,在消除感染或治愈根尖周炎的基础上,用药物充填根管,诱导根尖部的牙髓或使根尖周组织沉积硬组织,使牙根继续发育和根尖形成的治疗方法。

根尖诱导成形术于 1960 年由 Kaiser 首先提出,1966 年,Frank 等学者提出"感染一经控制,使用根尖诱导剂可使牙根再度形成"的观点。因此,控制根管内感染,消除残留牙髓或根尖周组织的炎症以及诱导剂的应用是根尖诱导成形术成功的重要环节。

【原理】

1. **牙根未发育完全的年轻恒牙根端形态**　根管壁喇叭口状、根管壁平行状、根管壁内聚状,治疗时的根端状态取决于牙髓病变或发生坏死时的牙根发育。

2. **根尖诱导成形术所依赖的组织**

(1) 根尖部残留的生活牙髓:通过生活牙髓的分化或去分化产生成牙本质样细胞,沉积牙本质,促使牙根继续发育,形成的牙根近似于正常牙根。

(2) 根尖部的牙乳头:根尖存活的牙乳头,可分化为成牙本质样细胞,使牙根继续发育。

(3) 根尖周组织的上皮根鞘:当感染控制炎症消除后,部分上皮根鞘功能得以恢复,使根端闭合。

【适应证】

1. 牙髓病已波及根髓,不能保留或不能全部保留生活根髓的年轻恒牙。

2. 牙髓坏死或牙髓坏死并发根尖周炎的年轻恒牙。

根尖诱导成形术的适应证范围不是仅限于牙髓坏死并发尖周炎症,牙根停止发育的患牙,而且也适应于根端残留生活牙髓,或牙乳头尚未损害的患牙。其中并发根尖周炎的患牙治疗难度较大。

【操作步骤】

1. **备洞、开髓**常规制备洞型并开髓或揭髓室顶,开髓的位置和大小应尽可能使根管器械可直线方向进入根管。

2. **根管预备**仔细清理并预备根管,用 3% 过氧化氢或 5.25% 次氯酸钠与生理盐水交替冲洗,去除根管内坏死或感染的组织。对于急性炎症的患牙,在进一步治疗前,需建立有效的引流。

3. **根管消毒**　根管预备、冲洗、吸干后,于髓室内或根管内封入消毒力强刺激性小的药物,如抗生素药物或氢氧化钙制剂等,每周更换 1 次,至无症状或无渗出为止。若封抗生素糊剂,第 1 周更换药物后,可 1~2 个月更换 1 次,至尖周炎症消除为止。若用氢氧化钙制剂作为消毒剂消毒根管,则需 2 周左右更换 1 次,以防其被炎症组织吸收而失去消毒的效用。

4. 药物诱导,暂时封固,随访观察　去除根管内消毒药物,冲洗、吸干,用可诱导根尖成形的药物填入或注入根管内直达根尖。通常采用的诱导药物为氢氧化钙制剂,如注入型的 Vitapex 糊剂。填入或注入诱导药后,用水门汀暂时封固窝洞,3~6 个月定期复查 1 次,至根尖形成或根端闭合为止。复查时注意有无临床症状如有无疼痛、肿胀、有无瘘管,叩诊是否疼痛牙松动度情况及能否行使功能等,而且还需摄取 X 线片,观察根尖周组织和根尖形成状况。

5. 常规根管充填　当 X 线片显示根尖延长或根端闭合时,则可去除诱导药,常规根管充填基底、充填修复、调𬌗,可再继续观察。

【注意事项】

1. 控制根管内感染和消除牙髓或尖周组织炎症是根尖诱导成形术治疗的关键。因此,清理与冲洗根管内感染物质,依据所用消毒药物进行根管消毒,直至尖周组织炎症基本消除为止,再行药物诱导方可缩短疗程取得疗效。有的病例甚至在清理根管消除感染和炎症后,根尖即可继续发育或根端闭合。

2. 术前、术后和观察中应拍摄 X 线牙片。通过连续 X 线片可了解患牙根尖周炎症病变的消除情况、牙根尖继续发育或根端闭合状况等,以预测其疗程和效果。术中的 X 线片还可预测其牙根长度,以避免将感染物质推出根尖,或根管器械损伤牙乳头和尖周组织。

3. 掌握根管充填时机。患牙经诱导成形术治疗,当 X 线片显示根尖周病变愈合,牙根尖继续发育或根端闭合时为永久根管充填时机。除 X 线片检查外,还可通过探查以判断根尖发育或根端闭合状况,若探查时根尖端有钙化物沉积的阻力,也可为根管充填时机。

4. 疗程和效果的决定因素。根尖诱导成形术的疗程和效果不仅取决于牙髓尖周病变的性质和程度,而且取决于发生病变时牙根的发育状态及儿童患者的健康状况,因而治疗较为困难,疗程不等,对此应有充分思想准备。

5. Frank 根尖诱导成形术的根尖继续发育类型。实际上这 4 种类型是与患牙的牙髓、根尖周病变有关:A 型为根尖端有残留生活牙髓经治疗,可使根尖延长,管腔缩小,根端闭合;B 型为牙乳头未受损害,经治疗,可使根尖延长,根端闭合;C、D 型为牙髓坏死或并发根尖周炎症的病例,经治疗,可使根尖端或根尖内沉积硬组织屏障而出现探查阻力,X 线片未见根尖延长和管腔变化;因而,根尖继续发育类型的决定因素是:①根尖部是否残留生活牙髓;②根尖端牙乳头是否保留存活或是否受到损害;③根尖周组织中的上皮根鞘是否得到恢复。

(二) 根尖屏障术

根尖屏障术(apical barrier)是指用非手术的方法将生物相容性材料充填到根管尖部,即刻在根尖部形成一个人工止点。所用的材料较多,如磷酸三钙、冻干骨、冻干牙本质及 MTA 等,其中 MTA 应用最为广泛。

与氢氧化钙根尖诱导成形术相比,MTA 的根尖屏障术的优点有

1. 疗程短,对患者依从性要求低;

2. MTA 具有良好生物学封闭性能,可提高治疗成功率;

3. 可降低根折发生率。

(三) 牙髓血管再生治疗

牙髓血管再生治疗又称牙髓血供重建术(pulp revascularization),是于 2001 年由 Iwaya 等首次提出,是指牙髓严重病变或牙髓坏死尖周炎症的年轻恒牙,在控制根管感染和根尖周炎症的基础上,刺破根尖部组织出血,溢至根管内,形成根管内血凝块,为组织再生提供支架的治疗。

【原理】

1. 保存生活牙髓和牙乳头。

2. 控制剩余牙髓、牙乳头、尖周组织炎症。

3. 通过牙髓血供的重建为组织再生提供支架。

4. 达到牙根继续发育或尖周组织修复目的。

【操作步骤】

第一次治疗如下：

1. 术前 X 线片检查根尖周组织状况及牙根发育程度。

2. 备洞、开髓,揭去髓室顶,直线暴露根管口。

3. 用根管器械探查根尖部牙髓、尖周组织情况。

4. 2.5%~5.25% 次氯酸钠溶液、3% 过氧化氢、生理盐水反复冲洗根管。

5. 根管消毒。根管冲洗后,纸捻吸干,封入抗生素糊剂。

6. 暂封窝洞。

第二次治疗如下：

1. 术后 2 周,常规临床检查。

2. 去除暂封材料与根管内封药。

3. 反复冲洗根管并吸干。

4. 用根管器械刺穿牙髓或根尖周组织使之出血,并使血液溢至根管达到根管口下(牙釉骨质界下)2~3mm 处,待其形成血凝块(约 15 分钟)。

5. 玻璃离子水门汀基底、树脂充填、调殆观察。

根管消毒的抗生素糊剂配方。粉:甲硝唑∶环丙沙星∶米诺环素 =1∶1∶1;液:注射用水。

疗效评定

1. 临床评定

(1) 有无疼痛、有无异常松动。

(2) 有无黏膜肿胀或脓肿形成。

(3) 有无瘘管。

2. 影像学评定

(1) 根尖周病变缩小或消失。

(2) 牙根是否继续发育:根尖延长、管腔缩小、管壁增厚等。

(3) 根尖或根端是否闭合(封闭)。

【注意事项】

1. 治疗适应证尚不甚明确。

2. 仅有个别病例或小样本病例的临床报道,缺乏大样本及远期效果的评估。

3. 术后可能出现以下并发症:牙冠变色继发感染、根管钙化、是否需再行治疗等。

4. 除自身的凝固血液外,是否可使用生物材料作为根管内支架等。

(王小竞)

参 考 文 献

[1] 葛立宏. 儿童口腔医学[M]. 4 版. 北京:人民卫生出版社,2013.

[2] 文玲英,吴礼安. 实用儿童口腔医学[M]. 北京:人民军医出版社,2016.

[3] McDonald R,Avery D,Dean J Mosby. Dentistry for the Child and Adolescent [M]. 10th ed. St. Louis:Missouri,2016.

[4] Soxman JA. Handbook of Clinical Techniques in Pediatric Dentistry [M]. John Wiley & Sons,Inc,2015.

[5] Dentistry AAOP. Pulp Therapy for Primary and Immature Permanent Teeth [J]. Pediatr Dent,2017,39(6):325-333.

[6] Dentistry AAOP. Use of Vital Pulp Therapies in Primary Teeth with Deep Caries Lesions [J]. Pediatric Dentistry,2017,39(6):173-186.

[7] Pramila R,Muthu MS,Deepa G,et al. Pulpectomies in primary mandibular molars:a comparison of outcomes using three root filling materials [J]. INT ENDOD J,2016,49(5):413-421.

[8] Garrocho-Rangel A,Quintana-Guevara K,Vazquez-Viera R,et al. Bioactive Tricalcium Silicate-based Dentin Substitute as an Indirect Pulp Capping Material for Primary Teeth:A 12-month Follow-up [J]. Pediatr Dent,2017,39(5):377-382.

[9] Wunsch PB,Kuhnen MM,Best AM,et al. Retrospective Study of the Survival Rates of Indirect Pulp Therapy Versus Different

Pulpotomy Medicaments [J]. Pediatr Dent,2016,38(5):406-41.

[10] Chauhan A,Dua P,Saini S,et al. In vivo Outcomes of Indirect Pulp Treatment in Primary Posterior Teeth:6 Months' Follow-up [J]. ContempClin Dent,2018,9(1):S69-S73.

[11] Trairatvorakul C,Sastararuji T. Indirect pulp treatment vs antibiotic sterilization of deep caries in mandibular primary molars[J]. INT J PAEDIATR DENT,2014,24(1):23-31.

[12] George V,Janardhanan SK,Varma B,et al. Clinical and radiographic evaluation of indirect pulp treatment with MTA and calcium hydroxide in primary teeth(in-vivo study)[J]. J Indian SocPedodPrev Dent,2015,33(2):104-110.

[13] Garrocho-Rangel A,Quintana-Guevara K,Vazquez-Viera R,et al. Bioactive Tricalcium Silicate-based Dentin Substitute as an Indirect Pulp Capping Material for Primary Teeth:A 12-month Follow-up [J]. Pediatr Dent,2017,39(5):377-382.

第十四章 儿童牙外伤的治疗

第一节 断冠粘接术

一、冠折的断冠粘接

外伤切牙发生牙折后若断冠完整,对位良好则可以试行断冠粘接术恢复患牙完整性;由于断冠粘接术磨除牙体组织少,比较适合生长发育期儿童的过渡性修复治疗,待成年后改用其他永久性修复方法;另外断冠粘接术对粘接要求较高且保持时间与患儿使用情况相关,故应在家长知情同意和患儿配合下进行。

【操作步骤】

1. 检测牙髓活力和松动情况,排除牙齿根折和移位后,将断冠复位检查是否密合,确定能否将断冠复位粘接。

2. 确定可以进行断冠粘接后,将断冠保存在生理盐水中,每3天更换一次。处理牙齿松动等其他症状,如需进行牙髓治疗,应先进行牙髓治疗,待治疗结束,急性症状缓解后,可进行断冠复位粘接。

3. 制备釉质斜面和适当的固位抗力形态,对于牙髓治疗的牙齿,可以根据情况加树脂核或纤维桩以增加断冠粘接的固位力和抗力。

4. 用浮石膏清洁打磨两侧断面,酸蚀,冲洗,涂布粘接剂,光照,用双固化树脂粘接剂或流动树脂粘接两侧断面,釉质斜面和缺损部分用树脂修复,去除多余的材料,调𬌗,打磨,抛光。

二、复杂冠根折的断冠粘接

冠根折的断冠粘接,如果折断线在牙槽嵴顶之上,可以试行断端粘接,根据是否取下断端又分为直接粘接法和间接粘接法。

(一)直接粘接法

【适应证】

适用于牙冠断端松动在Ⅱ°以内并没有错位,一侧断端线在龈上可见(常在唇侧)。

【操作步骤】

1. 龈上断端用光固化流动树脂粘接。

2. 局麻下彻底揭净髓顶,行根管治疗术或部分根髓切断术。

3. 清理根管上段1/2~2/3,粘接纤维桩(最好跨越唇舌侧根折线2~3mm),修复断端。

4. 将原来用流动树脂粘接的地方磨开,制备固位槽。

5. 光固化复合树脂修复断端。

此方法的特点是操作相对简单,术中断端出血少,易行粘接操作。但由于没有取下断端,近远中和舌侧存在粘接盲区。

(二)间接粘接法

【适应证】

适用于牙冠断端极度松动并错位,或断端在龈缘处不易粘接者。

【操作步骤】

1. 局麻下取下断端,行根管治疗或者部分根髓切断术。

2. 清理根管上段 1/2~2/3,选择合适的纤维桩(最好跨越唇舌侧根折线 2~3mm)。

3. 在断冠的髓腔部分预备可容纳桩头的固位形,调整桩和断冠使断冠能够复位。

4. 粘接剂粘接纤维桩,注意不要溢出断面以免影响断冠复位。

5. 清理根面,充分止血,必要时结合电刀止血或者结合牙龈翻瓣术暴露牙根断面。

6. 树脂填充纤维桩和根管壁之间的空隙,修复断端。

此方法操作难度大,术中止血是成功的关键,可以通过排龈、局部注射含肾上腺素的麻醉药、使用止血凝胶或辅助激光止血。

第二节　牙 再 植 术

1. 操作步骤

(1) 用手或上前牙钳夹住牙冠,生理盐水冲洗清洁牙齿表面,除去明显的污染物。若污物附着在根面上不易冲洗掉,可用小棉球蘸生理盐水小心轻柔地把污物蘸掉,注意不要损伤牙周膜。

(2) 用生理盐水冲洗牙槽窝。

(3) 用轻柔的力量将牙齿再植,如遇阻力,应拿开牙齿,存于生理盐水中,检查牙槽窝有无骨折。

(4) 用弹性固定方式固定 7~10 天,若有正中𬌗存在明显早接触者,应使用全牙列𬌗垫。

2. 抗生素的应用　再植后应常规全身使用抗生素。抗生素治疗可以减少感染,并且可以在一定程度上减少牙根的吸收的发生。还需根据患儿免疫状态,评估是否需要打破伤风预防。

3. 牙髓的处理　全脱出年轻恒牙施行再植术后的牙髓处理常难以选择,一方面希望保存活髓使牙根继续发育,同时可提高再再植术的成功率;另一方面,由于全脱出的牙齿牙髓血管完全断裂,再植后牙髓成活的机会很小,一味地保留牙髓可造成根尖周组织感染,引发根内外吸收,导致再植术失败。牙根未发育完成的全脱出牙若能够迅速再植,其血管存在再生成的机会。一般来说,牙根发育在 NOLLA Ⅷ 以上时,建议实施根尖诱导成形术;对更加"年轻"的恒牙可试保留牙髓,密切观察牙髓的活力。

再植牙应在牙髓坏死分解前行牙髓摘除术,一般来说,在再植后 2 周内。即使是牙根完全形成的再植牙齿,氢氧化钙制剂也是首选的根管充填材料,因为其对于预防牙根吸收有一定益处。

【注意事项】

1. **再植的时间**　牙齿再植术成功的关键是尽可能保持离体牙牙周膜活性,故再植时间和离体牙保存是影响再植术的主要因素。牙齿脱出牙槽窝时间越短,成功率越高,15~30 分钟之内再植成功率较高,干燥保存 60 分钟后所有的牙周膜细胞将失去活性。

2. **离体牙的保存**　Andreasen 研究发现离体牙保存在自来水中超过 20 分钟,会导致再植牙牙根吸收。Kinirons 研究指出干燥保存时间超过 5 分钟,发生根吸收的危险性就大大增加了,如果干燥保存时间超过 60 分钟,牙周膜细胞几乎不可能存活。目前最理想的保存介质是 Hanks 平衡盐溶液(HBSS)和 ViaSpan,但通常难以在事故地点获得。也可以用生理盐水和牛奶(最好是 4℃左右)及唾液来替代。

3. **正确的再植术术式是影响再植术成功的重要因素**　再植术中固定的方式和时间也可影响愈合方式。固定方式应为弹性固定,固定时间:国际牙齿外伤学会建议小于 10 天;Andreasen 研究指出固定超过 6 周将显著降低牙周膜愈合的发生率。

4. **患者的年龄和牙根发育程度**　Andreasen 发现再植牙牙根发育越成熟,发生牙周膜愈合的机会越小。牙根未发育成熟的牙齿比发育成熟的恒牙虽然出现血管再生的机会更大,但其替代性吸收的发生率高于成人。

5. IADT 指南建议牙根发育完成的全脱位牙再植后 7~10 天内,拆除固定装置之前开始行根管治疗。

第三节　牙齿复位固定术

【原理】

合适的固定术可以为外伤牙提供充足的侧方支持,同时允许轻度的垂直向弹性,垂直向牵引可以促进成骨。

固定夹板必须在垂直向和水平向都存在轻度的动度以利于愈合。常见的夹板坚固度可以分为:弹性固定,比正常牙的动度大;半坚固固定,和正常牙齿动度相同;坚固固定,比正常牙齿动度小。

【适应证】

对于发生移位(包括全脱出)或者根折后上段伴发移位的外伤牙均需进行复位固定术。

弹性固定和半坚固固定有利于牙髓和牙周的愈合;坚固固定用于牙颈部根折和去除牙周膜和氟处理过的牙齿再植。

【操作步骤】

1. 患牙手法轻柔复位,后拍摄 X 线片确认复位准确。

2. 酸蚀剂涂布牙面中 1/3,冲洗,吹干后涂布釉质粘接剂,光固化粘接剂。

3. 测量并截取适合长度的夹板,核对夹板长度。

4. 涂布流动树脂于粘接剂表面。

5. 放置夹板于流动树脂之上,使夹板贴紧牙面后行光固化。

6. 再次将流动树脂浸润于夹板的纤维之间并行光固化。

7. 牙周夹板修整抛光。

【注意事项】

1. 不同的牙外伤类型固定时间不同:部分脱出 2 周,侧方移位 4 周,挫入性移位 6~8 周,全脱出 1~2 周,根中和根尖 1/3 折 4 周,牙颈部 1/3 根折 3 个月,牙槽骨骨折 4 周。

2. 根折牙髓的预后是良好的,作为紧急处理的一部分,建议不要摘除牙髓。应定期监测牙髓状态,目前没有明确证据表明预防性根管治疗对于根折有明显的意义。

（宋光泰）

参 考 文 献

[1] 葛立宏. 儿童口腔医学[M]. 4 版. 北京:人民卫生出版社,2012.

[2] 樊明文. 牙体牙髓病学[M]. 4 版. 北京:人民卫生出版社,2012.

[3] 龚怡. 牙外伤[M]. 2 版. 北京:人民卫生出版社,2017.

[4] Andreasen JO, Andreasen FM. Textbook and color atlas of traumatic injuries to the teeth [M]. 4th ed. Copenhagen: Munksgaard, 2007.

[5] Andreasen JO, Andreasen FM. Traumatic Dental Injuries: A Manual [M]. Oxford: Blackwell publishing Ltd, 2003.

[6] Abbott PV, Diagnosis and management of transverse root fractures [J]. Dental Traumatology, 2019, 35(6):333-347.

[7] Andersson L, Andreasen JO, Day P, et al. Guidelines for the Management of Traumatic Dental Injuries: 2. Avulsion of Permanent Teeth [J]. PEDIATRIC DENTISTRY, 2018, 40(6):424-431.

第十五章 咬合诱导

第一节 儿童时期的间隙管理

一、带环(全冠)丝圈式间隙保持器

带环丝圈式或全冠丝圈式间隙保持器(band/crown loop space maintainer) 是在选择的基牙上装配带环(全冠),在缺失牙处通过弯制的金属丝来维持缺隙的近远中距离。

【适应证】

1. 单侧第一乳磨牙早失。

2. 第一恒磨牙萌出后,第二乳磨牙单侧早期丧失的病例。拆除远中导板式间隙保持器后,也要换上此装置。

3. 双侧乳磨牙早失,用其他间隙保持器困难的病例。

【基本结构】

光面带环或金属预成冠及丝圈。

【优缺点】

1. **优点** 不易变形;无需摘戴,对患儿依从性要求低;对于单个乳磨牙早失,两侧邻牙存在的病例,保持效果较好,优于可摘式间隙保持器;全冠丝圈式间隙保持器尤其适用于基牙有龋坏或进行牙髓治疗后的牙齿。

2. **缺点** 仅能维持近远中间隙,不能维持垂直间隙;不适用于多个牙早失。

【操作步骤】

1. **基牙的预备** 带环(全冠)试戴,合适的状态下取印模。

2. **设计外形线** 在工作模型上设计丝圈位置,丝圈平行于缺牙区牙槽嵴,离开牙龈 1mm,丝圈的颊舌径要比继承恒牙的冠部颊舌径稍宽。丝圈与尖牙接触的位置要在远中面最突起点或此点稍下方。与乳磨牙或第一恒磨牙接触点应在接触面外形高点。

3. **丝圈的制作** 用 0.9mm 直径的不锈钢合金丝,从与乳尖牙或第一恒磨牙接触部开始弯曲,与带环(全冠)的焊接部位在颊舌角部,焊接后打磨抛光。

4. **焊接**。

5. **试戴与粘接** 先试戴带环(全冠)丝圈式间隙保持器,试戴时检查带环是否密合、有无压迫牙龈,与邻牙是否有接触、而不产生生力的作用,不良的隔湿是间隙保持器脱落的重要因素,粘接完成后再次检查咬合。

6. **医嘱** 定期复诊(每 6 个月),发现恒牙萌出时就诊,若出现损毁、松动、脱落及时就诊。

7. **复诊** 检查间隙有无缩小,恒牙是否萌出,检查带环或金属预成冠是否移位、是否变形、是否密合、粘接材料是否完好,检查丝圈是否脱焊、是否变形、与邻牙接触及与黏膜接触关系是否良好,如检查存在以上问题,而间隙仍需保持,需重做。

8. **拆除**　恒牙萌出。

带环(全冠)丝圈式间隙保持器尽量不要跨越多个牙位,因过长的丝圈强度不足以抵抗咬合力而易折断。

带环式间隙保持器一旦不需间隙保持,需拆除带环。全冠式间隙保持器一旦不需间隙保持,可去除金属丝圈,保留金属冠至乳牙脱落。

二、舌弓式间隙保持器

舌弓式间隙保持器(lingual arch space maintainer)是将舌弓的两端固定在第二乳磨牙或第一恒磨牙上,以保持牙弓周长和牙齿间隙的保持器。是一种用于下颌的保持器。多用于下颌乳牙列及混合牙列期多个后牙早失。通常在下颌切牙萌出后使用,以免影响其萌出。

【适应证】

1. 两侧第二乳磨牙或第一恒磨牙存在的病例。

2. 因乳磨牙早期丧失而近期内侧方牙即可萌出者。

3. 因适时拔除第二乳磨牙,需对其间隙进行保持时。

4. 两侧多个牙齿早失,使用可摘式间隙保持器患儿不合作佩戴者。

【基本结构】

下颌第一恒磨牙光面带环2个及舌弓。

【优缺点】

优点:对恒牙萌出期牙齿及基骨无影响,不需要调改或更换。

缺点:舌弓较长,易移位、变形;无法控制垂直向牙齿移动。

【制作技术】

1. 在基牙上试戴带环,取印模;双侧下颌磨牙试带环,带环可选择大一号,以便就位。

2. 在模型上设计外形线,将舌弓的前方设定在下颌切牙的舌侧,前端贴近下前牙颈部并远离黏膜1~1.5mm,也可在间隙部的近中设计支撑卡。

3. 将0.9mm直径的金属丝弯成舌弓,最后焊接。

4. 试戴及粘接　检查能否顺利就位,对黏膜有无压迫,舌弓是否与下前牙舌侧相接触而不产生力的作用。

5. 医嘱　定期复诊(每6个月),发现恒牙萌出时就诊,若出现损毁、松动、脱落及时就诊。

6. 复诊　检查间隙有无缩小,恒牙是否萌出,检查带环或金属预成冠是否移位、是否变形、是否密合、粘接材料是否完好,检查丝圈是否脱焊、是否变形、与邻牙接触及与黏膜接触关系是否良好,如检查存在以上问题,而间隙仍需保持,需重做。

7. 拆除　所保持间隙内所有牙萌出。

在下前牙区,舌弓外形线应与舌侧结节相接。对于未完全萌出的恒牙,不要人为造成牙齿萌出方向的改变,所以外形线不要与牙齿贴合(绕过该牙)。

三、Nance弓(腭弓)式间隙保持器

Nance弓(腭弓)式间隙保持器(Nance maxillary holding arch)与舌弓式间隙保持器的用途一致,用于上颌缺牙间隙保持,其前方不应与下颌前牙的切缘相接触。

【适应证】

1. 两侧第二乳磨牙或第一恒磨牙存在的病例。

2. 因乳磨牙早期丧失而近期内侧方牙即可萌出者。

3. 因适时拔除第二乳磨牙,需对其间隙进行保持时。

4. 两侧多个牙齿早失,使用可摘式间隙保持器患儿不合作佩戴者。

【基本结构】

上颌第一恒磨牙光面带环2个、腭弓及树脂腭盖板。

【优缺点】

优点:对恒牙萌出期牙齿及基骨无影响,不需要调改或更换。

缺点:Nance 弓较长,易移位、变形;无法控制垂直向牙齿移动。另外,树脂部分不易清洁,易造成黏膜炎症。

【制作技术】

1. 在基牙上试戴带环,取印模。

2. 在模型上设计外形线,腭侧弧线的前方通过上腭皱襞。

3. 将 0.9mm 直径的金属丝弯成 Nance 弓。

4. 在通过上腭皱襞的金属丝上放树脂,制作树脂腭盖板,压在腭盖顶部,从而防止上颌磨牙的近中移动,有利于固位。

5. 焊接。

6. 试戴及粘接　检查能否顺利就位,对黏膜有无压迫,Nance 弓是否与下前牙舌侧相接触而不产生力的作用。

7. 医嘱　定期复诊(每 6 个月),发现恒牙萌出时就诊,若出现损毁、松动、脱落及时就诊。

8. 复诊　检查间隙有无缩小,恒牙是否萌出,检查带环或金属预成冠是否移位、是否变形、是否密合、粘接材料是否完好,检查丝圈是否脱焊、是否变形、与邻牙接触及与黏膜接触关系是否良好,如检查存在以上问题,而间隙仍需保持,需重做。

9. 拆除　所保持间隙内所有牙萌出。

四、可摘式间隙保持器

可摘式间隙保持器(removable space maintainer)即功能性活动保持器相当于局部义齿,不仅能保持缺牙间隙的近远中长度,而且能保持垂直高度和恢复咀嚼功能。从美学角度看,可以改变患儿的颜面外形,特别是前牙缺失造成的上唇凹陷。恢复因缺牙造成的语音功能障碍,改进和克服口腔不良习惯。然而这种保持器需要患儿的密切合作。

【适应证】

乳磨牙缺失两个以上者,或两侧乳磨牙缺失,或伴有前牙缺失。

【基本结构】

树脂基托、义齿及固位体;如基托能固位良好,则无需固位体,否则,需增加固位体。

【优缺点】

优点:能够保持近远中间隙,同时可以控制牙齿垂直方向移动;能够有效恢复咬合高度;减少错𬌗畸形的发生;提高患儿咀嚼能力,促进颌骨正常发育,保障全身发育;利于发音和患儿心理健康;美观,可以改变颜面外形,特别是前牙缺失造成的上唇凹陷。

缺点:需多次调磨,增加复诊次数;随患儿生长发育,需要定期更换;可摘戴,需要患儿配合;体积较大,异物感强。

【制作技术】

原则上不用固位卡环。尤其应当避免在乳尖牙上使用卡环固位,因为它可影响乳尖牙间宽度的发育。

1. **制取牙模和咬合关系记录**　如该区域新拔除牙齿,则需在拔牙 2 周后取印模;缺失牙较多或需要恢复咬合关系,则需制作蜡堤,模型需要上𬌗架制作。

2. **设计外形**　原则是唇颊侧不用基托或尽可能小,以免有碍生长发育。若因缺失牙位过多,需加唇颊侧基托固位者,应考虑基托高度,避免影响牙槽骨正常生长发育。基托的外形线亦应随着年龄的增加做相应的改变:①4 岁之前,基托外形线应位于牙槽嵴顶到前庭沟距离的 1/2 以内;②4~5 岁,基托外形线应位于牙槽嵴顶到前庭沟距离的 1/3 以内;③5~6 岁,基托外形线应位于牙槽嵴顶到前庭沟距离的 1/4 以内。第二乳磨牙或第一恒磨牙近中面的倒凹,给保持器提供了一个较好的固位条件,可利用单臂卡环固位,前牙部位的舌侧基托应离开舌面 1~2mm,避免前牙移位。

3. **卡环和唇弓** 在上颌第二乳磨牙或第一恒磨牙可放箭头卡或单臂卡环,在下颌采用单臂卡环。在恒切牙未完全萌出时,尽量避免在尖牙上使用卡环固位,以免影响尖牙间距的增长。下颌两侧乳磨牙缺失,也可不设计卡环,将基托延长至远中基牙的舌侧中部,靠基托来固位。

4. **试戴** 检查就位是否顺利,固位是否良好,黏膜是否受到压迫。

5. **医嘱** 摘戴、清洗及保存方法,定期复诊,如有不适及时复诊,恒牙萌出及时复诊。

6. **复诊** 检查间隙保持器是否破损、变形,检查恒牙是否萌出。若恒牙萌出,则需磨去间隙保持器相应部位基托及义齿,为恒牙萌出提供通道。检查基托与黏膜是否贴合,有无压迫。

7. **拆除条件** 间隙保持区域恒牙全部萌出。

五、远中导板式间隙保持器

远中导板式间隙保持器(distal shoe space maintainer)用第一乳磨牙作基牙,戴入预成的或自制的合金全冠,冠的远中端焊接弯曲导板,插入牙槽窝内,远中导板贴合于未萌出的第一恒磨牙的近中面。

【**适应证**】

适于第二乳磨牙早失、第一恒磨牙尚未萌出或萌出中。

【**基本结构**】

金属预成冠及远中导板。

【**优缺点**】

优点:解决了第一恒磨牙尚未萌出或未完全萌出情况下的间隙保持问题。

缺点:制作过程较为复杂;无法控持牙齿垂直方向移动;有潜在性断裂和感染问题;由于第一恒磨牙的萌出,易造成间隙保持器移位,导致间隙保持失败,或损伤黏膜。

【**制作技术**】

1. **基牙预备** 选择合适的第一乳磨牙金属预成冠,或取牙模制作第一乳磨牙的全冠。

2. **X线测量** 从X线片上测量远中导板的长度及高度,其高度应伸展到第一恒磨牙外形高点下1mm。

3. **制作牙模** 将X线片上测量的长度及高度标记在牙模上,并在牙模上制作必要的间隙,为插入导板做准备。

4. **远中导板制作** 用宽约3.8mm、厚1.3mm的预成腭杆,弯曲成合适的角度,插入牙模制作的间隙中,为防止对颌牙伸长,导板水平部与咬合面平齐,为避免咬合压力,导板水平部尽可能小。最后焊接于第一乳磨牙的预成冠远端,抛光。

5. **试戴及粘接** 拔除第二乳磨牙,止血后,试戴保持器,也可再次做X线检查,观察与第一恒磨牙的关系是否合适,必要时可再做调整,合适后用水门汀粘接。

6. **医嘱** 定期复诊,不适随诊。

7. **复诊** 检查间隙保持器是否损毁、变形,第一恒磨牙是否萌出,如第一恒磨牙萌出,换用丝圈式间隙保持器。

8. **拆除** 第一恒磨牙萌出。

六、戴间隙保持器后的管理

原则上3~4个月应来院定期检查一次,主要检查以下方面:

1. 确认是否达到间隙保持的目的。

2. 是否引起牙龈、黏膜、邻牙和其他牙齿损伤。

3. 是否影响继承恒牙萌出。

4. 有无变形、破损。

5. 是否需要调整及更换。

6. 是否需调整咬合关系。

7. 患儿是否已经习惯,可摘式能否坚持佩戴。

8. 检查邻牙及存留牙齿的龋坏。

9. 患儿是否有不良习惯。

10. 是否影响牙齿生理性移动及颌骨发育。

11. 患儿的口腔卫生状态。

12. 是否需要拆除及预测拆除时间。

13. 根据具体情况决定下次复诊时间。

第二节　口腔不良习惯的破除

儿童口腔不良习惯主要包括:吮指、吐舌、异常唇习惯、口呼吸、偏侧咀嚼及夜磨牙习惯等,均可影响咬合的正常发育。当患儿无法主动破除口腔不良习惯时,可利用矫治器破除不良的口腔习惯,阻断畸形的发生发展。

一、吮指习惯的破除

【矫治器选择】

唇挡矫治器,舌(腭)刺矫治器。

【操作步骤】

1. **初诊**　取印模,模型制备,制作矫治器。

2. **首次复诊**　试戴矫治器,调节矫治器固位。

3. **复诊检查**　4~6 周复诊,检查吮指习惯破除情况。

4. **疗程**　3~6 个月,并保持 1 个月。

二、吐舌习惯的破除

【矫治器选择】

带腭刺的上颌活动矫治器,在上颌活动矫治器的基托上包埋弯制成栅栏型的不锈钢丝,除了吃饭及刷牙以外全日佩戴,此矫治器可防止舌前伸,使舌不能吐出。

其他装置:前庭盾、带腭珠的上颌固定矫治器。前庭盾主要用于伴开𬌗的 6 岁以上儿童,这种方法还可产生唇功能训练作用。带腭珠的上颌固定矫治器是将套有腭转轮的腭杆焊在磨牙带环上。其原理是通过腭转轮刺激舌有意识地使之转动,从而产生主动的舌功能训练作用。

【操作步骤】

1. **初诊**　取印模,模型制备,制作矫治器。

2. **首次复诊**　试戴矫治器,调节矫治器固位。

3. **复诊检查**　4~6 周复诊,检查舌习惯及开𬌗矫治情况。

4. **疗程**　4~6 个月,并保持 3 个月。

三、咬唇习惯的破除

【矫治器选择】

上下颌唇挡矫治器,可纠正咬唇习惯,但无唇功能训练作用。

前庭盾可使唇与牙隔离,防止吮吸。

【操作步骤】

1. **初诊**　取印模,模型制备,制作矫治器。

2. **首次复诊**　试戴矫治器,调节矫治器固位。

3. **复诊检查**　4~6 周复诊,检查咬唇习惯矫治情况。

4. **疗程**　3~6 个月,并保持 3 个月。

四、口呼吸不良习惯的破除

首先应治疗急性或慢性呼吸道疾病,方可从根本上纠正口呼吸,也有利于所致错𬌗畸形的矫治。待病因去除后,方可佩戴矫治器,破除口腔不良习惯。若已形成错𬌗畸形,则需佩戴相应的矫治器矫治畸形。

【矫治器选择】

前庭盾是较为常用的矫治器,在口呼吸患者,前庭盾可帮助建立口腔的前部封闭,而使口呼吸终止,可以间接地诱导舌回到正常位置,并帮助建立口腔的后封闭。

【操作步骤】

1. **初诊**　取印模,模型制备,制作矫治器。
2. **首次复诊**　试戴矫治器,调节矫治器固位。
3. **复诊检查**　4~6 周复诊,检查口呼吸习惯破除情况。
4. **疗程**　3~6 个月,并保持 3 个月。

五、偏侧咀嚼

纠正偏侧咀嚼,首先必须去除病因,治疗龋齿,缺牙应予修复或做功能性间隙保持器,错𬌗畸形也应进行治疗。然后教患者加强废用侧的咬肌锻炼,使用该侧咀嚼。全口进行调磨,使其能咀嚼自如,鼓励患者交换使用两侧牙齿咀嚼。

六、夜磨牙习惯

1. 𬌗的介入治疗和重建途径,运用𬌗垫、修复、调𬌗、正畸治疗等手段,解除𬌗干扰,建立良好的𬌗平衡,减轻或消除磨牙症。
2. 心理和行为学途径,嘱患者消除精神紧张、缓解情绪压力,心理方面的自我暗示和催眠对磨牙症均有一定的疗效。
3. 其他方法:改善睡眠姿势,特别是注意避免俯卧位和侧卧位;咀嚼肌按摩,每次发作时,用拇指和中指卡在患儿的双侧咀嚼肌上轻轻按摩,直至患儿停止磨牙,尽量不要惊醒患儿。

第三节　反𬌗的治疗

一、前牙反𬌗的矫治

前牙反𬌗在儿童能配合的情况下,应尽早开始治疗,早期治疗疗程短,方法简单且费用低。治疗以恢复下颌正常咬合位置,改善骨面形,解除前牙反𬌗,促进上颌发育,抑制下颌过度发育为目的。乳前牙反𬌗治疗时机为 3~5 岁,疗程一般为 3~6 个月。针对前牙反𬌗的不同病因,采取不同的矫治方法。

（一）上颌𬌗垫式活动矫治器

【适应证】

上颌多个牙反𬌗,上颌前牙牙轴舌向或直立,并有轻度间隙不足牙列不齐者。并要求有适当的固位基牙和佩戴活动矫治器合作的患儿。

【操作步骤】

1. **初诊**　取印模,模型制备,制作矫治器。在上颌腭托两侧后牙上制作𬌗垫,将上下前牙咬合打开,在每个反𬌗牙的舌面放置双曲舌簧,用以推动前牙向唇侧移动。
2. **初次复诊**　佩戴矫治器,调节矫治器固位并打开舌簧 1~2mm 以加力。
3. **复诊检查**　每 2~4 周复诊,检查覆𬌗、覆盖的改变情况,每次打开舌簧 1~2mm 以加力,待反𬌗解除后分次逐渐磨除𬌗垫,每次磨除 1~2mm。

4. 结束及保持   反𬌗纠正,后牙咬合恢复接触后,停戴矫治器,一般 4~12 周,观察 1~3 个月。

（二）下颌斜面导板

【适应证】

牙齿排列整齐的乳牙反𬌗和反覆盖较轻的病例。反覆𬌗较浅患儿应慎用,因戴入斜面导板时,后牙无接触,有升高后牙的作用,易形成前牙开𬌗。

【操作步骤】

1. **初诊**   取印模,模型制备,制作矫治器。在石膏模型上用自凝树脂制作下颌尖牙间联冠式斜面导板。此导板的斜面向舌方与下颌切牙长轴约呈 45°角。咬合时与反𬌗牙接触,与上颌腭侧黏膜组织无接触,后牙咬合面离开 2~3mm。反𬌗牙在斜面上发生向前方移动而下牙弓向后的作用。

2. **初次复诊**   佩戴矫治器,调节矫治器固位及斜面导板斜度。

3. **复诊检查**   每 2~4 周复诊,检查覆𬌗、覆盖的改变情况,调磨导板的斜度与高度,保持与前牙 45°关系,逐步降低斜面高度。

4. **结束及保持**   反𬌗纠正,后牙咬合恢复接触后,停戴矫治器,观察 1~3 个月。

（三）调磨乳尖牙

【适应证】

因上下颌乳尖牙磨耗不足形成咬合干扰所导致的功能性乳前牙反𬌗。分次调磨乳尖牙牙尖,可以纠正乳前牙反𬌗。调磨部位为上颌两侧乳尖牙牙尖和近中切缘以及下颌两侧乳尖牙牙尖和远中切缘。

【操作步骤】

1. 初诊   检查咬合关系,照相记录。

2. 调磨造成𬌗干扰的上下乳尖牙牙尖。调磨不超过 1mm/次。检查𬌗干扰去除后下颌能否退回正常位置,下颌能自行调整位置者,可暂不做矫治器。

3. 复诊检查   每 2~3 周复诊,检查咬合关系,特别是下颌后退情况。继续调磨牙尖,照相记录。

4. 结束及保持   将反𬌗纠正后,检查咬合稳定后,结束调磨。观察 1~3 个月。

（四）上颌前方牵引器

【适应证】

上颌骨发育不足的骨性前牙反𬌗病例。

【操作步骤】

1. **初诊**   取印模,模型制备,制作上颌𬌗垫式活动矫治器,并在乳尖牙近中放置牵引钩,在上颌腭托两侧后牙上做𬌗垫,将上下前牙咬合打开。

2. **初次复诊**   佩戴矫治器,调节上颌𬌗垫式活动矫治器固位,口内佩戴𬌗垫式矫治器的同时,配合口外上颌前方牵引器,用以牵引上颌,牵引方向与咬合平面呈 20~30°角,牵引力每侧 300~500g,每日 14 小时。

3. **复诊检查**   每 2~4 周复诊,检查覆𬌗、覆盖的改变情况,调节前方牵引器,待反𬌗解除后分次逐渐磨除𬌗垫,每次磨除 1~2mm。

4. **结束及保持**   反𬌗过矫正后,停戴前方牵引器,观察 1~3 个月。

（五）FR-Ⅲ型肌功能矫治器

【适应证】

功能性前牙反𬌗病例,主要是利用咀嚼肌的力量及改变口周肌肉力量的平衡,促使上颌骨向前轻度生长、上前牙唇向倾斜、下前牙舌向倾斜,达到矫正前牙反𬌗的目的。

【操作步骤】

1. **初诊**   取印模,模型制备,用蜡堤在下颌最大程度后退时记录咬合关系,上𬌗架,制作 FR-Ⅲ型肌功能矫治器。上唇挡、颊屏的上颌部分与上齿槽之间约 3mm 间隙,消除唇肌及颊肌对上颌骨生长的抑制作用。颊屏的下颌部分与下齿槽相贴合,传达颊肌压力,抑制下颌生长。下唇弓与下前牙唇面相贴,协助保持下颌后缩位置。

2. **初次复诊**　佩戴矫治器,调磨磨损黏膜处,每天至少 12~14 小时。

3. **复诊检查**　每 2~4 周复诊,检查覆𬌗、覆盖的改变情况。

4. **结束及保持**　反𬌗过矫正后,停戴 FR-Ⅲ型肌功能矫治器,观察 1~3 个月。

（六）咬撬法

【适应证】

合作程度较高的儿童,个别前牙的反𬌗可以利用较狭窄的木质压舌板进行纠正。主要用于未完全萌出的,尚未形成锁𬌗的个别牙反𬌗,不适于接近完全萌出的牙齿。

【操作步骤】

1. **初诊**　检查咬合关系,照相记录。示范咬撬法,压舌板与上颌前牙长轴呈 45°,上下颌前牙咬合力度合适(牙龈发白即可),一天中至少保证每小时 5 分钟。

2. **复诊检查**　每 2~3 周复诊,检查覆𬌗及覆盖的改变,照相记录。

3. **结束及保持**　将反𬌗纠正后,结束咬撬,不需保持。

（七）头帽颏兜

【适应证】

下颌发育过度的骨性前牙反𬌗。

【操作步骤】

1. **初诊**　检查咬合关系,照相记录,试戴头帽颏兜,调整力度为 250~400g。

2. **复诊检查**　每 2~4 周复诊,检查咬合关系,特别是下颌前伸矫治情况,照相记录。

3. **结束及保持**　将下颌反覆盖减小到 1mm 时,下颌前伸习惯停止后,停止佩戴,换用𬌗垫式活动矫治器继续矫治乳牙反𬌗。

二、后牙反𬌗的矫治

单侧或双侧后牙反𬌗常由于上颌牙弓狭窄所致,可利用活动矫治器扩宽上颌牙弓。若为上颌骨宽度发育不足,则应在生长发育高峰期前及生长发育高峰期,扩开腭中缝。

【矫治器选择】

1. 螺旋扩大器式活动矫治器用于单、双侧后牙反𬌗,上下颌牙弓狭窄的乳牙列、混合牙列和年轻恒牙列。螺旋扩大器置于双侧基托中央,软硬腭交界处。

2. 双分裂簧式活动矫治器适应证同螺旋扩大器式活动矫治器。分裂簧可用直径 0.8~0.9mm 的不锈钢丝弯制成菱形或椭圆形,扩弓簧放置在上颌两侧第一前磨牙舌尖部位。

3. W 腭弓矫治器适用于双侧后牙反𬌗、上颌牙弓狭窄、患儿佩戴活动矫治器不能合作者。制作磨牙带环,用直径 0.8~0.9mm 的不锈钢丝制作 W 形或四角形腭弓,将腭弓与带环焊接成一体。

【操作步骤】

1. **初诊**　取印模,模型制备,制作矫治器。

2. **初次复诊**　佩戴矫治器,调节矫治器固位,初次加力,交代注意事项。

3. **复诊检查**　每 2~4 周复诊,检查患儿戴用情况,扩弓效果,反𬌗解除情况,是否需要磨改𬌗垫,矫治器固位,螺旋扩弓器由患儿家长自行加力,其他矫治器 2 周复诊一次,由医师加力。

4. **结束及保持**　上颌牙弓扩展,𬌗干扰解除,后牙反𬌗过矫正,保持 3 个月。

三、个别牙反𬌗的矫治

混合牙列期,出现个别牙因异位萌出(牙胚位置异常或萌出异常)可能形成个别前牙反𬌗,危及牙体、牙周健康及口周功能发育,应当及早矫治。

【矫治器选择】

1. 上颌𬌗垫式活动矫治器配合双曲舌簧。

2. 2×4 局部固定矫治器。

3. 反殆牙无足够间隙唇倾时,应先进行间隙扩展或扩弓矫治。

【操作步骤】

1. 上颌殆垫式活动矫治器配合双曲舌簧操作步骤

(1) 初诊:取印模,模型制备,制作矫治器。在上颌腭托两侧后牙上做殆垫,将上下前牙咬合打开。在反殆牙的舌面放置双曲舌簧,用以推动前牙向唇侧移动。在前牙区弯制双曲唇弓,防止反殆牙过度唇侧倾斜。若间隙不足,可配合螺旋弓扩大器。

(2) 初次复诊:佩戴矫治器,调节矫治器固位并打开舌簧 1~2mm 以加力。

(3) 复诊检查:每 2~4 周复诊,检查覆殆、覆盖的改变情况,每次打开舌簧 1~2mm 以加力,待反殆解除后分次逐渐磨除殆垫,每次磨除 1~2mm。

(4) 结束及保持:反殆纠正,后牙咬合恢复接触后,停戴矫治器,观察 1~3 个月。

2. 2×4 固定矫治器操作步骤

(1) 初诊:拍摄全口牙位曲面体层 X 线片,观察上颌切牙牙根长短,长度达到 2/3 时可以使用该矫治器,拍照记录。

16 牙、26 牙粘接带环,11 牙、12 牙、21 牙、22 牙粘接托槽,0.012mmNiti 圆丝入槽结扎,末端回弯。

(2) 复诊检查:每 4 周复诊,检查个别牙的位置改变情况,按顺序更换弓丝。若间隙不足,可放置推簧。

(3) 结束及保持:反殆纠正,咬合关系良好,拆除矫治器,佩戴保持器。

第四节　混合牙列期牙列拥挤的矫治

一、混合牙列期牙列拥挤度预测

1. 牙列拥挤度定义

$$牙列拥挤度 = 牙弓应有长度 - 牙弓现有长度$$

牙弓应有长度:第一恒磨牙前,牙弓内各个恒牙牙冠近远中最大宽度之和。

牙弓现有长度:即牙弓整体弧度的长度。分为 4 段,即一侧的切牙与尖牙,第一前磨牙近中至第一恒磨牙近中接触点,两侧共 4 段。分段测量其长度后,再将各段长度相加,其总和为牙弓现有弧形长度即可用间隙。也可用铜丝法进行测量。

2. 拥挤度预测　因混合牙列期仅有部分继承恒牙萌出,只能通过模型测量预测牙弓长度,以确定牙列拥挤度的方法称为牙列拥挤度预测法。目前临床常用预测方法主要包括:小野回归方程式预测法、牙片预测法及 Moyers 混合牙列分析法等。

(1) 小野回归方程式预测法:以模型为基准,测量已萌出的上下颌中切牙、侧切牙近远中径的长度,用特定回归方程式预测未萌出的侧方牙群(尖牙、第一前磨牙、第二前磨牙近远中径)的长度的方法。

计算公式:

1) 下颌 4 个切牙:上颌侧方牙群

男:$Y=0.534X+10.21+0.58$

女:$Y=0.573X+9.02+0.61$

2) 下颌 4 个切牙:下颌侧方牙群

男:$Y=0.523X+9.73+0.50$

女:$Y=0.548X+8.52+0.56$

3) 上颌 4 个切牙:上颌侧方牙群

男:$Y=0.389X+10.28+0.58$

女:$Y=0.421X+9.03+0.61$

Y:未萌出侧方牙群的长度,是单侧尖牙、第一前磨牙、第二前磨牙近远中径之和的预测值。

X:已萌出的 4 颗上或下颌中切牙、侧切牙近远中径的长度之和。

计算步骤:①分规测量模型的牙弓现有长度(牙槽嵴长度);②测量已萌出的4颗切牙的宽度,并求和;③②中得数即为X,依据选定的公式,代入求Y,即为侧方牙群宽度预测值。

若上颌4个切牙已完全萌出,首选计算公式3)预测上颌侧方牙群。

(2) 牙片预测法:混合牙列期,若4颗切牙未完全萌出时,可在X线片上测量牙冠宽度后利用以下公式计算出未萌切牙的宽度,进而用小野回归方程式法对未萌出侧方牙群近远中径长度进行预测。

$$X=\frac{Y\cdot X'}{Y'}$$

X为预测恒牙宽度,X′为X线牙片上未萌恒牙宽度;Y为模型上已萌乳切牙宽度,Y′为X线片上同一乳切牙的宽度。但是,如果牙的位置旋转、形态异常,用此法预测不准确,此时可参考对侧已萌出的同名牙的宽度进行测量。

(3) Moyers混合牙列分析法:Moyers法(1973)是较常用的牙列拥挤度预测法,是用下颌恒切牙的牙冠宽度之和来预测混合牙列期未萌出的上下颌尖牙与前磨牙牙冠宽度的方法。

牙弓应有长度与牙弓现有长度之差或必需间隙与可用间隙之差,即为牙弓的拥挤度。

二、混合牙列期牙列拥挤的矫治

根据所测出的结果判断牙列的拥挤度,若拥挤度在+1mm之内,则维持现状,应用被动咬合诱导的方法维持间隙;若拥挤度在1~5mm之内,需采用主动咬合诱导治疗,可选用螺旋弓扩大器等扩大间隙来保证牙齿足够的萌出空间;若拥挤度>5mm,则由于前磨牙近远中径的长度为7mm左右,则相当于一个前磨牙的萌出间隙不足,可考虑序列拔牙法(以上数据仅供参考,具体治疗方案的确定应结合患者年龄、面型、口腔健康状况等)。

1. **片切法**　混合牙列期轻度拥挤患儿,可适当磨除相邻乳牙。

【适应证】

切牙替换完成后出现拥挤,可片切乳尖牙近中邻面牙釉质。侧方牙群替换期,第一前磨牙萌出间隙不足的病例,可磨除部分第二乳磨牙近中邻面牙釉质。因第二乳磨牙牙冠近远中径大于第二前磨牙,乳牙侧方牙群牙冠近远中径大于恒牙侧方牙群。

【操作步骤】

磨除乳牙部分牙釉质,以使恒牙顺利萌出。磨除的乳磨牙面涂氟。

2. **牙弓长度扩展**　由于乳牙龋损和早期缺失,引起牙弓周长缩短,第一恒磨牙近中移位,这时必须推第一恒磨牙向远中移动,使第一恒磨牙回到正常位置,恢复丧失的间隙,利于恒牙列的整齐排列。一般上牙弓每侧可获得3~6mm间隙。

【适应证】

(1) 轻度及部分中度牙列拥挤病例,必要时配合其他牙弓扩展方法。

(2) 磨牙呈远中尖对尖关系。

(3) 第二恒磨牙未萌或初萌。

【方法选择】

推磨牙向远中及唇倾切牙。

【矫治器选择】

(1) 口外弓:通过面弓施加外力,可以倾斜或整体远中移动磨牙,力量可以直接加载到磨牙,不需对其他牙齿产生不必要移动。

第一恒磨牙粘接带环,在内弓两端相当于磨牙颊面管的近中管口处弯成倒U形曲作为弹性阻止点或在内弓相当于前磨牙处焊接一阻止点,阻止点与颊面管近中端之间放置螺旋开大簧,牵引力每侧约300~500g,每天戴用至少12小时,牙齿移动速度控制在1mm/月。

(2) 可摘式基托矫治器:基本型是哈里型保持器,由腭基托、箭头卡环等构成,在第一恒磨牙近中安置螺旋扩弓器或指簧。为减少磨牙远中移动阻力,可在前牙腭侧增加平面导板,使后牙脱离咬合约1mm。

指簧加力 100~125g,形变范围约为 1.5 个磨牙牙尖宽度。可获得 3mm 间隙。

（3）Frog 磨牙远移器(腭侧固定式矫治器)：采用改良的腭部 Nance 弓及前磨牙或乳磨牙增加支抗。上颌第一恒磨牙粘接腭侧焊接方形腭管的带环,粘接矫治器时将远中移动簧的末端插入方形腭管中,专门的加力改锥插入远移器近中孔内,每逆时针旋转 360°,远移 0.4mm,每 3~4 周加力一次,加力 3 圈。

（4）2×4 固定矫治器：前牙区粘接托槽,第一恒磨牙粘接带环,排齐整平牙列后,在不锈钢弓丝上,第一恒磨牙与前牙间放置螺旋开大簧,长度大于牙间矩 3.0mm,该矫治器也有唇倾切牙增加牙弓长度的作用。

（5）下颌舌弓：常采用可摘式舌弓,舌弓在第一磨牙近中弯制成可调节的 U 型曲前部与下前牙舌侧颈部 1/3 接触,开大 U 形曲并借助下前牙支抗可直立磨牙或少量远中移动磨牙。

（6）下颌唇挡：可用于矫治轻度的第一恒磨牙异位萌出,唇肌的力量通过唇挡传导至磨牙上,使磨牙直立,下切牙因来自唇肌的压力缓解而趋于直立或唇向倾斜。

【操作步骤】

（1）初诊：拍摄照片及 X 线片,取记存及工作模型。

（2）初次复诊：佩戴矫治器,交代注意事项。

（3）复诊检查：每 2~4 周复诊,检查牙弓长度扩展情况,调节矫治器。

（4）结束及保持：间隙足够时,可更换固定矫治器,排齐整平牙列。

3. **牙弓宽度扩展**　牙弓狭窄使恒牙排列不齐,前牙前突的病例。扩大牙弓可改善牙弓形态,使前牙排入牙列中。

【适应证】

（1）上颌尖牙间牙弓窄小。

（2）口腔不良习惯使上牙弓狭窄,上颌前突者。

（3）轻度及部分中度牙列拥挤病例。

【方法选择】

（1）矫形扩展：扩展骨缝,刺激骨缝内新骨沉积。

（2）正畸扩展：作用于两侧后牙,使之颊侧倾斜移动,后牙颊向移动刺激牙槽骨生长,常用于恒牙期青少年或成人,每侧可获得 1~2mm 的间隙。

（3）功能性扩展：去除颊肌对牙弓压力,在舌体作用下牙弓宽度得以扩大,牙弓宽度增加可达 4mm,需从混合牙列期早期开始并持续到青春快速生长期。

【矫治器选择】

螺旋弓扩大器、双分裂簧式活动矫治器、W 腭弓矫治器等。

4. **序列拔牙法**　混合牙列时,严重的牙列拥挤可采取拔牙治疗。Dewel 将序列拔牙定义为按次序拔除提前选择好的乳牙及恒牙,先拔乳尖牙,其次第一乳磨牙,最后第一前磨牙,两次拔牙间隔 6~15 个月。只有当牙弓长度出现结构性的不调从而无法容纳发育中的牙齿,且基本上没有希望获得正常的牙弓长度时才采取序列拔牙治疗。序列拔牙在临床口腔治疗中的作用有限,需要患者保证定期的复查以判断是否有必要继续序列拔牙计划。

（1）乳尖牙拔除：恒侧切牙移位或阻生,或牙弓长度不足使 1~2 个下切牙牙龈退缩、并有牙槽骨破坏时拔除乳尖牙,下颌放置舌弓以保持第一恒磨牙位置,且预防切牙舌倾。上颌用 Hawley 型保持器。为防中线偏移,常对称性拔除两侧乳尖牙。

（2）第一乳磨牙拔除：切牙中度拥挤,无严重错位或阻生时,为防止乳尖牙拔除造成切牙舌倾,可对称性拔除第一乳磨牙。拔牙间隙由拥挤的切牙推挤乳尖牙逐渐占用。拔除第一乳磨牙可促进第一前磨牙萌出,如果颌骨生长赶上或超越原来的发育不足,第一前磨牙可能不需要拔除。

（3）第一前磨牙拔除：一般一侧牙列拥挤在 4mm 以上时,如尖牙唇侧错位,其间隙不足尖牙本身宽度的 1/2 以上时,需拔除一个第一前磨牙。牙列拥挤超过 10mm 时,需左右对称拔除两个第一前磨牙。一般在恒尖牙即将萌出时,拔牙前必须先用 X 线片检查第二前磨牙是否先天缺失或畸形,检查恒尖牙的位置是否在拔除第一前磨牙后,能进入其拔牙间隙。如有异常,则不能轻易拔除第一前磨牙。

（王小竞）

参 考 文 献

［1］町田幸雄.乳牙列期咬合诱导［M］.王小竞,译.陕西:世界图书出版社,2015.

［2］町田幸雄.混合牙列期咬合诱导［M］.2 版.白玉娣,译.陕西:陕西科学技术出版社,2018.

［3］Jeffrey A. Dean.麦克唐纳埃弗里儿童青少年口腔医学［M］.10 版.秦满,译.北京:北京大学医学出版社有限公司,2018.

［4］William R. Proffit,Henry W.Field,David M. Sarver.当代口腔正畸学［M］.5 版.王林,译,北京:人民军医出版社,2014.

［5］Watt E,Ahmad A,Adamji R,et al. Space maintainers in the primary and mixed dentition-a clinical guide［J］. Br Dent J,2018,225(4):293-298.

［6］Soxman JA. Space maintenance for the pediatric patient［J］. Gen Dent,2017,65(6):14-16.

［7］Palma JC,Tejedor-Sanz N,Oteo MD,et al. Long-term stability of rapid maxillary expansion combined with chincup protraction followed by fixed appliances［J］. Angle Orthod,2015,85(2):270-7.

［8］Foersch M,Jacobs C,Wriedt S,et al. Effectiveness of maxillary protraction using facemask with or without maxillary expansion:a systematic review and meta-analysis［J］. Clin Oral Investig,2015,19(6):1181-92.

［9］Fraga WS,Seixas VM,Santos JC,et al. Mouth breathing in children and its impact in dental malocclusion:a systematic review of observational studies［J］. Minerva Stomatol,2018,67(3):129-138.

［10］Grippaudo C,Paolantonio EG,Antonini G,et al. Association between oral habits,mouth breathing and malocclusion［J］. Acta Otorhinolaryngol Ital,2016,36(5):386-394.

第十六章　儿童口腔外科治疗

第一节　乳牙及年轻恒牙的拔除

儿童时期应尽可能避免乳牙的早失和年轻恒牙的缺失。然而，因生理性替换以及严重的牙体疾病或牙外伤等不能设法保留患牙的情况下，拔除乳牙和年轻恒牙也是必要的。儿童的拔牙单从技术层面而言，与成人相似甚至较成人简单，但是，作为儿童口腔科医生，应全面了解儿童的心理特征及生长发育特点，掌握儿童行为管理及疼痛控制的方法，以仔细、轻巧和娴熟的技能，亲切的态度和语言，消除儿童的恐惧，尽力使儿童不受到痛苦，顺利地完成拔牙手术。

一、乳牙拔除

【适应证】

1. **不能保留的病牙**。

2. **因咬合诱导需要拔除的乳牙**　在确认牙量和骨量不协调时，可以采用顺序拔牙法（serial extraction），即为了一个恒牙的正常排列，可在拔除其先行乳牙外，多拔除一个邻近的乳牙。

3. **其他**　多生牙以及不能保留的新生牙或诞生牙。

【禁忌证】

1. 全身状况，患有全身系统性疾病如心脏、肾脏疾病，血液系统疾病，全身感染性疾病的急性期等情况时，避免拔牙。

2. 局部因素，局部根尖周组织和牙槽骨有急性炎症时，应在药物控制后再拔除，以免炎症扩散。伴有急性广泛性牙龈炎或严重的口腔黏膜疾病时，应消炎、控制症状后再拔牙。

【术前准备】

1. 做好解释工作、了解患儿健康状况　在拔牙前告知患儿拔牙的必要性，预估会出现疼痛时应提前告知，让患儿做好心理准备。

2. 术前的临床准备，包括必要的器械、药物、麻醉等　注射局部浸润麻醉和传导阻滞麻醉的要求与成人基本相似，应注意儿童的口腔局部解剖特点及儿童对注射疼痛的耐受力。常用的麻醉剂是 4% 阿替卡因（articaine）、1%~2% 塞罗卡因（xylocaine）和 2% 甲哌卡因（mepivacaine）。在注射的进针点处黏膜可选用 4% 塞罗卡因或 2% 丁卡因（tetracaine）液、5% 甲哌卡因（carbocainum）喷雾剂或苯佐卡因（Benzocaine）表麻膏等进行局部表面麻醉，然后注射。另一个降低麻醉注射疼痛的方法是使用计算机控制口腔局部麻醉注射仪，通过控制注射速度和压力，减小或消除注射疼痛，该技术现已在临床广泛使用。

3. 应考虑的其他问题，充分了解乳牙解剖生理特点，避免损伤继承恒牙；对儿童行拔牙术，原则上应避免涉及多个区的同时拔牙。如有必要，在两侧都要拔牙时，先拔有症状的牙齿；同侧上、下颌都要拔牙时，先拔下颌牙。

【拔牙方法】

乳牙拔除方法的原则与恒牙相类似,选用与牙齿牙颈部相适合的牙钳很重要,牙挺的使用常可省略。但在拔除一些残冠、残根时,可使用牙挺,有时也可选用大号挖匙代替牙挺。

1. **上颌乳前牙** 牙根多为锥形,横断面呈三角形。应将拔牙钳的钳喙紧扣牙颈,稍加转动、慢慢脱臼、往牙槽窝外作直线牵引,能顺利地拔出。

2. **下颌乳前牙** 拔除时的手法与上颌乳前牙相似。慢慢转动、脱臼后,向上把牙从牙槽窝内拉出。应注意的是下颌乳前牙的牙根比上颌乳前牙的牙根细长,舌侧多有吸收,应避免折断。

有些下颌乳前牙是融合牙或双生牙,这些牙齿不宜使用旋转力,可以使用颊舌向的摇动力,配合使用牙挺,使之松动,向上作直线牵引,顺利拔除。

3. **上颌乳磨牙** 上颌乳磨牙根分叉的角度最大,因此拔牙时牙槽窝扩展度也大,需要相应的上颌乳磨牙钳,紧扣牙颈线的近根端,放置拔牙钳后,先向腭侧用力以扩展腭侧的牙槽窝,再逐渐向颊侧用力拔除牙齿。有时,也可在近中颊根、腭根的近中处,用牙挺使之渐渐脱臼。牙钳尽力插入,把颈根部钳住,作颊腭向缓慢摆动,待完全脱臼后向牙槽窝外拉出。

4. **下颌乳磨牙** 多为近远中两个根,有时有 3 个根。使牙作颊舌向摆动,扩展牙槽窝,拔除下颌乳磨牙。在拔除乳磨牙时,应注意勿伤及继承恒牙牙胚。若后者近根分叉,乳牙牙根根尖弯曲,尤其近中根根尖易弯曲。拔除时感阻力难以拔出时,可把牙冠分成近远中两片,分别拔出。切勿用力勉强拔除,以免把其继承恒牙牙胚亦一并拔出。

牙槽窝一般不作搔刮,以免伤及继承恒牙牙胚,但应去除残留的残片和肉芽组织。乳牙拔除后,应检查其牙根有无折断,区别牙根是生理性吸收还是折断。前者表面呈不规则的粗糙面,后者的断面是有光泽的光滑面。

【拔牙后医嘱】

拔牙后应向家长、患儿说明注意事项,嘱患儿咬紧创口上的止血棉卷,30 分钟后吐去,尽可能咽下口内唾液,2 小时内勿进食,24 小时内不可漱口,近日勿用创口处咀嚼,要保持良好的口腔卫生,建议术后一周复查,不适随诊。由于对象是儿童,应告之勿因好奇或异样感而以手指触摸伤口,以免感染。对注射麻醉的儿童,尤应防止儿童不自主地咬唇、颊等暂时麻木的黏膜而造成不必要的创伤。

【并发症】

儿童拔牙后的并发症较少而且轻微。

1. **疼痛和出血** 乳牙拔除后会出现一过性疼痛和出血,疼痛与组织创伤有关,一般会很快恢复,不需特殊处理。乳牙拔除后大出血很少,但是一旦发生,一定要排除系统性疾病的可能,确保处理正确和有效。乳牙拔除后一般不会发生干槽症。

2. **牙根折断** 儿童拔牙可能发生断根,如果乳牙牙根在拔除时折断,对易取的可见断根残片应及时取出;对取出困难或勉强取出易损伤继承恒牙胚或可能造成更大损伤的残片,不强求挖取残片。一些根尖部分折断的残片,暂可不取出,一般会随着恒牙的萌出而排出到牙龈表面。不能盲目挖探乳牙牙槽窝,以免损伤下面的恒牙胚。

3. **拔除的乳牙误咽** 拔除牙槽窝的乳牙滑落在口腔后,应防止患儿闭口,发生吞咽动作,立即用手或其他器械取出,或迅速翻转患儿体位,让其吐出,如果发生儿童误咽时,乳牙可随粪便排出,一般不需其他特殊处理。

4. **拔除的乳牙误入呼吸道** 这是一类罕见的严重拔牙并发症,应杜绝发生。这类情况多发生于不合作的幼儿,拔牙时可在患牙的舌侧或腭侧垫一纱布,防止拔出的牙齿滑脱被吸入呼吸道。一旦拔出的牙齿滑落在口腔中,应迅速用手或其他器械取出,或迅速翻转患儿体位,让其吐出。

若拔除的乳牙误入呼吸道,应立即抓持幼儿的双下肢,使其头低脚高,另一只手拍打背部中央,直到异物吐出来;另一个方法是,救护者从后方搂住患儿的腰部,用大拇指的背部顶住患儿上腹部,间断地向上向后,冲击性地推压,促使横膈肌压缩肺,产生气流,将进入气管的异物冲出,试用上述方法无效时,应速送医院呼吸科急救,在纤维支气管镜下取出异物。

二、年轻恒牙的拔除

保护年轻恒牙对正常恒牙列的形成起积极作用,不能轻易地拔除年轻恒牙。但是由于年轻恒牙的解剖和组织结构特点、儿童时期的饮食条件、口腔清洁卫生状况等因素,年轻恒牙易患龋。尤其是第一恒磨牙萌出早、患龋率高、龋蚀进展快,若未及时检查和治疗,常致牙冠严重破坏,难以修复保留。

(一) 年轻恒牙拔除的适应证

1. 患牙因龋蚀等致牙冠严重缺损,无法以充填或冠修复等方法修复者。

2. 根尖周病变严重、骨质破坏范围大,无法治愈者。

3. 外伤牙无法保留者。

4. 因正畸需要拔除的牙。

(二) 儿童第一恒磨牙的拔除

第一恒磨牙在儿童时期常因牙冠严重破坏而难以保留,从牙列的形成及功能等方面考虑,可选择拔除损坏严重的第一恒磨牙,让第二恒磨牙移位替代第一恒磨牙,但是这种替代法拔牙的适应证的掌握非常重要。主要考虑三个方面:①患儿年龄宜在 8~9 岁;②第二恒磨牙尚未萌出,牙冠虽已形成而牙根尚未形成,牙胚位于第一恒磨牙牙颈部线以下;③第三恒磨牙存在,若同侧第三磨牙先天缺失,则不宜采用此法。

若患儿已不适用上述替代法,例如年龄偏大,第二恒磨牙虽未萌出,但牙根已大部形成,不易移位替代时,应对第一恒磨牙尽量作暂时性的保守治疗,维持至第二恒磨牙萌出后再拔除第一恒磨牙,作义齿修复。

拔除年轻恒牙时期的第一恒磨牙并不十分困难,此时期的牙槽骨并不坚硬,但此时的患牙往往是残冠甚至残根状态,牙钳喙缘难以钳住牙颈部,易夹碎,这时可以使用分根技术,分根后按单根分别拔除。在使用牙挺时,应注意尽量避免过多伤及骨质。提倡应用一些微创器械,离断牙周膜,扩大间隙,最终拔除牙根。

在拔除第一恒磨牙时,如果发生断根,应仔细评估断根情况,在第二恒磨牙未萌出时,不能盲目探查第一恒磨牙远中根牙槽窝,以免损伤第二恒磨牙牙胚。

(三) 前磨牙的拔除

前磨牙常因正畸减数的需要,或者因为严重的牙体牙髓病变而无法保留时,需要考虑拔除,第一前磨牙是正畸减数时最多考虑的拔牙选择。上颌前磨牙是扁根,断面呈哑铃型,在根尖 1/3 或 1/2 处常常分为颊、腭两个较细的根,应特别注意防止该处牙根折断。拔除上颌前磨牙时不宜使用扭转力,以免断根。下颌前磨牙是锥形单根牙,断面为扁圆形,有时根尖会向远中略弯,该区域颊侧骨壁较薄,拔牙时以颊舌向摇动,结合小幅度扭转,同时向上、向颊侧远中牵引。

第二节　多生牙的拔除及阻生牙的开窗助萌

一、多生牙的拔除

(一) 适应证

1. 影响周围邻牙正常萌出的多生牙。

2. 因正畸需要或妨碍正畸移动牙齿的多生牙。

3. 引起邻牙间隙甚至导致邻牙牙根吸收的多生牙。

4. 造成牙列拥挤,影响面容美观的多生牙。

5. 引起牙源性囊肿如含牙囊肿等病理变化的多生牙。

6. 在鼻腔或上颌窦内萌出并出现相应部位症状的多生牙　萌出的多生牙应及时拔除,以利邻近恒牙顺利萌出,减少恒牙的错位。未萌出的多生牙即埋伏的多生牙,也常称为埋伏牙。一般来说,只要儿童能够耐受手术治疗,可以尽早拔除埋伏多生牙;如果没有出现病理改变以及没有导致正畸相关的问题,有些深部的埋伏多生牙可以不处理。然而,这类牙齿要定期接受临床和影像学检查,一旦出现病变就能被发现并及时治疗。当多生牙近似正常牙,牙根有足够长度时,或因多生牙的存在造成正常切牙的牙根吸收,或弯曲畸形,可拔除正常切牙而保留多生牙来代替正常切牙。

（二）埋伏多生牙的定位

为确定埋伏的多生牙的数目和在颌骨内的位置,X线片的检查是必不可少的,埋伏多生牙的定位往往是决定手术成败的关键。

1. **根尖片** 根尖片是最简单的确定埋伏多生牙位置的方法,临床上往往通过摄两张或两张以上不同角度的根尖片,对比埋伏牙和邻牙的相对移动距离,可以推断埋伏多生牙位于邻牙的唇（颊）侧还是舌（腭）侧,这种技术称为埋伏牙定位片。

2. **全口牙位曲面体层 X 线片** 这也是临床常用的确定埋伏牙位置和数目的方法,但同样只是二维位置的显示,在确定埋伏牙的唇（颊）舌（腭）侧位置方面没有帮助。上颌侧位体层片是一种准确定位埋伏多生牙唇（颊）舌（腭）侧位置的方法,较定位根尖片直观。

3. **锥体束 CT** 是目前比较理想的判定埋伏多生牙位置的技术,可以清楚地显示埋伏多生牙在骨内的位置、方向、离唇腭侧骨皮质的距离,以及它们与邻近恒牙等重要结构的关系（图4-16-2-1）。这对确定临床手术进路和方法有非常精确的指导意义。

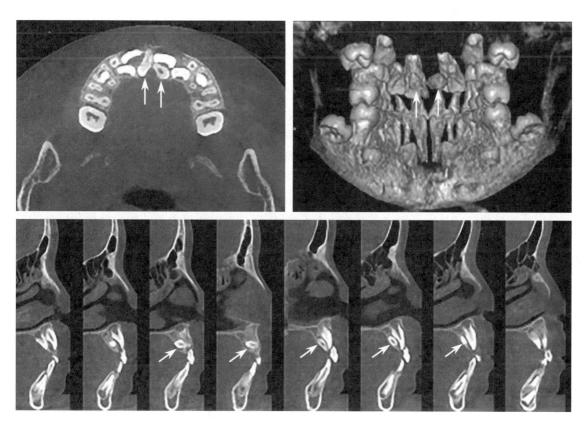

图 4-16-2-1　多生牙 CT 扫描及三维重建

（三）多生牙的拔除

拔除正常牙弓位置上的已萌出的多生牙并不困难,多生牙一般呈锥形,牙根较短,牙钳从唇舌向紧扣牙颈近根部,然后轻轻使用与牙体长轴方向一致的旋转力就能拔除。唇颊侧萌出的多生牙几乎没有支持的骨组织,容易拔除,可以在近远中向使用直钳加轻的旋转力,顺利拔除。腭侧错位的多生牙在不能用拔牙钳拔除时,可用牙挺。

埋伏多生牙拔除需要术者进行充分的术前准备,也需要儿童患者的积极配合,有时还需要在全身麻醉或镇静下完成。一般选用局部浸润麻醉,对埋伏较深的多生牙可采用眶下神经阻滞麻醉和鼻腭神经阻滞麻醉。位于邻牙唇侧或邻牙牙根间的多生牙,多选用牙槽突唇侧弧形切口或唇侧龈缘梯形切口;位于邻牙腭侧的,常选用腭侧龈缘切口;对于埋伏很深,位于邻牙根尖上方、且偏腭侧的多生牙,唇侧进路可能较腭侧进路更易于操作。确定手术进路后,翻瓣去骨,暴露牙冠的最宽处,用牙挺挺出。

二、阻生牙的开窗助萌

(一) 临床特点

上颌前牙骨埋伏阻生是临床上常见的问题,临床上多选择牙槽外科手术开窗结合正畸牵引的方法治疗。上颌前牙埋伏阻生的主要原因是牙胚位置异常和萌出道障碍,因此对于牙根已形成,缺乏萌出动力,而未能萌出的埋伏阻生牙,均可考虑进行手术开窗导萌。

针对那些只有软组织阻生导致恒牙萌出困难者,临床上采用切龈助萌术,这类情况多由于乳牙过早脱落,儿童习惯用牙龈咀嚼,导致局部牙龈角化增生,牙龈肥厚,坚韧的牙龈组织阻碍恒牙萌出,多见于上颌前牙。临床上往往可以在牙龈上看到牙冠切缘的外形。

(二) 手术要点

1. 术前检查　拍摄 X 光片,确定埋伏阻生牙的位置,锥体束 CT 扫描并对其图像进行三维重建,是目前比较理想的判定骨埋伏阻生牙位置的技术,可以清楚地显示阻生牙在颌骨内的位置、牙冠萌出方向以及萌出通道上可能存在的阻力等情况,以便确定手术径路和方案。

同时,X 线片可以了解受阻牙齿的牙根发育状况。若牙根弯曲,牙轴方向异常,或存在其他障碍,助萌术后牙齿也难以萌出。若手术时机掌握不当,过早实行切龈术,但牙齿尚缺乏萌出动力,切开处有重新愈合的可能,这时可以形成更坚韧的瘢痕组织,以后牙齿的萌出将会更加困难。

2. 手术方法

(1) 开窗导萌术:常规口外、口内消毒,铺手术孔巾,在局麻下切开埋伏牙上黏膜,沿骨膜下翻开粘骨膜瓣,用高速手机或骨凿去除埋伏牙表面覆盖骨质,暴露埋伏牙牙面,暴露牙冠最宽径,使暴露的牙冠面比所粘接的正畸附件大,窗口填塞碘仿纱条,压迫止血,防止创面感染和创面粘连,为术后的正畸牵引做准备。术后 2~3 天复诊,粘接正畸托槽、舌侧扣或牵引钩。也可根据手术创口情况,在行开窗手术时即期粘接正畸牵引附件,粘接过程中注意充分止血,良好隔湿,保证正畸附件粘接牢固。

闭合式开窗导萌法是目前多数学者推荐的术式,其优点是可以形成美观的龈缘外形和良好的牙周附着。手术切口从牙槽嵴开始,延伸至埋伏牙相邻两牙的近远中轴角处,在唇侧做一梯形切口,翻开梯形黏骨膜瓣,用高速手机或骨凿去除埋伏牙表面部分牙槽骨及导萌道上的致密骨组织,暴露埋伏牙牙冠形成一萌出通道。充分止血隔湿,粘接正畸牵引附件。用 0.3mm 不锈钢丝结扎于牵引附件上作为牵引丝,从牙槽嵴顶的切口或从所需牵引方向的粘骨膜瓣中穿出,然后缝合伤口。牵引丝末端弯成小拉钩。术后 1 周拆线后即可进行牵引导萌。

(2) 切龈助萌术:在局部麻醉下,切除受阻牙切缘部位增厚的龈片组织,暴露整个切缘,牙冠周围稍做分离,术后止血。一般情况下牙齿即可很快萌出。

第三节　口腔软组织及牙槽外科手术

一、唇系带修整术

儿童上唇系带附着过低,位于牙槽嵴中切牙间,影响牙的正常排列时,需要进行唇系带修整术。

【手术方法】

最常用的方法是横行切开纵行缝合法:局部浸润麻醉下,将上唇向外上牵拉,紧绷系带,用小剪刀或刀片沿牙槽嵴表面将系带切断至前庭沟,修整唇侧多余组织,有时亦需切除中切牙间的软组织,潜行游离龈创口两侧,拉拢间断缝合关闭菱形创面。术后 5~7 天拆线。一些特殊情况下,可实施系带切除术或

"Z""Y""V"字形成形术。

目前对上颌唇系带切断术采取较保守的态度。只有在唇系带是上颌恒中切牙间正中间隙(median diastema)的致病因素时,才考虑施行唇系带切断术。这种情况直到恒尖牙萌出后才能确诊。因此不推荐在 11 岁或 12 岁之前施行上颌唇系带切断术。

二、舌系带修整术

【适应证】

舌系带过短或其附丽点靠前,影响舌正常活动者;或在舌前伸时系带与下切牙切缘摩擦,可能导致创伤性溃疡者。儿童舌系带过短,常表现为舌前伸时舌尖呈 W 形,舌上抬困难。儿童先天性舌系带异常宜在 1~2 岁时修整。多数的儿童发音不准并不是舌系带过短所导致的,常与平时的语音习惯与训练有关。

【手术方法】

局部麻醉下,用系带拉钩将舌腹向上抬起,或用缝线穿过舌尖牵拉舌向上,使舌系带保持紧张,用小剪刀或手术刀横形剪(切)开系带,剪开长度可达 2cm,使舌尖在开口时能接触到上前牙舌面。然后间断纵向缝合横行切开出现的菱形创口。注意勿损伤舌静脉和口底两侧的颌下腺导管。术后 5~7 天拆线。

三、黏液腺囊肿切除术

【操作步骤】

1. 小唾液腺黏液囊肿　局部浸润麻醉下,采用梭形切口,在黏膜下钝、锐性分离囊壁,将囊肿、覆盖黏膜及与囊肿相连的周围腺体一并切除。囊肿位于唇红和唇红缘上者,可采用纵行梭形切口;位于前庭黏膜者,可采用横梭形切口。反复损伤的黏液腺囊肿可形成瘢痕并与周围组织粘连,不易分离,此时可适当扩大切除范围。直接缝合创面,5~7 日拆线。

2. 舌下腺囊肿切除术　患者取仰卧位,儿童需要全麻,经鼻腔或口腔插管。

(1) 切口:在舌下皱襞外侧作弧形切口,切口与牙龈缘平行,后方达第二磨牙近中。

(2) 分离腺体:用蚊式血管钳在黏膜下仔细分离。(具体分离方法详见口腔颌面外科)。

(3) 创面处理:冲洗创口,仔细检查创口有无出血点,须彻底止血。黏膜复位后缝合 3~5 针即可。为预防血肿,创口内置橡皮引流条,缝合固定。

(4) 术后处理:术后 1~2 天抽去引流条,7 天拆线。

【注意事项】

1. 分离下颌下腺时,勿损伤下颌下腺导管及舌神经,若误将下颌下腺导管切断,应作导管端端吻合或形成新的开口,以免导管堵塞。

2. 切勿将下颌下腺导管结扎或缝扎,否则术后数小时内即可发生急性下颌下腺肿胀。

四、牙瘤的摘除

【操作步骤】

牙瘤均应手术摘除,采用局部浸润麻醉,在适当区域切开黏骨膜,翻瓣,用骨凿或金刚砂钻针将肿瘤表面的骨质除去,暴露肿瘤,完整摘除肿瘤。

【注意事项】

特别注意应完整刮除其包膜,术中要注意避免损伤邻牙,缝合创口。

五、含牙囊肿的处理

【操作步骤】　正在萌出中的恒牙含牙囊肿,多采用开窗法,切除部分囊壁,使囊腔与口腔相通,随着囊液的排出,消除了囊肿对周围组织结构的压力,囊肿会缩小,牙齿可自然萌出,有时可辅助使用一些负压装置或囊肿塞帮助囊液排出。如果是多生牙的含牙囊肿,则采取手术,连同囊内牙一并摘除。

【注意事项】

部分含牙囊肿治疗需要手术摘除,一般采取刮治,大的含牙囊肿往往需要颌面外科医生进行手术治疗,请参阅《口腔颌面外科学》。

六、颌面软组织创伤的处理

口腔颌面部软组织损伤清创术的处理过程中,原则上应保守治疗。尽量保留软组织,早期缝合,尽量减少术后畸形及功能障碍的发生。

儿童颜面血液丰富,愈合能力强,伤后数日也应力争严格清创后作初期缝合。尽量保存可望存活的组织,在进行清创时要特别注意保护腮腺导管,面神经等组织,以免引起不必要的损伤。

儿童颌面部软组织的缝合,可不受伤后至清创时所延误的时间的严格限制,只要伤口无明显的化脓,伤口周围无明显的浸润性硬结,同时对伤口内的异物和坏死组织进行了比较彻底清除者,都可以进行缝合。应尽早关闭穿通口,暴露的骨面应用软组织覆盖。

儿童颌面部创口的缝合可用 3~0 或 4~0 缝线,缝合时要仔细,对位整齐平整,特别是眼睑,鼻唇等处,尤其要仔细缝合,如果对位不齐则术后遗留明显的畸形,随着儿童的发育畸形会更加严重。

不同部位软组织损伤的处理特点如下:

1. **唇部损伤**　儿童唇部的贯通伤伤口较隐蔽,不易发现,有时还可有碎牙片残留其中。清创处理后应先缝合黏膜创口,然后再清洗创口,缝合皮肤创口。

唇部全层撕裂伤时,因口轮匝肌断裂收缩创口裂开极为明显,清创后首先要缝合口轮匝肌,恢复唇的完整连续性,然后按唇的正常解剖外形,准确对位缝合。

2. **颏部损伤**　儿童颏部损伤常造成颏部软组织挫裂伤,可深达皮下或骨面。损伤较重时可引起儿童下颌体部或髁状突骨折,单纯颏部软组织损伤可在清创后严密缝合创口,对合并骨折的患儿应根据具体情况采取相应的治疗,如单纯的关节挫伤则可采取关节减压与休息的方法治疗。

3. **腭部损伤**　儿童腭部损伤常发生于软硬腭交界处,缝合时应将瓣端复位,周缘贴合即可。硬腭部软组织撕裂伤可作粘骨膜瓣单层缝合;软硬腭部应将黏膜与肌肉分层缝合。穿通伤则宜转移邻近组织瓣掩盖。组织缺损者也可在腭部两侧做松弛切口,由骨面分离起粘骨膜瓣向中央部贯通口处拉拢缝合,两侧黏膜松弛口处填塞碘仿纱条。如腭部创面过大,不能立即修复时,可考虑做暂时腭护板,使口、鼻腔分离,以后再行手术修复。

4. **舌部损伤**　舌组织血运丰富,抗感染及再生能力均较强,在清创处理中一般不作组织切除。无论裂伤或不完全断离,缝合后的愈合效果都较好。即使完全断离的部分舌体,经清创缝合原位也可望生长成活。

舌的活动度较大,缝合伤口时要尽可能保留其长度和活动度。当缝合不规则伤口时,尽可能使缝合的伤口成前后纵行方向以保持舌的长度,缝合舌组织时,要用大弯针,粗丝线(4 号以上缝线)缝合,缝合的穿刺点应距创缘稍远(5mm 以上),可采用褥式缝合。当舌腹面和口底黏膜或舌侧面及邻近牙龈都有创面时,如不能缝合所有创口可先缝合舌组织,其余创面可视情况予以游离植皮或邻近组织瓣转移消除之。

(宋光泰)

参 考 文 献

[1] 葛立宏.儿童口腔医学[M].4 版.北京:人民卫生出版社,2012.
[2] 邱蔚六.口腔颌面外科学[M].7 版.北京:人民卫生出版社 2012.

第十七章　残疾儿童口腔医疗

经过多年经济的高速发展,我国人民生活水平有了显著提高,过去未受重视的残疾儿童健康保健问题也日益受到重视。对大多数残疾儿童来说,其口腔卫生习惯并未随着生活水平的提高、饮食结构的改变而有相应改善,此外残疾儿童身体的不便多使其保持口腔清洁的能力受到影响,因此他们的口腔健康状况一般而言比正常儿童要差一些,同时,与患儿全身状况相关的问题通常会让家长变得焦虑,从而可能忽视了口腔的问题,延误治疗时机。因此,这些儿童的口腔治疗对儿童口腔医生是一个挑战,医生在对这些患者进行诊疗时除了解除患者的症状,更重要的是告知监护人及患儿如何保持口腔健康,进行有针对性的口腔卫生指导。

第一节　概　　述

2011 年我国《残疾人残疾分类和分级》国家标准颁布实施,其中将残疾人(disabled person)定义为:在精神、生理、人体结构上,某种组织、功能丧失或障碍,全部或部分丧失从事某种活动能力的人。

一、残疾的分类标准

目前对残疾的分类存在多种方法。按残疾性质分可以有先天残疾和后天残疾;按残疾部位分可有视力、智力、听力、肢体残疾等;按残疾类别分为心理残疾、生理残疾和感官、器官残疾。

世界卫生组织疾病统计用残疾分类为:

1. **躯体残疾**

(1) 视力残疾。

(2) 听力残疾。

(3) 语言残疾。

(4) 肢体骨骼残疾。

(5) 肢体体形残疾。

(6) 内脏残疾。

2. **精神心理残疾**

(1) 智力残疾。

(2) 精神残疾。

3. **复合残疾**

在我国,按照 2011 年颁布的国家标准,残疾分类为视力残疾、听力残疾、言语残疾、肢体残疾、智力残疾和精神残疾等六类。根据第六次全国人口普查及第二次全国残疾人抽样调查结果,推算出至 2010 年末我国残疾人总数为 8 502 万人,其中残障儿童大约 387 万人(指 0 至 14 岁儿童),占 4.66%,而其中 70%以上需要接受包括口腔诊疗在内的医疗服务,因此该人群对口腔诊疗的需求是巨大的,不容忽视的。

二、残疾儿童的口腔医疗

目前我国儿童口腔健康的现状是高龋坏率,低充填率。而对大多数残疾儿童的家庭来说,监护人关注于孩子的残疾,为治疗孩子的残疾花费大量的时间和财力,对口腔健康的重要性意识不够或是无暇顾及,因此在临床实际工作中一般都是孩子出现牙齿疼痛等症状后监护人才来寻求医疗帮助。大多数身有残疾的孩子与医护人员之间的沟通交流能力都会受到所患残疾的影响,建立有效交流比较困难,残疾还可能增加治疗的难度和风险,个别时候甚至有医务人员推诿残疾患者的情况,这些都在客观上加剧了残疾儿童口腔治疗就医难的现状。

同时医疗条件可直接影响口腔保健和口腔治疗方法的选择,影响口腔疾病的预后。口腔疾病可以造成严重后果,危及残疾儿童的生活质量,因此积极的预防措施极为重要。

有关残疾儿童口腔治疗的调查研究表明,很大一部分残疾儿童未得到针对性的专科治疗,而通常仅接受了一般性的口腔治疗,为残疾人士提供优质的口腔服务是社会的需要。残疾儿童和同龄者相比其高失牙率和低充填率更明显,残疾儿童与同龄者的口腔治疗方式也不尽相同,对其发生的口腔疾病应及早进行针对性治疗,残疾儿童通常需要更积极的口腔预防措施,尤为重要的是有针对性地培养孩子和监护人的口腔卫生保健意识,并提供切实可行的保健方法和工具。

下面就残疾儿童的整个诊疗过程分别论述如下:

(一) 检查要点

1. **询问病史**　对残疾儿童的问诊建议使用标准问卷,以免遗漏并获得准确、全面的信息。以下几个方面的内容尤其要引起注意:

(1) 是否存在有可能影响口腔治疗计划进行的全身问题。

(2) 是否使用影响口腔治疗的药物,包括既往药物使用的情况。

(3) 是否患有传染性疾病。

(4) 多数残疾儿童难于向医生表述自己牙齿的症状,相关病史的询问很多时候是通过询问监护人而间接获得的,医生需要对这些信息的可信度进行甄别,尤其是陪伴就诊的监护人不是患者的主要看护者时。

(5) 口腔卫生习惯,尤其要询问监护人是否把给孩子提供零食作为一种奖励孩子或诱导孩子行为的手段。

(6) 询问病史的过程也是医患双方增进了解,建立良好和有效沟通的过程,而有效沟通的建立为将来相互信任关系的建立打下基础。

2. **全身检查**　对残疾儿童进行全身检查非常重要,能为医生提供很多重要信息。观察孩子的言行举止有助于评估其对口腔治疗的合作能力;对其外貌的观察评估,有助于判定他们的健康状况;身高体重可以提供营养、身体生长和牙齿发育方面的线索;皮肤和指甲是观察出血性疾病如:发绀、黄疸、瘀斑等的窗口;面型是一些先天性畸形和综合征的重要表征。

3. **口腔检查**　对残疾儿童进行口腔检查时医生不仅需要具备丰富的经验还需要有敏锐的观察力和良好的沟通技巧。对残疾儿童一些常用的口腔检查方法实施起来有困难,如牙髓温度测试;但并不是说这些依赖主观反应的检查对残疾儿童就没有意义,比如叩诊,残疾儿童可能不能清楚表达自己对叩诊的感受,但医生可以通过对其面部表情、声调等细节变化的仔细观察而发现一些有价值的线索。在关注龋坏情况的同时,医生不能忽视对孩子牙周状况的检查,牙龈状况能更敏锐地反映出孩子口腔卫生的情况。

X 线检查是儿童口腔科最常用的一种辅助检查手段。通过对患儿进行适当的行为管理,多数患儿能够进行 X 线检查,有时可能需要家长的帮助或使用固定装置来完成 X 检查,甚至是使用药物镇静后进行 X 线检查。有些残疾儿童不能配合口内片投照,根尖片的效果不好,对这样的病例可以考虑拍摄曲面体层片。

（二）治疗计划的确定

在全面检查和病史询问的基础上,医生应为残疾儿童提供一个全面的治疗计划,至少包括以下内容:

1. **口腔卫生指导** 对残疾儿童口腔卫生指导的基本原则与健康孩子一样,但残疾儿童因身心原因需要监护人进行更多的协助,因此医生的口腔卫生指导工作需要更有针对性。

（1）家庭口腔护理:医生应告知残疾儿童监护人有责任帮孩子养成良好的口腔卫生习惯。残疾儿童的家庭口腔护理也应该从婴儿时期开始,医生应教会监护人如何使用柔软的布或婴儿牙刷为孩子清洁牙齿,对于年龄较大的不愿意或因身心原因不能由孩子自己进行口腔清洁的患者,口腔医生应教会监护人如何帮助孩子清洁牙齿,并要求其每天至少给孩子清洁两次牙齿,并尽可能使用牙线,对一些有肢体运动障碍的孩子还应该提供特殊的口腔清洁工具。这类患儿定期到医院或牙科诊所进行口腔检查对于监督和完成有效的口腔清洁和预防性口腔治疗是非常有必要的。

（2）饮食习惯:在对监护人就残疾儿童的饮食情况进行调查的基础上,医生应评估孩子饮食习惯的致龋危险度,对一些高危的饮食习惯提出有针对性的改进意见,以降低龋齿发生风险,维护治疗效果。同时在每次就诊时也应向其监护人核实患儿是否应用了具有口腔方面副作用,如增加龋易感性或导致牙龈增生的药物,从而预防或减轻副作用的发生。

（3）氟化物的使用:在评估当地水氟浓度后,医生应对残疾儿童提出有计划的合理用氟方案,以局部用氟为主,包括定期涂氟,家庭含氟牙膏或含氟漱口水。

2. **第一次治疗（尝试性治疗）** 很多残疾儿童因经常在各种医疗机构接受各种检查、治疗,因此对医疗有抵触情绪,而且很容易泛化出对口腔治疗的恐惧不安,对那些有在门诊接受常规治疗可能的残疾孩子来说第一次的治疗就显得尤为重要。第一次的治疗带有尝试的性质,对医生来说主要是观察孩子对实际治疗的反应并判断其配合治疗的能力与潜力,对监护人来说主要是通过实际的治疗来认识现代口腔治疗并树立对口腔治疗的良好态度以便为孩子提供相应的心理支持,对残疾儿童来说通过这种尝试性的治疗可以帮助其在一定程度上消除那些对口腔治疗的错误认识。

在治疗内容的选择上应尽可能安排操作时间短,不需局部麻醉的治疗操作,比如涂氟,窝沟封闭等,在整个治疗过程中医生应耐心细致应用 TSD 等行为管理方法,仔细观察孩子的反应,通过一切可能的方式与残疾儿童建立有效交流,以帮助残疾儿童及其监护人克服恐惧心理。

对那些治疗需求多而通过问诊检查明确的确没有配合能力的残疾儿童,也可以不进行这种尝试性的治疗,而选择在镇静或全身麻醉下进行所需的治疗。

3. **循序渐进的全口治疗方案** 在进行第一次治疗的同时,医生要对残疾患儿和监护人进行再评估,包括孩子对治疗的配合能力及潜能,治疗需求,监护人对治疗方式的接受度、主观意愿等,在综合考虑了这些因素之后,医生根据患者的实际情况制定一个循序渐进的治疗全口牙齿的方案,最终达到恢复患者口腔健康的目的。

（三）治疗计划的实施

对残疾儿童,医生必须比普通患者花更多的时间来与孩子及其监护人进行沟通并建立和谐的氛围,尽最大努力消除孩子对口腔治疗的紧张焦虑情绪,以取得孩子在其能力范围内最佳的配合状态。如果无法获得患儿的合作,而口腔治疗又不能延期,医师就必须考虑其他方法,来保证所需要进行的口腔治疗操作能安全高效地完成,这些方法包括保护性固定、镇静或者全身麻醉等。

1. **保护性固定** 保护性固定是目前临床上最常用的一种对缺乏配合治疗能力儿童所采用的可以有效控制患儿不自主动作,并抑制其对治疗反抗行为的方法,根据患儿的具体情况可以采用专用装置或由监护人及医护人员来协助实施。具体操作可见行为管理相关章节。

2. **镇静或全身麻醉下口腔治疗** 如果患儿合作能力有限或根本没有合作能力就需要借助药物行为管理的方式,即镇静或全身麻醉,这些技术应用得当时可以很好地完成预定的口腔治疗。对那些伴有全身系统疾患的患者,在门诊进行治疗有风险,必要时考虑入院进行全身麻醉下的治疗。

3. **常规的口腔诊疗** 并非所有的残疾儿童都不能与医生建立有效交流,对那些肢体残疾或视听力残疾的儿童,医生完全有可能与其建立有效交流,一旦建立有效交流,就可以按常规的诊疗方式进行诊疗。

（四）定期复查和预防措施

对残疾儿童来说,定期复查非常重要,通过定期复查医生能进行有针对性的口腔卫生指导,并对口腔疾病做到早发现,早治疗。对那些口腔卫生维护有困难的患者,医生应缩短复查间隔,直到患者能将口腔卫生维护到理想水平。

窝沟封闭、局部用氟、洁治等预防治疗措施对残疾儿童来说也很重要,医生可选择适当的时机为残疾儿童提供相应的治疗。

第二节　精神发育迟滞儿童的口腔治疗

【一般情况】

精神发育迟滞(mental retardation,MR)又称为智力障碍者或智力残疾,是指个体在发育阶段(通常指18 岁以前),由生物学因素、心理社会因素等原因所引起,以智力发育不全或受阻和社会适应困难为主要特征的一组综合征。我国 7~14 岁组的患病率为 5.27‰,根据儿童的智力商数和社会适应能力将智残分为轻度智残,中度智残,重度智残和极重度智残。

【口腔健康状况】

精神发育迟滞的儿童其智力水平不同则维护口腔健康的能力也不同,一般说来其比健康同龄人缺少有针对性的口腔卫生预防和治疗措施,菌斑清除不佳,其口腔内往往存在更多未经治疗的龋齿,牙周组织健康状态也欠佳。

【口腔疾病治疗及保健】

为精神发育迟滞儿童提供口腔治疗时,要求医生适应其社交、智商和情感上的迟滞状态,而采取与之相应的交流方法,在接受口腔治疗过程中,智力残疾患者可能会出现集中注意力短暂、烦躁不安、过于活跃和情绪不稳定等行为特点。医生在进行治疗时注意以下几点:

1. 治疗前让患者简单了解诊室情况,将诊室工作人员介绍给患者及其家人,让其熟悉工作人员及设施,减少因未知而引起的恐惧。允许患者携带一件喜爱的物品或玩具在就诊时抱着。

2. 重复语句、放慢语速,使用简单的词汇并确认患者已理解医生的语言。

3. 一次只发一个指令,每次成功完成一次操作后,医生应表扬患者作为鼓励。

4. 由于该类儿童与人交流存在困难,要求口腔医生应当对手势和言语特别敏感,并能积极倾听患者要求。

5. 邀请患者监护人参与到治疗操作中,以便在需要的时候协助医生与患者进行沟通。

6. 控制每个治疗单元的时间,首先进行简单治疗,逐渐进行更困难的操作。

不同程度的智力缺陷的患儿其交流能力及对牙科治疗的接受程度不同,因此可能采取的治疗措施也有所不同。轻度智力缺陷的儿童能够很好地交谈,可以应付大部分的交流需求,因此在进行牙科治疗尤其是简单无创或微创的治疗时可将其当作正常儿童一样,或者采取轻度镇静或笑气吸入的方式均可顺利完成治疗;中度智力缺陷的儿童有一些词汇和言语技巧,能够与他人进行基本的交流,对此类患儿进行基本口腔健康维护时,轻到中度镇静可能会产生作用,但可能同时需要使用约束和正向强化,而当其口腔治疗需求较大时,可能需要在深度镇静或全麻下来完成;重度或严重智力缺陷儿童表达能力受限,很少或没有交流技巧,其口腔治疗可能大多需要在保护性固定、镇静或全麻下进行。

第三节　脑性瘫痪儿童的口腔治疗

【一般情况】

脑性瘫痪简称脑瘫(cerebral palsy)是儿童口腔科门诊常见的一种残疾类型,通常是指在出生前到出生后一个月内由各种原因引起的非进行性脑损伤或脑发育异常所导致的中枢性运动障碍,并可有癫痫发作。脑瘫有各种类型,一些几乎难以被察觉,而另一部分却可致严重的残疾,如四肢和其他随意肌肉无法运动。

1. 临床特征

(1) 痉挛强直(大约占 70%)

1) 肌肉应激性过度,导致受激时过度收缩。

2) 肌肉紧张收缩(1/3 脑瘫的患儿患有痉挛性偏瘫。手和手臂呈反躯干屈曲,足和腿呈内旋性屈曲而导致跛行)。

3) 颈肌控制受限,导致头部摇动。

4) 支持躯干的肌肉缺乏控制,难于保持直立姿势。

5) 口内口周咀嚼肌群运动不协调,影响咀嚼和吞咽、并伴有流涎、吐舌僵直及说话障碍。

(2) 运动障碍

1) 相关肌肉时常不受控制的运动。

2) 连续缓慢的扭动或不随意扭动(手足徐动症)或快速的抽筋性运动(舞蹈手足徐动症)。

3) 常见累及颈部肌肉,可至头部过度运动(肌肉高度紧张可导致头后仰,经常性张嘴,伸舌)。

4) 由于下颌突然闭合或严重的夜磨牙,可致频繁的不受控制的下颌运动。

5) 口周肌肉群张力减退,伴有口呼吸、伸舌、流涎。

6) 面部扭曲。

7) 咀嚼和吞咽障碍。

8) 言语障碍。

(3) 共济失调

1) 相关肌肉完全不能联合运动,以致随意运动只能部分执行。

2) 平衡感弱和共济失调(绊倒或蹒跚步态或抓握物体困难)。

3) 不受控制的震颤或做随意运动时震颤。

2. 与口腔诊疗相关的三个最常见的异常反射,这些反射都属于原始放射。

(1) 不对称强直性颈反射:如果患者头部突然向一侧扭转时,这一侧的手会缩起来,对侧的手则会伸展拉直,呈现拉弓或击剑状。

(2) 迷路紧张性反射:仰卧位时当患者头后仰时会出现四肢伸展的动作。

(3) 惊跳反射:当患者受到突然的刺激如响声时,会出现伸开双臂、双腿,手指张开,背部伸展或弯曲,以及头朝后仰又迅速收回的动作。

【临床表现】

1. **智力障碍** 大约 60% 的脑瘫病人表现为一定程度的智力障碍。

2. **癫痫** 大约 30%~50% 的脑瘫患者伴有癫痫,主要常见于婴儿期和幼童期。大部分癫痫可以通过抗惊厥药控制。

3. **感觉短缺或功能障碍** 脑瘫患者的听力损害比正常人常见,大约 35% 的脑瘫患者患有眼部疾病,斜视是最常见的视力缺陷。

4. **言语障碍** 超过一半的脑瘫患者有着一定的言语障碍,通常是发音困难,由于对言语肌肉的控制缺乏,导致发音无力而不清晰。

5. **关节挛缩** 伴有痉挛和僵硬状态的患者,由于肌群废用,在生长期和成熟期表现为四肢体位不正常和挛缩。

【口腔健康情况】

脑瘫患者与正常人相比无明显口腔发育异常。这些患者通常由于生理缺陷无法刷牙,必须通过别人的帮助进行口腔卫生清洁,保持口腔卫生有困难。另外因其咀嚼吞咽困难,他们更愿意吃一些软而容易吞咽的碳水化合物含量较多的食物。因此其龋病及牙周疾病的发病率均比同龄人高。对需要服用苯妥英钠来控制惊厥的脑瘫患者,一般都有一定程度的牙龈增生。

脑瘫患者错𬌗畸形的患病率几乎是正常人的两倍。主要观察到的错𬌗畸形包括上𬌗前牙显著前突,深覆𬌗和深覆盖,开𬌗,和单侧锁𬌗。这些可能与口内和口周的肌肉不协调有关。脑瘫患者容易出现颌面部及舌头的共济失调和无控制运动,这些可能导致咀嚼和吞咽功能受损、过度流涎、吮舌和言语障碍。

脑瘫患者更容易发生牙外伤,特别是上颌前牙的外伤。

【口腔疾病治疗】

脑瘫患者四肢和头部的无意识运动和非自主的咀嚼运动给口腔治疗带来很大障碍,如果这些患者合并有智力障碍时医患有效沟通会受影响。治疗脑瘫患儿前,医生必须充分评估患儿的个体特性、症状和行为,然后根据条件和需要着手治疗。为了进行治疗可以采用保护性固定的方式来控制患者不自主的动作,在固定过程中要注意对患者肢体的保护;对治疗需求多的患者可以采用全身麻醉的方式。

如经评估后采取门诊治疗,应注意以下方面:

1. 对于使用轮椅的患者,在进行涂氟、牙齿清洁等简单口腔保健措施时,可考虑在轮椅上进行,或可将患儿轮椅调整后仰到医生的膝盖处。

2. 如需将患儿移动至牙椅上,应询问监护人移动方式。

3. 治疗过程中,尽量固定患儿头部。

4. 尽量将患儿放置或固定于牙椅中央,四肢紧贴身体,或采用固定装置控制四肢的运动。

5. 保持患者上身轻度抬高,降低吞咽动作的困难程度。

6. 治疗过程中不能吞咽及患儿不自主的咀嚼运动可能会导致患儿的不适,因此应选用合适的开口器,允许患儿停下来休息,调整。

7. 在采取任何操作前应告知患儿,避免各种动作、噪音、灯光等刺激物对患儿的惊吓引起的反射。

8. 治疗过程中,使用橡皮障。

9. 操作快速、轻柔,减少患儿治疗时间,减少其肌肉疲劳。

第四节　自闭症儿童的口腔治疗

【一般情况】

自闭症谱系障碍(autism spectrum disorder,ASD)包括三种神经系统发育紊乱:自闭症、阿斯伯格综合征和广泛性发育障碍(pervasive development disorder,PDD)。ASD 的患病率约为 0.6%,男孩的患病率高于女孩。

ASD 的损害可表现在三个方面。第一个显著的损害是社交障碍,在一些极端案例中,患儿甚至和他人完全没有目光对视;第二个方面的损害表现在交流障碍,患儿可能说话较晚或完全不会说话,阿斯伯格综合征的患儿在语言和认知发展方面没有明显的延迟,但他们可能会有交流方面的困难,尤其是持续性的交流;第三个方面的损害是重复性动作。例如一直盯着手部、对某个特殊的物体有奇怪的兴趣或专注于此物体。

【口腔情况】

自闭症患儿依其疾病的严重程度对口腔保健清洁状况有很大不同,但自闭症与龋患率之间是否存在关系还存在争论,有报道认为这类孩子偏好甜食,其咀嚼吞咽功能也受到所患疾病的影响。总体而言,这些孩子的口腔卫生较差,许多患者青少年时期仍需要由监护人辅助日常口腔护理,患牙周疾病的风险较高,另外他们多伴有中度到重度的错𬌗畸形。因其有自残行为或不良口腔习惯,所以其口腔软硬组织损伤的风险较正常孩子大。

【口腔疾病治疗】

自闭症患儿依其所表现出的社会交往交流障碍的程度而决定了医生能在多大程度上与患儿建立有效交流,这种医患交流的建立可能很有限,但医生不应轻易放弃努力,对自闭症儿童需要付出比其他孩子更多的耐心和关心。对多数自闭症儿童,口腔治疗需要在保护性固定或全身麻醉下完成,少数症状较轻的孩子可以在门诊进行常规治疗,但多数为涂氟、窝沟封闭等简单操作。此类患儿倾向于遵循程序,因此可能需要多次就诊来习惯牙科的诊疗环境。

第五节　躯体残疾儿童的口腔治疗

【一般情况】

躯体残疾是指人的肢体残缺、畸形、麻痹所致人体运动功能障碍。根据残疾对日常生活有无影响分为轻、中、重三级,轻度者能完成日常生活活动,中度者能完成部分日常生活活动,重度者不能完成或基本不能完成日常生活活动。

【口腔健康状况】

不伴有全身系统疾病的躯体残疾如后天性截肢或严重的骨、肌肉、关节疾病损伤者,其口腔情况和治疗方式与非残疾儿童没有差异。中重度的肢体残疾依其残疾部位是否影响口腔清洁功能而表现出不同的口腔卫生状况,可以完全没影响也可能表现为极差的口腔健康和卫生状况。

【口腔疾病治疗】

对轻中度的躯体残疾者,其口腔治疗基本与非残疾儿童相同。对重度的肢体残疾儿童,应根据其残疾的类型和程度选择相应的治疗方式。

第六节　视力障碍儿童的口腔治疗

【一般情况】

视力障碍(visual impairment)包括从完全失明到对大小、颜色、距离和形状的视线限制,儿童发病率为3‰。视觉损伤是儿童残障表现的一方面。完全性的失明也许会频繁地住院治疗、和家人分开和难于融入社会。因为功能性的患儿视力损伤很难被评估,所以患儿也许会被认为是发育迟缓,因此失明患儿的各项发育指标都需要考虑同时要注意失明患儿可能会表现出情绪比较易激动。因此对患儿的生活能力的评估,对于口腔行为的管理是很有帮助的。

对于后天失明和先天性失明的患儿要进行区分,而不是只从视觉的损伤方面考虑。医生必须注意到先天性失明的患儿,早期生活中需要更多的关心和爱护,并且他们的智力也与那些后天失明的患儿有所不同。对事物的印象大部分是通过触摸和解说得到,但还可以通过闻和尝的办法来加深印象。对于这些患儿来说,听、触摸、尝和闻的方式可以帮助他们学习提高应对生活的能力。有报告指出,失明儿童培养了语言能力后,其他感觉也会提高并很好地发展起来。

【口腔健康状况】

视障儿童口腔健康情况与正常人群几乎没有差别。视力受损的患儿在生长发育中要比其他儿童更易受伤,牙齿发育不良和前牙损伤的概率要高于平均值。视觉损伤的儿童因为没办法很好地观察和去除牙菌斑,所以患牙龈炎的概率较高。

【口腔疾病治疗】

由于视力障碍患者对灯光和触觉更敏感,操作中使用灯光时应谨慎,应该让患者感知到在做什么操作,例如,让患者感觉器械和抚摸牙椅等。

视力障碍的儿童通常不伴有耳聋,可以正常语言交流。由于视障的患者感觉敏感,不能在没有告知情况下,突然将器械放入患者口中。"告知-展示-感觉-操作"(tell-show-feel-do,TSFD)的这种交流方法对视觉障碍患者是非常重要的。在对视觉损伤的患儿进行口腔治疗前,口腔医生应该记住以下几点:

1. 评估视觉损伤的程度(病人能否从黑暗中分辨亮光)。
2. 指导患儿协助完成操作,并询问患儿是否需要帮助,鼓励家长陪同患儿。向患儿详细描述将要放入嘴中的器械和物品,可以同时让患儿用手指去感受。不要在没有语言提醒的情况下,突然拿走器械或停止操作。

3. 进行身体检查操作时动作要轻柔。

4. 牢记患儿有着很强的个性并且十分敏感,应允许患儿询问关于操作的原因并认真回答他们的提问。

5. 当患儿因为安全和保护的需要时,允许他们在操作过程中继续佩戴眼镜。

6. 除了 TSFD 这一行为管理方法外,还可以通过触摸、尝、闻来帮助患儿认识熟悉环境。

第七节　听力障碍儿童的口腔治疗

【一般情况】

听力障碍(hearing impairment)多数是后天损伤,少数儿童出生伴有部分或者全部听力丧失,这种情况可能单独发生或伴有其他缺损。例如,风疹综合征(听觉,视觉,智力和心脏缺陷)。

目前许多聋人或听力障碍儿童可通过佩戴助听器来让他们听到更多的声音。年龄较大的儿童可能熟练唇语以及书写交流的方式,医生应积极鼓励孩子进行交流,尽可能利用其任何残留的听力潜力。

【口腔健康状况】

目前缺乏有关听障患儿口腔健康的数据,但儿童患者的釉质发育不全发生率较高,牙齿患龋率和缺失率均较高。

【口腔疾病治疗】

医生在交流过程中应注意放慢节奏,发音清楚,并注意嘴唇的运动,但要避免大声叫喊。牙科机头和超声器械所产生的高频噪音有可能干扰患儿所戴的助听器,这将增加他们合作治疗的难度;同样,这些噪音的骨传导对听障患儿干扰很大,因此在必须使用这些器械时应该在治疗开始前取下或关闭助听器,在口腔治疗结束后再重新戴上。对于严重听力受累且未佩戴助听器的患儿,医生与患儿可能无法通过语言交流,必须通过视觉、嗅觉及触觉来交流。

在进行口腔治疗时,还应注意以下问题:

1. 与患儿及家长交流来决定沟通的方式,如通过翻译、唇语或便条等方式。

2. 评估患儿的语言交流能力和听力障碍程度,同时了解患儿家族其他成员,尤其是陪同者或监护人是否有同样的情况。

3. 加强交流的可视性,注意观察患儿的面部表情,确保患儿理解牙科器械、医生要进行的操作、可能会有的感觉,教会患儿有问题时使用手势。

4. 通过肢体接触等安抚患儿,或用鼓励性眼神、微笑等使患儿建立就诊信心,降低其焦虑。

5. 使用"告知-展示-感觉-操作"的方式,利用可见的手段帮助患儿认识牙科治疗工具,注意听力损伤的患儿通常对震动比较敏感。

6. 避免阻挡患儿的视线。

(赵玉鸣)

参 考 文 献

[1] 葛忠明,臧渝梨. 中国残疾人研究(第一辑)[M].济南:山东大学出版社,2008.

[2] Dean JA,Jones JE,Vinson LAW. Dentistry for Child and Adolescent [M]. 10th ed. St. Louis:Elsevier,2016.

[3] 秦满,主译. 麦克唐纳艾弗里儿童青少年口腔医学[M].10 版.北京:北京大学医学出版社,2018.

[4] Little JW,Falace DA,Miller CS,et al. Dental Management of the Medically Compromised Patient [M]. 7th ed. St. Louis:MOSBY ELSEVIER,2008.

[5] Shashidhar Chandrashekhar,Jyothi S Bommangoudar. Management of Autistic Patients in Dental Office:A Clinical Update [J]. International Journal of Clinical Pediatric Dentistry,2018,11(3):219-227.

[6] Nelson LP,Getzin A,Graham D,et al. Unmet dental needs and barriers to care for children with significant special health care

needs［J］. Pediatric Dentistry,2011,33(1):29-36.

［7］American Academy of Pediatric Dentistry(AAPD).Pain Management in Infants,Children,Adolescents and Individuals with Special Health Care Needs［J］. Pediatric Dentistry,2018,40(6):321-329.

［8］American Academy of Pediatric Dentistry(AAPD).Management of Dental Patients with Special Health Care Needs［J］, Pediatric Dentistry,2016,38(5):67-72.

［9］秦满,夏斌.儿童口腔医学[M].3版.北京:北京大学医学出版社,2020.

第一章 绪 论

随着社会的发展,人们对生活质量的要求越来越高。由于口腔疾病多为慢性病、患病率高,且与全身健康的关系密切,以及对公共卫生造成的沉重负担而备受重视。不同于人体某些其他疾病,口腔的两大类疾病——龋病和牙周病,都可以通过个人行为的改善和专业人员的帮助而在很大程度上得到预防,口腔预防医学已成为口腔医学的一门重要学科。

一、基本概念

口腔预防医学(preventive dentistry)是口腔医学的重要组成部分,主要以人群为研究对象,应用生物学、环境医学、预防医学、临床医学及社会医学的理论,宏观与微观相结合的方法,研究口腔疾病发生、发展及分布的规律,研究影响口腔健康的各种因素以及制定预防措施和策略,达到预防口腔疾病,促进口腔健康及提高生活质量的目的。口腔预防医学可定义为"通过有组织的社会努力,预防口腔疾病,维护口腔健康及提高生命质量的科学与艺术"。

口腔预防医学与国外一些国家设置的口腔公共卫生学(dental public health)或社区口腔医学(community dentistry)相近,口腔公共卫生学更多从大公共卫生角度考虑口腔健康问题,社区口腔医学则更侧重于社区口腔问题的诊断和防治。口腔预防医学与口腔微生态学、口腔生物学等口腔基础学科及牙体牙髓病学,儿童口腔医学、牙周病学等口腔临床学科也有着密切的联系,口腔预防工作者需要掌握相关的知识和方法,更好地开展口腔预防医学的临床和科研工作。

二、发展简史

口腔保健在古代就受到人们的关注,口腔预防医学在西方国家也发展很早,但在我国口腔预防医学的发展较晚,主要在近 40 年才普遍地在各地建立该学科并逐渐得以重视。

1. **古代口腔疾病的预防** 大约三千年前,我国殷墟甲骨文记载了象形文字刻下的"齿"字和"龋"字,从字面可见,我国古人认为龋是由虫蚀造成的。由于牙病的困扰,我国古代也产生了多种口腔卫生保健方法,如漱口、咽津、叩齿、剔牙、刷牙等,有些方法延续至今。

2. **口腔预防医学的诞生** 17 世纪,荷兰学者 Anthony Van Leewenhoch(1632—1723)发明了显微镜,并从儿童口腔内取出的牙垢中首次发现了口腔中的细菌。1880—1896 年,Willoughby D.Miller 进行口腔细菌学研究,证明了细菌作用于糖产生酸使牙釉质脱矿而引起龋,并出版了相关专著,提出了龋病病因的化学细菌学说。

对于口腔预防医学,氟化物与氟牙症、龋病关系的发现以及氟在龋病预防中的应用具有划时代的意义,氟防龋被称为口腔疾病预防的基石。1771 年 Scheele 已发现氟。1886 年,Moisson 分离出氟素。1805 年,Morichini 发现人牙釉质中含有氟化物。1896 年,德国人 A. Denniger 讲授氟化物可作为对抗牙科疾病的制剂,并认为饮食中缺氟是引起牙病的重要因素。1931 年,H. Trendley Dean 博士受美国公共卫生服务部委托,负责斑釉(氟牙症)流行病学调查,结果证明在一定范围内,随着饮水氟浓度的增加,斑釉的严重程度亦增加,龋病患病下降。1944 年,美国在 Grand Rapids 开展饮水氟化试验,随后美国正式开始饮水氟化防龋项目。美国 1948 年成立了国立牙科研究所(NIDR),1950 年建立了美国口腔公共卫生委员会,旨在促进全民的口腔健康。

3. 我国口腔预防医学的发展   20 世纪初,西方现代牙医学开始传入我国。1917 年,我国引进了最早的牙医学教育,即由加拿大人林则在成都华西协和大学创办的牙科系,于 1919 年扩建为牙医学院。随后,牙科教育在我国逐步受到重视,并不断得到发展。1965 年,广州市开展了自来水加氟防龋,该项目于 1983 年停止。20 世纪 80 年代,世界卫生组织在北京举办了几期口腔公共卫生培训班,为各地培养了一批口腔预防的人才。1988 年,我国在天津市召开第一次全国口腔预防医学学术会议。1988 年,经原卫生部批准成立了全国牙病防治指导组,在口腔健康促进、基层专业人员培训,以及协助卫生行政部门制定我国口腔卫生保健工作规划等发挥了积极作用;1989 年,原卫生部和教委等部委将 9 月 20 日定为“全国爱牙日”。1994 年,成立了中国牙病防治基金会。1997 年,成立了中华口腔医学会口腔预防医学专业委员会。2007 年,卫生部疾病预防与控制局成立了口腔卫生处,正式将口腔卫生保健工作纳入卫生部的工作范畴;2013 年由于机构改革,口腔卫生处并入慢性病预防控制处管理。

我国于 1983 年、1995 年、2005 年和 2015 年进行了四次全国性口腔健康流行病学调查,掌握了我国城乡居民口腔健康状况及其变化,为政府部门制定口腔卫生政策提供了重要信息。

三、研究对象及内容

1. 口腔预防医学研究对象   口腔预防医学以人群为主要研究对象,以研究群体的口腔疾病患病情况、群体预防措施和个人预防保健方法为基本要素,通过研究,发现并掌握预防口腔疾病的发生与发展的规律,促进整个社会口腔健康水平的提高。口腔预防医学涉及全民的口腔保健工作,它需要口腔专业人员与卫生工作者的努力工作,政府有效的支持,广大群众的积极参与。

2. 口腔预防医学研究内容   口腔预防医学研究内容广泛,包括:口腔流行病学、循证口腔医学的应用、各种口腔疾病的预防、氟化物的应用、临床口腔预防技术、个人口腔保健、特定人群的口腔保健、口腔健康促进、社区口腔卫生服务、口腔卫生服务和口腔卫生政策等。

3. 三级预防原则   Leavell 和 Clark 于 1965 年根据疾病的自然史,将预防策略分为三个级别和五个阶段。口腔疾病预防采用各种预防和治疗技术,对口腔疾病发生发展过程进行预防和控制。

(1) 一级预防(primary prevention):又称病因预防,即针对疾病发生的生物、物理、化学、心理及社会因素等致病因素采取预防措施,预防各种致病因素引起口腔疾病。包括两个阶段:第一阶段,增进健康,如健康教育、菌斑控制等;第二阶段,特殊预防手段,如局部用氟、窝沟封闭、洁治等。

(2) 二级预防(secondary prevention):又称临床前期预防,即第三阶段,在疾病发生的早期阶段,做到早期发现、早期诊断和早期治疗。如定期口腔健康检查、预防性树脂充填、非创伤性充填、早期龋病充填、牙髓保护等。

(3) 三级预防(tertiary prevention):又称临床预防,即当疾病发展到严重或晚期阶段时,采取积极有效的治疗措施,防止病情恶化,预防并发症和后遗症,尽量恢复或保留口腔功能。包括两个阶段:第四阶段,防止功能障碍,如牙髓治疗、根面平整、牙周手术等;第五阶段,修复,如活动或固定修复、种植牙等。

口腔预防医学三级预防原则有利于指导口腔疾病防治的策略制定,使资源得到合理利用。在三级预防策略中,口腔预防医学应着重于一级和二级预防。

四、口腔预防医学新进展

口腔健康是全身健康的重要组成部分,是反映一个国家或地区居民身心健康、文明水平的重要标志。口腔疾病也是影响我国居民健康的常见病与多发病,不仅影响口腔咀嚼、发音等生理功能,还与脑卒中、心脏病、糖尿病、消化系统疾病等全身疾病有密切关系。

第四次全国口腔健康流行病学调查结果显示,虽然我国居民口腔健康素养水平和健康行为情况均有不同程度的改善,口腔卫生服务利用水平有所上升,重大公共卫生儿童口腔疾病综合干预项目取得了良好的成效,但儿童龋病患病率呈上升趋势,成年人牙周健康状况不容乐观。

党和国家高度重视人民群众口腔健康,2016 年发布《"健康中国 2030"规划纲要》,提出加强口腔卫生,12 岁儿童患龋率控制在 25% 以内。2017 年发布的《中国防治慢性病中长期规划(2017—2025 年)》将口腔健康检查纳入常规体检,加大牙周病、龋病等口腔常见病干预力度,实施儿童局部用氟、窝沟封闭等口腔保健措施,深入推进以减盐、减油、减糖、健康口腔、健康体重、健康骨骼为重点的全民健康生活方式行动。

为了落实《"健康中国 2030"规划纲要》和《中国防治慢性病中长期规划(2017—2025 年)》目标要求,切实维护群众口腔健康,国家卫生健康委办公厅 2019 年印发了《健康口腔行动方案(2019—2025 年)》,要求坚持以人民健康为中心,坚持预防为主、防治结合、突出重点、统筹资源,以提高群众口腔健康水平为根本,以健康知识普及和健康技能培养为基础,以口腔疾病防治适宜技术推广为手段,以完善口腔卫生服务体系为支撑,全面提升我国口腔健康水平,助力健康中国建设。总体目标 到 2020 年,口腔卫生服务体系基本健全,口腔卫生服务能力整体提升,儿童、老年人等重点人群口腔保健水平稳步提高。到 2025 年,健康口腔社会支持性环境基本形成,人群口腔健康素养水平和健康行为形成率大幅提升,口腔健康服务覆盖全人群、全生命周期,更好满足人民群众健康需求。

因此,在社会各界的大力支持下,口腔医务工作者要不懈地努力,为提高人民群众的健康水平、全面实现健康中国的目标做出应有的贡献。

(台保军)

参 考 文 献

[1] 王兴.第四次全国口腔健康流行病学调查报告[M].北京:人民卫生出版社,2018.

[2] 冯希平.口腔预防医学[M].7 版.北京:人民卫生出版社,2019.

[3] 中共中央、国务院.《健康中国 2030"规划纲要》,2016.

[4] 国务院.《中国防治慢性病中长期规划(2017—2025 年)》,2017.6

[5] 中国国家卫生健康委员会.《健康口腔行动方案(2019 年—2025 年)》,2019.

[6] William W. Hay Jr,Myron J. Levin,et al. CURRENT Diagnosis & Treatment:Pediatrics,21e.United States of America:The McGraw-Hill Companies,inc. 2012 .

第二章 龋病的流行特征及影响因素

龋病是人类最常见的疾病之一,其流行情况在不同的社会经济状态下表现不同,患病率经历了从低到高再到逐渐降低的过程。

第一节 龋病的流行特征

一、评价龋病的常用指数

评价龋病的常用指数有龋失补指数和国际龋病检测和评估系统,分述如下:

1. **龋、失、补指数** "龋"即已龋坏尚未充填的牙,"失"指因龋丧失的牙,"补"为因龋已做充填的牙,龋、失、补指数是检查龋病时最常用的指数。按照世界卫生组织(WHO)标准,龋病检查采用视诊结合探诊方式,探诊使用器械为社区牙周指数(community periodontal index)探针,即 CPI 探针。"龋"是指一个牙有冠龋或根面龋。冠龋的诊断标准是:牙的点隙窝沟或光滑面有明显龋洞,明显的釉质下破坏,或者可探到软的洞底或壁部。根面龋的诊断标准是:牙根面探及软的或皮革样的病损即为根面龋。"失"是指因龋丧失的牙,但在检查 30 岁及以上者,因为失牙原因难以区分,其失牙数按口腔内实际缺失的牙数计,未萌出的第三磨牙也计为缺失牙。"补"是指因龋用永久性材料(树脂、银汞等)进行了充填的牙,暂时性材料充填的牙计为"龋"。

(1) 恒牙龋、失、补指数:恒牙龋失补指数用龋、失、补牙数(decayed,missing,filled teeth,DMFT)或龋、失、补牙面数(decayed,missing,filled surface,DMFS)表示。作为患者个人统计,是指龋、失、补牙数或牙面数之和;而在评价某人群患龋程度高低时,多使用该人群的平均龋失补牙数或牙面数,通常称之为龋均(mean DMFT)或龋面均(mean DMFS)。

(2) 乳牙龋、失、补指数:乳牙龋失补指数用小写英文字母表示,乳牙龋失补牙数即 dmft,乳牙龋失补牙面数即 dmfs。诊断因龋丧失的乳牙须与生理性脱落区分。在混合牙列中,也可用乳牙龋补牙数(dft)或乳牙龋补牙面数(dfs)说明乳牙的患龋情况。

(3) 龋均和龋面均:龋均指受检查人群中每人口腔中平均龋、失、补牙数,恒牙龋均数值范围为 0~32,乳牙龋均数值范围为 0~20。龋面均指受检查人群中每人口腔中平均龋、失、补牙面数,前牙每颗牙按唇面、舌面(含切缘)、近中面、远中面计为 4 个牙面,后牙按颊面、舌面、近中面、远中面、𬌗面计为 5 个牙面,恒牙龋面均数值范围为 0~148,乳牙龋面均数值范围为 0~88。龋均和龋面均的计算公式如下:

$$龋均 = 龋、失、补牙数之和/受检人数$$
$$龋面均 = 龋、失、补牙面数之和/受检人数$$

虽然龋均和龋面均都反映受检人群龋病的严重程度,但两者敏感度不同。相比之下,龋面均敏感度较高。一颗牙如有 3 个牙面患龋,用龋均计分则为 1,而用龋面均计分则是 3。

(4) 龋补充填比:龋补充填比是指因龋充填的牙数占患龋未充填牙数及因龋充填牙数总和的百分比,常用百分数表示。龋充填比可用于反映地区口腔保健工作的需求程度。其计算公式如下,式中 FT 为因龋已充填牙数,DT 为有龋尚未充填牙数。

$$龋充填比 = FT/(FT+DT) \times 100\%$$

(5) 患龋率:患龋率(caries prevalence rate)指在调查期间某一人群中患龋病的频率,人口基数以百人计算,故常以百分数表示。患龋率主要用于龋病的流行情况研究,如描述和比较龋病的分布,探讨影响流行的因素等。计算公式如下:

$$患龋率 = 患龋病人数/受检人数 \times 100\%$$

上述公式中"患龋病人数"指 DMF>0 的人数。

(6) 龋病发病率:龋病发病率(caries incidence rate)通常是指至少在一年时间内,某人群新发生龋病的频率。与患龋率不同的是仅指在这个特定时期内,新龋发生的频率。计算公式如下:

$$龋病发病率 = 发生新龋的人数/受检人数 \times 100\%$$

例:2017 年检查某班 15 岁学生 50 人,其中患龋病者 35 人,龋失补牙数为:D=70,M=2,F=8,龋失补牙面数为:D=210,M=10,F=16;1 年后再对这 50 名学生检查,发现其中 10 名学生有新的龋损,患新龋的牙数为 15,牙面数为 18,计算这班学生在 2017 年的龋均、龋面均、患龋率和 1 年后龋病发病率如下:

2017 年:　　　　　　　　　龋均 =(70+2+8)/50=1.60

　　　　　　　　　　　　　龋面均 =(210+10+16)/50=4.72

　　　　　　　　　　　　　患龋率 =35/50 \times 100%=70%

2018 年:　　　　　　　　　龋病发病率 =10/50 \times 100%=20%

龋病发病率用于估计龋病流行强度,探讨疾病发生因素,评价预防措施效果等。

(7) 评价根面龋的指数:根面龋是在牙根面暴露的情况下发生的,常见于中老年人群。随着人口的老龄化,根面龋受到越来越多的关注。根面龋可以是有龋未进行充填或已充填无龋的病损。为了方便检测,可使用根面龋补指数(decayed,filled roots,DF-root)描述。

2. ICDAS 指数　ICDAS 指数(International Caries Detection and Assessment System,ICDAS)于 2002 年提出,是一种基于视诊的龋病检测和分级系统,可以检测龋病从早期到晚期各个阶段的病损情况,对牙当前的患龋情况进行等级评分。与传统的龋病评估指标相比,ICDAS 有其优势,体现为:①牙的检查可具体到每个牙面,因此使用该系统可以对某种特定龋病类型进行评估;②龋的阶段界定足够细化,能体现出龋病变化发展过程;③逻辑清晰,便于理解;④国际上较为接受,推广度较高。但也存在检查过程烦琐,耗时长,早期龋损与牙釉质发育缺陷的鉴别存在一定难度等缺点。

根据龋损发展的严重程度,ICDAS 将龋病编码为 0~6,共 7 个等级。每一个等级之间在视觉表征上仅有轻微的变化。另外,根据牙的表面特征又分为窝沟、平滑面(近中面和远中面)、游离平滑面(颊侧面、舌侧面、无邻牙的可直接检查的近远中面)以及伴有修复体或封闭剂四种情况。这四种情况具体的诊断标准参阅相关文献。

二、龋病的流行特征

1. 地区分布　世界各国龋病患病率悬殊,为了衡量各国或各地区居民患龋高低,WHO 制定了 12 岁和 35~44 岁年龄组龋病流行程度的评价标准(表 5-2-1-1)。

表 5-2-1-1　WHO 龋病流行程度评价标准

12 岁		35~44 岁	
龋均(DMFT)	等级	龋均(DMFT)	
0.0~1.1	很低	0.0~4.9	很低
1.2~2.6	低	5.0~8.9	低
2.7~4.4	中	9.0~13.9	中
4.5~6.5	高	>13.9	高
>6.5	很高		

当前世界上龋病分布的特点已发生了很大的变化,原来龋病患病较高的工业化国家由于广泛实施各种预防措施,龋病在年轻一代中明显下降,现在工业发达国家 12 岁年龄组的龋均按世界卫生组织标准已普遍处于中等以下水平。根据世界卫生组织 2014 年数据,全球 12 岁儿童平均 DMFT 为 1.86,其中美国为 1.2,日本为 1.4,英国为 0.8,德国为 0.5。从 2014 年 WHO 公布的全球各国 12 岁儿童龋均情况看,北美、澳洲、西欧、东亚等地区患龋率为"很低"或"低"等级,而南美、中东和非洲部分地区患龋率较高。但有些发展中国家在经济发展的同时,也比较重视口腔保健和健康教育。2015 年第四次全国口腔健康调查数据显示,我国 12 岁儿童平均 DMFT 为 0.86,35~44 岁年龄组平均 DMFT 为 4.54,按照该标准,均处于"很低"水平。

2. **时间分布**   从时间上看,西方发达国家在经过 20 世纪 60 年代的一个龋病高峰以后,自 70 年代起患龋率逐渐下降,专家们把这种下降归功于这些国家口腔预防保健工作的成功,尤其是氟化物的大规模推广。含氟牙膏等的广泛应用对龋病下降起重要作用。相反,一些发展中国家随着经济的快速发展,人民生活水平逐渐提高,糖的消耗量增加,但在口腔预防保健措施方面并未随之跟上,因而龋病患病率的上升趋势仍在继续。2015 年第四次全国口腔健康调查数据显示,我国 12 岁儿童恒牙患龋率为 38.5%,比十年前上升了 9.6 个百分点。5 岁儿童乳牙患龋率为 71.9%,比十年前上升了 5.9 个百分点。儿童患龋情况已呈现上升态势。

3. **人群分布**

(1) 年龄:龋病患病随年龄而变化,在人的一生之中,乳牙、年轻恒牙和老年人牙龈退缩后的恒牙易感龋病。

在我国,学龄前儿童患龋率较高,根据第四次全国口腔健康流行病学调查结果,我国 5 岁儿童患龋率高达 71.9%。学龄前儿童易患龋,乳牙萌出后不久即可患龋病,以后患病率逐渐增高,在 26 个月到 32 个月之间患龋率急速上升,至 5~8 岁乳牙患龋率达到高峰,6 岁左右恒牙开始萌出,乳牙逐渐脱落,患龋率逐渐下降。

但是,年轻恒牙尚未矿化完全,亦易患龋病,如第一恒磨牙,萌出后数年内易患龋。所以,15 岁前是恒牙龋病的易感时期,患龋率又开始上升,此时加强年轻恒牙的防龋措施十分重要。25 岁以后由于釉质的再矿化,增强了牙对龋的抵抗力,使患龋情况趋向稳定。

进入中老年时期后,由于牙龈退缩,牙根暴露,根面上常有牙菌斑积聚,容易引起根面龋。此时患龋率可能再次快速上升,所以 50 岁以后老年人的患龋情况比较严重。

(2) 性别:关于性别与龋病的关系,目前尚无明确的定论,大多数调查显示乳牙患龋率男性略高于女性,而恒牙患龋率女性略高于男性。2015 年四次全国口腔健康流行病学调查结果显示,我国 5 岁儿童乳牙列龋均男性与女性十分接近,男童与女童分别为 4.27 和 4.21。而恒牙龋均则女性高于男性(表 5-2-1-2)。

表 5-2-1-2 我国 5~74 岁年龄不同性别人群龋均

年龄/岁	男	女	年龄/岁	男	女
5(乳牙)	4.27	4.21	35~44	3.93	5.14
12	0.70	1.02	65~74	12.87	13.78

(3) 城、乡:在发展中国家,一般城市居民的患龋率高于农村。这主要可能因为城市居民的饮食习惯与生活方式与农村不同,糖摄入较多,吃甜食的频率较高,如果口腔卫生状况仍然较差,口腔预防保健措施不力,则患龋的可能性较大。但是在社会经济状况较好的城市地区,居民的口腔卫生习惯已经发生变化,例如,他们可以从广泛开展的口腔健康活动中受益,逐步建立良好口腔卫生习惯,早晚刷牙已成为生活的一部分,局部用氟被较广泛推行,基本口腔保健得到保障,这些预防保健措施使得这些地区的龋病状况得到了明显控制。相反,乡村地区居民由于预防保健措施未能与经济发展同步,因而出现了农村居民龋均高于城市居民的现象。在我国目前的社会经济情况下,这种现象已变得越来越明显(表 5-2-1-3)。

表 5-2-1-3 我国 5~74 岁年龄人群城乡龋均

年龄/岁	城市龋均	乡村龋均	年龄/岁	城市龋均	乡村龋均
5（乳牙）	4.03	4.47	35~44	4.49	4.58
12	0.83	0.88	65~74	12.71	13.96

（4）民族：在一个国家内，不同民族之间患龋情况也不同，这是由于饮食习惯、宗教、人文、地理环境等不同所致。

第二节 龋病的影响因素

龋病是一种多因素疾病，各种因素从个体、家庭、社会经济环境不同层面直接或间接影响龋病的发生和发展；同时，各种因素之间存在直接或间接的联系。以上所述地区、年龄、性别、城乡以及民族等龋病流行特征，常受到多种因素的影响。近几十年来世界各国社会经济的巨大变化，导致这些国家居民龋病患病情况发生很大改变。另外，人体氟摄入量与饮食习惯对龋病患病情况也有密切关系。

1. 社会经济因素 尽管有些学者认为，社会经济因素不应成为龋病患病的风险因素，因为它们对个体患龋情况的影响是间接的，最终都可以被其他因素解释。但在流行病学中，社会经济因素能很大程度上帮助人们认识和研究龋病在人群的分布与流行。在社会层面，社会经济因素决定了为大众提供公共保健服务的程度，包括口腔公共保健服务。在家庭层面，家庭的经济情况、父母的受教育程度、职业等会影响父母的健康观念以及卫生习惯等。在个体层面，前面的这些因素又影响了个体对社会所提供的口腔保健服务的利用，影响他们利用氟化物，影响他们糖摄入的量，还影响他们个人的口腔卫生习惯。这些因素的变化会改变口腔环境，最终决定是否产生龋病。现在的观点认为，社会经济因素是龋病流行的重要影响因素。

2. 氟摄入量 人体氟的主要来源是饮水，患龋率一般与水氟浓度呈负相关。我国 1983 年全国中、小学生龋病、牙周病调查结果显示，无论在南方或北方，水氟浓度在 0.6~0.8mg/L 时，龋均及患龋率最低，氟牙症率在 10% 左右，无中度氟牙症发生，当水氟浓度高于 0.8mg/L 时，氟牙症率直线上升，低于此浓度时，龋均、患龋率上升。在氟污染地区，人体氟的来源不同于非氟污染区，除水源性氟污染外，其他如燃煤可引起煤源性氟污染，影响居民总氟摄入量，我国有少数地区属于这种情况。

3. 饮食习惯

（1）全身营养与龋病：全身营养不良可影响龋病患病，尤其在儿童。周燕等人的纵向研究发现，牙釉质发育不全和身高矮小是儿童患龋的重要风险因素。牙釉质发育不全导致龋的易感性增强，而身高矮小提示全身营养摄入不均衡，可能导致唾液腺发育不良，使唾液流速降低，唾液缓冲能力下降，间接增强龋病易感性。此外，全身营养摄入不均衡可能还会导致乳牙滞留、影响恒牙萌出，导致替牙期患龋风险上升。

（2）糖与龋病：流行病学研究表明，糖的摄入量、摄入频率及糖加工的形式与龋病有密切关系，典型的例子有挪威、日本和英国在第二次世界大战中及战前、战后的调查资料。Toverud 研究挪威的患龋情况，6~12 岁儿童每人每年糖的消耗量由战前 15kg 减少到 10kg，5 年内 7 岁儿童患龋率从 65% 降低到 35%。同时还发现，吃糖的频率和糖加工形式的不同，与患龋率有关，如加工成黏性的蜜饯食品等更易致龋。中国糖业协会数据显示，我国近年来食糖消费持续增长，2014/2015 榨季全国食糖消费量 1 545 万吨，同比增长 4.4%。这与我国第四次全国口腔流行病学调查数据结果契合，提示了持续增长的糖耗量可能是我国儿童患龋率上升的重要原因。

4. 家族影响 龋病常在家族之中流行，在家庭成员中一般通过遗传、饮食和行为习惯互相影响。父亲或母亲如果是龋病易感者，他们的子女常常也是龋病易感者。这种情况究竟源于遗传基因一致还是由于生活习惯相同目前尚无定论。有许多专家从研究两代人口腔中致龋微生物相同的发现中推测，龋病在家族之中流行很可能与生活习惯导致龋微生物传播有关。母亲在喂养婴幼儿时，口腔中的致龋微生物被传播至她们的子女,致使她们的子女具备了龋病易感性,但这种在母婴之间的传播关系在父子之间很少被发现。

（林焕彩）

参 考 文 献

[1] 冯希平.口腔预防医学[M].7 版.北京:人民卫生出版社,2020.

[2] Qiu RM,Lo E C M,Zhi Q H,et al. Factors related to children's caries:a structural equation modeling approach [J]. BMC Public Health,2014,14:1071.

[3] Pang L,Wang K,Tao Y,et al. A New Model for Caries Risk Prediction in Teenagers Using a Machine Learning Algorithm Based on Environmental and Genetic Factors [J]. Front Genet,2021,12:636867.

第三章　牙周病的流行特征及影响因素

牙周病是另一类严重影响人类口腔健康的疾病,包括牙龈病和牙周炎。牙周病由局部因素和全身因素共同作用引起,是导致中老年人失牙的主要原因。用于评价牙周病的指数较多,但由于牙周病常造成牙龈、牙槽骨、牙周膜等多方面破坏,临床表现较为复杂,目前尚没有一个指数能对所有这些破坏而造成的改变提供全面的定量评价。大多数牙周病的指数依据研究者的出发点不同,对牙周组织某一部分的改变作出评定。

第一节　牙周病流行特征

一、评价牙周健康的指数

1. **简化口腔卫生指数**　简化口腔卫生指数(oral hygiene index-simplified,OHI-S)是 Greene 和 Vermillion 提出的。简化口腔卫生指数包括简化软垢指数(debris index-simplified,DI-S)和简化牙石指数(calculus index-simplified,CI-S),可以用于个人,但主要用于人群口腔卫生状况评价。

(1) 检查方法:检查软垢以视诊为主,根据软垢面积按标准记分,当视诊困难时,可用镰形探针自牙切缘 1/3 处向颈部轻刮,再根据软垢的面积按标准记分。检查牙石时,将探针插入牙远中面龈沟内,然后沿着龈沟向近中移动,根据牙颈部牙石的量记分。每人检查 6 个牙面,包括 16、11、26、31 的唇(颊)面,36、46 的舌面。

(2) 记分标准

DI-S(图 5-3-1-1):

0= 牙面上无软垢

1= 软垢覆盖面积占牙面 1/3 以下,或者没有软垢但有面积不等外来色素沉着

2= 软垢覆盖面积占牙面 1/3 与 2/3 之间

3= 软垢覆盖面积占牙面 2/3 以上

CI-S(图 5-3-1-2):

0= 龈上、龈下无牙石

1= 龈上牙石覆盖面积占牙面 1/3 以下

2= 龈上牙石覆盖面积在牙面 1/3 与 2/3 之间,或牙颈部有散在龈下牙石

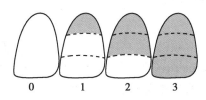

图 5-3-1-1　简化软垢指数

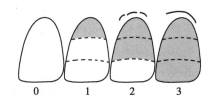

图 5-3-1-2　简化牙石指数

3= 龈上牙石覆盖面积占牙面 2/3 以上,或牙颈部有连续而厚的龈下牙石

个人记分为 6 个牙面记分之和除以 6,这样 DI-S 和 CI-S 记分均为 0~3。OHI-S 记分为 DI-S 和 CI-S 之和,为 0~6。将个人简化口腔卫生指数相加,除以受检人数,即为人群简化口腔卫生指数。

2. 菌斑指数　菌斑指数(plaque index,PlI)由 Silness 和 Löe 在 1964 年提出,用于测量口腔中牙菌斑的沉积情况。

(1) 检查方法:用视诊结合探诊的方法检查,检查时先吹干牙面,但不能用棉签或棉卷去擦,以免将菌斑拭去。用探针轻划牙颈部牙面,根据菌斑的量和厚度记分。菌斑指数可检查全口牙面,也可检查指数牙。指数牙为 16、12、24、32、36 和 44。每颗牙检查 4 个牙面,即近中颊面、正中颊面、远中颊面以及舌面。每颗牙的记分为 4 个牙面记分之和除以 4,个人记分为每颗牙记分之和除以受检牙数。Silness 和 Löe 在 1964 发表的文章 PlI 记分为 1 时指用菌斑染色剂或探针可见到菌斑,现在检查时一般用探针,不用染色剂,使用的是 Löe(1967)发表的检查标准。

(2) 记分标准(图 5-3-1-3)

0= 近牙龈区无菌斑

1= 龈缘和临近牙面有薄的菌斑,肉眼不易见到,若用探针可刮出菌斑

2= 龈沟内和/或龈缘附近牙面有中等量肉眼可见的菌斑

3= 龈沟内和/或龈缘附近牙面有大量菌斑

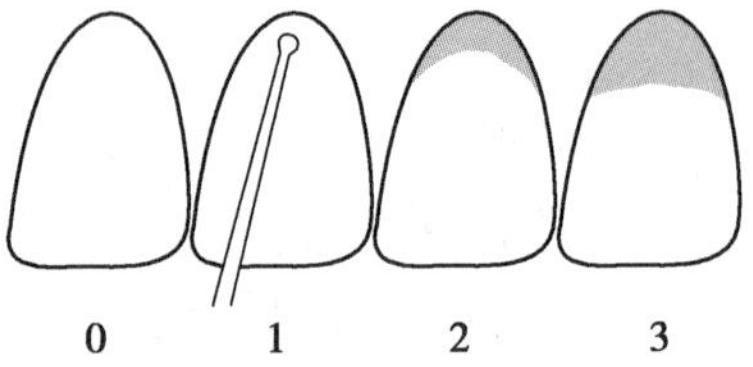

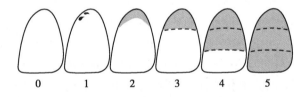

图 5-3-1-3　菌斑指数

3. Turesky 改良的 Q-H 菌斑指数　Quigley 和 Hein 在 1962 年提出了 0~5 级的菌斑指数记分标准,提出的依据是他们认为牙颈部的菌斑与牙周组织健康关系更为密切。1970 年 Turesky 等对 Quigley 和 Hein 的这个菌斑指数作了修改,提出了更为客观的具体明确的记分标准。

(1) 检查方法:检查除第三磨牙以外的所有牙的唇舌面,也可以按照 1959 年 Ramfjord 提出的方法,只检查指定的六颗牙,即 16、21、24、36、41、44,称为 Ramfjord 指数牙。先用菌斑染色剂使菌斑染色,再根据牙面菌斑面积记分。该指数经常被用于牙刷和牙膏使用效果的临床试验。

(2) 记分标准(图 5-3-1-4)

0= 牙面无菌斑

1= 牙颈部龈缘处有散在的点状菌斑

2= 牙颈部菌斑宽度不超过 1mm

3= 牙颈部菌斑覆盖宽度超过 1mm,但在牙面 1/3 以下

4= 菌斑覆盖面积占牙面 1/3 与 2/3 之间

5= 菌斑覆盖面积占牙面 2/3 以上

图 5-3-1-4　Turesky 改良的 Q-H 的菌斑指数

4. 牙龈指数(gingival index,GI)　Löe 和 Silness 于 1963 年提出,并于 1967 年修订。该指数不考虑有无牙周袋及牙周袋深度,只观察牙龈情况,检查牙龈颜色和质的改变以及出血倾向。

(1) 检查方法:使用钝头牙周探针,视诊结合探诊。检查全口牙或 6 个指数牙。6 个指数牙是:16、12、24、32、36、44。每颗牙检查唇(颊)侧的近中龈乳头、正中龈缘、远中龈乳头和舌(腭)侧正中龈缘。每颗牙的记分为 4 个牙面记分的平均值,每人记分为全部受检牙记分的平均值。它常与 PlI 一起使用。

(2) 记分标准(图 5-3-1-5)

0= 牙龈正常

1= 牙龈轻度炎症:牙龈的颜色有轻度改变并轻度水肿,探诊不出血

2= 牙龈中等炎症:牙龈色红,水肿光亮,探诊出血

3= 牙龈严重炎症:牙龈明显红肿或有溃疡,有自动出血倾向

5. 牙龈出血指数　牙龈出血指数(gingival bleeding index,GBI)于 1975 年由 Ainamo 和 Bay 提出,认为牙龈出血情况更能反映牙龈炎的活动状况。

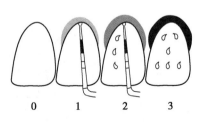

图 5-3-1-5　牙龈指数

（1）检查方法:GBI 可以检查全部牙齿或只检查指数牙,检查采用视诊和探诊相结合的方法。检查时使用牙周探针轻探牙龈,观察出血情况。每个牙检查唇(颊)面的近中、正中、远中 3 点和舌(腭)面正中 4 个点。

（2）记分标准

0= 探诊后牙龈不出血

1= 探诊后可见牙龈出血

每个受检者的记分是探查后牙龈出血部位的数目占总的检查部位数目的百分比。

6. **改良社区牙周指数** 1987 年 Ainamo 等在世界卫生组织出版的口腔健康调查基本方法第 3 版中采纳了他们早先发表的社区牙周治疗需要指数(community periodontal index for treatment need,CPITN),这个指数的特点是不仅反映牙周组织的健康状况,也反映牙周的治疗需要情况,且操作简便,因此被世界卫生组织采纳,推荐作为牙周病流行病学调查指数。1997 年口腔健康调查基本方法第 4 版对社区牙周治疗需要指数作了修改,取名社区牙周指数(community periodontal index,CPI),CPI 采用指数牙进行检查,检查内容包括牙龈出血、牙石和牙周袋深度,所检查牙齿只记录最高记分。而世界卫生组织 2013 年出版的口腔健康调查基本方法(第 5 版)对 CPI 进行了改良,改良 CPI 检查全部存留牙齿,检查内容包括牙龈出血和牙周袋,分别进行记分。

（1）检查方法:改良社区牙周指数需借助特殊器械在规定的牙位上检查。

检查器械:使用世界卫生组织推荐的 CPI 牙周探针(图 5-3-1-6)。探针尖端为一小球,直径为 0.5mm,在距顶端 3.5~5.5mm 处为黑色涂抹的区域,距顶端 8.5 和 11.5mm 处有两条环线。在牙周检查时 CPI 探针的作用是:①检查牙龈出血情况,顶端小球可避免探针头部过于尖锐而刺伤牙龈组织导致出血,而误诊为牙龈炎;②探测牙龈沟或牙周袋的深度,探针在 3.5mm 和 5.5mm 处的刻度便于测定牙周袋深度。

检查项目:改良 CPI 检查内容为牙龈出血和牙周袋深度。

检查方法:以探诊为主,结合视诊。检查时将 CPI 探针轻缓地插入龈沟或牙周袋内,探针与牙长轴平行,紧贴牙根。沿龈沟从远中向近中移动,作上下短距离的移动,查看牙龈出血情况,并根据探针上的刻度观察牙周袋深度,唇(颊)侧和舌(腭)侧均需检查。CPI 探针使用时所用的力不超过 20g,过分用力会引起患者疼痛,有时还会刺破牙龈。未满 15 岁者,为避免牙齿萌出过程中产生的假性牙周袋,只检查牙龈出血,不检查牙周袋深度。

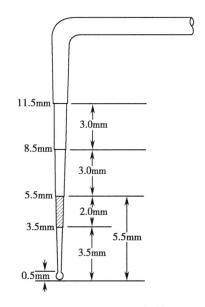

图 5-3-1-6 CPI 探针

（2）记分标准

牙龈出血记分:

0= 牙龈健康

1= 探诊后出血

9= 除外

X= 牙齿缺失

牙周袋记分:

0= 袋深不超过 3mm

1= 袋深在 4~5mm

2= 袋深在 6mm 或以上

9= 除外

X= 牙齿缺失

7. **附着丧失** 附着水平指龈沟底与釉牙骨质界(cement-enamel junction,CEJ)的距离,是反映牙周组织破坏程度的重要指标之一,有无附着丧失是区分牙周炎与龈炎的重要指标。以下介绍世界卫生组织口腔健康调查基本方法(第5版)推荐的检查方法和标准。

(1) 检查方法:在改良 CPI 检查记录牙龈状况和牙周袋深度的同时,检查指数牙的附着丧失情况。未满15岁者不做该项检查。

全口分为6个区段:

18~14	13~23	24~28
48~44	43~33	34~38

每个区段选择指数牙检查:

17,16	11	26,27
47,46	31	36,37

每个后牙区中的第一和第二磨牙作为指数牙,如果一个缺失,就只检查剩下的一个。如果区段中没有指数牙,就检查区段中剩下的所有牙齿,其中最高分者被记录为该区段得分。

(2) 记分标准(图 5-3-1-7)

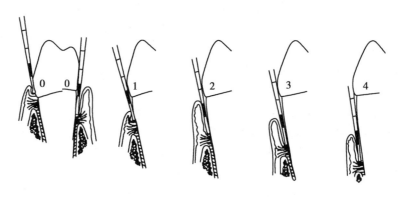

图 5-3-1-7　WHO 牙周附着丧失记分标准

0 = 0~3mm
1=4~5mm(CEJ 位于探针黑色部分内)
2=6~8mm(CEJ 位于黑色上限和 8.5mm 标志之间)
3=9~11mm(CEJ 位于 8.5mm 和 11.5mm 标志之间)
4=12mm 以上(CEJ 超过 11.5mm 标志)
X= 除外区段
9= 无法记录

二、牙周病的流行特征

1. **地区分布**　不同地区在人口统计学、环境、经济社会发展水平等方面存在差异,每个地区人群有不一样的遗传异质性和传统习俗,因而牙周病在各个地区的患病情况也有所不同。调查结果还受调查者、抽样方法、诊断标准等因素的影响。一般认为,社会经济落后地区的人群口腔卫生保健较差,牙龈炎患病率较高。但是牙周炎的情况就不一样,发展中国家与发达国家之间通常无明显差异。

2. **时间分布**　20世纪50年代开始,各种评估牙龈炎症、口腔卫生和牙周病状况的方法陆续应用于牙周病流行病学研究。50至70年代,牙周病在全球很多地方广泛分布,60年代初期的一项研究显示,74%的美国成年人患有牙周病,同时期的发展中国家牙周病流行情况相对发达国家更加严峻。80至90年代,牙周病流行情况有所好转,全球重度牙周炎患病率在5%~15%,而21世纪的调查研究则表明普遍在10%~15%。

3. 人群因素

（1）年龄：流行病学调查显示牙周病患病率随着年龄增长而升高。全国第四次口腔健康流行病学调查，对牙周病的调查分别记录了牙龈探诊出血、牙石、浅牙周袋、深牙周袋和附着丧失。从结果可以看出，牙龈出血和牙石的检出率从 12 岁开始逐渐上升，至 35~44 岁时最高，65~74 岁组人群因牙缺失，牙龈出血和牙石检出率有所下降，但所有被调查人群的牙石检出率均处于很高水平。牙周袋和附着丧失检出率也随着年龄增加，老年人最高。虽然研究已经表明牙周组织的某些生理变化随着老龄化而出现，但这些变化不是独自造成牙周附着丧失的原因。附着丧失不是老龄化的结果，而是牙周破坏的累积结果。

（2）性别：牙周病与性别的关系尚不明确，但多数报告为男性牙周病患病率和严重程度均高于女性。据全国第四次口腔健康流行病学调查结果，各年龄组人群牙周状况男性均差于女性（表 5-3-1-1），与国外的口腔流行病学调查研究结果基本一致。牙周病在性别之间的这种分布与吸烟有关系，据统计，我国吸烟的人数男性远多于女性。除此之外，可能与口腔卫生水平、激素和其他生理差异相关。

表 5-3-1-1　2015 年我国 12~74 岁年龄不同性别牙周状况

年龄/岁	牙龈出血检出率/%		牙石检出率/%		牙周袋检出率/%	
	男	女	男	女	男	女
12	59.3	57.5	64.1	58.4	—	—
35~44	88.0	86.8	98.0	95.5	58.7	46.8
65~74	82.5	82.6	90.5	90.1	67.6	61.7

（3）城乡：相对乡村地区，城市地区的居民的经济水平和受教育程度更高，更容易得到口腔健康教育和口腔预防保健措施。一般情况下，与口腔卫生直接相关的牙龈炎和牙石在乡村地区居民中检出率较高，而牙周袋检出率城乡之间没有明显差异，第四次全国口腔健康调查结果与此基本相符（表 5-3-1-2）。

表 5-3-1-2　2015 年我国 12~74 岁年龄城乡牙周状况

年龄/岁	牙龈出血检出率/%		牙石检出率/%		牙周袋检出率/%	
	城	乡	城	乡	城	乡
12	59.4	57.3	60.9	61.6	—	—
35~44	86.3	88.5	95.8	97.7	52.5	53.0
65~74	81.9	83.2	90.6	90.1	65.2	64.1

（4）民族：不同民族牙周病的患病情况存在差异，这可能与民族之间的遗传背景、社会经济状况、文化及宗教信仰、生活和饮食习惯等等差异有关。

第二节　牙周病影响因素

除以上所述人口统计学和社会经济学因素外，牙周病的患病情况还受到其他因素，如口腔卫生习惯、吸烟、营养和全身性疾病的影响。

1. **口腔卫生**　虽然全身健康状况会影响牙周病发病，但口腔卫生状况与牙周病有直接关系。口腔卫生好，也就是菌斑清除彻底，龈炎发病率低，牙周状况就好；反之，口腔内菌斑很多，牙石堆积，龈炎则不能避免。如果这种情况持续存在，就会引起牙周炎。

2. **吸烟**　吸烟是牙周病的高危因素之一，吸烟者牙周病患病风险高于不吸烟者。轻中度吸烟者，患牙周病的危险性比不吸烟者高 2 倍，重度吸烟者其患病风险高 7 倍，尤其是严重牙周炎。吸烟者牙菌斑、牙石堆积增多，牙槽骨吸收加快，牙龈炎症和牙周炎症加重。从加重牙周病的严重程度看，吸烟对牙槽骨丧失、牙松动和牙周袋加深有剂量反应作用，吸烟次数越多，时间越长，牙周病越严重。吸烟者对传统牙周治疗（非手术或手术治疗）的疗效反应较非吸烟者差。此外，种植牙的成功率也能受吸烟影响。因此，戒烟应是牙周病预防和治疗的一个重要方面,医生应在日常临床工作中高度重视戒烟的宣教工作。

3. **营养**　人体需要的营养包括碳水化合物、脂肪、蛋白质、纤维、矿物质,这些营养成分为牙周组织的代谢、修复和维持正常功能所必需。营养缺乏将造成牙周组织功能降低。蛋白质缺乏可使牙周结缔组织变性,牙槽骨疏松;还可影响抗体蛋白合成,免疫能力下降;维生素与牙周组织胶原合成有关,它们的缺乏造成牙周组织创伤愈合困难。总之,营养是维持牙周组织健康的必要条件之一,营养不良可使牙周组织对口腔局部刺激因素的抵抗力降低,因而易患牙周病。

4. **全身性疾病**　一些全身系统性疾病也是牙周疾病的影响因素。系统性疾病常伴有组织缺损和某些功能下降,或机体免疫调节能力减退。使牙周组织或易于发生炎症,或伤口难于修复,最终产生牙周疾病。在系统性疾病中比较得到公认的影响牙周组织的疾病是糖尿病。有研究表明,糖尿病患者牙周组织内一些炎症细胞活跃,炎症介质增多,使牙周组织受到破坏;同时牙周组织的修复功能也有所减弱,易于产生牙周疾病。对于这类患者,如果能够控制糖尿病的发展,就可能显著减轻牙周病的症状。

(林焕彩)

参 考 文 献

[1] World Health Organization. Oral health surveys:basic methods [M]. 5th ed. World Health Organization,2013.

[2] Chen M X,Zhong Y J,Dong Q Q,et al. Global,regional,and national burden of severe periodontitis,1990-2019:An analysis of the Global Burden of Disease Study 2019 [J]. J Clin Periodontol,2021,48(9):1165-1188.

[3] Kassebaum N J,Smith A G C,Bernabé E,et al. Global,Regional,and National Prevalence,Incidence,and Disability-Adjusted Life Years for Oral Conditions for 195 Countries,1990-2015:A Systematic Analysis for the Global Burden of Diseases,Injuries, and Risk Factors [J]. J Dent Res,2017,96(4):380-387.

[4] 王兴. 第四次全国口腔健康流行病学调查报告[M]. 北京:人民卫生出版社,2018.

第四章　其他口腔主要疾病流行特征

第一节　氟牙症流行特征

氟牙症(dental fluorosis)是牙在发育期间长期接受过量的氟,使成釉细胞受到损害,造成釉质发育不全。

一、氟牙症评价方法

1. **Dean 分类法**　根据釉质颜色、光泽和缺损的面积来确定损害的程度。从每个人的牙列中找到受损害最重的两颗牙记分,如两牙受损程度不同,则根据较轻的一颗牙记分(表5-4-1-1)。

表 5-4-1-1　Dean 氟牙症分类系统标准

分类(加权)	标准
正常(0)	釉质表面光滑,有光泽,通常呈浅乳白色
可疑(0.5)	釉质半透明度有轻度改变,可从少数白纹斑到偶见白色斑点,临床不能诊断为很轻型,而又不完全正常的情况
很轻度(1)	小的似纸一样白色的不透明区不规则地分布在牙齿上,但不超过唇面的 25%
轻度(2)	釉质的白色不透明区更广泛,但不超过牙面的 50%
中度(3)	牙釉质表面有明显磨损,棕染,常很难看
重度(4)	釉质表面严重受累,发育不全明显,以致可能影响牙齿的整体外形。有缺损或磨损区,棕染广泛。牙齿常有侵蚀现象

注:来源资料:Dean,1942。

在此对 Dean 氟牙症的分类做以下说明:

正常:釉质呈浅乳白色,半透明,表面平滑有光泽。在发育期因营养障碍或患病引起的釉质发育不全不能诊断为氟牙症。

可疑:可疑类型是釉质从正常到很轻型的过渡型,既不属于正常又不能划分为很轻型。釉质上的白色程度浅,有时呈云雾状。

很轻:釉质上的白色程度较明显,呈纸白区。经常在前磨牙或第 2 磨牙牙尖顶端有 1~2mm 的白色不透明区,包括尖牙尖端经常出现的小的点状白色区。

轻度:釉质上白色不透明区范围更加扩大,但覆盖面积不超过牙面的 50%。

中度:釉质表面大部分受累而变色,常有细小的坑凹状缺损,多见于唇颊面。如发生在后牙,牙面常出现磨损,颜色改变更明显,呈黄褐色或棕色,影响美观。但此型的划分并不根据颜色改变。

重度:釉质表面全部受损,坑凹状缺损明显,牙冠失去正常外形且脆性增加,可因咀嚼或外力而致牙折,染色深,对美观和功能都有严重影响。

2. **氟牙症患病率**　氟牙症患病率代表在一个特定时间内某一人群中患氟牙症(很轻度以上)的比例。

氟牙症患病率计算公式为：

$$氟牙症患病率 = \frac{很轻度及以上的人数}{受检查人数} \times 100\%$$

3. 社区氟牙症指数 根据 Dean 氟牙症的分类记分系统,可以换算出社区氟牙症指数(community dental fluorosis index,CFI),计算公式如下：

$$CFI=(n \times w)/N$$

N 为总人数,n 为每一种人数,W 为每一种加权。

氟牙症指数 CFI=(0.5× 可疑人数)+(1× 很轻人数) ……+(4× 重度人数)/受检人数

例如:为了解某地氟牙症流行情况,检查 110 名当地居民,结果如下(表 5-4-1-2)：

表 5-4-1-2 某地氟牙症流行情况调查

氟牙症加权记分	人数	加权总和	氟牙症加权记分	人数	加权总和
0	50	0.0	3	5	15.0
0.5	25	12.5	4	5	20.0
1	15	15.0	合计	110	82.5
2	10	20.0			

氟牙症指数 = 82.5/110= 0.75

氟牙症指数表示一个地区人群氟牙症的流行状况的严重程度,根据社区氟牙症指数的范围,1946 年 Dean 把社区氟牙症指数记分作为有公共卫生意义的指征,并把氟牙症在一个地区的流行情况分为 6 类 (表 5-4-1-3)。

表 5-4-1-3 Dean 规定的社区氟牙症指数的公共卫生意义

公共卫生含义	氟牙症指数范围	公共卫生含义	氟牙症指数范围
阴性	0.0~0.4	中度	1.0~2.0
边缘线	0.4~0.6	重度	2.0~3.0
轻度	0.6~1.0	极重度	3.0~4.0

注:资料来源:Dean 等(1942)。

社区氟牙症指数的公共卫生意义是:一个地区的氟牙症指数在 0~0.4 范围内,患病率 <10%,属于正常范围。氟牙症指数在 0.4~0.6 之间,很轻度 >10%、<35%,为许可范围。当指数超过 0.6 时,很轻度 > 35%、<50%,中度 <35%,即为氟牙症轻度流行,需采取公共卫生措施,以降低氟牙症患病率。上例氟牙症指数为 0.75,属轻度流行地区,应采取除氟措施。

我国进行第四次全国口腔健康流行病学调查,采取 Dean 分类法检查氟牙症。所调查的 31 个省市 12 岁氟牙症指数为 0.28,患病率是 13.4%,属于许可范围。

二、氟牙症流行特征

1. 地区分布 氟牙症的流行具有明显的地区性,其发病与当地水、土壤、空气中的含氟量过多密切相关,含氟量过高氟牙症则流行。氟牙症是地方性氟中毒的早期指征,饮用水是摄入氟的一个最大来源。我国生活饮用水卫生标准中规定:氟化物限值为 1.0mg/L。一般认为饮水氟含量以 0.5~1mg/L 为适宜浓度,超过这个浓度将引起氟牙症的流行。有的地区饮水中氟含量明显高于正常浓度,如我国的西北、华北、东北等一些地区,水氟浓度普遍超过 3mg/L。在我国一些高氟煤矿区,土壤和空气中的氟含量很高,这些地区即使水氟浓度很低,但由于燃高氟煤烘烤粮食造成气源性氟污染,居民从其他途径摄入过多的氟,也会产生氟牙症,甚至氟骨症。如三峡地区调查资料显示,调查区人口 447 万,氟牙症患病者 150 万人,典型重病区氟牙症患病率为 90%,氟骨症为 40%。又如 1977 年湖北恩施地区防疫站调查湖北沐抚镇发现,饮水含氟量为 0.12mg/L,由于当地居民用石煤烘烤玉米,石煤含氟量为 717.3mg/kg,玉米含氟量为 84.2mg/kg,居民食用这些玉米引起氟牙症(图 5-4-1-1,彩图见书末)。

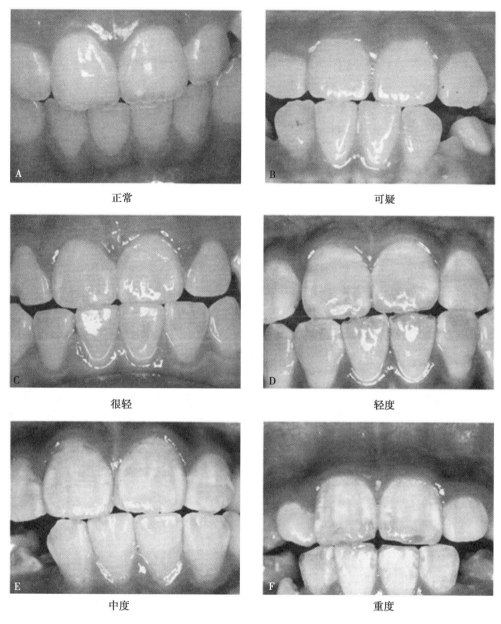

图 5-4-1-1　氟牙症图

2. **城乡分布**　氟牙症在城乡居民中都可发生,但第四次全国口腔健康流行病学调查结果显示,农村患病率高于城市,12 岁组分别是城市 10.4%、农村 16.5%。城市与农村的差异,可能源于饮用水不同,城市居民以自来水为主,含氟量受到控制。农村居民饮用水较杂,如果饮用含氟量较高的深井水和河水,患病率就会上升。

3. **年龄分布**　胎盘对氟有一定的屏障作用,氟难以通过胎盘屏障,所以乳牙较少发生氟牙症,但氟量过高则会透过胎盘屏障,乳牙也可能会患病。慢性氟中毒主要损害恒牙,6 岁以后恒牙逐渐萌出,氟牙症的患病率逐渐升高,至 12 岁左右恒牙全部萌出,造成不可逆转的危害,此后氟牙症患病率维持一个相对稳定的水平。中年以后因龋病或牙周病可能导致恒牙逐渐脱落,患病率才开始下降。

4. **性别分布**　氟牙症在男女性别上未发现显著不同。第四次口腔流行病学调查显示,12 岁儿童氟牙症患病率男、女分别为 13.7%、13.1%。

5. 牙位分布　Moller 等的调查报告提出受氟牙症影响最严重的是前磨牙,Murray 等调查显示受白垩釉质影响最大的是颊侧面,上颌牙所受影响为下颌牙的 2 倍,其中上中切牙受影响最大。

第二节　牙本质敏感流行特征

牙本质敏感(dentin hypersensitivity)是指暴露的牙本质对外界刺激所产生的短而尖锐的疼痛,并且不能归因于其他特定原因引起的牙体缺损或病变。常见的外界刺激包括温度刺激、吹气刺激、机械刺激或化学刺激。牙本质敏感产生的原因有多种解释,如神经学说、牙本质纤维传导学说和流体动力学理论。而流体动力学理论是目前被较多接受的牙本质敏感病因理论。在解剖学上,牙本质敏感主要出现在釉质缺失,牙本质暴露之后,位于牙本质内的牙本质小管在髓腔和口腔两端暴露,小管内的液体在外界刺激下流动,压迫小管内的神经纤维产生疼痛。而造成釉质缺失的原因很多,常见的如牙齿酸蚀、牙齿磨耗、牙颈部损伤等。还有一些原因导致的牙龈退缩、牙本质暴露也会引起牙本质敏感,如牙周病、不正确的刷牙等。

一、牙本质敏感评价方法

检查牙本质敏感的方法通常采用温度测试、冷空气喷吹,探针探测和压力测试等。比较常用的方法有电子压力敏感探诊记数和 Schiff 冷空气敏感指数。

1. 电子压力敏感探诊记数　使用一台电子压力敏感探针,该仪器可以定量测定加在牙面上的压力(g)。测试敏感性时,探针接触牙颊面暴露的牙面,首先设定 10g 力量探测,随后每次增加 10g 力量,最大力量为 80g,记录敏感阈值,即受试者表明有不舒服的感觉时的压力值。探诊力的数值高说明牙敏感性水平低。

2. 冷空气吹喷敏感性评价　使用牙科综合治疗台的气枪在离开敏感牙齿 1cm 距离喷吹 1 秒,吹气温度为 19~21℃,吹气时将手指放在邻牙以避免邻牙症状影响结果的准确性。用 Schiff 冷空气敏感指数评价,计分如下:

0= 牙及受试者对空气刺激不反应;

1= 牙及受试者对空气刺激有反应,但不请求中止刺激;

2= 牙及受试者对空气刺激有反应,请求中止刺激或去除刺激;

3= 牙及受试者对空气刺激有反应,刺激导致疼痛,请求停止;

该参数低的记分表示牙齿敏感性低,反之亦然。

二、牙本质敏感流行特征

牙本质敏感的患病情况在不同的国家患病率不同,据国外报道成年人群的患病率在 8%~57% 之间,好发年龄在 25~45 岁年龄段,好发部位以尖牙和前磨牙的颊侧面居多,牙周病患者好发。

1. 地区分布　在地区分布方面,农村人群的患病率要高于城市人群。这种情况可能与农村人群口腔卫生较城市人群差,牙周疾病的患病情况较为严重有关。牙周疾病造成的牙龈退缩使牙颈部的牙本质暴露,牙本质敏感的现象增多。另外,也可能与农村人群的食物结构与城市人群不同有关,农村人群的食物中含粗纤维的比例较高,牙的磨损也会比城市人群严重。

2. 年龄分布　牙本质敏感的患病率根据不同年龄而不同,基本上随年龄增长而增加。根据 2008—2009 年我国对六个城市和八个城镇乡村地区牙本质敏感流行病学调查的结果,我国成年人最好发年龄在50~60 岁,其次是 60~69 岁,患病率最低的是 20~29 岁人群。

3. 性别分布　根据不同国家的调查,牙本质敏感好发于女性(表 5-4-2-1)。我国 2008—2009 年对 6个城市和 8 个城镇乡村地区牙本质敏感流行病学调查的结果也显示女性牙本质敏感的患病率高于男性(表 5-4-2-2)。

表 5-4-2-1 不同地区牙本质敏感的患病率(%)

地域	男性	女性	地域	男性	女性
北美	31	42	其他地区	50	54
欧洲	39	50			

注:引自:Graham.Journal of Dental Research,2003,182:134。

表 5-4-2-2 我国牙本质敏感患病情况

调查人数		牙本质敏感	
		患病率/%	人均敏感牙数/颗
城市	7 936	29.7	1.4
农村	6 843	34.8	1.5
男性	7 423	26.6	/
女性	7 359	37.5	/
总计	14 782	32.1	1.45

第三节 牙酸蚀症流行特征

牙酸蚀症(dental erosion)是指在无细菌参与的情况下,由于接触牙面的酸或其螯合物的化学侵蚀作用而引起的一种病理的、慢性的牙体硬组织表面浅层丧失。目前研究认为,它是一种多因素的疾病,来自体内、体外的酸作用于易感的牙齿是引起酸蚀症的最基本原因,生活方式、口腔卫生习惯及唾液的缓冲能力等均会影响牙酸蚀症的发生和发展。

一、牙酸蚀症评价方法

目前,牙酸蚀症临床诊断指数不存在金标准,学者们仍在探索一种简单、信度和效度好的适用于酸蚀症临床研究的指数。近 20 年常引用的酸蚀症指数有:Eccles 指数、Smith and Knight tooth wear index(TWI 指数)、Lussi 指数、UK Children Dental Health Survey 指数、O'sullivan 指数、basic erosive wear examination(BEWE)指数等。国内外使用较多的指数有 O'Sullivan 指数、TWI 指数等。2013 年,WHO 在其口腔健康调查基本方法第 5 版中,推荐了一种牙酸蚀症评价方法。

1. WHO 推荐牙酸蚀症评价方法 WHO 推荐的牙酸蚀症评价方法同时记录病损程度和牙数。病损程度记分如下:

0= 无酸蚀表现

1= 牙釉质酸蚀病损

2= 牙本质酸蚀病损

3= 病损达到牙髓

2. O'Sullivan 指数 O'Sullivan 指数主要针对大样本流行病学调查、诊断和处理设计的,从酸蚀部位、酸蚀程度和酸蚀面这 3 个方面评估受检牙齿,从而将酸蚀症病损的定位、发展和累及范围更全面地展示给检查者,形成一个更直观的理解,但细化的评分标准必将需要更长的检查时间。

二、牙酸蚀症流行特征

1. 地区分布 在发达国家和发展中国家,学者们已经进行了多项关于牙酸蚀症的流行病学研究,结果显示牙酸蚀症的患病率相对偏高,特别是在一些经济比较发达的国家和地区。所报告患病率高低与使用不同的指数有关。在使用 O'Sullivan 指数的调查中,2006 年一项调查报告德国 2~7 岁儿童牙酸蚀症患病率 32%;2014 年一项调查报告巴西 15~19 岁年龄组牙酸蚀症患病率为 21%;2010 年一项广州 12 岁及

13 岁儿童的调查牙酸蚀症患病率为 27.3%。

2. 年龄分布   牙酸蚀症可发生于所有人群,儿童、青少年已有较高患病率,并随年龄而升高。随着年龄的增长,磨耗、磨损的因素加入,牙酸蚀症带来的影响越来越明显。

3. 性别分布   不同性别与牙酸蚀症患病高低关系有不同报道。国内调查多报告女童较男童更易患牙酸蚀症。

第四节   牙外伤流行特征

牙外伤(traumatic dental injuries)是指在突然的机械外力作用下,牙体硬组织、牙髓或牙周组织发生急性损伤的一种疾病。牙外伤多数发生在上前牙。上颌中切牙最多,其次是上颌侧切牙。牙外伤可单独破坏一种组织,也可使多种组织同时受累。

一、牙外伤评价方法

由于牙外伤种类很多,临床上使用的分类标准也较多,缺乏统一性,这些标准多适用于临床诊断,不适宜用作流行病学调查。比较常用的如 Andreasen 分类法及 WHO 牙齿及口腔疾病国际分类法。从口腔流行病学角度来看,后者较为简单客观,容易掌握,适合流行病学调查。对于牙外伤的统计方法,常用发病率和患病率进行评价。2013 年 WHO 根据牙外伤不同类型,记录代码如下:

0= 没有牙外伤

1= 因牙外伤已做治疗

2= 单纯釉质折断

3= 牙釉质和牙本质折断

4= 牙外伤露髓

5= 因外伤而丢失牙齿

6= 其他损害

9= 除外牙

牙外伤的严重程度取决于损伤的程度及损伤所涉及的牙齿数目。

二、牙外伤流行特征

1. 地区分布   由于对牙外伤的诊断标准不同,各国各地区患病率从 6%~59% 不等。美国的调查报告显示,1/6 的青少年和 1/4 的成年人至少发生过一次牙外伤。英国的调查报告显示 1/5 的学生在离开学校前至少发生过一次牙外伤。

2. 城乡分布   根据 2015 年全国口腔健康调查,城市 12 岁青少年自称在过去一年内有牙外伤经历者占 19.9%,而乡村则为 21.5%。这种情况可能与城市学校和家庭对儿童青少年牙外伤的防护意识较强有关。

3. 年龄分布   虽然牙外伤可以发生于各个年龄人群,但儿童及青少年是牙外伤的高发人群。乳牙外伤多发生在 10~24 个月的幼儿,恒牙牙外伤高发人群是 6~13 岁的儿童。随着人口老龄化,老年人面临跌倒的风险,牙外伤的发病率也在提高。

4. 性别分布   牙外伤发病率男性远远高于女性。尤其在恒牙期,男性较女性更易发生牙外伤,男女比例约为 1.3~2.3∶1,原因可能是男童较女童更喜欢参与攻击性、对抗性强的活动。近年来女性的发病率在上升,这可能与女性更多地参与到各种运动中来有关。乳牙期儿童牙外伤发生的性别差异不明显。

第五节   口腔癌流行特征

口腔癌(oral cancer)狭义指口腔鳞状细胞癌。它是发生于舌、口底、腭、牙龈、颊和牙槽黏膜的一种癌症,是世界上 10 种最常见的癌症之一。在我国以舌癌、颊黏膜癌、牙龈癌、腭癌最为常见。尤其是舌癌,近年有明显上升的趋势,占口腔癌的 41.8%。其次是颊黏膜癌,占口腔癌的 30.2%。牙龈癌近年有下降趋势,占口腔癌的 22.5%。其他如腭癌和口底癌也占一定的比例。口腔癌的发生多因不良习惯、环境因素和生物因素所致。

一、口腔癌评价方法

衡量口腔癌的流行程度多用发病率,衡量不同类型口腔癌是否常见采用构成比。口腔癌发病率一般用十万分之几来表示。2012 年 WHO 资料显示男性口腔癌发病率为 2.7/10 万,女性为 1.5/10 万。2008 年我国肿瘤数据统计显示,口腔癌的报告发病率为 3.29/10 万,死亡率为 1.49/10 万。

二、口腔癌流行特征

1. **地区分布** 口腔癌在全世界都有发现,不同地区发病率不同,以东南亚地区发病率最高,如孟加拉国、缅甸、柬埔寨、印度、马来西亚、尼泊尔、巴基斯坦、新加坡、斯里兰卡、泰国和越南,这是因为当地居民有咀嚼烟草和槟榔的习惯。

2. **时间分布** 不同国家和地区的口腔癌发病率随时间而变化。根据美国癌症协会 2012 年报道,过去的几十年里,在亚洲、北美、澳大利亚的男性和女性中以及南欧和西欧的男性中,口腔癌的发病率明显下降;而在东欧和北欧的男性和女性中以及南欧和西欧的女性中,口腔癌的发病率明显上升,这与烟草的流行状况是密切相关的。

3. **年龄分布** 口腔癌可发生于所有人群,成年人好发。国内发病率的高峰为 40~60 岁,而西方国家的发病高峰在 60 岁以上,但近年来,不管是我国还是西方国家,患病年龄有老龄化的趋势,主要原因可能与人群的平均寿命延长有关。口腔癌的发病率随年龄的增长而升高。

4. **性别分布** 男女都可以发生口腔癌,但男性明显高于女性,比例接近 2∶1。近年来这种比例在逐渐下降,女性的发病率在上升,上海张陈平等对 1 751 例口腔黏膜鳞癌的分析表明,女性患者的增长速度远远高于男性,这种现象可能与女性吸烟和饮酒习惯上升有关,也可能与女性参加以前主要由男性从事的职业有关。

5. **种族差异** 口腔癌在不同种族发病率不同。在新加坡,印度裔人口腔癌发病率高于华人和马来西亚人,这可能与咀嚼烟草的习惯有关。

第六节 错颌畸形流行特征

错颌畸形(dentofacial anomalies)指儿童在生长发育过程中,由于各种因素的影响,如不良习惯、疾病、替牙紊乱、发育异常、遗传等,导致牙列不齐、关系紊乱等。

一、错颌畸形评价方法

由于错颌畸形种类很多,临床上使用的分类标准也较多,缺乏统一性,这些标准多适用于临床诊断,不适宜用作流行病学调查。1997 年 WHO 根据错颌畸形不同类型,推荐采用牙美观指数(dental aesthetic index,DAI)。该指数一般用 12 岁以上的年龄组,对以下各种状况予以测量:前牙和前磨牙缺失;切牙段拥挤;切牙段出现间隙;中切牙间隙过宽;上下颌前牙排列不规则;上前牙覆盖;前牙开拾;磨牙前后错位关系。具体标准详见相关参考文献。

二、错颌畸形流行特征

1. **地区分布** 由于对错颌畸形的诊断标准不同,所以各国和各地区的调查结果难以比较,患病率从 28% 到 90% 不等。我国 2000 年的调查资料显示,中国人错颌畸形的患病率为 67.82%,其中乳牙列、混合牙列和恒牙列的患病率分别是 51.84%、71.21% 和 72.97%。

2. **年龄分布** 从乳牙全部萌出到恒牙全部萌出,错颌畸形的患病率随年龄增长而升高。乳牙期除前牙反𬌗时有发生外,其余类型的错颌畸形患病率低;进入替牙期后,由于乳牙早失或滞留,出现恒牙早萌或替牙障碍,产生多种错颌畸形,导致患病率上升;进入恒牙期,由于龋齿、替牙时间紊乱、颌骨生长发育异常,口腔不良习惯等原因,使错颌畸形患病率进一步升高。

3. **性别分布** 错颌畸形在男女性别之间无显著差异,男女均可患病。

(林焕彩)

参 考 文 献

[1] 于劐,陶丹英,冯希平.牙酸蚀症指数的研究现状[J].口腔医学,2015(07):601-604.

[2] Wang P,Lin HC,Chen JH,et,al. The prevalence of dental erosion and associated risk factors in 12-13 year old school children in Southern China [J]. BMC Public Health 2010,10(1):478.

[3] Splieth CH,Tachou A. Epidemiology of dentin hypersensitivity [J]. Clin Oral Investig,2013,17(1):S3-S8.

[4] Salas MM,Nascimento GG,Huysmans MC,et al. Estimated prevalence of erosive tooth wear in permanent teeth of children and adolescents:an epidemiological systematic review and meta-regression analysis [J]. J Dent,2015,43(1):42-50.

[5] Lam R. Epidemiology and outcomes of traumatic dental injuries:a review of the literature [J]. Aust Dent J,2016,61(1):4-20.

[6] Torre LA,BrayF,Siegel RL,et al. Global cancer statistics,2012 [J]. CA Cancer J Clin,2015,65(2):87-108.

第五章 流行病学调查

第一节 口腔健康状况调查

口腔健康状况调查(oral health survey)是口腔流行病学研究的常用方法,它是一种横断面研究,在一个特定时间内收集一个人群口腔疾病患病频率、分布及流行规律的资料。口腔健康状况调查的目的是收集人群口腔健康状况和治疗需要的信息,监测口腔疾病患病水平和变化规律,了解和分析影响口腔健康的有关因素。

一、调查目的

一项调查研究从初始的想法或既定的方向,开始时都仅仅是提出了问题,不足以形成一套完整的研究计划。要想开展某方面的研究工作不能仅停留在提出概念性问题的基础上,而要使问题具体化、完善化和深刻化,然后才能形成明确的科研题目。

研究目的应该是用极简练的文字表达出该项研究的核心思想与内容,使人一目了然,切忌啰嗦冗长。有时要表达的内容较多,可以使用几个单句分别表达出来。一项调查研究可以确定一个目的,也可以有多个目的。但一般而言,一项调查中不宜有太多的目的。写出研究目的后,再判断它是否与头脑中构思的目标相一致,是否很清楚,这些目的是否可以衡量,也就是说是否具有可操作性。

二、捷径调查

捷径调查(pathfinder survey)是为了在较短时间内了解某群体口腔健康状况,并估计在该群体中开展口腔保健工作所需的人力、物力。由于该方法只查最重要的有代表性的指定年龄组,抽样方法经济实用,节省时间和人力,故称为捷径调查。

全国性捷径调查应包含足够多的调查点,有广的覆盖面;至少包括 3 个指定年龄或年龄组。在一个存在多种地理条件和人群分组、牙科服务结构复杂的大国,相应需要更多的调查点,而基本原则仍是采用分层抽样方法。WHO 目前推荐的指标年龄/年龄组有:5 岁、12 岁、15 岁、35~44 岁、65~74 岁。

1. **5 岁** 该年龄可评定乳牙列龋病的患病水平。

2. **12 岁** 该年龄组可以通过学校系统获得可靠的样本。已形成恒牙列。另外,该年龄组作为 WHO 全球监控龋病的年龄,可对龋病流行的趋势进行国际化比较和监测。

3. **15 岁** 此时对龋病的评定通常比 12 岁更有意义,还可评估青少年牙周病指征。

4. **35~44 岁** 该年龄组是监测成人口腔健康状况的标准年龄组,反映成年人龋病和牙周病患病水平,以及提供保健服务的效果。

5. **65~74 岁** 该年龄组可评定老年人口腔健康状况。所获得的资料可用于规划老年人口腔保健,并监控口腔卫生保健对该人群的效果。

三、抽样方法

由于受到资源的限制或是为了避免资源的浪费,流行病学研究经常采用抽样调查的方法。所谓抽样即从研究人群中,按照统计学随机抽样原则抽取部分人作为调查的对象。被抽到的人群称为样本人群。

由于抽样调查是用样本人群调查的结果推断总体人群的患病情况,因此抽样必须遵循以下两个基本原则:①样本必须有很好的代表性,遵循随机化原则;②样本必须足够大,较大的样本可以减少抽样误差,有较强说服力。常用的抽样方法有单纯随机抽样、系统抽样、整群抽样、分层抽样、多阶段抽样等。在一个研究中有时采用两种或两种以上的抽样方法相结合。

四、样本含量

确定样本量是流行病学调查中一项重要的工作。样本过大,徒然浪费人力、时间和经费;反之,样本过小,会妨碍得出预期的、有较大把握度的结果。在流行病学研究设计中,没有一种统一的计算样本大小的公式,需根据所进行的研究是属于哪个流行病学方法而定。对率作抽样调查、对平均数作抽样调查、样本均数与总体均数比较、两个样本均数比较、两个率差别比较以及病例-对照研究等的样本大小都有不同的计算公式,可参阅有关的统计学书籍,必要时请卫生统计学专业人员提供参考意见。在确定样本大小时,要考虑以下一些因素:

1. 调查人群中,具有欲调查特征的个体所占的比例小,样本就要大;反之,样本就可以小些。
2. 调查要求的精确度(即样本标准误)越高,样本就要越大。
3. 调查要求的把握度越大,样本就要越大。
4. 各方面的实际条件,如资源、失访率等。

以下介绍对率作抽样调查时样本量的计算公式:

$$n=(\mu\alpha/\delta)2\,p(1-p)$$

式中 n 为所需样本大小;$\mu\alpha$ 为正态分布中累积概率为 $\alpha/2$ 时的 μ 值,如 $\alpha=0.05$ 时 $\mu\alpha=1.96$,$\alpha=0.01$ 时 $\mu\alpha=2.58$,实际使用中通常将 $\mu\alpha$ 设为 2;p 为某病预期患病率;δ 为允许误差,一般取总体率可信区间宽度的一半,当将允许的误差设为 10% 的时候,$\delta=0.1p$,余类推。

例:为了解某社区 5 岁儿童患龋情况,拟进行一次口腔健康调查;根据既往调查资料,估计该社区 5 岁儿童患龋率约为 60%,允许误差为 10%,需要调查的人数为:

$$n=(\mu\alpha/\delta)2\,p(1-p)$$
$$=[\,2/(0.10\times0.60)\,]2\times0.60(1-0.60)$$
$$=267(人)$$

在流行病学研究中,由公式计算出来的或通过查表所获得的样本大小,仅是一个参考数值(上述因素中不少都是人为拟定或估计的),在应用时还须综合各方面具体情况,酌情予以加减。一项大规模的调查往往需要大量的人力、物力和时间,这要求调查者要综合地考虑调查的花费与样本的功效。样本越大,抽样误差就越小,但如果我们允许的误差想要减少 1 倍(即原来的 1/2),那么样本量就要增大为原来的 4 倍,这意味着必须在增加调查的准确性和控制调查所需的费用之间寻找一个合适的平衡点。

五、调查项目

1. **一般性项目**　无论是口腔健康状况调查表,还是口腔健康问卷调查表,一般在前面都有一般性项目,如姓名、性别、年龄或出生年月日、工作单位(或学校、班级)或住址、职业、民族等。这些基本资料可供查阅核对之用,同时,性别、职业、民族等也可能是今后分析的重要变量。

2. **口腔健康状况**　在口腔健康状况调查表中,另一部分内容是直接反映口腔健康状况的信息,如龋病、牙周病、口腔黏膜病、氟牙症、戴义齿情况、治疗需要、口腔卫生状况等。这一部分是调查的主要内容,根据研究目的增减确定。在不同的年龄组进行调查时,调查的项目和要求可能会有较大的差异,可以针对不同的年龄组选用不同的调查表格。

3. **问卷调查项目** 在口腔健康问卷调查表中,问卷调查项目主要包括口腔健康知识、口腔健康态度与信念、口腔卫生习惯和牙科服务使用、口腔健康生活质量等方面的具体内容,这方面的研究目前很受重视。研究中有时需了解社会经济或环境因素等资料,通常包括在问卷调查中。

六、预调查

预调查是指在正式实施一项调查研究之前,按照设计要求,进行一次小规模的测试。它的作用是通过测试,衡量原订计划是否可行,发现、解决原设计中存在的问题。比如:调查对象的标准是否恰当;应答率会不会过低;调查表中有无模糊之处;调查的内容是否过多;经费预算是否足够等。

预调查的另一个作用是通过演习,考核拟参与调查的每一个成员,特别是新培训的调查人员。必要时可进行人员的调整,以提高研究的质量。

如果预调查进行得很顺利,能够完全按照原设计方案进行,这时所获得的研究资料也可以并入正式的研究之中。

七、调查的实施

调查实施的过程是整个研究过程中持续时间最长的阶段,出现变化和发生问题的机会也较多,其中最需要注意的是质量控制。质量控制方法除了要求严格遵守设计和工作规范外,最主要的就是定期检查,严把验收关。通常是定期将 5%~10% 的工作进行抽查,评定其质量,以便随时纠正出现的问题,不合格者返工或废弃重做,使调查获得真实、完整、可靠的资料。

在正式实施一项调查研究之前,可先进行预调查(pilot survey)。预调查是指按照设计要求,进行一次小规模的演习。它的作用是使研究者通过实践,根据业务本身及人力、物力、财力等条件来衡量计划是否可行,发现原设计中存在的问题并予以调整解决。

调查的组织者应坚持每天记录工作日志,在工作日志上记录每日的检查地点、受检人数和每个调查点的有关资料。这些资料有时对日后调查结果的评价会有所帮助。

八、信度和效度

1. **信度** 信度又称可靠性(reliability)或可重复性(reproducibility),是指信息的稳定性和一致性,当多次对同一信息进行测量时能否得到相同或近似的结果。信度的检测可包括百分符合率、相关分析、Kappa 值等统计方法。其中,Kappa 值是较可靠和目前使用得较多的检测方法,它将一致性的实际测定与统计学上认为是偶然出现的一致性程度联系起来。

Kappa 值可从任何负值至 1;Kappa 值为 0 时表明所得结果是随机的,没有任何一致性和可重复性;Kappa 值为负值表示一致性比随机结果还差;0.4 以下均为不及格,0.41~0.60 为中等,0.61~0.80 为优,0.81 以上为完全可靠。对于等级资料(如 CPI),可计算加权 Kappa 值。下面以两位检查者对龋病的检查的结果(表 5-5-1-1)为例,介绍龋病 Kappa 值的计算方法。

表 5-5-1-1 龋病检查一致性检验

检查者 2	检查者 1		
	无龋	有龋	合计
无龋	a	c	a+c
有龋	b	d	b+d
合计	a+b	c+d	a+b+c+d(=1)

a= 两个检查者均认为无龋的比例;

b= 检查者 1 认为无龋、检查者 2 认为有龋的比例;

c= 检查者 1 认为有龋、检查者 2 认为无龋的比例;

d=两个检查者均认为有龋的比例。

公式为：
$$\kappa=\frac{Po-Pe}{1-Pe}$$

式中 Po 为结果一致的比例，Po=a+d。

Pe 预期偶然出现一致的比例：
$$Pe=\frac{(a+c)\times(a+b)+(b+d)\times(c+d)}{(a+b+c+d)^2}$$

假设两位检查者检查了 20 位 12 岁学生，共 560 颗牙齿；两个检查者均认为无龋的牙齿 530 颗；检查者 1 认为无龋、检查者 2 认为有龋的牙齿 3 颗；检查者 1 认为有龋、检查者 2 认为无龋的牙齿 5 颗；两个检查者均认为有龋的牙齿 22 颗。那么：

a=530/560=0.946 4

b=3/560=0.005 3

c=5/560=0.008 9

d=22/560=0.039 3

Po 经计算为 0.985 7；Pe 经计算为 0.911 4；κ 经计算为 0.84。

进行流行病学调查和临床试验时，临床检查的信度包括检查者自身的信度和有多位检查者时检查者之间的信度。检查者自身的信度就是同一检查者在相隔一定时间对相同病人进行检查，依据结果计算其信度；检查者之间的信度是不同的检查者对相同病人进行交叉检查，依据结果计算其信度。通常来说，检查者自身比检查者之间较易取得一致。

2. **效度** 效度也称为真实性（validity），也就是测量的结果能否反映事物的真实情况，测量的结果越接近事物的真实情况，则效度越高。

在流行病学研究中，无论采用哪种研究方法，都必须考虑能否得到正确的结果和结论，在研究中应尽量保证研究结果与客观事实的一致性。但是由于各种因素的影响，对事物某一特征的测量值往往会偏离其实值，这就是误差（error）。误差包括随机误差和系统误差。随机误差又称抽样误差，它总会存在，但可以通过合理的设计、正确的抽样等使之减少。系统误差又称偏倚（bias），是在流行病学研究中样本人群所测得的某变量值偏离了研究人群中该变量的真实值，包括选择性偏倚、无应答偏倚和信息偏倚。重复地作实验以及增加样本含量并不能减少系统误差，只有研究人员科学地拟订设计，在选择研究对象、获取信息和资料分析等方面严加注意，方可防止偏倚或将其减少到最低限度。

九、临床检查的质量控制

1. **调查者的选择** 一项流行病学研究的可靠程度主要取决于调查者的检查质量。一项项研究往往不是一两个研究设计者能够完成的，要有一批工作态度良好又训练有素的检查者、记录者以及标本采取、检验操作、数据编码等工作人员参加。故挑选和训练这些人员非常重要。比如，选临床检查者时，不仅应具有一定业务水平，而且需对流行病学研究有一定兴趣与能力，能耐心、认真地进行检查。

2. **调查者的培训** 进行口腔健康状况流行病学调查时，通常要对检查者进行培训，对检查标准进行校准（calibration），并做一致性检验。一致性检验包括检查者与参考检查者的一致性检验和检查者之间的一致性检验。一般情况下，要求检查者与培训之间，以及检查者之间，通过对 15~20 人的检查，大多数评定的一致性介于 85%~95% 之间，或设定 kappa 值的水平，例如对龋病的检查一般要求 kappa 值在 0.80 以上。如果某些检查者的检查结果始终明显有别于其他多数人员，并难以纠正，则不能予以录用。

值得注意的是，对某一种疾病或状况所做的一致性检验结果只代表这种疾病或状况检查的可靠性，而与其他疾病或状况无关。例如，龋病一致性检验的结果只代表龋病检查的可靠性，而不能代表牙周疾病等其他疾病检查的可靠性。因此，当调查多种疾病或状况时，应分别计算各类检查的一致性检验结果。

3. 现场检查质量控制 调查过程中，应对 5%~10% 的受检者进行一次复查，内容包括所调查的所有各项口腔健康状况。如果是一位检查者，则由同一人进行复查，多位检查者则进行交叉复查。

由于检查者之间的差异是不可避免的，在实际调查的过程中，调查质量的负责者至少作一次质量检查，即检查每位调查者查过的受检者，每次至少 25 人（调查前的标准一致检验可查 15~20 人），以便知道调查者是否始终如一地按照检查标准进行调查，如果发现任何人的技术误差过大，则该检查者应立即停止调查，重新复习标准，直到合格再进行工作。

第二节 口腔健康问卷调查

流行病学研究中的一些资料，须通过问卷调查的方式收集。问卷，也称为调查表，是一套经预先设计的有目的、有系统、有顺序的问题表格。问卷调查是口腔流行病学研究中一种常见而重要的研究方法。

一、问卷调查内容

口腔健康问卷调查可用于收集多方面的信息，包括：社会人口学特征，如年龄、性别、种族、婚姻状况；社会经济特征资料，如受教育程度、职业和收入；口腔健康知识、态度和行为；口腔健康相关生活质量；口腔卫生人力资源；口腔卫生服务需求等。具体调查什么内容取决于调查的目的。

二、问卷结构

问卷的结构一般包括首页，题目，以及联结部分。联结部分有指导语、过渡语等，由它们将题目按照逻辑顺序联结成整体。

1. 首页 首页即问卷的第一页，含封面信、调查对象编码和基本情况、调查日期等。封面信是致调查对象的短信，说明组织该调查的机构、目的和意义、主要内容和对象的选择，并有保密承诺和感谢语，常放在问卷的封面，也可以单独发放。

2. 题目 题目是问卷的核心部分，通过题目可获得所需信息。一个完整的题目由问题、答案和编码三部分组成。

3. 联结部分

(1) 指导语：是指用于指导调查对象如何正确填答问卷，调查员如何正确完成问卷的一组陈述。根据所处位置不同，指导语又可分为卷头指导语和卷中指导语。卷头指导语常以"填表说明"的形式出现，卷中指导语一般是针对某些问题所作出的特定指示。

(2) 过渡语：问卷中当开始一个新的话题时，应有过渡语，以免被调查人感到突然，不能适应。例如："现在我想问你一些有关口腔卫生习惯的问题"。

(3) 结束语：在问卷的最后，可简短地对调查对象表示谢意，也可征询调查对象对问卷设计和问卷调查本身的看法和感受。

三、调查方式

问卷调查实施阶段的主要工作就是问卷的发放与回收。最常使用的问卷调查方式有自填式和访谈式两大类。

1. 自填式问卷调查 自填式问卷调查包括送发式问卷调查和邮寄调查，前者将问卷直接发放给调查对象，当场填答后收回，后者将问卷寄送给调查对象，由调查对象填写后寄回。随着互联网的发展，还可以通过电子邮件和网络进行问卷调查。

2. 访谈式问卷调查 访谈式问卷调查包括面对面访谈（face to face interview）和电话调查。面对面访谈由调查员当面向调查对象询问问卷上的问题，调查对象作答，调查员记录答案。电话调查由调查员通过电话，向调查对象阅读问卷上的问题，调查对象作答，调查员记录答案。

在口腔流行病学调查中，多采用面对面访谈和送发式问卷调查。

四、问卷调查质量控制

1. **预调查**　根据研究目的初步设计出问卷后,需要对问卷做预调查。根据预调查情况,结合被调查者和专家意见,对问卷进行修改、补充、完善,形成正式问卷。

2. **问卷调查员培训**　与口腔流行病学调查中临床检查的检查者培训一样,问卷调查前应先对问卷调查员进行培训,令其熟悉问卷内容,掌握访谈技巧。特别是大规模的调查,要保证不同的调查员采用相同的方式进行调查,减少偏倚。

3. **问卷回复率**　通常所说的问卷回复率(respondent rate)是回收的问卷份数与发出的份数的比率。回复率是反映问卷调查质量的一个重要指标。问卷的科学设计和良好的访谈技巧是获得高的回复率的保障。

4. **问卷的信度**　信度的高低可以用信度系数来表示,通常以两次或两种测量结果的相关系数表示信度系数,信度系数越大,表明问卷调查结果的可信程度越高。

问卷调查信度分析有两种,即内部一致性分析和稳定性(重复性)分析。Cronbach α 系数、折半信度(split-half reliability)用于评价内部一致性,一般认为,内部一致性系数大于 0.7 表明问卷的内部一致性较好。重测信度(test-retest reliability)、复本信度(alternative form reliability)等用于评价稳定性,一般认为稳定性系数大于 0.5 为可接受范围。

5. **问卷的效度**　问卷调查效度的检验方法有内容效度(content validity)、准则效度(criterion-related validity)、建构效度(construct validity)等。效度越高,表示测量结果越能显示出所要测量的对象的真正特征。

(林焕彩)

参 考 文 献

[1] 冯希平. 口腔预防医学[M].北京:人民卫生出版社,2020.

[2] 徐韬. 预防口腔医学[M].2 版.北京:北京大学医学部出版社,2013.

第六章　自我口腔保健方法

一、漱口

漱口是最常用的清洁口腔的方法，一般漱口用清洁水或淡盐水含漱。为了辅助预防和控制口腔疾病，常用加入某些药物的溶液作为漱口剂。

根据漱口剂所含药物的不同，作用不同：

1. **防龋**　含有氟化物的漱口液，0.05%~0.2%氟化钠含漱液，每天或每周使用一次，能够预防龋病发生。

2. **抑菌**　含有精油、三氯生、茶多酚、西吡氯铵、氯己定等的漱口液，有控制牙菌斑、减轻牙龈炎的作用。

3. **止痛**　含0.5%普鲁卡因的漱口液对于口腔溃疡等引发的疼痛有止痛作用。

4. **美白**　含有焦磷酸盐、六偏磷酸钠、过氧化氢等的漱口液，能有效美白牙齿。

5. **防口臭**　漱口液中的芳香成分可以暂时性掩盖口臭，含有氯己定、西吡氯铵、精油等抑菌成分的漱口液可以更长时间缓解口腔异味。

二、刷牙

刷牙是去除牙菌斑、软垢和食物残渣，保持口腔清洁的重要自我口腔保健方法。与其他口腔卫生措施相比，刷牙适合于所有人群，因而具有普遍的公共卫生意义。

(一) 牙刷

1. **牙刷的设计**　牙刷有手动牙刷和电动牙刷。根据人群年龄和口腔具体情况的不同，牙刷有不同的设计。

(1) 刷头的设计：刷头的形状应贴合牙齿的自然形态，大小应设计成便于刷头进入口腔内各部位。

(2) 刷毛的设计

1) 刷毛的硬度：刷毛的硬度由以下几个方面来确定：刷毛的种类和类型；刷毛的直径和长度；毛束的多少和植毛孔径的大小；每束刷毛的数目和弹性。刷毛太硬容易造成牙龈损伤；刷毛太软又会影响刷牙的效率。

2) 刷毛的排列：通用型牙刷刷毛排列平齐，毛束排列不宜过多，一般为10~12束长，3~4束宽，各束之间要有一定间距；特异型牙刷刷头形状、刷毛的排列形式各有不同。

(3) 刷柄的设计：刷柄应有足够的硬度、强度、能负担刷牙时所用的力量，并不易弯曲与折断，防潮，不吸收水分，容易干燥。刷柄应有适当的长度与宽度，还要符合人体工程学特点，便于握持，不易滑脱或转动。

2. **牙刷的选择**　选择牙刷的基本原则包括刷头小；刷毛硬度为中度或软毛；刷柄易把握；适合儿童生长发育的不同时期的阶段牙刷。

3. 牙刷的保管　刷牙后要用清水多次冲洗牙刷,并将刷毛上的水分甩干,置于通风处充分干燥;牙刷应每人一把以防止交叉感染。尼龙牙刷不可浸泡在沸水中,更不能用煮沸法消毒,因为刷毛受高热易弯曲变形。

一般牙刷使用 3 个月后,刷毛的机械强度会有一定程度的降低,清洁效率会因此下降,因此,牙刷应 2~3 个月换一把。当牙刷出现刷毛卷曲时不仅会失去清洁作用且会擦伤牙龈,应及时更换。

4. 电动牙刷　电动牙刷是以电力方式驱动刷头运动,用于清洁牙齿和口腔的器具。电动牙刷刷头运动形式多样,基本的运动方式可以分为摆动式和旋转式,摆动式通过动力马达驱动电动牙刷刷头产生运动,带动毛束摆动,以达到清洁牙齿的效果。旋转式则通过动力马达驱动电动牙刷刷头的圆形植毛头围绕某一轴线转动以清洁牙齿。根据刷头震动频率的不同,电动牙刷可以分为声波电动牙刷(震动频率 20 至 20 000Hz)和超声波电动牙刷(震动频率大于 20 000Hz)。电动牙刷一般没有特定的刷牙方法,主要是根据刷头的不同运动方式发挥清洁牙齿的作用。一般按照不同牙面将刷头轻轻放置使用,不同牙齿及其牙龈区域要分别刷,使用轻柔且持续的压力,施加过大压力可能会损伤口腔组织。

自 20 世纪 60 年代电动牙刷开始进入商业市场以来,电动牙刷在运动方式和频率上持续改进和提高,使其具有不断提升的清洁效果。根据 2014 年 Cochrane 系统评价结果,与手动牙刷相比,电动牙刷在短期(1~3 个月)和长期(3 个月以上)观察时间内可以分别减少 11% 和 21% 的菌斑形成,及 6% 和 11% 的牙龈炎症。2016 年,美国牙科协会(ADA)发表观点,认为电动刷牙和手动牙刷均能有效去除牙菌斑,两者去除菌斑的效率分别为 46% 和 42%。对于手部动作受限或不够灵活者,推荐使用电动牙刷。

(二) 牙膏

牙膏是辅助刷牙的一种制剂,可增强刷牙的摩擦力,帮助去除食物残屑、软垢和牙菌斑,有助于消除或减轻口腔异味,使口气清新。如果在牙膏膏体中加入其他有效成分,如氟化物、抗菌药物、控制牙石和抗敏感的化学物质,则分别具有防龋、减少牙菌斑、抑制牙石形成和抗牙齿敏感的作用。成人每次刷牙只需用大约 1 克(长度约 1 厘米)的膏体即可。

1. 牙膏的基本成分及作用　牙膏的基本成分包括摩擦剂、洁净剂、润湿剂、胶粘剂、防腐剂、甜味剂、芳香剂、色素和水。

(1) 摩擦剂:摩擦剂约占牙膏含量的 20%~60%。常用的摩擦剂有碳酸钙、焦磷酸钙、磷酸氢钙、氢氧化铝、二氧化硅、硅酸盐等。通过刷牙时的机械摩擦作用,摩擦剂可帮助清洁与磨光牙面,使牙面清洁、光滑、发亮,去除色素沉着、菌斑。理想的摩擦剂清洁能力强,对牙面无损伤,提供高度磨光,能防止色素再沉着。

(2) 洁净剂:又称发泡剂或表面活化剂,约占牙膏含量的 1%~2%。目前多用合成洁净剂,如月桂醇硫酸钠、n-十二烷基肌氨酸钠、椰子单酸甘油酯磺酸钠。它可以穿通与松解牙表面沉积物与色素,降低其表面张力并乳化软垢,使之容易被清除,有助于产生发泡作用。

(3) 保湿剂:占 20%~40%。常用的有甘油(丙三醇),聚乙二醇和山梨醇,这些制剂需要防腐,以防止微生物生长。其作用是保持膏体湿润,防止接触空气而硬化,并使剂型保持稳定。

(4) 胶粘剂:占 1%~2%,常用有机亲水胶体,如羧甲基纤维素钠及合成纤维素衍生物。其作用是防止在贮存期间固体与液体成分分离,保持均质。

(5) 防腐剂:常用酒精、苯甲酸盐及二氯化酚、三氯羟苯醚。其作用是防止细菌生长,延长贮存期限,并使其他成分相容。

此外还有芳香剂、甜味剂和色素等,提供易为人们接受的调味剂,这些成分共占 2%~3%,水分作为溶媒,占 20%~40%。

2. 功效牙膏　功效牙膏是在牙膏中加入某些活性成分(药物或化学制剂),这些活性成分都是安全和无明显副作用的,可达到预防或者辅助治疗的功效。主要功效包括:防龋、抑制牙菌斑、减轻牙龈炎症、抗牙本质敏感、美白等。

(1) 防龋牙膏:具有防龋功效的牙膏主要是含氟牙膏,详见第三篇第三章局部用氟防龋。

(2) 抗敏感牙膏:具有抗牙本质敏感的作用。根据作用机制不同可分为两类:一类作用于神经细胞外部,通过去极化抑制神经疼痛信号传导,从而减轻外部刺激带来的痛觉。这一类以可溶性钾盐为主,如硝酸钾和氯化钾。另一类通过在暴露的牙本质表面形成沉淀物封闭开放的牙本质小管,阻隔外界冷热酸甜的刺激,从而减轻或预防牙齿敏感,这一类常见的有氟化亚锡或其他亚锡盐类、乙酸锶、磷硅酸钙钠和精氨酸。

(3) 抑菌牙膏:具有抑制牙菌斑、减轻牙龈炎症功效。主要是通过化学成分产生抑制牙菌斑、减轻牙龈的红肿、出血等炎症表现的作用。如:三氯生、氯己定,另:抗菌功效的中草药牙膏品种较多。

(4) 美白牙膏:增白牙膏主要通过摩擦剂和化学制剂发挥美白作用,以去除外源性色素为主。外源性着色主要来源于日常饮食或吸烟带来的颜色。如茶、咖啡、红酒等饮料里的有色化合物如丹宁酸和多元酚等聚合物,香烟、浆果里的深色素都会吸附在牙釉质表面,遮盖了牙釉质并降低其透明度而使牙染色。刷牙时牙膏的摩擦剂通过摩擦作用能有效去除牙外源性着色,从而清洁洁白牙齿。

(三) 刷牙方法

刷牙是控制菌斑的基本方法,刷牙的目的在于清除牙面和牙间隙的菌斑、软垢与食物残屑,减少口腔细菌和其他有害物质,防止牙石的形成。这里介绍两种主要的手动刷牙方法。

1. **水平颤动拂刷法** 适合成年人使用,能够掌握此方法的青少年也可使用。

水平颤动拂刷法是一种有效清除龈沟内和牙面菌斑的刷牙方法。水平颤动主要是去除牙颈部及龈沟内的菌斑,拂刷主要是清除唇(颊)舌(腭)面的菌斑。具体操作要领为:

(1) 将刷头放置于牙颈部龈缘处,刷毛指向牙根方向(上颌牙向上,下颌牙向下),与牙长轴大约呈45°角,轻微加压,使刷毛部分进入牙龈沟内,部分置于牙龈上。

(2) 从后牙颊侧以2~3颗牙为一组开始,用短距离水平颤动的动作在同一个部位刷牙数次,然后将牙刷向牙冠方向转动,拂刷颊面。刷完第一个部位之后,将牙刷移至下一组2~3颗牙的位置重新放置,注意与前一部位保持有重叠的区域,继续刷下一部位,按顺序刷完上下牙齿的唇(颊)面。

(3) 用同样的方法刷后牙舌(腭)侧。

(4) 刷上、下前牙舌面时,将刷头竖放在牙面上,使刷头前部刷毛接触牙颈部龈缘,自牙颈部向切缘拂刷。

(5) 刷咬合面时,刷毛指向咬合面,稍用力做前后短距离来回刷。

2. **圆弧刷牙法** 又称Fones法刷牙法,易为年幼儿童学习。

刷牙要领:刷后牙颊侧时,上下牙齿呈闭合状态,牙刷进入颊间隙,刷毛轻度接触上颌最后磨牙的牙龈区,用较快、较宽的圆弧动作从上颌牙龈拖拉至下颌牙龈,再从下颌牙龈到上颌牙龈,依次前行至前牙区;刷前牙唇侧时,上下前牙切端相对,刷头同样作连续圆弧形刷牙动作;刷后牙舌(腭)侧时,将刷头水平放置于最后磨牙舌(腭)面,用轻微压力往返颤动,依次前行至尖牙;刷前牙舌(腭)侧时,将刷头竖起放置于舌(腭)面,轻微压力自龈缘向切缘往返颤动;刷咬合面时,将刷毛指向咬合面,稍用力做前后短距离来回刷。

3. **刷牙的注意事项** 刷牙时多是几种刷牙方法结合使用,大多数方法中都包括有旋转、拂刷与颤动三种基本动作。

(1) 刷牙的顺序:为保证刷牙时不遗漏某些部位,建议按照一定的顺序刷牙做到面面刷到。每次牙刷放置一般占2~3颗牙面的距离,每个部位至少刷5~10次,然后移至下一个邻牙刷牙位置,两个刷牙位置之间均应有重叠。

(2) 刷牙的时间:普通人群建议每次刷牙时间至少为2分钟。

(3) 刷牙的次数:刷牙清除牙菌斑数小时后,菌斑可以在清洁的牙面上重新附着,不断形成,特别是夜间入睡后,唾液分泌减少,口腔自洁作用差,细菌更易生长。因此,每天至少要刷牙两次,晚上睡前刷牙更重要。

(4) 难刷的部位:刷牙时,有些部位常被忽视,如,上下颌最后一颗牙的远中面和邻近无牙区的牙面,上颌牙的腭面和下颌牙的舌面,排列不齐的牙,异位萌出的牙等。这些部位容易被忽视或牙刷难以达到,在刷牙时都应给予特殊的关照,需要补充一些刷牙动作或需要用牙线或牙间刷加以补充。口腔清洁应包括舌清洁,可用牙刷刷洗清洁舌面,也可用刮舌板。

三、牙间隙清洁

牙与牙之间的间隙称为邻间隙或牙间隙,牙间隙最易滞留菌斑和软垢。刷牙时刷毛难以进入邻间隙或不能完全伸入牙间隙,如果在刷牙时配合使用牙线或牙间隙刷等帮助清洁牙间隙,可更有效地清除牙菌斑。

1. **牙线** 牙线是用尼龙线、丝线或涤纶线制成的,它有助于邻面间隙或牙龈乳头处的清洁,特别对平的或凸的牙面最合适。

2. **牙签** 牙签是用来剔除嵌塞在牙间隙内的食物碎屑和软垢的工具,适用于牙龈退缩,根面暴露,邻面间隙较大的部位。使用牙签时应避免用力过大而损伤牙龈,加重牙龈退缩和增大牙间隙。

3. **牙间隙刷** 牙间隙刷(interdental brush)状似小型的试管刷,为单束毛刷,有多种大小不同的形态和型号,较小型的牙间刷一般会插上手柄,以便于握持使用。主要用于清除刷牙难以达到的邻面牙菌斑。当牙排列齐时,口腔内有复杂的修复体或牙龈萎缩、根分叉暴露时,可用特制的牙间刷清除邻间污垢,其效果优于牙线。

4. **电动冲牙器** 电动冲牙器是近年开发的一种口腔清洁用具。冲牙器可辅助去除牙间隙部位的食物残渣和软垢,如大的邻间隙、正畸患者的弓丝与托槽间、固定修复体的组织面等。冲牙器通过泵体对水加压,产生直线形或螺旋形的高压水柱冲刷到口腔许多部位,包括牙刷、牙线、牙签不易达到的牙缝和牙龈深处。冲牙器的高压脉冲水流产生的柔性刺激,可能还有按摩牙龈的作用。

（台保军）

参 考 文 献

[1] 冯希平. 口腔预防医学[M]. 7版. 北京:人民卫生出版社,2019.

[2] Mike Heanue,Worthington HV,Deacon SA,et al. Manual versus powered toothbrushing for oral health [J]. Cochrane Database of Systematic Reviews,2023,1:CD002281.

[3] Slot DE,Wiggelinkhuizen L,Rosema NA,et al. The efficacy of manual toothbrushes following a brushing exercise:a systematic review [J]. Int J Dent Hyg 2012,10(3):187-97.

[4] Rosema N,Slot DE,van Palenstein Helderman WH,et al. The efficacy of powered toothbrushes following a brushing exercise:a systematic review [J]. Int J Dent Hyg 2016,14(1):29-41.

第七章 氟化物的局部应用

一、概述

（一）防龋机制

龋病的形成是脱矿过程与再矿化的连续性动力学反应,最终脱矿占据优势的结果。

局部应用氟化物防龋作用机制主要是抑制釉质的脱矿和促进釉质再矿化。氟化物防龋作用主要是唾液、菌斑液中的氟离子与牙齿接触抑制脱矿过程,同时促进再矿化过程,干预龋病形成,减慢了龋的进展速率。当 pH 值下降,牙受酸侵蚀导致牙釉质的矿物质发生溶解(脱矿),游离的钙、磷与唾液中的氟进入到菌斑液中,形成的过饱和氟羟基磷灰石提供驱使矿物质返回釉质的动力,脱矿的釉质晶体表面会形成新的晶体表层并作为再矿化的核,从周围的溶液中吸收氟至其表面,吸引钙、磷离子,排出碳酸盐,加速再矿化过程,形成羟基磷灰石和氟磷灰石的混合结构。氟磷灰石的酸溶解性较低,进一步增强了牙齿表面矿物质的抗酸溶解性的作用。局部用氟时,唾液中高浓度的氟离子很快进入菌斑中,形成“氟库”,以氟化钙的形式储存。

（二）途径和效果

局部用氟是采用不同方法将氟化物直接用于牙的表面,以提高牙的抗龋力。

局部用氟的途径包括使用含氟牙膏、含氟漱口液、含氟凝胶、含氟泡沫与含氟涂料等。其中含氟牙膏、低浓度含氟漱口水和低浓度含氟凝胶可由个人直接使用;儿童使用含氟漱口液需要在学校医务人员的帮助和监督下进行;含氟涂料和高浓度含氟漱口水、高浓度含氟凝胶及含氟泡沫等应由经过培训的专业人员实施。

局部用氟的范围较广,既适用于未实施全身用氟的低氟区或适氟地区,也可与全身用氟联合使用,以增强其防龋效果。大量的研究证实,局部用氟防龋方法安全、有效并且方便,一般能降低患龋率20%~40%,已经成为广泛使用的防龋措施。多种局部用氟可同时联合应用,防龋效果更好。研究表明,含氟牙膏与其他局部用氟方式联合应用,可以提高 10% 的防龋效率。

二、含氟牙膏

含氟牙膏(fluoride toothpaste)是世界上应用最广泛的局部用氟防龋方法。用于含氟牙膏的氟化物有氟化钠、单氟磷酸钠及氟化亚锡等。

（一）主要的含氟牙膏及特点

1. **氟化钠牙膏**　氟化钠是首先在牙膏中采用的一种“离子”型氟化物。氟化钠的浓度为 0.22% 氟化钠牙膏,选用丙烯酸塑料或焦磷酸钙、二氧化硅作磨料,其防龋效果是肯定的,可降低患龋率11%~38%。氟化钠的浓度为 0.24%(含 0.11% 氟)氟化钠牙膏,遇水即刻释放出氟离子。氟化钠牙膏的 pH 值接近中性,一般比较稳定,没有使牙染色的缺点。

2. **单氟磷酸钠牙膏**　是一种共价型氟化物牙膏,含单氟磷酸钠(Na_2PO_3F)的浓度为 0.76%,相当于含

0.1%氟。主要特点是：①单氟磷酸钠与多种摩擦剂,如不溶性偏磷酸、无水磷酸二钙、二水合磷酸二钙、三氧化铝、二氧化硅及磷酸钙等摩擦剂的相容性好。②含单氟磷酸钠牙膏对牙不染色,pH值接近中性且比较稳定,对人无副作用。

3. 氟化亚锡牙膏　氟化亚锡具有抗菌、抗龋及抗牙本质脱敏作用。代表性产品是0.4%氟化亚锡牙膏,摩擦剂为与氟化亚锡有较好的相溶性的焦磷酸钙,临床防龋效果良好。但存在着有效期短、不稳定性,以及牙染色和金属味道的缺点。新的配方通过复合螯合技术可使亚锡离子在牙膏的储运过程中得以有效稳定在牙膏中,而在刷牙过程中又可以快速释放出来。同时可对抗氟化亚锡牙膏原来的染色问题。使用芳香剂有效掩盖亚锡的金属味。

（二）使用和防龋效果

出生6个月到3岁的婴幼儿,第一颗乳牙萌出后,家长应使用含氟牙膏为他们每天刷牙两次。为确保安全性和有效性,建议0~3岁婴幼儿使用氟浓度为500~1 100mg/kg的含氟牙膏,每次刷牙牙膏使用量为米粒大小(15~20mg)。

3~6岁的儿童,每次牙膏用量约为"豌豆"大小(约0.5g),6岁以上的儿童和成人,每天用含氟浓度高于1 000mg/kg的牙膏刷牙两次,每次用量约1克,可达到有效的预防效果。同时,应在家长监督与指导下使用,以免儿童过多吞咽牙膏。大量的临床试验结果表明,含氟牙膏的防龋效果是肯定的,用含氟牙膏刷牙可使龋病患病率下降24%。2019年Cochrane系统评价显示,含氟牙膏的应用可减少1.86个乳牙龋补牙面数和0.53个恒牙龋失补牙面数。含氟牙膏在世界范围内的广泛应用是使龋病患病水平持续下降的主要原因之一。由于含氟牙膏的使用方法简便、易于被接受,效果显著、无副作用,是值得大力推广的一种理想的自我口腔保健措施。

（三）防龋效果的影响因素

1. 牙膏的摩擦剂系统　具有防龋作用的游离氟离子在牙膏中的含量及稳定状态依赖于所用摩擦剂的种类。含氟化钠牙膏不能使用碳酸钙或磷酸钙做摩擦剂,但与单氟磷酸钠相容;氟化亚锡应避免与磷酸氢钙配方,但氟化亚锡-偏磷酸盐,氟化钠-二氧化硅具有好的相容性。

2. 牙膏的含氟浓度　系统文献回顾分析表明:牙膏中的含氟浓度与防龋效果间存在着剂量-效应关系,氟浓度低的牙膏较含氟1 000mg/kg牙膏的防龋效果差,而含氟1 500mg/kg的牙膏防龋效果较含氟1 000mg/kg的牙膏好。

中国含氟牙膏的国家标准成人含氟牙膏:500~1 500mg/kg,儿童含氟牙膏:500~1 100mk/kg。

3. 人群患龋基线水平　含氟牙膏的防龋效果与人群中患龋(DMFS)的基线水平呈正相关,即基线水平越高,防龋效果越显著。

4. 专业指导　在专业人员的指导下使用可获得较高的防龋效果。

三、含氟漱口液

含氟漱口液(fluoride mouthrinse)是指用中性或酸性氟化钠、氟化亚锡、氟化胺或氟化铵等配成的漱口液。氟化钠漱口液因价格便宜和味道易于接受最为常用。

（一）种类及使用

1. 0.2%NaF(900mg/L)溶液　每周使用一次。适用于学校或幼儿园的防龋项目,需要在老师或专业人员的监督下使用。

2. 0.05%(230mg/L)NaF溶液　每天使用一次。可作为家庭口腔保健用品,儿童需在家长的监督下使用。

3. 含漱　使用漱口水时用量筒或注射器取配好的溶液于漱口杯中,5~6岁儿童每次用5ml,6岁以上者每次用10ml,将溶液含入口中,鼓漱一分钟后吐出,嘱半小时内不进食或用清水漱口。

（二）效果及评价

系统评价结果表明:使用含氟漱口液可使龋失补牙数和牙面数分别下降23%和27%。

氟水漱口是一种使用方便、容易掌握,价格较低、适用性广(低氟区及适氟区的多种人群均可使用)的口腔公共卫生措施之一,尤其适用于学校儿童的龋病预防。对龋活跃性较高或易感人群、牙齿正畸戴固定矫治器者以及一些不能实行口腔自我健康护理的残障者,均可使用。

四、含氟涂料

含氟涂料(fluoride varnish)是加入了氟化物的有机溶液,将其涂布于牙齿表面,可预防龋病。它具有在牙面停留时间长、提高釉质表面摄取氟能力等优点。

(一) 种类及使用

1. **种类**　含氟涂料种类较多,最常用的有含 5% 氟化物(22 600mg/kg)和含 0.9% 氟化物(1 000mg/kg)两种浓度的含氟涂料。

2. **使用**　含氟涂料使用简单,操作步骤如下:①清洁牙面:首先用低速慢钻带动橡皮杯蘸清洁剂或抛光膏清洁牙齿表面,也可让患者自己用牙刷刷牙彻底清洁牙齿表面;②隔湿和干燥:用棉卷进行隔湿,用气枪吹干或用棉球擦牙面;③涂含氟涂料:用小刷子或棉签将涂料直接涂抹于牙齿上,并可借助牙线将涂料带到邻面;④固化:涂料可以很快在口腔内的潮湿环境中凝固。⑤医嘱:嘱患者于治疗后 4 小时内进流食或松软食品,不要咀嚼过硬的食物,当晚不能刷牙、使用牙线以及其他口腔卫生保健措施。含氟涂料需定期使用,一般情况下一年 2 次。对高危人群最有效的方法是每年用 4 次。

(二) 效果及评价

含氟涂料对乳牙和恒牙的防龋效果分别可达 37% 和 43%,且不仅可预防光滑面龋,对邻面龋和窝沟点隙龋也有一定的预防作用。

含氟涂料的优点:①含氟浓度较高,所需剂量少(涂布全口约需 0.3~0.5ml),减少了被吞咽的危险。②快速凝固并黏附到牙齿表面。③操作简单,需时少。由于潮湿的表面能促进涂料的凝固,因此无须严格干燥牙面。④少有恶心、呕吐等不适反应,患者易于接受。

不足在于涂布后可导致牙齿短暂的变色,刷牙可使其恢复正常;少数患者可对其产生接触性过敏;牙龈出血者禁用。

五、含氟凝胶与含氟泡沫

含氟凝胶(fluoride gel)是一种用于局部防龋的、含有酸性氟磷酸钠或氟化钠的凝胶。含氟泡沫(fluoride foam)是一种富含氟离子的泡沫。含氟泡沫的氟浓度和 pH 值与含氟凝胶相同。由于是泡沫,其用量只有含氟凝胶的四分之一到五分之一。

(一) 种类及使用

1. **种类**　自我保健使用 0.5%(5 000mg/L)的 APF 凝胶和 NaF 凝胶以及 0.1%(1 000mg/L)的 SnF2 凝胶;专业人员使用 1.23%(12 300mg/L) APF 凝胶。

2. **使用方法**　供自我保健使用的凝胶可以放置在托盘内使用或直接用于刷牙。专业用含氟凝胶可在医院和牙科诊所,由口腔专业人员使用;如用于学校和幼儿园,需在牙科医师监督、指导下,由经过培训的卫生人员来操作。应用程序是:①选择合适儿童的牙列的泡沫托盘,托盘大小应与牙列相一致;②将适量的含氟凝胶置于上下托盘(含氟凝胶置于托盘的边缘下 2mm 时量较适合);③要求儿童身体坐正;④将盛有氟化凝胶的上下托盘分别轻柔放入儿童口中,嘱其轻咬使凝胶布满整个牙面和牙间隙;⑤在治疗过程中,最好使用吸唾装置吸出凝胶和唾液的混合物,如果没有吸唾装置,头应该向前向下使口内混合液流入到可回收的塑料治疗盘中,以减少儿童对含氟凝胶的吞咽;⑥氟化凝胶与牙列必须接触 4 分钟后取出托盘,嘱儿童吐出残留的凝胶或取出托盘后拭去黏附在牙面上和牙间隙里的凝胶;⑦医嘱:治疗后半小时不要漱口、喝水和进食。

第一年每季度使用一次,以后每半年使用一次。

含氟泡沫的使用方法与含氟凝胶相同。

(二) 效果及评价

系统评价表明:使用含氟凝胶对乳牙和恒牙的防龋效果分别 20% 和 28%。

含氟凝胶的优点是：①用托盘放置含氟凝胶一次可以处理全口牙；②操作简单；③花费时间少；④可被大多数儿童接受。其缺点是如误吞对胃肠道有刺激，可引起恶心和呕吐反应。

对于含氟泡沫，有研究报道，使用含氟泡沫可减少24%的乳牙龋和41%的第一恒磨牙光滑面龋。由于含氟泡沫与含氟凝胶的防龋效果接近，使用方法相同，但含氟泡沫的使用量及患者氟的暴露量少于凝胶，其可能成为含氟凝胶的替代产品。

含氟涂料、高浓度含氟凝胶和含氟泡沫均需专业人员来使用和实施，因此被称为专业用氟。2006年美国牙科协会发布针对专业用氟的指导，建议对患龋风险较低的人群无须进行专业用氟，中度风险人群每6个月使用一次专业用氟，高风险人群每3~6个月使用一次。2013年，美国牙科协会进一步建议，对于6岁以下有患龋风险的儿童，建议使用含5%氟化物的含氟涂料。对于6岁以上有患龋风险人群，推荐专业使用含5%氟化物的含氟涂料和浓度为1.23%的APF凝胶。

氟化氨银（Silver diamine fluoride）：用于龋病防治的氟化氨银为一种无色液体，常用浓度为38%，含24.4%到28.8%的银以及5.0%到5.9%的氟化物。FDA将其列为安全性为二级的医疗用品。同含氟涂料一样，需由专业人员使用。研究表明，当应用于龋损部位时，氟化氨银可以有效使活动龋静止，并降低邻近牙面的龋齿风险。氟化氨银也对老年人群的根面龋有防治作用。其潜在缺点包括①金属气味，易引起不适。②可能刺激牙龈和口腔黏膜。③涂布于牙面后，龋损区域会被染成黑色。目前，商品化氟化氨银尚未被批准进入中国大陆市场。

（台保军）

参 考 文 献

［1］冯希平.口腔预防医学［M］.7版.北京：人民卫生出版社，2020.

［2］Han Jiang，Tai BJ，Du MQ，et al. Effect of professional application of APF foam on caries reduction in permanent first molars in 6-7-year-old children：24-month clinical trial［J］. J Dent，2005，33：469-473.

［3］Jiang H，Bian Z，Tai BJ，et al. The Effect of a Bi-annual Professional Application of APF Foam on Dental Caries Increment in Primary Teeth：24-month Clinical Trial［J］. J Dent Res，2005，84（3）：265-8.

［4］Walsh T，Worthington HV，Glenny AM，et al. Fluoride toothpastes of different concentrations for preventing dental caries［J］. Cochrane Database Syst Rev，2019，3：CD007868.

［5］Marinho VC，Chong LY，Worthington HV，et al. Fluoride mouthrinses for preventing dental caries in children and adolescents［J］. Cochrane Database of Systematic Reviews，2019，3：CD007868.

［6］American Dental Association Council on Scientific Affairs. Professionally applied topical fluoride：evidence-based clinical recommendations［J］. J Am Dent Assoc，2006，137（8）：1151-9.

［7］Weyant RJ，Tracy SL，Anselmo TT，et al. Topical fluoride for caries prevention：executive summary of the updated clinical recommendations and supporting systematic review［J］. J Am Dent Assoc，2013，144（11）：1279-91.

第八章　窝沟封闭技术

窝沟封闭又称点隙窝沟封闭（pit and fissure sealant）是指不去除牙体组织，在殆面、颊面或舌面的点隙裂沟涂布一层黏结性树脂，保护牙釉质不受细菌及代谢产物侵蚀，达到预防龋病发生的一种有效防龋方法。窝沟封闭使用的黏性高分子材料，称为窝沟封闭剂。氟化物对减少牙釉质、牙骨质平滑面龋效果较好，但对殆面窝沟龋的效果却不理想，窝沟封闭是预防窝沟龋的较为理想的方法。

一、窝沟龋的患病情况

1. 窝沟龋的发病特点　窝沟龋首先发生在窝沟壁，表现为狭窄处相对的沟壁上牙釉质龋损的形成。因而在龋形成的早期阶段，窝沟底部相对没受到影响，随着龋病继续发展，沟壁病损逐渐扩大，最后累及沟底，形成金字塔形的损害。病损一旦累及沟底，病变向邻近牙釉质和釉牙本质界两个方向发展，当病损累及牙本质时，损害进程加速，逐渐形成临床可探查到的龋洞。

2. 窝沟龋的患病情况　从龋病的患病情况分析，龋病主要发生在后牙的窝沟和点隙，因此后牙患龋病的概率远高于前牙。第四次全国口腔健康流行病学调查结果显示，12 岁儿童有 22.6% 的右下第一恒磨牙患龋，22.5% 的左下第一恒磨牙患龋，双侧下颌第二恒磨牙各有 11.3% 的牙齿患龋，上颌左右第一恒磨牙各有 9.3% 和 9.7% 患龋病。乳牙也是如此，下颌左右前磨牙的患龋率是 27.1% 和 26.4%，下颌左右乳磨牙的患龋率是 29.6% 和 28.6%。这些发生在后牙的龋齿，绝大多数都原发于窝沟点隙。

二、窝沟封闭术的操作规范

（一）适应证和非适应证

1. 适应证

（1）深的窝沟，特别是可以插入或卡住探针的牙。

（2）对侧同名牙患龋或有患龋倾向的牙。

（3）殆面釉质发育不全或有充填物但存在深窝沟和裂隙。

2. 非适应证

（1）牙面无深的沟裂点隙、自洁作用好。

（2）患者不能配合正常操作。

（3）牙尚未完全萌出，被牙龈覆盖。

3. 窝沟封闭适宜的时间　乳磨牙在 3~4 岁，第一恒磨牙在 6~7 岁，第二恒磨牙在 11~13 岁为最适宜封闭的年龄。牙萌出后达咬合平面即适宜做窝沟封闭，一般是在牙萌出后 4 年之内。

（二）窝沟封闭剂的组成和类型

1. 窝沟封闭剂的组成　通常由有机高分子树脂、稀释剂、引发剂和一些辅助剂（如溶剂、填料、氟化物、涂料等）组成。其中树脂基质为封闭剂主要成分，主要是双酚 A-甲基丙烯酸缩水甘油酯。稀释剂一般是甲基丙烯酸甲酯等。引发剂可分为自凝引发剂与光固引发剂两种，前者常由过氧化苯甲酰（BPO）和芳香胺组成。可见光固化引发剂采用 a-二酮类光敏剂如樟脑酯。

2. 封闭剂的类型与特点 封闭剂依照固化方式可以分为光固化(light-autopolymerization,light-cure)与自凝固化(autopolymerization)两种。

光固化封闭剂目前常用的光源为 430~490nm 的可见光。可见光光固封闭剂的优点是:抗压强度较大且封闭剂表面光滑,术者可在他认为适当的时间使封闭剂固化,且花费时间较少(10~20 秒);操作方便,容易掌握。不需调拌,克服了自凝固化时易产生气泡的现象及固化过快或太慢的缺点。但操作需要特殊设备:光固化机,尤其在大面积开展群体预防工作时更需要较多光固化机,要增加费用。在使用可见光固化机时,其波长,光密度与固化深度和硬度有关,应注意其性能。由于高亮度的可见光波对眼睛视网膜有害,应注意保护眼睛。

自凝固化的方法不需要特殊设备,花费较少。但由于涂布前调拌混合树脂基质与催化剂,材料经聚合反应在 1~2 分钟内即固化,因此调拌后术者须及时涂布,在规定时间内完成操作过程,否则就会由于操作时间长,在未涂布时就开始固化,或增加污染的机会而影响到封闭的质量。此外,调拌过程也可能产生气泡。

为了提高封闭剂的压缩强度、硬度和耐磨性,有的封闭剂中还加一定量的填料,其黏结强度、固化时间和保留率不受影响。

封闭剂可以是无色透明的,为了便于检查识别保存率,可在封闭剂中加入少量染料。常见者为白色、红色、粉色、蓝色等,加入染料后其防龋效果与保留率无明显区别。

(三) 操作步骤

1. 清洁牙面 首先应对牙面,特别是窝沟作彻底清洁,方法是在低速手机上装好锥形小毛刷或橡皮杯,蘸上适量清洁剂来回刷洗牙面(也可不用清洁剂)。清洁剂可以用浮石粉或不含氟牙膏,要注意不使用含有油质的清洁剂或过细磨料。彻底冲洗牙面后应冲洗漱口,去除清洁剂等,再用尖锐探针清除窝沟中残余的清洁剂。

2. 酸蚀 清洁牙面后即用棉纱球隔湿,将牙面吹干后用细毛刷、小棉球或小海绵块蘸上酸蚀剂放在要封闭的牙面上。酸蚀剂可为磷酸液或含磷酸的凝胶,酸蚀面积应为接受封闭的范围,一般为牙尖斜面三分之二。恒牙酸蚀的时间一般为 20~30 秒,乳牙酸蚀 60 秒。注意酸蚀过程中不要擦拭酸蚀牙面,因为这会破坏被酸蚀的牙釉面,降低黏结力。放置酸蚀剂时要注意酸的用量适当,不要溢出到口腔软组织,还要注意避免产生气泡。

3. 冲洗和干燥 酸蚀后用水彻底冲洗,通常用三用枪或注射器加压冲洗牙面 10~15 秒,边冲洗边用排唾器吸干,去除牙釉质表面的酸蚀剂和反应产物。如用含磷酸的凝胶酸蚀,冲洗时间应加倍。冲洗后立即交换干棉卷隔湿,随后用无油无水的压缩空气吹干牙面约 15 秒。封闭前保持牙面干燥,不被唾液污染是封闭成功的关键。

酸蚀牙面干燥后呈白色雾状外观,如果酸蚀后的牙釉质没有这种现象,应重复酸蚀。操作中要确保酸蚀牙面不被唾液污染,如果发生唾液污染,则应再冲洗牙面,彻底干燥后重复酸蚀步骤。

4. 涂布封闭剂 用细刷笔,小海绵或制造厂家的专用供应器,将封闭材料涂布在酸蚀过的牙面上。注意使封闭剂渗入窝沟,使窝沟内的空气排出,并放置适量的封闭材料以覆盖牙面全部酸蚀面。在不影响咬合的情况下尽可能有一定的厚度,有时可能会有高点,需要调𬌗。如果涂层太薄就会缺乏足够的抗压强度,容易被咬碎。

5. 固化 自凝封闭剂涂布后 1~2 分钟即可自行固化。光固化封闭剂涂布后,立即用可见光源照射。照射距离约离牙尖 1mm,照射时间要根据采用的产品类型与可见光源性能决定,一般为 20~40 秒。照射的部位要大于封闭剂涂布的部位。

6. 检查 封闭剂固化后,用探针进行全面检查,了解固化程度,粘接情况,有无气泡存在,寻找遗漏或未封闭的窝沟并重新封闭,观察有无过多封闭材料和是否需要去除,如发现问题及时处理。如果封闭剂没有填料可不调𬌗,如使用含有填料的封闭剂,又咬合过高,应调整咬合。封闭后还应定期(三个月、半年或一年)复查,观察封闭剂保留情况,脱落时应重作封闭。

三、影响窝沟封闭术成功的因素

窝沟封闭术的防龋效果很大程度上取决于封闭剂在牙齿表面的保留情况,封闭剂在牙齿表面保留时间越长,防龋效果越好。影响窝沟封闭术成功的因素很多,主要包括:封闭对象的年龄、封闭的牙位、牙面、恒牙或者乳牙、操作者的技术以及封闭剂的种类等。防龋效果与保留率直接相关,只要封闭剂完整保留,就能达到理想的防龋效果。

1. **封闭对象的年龄**　研究结果表明窝沟封闭剂的保留率,在年龄大的儿童较年龄小的儿童高。年龄大的儿童配合好,唾液分泌量较少。在操作过程中,操作者能够集中注意力,容易做好隔湿防污染工作,使酸蚀后的牙齿保持干燥,封闭效果好。

2. **封闭的牙位和牙面**　从临床效果观察,封闭剂保留率下颌牙较上颌牙高,恒牙较乳牙高,前磨牙较磨牙高,𬌗面窝沟较颊舌沟高。

3. **操作者的因素**　操作者是窝沟封闭术是否成功非常关键的影响因素。操作者训练程度、临床操作技术、工作态度等将影响窝沟封闭术的成败。保持耐心细致、掌握技术规范、执行操作要求避免唾液污染是窝沟封闭术成功的必要条件。

4. **封闭剂的种类**　有报道认为,化学固化窝沟封闭剂的效果好于光固化窝沟封闭剂。

（冯希平）

参 考 文 献

[1] 王兴.第四次全国口腔健康流行病学调查报告[M].北京:人民卫生出版社,2017.

[2] 冯希平.口腔预防医学[M].7版.北京:人民卫生出版社,2020.

[3] 卫生部,口腔预防适宜技术操作规范,2009.

第九章 预防性树脂充填术

预防性树脂充填术是指对小的或表浅的窝沟龋、或有患龋倾向的深窝沟,仅去除病变釉质或牙本质,充填龋洞并在其牙面窝沟封闭,这是一种窝沟龋充填与窝沟封闭术相结合的预防性措施。由于不采用传统的预防性扩展,只去除少量的龋坏组织后即用复合树脂充填龋洞,而未患龋的窝沟使用封闭剂保护。既保留了健康牙体组织,又预防龋的发展。

【适应证】

1. 船面窝沟和点隙有龋损能卡住探针。

2. 深的点隙窝沟有患龋倾向,可能发生龋坏。

3. 沟裂有早期龋迹象,釉质混浊或呈白垩色。

【分类】

基于龋损范围、深度和使用的充填材料,可将预防性树脂充填分为三种类型。

1. **类型 A** 洞深在釉质内,用最小号球钻去除脱矿釉质,用不含填料的封闭剂充填。

2. **类型 B** 洞深基本在釉质内,用小号或中号球钻去除龋损组织,用流动树脂材料充填。

3. **类型 C** 洞深已达牙本质,用中号或较大圆钻去除龋坏组织,垫底,涂布粘结剂,树脂充填。

【操作方法】

1. 去除窝沟龋坏组织,不做预防性扩展。

2. 清洁牙面,彻底冲洗干燥、隔湿。

3. C 型预防性树脂充填需要先用氢氧化钙垫底。

4. 酸蚀船面及窝洞。

5. C 型预防性树脂充填涂布粘结剂后用复合树脂充填;B 型用流动树脂材料或加有填料的封闭剂充填,固化后在船面上涂布一层封闭剂;A 型仅用封闭剂涂布船面窝沟及窝洞。

6. 术后检查充填及固化情况,有无漏涂、咬合是否过高等。

操作中术者应特别注意避免唾液污染,并保持酸蚀面绝对干燥。

(冯希平)

参 考 文 献

[1] 高学军 . 临床龋病学[M].北京:北京大学医学出版社 . 2008.

[2] 冯希平 . 口腔预防医学[M]. 7 版 . 北京:人民卫生出版社,2020.

[3] 卫生部,口腔预防适宜技术操作规范,2009.

第十章 非创伤性充填治疗

非创伤性充填治疗（atraumatic restorative treatment, ART）指使用手用器械去除龋坏组织,然后用有黏结性、耐压和耐磨性能较好的玻璃离子材料将龋洞充填的技术。ART 的优点:不需电动牙科设备、术者容易操作、患者易于接受、玻璃离子的化学性黏结可避免去除过多牙体组织、材料中氟离子的释放可使牙本质硬化以阻止龋的发展、兼有治疗和预防效果等。

【适应证】

1. 恒牙和乳牙的中小龋洞,能允许最小的挖器进入。

2. 缺乏电源和牙科设备的农村或边远地区的龋洞。

【操作方法】

1. 基本材料和器械

（1）材料:玻璃离子粉、液,牙本质处理剂。

（2）器械:除常规器械以外,还需挖匙、牙用手斧(或称锄形器)、雕刻刀等。

挖匙:去除软的腐质,清洁窝洞;一般分三号,小号直径 0.6~1mm,中号直径 1.5mm,大号直径 2.0mm。

牙用斧形器或锄形器:扩展洞形,用于进一步扩大洞口使挖器易于进入。

雕刻刀:有两种作用,扁平的一端用于将材料放入龋洞,尖锐的一端用于去除多余的充填材料及修复牙的外形。

2. 操作方法

（1）备洞:使用棉卷隔湿保持干燥,用湿棉球擦去牙面菌斑,再用干棉球擦干表面,确定龋损大小。如牙釉质开口小,使用牙用斧形器扩大入口,部分无基釉可能破碎,使用小的湿棉球去除破碎釉质,在继续手术时再用棉球擦干。洞口大到挖匙能进入,去除腐质,可使龋洞湿润,便于去除腐质。初步去除软化牙本质后,可能需要扩大龋洞进口,将腐质去除干净。特别注意使用挖匙应垂直围绕洞的边缘转动,去除龋坏并达釉牙本质界,接近牙髓腔的牙本质应保留,避免牙髓暴露。将挖匙去除的龋坏组织放在棉卷上并清洁器械,用棉球保持龋洞干燥清洁。此时要求患者咬合,观察牙是否接触龋洞,这有助于充填后修整及调整咬合。

多面洞采用与单面洞同样的原则备洞。

（2）清洁:用处理剂清洁窝洞以促进玻璃离子材料与牙面的化学性黏结。处理剂一般为弱聚丙烯酸(10%)。用小棉球或小海棉球蘸一滴涂布全部窝洞 10 秒,立即冲洗二次。如窝洞被血及唾液污染,及时止血,冲洗并干燥,用干棉卷隔湿再涂处理剂。

（3）混合与调拌:按粉液比例,将粉先放在调拌纸或调拌盘上,分为两等份,将液体瓶水平放置片刻使空气进入瓶底,然后竖直将一滴液体滴到调拌纸上。使用调拌刀将粉与液体混合而不要使其到处扩散。当一半粉剂湿润后,再混合另一半粉。调拌应在 20~30 秒内完成,然后尽快将调拌好的材料放入要充填的洞内。充填应在材料失去光泽之前进行,如果材料已经失去光泽变干,应重新调拌,不能使用已经变干的材料充填。

注意事项:仅在调拌时才打开包装瓶,取出粉、水剂;使用之后将装粉剂的瓶盖旋紧,以防受潮。并立即将器械上的材料去除干净或放入水中,便于清洁。

(4) 充填:单面洞:注意工作环境保持干燥,用棉球擦干龋洞,调拌好玻璃离子后用雕刻刀钝端将其放入备好的洞内,用挖匙凸面压紧玻璃离子。注意避免空气气泡,充填材料稍高于牙面、包括将余下的点隙窝沟一并充填。

在充填材料失去光泽之前,将戴手套的手指涂少许凡士林放在其上向窝洞内紧压,使玻璃离子进入窝洞内,当材料不再有黏性后再移开手指(约 30 秒)。用器械去除多余材料,使用凡士林覆盖玻璃离子表面,维持充填物干燥时间 30 秒。充填后用咬合纸检查咬合情况,如咬合高用器械去除多余材料,调整到正常咬合,再涂一层凡士林。最后让患者漱口并嘱患者一小时内不要进食。

复面洞:复面洞充填与单面洞操作基本相同,一般将复面洞区分为前牙和后牙,通常复面洞龋坏较大并涉及多个牙面。因此,充填时应特别注意确保充填物外形正常。

前牙复面洞充填:使用棉卷保持工作环境干燥;用棉球擦干龋坏部分;在牙的邻面正确置放成形片使充填物符合设计的邻面外形;将软木楔放置在牙龈缘之间保持成形片位置;根据前述方法调拌玻璃离子并稍许超填;使用手指紧紧平行牙面方向压住成形片,围绕唇面将其紧紧裹住使材料进入窝洞,用大拇指紧按约 30 秒直到材料固化。此时充填物将接近正常外形。去除成形片,用雕刻刀去除多余材料,检查咬合并再涂一层凡士林。最后请患者漱口并嘱患者一小时内不要进食。

后牙复面洞充填:后牙复面洞也使用成形片保持外形进行充填,乳牙不一定总是要求完全修复邻面外形。可根据龋洞大小及牙齿在口腔中可能维持的时间而定,为了避免牙齿邻面嵌塞食物,乳牙大的邻面龋损可充填为斜面,可选择 T 形成形片。恒牙则使用条形成形片及木楔修复邻面,在安放之前先让患者咬合以观察需要充填的程度。

操作步骤:保持充填牙干燥、涂处理剂,放置成形片,将木楔放在牙龈缘支持成形片保持接触点;使用玻璃离子充填窝洞并涂凡士林;使用雕刻刀去除多余材料以保证对颌牙不破坏修复体,与对颌牙不接触为好。修整邻面牙龈缘,需要时再涂凡士林,保持充填物干燥 30 秒。最后让患者漱口并嘱患者一小时内不要进食。

【特点】

1. ART 的优点

(1) 牙体损伤小,最少的洞型预备,最少的牙体损伤以尽可能保存完好的牙体组织。

(2) 采用手用器械,不需要电源,不需要昂贵的口腔设备。

(3) 可随身携带,操作者能采用任何形式的交通工具,就可以到患者生活的环境中工作,如老年居民家中,交通不便的地方,到社区、学校、家庭中提供口腔治疗。

(4) 操作简单、易学。

(5) 控制交叉感染简便,不需要高压消毒的手机,每次使用后,手用器械容易清洁和消毒。

(6) 患者容易接受,没有令人恐惧的牙科设备和牙科操作,也没有牙钻或吸唾器的噪音,减少了患者的心理创伤。

(7) 玻璃离子中氟离子的释放能预防和阻止龋病,有助于牙体组织的健康。

2. ART 的缺点

(1) 充填微漏难避免。

(2) 材料强度低。

(3) 长期保留率低。

(4) 手工调拌玻璃离子易受操作者技术、地理和气候等的影响。

(冯希平)

参 考 文 献

[1] 高学军 . 临床龋病学[M] . 北京:北京大学医学出版社,2008.

[2] 冯希平 . 口腔预防医学[M] . 7 版 . 北京:人民卫生出版社,2020.

[3] 卫生部,口腔预防适宜技术操作规范,2009.

第十一章 牙脱敏技术

牙本质敏感是指暴露的牙本质对外界刺激产生短而尖锐的疼痛,并且不能归因于其他特定原因引起的牙体缺损或病变,典型的刺激包括温度刺激、吹气刺激、机械性刺激或化学刺激。

2008年对我国北京、上海、广州、武汉、成都、西安共6个城市20~69岁居民,调查其牙本质敏感的患病状况,结果显示我国城市人群牙本质敏感症的患病率为29.7%。牙本质敏感好发于上颌前磨牙,其次是上颌第一磨牙,切牙的牙本质敏感的发生率最低。

牙本质敏感的前提条件牙本质暴露,牙齿磨损、磨耗、酸蚀和牙龈退缩都是牙本质暴露的原因。封闭暴露的牙本质小管和阻滞神经传导可以治疗牙本质敏感。

一、化学制剂脱敏

化学制剂脱敏的原理包括堵塞牙本质小管和阻滞牙本质小管内的神经传导。

1. 堵塞牙本质小管 这类化学制剂有氯化锶、氟化物如氟化亚锡、氟化钠、氟化硅和氟化氨银、乙酸锶、钙复合物如精氨酸重碳酸盐/碳酸钙复合物和磷硅酸钠钙等。这类化学制剂可以分布在牙本质表面,堵塞牙本质小管,减少牙本质小管内的液体流动,从而使牙本质对外界的刺激不敏感。

这些化学制剂被制备成牙膏、漱口水、涂料和凝胶,涂布在牙齿敏感的表面。

2. 阻滞牙本质小管内的神经传导 这类化学制剂包括各种含钾化合物,如硝酸钾、氯化钾、草酸钾等。主要作用于牙本质小管内的神经纤维,这些神经纤维负责传导牙本质表面所受到的冷热酸甜刺激到中枢,使人体不感觉到酸痛。

这些化学制剂被制备成牙膏、漱口水、涂料和凝胶,涂布在牙齿敏感的表面。

二、粘结剂脱敏

临床研究证明用于树脂粘接的粘结剂具有给敏感的牙本质脱敏的效果。粘结剂脱敏的原理各不相同:

一些研究表明粘结剂涂布于暴露的牙本质表面,封闭了牙本质小管,阻止了小管内液体的流动;另外一些粘结剂的本质是稀释的树脂,涂布在牙本质表面后会在牙本质小管内形成树脂突起堵塞小管;也有的粘结剂其脱敏的作用是源于粘结剂内的一些成分,如戊二醛,后者可作用于牙本质小管中的蛋白质,使之变性、凝固,堵塞牙本质小管,达到脱敏目的。

具有脱敏作用的粘结剂很多,如3M粘结剂、Gluma脱敏剂等,其他临床上使用的粘结剂也有封闭牙本质小管的作用。一些研究报告认为粘结剂的脱敏作用比单纯涂布氟化物效果好。

三、激光脱敏

向口腔和髓腔双面开放的牙本质小管是牙本质敏感存在的基本条件,如果有方法使牙本质小管排列发生变化,使原来从髓腔向牙齿表面放射状排列的牙本质小管改变方向;或者牙本质小管结构崩溃闭塞,就可以达到脱敏的效果。激光治疗是其中之一。

　　常用于脱敏的激光主要有三种：Na:YAG 激光（钕、钇、铝、柘榴石激光）、CO_2 激光和 Ga-A1-As 激光（镓、铝、钾激光）。其中，柘榴石激光和二氧化碳激光可在瞬间使牙本质表面熔融、热凝，封闭暴露的牙本质小管口，从而达到脱敏的目的。镓铝钾激光的作用机理可能是改变了神经纤维膜的通透性，使神经末梢动作电位增加，兴奋性降低，从而起到了镇痛作用。有研究报告认为激光如果与其他脱敏剂如氟化钠或粘结剂的联合使用可以增强其脱敏作用。

（冯希平）

参 考 文 献

［1］冯春,徐晓.牙本质过敏症治疗的研究进展［J］.口腔材料器械杂志,2010,19(02):100-103.
［2］冯希平.口腔预防医学［M］.7 版.北京:人民卫生出版社,2020.

第十二章　口腔健康促进

一、基本概念

1986 年 WHO 指出,健康促进(health promotion)是指"为改善环境使之适合于保护健康或使行为有利于健康所采取的各种行政干预、经济支持和组织保证等措施"。2016 年 WHO 指出健康促进是为大众提高自我健康管理能力而提供的广泛社会和环境干预,通过消除危险因素、防治疾病,从而维护健康,提高生活质量。健康教育、健康保护和疾病预防是健康促进的三个组成部分。健康促进的发展过程和工作内容表明健康促进是包括健康教育及一切有益于人类健康的政策、法规、环境及组织的集成,成为国家卫生服务的重要组成部分。

健康促进的领域主要有 5 个方面:

1. **制定健康的公共政策**　健康促进不仅仅是卫生部门的职责,也需要各级政府和社会各界的共同参与,目的是有利于人们更容易做出健康的选择。

2. **创建支持性环境**　通过公共政策的制定,创造健康、安全、舒适的生活和工作环境。全面系统地评价社会环境对健康的影响,以保证社会环境和自然环境有利于健康的发展。

3. **强化社区行动**　社区成员有权力决定自己的需求和实现自己的目标,因此,提高自身健康水平的主导力量是自己。充分发挥社区的作用,调动一切积极因素,有效地参与健康教育计划的制定、执行和评价,帮助社区成员认识自身的健康问题并提出解决的办法。

4. **调整卫生服务方向**　卫生服务的责任应该由个人、所在单位、社会团体、卫生专业人员、医疗保健机构、工商部门和政府共同承担,建立有利于健康促进的医疗保健服务体系。

5. **发展个人技能**　通过健康教育和提供健康信息帮助人们提高选择健康的技能,自觉地保护自身健康和生活环境,有准备和有能力地应对人生在不同时期可能出现的健康问题,并很好地预防和控制慢性疾病和意外伤害。

口腔健康是人体健康的组成部分。1981 年 WHO 制定的口腔健康标准是"牙齿清洁、无龋洞、无疼痛感,牙龈颜色正常、无出血现象(teeth clean,no caries cavities,no pains,gingiva with normal colure and no sign of bleeding)"。2007 年世界卫生组织提出口腔疾病是一个严重的公共卫生问题,需要积极防治。口腔健康包括:"无口腔颌面部慢性疼痛、口咽癌、口腔溃疡、先天性缺陷如唇腭裂、牙周(牙龈)病、龋病、牙齿丧失以及影响口腔的其他疾病和功能紊乱。"

口腔健康促进(oral health promotion)是指"为改善环境使之适合于保护口腔健康或使行为有利于口腔健康所采取的各种行政干预、经济支持和组织保证等措施"。口腔健康促进是健康促进的组成部分,包括具体的预防和干预措施、保证和维护口腔健康所必需的制度与法律等,也包括专业人员建议与协助有关职能部门将有限的资源合理分配,支持把口腔预防保健措施纳入发展计划、财政预算和组织培训等。

二、组成

口腔健康促进是由口腔疾病预防、口腔健康教育和口腔健康保护三部分组成。

1. 口腔健康教育   口腔健康教育是口腔健康促进的核心组成部分,是一个过程而不是一个结果,与一级、二级、三级预防均有关。

2. 口腔健康保护   口腔健康保护包括司法和财政控制、法规和政策,目的在于促进健康和预防疾病。口腔健康保护是减少人们受到环境、不安全或不健康行为危害的可能性。为人们的口腔健康选择提供了保证。

3. 口腔疾病预防   口腔疾病预防在口腔健康促进中起着重要作用。口腔健康促进应以口腔疾病的一级预防为基础,有很多具体的预防和干预措施以阻止疾病的发生。是口腔健康促进的主要任务。

三、途径

口腔健康促进的途径遵循口腔预防医学的三大途径:

1. 全民途径   选择的预防措施使社区所有人群都能从中获益。例如自来水氟化防龋,通过调整自来水中氟的浓度达到适宜水平改变社区人们生活的环境,使社区中每个人能从自来水氟化项目中获得预防龋病的益处。

2. 共同危险因素控制途径   不健康的饮食习惯、卫生习惯等不仅是口腔健康的危险因素,也是其他慢性病的危险因素,需要口腔专业人员与全体医务人员一起采取控制和改变这些共同危险因素的方法,促进人们的口腔健康和全身健康。

3. 高危人群途径   人群中每个个体发生龋病的危险性是不同的,龋病的高危人群对整个人群的口腔健康影响较大,选择针对龋病高危人群的预防措施和方法,通过预防和控制高危人群的龋病,从而提高整个人群的口腔健康状况。

四、任务

口腔健康促进的任务主要有5个方面:

1. 制定有利于口腔健康的政策   政策是人们做出有益口腔健康的选择的重要保障,通过口腔健康促进相关部门制定并实施相应的政策,创造有利于口腔健康的社会环境。例如党中央、国务院印发的《"健康中国2030"规划纲要》提出要加强口腔卫生,目标将12岁儿童患龋率控制在25%以内。《中国防治慢性病中长期规划(2017—2025年)》将口腔健康检查纳入常规体检,加大牙周病、龋病等口腔常见病干预力度,实施儿童局部用氟、窝沟封闭等口腔保健措施,深入推进以减盐、减油、减糖、健康口腔、健康体重、健康骨骼为重点的全民健康生活方式行动。2019年1月国家卫生健康委员会制定的《健康口腔行动方案(2019—2025年)》提出坚持以人民健康为中心,坚持预防为主、防治结合、突出重点、统筹资源,以提高群众口腔健康水平为根本,以健康知识普及和健康技能培养为基础,以口腔疾病防治适宜技术推广为手段,以完善口腔卫生服务体系为支撑,全面提升我国口腔健康水平,助力健康中国建设。提出了4项具体行动:

第一是口腔健康行为普及行动。从健康知识普及和健康行为促进两方面入手,强调科学、广泛的口腔健康教育,针对含糖食品、烟草使用、咀嚼槟榔等对口腔健康危害较大的重点危险因素提出具体措施。

第二是口腔健康管理优化行动。根据生命早期1 000天、儿童、中青年(职业)人群、老年人重点口腔问题,分类指导,强化早诊早治,推动疾病治疗向健康管理转变。

第三是口腔健康能力提升行动。完善口腔健康服务体系,加强口腔专业人力资源建设。建立监测评价机制,加强数据分析利用,逐步实现居民口腔健康状况和防治信息的定期更新与发布。

第四是口腔健康产业发展行动。充分发挥市场在口腔非基本健康领域配置资源的作用,引领口腔健康服务业优质发展,满足群众多样化、个性化的口腔健康需求。推动口腔健康制造业创新升级,推动科技成果转化和适宜技术应用。

2. 提高个人和群体口腔保健知识和技能 口腔健康促进通过政策支持、口腔健康教育促进个人和群体发展口腔保健技能,提高对口腔卫生服务的利用能力,增强控制口腔危险因素的能力,提高公众对口腔健康的认知程度和口腔疾病预防意识,是帮助人们掌握口腔健康技能的重要措施。

3. 创造促进口腔健康的支持性环境 口腔健康促进重视保护人类赖以生存的自然环境和物质环境,创造有利于口腔健康的自然和物质环境。

4. 调整口腔健康服务方向 口腔卫生行政管理部门需把以口腔疾病治疗为中心的工作模式转变为以口腔健康为中心,并在口腔健康促进行动中协调政府、社会团体和个人的行动,使其共同承担为人们提供口腔健康保健服务的责任。

5. 加强社区行动 口腔健康促进的重点之一是社区,需要发动社区的力量,组织社区口腔健康促进示范项目,尤其关注重点人群、儿童和老年人。如:健康口腔,幸福家庭。

五、计划

1. 确立口腔健康目标 目标是在预定的时间内可以实现的和可以衡量的尺度。它是计划的核心,是计划、管理和决策的基础。口腔健康目标一般包含口腔健康教育目标,在制定目标时,应包括四项基本内容,即特定人群、具体指向、可衡量的尺度和实现目标的预期时间。口腔健康目标一般包括改进健康状况的目标,减少危险因素的目标,改进服务与防护的目标和提高公众及专业人员认识的目标。如患龋率、含氟牙膏使用率、口腔知识知晓率等。

2. 计划的执行 口腔健康促进的计划可遵循的原则,一是绝大多数持久性的健康行为改变在性质上都是自愿的,二是强调环境因素在影响健康和健康行为方面的重要作用。健康教育工作者通过一系列的诊断步骤,考虑到影响目标人群健康和健康行为的个体和环境,应用流行病学、社会心理学与教育学,以及管理研究的知识,进行理想的干预。

六、实施

1. WHO 全球口腔健康促进优先行动(略)。
2. 全国儿童口腔疾病综合干预项目(略)。

七、评价

1. 评价的主要内容 评价的内容包括:
(1)对口腔疾病预防的效果评价,观察口腔健康状况的变化。
(2)对口腔健康教育效果的评价(见第四节口腔健康教育)。
(3)对口腔健康保护的评价。

2. 评价的基本程序 2002 年 WHO 推荐的用于口腔健康项目的综合评价模式(表 5-12-1-1):

表 5-12-1-1 综合评价模式

投入		程序	结果	产出
人力	财力	组织结构	临床医疗保健服务	服务利用满意度
物力	时间	管理工作	社区口腔健康促进	自我口腔保健状况

3. 评价的基本要素 评价的基本要素:确定标准和获取信息。用于判断健康促进干预的价值有不同的标准,包括:效果、效率、适合性、可接受性、平等性。

4. 评价的分类 评价通常分为过程评价、影响评价与结果评价。
(1)过程评价:是评价项目实施的过程,是评估可接受性的一种方法,也可以评估一项口腔健康促进的适合性与平等性。
(2)影响评价:是项目的最后步骤,是最后对项目的评论。因为容易进行,影响评价是最普遍的选择。

(3) 结果评价:是对项目长期作用的评价。结果评价较为复杂,实行比较困难,花费也较多。

八、口腔健康教育

(一) 概念和意义

口腔健康教育(oral health education)是通过有计划、有组织、有系统的教育活动传播口腔保健知识和技术,鼓励人们建立正确的口腔健康意识,提高口腔保健能力,主动采取有利于口腔健康的行为,终生维护口腔健康。

口腔健康教育是健康教育的一个分支,口腔健康是全身健康的组成部分,与全身健康关系密切并影响着全身健康,因此口腔健康教育应纳入健康教育之中,通过增加公众的口腔健康知识,提高他们的口腔保健意识,改变人们的口腔健康行为,从而促进全身健康。

口腔健康教育是口腔预防项目的重要组成部分。它是让人们理解和接受各种口腔预防措施所采取的教育步骤。例如,在学校开展有效刷牙控制菌斑项目,应该配合有关刷牙的健康教育。如刷牙的目的,含氟牙膏与保健牙刷的使用,有效清除牙菌斑的方法等;另外,通过刷牙前后菌斑染色的自我检查,可以加深学生的理解和认识,提高教育效果。

口腔健康教育也是临床医疗服务的组成部分。由于患者渴望得到与自身有关的保健知识,加上对医务人员的高度信任,诊室椅旁的健康教育一般都能收到满意的效果。所以医生在进行检查、诊断、治疗与康复过程中都应尽可能地针对病情进行必要的健康教育。

(二) 方法

1. 大众传媒   通过网络、报刊、杂志、电视、电影、广播、街头展板与宣传橱窗等传播口腔健康信息,反复强化公众已有的口腔卫生知识。大众传媒的优点是覆盖面大,能较快地吸引公众注意力,使之集中到有待解决的口腔健康问题上来。

2. 社区活动   城市街道、农村乡镇和社会团体与单位(企业、学校、机关)的有组织活动,使人们提高对口腔健康的认识,引起兴趣,产生强烈愿望,强化口腔健康服务资源的利用。通常是进行口腔健康调查,了解对口腔健康的需求,为制定计划打下基础,在制定计划过程中有意识地对不同层次的人进行教育,以增强目标人群对实施教育计划的责任感。

3. 小型讨论会   社区座谈会、专家研讨会、专题讨论会、听取群众意见会等。参加者除口腔专业人员、决策者之外,应广泛吸收不同阶层的群众。如果要推广某项口腔保健的新技术,应组织讨论此项目的可行性、推广价值、成本效益、公众接受的可能性以及科学性等,这种会议要注意吸收不同观点的专业人员与新闻媒介参加。如在学校开展某项口腔保健项目,应该请校长、教师、家长与学生代表共同参加讨论。各种小型讨论会既是健康教育的方式,也是调查研究的方式。

4. 个别交谈   口腔专业人员就口腔健康问题与预防保健问题与就诊患者、单位领导、儿童家长、社区保健人员等进行交谈、讨论。由于此方式是双向的信息交流,交谈针对性强,讨论比较深入,效果好。例如患者就医时的椅旁教育,不只是医生单向传授知识,而是有问有答的交流。在交谈中,医生或保健人员应该是他们的良师益友,而不是以教育者自居。口腔健康教育就是要帮助人们在口腔健康方面学会自助,在掌握有关知识后自觉地去实践。

(三) 注意事项

1. 教育信息的科学性和准确性   在进行口腔健康教育活动时,应重视教育信息的科学性和准确性。教育信息应严谨,并能体现最新科学研究成果。

2. 教育材料的通俗性和趣味性   口腔健康教育材料的设计要有趣味性、通俗性与艺术性。如儿童牙齿保健知识的材料应配有图片、拼音、儿歌、动画和游戏;口腔健康教育信息也应从公众审美、健康、长寿的角度出发,表现出文(通俗易懂)、情(感情)、理(道理)结合的艺术,成为易于被公众接受的科学知识。

3. 口腔健康教育方法和内容的针对性   口腔健康教育方法和内容应适合当地文化、教育、经济发展状况与人群患病情况,做到切实可行和有针对性。健康教育不仅仅传播信息,还要考虑影响健康行为的心理、社会和文化因素,传统的观念与习惯,个人或群体对口腔健康的要求、兴趣等,以确定相应的口腔保健内容与教育方法。

（四）计划

计划是为了保证目标的实现,因此要全面、严谨,应考虑以下步骤：

1. 确定与口腔健康相关的问题

（1）调查有关的社会问题,如个人收入,文化教育率与教育水平等。

（2）分析流行病学调查资料和病案材料,如发病率、患病率、有关口腔健康问题的分布和范围。

（3）确定有关的文化背景和社会行为问题,如目标人群的一般状况资料,关于自我保健措施与疾病症状的知识、态度与实践等。

（4）确定口腔健康教育的问题。

（5）确定有关口腔健康管理问题。

2. 制定口腔健康教育目标　在问题确定之后,制定可以达到和可以测量的口腔健康教育目标,并通过共同努力来达到它。

3. 确定实现目标的策略

（1）进一步明确教育目标。

（2）通过选择恰当的方法推动教育活动。

（3）确定教学技术、教学行为以及需要的详细资料。

（4）教育者与受教育者共同参与实践。

（五）实施

1. 口腔健康教育实施方法　口腔健康教育可以通过以下方法实施与监督：

（1）提供学习机会,学会如何确定和分析口腔健康及其相关问题。

（2）使口腔健康信息容易达到社区的每个人,为健康与口腔健康教育提供时间与空间。

（3）推荐可供选择的解决办法。这些办法适合于那些已经经过提供者与接受者/社区,共同努力确定的口腔健康及其有关问题。

（4）强调进行有效交流的重要性,教育者与被教育者的双向交流比单向交流效果更好。

（5）把目标变成简单的,可以理解。实现和可以接受的口号或海报,在社区能监督执行。当几个口腔健康问题同时存在时,帮助人们学会如何确定重点。

（6）为各年龄组或特殊人群,特别是高危人群准备口腔健康教育手册或讲稿。

（7）模拟或示范个人与家庭口腔保健的适宜技术。

（8）建立个人与社区参与监督过程的标准与方法。

（9）在口腔健康教育项目中监督口腔健康教育内容取得的效果。

（10）在口腔卫生保健项目中建立与其他相关单位的合作。

（11）口腔健康教育项目应该是社区卫生发展项目的一部分。

（12）随访与复查。

2. 全国"爱牙日"活动　1989 年,由前卫生部、教育部等联合签署,确定每年的 9 月 20 日为全国"爱牙日"。建立全国"爱牙日"是我国开展群众性口腔健康教育活动的一个创举,是推动中国口腔预防保健事业发展的一项重要举措。

爱牙日的宗旨是通过爱牙日活动,广泛动员社会力量,在群众中进行口腔疾病预防知识的普及教育,增强口腔健康观念和自我口腔保健意识,建立口腔保健行为,从而提高全民的口腔健康水平。

爱牙日活动的永久主题是"爱牙健齿强身",每年还有不同的主题宣传口号。

（六）评价

评价是口腔健康教育的一部分,是了解教育信息是否得到有效传递,是否被受教育者接收和理解并采取了某些行动,是对教育结果的一个价值判断。

1. 评价的内容　口腔健康教育评价的内容包括口腔健康教育目标达到的程度,项目的计划与内容是否合理有效以及项目的投入与效益。具体如下：

（1）口腔健康意识的变化：口腔健康意识是人们对有关口腔健康问题的一种思维、感觉和心理上的综合反应,一般体现在发现口腔健康问题后的反应,如对口腔医疗保健的需求、对口腔健康教育信息的需求等方面的变化。

（2）口腔健康知识的变化：口腔健康知识是促进行为改变不可缺少的因素,是对口腔健康信息学习的过程,而知识是行为的基础与动力。可采取问卷调查的方法来了解目标人群掌握知识的程度。

（3）对口腔健康问题所持态度的变化：态度是行为改变的准备状态,是对人、对事、对物的心理与感情倾向,态度的固有性质是对人、对事、对物的评价,因此常用语义区分量表法,选一对反义词来判断,多用"喜欢、不喜欢","热爱、不热爱","相信、不相信"。例如,用牙科审美指数（dental aesthetic index,DAI）来调查人们对错颌畸形的态度。这种方法可以对口腔健康教育项目、预防措施、口腔健康教育者的工作等做出评价、观察群体态度的变化。

（4）口腔健康行为的变化：行为是对知道并相信的东西付诸行动,行为的动力来自信念,信念是相信某种现象或物体是真实的,坚信口腔健康科学知识的人,无疑会促进健康行为的形成。但知而不行的现象也普遍存在,说明从知到行之间有着十分复杂的心理变化,受着多种因素的影响,实际体现了人们价值观的自相矛盾。帮助受教育者认识这种情况,促进愿望与行为一致是一项重要的健康教育任务,也是健康教育的难点所在。

2. 评价的时间

（1）在口腔健康教育之前了解个人与社区的口腔健康需要与兴趣,收集、分析、整理行为流行病学的基线资料。

（2）在教育期间,了解项目进展情况,获取反馈信息,适当调整现行项目。

（3）在教育之后评价教育的效果,重新发展和改进教育项目。

3. 评价方法　对教育的评价可通过书面测试、自我评价、个别交流来实行,在对收集的资料进行统计学分析后,做出总结报告,最后得出结论。

（台保军）

参 考 文 献

［1］冯希平.口腔预防医学［M］.7版.北京:人民卫生出版社,2020.

［2］威廉·科克汉姆等.医学社会学［M］.11版.北京:华夏出版社,2012.

［3］田向阳,程玉兰.健康教育与健康促进基本理论与实践［M］.北京:人民卫生出版社,2016.

［4］田本淳.健康教育与健康促进实用方法［M］.2版.北京:北京大学医学出版社.2014.

［5］Elizabeth T. Anderson,Judith M. McFarlane. Community as partner［M］. 7th ed.Lippincott,2014.

［6］Norman O. Harris,Franklin García-Godoy,Christine Nielsen Nathe. Primary Preventive Dentistry［M］.8th ed. Pearson,2013.

［7］中国国家卫生健康委员会.《健康口腔行动方案（2019年—2025年）》.2019.

第十三章　全生命周期口腔健康管理

不同生命时期会呈现不同的生理特点,口腔也不例外。此时口腔会有不同的特点和问题,对口腔保健的要求也不相同。

第一节　妊娠期妇女口腔保健

【口腔问题】

由于体内激素水平的改变,以及口腔环境、饮食习惯及口腔卫生行为方面的改变,妊娠期妇女患口腔疾病的风险相应增高。妊娠期妇女易发生的口腔问题主要有:

1. **龋病**　妊娠期易发生龋病主要由于:

(1) 妊娠性呕吐使唾液的 pH 值下降,釉质脱矿,增加了龋病的易感性。

(2) 妊娠期摄取饮食的次数和数量增加,易造成口腔卫生不良。

(3) 妊娠期体质下降,生活不便而易放松口腔卫生的维护。

(4) 妊娠早期与后期,由于存在早产和流产的危险,不便于去医院接收口腔健康检查和护理。

2. **妊娠期龈炎**

(1) 妊娠期妇女孕激素水平升高,雌激素水平下降,导致牙龈毛细血管扩张、瘀血、炎症细胞和液体的渗出,牙龈组织对口腔细菌的敏感性增加,容易出现牙龈炎症。

(2) 由于内分泌功能紊乱,在牙石、软垢、残根、残冠等局部刺激存在的情况下,妊娠期妇女容易发生妊娠期龈炎,某些部位的牙龈还可出现瘤样增生,称为妊娠性牙龈瘤。

【口腔保健方法】

1. **掌握口腔健康知识**　妊娠期妇女可以通过社区讲座、图书阅览、健康咨询、观看孕期口腔健康知识手册等途径,充分接受口腔健康教育与指导,不仅学习自我口腔保健知识,还应接受有关胎儿口腔及牙发育、婴幼儿口腔保健知识的学习。如学习正确的婴幼儿喂养方式和哺乳姿势,掌握清洁婴幼儿口腔与牙的方法与体位,了解乳牙的生长发育、萌出时间、萌出时可能遇到的问题及婴幼儿早期龋的危害等。

2. **注重口腔健康维护**　孕前彻底口腔洁治,孕后做好每日的口腔清洁工作,保持餐后漱口,早晚刷牙,使用牙线清除邻面的食物残渣和牙菌斑。如果已经有妊娠期龈炎的时候,可以配合使用有抗菌作用的漱口水。

3. **注意膳食营养平衡**　妊娠期的营养对未来儿童口腔及牙的发育影响很大。乳牙胚和部分恒牙胚在这个时期生长发育,需要充足的营养物质供给发育所需。因此妊娠期应当摄取足够的优质蛋白质、钙、磷和维生素 D 等,以保证牙胚的正常发育和矿化。

4. **避免不良刺激**　妊娠期妇女应该注意避免不良刺激。包括①妊娠期妇女应慎重用药,许多药物能通过胎盘屏障进入胎儿体内,导致胎儿畸形。妊娠 12 周内是药物致畸最敏感的时期。孕妇用药的原则是,能用一种药就避免联合用药,用对胎儿影响小的药不用安全性不确定的药,严格限制用药时间和药物剂量。②妊娠期妇女应戒烟酒,少喝咖啡,烟酒和咖啡因将增加胎儿畸形危险。③在妊娠早期(1~3月)和晚期(7~9月)避免接受复杂口腔治疗,因为紧张和疼痛增加胎儿流产或早产的风险。④避免 X 线照射,尤其不要直接照射盆腔和腹部。⑤需急症治疗时,应选择不含肾上腺素等收缩血管的药物进行局部麻醉。⑥注意保暖,避免病毒性感冒。

第二节　婴幼儿口腔保健

婴幼儿是指出生后到 3 岁的儿童。是儿童生长发育最旺盛的时期,也是儿童智力发展迅速和儿童个性开始形成的时期。

【口腔问题】

1. **奶瓶龋(低龄儿童龋)**　奶瓶龋也称低龄儿童龋(early childhood caries,ECC)。乳牙在萌出后不久即可患龋,好发年龄为 1~2 岁幼儿。有的婴幼儿习惯于含奶瓶睡觉,喂奶或进甜食后口腔中的糖分给细菌生长提供了充分的营养。ECC 好发部位是上颌乳前牙的唇面和邻面。

2. **乳牙外伤**　乳牙外伤多发生在 1.5~2.5 岁的幼儿,由于跌倒、碰撞会使乳牙受到损伤。由于乳牙牙根粗短,骨组织疏松,外伤后一般不易发生牙根折断,牙齿移位较常见。

3. **急性假膜性念珠菌性口炎**　急性假膜性念珠菌性口炎俗称"鹅口疮"或"雪口病",是由白色念珠菌(Candida albicans)感染引起的口腔黏膜炎症。新生儿和 6 个月以下的婴幼儿多见。病因多由于奶具消毒不严格,母乳奶头不洁或喂奶者手指污染所致。

4. **乳牙早萌**　乳牙早萌较少见,有以下两种早萌现象,一种称诞生牙(natal tooth),另一种称新生牙(neonatal tooth)。诞生牙是指婴儿出生时口腔内已萌出的牙。新生牙是指出生后 30 天内萌出的牙。

【口腔保健方法】

1. **避免致龋菌早期定植**　致龋微生物(变异链球菌)一般在婴儿出生后 19~31 个月由母亲传播到婴幼儿口腔中,母亲口腔中很低水平的变异链球菌就足以传播到婴幼儿口腔。唾液是细菌传播的载体,父母通过亲吻、食物嚼碎喂孩子等,可将口腔中的致龋菌传播给孩子。因此,家长应该避免这些行为。

2. **建立良好口腔清洁习惯**

(1) 出生—出生后 6 个月:应建立口腔清洁习惯。牙萌出前,应建立每日为婴儿清洁口腔的习惯,在哺乳后或晚上睡前由母亲或保育员用手指缠上清洁纱布为儿童清洁口腔,6 个月左右第一颗乳牙萌出后,可用手指缠上柔软干净纱布,蘸清水轻轻擦洗牙面。

(2) 6 个月—1 岁:牙萌出后,家长仍可以用手指缠上清洁干净纱布,蘸清水为孩子擦洗牙面,或用乳胶指套擦洗牙龈和腭部,清除黏附的食物残渣,按摩牙床,并使婴儿逐渐适应每日的口腔护理。还可使用硅胶制成的牙齿训练器,清洁消毒后让婴儿放在口中咀嚼,锻炼颌骨和牙床。

(3) 1 岁—3 岁:提倡开始刷牙去除牙菌斑。儿童在 1.5 岁左右乳磨牙开始萌出,可以用牙刷帮助孩子刷牙。2 岁后儿童应重点强调由家长帮助儿童刷牙。方法:家长站在儿童的后侧面,用一只手轻托孩子的下颌,头部稍向上抬,在家长的帮助下和儿童一起刷牙。家长还可以让孩子坐在小板凳上,头后仰靠在家长腿上来帮助刷牙。当儿童能漱口(约 3 岁)时可以使用牙膏刷牙。对于牙排列紧密、牙邻面有食物嵌塞时,建议在家长的帮助下使用牙线。

3. **采用正确喂养姿势**　无论是母乳喂养还是人工喂养,都应采取正确的喂养姿势。喂养时奶瓶不能紧压下颌或过高抬起,避免下颌过度前伸,造成下颌前突畸形。

4. **养成良好饮食习惯**　幼儿消化吸收能力差,供给的食物应碎、软、细、烂、新鲜、清洁,并适当地增加一些粗糙的、富有纤维质的食物成分。要注意培养儿童建立良好的咀嚼习惯和吞咽习惯,模仿大人学习咀嚼动作,切忌边吃边玩,使食物在口腔中长时间滞留不吞咽。应避免随意喂食,应定时定量集中在一段时间内完成进食。除正餐外平时少吃甜食,特别是粘性甜食。睡前不吃零食和甜点。1 岁以上应停止使用奶瓶喂养,不再夜间哺乳。

5. **预防低龄儿童龋**　应提倡母乳喂养,定时哺乳。人工喂养也要遵循科学正确的喂养方式。餐间零食应选择低致龋性食物,晚上睡前不再进食,尤其不能含着奶瓶睡觉。对于龋易感性高的儿童可在医生的指导下适量使用氟化物。

6. **预防乳牙外伤** 家长及保育人员应加强对儿童活动时的监护,防止意外跌倒和损伤。发生乳牙外伤后应及时带去医院就诊,请专业医生对伤情做出判定并进行合理诊治,避免不良结局。

7. **定期口腔检查** 儿童第一次口腔检查应在第一颗乳牙萌出后 6 个月内,请医生帮助判断儿童乳牙萌出情况并评估其患龋病的风险,提供有针对性的口腔卫生指导并建立婴儿的口腔健康档案。1 岁以后应每半年进行一次常规的口腔检查。

第三节 学龄前儿童口腔保健

【口腔问题】

儿童从 1 岁开始至满 6 岁称为学龄前期。这一时期是儿童颌面部生长发育迅速,经历了乳牙萌出期和乳牙列完成期。学龄前期儿童常见的口腔问题包括:

1. **龋病** 乳牙龋自幼儿期就可发生,随着年龄的增长呈快速上升趋势,严重者可引发牙髓炎、根尖周炎,影响恒牙的发育和萌出。

2. **错颌畸形** 这个时期儿童常有吮指、吐舌、咬下唇、口呼吸等不良习惯,易造成上颌前突、牙弓狭窄、开𬌗等错颌畸形。

3. **外伤** 学龄前期是发生乳牙外伤的高峰年龄阶段。前牙多见,一般是由跌倒引起,牙出现松动、折断和脱落。

【口腔保健方法】

1. **培养良好口腔卫生习惯** 应该培养儿童良好的口腔卫生习惯,在父母的帮助下选择适合儿童年龄的牙刷,早晚帮助儿童刷牙,使儿童逐渐习惯和适应口腔清洁过程。1~3 岁儿童可在严格控制用量的情况下使用含氟牙膏,每次牙膏用量不能超过米粒大小。3~6 岁儿童可以使用含氟牙膏,但牙膏使用量不能超过"豌豆"大小。

2. **培养良好的饮食习惯**

(1) 适当增加咀嚼:在饮食中适当地增加一些粗糙的、富有纤维质的食物,目的在于使牙面能得到较好的摩擦,起到促进牙面清洁的作用,并通过咀嚼刺激颌骨生长促进颌骨发育。

(2) 减少餐间吃零食:餐间零食最好选择低致龋性的食物,吃完应马上用清水漱口。

(3) 不在睡前进甜食和喂奶:1 岁以上应停止使用奶瓶喂养,避免夜间哺乳,睡前不能进甜食。

3. **适量补充氟化物** 由于人乳或牛奶中仅含极微量的氟,因此住在低氟地区和龋易感性高的儿童应适量补充氟。局部使用氟化物的方法主要有含氟涂料和含氟牙膏。全身用氟可使用氟片和氟滴剂。

4. **定期检查和治疗** 儿童 1 岁以后应每半年进行一次常规的口腔检查。检查有无龋齿、牙龈及口腔软组织健康状况、牙列和咬合情况以及牙发育情况等,并建立口腔健康档案。对患有早期龋的儿童应尽早进行充填治疗。

5. **预防乳牙外伤** 家长及保育人员应加强对儿童活动时的监护,防止意外跌倒造成的乳牙外伤。

第四节 学龄儿童口腔保健

【口腔问题】

学龄期儿童包括学龄期(6~12 岁)和青少年期(12~18 岁)。是牙颌系统的快速生长期,经历了乳牙列、混合牙列和年轻恒牙列三个牙列阶段。学龄期儿童是口腔健康观念和行为的形成期,也是接受新知识、树立新观念、培养终生口腔卫生好习惯的最佳时期。学龄期儿童的口腔问题包括:

1. **乳牙龋** 6~8 岁是儿童乳牙患龋的高峰期。该阶段乳恒牙开始替换,牙弓不断生长发育,出现牙间隙,易造成食物嵌塞,引发邻面龋。乳磨牙大面积龋坏还会影响咀嚼和食物营养的摄入,不利于儿童的生长发育。

2. **错颌畸形**　乳牙期及替牙期的局部障碍,是造成错颌畸形的常见因素。主要表现为①乳牙早失:因龋病等原因乳牙过早缺失,导致咀嚼功能下降,颌骨由于长期得不到足够咀嚼力的生理刺激而造成发育不足,导致恒牙错位萌出;②乳牙滞留:乳牙滞留占据了恒牙的萌出位置,导致恒牙错位萌出或埋伏阻生。

3. **恒牙龋**　主要是第一恒磨牙龋坏,因其萌出较早,尚未发育成熟,矿化程度低,加之𬌗面的窝沟较深,食物残渣及牙菌斑不易清洁,极易发生龋病。

4. **牙外伤**　学龄期儿童由于运动量增大,牙外伤的发生率增加。7~9岁学龄儿童是牙外伤的高峰期,以前牙为主。主要原因为运动中的跌倒和撞击所致。外伤后主要表现为牙震荡、牙脱位和牙折。

5. **牙龈炎**　青少年易发生青春期牙龈炎。其原因与生长发育期体内激素水平的变化有关,加之身体发育所需进食量及进食次数的增加,学习任务繁重等因素而忽视了口腔卫生。主要表现为前牙牙龈充血水肿、发红、刷牙或咬食物时牙龈出血、口腔异味等。

【口腔保健方法】

1. **建立良好的口腔卫生习惯**　6岁以上学龄期儿童应在家长的督促下每天早晚刷牙,刷牙时应该使用正确的刷牙方法,用含氟牙膏刷牙。

2. **及时治疗乳牙龋**　乳牙的龋坏会给儿童的局部和全身带来许多不良影响。完整健康的乳牙列能够发挥正常的咀嚼功能,可保障恒牙和颌面部骨骼的正常生长发育,有利于儿童的准确发音,引导恒牙的正常萌出。乳牙龋早期治疗时间短、儿童痛苦小。

3. **保护第一恒磨牙**　恒牙是人一生中的主要咀嚼器官,在完全萌出后的6个月内进行窝沟封闭是保护它的最佳方法。

4. **戒除口腔不良习惯**　对有龋病儿童应及早治疗,避免单侧咀嚼。对有口呼吸习惯的儿童应检查其上呼吸道是否通畅,治疗扁桃体肿大、腺样体肥大、鼻甲肥厚等,以保证呼吸道的通畅,纠正口呼吸。

5. **积极预防牙龈炎**　预防青少年牙龈炎的方法是有效刷牙,清除牙菌斑。如出现刷牙出血,可选择有抑菌抗炎作用的牙膏,切忌不能因为刷牙出血而停止刷牙。对于邻面的牙菌斑应在刷牙前或刷牙后配合使用牙线。如果经常刷牙出血并已形成牙石者,要及时请专业医生进行洁治。

6. **预防牙外伤**　学龄期儿童在参加体育活动和游戏时易发生牙外伤,提倡儿童在运动时使用保护牙托。保护牙托佩戴在牙上、在脸部和头部受到击打时可起到保护牙的作用,通常用硅胶等高分子材料制成。

第五节　中年人口腔保健

【口腔问题】

中年人是人体生理机能达到高峰的时期,这时期身体各器官都发育成熟,代谢旺盛。同时,这时期也是成年人承担社会责任的高峰期,家庭、社会责任集聚一身,压力很大,无暇顾及身体健康。口腔中牙周组织常常因为局部口腔卫生不佳,或全身其他器官疾病导致牙周疾病高发。中年人常见口腔问题包括:

1. **牙周疾病**　中年人是牙周疾病的高发时期,据第四次全国口腔健康流行病学调查报告,35~44岁中年人牙龈出血的检出率达到87.4%,牙周袋检出率达到52.7%。

2. **口腔卫生差**　中年人承担着巨大的工作和生活责任,平时忙于应对压力而无暇顾及口腔保健,致使口腔卫生状况差,第四次全国口腔健康流行病学调查报告显示,35~44岁中年人牙石检出率达到96.7%。

3. **全身系统性疾病开始出现**　由于中年人长期承受很重的压力,又由于不注意保养身体,积劳成疾,全身各种系统性疾病开始出现。糖尿病、心血管病、免疫系统疾病等纷纷侵袭机体,这些疾病的出现促进了口腔疾病的发展。

【口腔保健方法】

1. 提高自我口腔保健意识　通过全社会,多部门协作广泛宣传口腔保健知识,创建有利于口腔健康的大环境;把口腔健康与全身健康、口腔健康与生活质量、口腔健康与家庭幸福结合起来,提高中年人的口腔保健意识,自觉维护自身口腔健康。

2. 改善个人口腔卫生　保证每天进行口腔保健的时间,每天早晚刷牙,每餐后用清水漱口,使残存在牙面、牙间隙、唇颊沟等部位的食物残渣清除干净。必要时使用间隙刷、牙线,帮助清除存留在邻面的食物残渣及牙菌斑。

3. 定期检查和洁治　中年人需要每半年进行一次口腔检查和洁治。检查的内容包括牙周健康状况、龋病、口腔黏膜病等;在检查的同时做一次口腔洁治,去除牙齿上的牙石、菌斑和食物残屑。如果发现口腔疾病则及时治疗。

4. 治疗全身系统性疾病　由于口腔健康与全身健康关系密切,对于出现的全身系统性疾病要及时治疗。同时控制各种共同危险因素,如吸烟、过多摄入蔗糖、营养不良等。

第六节　老年人口腔保健

【口腔问题】

WHO确定60岁以上的人口为老年人。老年人随年龄增长伴随器官功能减退、基础代谢降低等,口腔各个组织器官也发生明显的增龄性变化。老年人常见的口腔问题包括:

1. 牙龈退缩　老年人由于增龄性变化,牙槽骨向根方退缩,使老年人的牙龈萎缩,牙间隙增大,易发生水平型食物嵌塞,牙根暴露还常伴随根面牙本质暴露,发生牙本质敏感。

2. 根面龋　老年人由于牙龈萎缩,牙根暴露,又由于唾液分泌量减少,自洁作用差,牙颈部和根面常堆积牙菌斑和食物残屑,极易发生龋坏。

3. 牙列缺损和缺失　龋病与牙周病是造成老年人牙缺失的主要原因。随着年龄的增长,老年人缺失牙数增多。当失牙数占全口牙的1/4以上时就会影响口腔的正常功能,尤其是咀嚼功能,进而影响食物的消化与吸收。

4. 口腔黏膜疾病　老年人是口腔黏膜病高发的人群。老年人的口腔黏膜疾病主要包括几种类型:老年人是口腔黏膜病高发的人群。老年人的口腔黏膜疾病主要包括几种类型:①因增龄性改变而出现的以口腔灼痛、干燥、味觉异常为特征的口腔灼痛综合征等疾病;②因牙磨损、脱落、牙残留的尖锐边缘、不良修复体等刺激因素,反复刺激黏膜出现的创伤性溃疡、白色过角化等;③因糖尿病、高血压等全身性疾病以及治疗这些疾病的药物而影响口腔的结构及功能,伴发口腔真菌感染等;④与义齿有关的口腔黏膜念珠菌感染,为义齿覆盖区域黏膜下红色斑块,多与患者的口腔与义齿卫生状况差有关。

5. 牙磨耗和楔状缺损　牙磨耗和楔状缺损与不正确的刷牙方法、咀嚼硬性食物及年龄的增加等诸多因素相关。重度磨耗还可致牙髓外露,形成牙髓炎,使牙的咬合面变平,导致咀嚼效率减弱。另外,磨耗严重可使人的面部下三分之一的高度降低,不仅鼻唇沟加深,出现苍老面容,还会出现颞颌关节区域疼痛等功能紊乱症状。

【口腔保健方法】

老年人口腔健康的目标是,保留更多功能牙,维持正常口腔功能状态或通过最低限度的修复,尽可能康复口腔功能。老年人口腔保健方法主要包括:

1. 提高自我口腔保健能力　全社会和口腔专业人员应针对老年人的心理特点及普遍存在的口腔健康问题,利用各种大众宣传媒介,采取多种形式,在社区开展各种口腔健康宣传教育活动和口腔卫生指导。提高老年人自身的口腔保健意识,养成良好的口腔卫生习惯,掌握科学的自我口腔保健方法,预防和及时治疗口腔疾病。

2. 改善个人口腔卫生

(1)刷牙与漱口:每天早晚刷牙,老年人要选择适合自己的保健牙刷。刷头不宜过大,刷毛软而有弹性。根据需要选用含氟牙膏或其他的功效牙膏,帮助预防根面龋和牙周疾病。除每天早晚刷牙外,每餐后要用清水漱口,使残存在牙面、牙间隙、唇颊沟等部位的食物残渣清除干净。

(2) 使用间隙刷、牙线和牙签:老年人由于牙缝较宽、牙稀松,牙根暴露,应使用间隙刷、牙线和牙签清除存留在邻面及牙根面的食物残渣及牙菌斑。有条件时可选用冲牙器。牙签的使用仅限于牙间隙大,有水平食物嵌塞时,应选用优质、清洁、扁平或楔状的木质牙签,顺着牙间隙的两个牙面缓慢滑动,剔除塞入牙间隙的食物。

3. **定期进行口腔检查**　老年人口腔检查最好半年一次,定期口腔检查的目的在于早发现,早治疗。检查的内容包括龋病(尤其是根面龋)、牙周病、口腔黏膜病等。口腔内残留的牙根,如经常肿痛应尽早拔除,牙过度磨耗形成的锐利牙尖等要及时磨除,以防对口腔软组织及颞下颌关节造成损伤。

4. **及时修复缺失牙**　老年人不论失牙多少,都应及时做义齿修复,恢复口腔的基本功能。修复缺失牙一般在拔牙 2~3 个月后进行。要注意保护已修复的义齿,每餐后应摘下,使用义齿清洁片、粉、液浸泡义齿。久戴义齿常有不适,甚至引起口腔组织红肿、疼痛、溃疡,要定期由医生检查,及时处理或更换义齿,保持义齿处于功能状态。

(冯希平)

参 考 文 献

[1] 冯希平. 口腔预防医学[M]. 7 版. 北京:人民卫生出版社,2020.
[2] 刘洪臣. 老年人口腔健康指导[M]. 北京:人民卫生出版社,2011.
[3] 荣文笙. 孕妇婴幼儿口腔健康指导[M]. 北京:人民卫生出版社,2011.
[4] 王兴. 第四次全国口腔健康流行病学调查报告[M]. 北京:人民卫生出版社,2017.
[5] WHO. Oral health surveys:Basic Method[M]. 5th ed. Geneva:2015.
[6] 中华口腔医学会. 全生命周期口腔疾病综合防控策略研究报告(内部资料). 中华口腔医学会,2017.

第十四章　社区口腔卫生服务

一、任务、原则及内容

德国学者 F.Tonnies（1881）最早把社区（community）确定为以家庭为基础的历史共同体，是血缘共同体与地缘共同体的结合。以社区人群和家庭为基础提供的医疗保健服务，通常会超越传统意义上的医疗服务范畴，融入许多社会服务措施，因此被称为社区卫生服务。其特点包括①以健康为中心；②以人群为对象；③以家庭为单位；④以基层卫生保健为主要内容；⑤提供综合性服务；⑥提供协调性服务；⑦提供可及性服务。

社区口腔卫生服务是社区卫生服务的一个组成部分，是以社区人群口腔健康状况的改善与提高为目标，以社区的社会经济与文化为背景，从社区的实际需要与可能出发，依托社区卫生服务体系，并以社区群体预防保健为主要手段，为社区居民提供最基本的口腔卫生保健服务。社区口腔卫生服务与口腔临床医疗服务具有明显的区别（表 5-14-1-1）。

表 5-14-1-1　社区口腔卫生服务与口腔临床医疗服务的区别

	社区口腔卫生服务	口腔临床医疗服务
关系	专业团队对社区人群	个人对个人
重点	预防	治疗
方法	社会与流行病学调查、统计、分析	采集病史、口腔检查、诊断
措施	公共预防与干预	个别处理
人员	专业人员与非专业人员	医生与辅助人员
目标	提高群体口腔健康水平	恢复患者口腔健康与功能
投入	以尽可能少的花费获得尽可能大的社会效益	通常花费昂贵，社会效益较小
理念	符合人人平等、人人健康的理念	难以达到社会平等的要求
态度	人人主动参加、全社会参与	个人被动参加

（一）主要任务

1. 提高人群口腔健康水平　通过对不同的服务人群采取口腔健康教育和健康促进、口腔疾病预防、口腔保健和健康管理、口腔疾病的早期发现、诊断、治疗和康复等措施，提高人口素质和人群口腔健康水平、延长健康寿命、改善生活质量。

2. 提供基本口腔卫生服务　社区口腔卫生服务是以社区为范围，以需求为导向，以社区居民为对象，以解决社区主要口腔卫生问题、满足社区基本口腔卫生服务需求为目的，为社区居民提供适宜的口腔疾病预防技术，使居民获得基本的口腔卫生服务，以满足社区居民日益增长的口腔卫生服务需求。

3. 营造口腔健康社区　通过社区口腔健康教育与促进，使社区每一个人和家庭养成良好的口腔卫生习惯和口腔健康行为。紧密结合社区服务和社区建设,创建具有包括口腔健康的健康人群、健康环境的健康社区。

4. 保证区域卫生(包括口腔卫生)规划的实施。

5. 完善社区口腔卫生服务机构的功能。

(二) 基本原则

1. 坚持为社区居民服务的宗旨,依据社区人群对口腔健康的实际需求,正确处理社会效益和经济效益的关系,并应把社会效益放在首位。

2. 坚持政府领导,各部门协同,社会广泛参与,多方集资,公有制为主导的原则。

3. 坚持预防为主,防治结合的方针,提供综合性口腔卫生服务,促进社区居民口腔健康。

4. 坚持以区域卫生规划为指导,引进竞争机制,合理配置和充分利用现有的口腔卫生资源;努力提高口腔卫生服务的可及性,做到低成本、广覆盖、高效益、方便群众。

5. 坚持社区口腔卫生服务与社区发展相结合,保证社区口腔卫生服务可持续发展。

6. 坚持因地制宜,分类指导,以点带面,逐步完善的工作方针。

(三) 主要内容

社区口腔卫生服务的内容包括各级卫生机构和社会相关部门为提高社区居民口腔健康状况而开展的一切活动,涉及口腔健康教育、口腔预防、口腔医疗、口腔保健、康复等基本口腔卫生保健的内容。

1. **社区口腔健康教育**　针对人群中存在的主要危险因素,开展多种形式的口腔健康教育,并将其融入社区口腔卫生服务的各项工作中,促进社区居民建立和形成有益于口腔健康的行为和生活方式,促进和维护社区居民的口腔健康。

2. **社区口腔预防**　要以"预防为主"的思想为指导,坚持多级预防策略,并以一级预防为主,防治结合为原则;注重公共卫生与个体口腔疾病预防相结合,因地制宜,结合社区特点开展预防工作;要以口腔医生为骨干,与公共卫生医师、社区护士等社区卫生团队人员相互配合协作,共同完成口腔疾病预防工作。

社区口腔预防一般多采用口腔疾病预防适宜技术,主要包括局部使用氟化物、窝沟封闭、预防性树脂充填、非创伤性修复治疗、洁牙,以及饮食及营养推广计划等。社区口腔预防可以采用门诊固定式服务和团队流动式服务两种,团队流动式服务需要配备口腔预防流动设备及器材,主要包括便携式简易牙科椅、高低速手机、三用枪、吸唾器、光固化机、口腔照明灯等。

3. **社区口腔医疗**　社区口腔医疗是由社区口腔医生以门诊为主要形式,为社区居民提供的基本口腔医疗服务。应以个人为中心、家庭为单位、社区为范围的连续性和人性化的口腔医疗服务。内容包括①提供口腔常见病、多发病和诊断明确的口腔疾病的基本诊疗服务。②开展口腔疾病双向转诊服务。③提供电话预约、特需服务等服务内容。④为居民建立口腔健康档案,掌握居民及家庭的口腔健康背景资料。⑤为特殊者或特需者提供口腔专项服务。⑥开展口腔急症处理。

4. **社区口腔保健**　以社区的社会经济与文化为背景,从社区的实际需要与可能出发,以社区群体预防为主要策略,在充分发掘利用社区资源、突出社区特点、满足社区口腔卫生要求的基础上,将个体的口腔卫生需求和口腔健康问题同他们所生活的家庭、社区和社会联系起来去认识、分析和处理。通过社区口腔保健增强人们的口腔保健意识,提高人群的自我口腔保健能力,纠正不良的口腔卫生习惯和行为生活方式,提高社区人群的口腔健康,达到预防口腔疾病、促进口腔健康的目的。

社区口腔保健主要包括婴幼儿口腔保健、学龄儿童口腔保健、老年人口腔保健和特殊人群的口腔保健等。社区口腔保健是以初级口腔卫生保健为主的综合性保健。

社区口腔卫生工作者应向社区居民提供基本的口腔卫生保健知识、信息和咨询,指导掌握维护自我口腔健康的方法和技能。

5. **社区口腔康复**　社区康复是在政府领导下,相关部门密切配合,社会力量广泛支持,残疾人及其亲友积极参与,采取社会化方式使广大残疾人得到全面的康复服务,以实现机会均等、充分参与社会生活的目标。

社区口腔康复主要是针对社区中的患者、老年人、残疾人等特定人群提供口腔卫生服务。内容包括：了解社区特定人群的口腔卫生保健和康复需求，指导他们提高自我口腔保健能力，提供口腔疾病预防、常见口腔疾病的基本诊疗、洁治、牙列缺失与缺损的修复以及功能康复和健康咨询等服务。

6. 社区口腔卫生信息管理　社区口腔卫生信息管理是通过制定社区口腔卫生服务信息的收集、整理、统计、分析和报告制度，建立和建设社区口腔卫生服务数据库，分析和定期编辑口腔健康监测报告的资料等。

社区口腔卫生服务的上述基本内容是相互联系、有机结合在一起的。针对同一社区的人群或个体，社区口腔卫生服务所提供的是一种基本的口腔卫生服务，是包括上述内容的综合性、连续性、整体性、协调性的服务。

二、服务计划的制定、实施和评价

社区口腔卫生服务（通常以口腔卫生项目的形式出现）计划的制定、实施和评价是社区口腔卫生服务项目的 3 个基本要素，它们融会贯通，互相关联，共同促进，缺一不可。

（一）社区口腔卫生服务计划的制定

在社区口腔卫生调查和社区诊断的基础上，以解决社区主要口腔卫生问题，满足社区居民基本口腔卫生服务需求为目的，在本社区环境和资源允许的条件下，为提高社区居民口腔健康水平所制定的社区口腔卫生服务目标和实现该目标的措施方案，是社区口腔卫生服务工作的指南。常用的口腔卫生服务计划有社区口腔卫生事业发展规划、社区口腔健康教育计划、社区口腔疾病防治计划、社区口腔医疗服务计划、社区口腔卫生保健计划等。

1. 社区口腔卫生调查和社区诊断

（1）社区口腔卫生调查：社区口腔卫生调查也称基线调查、社区口腔卫生本底调查，是指在社区某一特定人群中，采用一定的调查方法收集研究所需资料的过程。目的是发现社区的口腔卫生问题，确定社区口腔卫生需要和需求及优先顺序；判断造成社区口腔健康问题的原因及社区各种可用以解决口腔卫生问题的资源；提供进行社区诊断的依据和制定社区口腔卫生服务计划所需的相关资料，也为将来进行社区口腔卫生服务评价积累基线资料。

社区口腔卫生调查主要包括以下内容：①社区人口学资料：如社区人口数量、人口构成等人口学特征的资料。②社区自然和社会环境因素：即宏观社会经济发展状况及存在的相关问题，如地理位置、交通、气候、社会经济地位，生活习惯、卫生习惯、教育水平等。③社区居民口腔健康状况：包括社区居民口腔健康观念、行为、口腔疾病流行状况、全身健康状况等。④社区口腔卫生服务需要与需求状况：社区居民口腔健康状况，口腔疾病发病人数、患病人数，居民对社区口腔卫生服务的了解程度和有偿服务的可接受情况等，居民所获得的口腔卫生服务内容、需要提供服务的方法和措施、社区居民口腔卫生需求情况的评价和建议等。⑤社区口腔卫生资源及服务能力：包括社区口腔医疗资源、口腔卫生人力资源、口腔卫生机构状况等以及服务的内容、数量和质量，工作人员基本情况，社区经济状况，政府、企业等对口腔卫生事业的投入和支持，政策支持，医疗设备配置、运营情况等。⑥其他：如医疗保险制度、患者医疗服务质量满意度、医疗服务态度满意度等。

（2）社区诊断：社区诊断是在社区口腔卫生调查的基础上，对社区口腔健康状况、人群口腔健康的危害因素、人群对口腔卫生服务的需求与利用及社区口腔卫生资源等情况所进行的综合分析和判断。通过社区诊断找出社区存在的主要口腔健康问题，从而制定社区口腔卫生服务计划，并组织实施，以提高社区口腔健康水平。社区诊断是开展社区口腔疾病防治工作的基础和前提。

社区诊断的目的：①确定社区主要的口腔健康问题及优先顺序；②分析社区口腔健康问题产生的主要原因及影响因素；③了解和发掘社区资源；④为制定符合社区需要的口腔卫生计划提供依据；⑤更好地争取社区各利益相关集团的广泛参与。

社区诊断的程序：①收集资料：利用定量和定性方法收集有关社区人群人口学特征的资料、口腔健康状况、居民对口腔卫生保健的认识、态度及口腔卫生资源、口腔卫生服务利用情况等资料。②分析资料：

采用卫生统计、流行病学、社会学分析等方法分析人群口腔健康状况及影响因素并作出诊断,找出危害社区人群口腔健康的主要问题和影响因素。③撰写社区诊断报告:其内容有①社区口腔健康状况及相关问题,包括社区优先考虑的口腔卫生问题、社区重点干预人群、社区重点干预因素、社区口腔综合防治策略与措施等;②社区自然环境状况;③社会、人文环境状况;④社区资源状况。

2. 社区口腔卫生服务计划的主要内容

(1) 工作目标:即社区口腔卫生服务应该达到的指标。选择目标时须注意:①符合社区需求;②切实可行;③表达清楚;④有可测量的指标;⑤有可参考的标准。所选择的指标体系须符合以下条件:①具有代表性,要在众多的指标中选择最有代表性的指标;②有效性,含义明确能最准确地反映希望测量事物的特征或状态;③可靠性,可被重复测量,误差小、稳定性好;④可行性,原始数据易取得,并无分析处理上的困难,不易出现理解误差。

(2) 实施地点:即社区口腔卫生服务发生的场所,应按可利用的资源限度来确定社区内实施的范围。

(3) 实施对象:即社区口腔卫生服务干预措施将要施加的人群;实施对象的确定应适当,既要覆盖所有危险人群,又要避免因范围过大而浪费资源。

(4) 实施时间:明确计划实施的时间界限,即计划起止时间。对时间界限的选定要考虑三个方面,即准备工作所需时间、完成计划所需时间、干预措施产生作用的时间。

(5) 服务内容:包括为社区人群提供的干预措施。

(6) 实施方法与策略:应结合社区多方面的情况,制定实施原则和相应策略,确定计划实施的技术路线,建立实施领导小组和管理制度,提高工作效率、效果和效益。

(7) 质量控制:对服务质量、服务态度等问题制定切实可行的质量控制措施。确定控制计划实施质量的关键环节和实施质量控制的具体方法。必要时对计划进行适当调整。

(8) 效果评价:确立评价指标和标准,采用一定的评价方法来明确相应的服务效果。应预先制定评价计划,选择评价的方法。

(9) 资源情况和经费预算:应列出所需人力、物力、财力,并评价现有资源的可用程度和足够程度,应在可能得到的资源范围内制定计划。遵守最小成本原则,做详细经费预算。

此外,在选定社区口腔卫生服务计划项目时,还应注意评价以下几个条件:

社区对项目所针对问题的关心程度;项目对社区口腔健康、个人及家庭生活等的影响程度;现代口腔医学能否提供有效的干预措施,其成本-效率、成本-效果、成本-效益如何;社区是否有足够的资源来实施该项目。

3. 制定社区口腔卫生服务计划的步骤

(1) 准备工作阶段:是计划的基础工作,包括以下方面:①数据准备:社区口腔诊断报告、口腔健康档案的分析结果等,同时应掌握社区经济、人口、文化、卫生资源、环境卫生等资料,对社区居民的口腔健康需求、影响因素和变动趋势作出分析;②组织准备:制定社区口腔卫生服务计划须由社区作出决策,参加人员应包括社区领导、社区居民代表、卫生行政人员、口腔医生、社区公共卫生医生以及社区有关部门的领导者或协调者等;③思想准备:参与制定计划的人员要明确认识制定计划的目的、意义、原则和依据。

(2) 明确社区面临的口腔卫生问题和优先领域:采用定性研究的方法首先查明社区所面临的口腔卫生问题,其次采用定量调查研究方法进一步明确,最后根据重要性、紧迫性、可干预性、效益性和资源可得性的原则确定应该优先解决的主要口腔卫生问题。

(3) 制定目标:在明确社区面临的口腔卫生问题和优先领域的基础上,根据重点问题确定预期目标和实现目标的各项具体指标。制定目标应遵循以下原则:①可实现性:目标合理且有条件达到;②可测量性:有利于对结果的评价和观察,但可测量的目标不一定全部都是量化指标;③时间性:合理的时间框架;④具有挑战性:有一定挑战性的目标可激励社区人员主动参与工作,尽可能地解决社区存在的口腔卫生问题。

(4) 制定实现目标的策略:应首先分析口腔卫生问题发生的原因,根据本地区口腔卫生问题找出切实符合实际情况的原因,并尽可能挖掘其他可能的原因以制定实现目标的策略。同时应考虑到社区的资源和条件,使制定的策略既能符合社区的基本情况,又能实现计划目标。

(5) 确定干预措施:干预措施是在实现目标策略的指导下所制定的一系列为达到目标而进行的活动。活动计划要表明具体的活动时间、对象、人数和地点,应选择客观、可测量的指标来反应活动效果。在确定干预措施时,应考虑社区的人力、物力和财力等资源问题,注重成本-效益。

(6) 明确指标中有关资料的收集方法:根据目的采用定性和定量相结合的方法收集资料。

(7) 确定口腔卫生服务的实施机构:这些机构应具备开展社区口腔卫生服务的能力和条件。

(8) 制定工作计划:目标确定后,提出实现目标的具体措施、方法和步骤。它一方面为执行者提供指导,另一方面为监督、评价提供依据。具体工作计划的制定要注意以下几点:①所要完成的任务;②所需资源;③活动地点;④经费预算;⑤时间计划;⑥负责单位和人员。

（二）社区口腔卫生服务计划的实施

按照制定的社区口腔卫生服务计划,通过有效的措施实现计划中的预期目标,获得预期结果的过程,称为社区口腔卫生服务计划的实施。它包括以下 5 个重要环节:

1. **制定计划实施的日程表** 在实施社区口腔卫生服务计划前,应制定完成计划的日程表并按照该日程表完成各项具体工作。并且在进行项目过程评价时,日程表是一个重要依据。评价人员可依据日程表检查每项工作是否按实施日程表进行。日程表应包括各项活动所需要的时间、地点、内容、具体实施人员、经费预算和特殊需求等。在制定实施日程表时,重点是时间安排和经费预算。时间安排是要保证在整个计划能够完成的前提下,合理具体地安排每一活动的时间,可根据具体情况和研究者的经验来确定。经费预算则是对所需经费的预期估计,它与实际开支情况会有所差别,但这种差别不能太大,应有一定的限制。

2. **组建实施的组织机构** 计划实施前应组建一个能够承担社区口腔卫生服务工作的组织机构,这个组织机构应包括与实施社区口腔卫生服务直接有关的领导机构和执行机构。领导机构负责社区口腔卫生服务的组织协调,提供政策支持以及解决在实施过程中遇到的问题;而执行机构则是负责操作和实施社区口腔卫生服务计划的机构,按照计划中的活动内容和步骤开展活动并实现计划目标。

在组建实施的组织机构的同时,通过对社区可利用卫生资源的考察,对现有的社区口腔卫生服务的评估和比较,选择最适合开展工作的口腔卫生机构,共同组建实施社区口腔卫生服务计划的组织机构。

3. **培训实施计划的现场工作人员** 对现场实施工作人员进行系统、统一的培训,关系到社区口腔卫生服务计划实施的成败,是保证社区口腔卫生服务质量的关键所在。培训内容应包括社区口腔卫生服务项目所涉及的专业和相关知识、干预方法的专业技能训练、指标的测量与评估等。应特别注意对各种指标含义、指标测量的方法和技术的培训,要选择最佳的培训方式方法、时间、地点、师资、教材或资料。

4. **配备实施所需设备及材料** 项目实施前应落实所需的各种仪器、设备及材料。根据实际情况,尽可能地利用社区内现有的卫生资源,包括人力资源和仪器设备。

5. **控制实施计划的质量** 为保证社区口腔卫生服务实施的质量,应对整个实施过程进行质量监督和评估。操作方法和指标的测量要尽可能统一标准,减少人为误差。在实施过程中不断发现问题、解决问题。质量控制包括以下 3 个方面:①监督活动进程;②监督活动内容;③监督活动经费。在实施过程中,应加强质量控制、组织、管理和监督工作,及时进行阶段性评估,必要时调整实施计划。同时,在实施过程中还需要注意以下几点:①实际操作需要足够的灵活性,在总的工作计划框架内,根据社区新出现或没有预见到的情况做出调整。②将社区口腔卫生服务计划融入当地的社会生活中,加强社区参与性和得到社区资源。③采用的措施应简单、实用,以便于社区大多数人可参与,使信息的传播及人员的培训变得容易,提高社区资源的使用率;而不应选择为少数人服务的高精尖技术。例如社区口腔保健最重要最实用的技术就是早晚刷牙及有效刷牙、使用保健牙刷和含氟牙膏、减少吃甜食的次数、定期接受口腔检查等。④动员社区成员积极参与,充分发挥口腔专业人员作用,与社区居民建立良好的联系,同时培训和发挥非口腔专业人员的作用。

（三）社区口腔卫生服务计划的评价

在社区口腔卫生服务(口腔卫生项目)计划实施结束后,要对项目的结果进行全面的评价,目的是了解社区口腔卫生服务项目的进展及客观效果,帮助总结,寻找差距,制定相应的调整措施,进一步改进和完善项目计划,使社区口腔卫生服务项目的各项活动更切合实际,更好地为社区居民的口腔健康服务。

社区口腔卫生服务项目的评价内容包括以下 6 个方面:

1. **适宜程度**　评价所制定的项目计划和措施是否符合国家的卫生工作方针、政策和任务,各项计划是否可行,是否符合国家和本地区的经济状况及发展趋势,是否适应社区居民的口腔卫生服务需求,计划的实施与目标之间是否有必然联系。如果评价结果表明,计划和措施并不是非常恰当,则可以向有关部门提出调整建议。

2. **足够程度**　评价制定的项目计划是否具体,是否能够满足社区内居民需求,社区卫生资源的利用是否充足和适当,各项计划是否确定了明确的具体指标,采用什么途径可以实现这些指标,其可行性如何等。如果评价结果表明社区主要口腔卫生问题未得到有效的解决,应对社区口腔卫生服务计划进行调整。

3. **进度**　检查进度是将社区口腔卫生服务项目计划的实施状况与原定计划进行比较,检查是否按计划实施。检查完成或未完成的原因,找出存在的问题,及时反馈和解决。

4. **效率**　检查实施计划所取得的成果与所花费的人力、财力、物力、技术支持以及时间相比是否合理,能否以更经济、更有效的方法和途径,使用较少的资源来获得同样的结果。其目的在于改进具体的实施工作,节省卫生资源。

5. **效果**　评价项目在通过卫生服务机构实施后所达到的预定目标和指标的实际程度。效果目标达到程度应采用数字来表示,是对成果的定量分析。评价应全面系统地检查反映社区口腔卫生服务计划实施效果的诸方面,效果评价中除包括实施措施所达到的结果外,还应包括居民满意度调查、成本效果和成本效益分析等。

6. **影响**　评价项目计划实施后对提高社区口腔健康水平和居民生活质量所起的作用,对促进社会经济发展做出的贡献和产生的影响。

对社区口腔卫生服务项目进行评价是一项持续性工作,评价的各种内容在计划的实施过程中可以定期或不定期、长期或短期进行。对影响的评价则需要在项目计划实施较长时间后,才能显现结果。

社区口腔卫生服务项目评价的指标通常包括卫生管理指标、社会经济指标、口腔卫生服务状况指标、口腔卫生保健指标和口腔健康状况指标等。评价的方法可采用卫生统计学、卫生经济学、社会学调查和社会市场分析法。

通过本章的学习需要学生掌握社区卫生服务、社区口腔卫生服务的一些基本概念,掌握社区口腔卫生服务的基本内容,熟悉社区口腔卫生调查和社区诊断方法;了解社区口腔卫生服务计划的制定、实施和评价。使学生对社区口腔卫生服务在口腔预防医学中的重要性有一个较全面的理解和认识。

(荣文笙)

参 考 文 献

[1] 徐韬. 预防口腔医学[M]. 2 版. 北京:北京大学医学出版社,2013.

[2] 李鲁. 社会医学[M]. 北京:人民卫生出版社,2012.

[3] 孙正,陈博文. 社区口腔卫生服务技术规范[M]. 北京:人民卫生出版社,2012.

[4] Wright FA,List PF. Reforming the mission of public dental services[J]. Community Dentistry & Oral Epidemiology,2012,40(2):102-109.

[5] Beatty CF. Community Oral Health Practice for the Dental Hygienist [M]. 4th ed. New York:Saunders,2016.

第十五章　口腔医疗保健中的感染与控制

第一节　感染传播和感染疾病

随着现代医学技术的迅猛发展,各种新的诊疗仪器和抗菌药物的使用以及病原微生物类型的不断变化,医学实践中的感染问题已成为世界各国各级医院所面临的突出的公共卫生问题,也成为当前临床医学和预防医学中的重要课题。在口腔诊疗中,由于一些感染性疾病本身传染性强或者危险性大,加之口腔疾病的普遍性和口腔临床工作的特殊性,给疾病的传播提供了便利条件。口腔是一个有多种细菌存在的环境,口腔诊疗行为的特殊性表现在:①频繁接触最易传播疾病的患者血液和唾液;②频繁使用尖锐器械,易引起意外刺伤;③使用高低速手机和超声波洁牙机过程中,产生大量含有致病微生物的喷雾,造成环境污染。

控制感染不仅可以避免医护人员自身遭受疾病的侵袭,同时避免了感染给患者带来的痛苦,在医疗实践中具有重要意义,也是医疗质量控制的核心之一。

一、感染传播

临床环境中感染可在患者和工作人员之间传播,也可在患者和患者之间传播或经污染的物品传播。感染传播需通过三个环节,即感染源、感染传播途径、易感人群。

1. **感染源**　感染源指病原微生物生存、繁殖并可污染环境的宿主(人、动物)或场所,包括患者、带菌(毒)者、动物传染源和某些带菌(毒)的场所。口腔诊疗中的感染源主要有:患者与病原体携带者;污染的环境;污染的口腔医疗器械。

(1) 患者和病原体的携带者:传染性疾病患者或者口腔医务人员以及病原体携带者。带菌(毒)者的唾液和血液中同样存在着大量的病原微生物,但由于没有明显症状,因而难以被发现,这部分人群是口腔实践中应引起特别关注的危险人群。

(2) 污染的环境:高速涡轮手机、超声波洁牙机产生的水雾混有患者的血液和唾液,可形成气溶胶污染周围的空气和物品表面,在有限的空间内更容易造成交叉感染。

(3) 污染的口腔器械:污染的器械如未经严格消毒灭菌又用于其他患者,可引起患者间的交叉感染。

2. **感染传播途径**　感染传播途径指病原体从感染源排出后,经过一定的方式再侵入其他易感者的途径。口腔医疗实践中微生物的主要传播方式包括接触传播、飞沫传播、空气传播。

(1) 接触传播(contact transmission):通过接触而传播疾病。接触传播是医院感染主要且常见的传播途径。根据病原体离开传染源侵入机体前是否在外环境停留的特点,可将接触传播分为直接接触传播和间接接触传播。

1) 直接接触传播:感染源直接将病原微生物传播给易感宿主。直接接触血液或其他血液污染的体液(如唾液)是引起血源性传染病直接传播的主要途径。口腔医务人员反复暴露于血液与唾液,尽管有时肉眼看不见唾液中的血液,也可能已被血液污染,引起血源性疾病直接传播的风险较高,因此手套是口腔检查与治疗必不可少的防护用品。

2）间接接触传播：易感者通过接触被污染的医疗设备、器械和日常生活用品而造成的传播。最常见的是病原微生物从感染源经由医护人员污染的手传给新宿主。此外污染而未消毒的印模、模型等也可造成感染。牙椅冷光源把手以及升降开关等使用频率高、污染严重，其消毒灭菌常被忽视和遗忘，也会形成间接传染源。其他如水龙头、电器开关、抽屉把手、病历、用于记录的笔等都有可能成为传播媒介。其中危害性最大的当属消毒与灭菌不当的口腔器械设备。

（2）飞沫传播（droplet transmission）：感染源产生带有病原微生物的飞沫（>5μm）在空气中移行短距离后移植到宿主的上呼吸道而导致的传播。是一种近距离（1m 以内）传播。

（3）空气传播（airborne transmission）：病原微生物经由悬浮在空气中的微粒如飞沫核（≤5μm）、菌尘来传播的方式。这种微粒能在空气中悬浮较长时间，并可随气流漂浮到较远处。

3. 易感人群　易感人群指对某种疾病或传染病缺乏免疫力的人群。很多因素可以影响一个人对病原体的敏感水平，因而增加感染的危险性和严重性。如营养状况、激素水平，正在接受的治疗措施如化疗，患有的疾病如糖尿病。免疫状态也是影响易感性的重要因素。

二、感染疾病

在口腔医疗保健中可能经由接触和空气传播的主要微生物与疾病见表 5-15-1-1 和表 5-15-1-2。

表 5-15-1-1　经接触传播的微生物与疾病

微生物	疾病
乙肝病毒（hepatitis B virus，HBV）	病毒性肝炎
丙肝病毒（hepatitis C virus，HCV）	病毒性肝炎
丁肝病毒（hepatitis D virus，HDV）	病毒性肝炎
单纯疱疹病毒Ⅰ型（herpes simplex virus Ⅰ）	疱疹
单纯疱疹病毒Ⅱ型（herpes simplex virus Ⅱ）	疱疹
人类免疫缺陷病毒（human immunodeficiency virus.HIV）	艾滋病
淋病双球菌（neisseria gonorrhoeae）	淋病
梅毒螺旋体（treponema pallidum）	梅毒
铜绿假单胞菌（pseudomonas aeruginosa）	化脓感染
金色/白色葡萄球菌（staphylococcus aureus/S.albus）	化脓感染
破伤风杆菌（clostridium tetani）	破伤风

表 5-15-1-2　经空气传播的主要微生物与疾病

微生物	疾病
水痘病毒（varicella virus）	水痘
麻疹病毒（measles virus）	麻疹
风疹病毒（rubeola virus）	风疹
流行性腮腺炎病毒（mumps virus）	流行性腮腺炎
流感病毒（influenza virus）	流感
结核杆菌（mycobacterium tuberculosis）	结核
化脓性链球菌（streptococcus pyogenes）	化脓型感染

1. 艾滋病　即获得性免疫缺陷综合征，是人类免疫缺陷病毒（human immunodeficiency virus，HIV）引起的一种全身性传染病。临床上主要表现为严重的免疫缺陷，伴有多种感染或继发性肿瘤，最后导致死亡。我国 HIV 携带者与艾滋病患者近年来已有显著的增加，这意味着将有较多的 HIV 病毒携带者会到

口腔诊所就诊,而大多数 HIV 携带者在就诊之前并没有及时检查出来。因此,应认识到这个问题的严重性。

(1) 艾滋病的口腔常见病损:包括①口腔毛状白斑;②口腔念珠菌病;③卡波西肉瘤;④非霍奇金淋巴瘤。

(2) 艾滋病在口腔临床的传播方式:艾滋病可通过性接触、血液或血液制品以及母婴传播。在口腔领域主要有两种:①直接传播(通过接触患者的血液、唾液);②间接传播(主要通过污染的器械、飞溅到皮肤或黏膜上的血液或唾液以及含微生物的气雾)。

2. **乙型肝炎**　乙肝病毒(HBV)感染简称乙肝,是一种传播广泛、严重危害人类健康的传染病,是导致急慢性肝炎、肝硬化和肝癌的主要原因。至今乙肝仍是一个严重的问题。据 2006 年全国人群乙肝血清流行病学调查结果统计,我国乙肝表面抗原携带者占全国总人口的 7.18%。HBV 是一种耐热的病毒,在 95℃时要 5 分钟才能将其杀灭,传染性强、传染期长,慢性患者和迁延性带病毒者多,这种病毒在工作台表面可存活几周。在血液和血制品中可发现 HBV,在唾液、痰、母乳、眼泪、伤口分泌的液体、尿、精液及月经中也可发现 HBV,仅需极少量的病毒就可导致感染。乙肝病毒在口腔临床中的传播方式主要是接触传播,通过直接接触患者的血液、唾液、龈沟液以及接触被污染的环境都可能感染疾病。

3. **结核**　结核病是由结核分枝杆菌感染引起的慢性传染病。结核分枝杆菌可侵入人体全身各种器官,但主要侵犯肺脏,称为肺结核病。近年来,结核病在普通人群中有明显上升的流行趋势,已列为传染病的首位,是影响健康的重要问题。2010 年全国第 5 次结核病流行病学调查显示,目前我国结核病年发病人数约为 130 万,占全球发病的 14.3%,位居全球第 2 位。

结核分枝杆菌存在于痰中,通过咳嗽、打喷嚏、大声说话等方式经鼻腔和口腔喷出体外,在空气中形成气雾(或称为飞沫),较大的飞沫很快落在地面,而较小的飞沫很快蒸发成为含有结核菌的“微滴核”,并长时间悬浮在空气中。如果空气不流通,含菌的“微滴核”被健康人吸入肺泡,可引起感染。

4. **梅毒**　梅毒是感染梅毒螺旋体导致的疾病。梅毒螺旋体在体外生存时间短,容易为消毒剂所杀灭。梅毒分为获得性与先天性两类。获得性梅毒有三期,初期的口腔病变为唇部等硬结、溃疡,二期为“黏膜斑”,晚期常为腭部坏死,溃疡甚至穿孔。先天性梅毒可表现为梅毒牙异常特征等。在艾滋病患者中梅毒很常见。原发的硬疳和继发的皮肤病损都可成为感染源,接触感染者的血液可引起疾病传染。

第二节　感染控制的措施及方法

控制感染应遵循标准预防(standard precautions)的原则。标准预防认为患者的血液、体液、分泌物、排泄物均具有传染性,不论是否有明显的血迹污染,是否接触非完整的皮肤与黏膜,接触上述物质者,必须采取预防措施以降低医务人员和患者、患者和患者之间的微生物传播的危险性。其基本特点为①既要防止血源性疾病的传播,也要防止非血源性疾病的传播;②强调双向防护,既防止疾病从病人传至医务人员,又防止疾病从医务人员传至病人;③根据疾病的主要传播途径,采取相应的隔离措施,包括接触隔离、空气隔离和微粒隔离。

控制感染的具体方法包括①患者健康检查与评估;②患者防护;③医务人员防护;④环境的防护;⑤口腔器械设备的消毒与灭菌;⑥医疗废物处理等。

一、患者健康检查与评估

口腔医生主要通过对患者检查与询问来采集病史,了解和评估患者的健康状态,初步判断病人是否患有或者怀疑患有传染性疾病,以采取相应的预防措施。患者有责任向医生提供其最新、最全面的健康信息与既往病史。患者的检查包括采集完整的病史、社会史和口腔软组织检查。采集病史主要是通过问卷调查与口头询问方式,让患者明白问题并做出适当回答,力求准确可靠。

1. **采集病史**　包括过去史和现病史等。主要了解患者的感染疾病史,是否感染艾滋病、乙肝、丙肝、结核、疱疹、麻疹、呼吸道疾病、淋病、梅毒等。特别注意可能提示 HIV 感染的特征,如不明原因的高热、盗汗、体重减轻、不易治愈的感染、软组织损害、不能解释的淋巴结病、长期慢性腹泻等症状。

2. **社会史**　鉴别是否为感染性疾病的高危人群,如同性恋的男性,静脉毒品注射者、感染 HIV 母亲的子女、与感染者接触的异性等。

3. **口腔软组织检查**　对感染性疾病的早期口腔表征进行识别,并对病毒携带者作出诊断。必要时进行额外检查。

注意事项:①注意保护患者的隐私。对于一些敏感的问题,要注意场合和方式。患者的信息只能提供给需要信息的治疗人员,没有患者的同意不能披露给第三方。②口腔医生不能歧视传染性疾病患者,拒绝给他们提供治疗是不道德的。③医护人员有责任采用感染控制措施防止感染传播,在自己不被感染又不将感染传播给其他患者的前提下进行治疗。

二、患者防护

口腔医务人员要获得患者的主动配合,指导并协助患者在治疗前、中、后采取防护措施,减少治疗过程中病原体传播。

1. **治疗前**　患者就诊前最好先自行刷牙,在治疗前先用抗生素漱口水漱口,以降低患者口腔中的菌群数量和减少食物残渣。有条件时患者应先接受洁牙。

2. **治疗中**　在治疗中尽可能采取以下措施:

(1) 采用四手操作:在口腔治疗的全过程中,一名医师配一名助手,助手负责准备、传递器械和材料,有效限制了医生的手的活动范围和跨区域操作,减少由医务人员手所导致的环境污染。这样的四手操作技术可以使口腔消毒隔离等措施得到充分落实。

(2) 使用吸唾系统:牙科助手利用强吸吸走患者口腔内的唾液、血液和颗粒碎片,用弱吸协助吸走水分,尽量避免患者吐唾液,这样可以大大减少细菌扩散的数量,减少飞沫扩散引起的交叉感染。

(3) 使用橡皮障:橡皮障能将治疗牙与其余牙隔开,阻止器械或治疗中使用的药剂进入口腔或咽喉,不仅可减少唾液和血液污染的气雾,还可防止对口腔黏膜及其他软组织的创伤。

另外可以为患者提供护目镜和胸巾,避免飞溅物溅到眼睛或胸前。指导患者正确使用胸巾,不乱吐唾液。佩戴义齿者,摘下的义齿须放置于义齿杯里。患者双手不可触摸任何器械和装置。不可触摸拔除的牙,不可将拔除的牙带出诊室。

3. **治疗后**　用三用枪冲洗患者口腔,用强弱吸唾器吸走水分,丢弃使用过的胸巾,弹尽患者身上的颗粒碎片,避免患者将污染物带出诊室。拔牙后伤口的止血纱布,通常在患者离开前由医生取出。如果需要咬止血纱布离开诊室,则需嘱咐患者不可乱吐乱扔,应该用纸巾或塑料袋包裹止血纱布置于垃圾桶内,避免对社区造成污染。

三、医务人员防护

1. **树立职业安全防护的意识**　口腔医务人员应提高对感染控制的认识,进行全面的感染控制培训,了解感染控制的条例和措施,遵循职业防护制度。通过学习和培训口腔医务人员应能做到:①能评估感染传播的风险及可能的后果,认识到哪些地方容易造成对感染物的暴露,知道怎样避免或尽可能减少患者、自身或其他人感染的风险。②应掌握医院感染"标准预防"的基本原则和具体措施,并能根据情况在必要时采取适当的隔离措施。③医务人员发生职业暴露时应进行登记、报告、追踪及采取相应的处理措施等。

2. **接种疫苗**　口腔医务人员由于职业的特点,在特定的环境中,手直接接触患者的唾液、血液及分泌物,很容易感染结核、乙肝、丙肝等疾病,所以所有结核菌素试验阴性及乙肝血清学指标阴性的口腔医务人员都应该进行疫苗接种。女性医务工作者应特别注意预防风疹病毒的感染,接种风疹病毒疫苗,预防受孕后胎儿致畸和流产。一旦发现医务人员为传染病病毒携带者,应停止工作,彻底治疗后才能返回临床工作。

3. **使用个人防护用品**　任何口腔诊疗过程至少会接触口腔黏膜、唾液以及接触患者使用过的器械。

个人防护用品(personal protective equipment,PPE)是医务人员为预防和控制感染所穿戴的自我保护用品,是控制感染最基本的要求。常用的 PPE 包括手套、口罩、面罩、防护眼镜、工作服和工作帽。

(1) 手套:在所有可能接触患者血液、唾液、黏膜的检查与治疗过程中、所有接触使用过的器械过程中、所有接触患者身体组织的过程中,口腔医务人员都要佩戴手套。用于牙科的手套主要有乳胶手套、乙烯基手套以及外科消毒手套。

注意事项:不要用戴着手套的手触摸患者的病历、电脑键盘、门、抽屉把手或其他清洁区域。手套是一次性用品,在接诊不同患者时需更换手套,使用后的手套作为医疗废物丢弃。手套只有在完整无损时才是有效的。完整指没受损、没撕裂、未划破、无微渗漏等,如果出现手套破损,必须立即更换。即使戴上手套,污染仍有可能发生。例如,含石油基的乳液或溶液可导致手套老化或渗透,同时手套也不能防止尖锐器械的刺伤。所以,戴手套应与洗手相辅而不能代替洗手等手卫生措施。

(2) 口罩:口罩保护面部不受碎片污染和防止吸入污染的飞沫,佩戴时应完全覆盖鼻部与嘴部。整个口腔检查及治疗过程,医护人员都必须保持佩戴口罩。接诊每个患者都应使用新的口罩;在治疗中,不能用手套触摸口罩;治疗结束后先脱手套再摘口罩。口罩一旦潮湿或污染了,必须更换,因为湿润的口罩不仅不舒服,而且降低了阻隔病原体的作用。

(3) 防护眼镜和面罩:在口腔治疗中产生的颗粒可能伤害到医生的眼睛,如飞溅的碎片、旧的充填物或崩裂的牙体;正畸治疗或义齿修复时剪断弹出的金属丝;使用高速手机、超声波洁牙机或水气枪时产生的喷雾、牙结石碎片等。佩戴防护眼镜不仅可防止物理性损伤,也可以防止飞沫的危害,防止碎屑、唾液、飞溅的化学物质或其他气化物质伤害眼睛。防护眼镜可以用肥皂水、消毒液清洁,用流水冲洗干净后重复使用。

某些特殊治疗需要戴上面罩,如使用超声波洁牙、进行外科手术时,常有大块的血液或体液飞溅出,戴上一个塑料的透明面罩,可在更大的范围内避免意外飞溅的血液或体液污染。

(4) 工作服和工作帽:使用工作服和工作帽最基本的作用是避免工作人员在治疗过程中受到喷雾、颗粒等的直接污染。推荐穿长袖工作服,每日更换,衣服一旦被血液或唾液污染应立即更换。更换衣服应有固定的时间和场所。工作环境中指定的饮食和休息区不能穿工作服。

4. 采用手卫生措施　手卫生(hand hygiene)是医务人员在从事职业活动中的洗手、卫生手消毒和外科手消毒的总称。手卫生是预防和控制医院感染、保障患者和医务人员安全最重要、最简单、最经济的措施,也是标准预防的主要组成部分。

(1) 手卫生方式:手卫生根据不同的目的有三种方式:①洗手(hand washing),医务人员用流动水和洗手液揉搓冲洗双手,去除手部皮肤污垢、碎屑和部分微生物的过程;②卫生手消毒(antiseptic handrubbing),医务人员用手消毒剂揉搓双手,以减少手部暂居菌的过程;③外科手消毒(surgical hand antisepsis),外科手术前医务人员用流动水和洗手液揉搓冲洗双手、前臂至上臂下 1/3,再用手消毒剂清除或者杀灭手部、前臂至上臂下 1/3 暂居菌和减少常居菌的过程。手消毒剂(hand antiseptic agent)是指应用于手消毒的化学制剂。速干手消毒剂(alcohol-based hand rub)含有醇类和护肤成分的消毒剂。免冲洗手消毒剂(waterless antiseptic agent)主要用于外科手部皮肤消毒。使用后不需要用水冲洗的手消毒剂。

(2) 洗手与卫生手消毒指征

1) 下列情况医务人员应洗手和/或使用手消毒剂进行卫生手消毒,归纳为两前三后。

① 接触患者前;

② 进行清洁/无菌操作前;

③ 接触患者体液后;

④ 接触患者后;

⑤ 接触患者周围环境后。

2) 下列情况应洗手

① 当手部有血液或其他体液等肉眼可见的污染时;

② 可能接触艰难梭菌、肠道病毒等对速干手消毒剂不敏感的病原微生物时。

3) 手部没有肉眼可见污染时,宜使用手消毒剂进行卫生手消毒。

4) 下列情况时医务人员应先洗手,然后进行卫生手消毒:

① 接触传染病患者的血液、体液和分泌物以及被传染性病原微生物污染的物品后;

② 直接为传染病患者进行检查、治疗、护理或处理传染患者污物之后。

(3) 洗手与卫生手消毒方法

1) 医务人员洗手方法参见中华人民共和国国家卫生健康委《医务人员手卫生规范 WS/T 313-2019》。

2) 医务人员卫生手消毒遵循以下方法:①取适量的手消毒剂于掌心,均匀涂抹双手;②按照医务人员洗手方法揉搓的步骤进行揉搓;③揉搓至手部干燥。

(4) 手消毒剂选择:卫生手消毒时首选速干手消毒剂,过敏人群可选用其他手消毒剂;针对某些对乙醇不敏感的肠道病毒感染时,应选择其他有效的手消毒剂。

(5) 注意事项:戴手套不能代替手卫生,摘手套后应进行手卫生。

5. 安全使用尖锐器械

(1) 尖锐器械的使用:尖锐器械指的是任何可引起刺入性损害的物体。口腔中常用的尖锐器械包括冲洗针头、注射针头、缝合针、外科解剖刀片、根管治疗的扩大针、探针、慢速车针、金属成形片、注射用的玻璃麻醉药以及其他玻璃制品、矫正用的各种钢丝、挖器、牙周刮治器等。

尖锐器械使用的原则是小心防范,避免伤害。如传递探针、镊子时,避免锐端朝向接受者;用后的车针应立即从手机上取下,仍需继续使用的车针头应该保持向下向内状态;尖锐器械不可以由护士"手对手式传递"给医生,而是由护士准备好后放置在综合治疗台支架桌上,由医生自己取用;注射后采用单手空针回帽方式将针头套回针帽里。不当地丢弃锐器,会造成对其他工作人员的伤害。因此,一次性使用的尖锐器械必须立即弃置于耐刺的锐器盒中;锐器盒放置在治疗区附近,不能装满且无针头突出。

(2) 尖锐器械伤害的处理:当尖锐器械伤害发生时,受害者须保持冷静,如果尖锐器械曾接触过患者,要先留下患者,然后按照职业暴露后的急救与处理进行:①在伤口旁从近心端向远心端轻轻挤压,尽可能挤出损伤处的血液。②用肥皂液和流动水清洗污染的皮肤,用消毒液(75% 乙醇或 0.5% 碘附)进行消毒,并包扎伤口;③如果是口腔、鼻子、眼睛等黏膜被暴露后,反复用生理盐水冲洗干净。④发生职业暴露后,立即报告医院感染管理科,填写职业暴露表以便进行调查、监控、随访。⑤有感染高风险时采用药物预防:如被 HBV 阳性患者血液、体液污染的锐器损伤,应在 24 小时内注射高价乙肝免疫球蛋白,同时进行血液乙肝标志物检查,阴性者皮下注射乙肝疫苗 10μg、5μg、5μg(按 0 个月、1 个月、6 个月间隔)。

四、环境防护

1. 环境分区　口腔医疗环境应当将口腔诊疗区域和口腔器械处理区域分开,不同区域布局合理,能够满足诊疗工作和口腔器械清洗、消毒灭菌工作的基本需要。

(1) 口腔诊疗区域:可划分为清洁区域(clean area)和污染区域(dirty area),指导口腔医疗环境中不同层次的清洁和消毒。

清洁区域指的是治疗室内那些仅用干净的手或物品触碰的地方或设备的表面及材料等。如容器内的材料、X 线片、患者的病历、牙医助手的工作台、材料瓶、医护人员的洗手池等。清洁区域必须小心保护,在治疗过程中,避免脏手套、气雾和飞溅物污染清洁区域。使用过的手套不能接触这些区域的物品,如果不小心碰到须立即清洁消毒或治疗完成后清洁消毒。清洁区域在患者轮换之间不必消毒,但应每天进行清洁和消毒。

污染区域是治疗中一定或可能受到污染的设备、器械以及工作台暴露面。从空间上划分是以治疗中的患者头部为中心,以处于工作位的牙科医生或牙医助手的背部为半径的范围。主要包括综合治疗台的支架桌、痰盂、吸唾系统、手机头、灯光手柄和开关等。这些区域表面应覆盖一次性保护物品,若没有覆盖,则应在每位患者结束治疗后按中等水平消毒。覆盖表面的保护物也应在每位患者完成治疗后更换。治疗中所有进入污染区域的材料或器械即使未使用过也不可再用,材料必须丢弃,器械必须消毒灭菌后再使用。同时保持该区域有良好的通风以降低因气溶胶而引起的空气污染。

（2）器械处理区：器械处理区应相对独立，可设在诊室周围，方便器械的传递。区域内按照工作要求分为回收清洗区、保养包装区、灭菌区、物品存放区。回收清洗区为污染区，承担器械回收、分类、清洗、除锈、干燥等功能。保养包装区承担器械保养、检查、包装等功能。灭菌区摆放灭菌设备，承担灭菌功能。物品存放区存放消毒、灭菌后的物品。各区之间应标志明确，有实际屏障，人流、物流由污到洁，单向循环，不得逆流或交叉穿梭。

2. **诊间消毒或处理** 每一位患者结束治疗更换下一位患者时，需要对那些接触的设备或物体表面须使用屏障防护技术覆盖，或者治疗完成后清洁消毒。屏障防护技术（protective barriers techniques）是一种物理性的防护技术，采用一次性的塑料纸或透明的塑料套管覆盖治疗室那些经常接触，且难以清洁和消毒的部位，以减少工作区域表面的污染。这些部位主要有治疗台台面、牙椅控制板、柜子或抽屉把手、头顶灯的手柄、综合治疗台的把手、光固化机身和机头、三用枪工作头、牙椅的头靠、牙椅上所有操作装备的连接皮管等。

采用屏障保护技术的优点在于完成一位患者的治疗后，只要丢弃这些屏障，被覆盖的部分不需要进行清洁消毒（除非有破损），治疗区域其他暴露部分及缺损部位在治疗两位患者之间必须清洁。这样既保持了物体表面的清洁又节省了时间。

3. **环境消毒**

（1）空气消毒：为了减少口腔诊室的细菌污染，应注意诊室内的空气通风净化，在气候条件允许时，应尽量打开门窗通风换气。安装空气过滤器或空气净化装置。扫地时采用湿式清扫，减少灰尘飞扬。

对诊室的空气消毒可采取①臭氧消毒：要求达到臭氧浓度≥$20mg/m^3$，在相对湿度 RH≥70% 条件下，消毒时间≥30 分钟；②紫外线消毒：选用产生较高浓度臭氧的紫外线等，以利用紫外线和臭氧的协同作用。紫外灯照射时间应大于 30 分钟；③化学消毒剂或中草药消毒剂进行喷雾或熏蒸消毒方式。常用的化学消毒剂有：0.5%~1.0% 的过氧乙酸水溶液熏蒸，或过氧化氢喷雾。在使用中注意所有消毒剂必须在有效期内，消毒时室内不能有人，甲醛因有致癌作用不能用于室内消毒。

（2）地面消毒：当地面没有明显污染情况下，通常采用湿式清扫，可用清水、2%~5% 来苏溶液或 0.2% 漂白粉溶液进行扫除，每日 1~2 次清除地面的污秽和部分微生物。当地面受到病原菌污染时，通常采用含有效氯 500mg/L 的消毒液或 0.2% 过氧乙酸溶液拖地或喷洒地面。

（3）墙面消毒：医院墙面在一般情况下污染程度轻于地面，通常不需进行常规消毒。当受到病原菌污染时，可采用化学消毒剂喷雾或擦洗，墙面消毒高度一般为 2~2.5m 高即可。对细菌繁殖体、肝炎病毒、芽孢污染者，分别用含有效氯 250~500mg/L、2 000mg/L 与 2 000~3 000mg/L 的消毒剂溶液喷雾和擦洗处理，有较好的杀灭效果。

（4）其他表面消毒：包括病历夹、门把手、水龙头、门窗、洗手池、卫生间、便池等物体表面，这些地方容易受到污染。通常情况下，每天用洁净水擦抹刷洗处理，保持清洁。

五、口腔器械设备的消毒与灭菌

口腔医疗器械种类繁多，这些器械在使用过程中被患者的唾液、血液、体液所污染，特别是高速涡轮手机内部管腔精细，结构复杂，是残留细菌病毒的栖息所，如果消毒措施不彻底，细菌和病毒可通过器械传播，导致患者与患者之间的交叉感染。前卫生部要求口腔诊疗器械的消毒工作必须严格遵循《口腔器械消毒灭菌技术操作规范》2016 版。

1. **口腔器械分类** 口腔器械按照在使用时可能造成的危险程度分为高度危险器械（critical items）、中度危险器械（semi-critical items）、低度危险器械（non-critical items）三个级别（见表 5-15-2-1），指导消毒室对不同器械选择消毒、灭菌和保存应达到的水平，从而既能最大程度地杀灭细菌，控制感染，又避免了人力物力的浪费和不必要的器械损耗。①高危器械指接触患者口腔伤口、血液、破损黏膜或进入口腔无菌组织、或穿破口腔软组织进入骨组织或牙齿内部的各类口腔器械。②中危器械指仅接触完整的黏膜或破损的皮肤，而不进入无菌组织器官的口腔器械。③低危器械指不接触患者口腔或间接接触患者口腔，参与口腔诊疗服务，虽有微生物污染，但在一般情况下无害，只有受到一定量的病原微生物污染时才造成危害的口腔器械。

2. 清洗、消毒与灭菌 所有口腔医护人员应尽可能使用一次性器械,即用即弃,一次性器械不能消毒后使用。再使用的器械设备必须经过处理后才能用于下一位患者。口腔诊疗器械处理操作流程包括回收、清洗、干燥、检查与保养、消毒或灭菌、贮存。清洗是消毒或灭菌前必须进行的步骤,灭菌可包括消毒,消毒不能代替灭菌。掌握这三个方法是控制感染的关键。

表 5-15-2-1 口腔器械危险程度分类与消毒、灭菌、存储要求

危险级别	口腔器械分类		消毒灭菌水平	储存要求
高度危险器械	①拔牙器械	拔牙钳、牙挺、牙龈分离器、牙根分离器、牙齿分离器、凿等	灭菌	无菌保存
	②牙周治疗器械	洁治器、刮治器、牙周探针、超声工作尖等		
	③根管治疗器械	根管扩大器、各类根管锉、各类根管扩孔钻、根管充填器等		
	④手术器械	包括种植牙、牙周手术、牙槽外科手术用器械、种植牙用和拔牙用牙科手机等		
	⑤其他器械	牙科车针、排龈器、刮匙、挖匙、电刀头等		
中度危险器械	①检查器械	口镜、镊子、器械盘等	灭菌或高水平消毒	清洁保存
	②正畸用器械	正畸钳、带环推子、取带环钳子、全冠剪等		
	③修复用器械	去冠器、拆冠钳、印模托盘、垂直距离测量尺等		
	④各类充填器	银汞合金输送器		
	⑤其他器械	牙科手机、卡局式注射器、研光器、用于舌、唇、颊的牵引器、三用枪头、成形器、开口器、金属反光板、拉钩、挂钩、口内X片夹持器、橡皮障夹、橡皮障夹钳等		
低度危险器械	①调刀	模型雕刻刀、钢调刀、蜡刀等	中低度水平消毒	清洁保存

(1) 清洗:指清除物品上的污垢。口腔小器械结构复杂,在使用过程中既存在有机物(血液、牙屑)污染,也残留无机物(氧化锌、棉花、根充糊剂等)污染。清洗包括去除有机或无机的污染物,可通过使用表面活性剂、洗涤剂和水进行洗涤,或通过使用化学药剂的自动化过程(如超声清洗器或清洗消毒器)来完成。如果不能马上进行清洗,应将器械浸泡于装有洗涤剂、消毒剂或者活性酶清洁剂的容器中保湿,以避免污物干燥在器械表面而不利于清洗。清洗必须在消毒与灭菌前完成,肮脏的器械是不可能被消毒更不可能被灭菌。

清洗的方法有手工清洗、清洗机清洗、超声波清洗。

1) 手工清洗:对于无机器清洗的设备或一些复杂物品如各种内镜、导管等必须手工清洗。清洗人员须注意自身保护:戴厚的橡胶手套;戴面罩以保护眼、鼻、口黏膜;穿防水衣服或穿围裙和袖套;头套完全遮盖头发。将器械置于流动水下冲洗,清洗时水温宜为15~30℃。去除干燥的污渍应先用酶清洁剂浸泡,再刷洗。刷洗应在水面下进行,以防止产生气溶胶。管腔器械应用压力水枪冲洗,可拆卸部分应拆开后清洗。

2) 清洗器清洗:有全自动、半自动清洗器和专用设备清洗器。这些清洗器一般包括冷水清洗、洗涤剂清洗、漂洗、最后热水消毒(水温为80~90℃,至少可达中等水平消毒)和干燥过程。

3) 超声波清洗:结构复杂、缝隙多的器械应当采用超声波清洗。超声波主要是用于去除医疗器械内小的碎屑,为此超声清洗前须先初步清洗以除去大的污物。超声清洗时间宜为3~5分钟,可根据器械污染情况适当延长清洗时间,不宜超过10分钟。在使用前应让机器运转5~10分钟以排除溶解的空气,机器内加酶可提高超声清洗的效率。

清洗完成后应用水冲洗,去除化学试剂或表面活性剂。清洗后的器械应擦干或采用机械设备烘干。

根据器械的材质选择适宜的干燥温度。金属类干燥温度为70~90℃；塑料类干燥温度为65~75℃。没有干燥设备的或不耐热的器械可使用消毒的低纤维擦布进行干燥处理。

（2）消毒：消毒（disinfection）指清除或杀灭物品上的致病微生物，使之达到无害化的处理。

消毒方法根据消毒水平分为三种：①高效消毒方法：可以杀灭一切致病性微生物的消毒方法。这类消毒剂应能杀灭一切细菌繁殖体（包括结核杆菌和致病性芽孢菌）、病毒、真菌及其孢子等，对细菌芽孢也有一定的杀灭作用。属于此类的化学消毒剂和物理消毒法包括紫外线、含氯消毒剂、臭氧、二氧化氯、甲基乙内酰脲类化合物以及一些复配的消毒剂等。②中效消毒方法：可杀灭和去除细菌芽孢以外的各种致病性微生物的消毒方法，包括超声波、碘类消毒剂（碘附、碘酊等）、醇类、酚类消毒剂等。③低效消毒方法：只能杀灭细菌繁殖体、亲脂病毒的化学消毒剂和通风散气、冲洗等机械除菌法。低效消毒剂有单链季铵盐类消毒剂（新洁尔灭等）、双胍类消毒剂如氯己啶，中草药消毒剂和汞、银、铜等金属离子消毒剂等。

消毒根据消毒原理分为物理消毒法、化学消毒法、综合消毒法。物理消毒法利用物理因素清除或杀灭病原微生物，常用方法包括热力消毒（含干热或热加水）、辐射消毒、超声波消毒和微波消毒等。化学消毒法利用化学消毒剂擦拭、浸泡、熏蒸器械设备，使之达到无害。注意器械不可浸泡于化学消毒液中过夜。化学消毒法仅用于消毒那些不能承受高温高压的器械设备或义齿材料。全自动热清洗/消毒机是一种综合消毒法，是集物理消毒（高温90℃以上）、化学消毒、冲洗、干燥于一体的双门全自动化消毒机。目前使用的化学消毒剂为氢氧化钾类溶液。

（3）灭菌：灭菌（sterilization）指杀灭物品上的一切致病和非致病微生物，包括芽孢，使之达到无菌程度。经过灭菌的物品称为"无菌物品"。

1）包装：包装指器械在灭菌前进行打包封装。包装器械的目的是便于无菌储存，即给灭菌后的器械设备提供有效的屏障保护，保护其在一定期限内（标注的有效期）维持系统内部无菌环境。包装袋或包装纸具备正常压力下空气无法穿过，但在足够的正压或负压下空气及蒸汽能穿透，有不吸潮易干燥的特点。成功的包装应该是封口严密且使用时容易打开。不可使用封闭式的金属盒装载器械灭菌，这样会引起消毒灭菌不全甚至失败。

封包注意事项：①包外应设有灭菌化学指示物，并标有灭菌器编号、灭菌批次、灭菌日期及失效期。②口腔门诊手术包内应放置包内指示物。③纸塑袋、纸袋等密封包装，其密封宽度≥6mm，包内器械距包装袋封口处≥2.5cm。④医用塑封机在每日使用前检查参数的准确性和封闭完好性。

2）灭菌方法：口腔科常用以下几种灭菌法：①压力蒸汽灭菌；②干热消毒灭菌；③环氧乙烷气体灭菌；④氧化乙烯灭菌系统；⑤低温过氧化氢等离子灭菌系统。

3）灭菌效果的监测：各种因素如装载、包扎、温度、暴露时间等都影响灭菌的效果。应当对口腔诊疗器械消毒与灭菌的效果进行监测，确保消毒、灭菌合格。灭菌效果监测常采用工艺监测、化学指示监测和生物指示监测三种方法：①工艺监测又称程序监测。包括灭菌物品洗涤、包装质量合格；灭菌物品放置以及灭菌器的使用方法合格；灭菌器的仪表运行正常；灭菌器的运行程序正常。此法能迅速指出灭菌器的故障，但不能确定待灭菌物品是否达到灭菌要求。此法作为常规监测方法，每次灭菌都应进行。②化学指示监测：按厂家的推荐使用管或条作监测，利用化学指示剂在一定温度与作用时间条件下受热变色或变形的特点，以判断是否达到灭菌所需参数。指示剂可指示温度的改变。高级指示剂对温度和时间两者都能显示。③生物指示监测：利用耐热的非致病性细菌芽孢作指示菌，确定芽孢的实际杀菌情况和灭菌过程，以测定热力灭菌的效果。

（4）选择消毒灭菌方法的原则

1）根据物品污染的危害程度选择消毒、灭菌的方法。①对高度危险器械，须选用灭菌方法处理；②对中度危险器械，须进行中水平或高水平消毒处理；③对低度危险器械，可用低水平消毒或只作一般的清洁处理。

2）根据物品上污染微生物的种类、数量选择消毒灭菌的方法。①对受到细菌芽孢、真菌孢子、分枝杆菌和经血传播病原体（乙型肝炎病毒、丙型肝炎病毒、艾滋病病毒等）污染的物品，选用高水平消毒法或灭菌法。②对受到真菌、亲水病毒、螺旋体、支原体、衣原体和病原微生物污染的物品，选用中水平以上的消毒方法。③对受到一般细菌和亲脂病毒等污染的物品，可选用中水平或低水平消毒法。④污染严重或杀灭被有机物保护的微生物时,应加大消毒药剂的使用剂量和/或延长消毒作用时间。

3)根据消毒物品的性质选择消毒方法。①耐高温、耐湿度的物品和器材,应首选压力蒸汽灭菌;耐高温的玻璃器材、油剂类和干粉类等可选用干热灭菌。②不耐热、不耐湿以及贵重物品,可选择环氧乙烷或低温蒸汽甲醛气体消毒、灭菌。③器械在浸泡灭菌时,应选择对金属基本无腐蚀性的消毒剂。

3. 特殊仪器设备的消毒与灭菌

(1)手机:手机在使用中可通过以下三条途径造成污染:①手机在口内操作过程中接触患者的唾液、血液、碎屑造成的表面污染;②手机高速旋转切割时产生的带有病原微生物的气雾和飞沫进入空气造成的空气污染;③手机高速涡轮停止转动瞬间形成的负压可将患者口腔中的致病微生物回吸至手机内部并经接头进入综合治疗台水气管道系统造成污染。

1)手机灭菌方法:手机内部轴承管道结构精细,内表面无法进入清洁。这些特点决定了手机清洁消毒的特殊性。同时高品质的手机价格昂贵,如何养护手机,延长其使用寿命也很重要。综上所述,化学消毒剂、微波、紫外线等消毒方法仅适用于手机表面的消毒灭菌,而不能杀灭手机内部的病原微生物。化学消毒法还存在着对人体的刺激和手机部件的腐蚀性等问题。因此,预真空高温高压灭菌法是目前对牙科手机最有效的灭菌方法。

2)手机灭菌常规程序:清洗消毒、养护注油、打包封口、预真空压力蒸汽灭菌及灭菌效果监测。在清洗手机时,可用清水和75%乙醇清洗手机外表,用自动加热清洗机或超声波清洗机清洗手机内部。手机的养护保养可以延长手机的使用寿命,注油是养护手机的最佳方式。

(2)口腔综合治疗台水路:口腔综合治疗台水路(dental unit water lines,DUWLs)包括口腔综合治疗台的供水瓶及其与三用枪、高低速手机、超声波洁牙机的连接水管。在口腔诊疗过程中DUWLs受微生物污染严重,从DUWLs中可分离出多种人体病原体,包括军团菌、假单胞菌属、非结核分枝杆菌等。DUWLs的污染来源包括:①口腔医疗用水水源本身存在的污染;②手机等使用过程中回吸造成的水污染;③水路管道内壁形成生物膜引起的污染。

控制DUWLs的污染可以采用以下多种方法联合运用:

1)采用独立水源:为口腔综合治疗台提供蒸馏水,阻断水源中浮游微生物的污染;同时可在储水瓶内加入各种化学制剂,减少供水源性微生物,大大改善口腔供水质量。

2)闲置时保持水路干燥:如果该口腔综合治疗台当天不再使用,则按清除键,让水路流出蒸馏水约2分钟,倒空水瓶,排空水路所有水分直至空气排出,关掉电源。水路处于无菌状态过夜,既防止细菌生长,又可保养整个系统,延长系统的使用寿命。

3)使用过滤装置:在口腔综合治疗台地箱水管道内安装过滤装置,操作简单方便、成本低廉,已成为国内口腔综合治疗台提供过滤后的市政网水的主要方式。

4)采用防回吸装置:使用防回吸手机或为综合治疗台配备防回吸阀,减少手机回吸引起的污染。

5)冲洗水路:每日开诊前冲洗水路2分钟,每位患者治疗后立即冲洗水路30秒,能有效地降低其近功能端因回吸产生的微生物数量。

6)使用消毒液:如次氯酸钠、戊二醛、15.3%的异丙醇、0.26%的过氧乙酸、含氯二氧化物、EDTA等化学制剂,减少水路管道内壁形成的生物膜。

六、医疗废物处理

医院中产生的废物包括医疗废物(medical waste)和生活垃圾(general waste)。

医疗废物指医疗卫生机构在医疗、预防、保健以及其他相关活动中产生的具有直接或者间接感染性、毒性以及其他危害性的废物。医疗废物包括有感染性废物、病理性废物、损伤性废物、药物性废物、化学性废物。医疗废物是造成医学污染的重要因素之一,医疗废物处置不当,会对社会环境造成污染。

口腔诊疗过程中产生的医疗废物应按照《医疗废物管理条例》《医疗卫生机构医疗废物管理办法》及有关法规、规章的规定进行处理。医疗废物的处理原则是:防止污染扩散。主要方法是分类收集,集中并分别进行无害化处理。在临床医疗中设置三种颜色的废物袋,黑色袋装生活废物,黄色袋装除了尖锐性物品外的医疗废物,红色袋装放射性废物。尖锐性的损伤性废物应放于专门的利器容器内,容器内的废物不能超过 2/3,安全运送到指定地点做无害化处理。

　　总之,口腔医疗保健中的感染与控制涉及诸多方面,除了以上所述,还要注意在拍摄 X 线牙片过程、印模及义齿出入技工室过程、标本收集转运等过程中的感染控制。口腔医疗机构只有建立了健全的感染管理体系、完善的感染管理制度,并严格执行,才能减少感染的传播,使医务人员和患者都能得到有效的保护。

（荣文笙）

参 考 文 献

［1］中华人民共和国国家卫生健康委 . 医务人员手卫生规范 WS/T 313-2019.

［2］中华人民共和国国家卫生和计划生育委员会 . WS/T 510 病区医院感染管理规范 .2016.

［3］中华人民共和国国家卫生和计划生育委员会 . 口腔器械消毒灭菌技术操作规范 .WS 506-2016.

［4］Pankhurst C,Coulter W.Basic guide to Infection prevention and control in dentistr［M］. 2nd ed. New York：A John Wiley & Sons Ltd.Publication,2017.

［5］Centers for Disease Control and Prevention. Summary of Infection Prevention Practices in Dental Settings：Basic Expectations for Safe Care. Atlanta,GA：Centers for Disease Control and Prevention,US Dept of Health and Human Services,2016.

附录一 高级卫生专业技术资格考试大纲

（口腔内科专业 副高级）

一、专业知识

（一）本专业知识

1. 熟练掌握口腔内科专业知识,包括牙体牙髓病学、牙周病学、儿童口腔医学、口腔黏膜病学和预防口腔医学等基本知识。

2. 掌握牙齿及口腔颌面部解剖生理学、口腔组织病理学、口腔颌面医学影像诊断学、口腔生物学、口腔临床药物学和口腔材料学等基本知识和专业技术知识。

（二）相关专业知识

1. 掌握口腔颌面外科学、口腔修复学和口腔正畸学等相关知识。

2. 熟悉与本专业密切相关学科的理论知识,如内科学、外科学、儿科学、耳鼻喉科学、皮肤病学、免疫学、分子生物学、医学统计学等。

二、学科新进展

1. 熟悉本专业国内外现状及发展趋势,不断吸取新理论、新知识、新技术,如牙体牙髓病学、牙周病学、口腔黏膜病学、儿童口腔医学和预防口腔医学的研究进展,并用于医疗实践和科学研究。

2. 了解口腔颌面外科学、口腔修复学和口腔正畸学等相关学科近年来的进展。

三、专业实践能力

1. 熟练掌握牙体牙髓病学的常见病和多发病的病因、发病机制、检查、诊断、鉴别诊断及治疗方法。掌握复杂疑难病例的诊断、鉴别诊断和治疗技术,如非典型性牙颌面部疼痛、猖獗龋、牙齿咬合病、牙髓治疗失败病例的再治疗、龋易感患者的管理、根尖手术等。

2. 熟练掌握牙周病学的常见病和多发病的病因、发病机制、检查、诊断、鉴别诊断、全面的治疗计划及治疗方法。掌握复杂疑难病例的诊断、鉴别诊断、非手术和手术治疗技术,如侵袭性牙周炎、牙周牙髓联合病变以及反映全身疾病的牙周炎等。

3. 熟练掌握儿童口腔医学的常见病和多发病的病因、发病机制、检查、诊断、鉴别诊断及治疗方法。掌握复杂疑难的儿童牙病的诊治,如乳牙与年轻恒牙复杂疾患的处理等;了解儿童预防性矫治的治疗设计。

4. 熟练掌握口腔黏膜病学的常见病和多发病的病因、发病机制、检查、诊断、鉴别诊断及治疗方法。掌握复杂疑难黏膜疾病的诊断、鉴别诊断和综合治疗。

5. 熟悉不同年龄组的口腔保健的程序与特点,以及临床与群体的口腔预防、口腔健康调查和口腔健康教育项目的计划与实施。

6. 熟悉口腔内科常用药物的作用、副作用、药理以及药代动力学知识,在临床实践中合理用药。

附本专业病种

1. 龋病
2. 氟牙症
3. 四环素牙
4. 釉质发育不全
5. 先天性梅毒牙
6. 畸形中央尖和牙内陷
7. 牙振荡
8. 牙脱位
9. 牙折

10. 磨损
11. 楔状缺损
12. 酸蚀症
13. 牙隐裂
14. 牙根纵折
15. 牙本质过敏症
16. 可复性牙髓炎
17. 急性牙髓炎
18. 慢性牙髓炎
19. 残髓炎
20. 逆行性牙髓炎
21. 牙髓坏死
22. 牙髓钙化
23. 牙内吸收及牙外吸收
24. 急性根尖炎
25. 慢性根尖炎
26. 慢性龈缘炎
27. 增生性龈炎
28. 青春期龈炎
29. 妊娠期龈炎
30. 药物性牙龈增生
31. 牙龈瘤
32. 急性坏死性溃疡性龈炎
33. 急性龈乳头炎
34. 急性多发性龈脓肿
35. 慢性牙周炎
36. 侵袭性牙周炎
37. 牙周-牙髓联合病变

38. 根分叉病变
39. 牙周脓肿
40. 牙龈退缩
41. 口腔单纯性疱疹
42. 带状疱疹
43. 手-足-口病
44. 口腔念珠菌病
45. 口腔结核
46. 球菌性口炎
47. 药物过敏性口炎
48. 血管神经性水肿
49. 多形性红斑
50. 复发性阿弗他溃疡
51. 白塞病
52. 创伤性溃疡
53. 天疱疮
54. 类天疱疮
55. 口腔白色角化症
56. 口腔白斑病
57. 口腔红斑病
58. 口腔扁平苔藓
59. 盘状红斑狼疮
60. 慢性唇炎
61. 口角炎
62. 舌疾病
63. 性传播疾病
64. 艾滋病
65. 其他

附录二　高级卫生专业技术资格考试大纲

（口腔内科专业　正高级）

一、专业知识

（一）本专业知识

1. 熟练掌握口腔内科专业知识，包括牙体牙髓病学、牙周病学、儿童口腔医学、口腔黏膜病学和预防口腔医学等基本知识。

2. 掌握牙齿及口腔颌面部解剖生理学、口腔组织病理学、口腔颌面医学影像诊断学、口腔生物学、口腔临床药物学和口腔材料学等基本知识和专业技术知识。

（二）相关专业知识

1. 掌握口腔颌面外科学、口腔修复学和口腔正畸学等相关知识。

2. 熟悉与本专业密切相关学科的知识，如内科学、外科学、儿科学、耳鼻喉科学、皮肤病学、免疫学、分子生物学、医学统计学等。

二、学科新进展

1. 掌握本专业国内外现状及发展趋势，不断吸取新理论、新知识、新技术，如牙体牙髓病学、牙周病学、口腔黏膜病学、儿童口腔医学和预防口腔医学的研究进展，并用于医疗实践和科学研究。

2. 熟悉口腔颌面外科学、口腔修复学和口腔正畸学等相关学科近年来的进展。

三、专业实践能力

1. 熟练掌握牙体牙髓病学的常见病和多发病的病因、发病机制、检查、诊断、鉴别诊断及治疗方法。熟练掌握复杂疑难病例的诊断、鉴别诊断和治疗技术，如非典型性牙颌面部疼痛、猖獗龋、牙齿咬合病、牙髓治疗失败病例的再治疗、龋易感患者

的管理、根尖手术等。

2. 熟练掌握牙周病学的常见病和多发病的病因、发病机制、检查、诊断、鉴别诊断、全面的治疗计划及治疗方法。熟练掌握复杂疑难病例的诊断、鉴别诊断、非手术和手术治疗技术，如侵袭性牙周炎、牙周牙髓联合病变以及反映全身疾病的牙周炎等。

3. 熟练掌握儿童口腔医学的常见病和多发病的病因、发病机制、检查、诊断、鉴别诊断及治疗方法。熟练掌握复杂疑难的儿童牙病的诊治，如乳牙与年轻恒牙复杂疾患的处理等，了解儿童预防性矫治的治疗设计。

4. 熟练掌握口腔黏膜病学的常见病和多发病的病因、发病机制、检查、诊断、鉴别诊断及治疗方法。熟练掌握复杂疑难黏膜疾病的诊断、鉴别诊断和综合治疗。

5. 熟悉不同年龄组的口腔保健的程序与特点，以及临床与群体的口腔预防、口腔健康调查和口腔健康教育项目的计划与实施。

6. 熟悉口腔内科常用药物的作用、副作用、药理以及药代动力学知识，在临床实践中合理用药。

附本专业病种

1. 龋病

2. 氟牙症

3. 四环素牙

4. 釉质发育不全

5. 遗传性牙本质发育不全

6. 先天性梅毒牙

7. 畸形中央尖和牙内陷

8. 牙振荡

9. 牙脱位

10. 牙折
11. 磨损
12. 楔状缺损
13. 酸蚀症
14. 牙隐裂
15. 牙根纵折
16. 牙本质过敏症
17. 可复性牙髓炎
18. 急性牙髓炎
19. 慢性牙髓炎
20. 残髓炎
21. 逆行性牙髓炎
22. 牙髓坏死
23. 牙髓钙化
24. 牙内吸收及牙外吸收
25. 急性根尖炎
26. 慢性根尖炎
27. 慢性龈缘炎
28. 增生性龈炎
29. 青春期龈炎
30. 妊娠期龈炎
31. 药物性牙龈增生
32. 牙龈纤维瘤病
33. 牙龈瘤
34. 急性坏死性溃疡性龈炎
35. 急性龈乳头炎
36. 急性多发性龈脓肿
37. 慢性牙周炎
38. 侵袭性牙周炎
39. 反映全身疾病的牙周炎
40. 牙周-牙髓联合病变
41. 根分叉病变
42. 牙周脓肿

43. 牙龈退缩
44. 口腔单纯性疱疹
45. 带状疱疹
46. 手-足-口病
47. 口腔念珠菌病
48. 口腔结核
49. 球菌性口炎
50. 坏疽性口炎
51. 深部真菌病
52. 药物过敏性口炎
53. 过敏性接触性口炎
54. 血管神经性水肿
55. 多形性红斑
56. 复发性阿弗他溃疡
57. 白塞病
58. 创伤性溃疡
59. 放射性口炎
60. 天疱疮
61. 类天疱疮
62. 大疱类天疱疮
63. 口腔白色角化症
64. 口腔白斑病
65. 口腔红斑病
66. 口腔扁平苔藓
67. 盘状红斑狼疮
68. 口腔黏膜下纤维化
69. 韦格纳肉芽肿病
70. 慢性唇炎
71. 口角炎
72. 舌疾病
73. 性传播疾病
74. 艾滋病
75. 其他

中英文名词对照索引

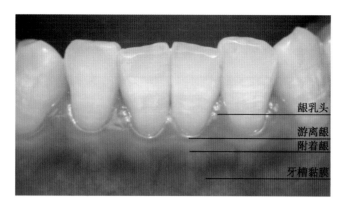

图 2-1-2-1　牙龈的表面解剖

龈乳头
游离龈
附着龈
牙槽黏膜

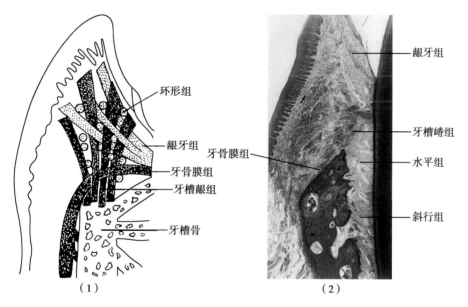

环形组
龈牙组
牙骨膜组
牙槽龈组
牙槽骨

龈牙组
牙骨膜组

牙槽嵴组
水平组
斜行组

（1）　　　　　　　　　　　　　　　（2）

图 2-1-2-7　牙龈纤维束分布状况

(1):牙龈纤维束分布示意图;(2):牙龈颊舌切片观。

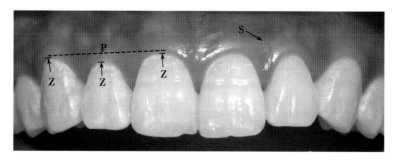

图 2-1-2-10　牙龈平面 P、牙龈顶点 Z 及牙龈点彩 S

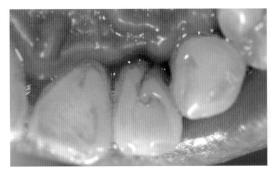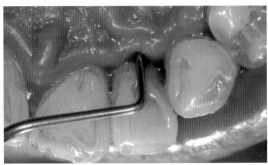

图 2-1-5-1　畸形舌侧沟(路瑞芳医师提供)

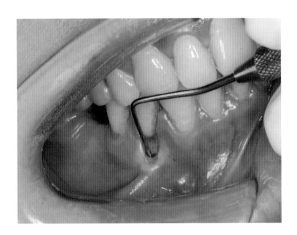

图 2-1-5-3　系带附着位置过高,附着龈宽度不足
(黄永玲医师提供)

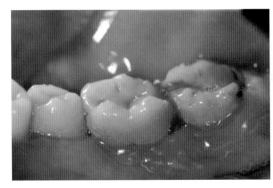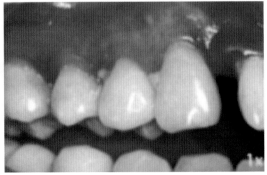

图 2-1-5-4　食物嵌塞:左图垂直型食物嵌塞,右图水平型食物嵌塞

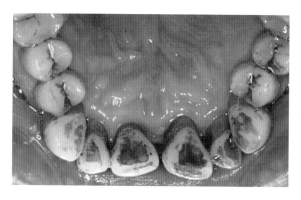

图 2-1-5-10　喝茶引起的牙面色素沉积（黄永玲医师提供）

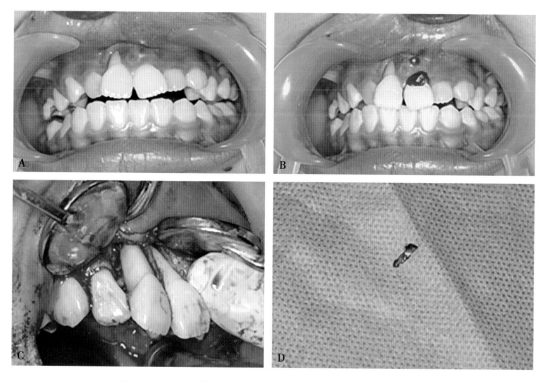

图 2-1-5-12　橡皮圈滑入龈沟形成深牙周袋和重度骨吸收
A、B：患牙松动红肿；C、D：手术取出的橡皮圈（李厚轩医师提供）。

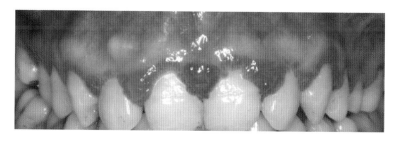

图 2-3-3-1　线性牙龈红斑（四川大学华西口腔医学院丁一提供）

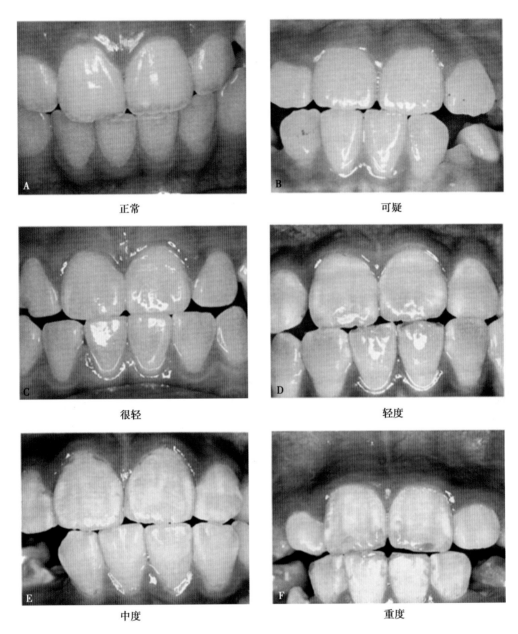

图 5-4-1-1 氟牙症图